妇产科急症与常见病治疗学

（上）

张晓云等◎主编

吉林科学技术出版社

图书在版编目（CIP）数据

　　妇产科急症与常见病治疗学/ 张晓云等主编. -- 长
春 : 吉林科学技术出版社，2016.6
　　ISBN 978-7-5578-0762-7

　　Ⅰ. ①妇… Ⅱ. ①张… Ⅲ. ①妇产科病－急性病－诊
疗②妇产科病－常见病－诊疗Ⅳ. ①R71

　　中国版本图书馆CIP数据核字(2016) 第133754号

妇产科急症与常见病治疗学
Fuchanke jizheng yu changjianbing zhiliaoxue

主　　编　张晓云　王静芳　周晓景　韩　爽　周晓亮　杨　勇
副 主 编　王　锋　禹　彬　刘成藏　杜亚萍
　　　　　田普宁　杨　眉　崔明华　李晓曦
出 版 人　李　梁
责任编辑　张　凌　张　卓
封面设计　长春创意广告图文制作有限责任公司
制　　版　长春创意广告图文制作有限责任公司
开　　本　787mm×1092mm　1/16
字　　数　1045千字
印　　张　42.5
版　　次　2016年6月第1版
印　　次　2017年6月第1版第2次印刷

出　　版　吉林科学技术出版社
发　　行　吉林科学技术出版社
地　　址　长春市人民大街4646号
邮　　编　130021
发行部电话/传真　0431-85635177　85651759　85651628
　　　　　　　　　　85652585　85635176
储运部电话　0431-86059116
编辑部电话　0431-86037565
网　　址　www.jlstp.net
印　　刷　虎彩印艺股份有限公司

书　　号　ISBN 978-7-5578-0762-7
定　　价　170.00元
如有印装质量问题　可寄出版社调换
因本书作者较多，联系未果，如作者看到此声明，请尽快来电或来函与编辑
部联系，以便商洽相应稿酬支付事宜。

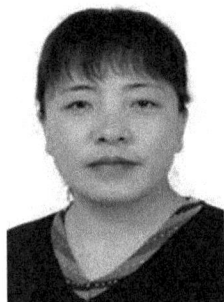

张晓云

　　1971年出生。甘肃省酒泉市人民医院妇产科，副主任医师。兰州大学临床医学专业，本科毕业，从事妇产科专业20余年。曾先后在广州中山医科大学第一附属医院、甘肃省妇幼保健院妇产科进修学习。从事妇产科临床工作及科研教学工作多年，主持完成的5项科研技术，荣获酒泉市科技进步一、二等奖，先后撰写论文10余篇，发表在国家级及省级专业杂志上。对妇科良恶性肿瘤的手术治疗与保守治疗、妇科内分泌、不孕症及产科高危疑难疾病的诊治等方面有了较深的研究并积累了丰富的临床经验。擅长妇科腹腔镜、宫腔镜等微创手术治疗。

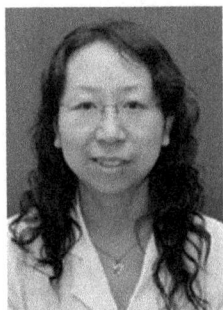

王静芳

　　1974年出生。主治医师，1998年毕业于山西医科大学医疗系，2006年获妇产专业硕士学位。从事妇产科临床工作多年，具有丰富的临床经验及教学经验，专业方向为妇科肿瘤，尤其擅长宫颈癌的早期诊断和治疗。已熟练掌握腹腔镜下子宫肌瘤剔除术、卵巢囊肿手术、全子宫切除、盆腔淋巴结清扫术等以及宫腔镜下粘膜下子宫肌瘤电切、子宫内膜息肉电切、子宫中隔电切等微创手术治疗。为妇科腔镜基地培训老师。每年独立完成手术约400余台。近5年发表省级及国家级论文5篇，承担省级科研项目1项，参编《卵巢疾病》等国家级及省级著作3部。

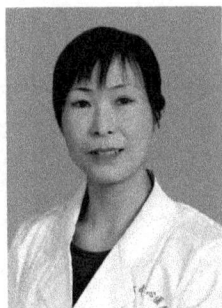

周晓景

　　1972年出生。郑州大学附属洛阳中心医院（洛阳市中心医院）生殖医学中心，医学硕士，在读博士，副主任医师。毕业于郑州大学。长期从事生殖医学及妇产科临床工作。熟练掌握宫腔内人工授精、体外受精-胚胎移植（"试管婴儿"）等助孕技术。擅长多囊卵巢综合征、子宫内膜异位症、月经失调、不孕不育及妇科肿瘤的诊断及治疗。擅长宫腔镜检查术、宫腔镜下输卵管插管通液术、宫腔镜微创手术去除子宫内膜息肉及粘膜下子宫肌瘤、宫腔粘连分离术等。擅长腹腔镜手术：腹腔镜下输卵管修复、整形再通术及卵巢囊肿剥除术等妇科微创手术。发表专业论文10余篇。

编 委 会

前　言

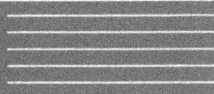

　　近年来，随着医学科学的迅猛发展，医疗新技术、新方法如雨后春笋般涌现，诊疗仪器设备也同时更新，新药更是频频问世，治疗方案日新月异，妇产科各类疾病的治愈率也逐步提高。因此，每位妇产科医师要不断充实相关知识与技能，提高诊治水平，这样才能更好的保护妇女健康、降低孕产妇的发病率和死亡率。

　　本书内容密切联系临床，力求实用，第一篇为基础篇，主要介绍了妇产科常用的诊断检查及腔镜治疗；第二篇为妇科篇，主要介绍了妇科常见疾病的诊断治疗及生殖技术；第三篇为产科篇，主要介绍了产前诊断及产科常见病的处理；第四篇为护理篇，介绍了妇科、产科常见病的护理。

　　由于编者水平有限，书中难免会存在缺点和错误，殷切希望读者予以批评改正，欢迎读者在使用本书的过程中不断提出宝贵的意见和建议。

编　者
2016 年 6 月

目 录

第一篇 基础篇

第二篇　妇科篇

第三篇　产科篇

第四篇　护理篇

基础篇

第一章　妇产科检查

第一节　生殖道细胞学检查

女性生殖道细胞包括来自阴道、宫颈、子宫和输卵管的上皮细胞。生殖道脱落细胞包括阴道上段、宫颈阴道部、子宫、输卵管及腹腔的上皮细胞，其中以阴道上段、宫颈阴道部的上皮细胞为主。临床上常通过生殖道脱落细胞检查来反映其生理及病理变化。生殖道上皮细胞受性激素的影响出现周期性变化，因此，检查生殖道脱落细胞可反映体内性激素水平。此外，此项检查还可协助诊断生殖器不同部位的恶性肿瘤及观察其治疗效果，既简便又经济实用。但是，生殖道脱落细胞检查找到恶性细胞只能作为初步筛选，不能定位，还需要进一步检查才能确诊。

一、生殖道细胞学检查取材、制片及相关技术

（一）涂片种类及标本采集

采取标本前24小时内禁止性生活、阴道检查、灌洗及阴道用药，取材用具必须清洁干燥。

1. 阴道涂片　主要目的是了解卵巢或胎盘功能。对已婚妇女，一般在阴道侧壁上1/3处用小刮板轻轻刮取浅层细胞（避免将深层细胞混入影响诊断），薄而均匀地涂于玻片上；对未婚阴道分泌物极少的女性，可将卷紧的已消毒棉签先经生理盐水浸湿，然后伸入阴道，在其侧壁上1/3处轻轻卷取细胞，取出棉签，在玻片上向一个方向涂片。涂片置固定液内固定后显微镜下观察。值得注意的是，因棉签接触阴道口可能影响涂片的正确性。

2. 宫颈刮片　是筛查早期宫颈癌的重要方法。取材应在宫颈外口鳞柱状上皮交接处，以宫颈外口为圆心，将木质铲形小刮板轻轻刮取一周，取出刮板，在玻片上向一个方向涂片，涂片经固定液固定后显微镜下观察。注意应避免损伤组织引起出血而影响检查结果。若白带过多，应先用无菌干棉球轻轻擦净黏液，再刮取标本。该取材方法获取细胞数目较少，制片也较粗劣，故目前应用已逐渐减少。

1996年美国FDA批准了改善的制片技术——薄层液基细胞学（liquid – based cytology）

技术，以期改善由于传统巴氏涂片上存在着大量的红细胞、白细胞、黏液及脱落坏死组织等而造成的 50%～60% 假阴性。目前有 Thinprep 和 AutoCyte Prep 两种方法，两者原理类似。液基细胞学与常规涂片的操作方法不同在于，它利用特制小刷子刷取宫颈细胞，标本取出后立即洗入有细胞保存液的小瓶中，通过高精密度过滤膜过滤，将标本中的杂质分离，并使滤后的上皮细胞呈单层均匀地分布在玻片上。这种制片方法几乎保存了取材器上所有的细胞，且去除了标本中杂质的干扰，避免了细胞的过度重叠，使不正常细胞更容易被识别。利用薄层液基细胞学技术可将识别宫颈高度病变的灵敏度和特异度提高至 85% 和 90% 左右。此外，该技术一次取样可多次重复制片并可供作 HPV DNA 检测和自动阅片。

3. 宫颈管涂片　疑为宫颈管癌，或绝经后的妇女由于宫颈鳞－柱交接处退缩到宫颈管内，为了解宫颈管情况，可行此项检查。先将宫颈表面分泌物拭净，用小型刮板进入宫颈管内，轻刮一周作涂片。此外，使用特制"细胞刷"（cytobrush）获取宫颈管上皮细胞的效果更好。将"细胞刷"置于宫颈管内，达宫颈外口上方 10mm 左右，在宫颈管内旋转 360° 取出，旋转"细胞刷"将附着于其上的细胞均匀地涂于玻片上，立即固定。小刷子取材效果优于棉拭子，而且其刮取的细胞被宫颈管内的黏液所保护，不会因空气干燥造成细胞变性。

4. 宫腔吸片　怀疑宫腔内有恶性病变时，可采用宫腔吸片检查，较阴道涂片及诊刮阳性率高。选择直径 1～5mm 不同型号塑料管，一端连于干燥消毒的注射器，另一端用大镊子送入宫腔内达宫底部，上下左右转动方向，轻轻抽吸注射器，将吸出物涂片、固定、染色。应注意的是，取出吸管时停止抽吸，以免将宫颈管内容物吸入。宫腔吸片标本中可能含有输卵管、卵巢或盆腹腔上皮细胞成分。另外，还可通过宫腔灌洗获取细胞。用注射器将 10ml 无菌生理盐水注入宫腔，轻轻抽吸洗涤内膜面，然后收集洗涤液，离心后取沉渣涂片。此项检查既简单、取材效果好，且与诊刮相比，患者痛苦小，易于接受，特别适合于绝经后出血妇女。

5. 局部印片　用清洁玻片直接贴按病灶处作印片，经固定、染色、镜检。常用于外阴及阴道的可疑病灶。

（二）染色方法

细胞学染色方法有多种，如巴氏染色（papanicolaou stain）法、邵氏染色法及其他改良染色法。常用的为巴氏染色法，该法既可用于检查雌激素水平，也可用于查找癌细胞。

（三）辅助诊断技术

包括免疫细胞化学、原位杂交技术、影像分析、流式细胞测量及自动筛选或人工智能系统等。

二、正常生殖道脱落细胞的形态特征

（一）鳞状上皮细胞

阴道及宫颈阴道部被覆的鳞状上皮相仿，均为非角化性的分层鳞状上皮。上皮细胞分为表层、中层及底层，其生长与成熟受雌激素影响。因而女性一生中不同时期及月经周期中不同时间，各层细胞比例均不相同，细胞由底层向表层逐渐成熟。鳞状细胞的成熟过程是：细胞由小逐渐变大；细胞形态由圆形变为舟形、多边形；胞浆染色由蓝染变为粉染；胞浆由厚变薄；胞核由大变小，由疏松变为致密。

1. 底层细胞 相当于组织学的深棘层，又分为内底层细胞和外底层细胞。

（1）内底层细胞：又称生发层，只含一层基底细胞，是鳞状上皮再生的基础。其细胞学表现为：细胞小，为中性多核白细胞的 4～5 倍，呈圆形或椭圆形，巴氏染色胞浆蓝染，核大而圆。育龄妇女的阴道细胞学涂片中无内底层细胞。

（2）外底层细胞：细胞 3～7 层，圆形，比内底层细胞大，为中性多核白细胞的 8～10 倍，巴氏染色胞浆淡蓝，核为圆形或椭圆形，核浆比例 1：2～1：4。卵巢功能正常时，涂片中很少出现。

2. 中层细胞 相当于组织学的浅棘层，是鳞状上皮中最厚的一层。根据其脱落的层次不同，形态各异。接近底层者细胞呈舟状，接近表层者细胞大小与形状接近表层细胞；胞浆巴氏染色淡蓝，根据储存的糖原多寡，可有多量的嗜碱性染色或半透明胞浆；核小，呈圆形或卵圆形，淡染，核浆比例低，约 1：10。

3. 表层细胞 相当于组织学的表层。细胞大，为多边形，胞浆薄，透明；胞浆粉染或淡蓝，核小固缩。核固缩是鳞状细胞成熟的最后阶段。表层细胞是育龄妇女宫颈涂片中最常见的细胞。

（二）柱状上皮细胞

又分为宫颈黏膜细胞及子宫内膜细胞。

1. 宫颈黏膜细胞 有黏液细胞和带纤毛细胞两种。在宫颈刮片及宫颈管吸取物涂片中均可找到。黏液细胞呈高柱状或立方状，核在底部，呈圆形或卵圆形，染色质分布均匀，胞浆内有空泡，易分解而留下裸核。带纤毛细胞呈立方形或矮柱状，带有纤毛，核为圆形或卵圆形，位于细胞底部，胞浆易退化融合成多核，多见于绝经后。

2. 子宫内膜细胞 较宫颈黏膜细胞小，细胞为低柱状，为中性多核白细胞的 1～3 倍；核呈圆形，核大小、形状一致，多成堆出现；胞浆少，呈淡灰色或淡红色，边界不清。

（三）非上皮成分

如吞噬细胞、白细胞、淋巴细胞、红细胞等。

三、生殖道脱落细胞在内分泌检查方面的应用

阴道鳞状上皮细胞的成熟程度与体内雌激素水平成正比，雌激素水平越高，阴道上皮细胞分化越成熟。因此，阴道鳞状上皮细胞各层细胞的比例可反映体内雌激素水平。临床上常用四种指数代表体内雌激素水平，即成熟指数、致密核细胞指数、嗜伊红细胞指数和角化指数。

（一）成熟指数（maturation index，MI）

是阴道细胞学卵巢功能检查最常用的一种。计算方法是在低倍显微镜下观察计算 300 个鳞状上皮细胞，求得各层细胞的百分率，并按底层/中层/表层顺序写出，如底层 5、中层 60、表层 35、MI 应写成 5/60/135。若底层细胞百分率高称左移，提示不成熟细胞增多，即雌激素水平下降；若表层细胞百分率高称右移，表示雌激素水平升高。一般有雌激素影响的涂片，基本上无底层细胞；轻度影响者表层细胞 <20%；高度影响者表层细胞 >60%。在卵巢功能低落时则出现底层细胞：轻度低落底层细胞 <20%；中度低落底层细胞占 20%～40%；高度低落底层细胞 >40%。

（二）致密核细胞指数（karyopyknotic index，KI）

即鳞状上皮细胞中表层致密核细胞的百分率。计算方法为从视野中数 100 个表层细胞及其中致密核细胞数目，从而计算百分率。例如其中有 40 个致密核细胞，则 KI 为 40%。KI 越高，表示上皮细胞越成熟。

（三）嗜伊红细胞指数（eosinophitic index，EI）

即鳞状上皮细胞中表层红染细胞的百分率。通常红染表层细胞在雌激素影响下出现，所以此指数可以反映雌激素水平，指数越高，提示上皮细胞越成熟。

（四）角化指数（cornification index，CI）

是指鳞状上皮细胞中的表层（最成熟的细胞层）嗜伊红性致密核细胞的百分率，用以表示雌激素的水平。

四、阴道涂片在妇科疾病诊断中的应用

（一）闭经

阴道涂片可协助了解卵巢功能状况和雌激素水平。若涂片检查有正常周期性变化，提示闭经原因在子宫及其以下部位，如子宫内膜结核、宫颈或宫腔粘连等；若涂片中中层和底层细胞多，表层细胞极少或无，无周期性变化，提示病变在卵巢，如卵巢早衰；若涂片表现不同程度雌激素低落，或持续雌激素轻度影响，提示垂体或以上或其他全身性疾病引起的闭经。

（二）功血

1. 无排卵型功血 涂片表现中至高度雌激素影响，但也有较长期处于低至中度雌激素影响。雌激素水平高时右移显著，雌激素水平下降时，出现阴道流血。

2. 排卵性功血 涂片表现周期性变化，MI 明显右移，中期出现高度雌激素影响，EI 可达 90% 左右。但排卵后，细胞堆积和皱褶较差或持续时间短，EI 虽有下降但仍偏高。

（三）流产

1. 先兆流产 由于黄体功能不足引起的先兆流产表现为 EI 于早孕期增高，经治疗后 EI 下降提示好转。若再度 EI 增高，细胞开始分散，流产可能性大。若先兆流产而涂片正常，表明流产非黄体功能不足引起，用孕激素治疗无效。

2. 过期流产 EI 升高，出现圆形致密核细胞，细胞分散，舟形细胞少，较大的多边形细胞增多。

（四）生殖道感染性疾病

1. 细菌性阴道病 常见的病原体有阴道嗜酸杆菌、球菌、加德纳尔菌和放线菌等。涂片中炎性阴道细胞表现为：细胞核呈豆状，核破碎和核溶解，上皮细胞核周有空晕，胞浆内有空泡。

2. 衣原体性宫颈炎 涂片上可见化生的细胞胞浆内有球菌样物及嗜碱性包涵体，感染细胞肥大多核。

3. 病毒性感染 常见的有单纯疱疹病毒Ⅱ型（HSV－Ⅱ）和人乳头状瘤病毒（HPV）。

（1）HSV 感染：早期表现为：感染细胞的核增大，染色质结构呈"水肿样"退变，染

色质变得很细，散布在整个胞核中，呈淡的嗜碱性染色，均匀，有如毛玻璃状，细胞多呈集结状，有许多胞核。晚期可见嗜伊红染色的核内包涵体，周围可见一清亮晕环。

（2）HPV感染：鳞状上皮细胞被HPV感染后具有典型的细胞学改变。在涂片标本中见挖空细胞、不典型角化不全细胞及反应性外底层细胞。典型的挖空细胞表现为上皮细胞内有1~2个增大的核，核周有透亮空晕环或壁致密的透亮区，提示有HPV感染。

五、生殖道脱落细胞在妇科肿瘤诊断上的应用

（一）癌细胞特征

主要表现在细胞核、细胞及细胞间关系的改变。

1. 细胞核的改变　表现为核增大，核浆比例失常；核大小不等，形态不规则；核深染且深浅不一；核膜明显增厚、不规则，染色质分布不均，颗粒变粗或凝聚成团；因核分裂异常，可见双核及多核；核畸形，如分叶、出芽、核边内凹等不规则形态；核仁增大变多以及出现畸形裸核。

2. 细胞改变　细胞大小不等，形态各异。胞浆减少，染色较浓，若变性则内有空泡或出现畸形。

3. 细胞间关系改变　癌细胞可单独或成群出现，排列紊乱。早期癌涂片背景干净清晰，晚期癌涂片背景较脏，见成片坏死细胞、红细胞及白细胞等。

（二）宫颈/阴道细胞学诊断的报告形式

主要为分级诊断及描述性诊断两种。目前我国多数医院仍采用分级诊断，临床常用巴氏5级分类法：

1. 巴氏分类法

（1）其阴道细胞学诊断标准

1）巴氏Ⅰ级：正常。为正常阴道细胞涂片。

2）巴氏Ⅱ级：炎症。细胞核普遍增大，淡染或有双核，也可见核周晕或胞浆内空泡。一般属良性改变或炎症。临床分为ⅡA及ⅡB。ⅡB是指个别细胞核异质明显，但又不支持恶性；其余为ⅡA。

3）巴氏Ⅲ级：可疑癌。主要是核异质，表现为核大深染，核形不规则或双核。对不典型细胞，性质尚难肯定。

4）巴氏Ⅳ级：高度可疑癌。细胞有恶性特征，但在涂片中恶性细胞较少。

5）巴氏Ⅴ级：癌。具有典型的多量癌细胞。

（2）巴氏分级法的缺点

1）以级别来表示细胞学改变的程度易造成假象，似乎每个级别之间有严格的区别，使临床医生仅根据分类级别来处理患者，实际上Ⅰ、Ⅱ、Ⅲ、Ⅳ级之间的区别并无严格的客观标准，主观因素较多。

2）对癌前病变也无明确规定，可疑癌是指可疑浸润癌还是CIN不明确，不典型细胞全部作为良性细胞学改变也欠妥，因为偶然也见到CINⅠ伴微小浸润癌的病例。

3）未能与组织病理学诊断名词相对应，也未包括非癌的诊断。因此巴氏分级法正逐步被新的分类法所取代。

2. TBS 分类法及其描述性诊断内容　为了使妇科生殖道细胞学的诊断报告与组织病理学术语一致，使细胞学报告与临床处理密切结合，1988 年美国制定宫颈/阴道细胞学 TBS（the Bethesda system）命名系统。国际癌症协会于 1991 年对宫颈/阴道细胞学的诊断报告正式采用了 TBS 分类法。TBS 分类法改良了以下三方面：将涂片制作的质量作为细胞学检查结果报告的一部分；对病变的必要描述；给予细胞病理学诊断并提出治疗建议。这些改良加强了细胞病理学医师与妇科医师间的沟通。TBS 描述性诊断报告主要包括以下内容。

（1）感染

1）原虫：滴虫或阿米巴原虫阴道炎。

2）细菌：①球杆菌占优势，发现线索细胞，提示细菌性阴道炎；②杆菌形态提示放线菌感染；③衣原体感染：形态提示衣原体感染，建议临床进一步证实；④其他。

3）真菌：①形态提示念珠菌感染；②形态提示纤毛菌（真菌样菌）；③其他。

4）病毒：①形态提示疱疹病毒感染；②形态提示巨细胞病毒感染；③形态提示 HPV 感染（HPV 感染包括鳞状上皮轻度不典型增生，应建议临床进一步证实）；④其他。

5）其他。

（2）反应性细胞的改变：①细胞对炎症的反应性改变（包括化生细胞）；②细胞对损伤（包括活组织检查、激光、冷冻和电灼治疗等）的反应性改变；③细胞对放疗和化疗的反应性改变；④宫内节育器（IUD）引起上皮细胞的反应性改变；⑤萎缩性阴道炎；⑥激素治疗的反应性改变；⑦其他。前 3 种情况下亦可出现修复细胞或不典型修复细胞。

（3）鳞状上皮细胞异常：①不明确诊断意义的不典型鳞状上皮细胞（atypical squamous cell undetermined significance，ASCUS）；②鳞状上皮细胞轻度不典型增生（LSIL），宫颈上皮内瘤变（CIN）Ⅰ级；③鳞状上皮细胞中度不典型增生，CINⅡ；④鳞状上皮细胞重度不典型增生（HSIL），CINⅢ；⑤可疑鳞癌细胞；⑥肯定癌细胞，若能明确组织类型，则按下述报告：角化型鳞癌；非角化型鳞癌；小细胞型鳞癌。

（4）腺上皮细胞异常：①子宫内膜细胞团－基质球；②子宫内膜基质细胞；③未明确诊断意义的不典型宫颈管柱状上皮细胞；④宫颈管柱状上皮细胞轻度不典型增生；⑤宫颈管柱状上皮细胞重度不典型增生；⑥可疑腺癌细胞；⑦腺癌细胞（高分子腺癌或低分化腺癌）。若可能，则判断来源：颈管、子宫内膜或子宫外。

（5）不能分类的癌细胞。

（6）其他恶性肿瘤细胞。

（7）激素水平的评估（阴道涂片）。

TBS 报告方式中提出了一个重要概念——不明确诊断意义的不典型鳞状上皮细胞（AS-CUS），即既不能诊断为感染、炎症、反应性改变，也不能诊断为癌前病变和恶变的鳞状上皮细胞。ASCUS 包括不典型化生细胞、不典型修复细胞、与萎缩有关的不典型鳞状上皮细胞、角化不良细胞以及诊断 HPV 证据不足，又不除外者。ASCUS 术语因不同的细胞病理学家可能标准亦不够一致，但其诊断比例不应超过低度鳞状上皮内病变的 2～3 倍。TBS 报告方式要求诊断 ASCUS，指出可能为炎症等反应性或可能为癌前病变，并同时提出建议。若与炎症、刺激、宫内节育器等反应性有关者，应于 3～6 个月复查；若可能有癌前病变或癌存在，但异常细胞程度不够诊断标准者，应行阴道镜活检。

（三）PAPNET 电脑涂片系统

近年来，PAPNET 电脑涂片系统，即计算机辅助细胞检测系统（computer – assisted cytology test，CCT），在宫颈癌早期诊断中得到广泛应用。PAPNET 电脑涂片系统装置包括三部分，即自动涂片系统、存储识别系统和打印系统，是利用电脑及神经网络软件对涂片进行自动扫描、读片、自动筛查，最后由细胞学专职人员做出最后诊断的一种新技术，其原理是基于神经网络系统在自动细胞学检测这一领域的运用。

PAPNET 可通过经验来鉴别正常与不正常的巴氏涂片。具体步骤为：在检测中心，经过上机处理的细胞涂片每百张装入片盒送入计算机房；计算机先将涂片分为 3 000 ~ 5 000 个区域不等，再对涂片上 30 万 ~ 50 万个细胞按区域进行扫描，最后筛选出 128 个最可疑细胞通过数字照相机进行自动对焦录制到光盘上，整个过程需 8 ~ 10 分钟；然后将光盘送往中间细胞室，经过一套与检测中心配套的专业高分辨率解像设备，由细胞学家复验。如有异议或不明确图像，可在显示器帮助下，显微镜自动找到所需观察位置，细胞学家再用肉眼观察核实。最后，采用 1991 年 TBS 分类法做出诊断报告及治疗意见，并附有阳性图片供临床医生参考。PAPNET 方法具有高度敏感性和准确性，并能克服直接显微镜下读片因视觉疲劳造成的漏诊，省时省力，适用于大量人工涂片检测的筛选工作。

（王静芳）

第二节　女性生殖器官活组织检查

活组织检查是指在机体的可疑病变部位或病变部位取出少量组织进行冰冻或常规病理检查，简称为活检。在多数情况下，活检结果可以作为最可靠的术前诊断依据，是诊断的金标准。妇科常用的活组织检查主要包括外阴活检、阴道活检、子宫颈活检、子宫内膜活检、诊断性子宫颈锥形切除及诊断性刮宫。有时出于术中诊断的需要也可进行卵巢组织活检、盆腔淋巴结活检、大网膜组织活检以及盆腔病灶组织活检等，本节不作赘述。

一、外阴活组织检查

1. 适应证
（1）外阴部赘生物或溃疡需明确病变性质，尤其是需排除恶变者。
（2）外阴色素减退性疾病需明确其类型或排除恶变。
（3）疑为外阴结核、外阴尖锐湿疣及外阴阿米巴病等外阴特异性感染需明确诊断者。
（4）外阴局部淋巴结肿大原因不明。
2. 禁忌证
（1）外阴急性炎症，尤其是化脓性炎。
（2）疑为恶性黑色素瘤。
（3）疑为恶性滋养细胞疾病外阴转移。
（4）尽可能避免在月经期实施活检。
3. 方法　患者取膀胱截石位，常规外阴消毒，铺无菌孔巾，准备活检区域组织可用 0.5% 利多卡因作局部浸润麻醉。根据需要选取活检部位，以刀片或剪刀剪取或切取适当大小的组织块，有蒂的赘生物可以剪刀自蒂部剪下，小赘生物也可以活检钳钳取。一般只需局部压迫止血，出血多者可电凝止血或缝扎止血。标本根据需要作冰冻切片检查或以 10% 甲醛或 95% 酒精固定后作常规组织病理检查。

4. 注意事项

（1）所取组织须有足够大小，一般要求须达到直径 5mm 以上。

（2）表面有坏死溃疡的病灶，取材须达到足够深度以达到新鲜有活性的组织。

（3）有时需作多点活检。

（4）所取组织最好包含部分正常组织，即在病变组织与正常组织交界处活检。

二、阴道活组织检查

1. 适应证

（1）阴道壁赘生物或溃疡需明确病变性质。

（2）疑为阴道尖锐湿疣等特异性感染需明确诊断。

2. 禁忌证

（1）外阴阴道或宫颈急性炎症。

（2）疑为恶性黑色素瘤。

（3）疑为恶性滋养细胞疾病阴道转移。

（4）月经期。

3. 方法　患者取膀胱截石位，常规外阴消毒，铺无菌孔巾，阴道窥器暴露取材部位并再次消毒，剪取或钳取适当大小的组织块，有蒂的赘生物可以剪刀自蒂部剪下，小赘生物可以活检钳钳取。局部压迫止血、电凝止血或缝扎止血，必要时阴道内需填塞无菌纱布卷以压迫止血。标本根据需要作冷冻切片检查或以 10% 甲醛或 95% 乙醇固定后作常规组织病理检查。

4. 注意事项　阴道内填塞的无菌纱布卷须在术后 24～48 小时取出，切勿遗忘；其余同外阴活检。

三、宫颈活组织检查

1. 适应证

（1）宫颈糜烂接触性出血，疑有宫颈癌需确定病变性质。

（2）宫颈细胞学涂片 TBS 诊断为鳞状细胞异常者。

（3）宫颈脱落细胞涂片检查巴氏Ⅲ级或以上。

（4）宫颈脱落细胞涂片检查巴氏Ⅱ级，经抗感染治疗后反复复查仍为巴氏Ⅱ级。

（5）肿瘤固有荧光检查或阴道镜检查反复可疑阳性或阳性。

（6）宫颈赘生物或溃疡需明确病变性质。

（7）疑为宫颈尖锐湿疣等特异性感染需明确诊断。

2. 禁忌证

（1）外阴阴道急性炎症。

（2）月经期、妊娠期。

3. 方法

（1）患者取膀胱截石位，常规外阴消毒，铺无菌孔巾。

（2）阴道窥器暴露宫颈，拭净宫颈表面黏液及分泌物后行局部消毒。

（3）根据需要选取取材部位，剪取或钳取适当大小的组织块：有蒂的赘生物可以剪刀自蒂部剪下；小赘生物可以活检钳钳取；有糜烂溃疡的可于肉眼所见的糜烂溃疡较明显处或病变较深处以活检钳取材；无明显特殊病变或必要时以活检钳在宫颈外口鳞状上皮与柱状上皮交界部位选 3、6、9、12 点处取材；为提高取材的准确性，可在宫颈阴道内涂以复方碘溶液，选择不着色区取材；也可在阴道镜或肿瘤固有荧光诊断仪的指引下进行定位活检。

（4）局部压迫止血、出血多时可电凝止血或缝扎止血，手术结束后以长纱布卷压迫止血。

（5）标本根据需要作冰冻切片检查或以 10% 甲醛或 95% 乙醇固定后作常规组织病理检查。

4. 注意事项

（1）阴道内填塞的长纱布卷须在术后 12 小时取出，切勿遗忘。

（2）外阴阴道炎症可于治愈后再做活检。

（3）妊娠期原则上不做活检，以避免流产、早产，但临床高度怀疑宫颈恶性病变者仍应检察，做好预防和处理流产与早产的前提下做活检，同时须向患者及其家属讲明活检的必要性以及可能后果，取得理解和同意后方可施行。

（4）月经前期不宜做活检，以免与活检处出血相混淆，且月经来潮时创口不易愈合，并增加内膜在切口种植的机会。

四、诊断性刮宫与子宫内膜活检

诊断性刮宫简称诊刮，其目的是刮取宫腔内容物（子宫内膜及宫腔内其他组织）作病理组织检查以协助诊断。若要同时除外宫颈管病变，则需依次刮取宫颈管内容物及宫腔内容物进行病理组织学检查，称为分段诊断性刮宫（简称"分段诊刮"）。有时仅需从宫腔内吸取少量子宫内膜组织作检查，称为子宫内膜活检。子宫内膜活组织检查不仅能判断有无排卵和分泌期子宫内膜的发育程度，而且能间接反映卵巢的黄体功能，并有助于子宫内膜疾患的诊断。

1. 适应证

（1）月经失调或闭经，需了解子宫内膜变化及其对性激素的反应或需要紧急止血。

（2）子宫异常出血或绝经后阴道流血，需明确诊断。

（3）阴道异常排液，需检查子宫腔脱落细胞或明确有无子宫内膜病变。

（4）不孕症，需了解有无排卵或疑有子宫内膜结核。

（5）影像检查提示宫腔内有组织残留，需证实或排除子宫内膜癌、子宫内膜息肉或流产等疾病。

2. 禁忌证

（1）外阴阴道及宫颈急性炎症，急性或亚急性盆腔炎。

（2）可疑妊娠。

（3）急性或严重全身性疾病，不能耐受小手术者。

（4）手术前体温 >37.5℃。

3. 方法

（1）取材时间：不同的疾病应有不同的取材时间。

1）需了解卵巢功能：月经周期正常前 1～2 日或月经来潮 12 小时内取材。

2）闭经：随时可取材。

3）功血：如疑为子宫内膜增生过长，应于月经前 1～2 日或月经来潮 24 小时内取材；如疑为子宫内膜剥脱不全，则应于月经第 5～7 日取材。

4）不孕症需了解有无排卵：于月经期前 1～2 日取材。

5）疑有子宫内膜癌：随时可取材。

6）疑有子宫内膜结核：于月经期前 1 周或月经来潮 12 小时内取材，取材前 3 日及取材后 3 日每日肌肉注射链霉素 0.75g 并口服异烟肼 0.3g，以防引起结核扩散。

（2）取材部位：一般于子宫前、后壁各取一条内膜，如疑有子宫内膜癌，另于宫底再取一条内膜。

4. 手术步骤

（1）排尿后取膀胱截石位，外阴、阴道常规消毒。

（2）做双合诊，了解子宫大小、位置及宫旁组织情况。

（3）用阴道窥器暴露宫颈，再次消毒宫颈与宫颈管，钳夹宫颈，子宫探针缓缓进入，探明子宫方向及宫腔深度。若宫颈口过紧，可根据所需要取得的组织块大小用宫颈扩张器扩张至小号刮匙或中、大号刮匙能进入为止。

（4）阴道后穹隆处置盐水纱布一块，以收集刮出的内膜碎块。用刮匙由内向外沿宫腔四壁及两侧宫角有次序地将内膜刮除，并注意宫腔有无变形及高低不平。

（5）取下纱布上的全部组织固定于 10% 甲醛溶液或 95% 乙醇中，送病理检查。检查申请单上注明末次月经时间。

5. 注意事项

（1）阴道及宫颈、盆腔的急性炎症者应治愈后再做活检。

（2）出血、子宫穿孔、感染是最主要的并发症，术中术后应注意预防液体。有些疾病可能导致术中大出血，应于术前建立通路，并做好输血准备，必要时还需做好开腹手术准备；哺乳期、产后、剖宫产术后、绝经后、子宫严重后屈等特殊情况下尤应注意避免子宫穿孔的发生；术中严格无菌操作，术前、术后可给予抗生素预防感染，一般术后 2 周内禁止性生活及盆浴，以免感染。

（3）若刮出物肉眼观察高度怀疑为癌组织时，不应继续刮宫，以防出血及癌扩散；若肉眼观在未见明显癌组织时，应全面刮宫，以防漏诊及术后因宫腔组织残留而出血不止。

（4）应注意避免术者在操作时唯恐不彻底，反复刮宫而伤及子宫内膜基底层，甚至刮出肌纤维组织，造成子宫内膜炎或宫腔粘连，导致闭经的情况。

五、诊断性子宫颈锥切

宫颈锥切术是指锥形切除部分宫颈组织，包括宫颈移形带，以及部分或全部宫颈管组织。宫颈锥切术包括诊断性宫颈锥切术和治疗性宫颈锥切术，临床主要用于宫颈病变的明确诊断以及保守性治疗。近年，随着宫颈癌三级预防的不断推行，宫颈上皮内瘤样病变（CIN）患者日趋年轻化，致使宫颈病变治疗趋向保守。宫颈锥切术作为一种能够保留生育功能的治疗方法而被临床广泛应用。同时，宫颈锥切术在诊断宫颈病变方面也显示出其特有的临床价值。

1. 适应证

（1）诊断性宫颈锥切的主要指征

1）发现宫颈上皮细胞异常，尤其是细胞学诊断为重度鳞状上皮内病变（HSIL）或轻度鳞状上皮内病变（LSIL），而宫颈上未见肉眼病灶或是阴道镜检查无明显异常。

2）阴道镜无法看到宫颈病变的边界，或主要病灶位于宫颈管内，超出阴道镜能检查到的范围。

3）对于细胞学异常的患者，阴道镜检查不满意，主要是无法看清整个宫颈移形带，包括鳞柱交接区域。

4）有细胞学或是组织学证据表明宫颈腺上皮存在癌前病变或是癌变。

5）宫颈管诊刮术所得标本病理报告为异常或不能肯定。

6）细胞学、阴道镜和活组织检查结果不一致。

7）细胞学、阴道镜或活检可疑宫颈浸润癌。

8）宫颈活检病理诊断为CIN，但无法明确排除宫颈微小浸润癌或浸润癌。

9）宫颈管诊刮发现CIN或宫颈微小浸润癌。只要有以上任何一种状况，都应做宫颈锥切以作进一步诊断。

（2）治疗性宫颈锥切的指征

1）CIN Ⅰ 伴阴道镜检查不满意、CIN Ⅱ 或 CIN Ⅲ。

2）宫颈原位鳞癌。

3）宫颈原位腺癌。

4）有生育要求的 Ⅰ A 期宫颈浸润癌。

2. 禁忌证

（1）生殖器官急慢性炎症。

（2）有出血倾向者。

3. 方法　目前应用的锥切方法多种多样，有冷刀法、激光法和环行电切法。

（1）暴露术野，宫颈涂碘。

（2）12、3、6、9点丝线缝合做牵引。

（3）切缘周边注射 1 ∶ 2 000 肾上腺素生理盐水。

（4）海格式棒逐步扩宫口至8号，可作颈管搔刮。

（5）在病灶外0.5cm处用冷刀环切宫颈口，按30°~50°角度向内侧作宫颈锥形切除。深度根据不同的病变可选择1~2.5cm。

（6）宫颈锥切标本在12点处做标记，送病理。

（7）电凝止血创面，可吸收缝线左右两个八字缝合宫颈。

（8）阴道内置入长纱条一根。留置导尿管。

4. 注意事项

（1）宫颈锥切手术最好在月经干净后3~7天内实施，以免术后经血污染手术创面。

（2）手术后4~6周应探查宫颈管有无狭窄。

（3）诊断性宫颈锥切可用冷刀或LEEP刀，最好避免用电刀，以免破坏组织切缘，从而影响诊断。

（王静芳）

第三节　输卵管通畅检查

输卵管通畅检查的主要目的是检查输卵管是否通畅，了解子宫和输卵管腔的形态及输卵管的阻塞部位。常用的方法有输卵管通气术、输卵管通液术、子宫输卵管造影术和选择性子宫输卵管造影术。其中输卵管通气术因有发生气栓的潜在危险，且准确性仅为 45% ~ 50%，故临床上已逐渐被其他方法取代。近年来，随着介入技术的发展和内窥镜的临床应用，已普遍采取选择性输卵管造影术和采用腹腔镜直视下输卵管通液术来进一步明确输卵管的通畅情况，并根据输卵管阻塞部位的不同而进一步通过输卵管介入治疗或腹腔镜治疗改善其通畅程度。此外，还有宫腔镜下经输卵管口插管通液试验和宫腹腔镜联合检查等方法。

一、输卵管通液术

输卵管通液术（hydrotubation）是检查输卵管是否通畅的一种方法，并具有一定的治疗功效。即通过导管向宫腔内注入液体，根据注射液体阻力大小、有无回流及注入液体量和患者感觉等判断输卵管是否通畅。由于操作简便，无需特殊设备，广泛用于临床。

1. 适应证

（1）不孕症，男方精液正常，疑有输卵管阻塞者。

（2）检查和评价输卵管绝育术、输卵管再通术或输卵管成形术的效果。

（3）对输卵管黏膜轻度粘连有疏通作用。

2. 禁忌证

（1）内外生殖器急性炎症或慢性炎症急性或亚急性发作者。

（2）月经期或有不规则阴道出血者。

（3）可疑妊娠者。

（4）严重的全身性疾病，如心、肺功能异常等，不能耐受手术者。

（5）体温高于 37.5℃ 者。

3. 术前准备

（1）月经干净 3 ~ 7 日，禁性生活。

（2）术前半小时肌内注射阿托品 0.5mg，解痉。

（3）患者排空膀胱。

4. 方法

（1）器械：阴道窥器、宫颈钳、长弯钳、宫颈导管、20ml 注射器、压力表、Y 形导管等。

（2）常用液体：生理盐水或抗生素溶液（庆大霉素 8 万 U、地塞米松 5mg、透明质酸酶 1 500U，注射用水 20 ~ 50ml），可加用 0.5% 的利多卡因 2ml 以减少输卵管痉挛。

（3）操作步骤

1）患者取膀胱结石位，外阴、阴道、宫颈常规消毒，铺无菌巾，双合诊了解子宫的位置及大小。

2）放置阴道窥器充分暴露子宫颈，再次消毒阴道穹隆部及宫颈，以宫颈钳钳夹宫颈前唇。沿宫腔方向置入宫颈导管，并使其与宫颈外口紧密相贴。

3）用 Y 形管将宫颈导管与压力表、注射器相连，压力表应高于 Y 形管水平，以免液体进入压力表。

4）将注射器与宫颈导管相连，并使宫颈管内充满生理盐水，缓慢推注，压力不可超过 160mmHg。观察推注时阻力大小、经宫颈注入的液体是否回流，患者下腹部是否疼痛。

5）术毕取出宫颈导管，再次消毒宫颈、阴道，取出阴道窥器。

5. 结果评定

（1）输卵管通畅：顺利推注 20ml 生理盐水无阻力，压力维持在 60～80mmHg 以下，或开始稍有阻力，随后阻力消失，无液体回流，患者也无不适感，提示输卵管通畅。

（2）输卵管阻塞：勉强注入 5ml 即感有阻力，压力表见压力持续上升而不见下降，患者感下腹胀痛，停止推注后液体又回流至注射器内，表明输卵管阻塞。

（3）输卵管通而不畅：注射液体有阻力，再经加压注入又能推进，说明有轻度粘连已被分离，患者感轻微腹痛。

6. 注意事项

（1）所用无菌生理盐水温度以接近体温为宜，以免液体过冷造成输卵管痉挛。

（2）注入液体时必须使宫颈导管紧贴宫颈外口，防止液体外漏。

（3）术后 2 周禁盆浴及性生活，酌情给予抗生素预防感染。

二、子宫输卵管造影术

子宫输卵管造影术（hysterosalpingography，HSG）是通过导管向子宫腔及输卵管注入造影剂，在 X 线下透视及摄片，根据造影剂在输卵管及盆腔内的显影情况了解子宫腔的形态、输卵管是否通畅、阻塞的部位、输卵管结扎部位及盆腔有无粘连等，尤其是评价输卵管的最佳方法。

该检查损伤小，能对输卵管阻塞做出较正确诊断，准确率可达 80%，且具有一定的治疗作用。

1. 适应证

（1）了解输卵管是否通畅及其形态、阻塞部位。

（2）了解宫腔形态，确定有无子宫畸形及类型，有无宫腔粘连、子宫黏膜下肌瘤、子宫内膜息肉及异物等。

（3）内生殖器结核非活动期。

（4）不明原因的习惯性流产，于排卵后做造影了解宫颈内口是否松弛，宫颈及子宫是否畸形。

2. 禁忌证

（1）内、外生殖器急性或亚急性炎症。

（2）严重的全身性疾病，不能耐受手术者。

（3）妊娠期、月经期。

（4）产后、流产、刮宫术后 6 周内。

（5）碘过敏者。

3. 术前准备

（1）造影时间以月经干净 3~7 天为宜，最佳时间为月经干净的 5~6 天，当月月经干净后禁性生活。

（2）做碘过敏试验，阴性者方可造影；如果使用非离子型含碘造影剂不要求做碘过敏试验。

（3）术前半小时可肌内注射阿托品 0.5mg，有助于解痉。

（4）术前排空膀胱，便秘者术前行清洁灌肠，以使子宫保持正常位置，避免出现外压假象。

4. 方法

（1）设备及器械：X 线放射诊断仪或数字多动能 X 线胃肠机、子宫导管、阴道窥器、宫颈钳、长弯钳、20ml 注射器。

（2）造影剂：目前国内外均使用含碘造影剂，分油溶性和水溶性两种。水溶性造影剂又分为离子型和非离子型。油溶性造影剂分为国产碘化油和进口的超液化碘油；油剂（40% 碘化油）密度大，显影效果好，刺激小，过敏少，但检查时间长，吸收慢，易引起异物反应，形成肉芽肿或形成油栓；水溶性造影剂（离子型：76% 泛影葡胺注射液；非离子型：碘海醇注射液或碘氟醇注射液等多种）中，非离子型造影剂应用较多，其吸收快，检查时间短，可以不做碘过敏试验，有时子宫输卵管边缘部分显影欠佳，细微病变不易观察，但随着碘当量的提高，造影效果明显改善，已经有逐渐取代油剂的趋势。

（3）操作步骤

1）患者取膀胱截石位，常规消毒外阴、阴道，铺无菌巾，检查子宫位置及大小。

2）以窥阴器扩张阴道，充分暴露宫颈，再次消毒宫颈及阴道穹隆部，用宫颈钳钳夹前唇，探查宫腔。

3）将 40% 碘化油或非离子型水剂（如碘海醇、碘氟醇等）充满宫颈导管，排除空气，沿宫腔方向将其置入宫颈管内，徐徐注入造影剂，在 X 线透视下观察造影剂流经宫颈管、宫腔及输卵管情况并摄片。24 小时（油剂）或 20 分钟（水剂）后再摄盆腔延迟片，以观察腹腔内有无游离造影剂及造影剂在腹腔内的涂抹或弥散情况、输卵管内造影剂残留情况，进而判断输卵管的通畅程度。

4）注入造影剂后子宫角圆钝，而输卵管不显影，则考虑输卵管痉挛，可保持原位，肌注阿托品 0.5mg 或针刺合谷、内关穴，20 分钟后再透视、摄片；或停止操作，下次摄片前使用解痉挛药物或行选择性输卵管造影。

5. 结果评定

（1）正常子宫、输卵管：宫腔呈倒三角形，双输卵管显影，形态柔软，24 小时或 20 分钟后摄片，盆腔内见造影剂散在均匀分布。

（2）宫腔异常：患宫腔结核时子宫常失去原有的倒三角形，内膜呈锯齿状不平；患子宫黏膜下肌瘤时可见宫腔充盈缺损；有子宫畸形时有相应显示。

（3）输卵管异常：患输卵管结核时显示输卵管形态不规则、僵直或呈串珠状，有时可见钙化点或盆腔钙化淋巴结；有输卵管积水时输卵管远端呈气囊状扩张，远端呈球形；24 小时或 20 分钟后延迟摄片，盆腔内未见散在造影剂分布，说明输卵管不通；输卵管发育异常，可见过长或过短的输卵管、异常扩张的输卵管、输卵管憩室等。

6. 注意事项

（1）造影剂充盈宫颈管时，必须排尽空气，以免空气进入宫腔造成充盈缺损，引起误诊。

（2）宫颈导管与子宫颈外口必须紧贴，以防造影剂流入阴道内。

（3）导管不要插入太深，以免损伤子宫或引起子宫穿孔。

（4）注入造影剂时用力不要过大，推注不可过快，防止造影剂进入间质、血管。

（5）透视下发现造影剂进入血管或异常通道，同时患者出现咳嗽，应警惕发生油栓，立即停止操作，取头低脚高位，严密观察。

（6）造影后2周禁盆浴及性生活，可酌情给予抗生素预防感染。

（7）有时可因输卵管痉挛而造成输卵管不通的假象，必要时重复进行造影或做选择性输卵管造影。

三、选择性输卵管造影术

选择性输卵管造影术（selective salpingographyr，SSG）是通过将输卵管造影导管经宫颈、宫腔插至输卵管内口注入造影剂，在X线下透视及摄片，根据造影剂在输卵管及盆腔内的显影情况了解输卵管是否通畅、阻塞的部位及排除HSG时输卵管痉挛导致的输卵管未显影。该检查损伤小，能对HSG造成的假阳性做出更准确的判断，同时根据输卵管阻塞或通畅程度不同采取进一步的介入治疗即输卵管再通术（FTR），准确率可达90%~95%，且具有较好的治疗作用。

1. 适应证

（1）输卵管通而不畅或极不畅，要求治疗。

（2）HSG中输卵管未显影或部分显影，为区别输卵管痉挛还是张力高阻塞不通。

（3）HSG显示输卵管近端阻塞，区别是粘连完全阻塞，还是疏松粘连或分泌物较多之阻塞，此时可作再通术治疗。

2. 禁忌证

（1）内、外生殖器急性或亚急性炎症。

（2）严重的全身性疾病，不能耐受手术者。

（3）妊娠期、月经期。

（4）产后、流产、刮宫术后6周内。

（5）碘过敏者。除以上禁忌证外，还包括：①明显输卵管积水，伞端明显包裹；②结核性输卵管阻塞；③全身发热37.5℃以上。

3. 术前准备

（1）选择性输卵管造影时间以月经干净3~7天为宜，最佳时间为月经干净的5~6天，当月月经干净后禁性生活。

（2）做碘过敏试验，阴性者方可造影；如果使用非离子型含碘造影剂不要求做碘过敏试验。

（3）术前半小时肌内注射阿托品0.5mg，有助于解痉。

（4）术前排空膀胱，便秘者术前行清洁灌肠，以使子宫保持正常位置，避免出现外压假象。

4. 方法

（1）设备及器械：数字多动能 X 线胃肠机或数字减影血管造影机（DSA）、输卵管造影导管及外套管、导丝、阴道窥器、宫颈钳、长弯钳、20ml 注射器。

（2）造影剂：目前国内外均使用含碘造影剂，分为离子型（如 76% 泛影葡胺注射液）和非离子型（如碘海醇注射液或碘氟醇注射液等多种）。

（3）相关药品：庆大霉素 16 万 U、地塞米松 10mg 等。

（4）操作步骤

1）患者取膀胱截石位，常规消毒外阴、阴道，铺无菌巾检查子宫位置及大小。

2）以窥阴器扩张阴道，充分暴露宫颈，再次消毒宫颈及阴道穹隆部，用宫颈钳钳夹前唇，探查宫腔。

3）在透视下将输卵管导管插入外套管中，置外套管于颈管内口，然后轻轻将导管送入输卵管开口处。

4）注入造影剂，输卵管显影后，注入治疗药液，再观察输卵管内有否残留和造影剂弥散盆腔情况。

5）若 SSG 显示输卵管近端阻塞，则可用导丝插入内导管直至输卵管口，透视下轻柔推进导丝，如手感有明显阻力或患者疼痛时停止，然后再注入造影剂显示输卵管再通情况。

6）术中密切观察有无手术反应，并及时处理。

5. 结果评定

（1）输卵管通畅：双输卵管显影，形态柔软，造影剂从输卵管伞端迅速弥散至盆腔，推注药液后输卵管内无造影剂残留，盆腔内见造影剂散在均匀分布。

（2）输卵管积水时：输卵管近端呈气囊状扩张，远端呈球形。

（3）输卵管不通时：输卵管不显影，盆腔内未见散在造影剂分布。

（4）输卵管发育异常：可见过长或过短的输卵管、异常扩张的输卵管、输卵管憩室等。

6. 注意事项

（1）导管进入宫腔时，动作要轻柔，尽量减少疼痛和导管对内膜损伤。

（2）注入造影剂时用力不要过大，推注不可过快，防止造影剂进入间质、血管。

（3）如果输卵管近端阻塞，尝试用输卵管介入导丝再通时，要分清导丝的头端，操作轻柔的同时询问患者的感受和透视下监视尤为重要，防止造成输卵管穿孔。

（4）造影后 2 周禁盆浴及性生活，可酌情给予抗生素预防感染。

四、妇产科内镜输卵管通畅检查

近年来，随着妇产科内镜的大量采用，为输卵管通畅检查提供了新的方法，包括腹腔镜直视下输卵管通液检查、宫腔镜下经输卵管口插管通液试验和宫腹腔镜联合检查等方法，其中腹腔镜直视下输卵管通液检查准确率可达 90%～95%。但由于内镜手术对器械要求较高，且腹腔镜仍是创伤性手术，故并不推荐作为常规检查方法，通常在对不孕、不育患者行内镜检查时例行输卵管通液（加用亚甲蓝染液）检查。内镜检查注意事项同上。

（韩 爽）

第四节　常用穿刺检查

一、经腹壁穿刺术（abdominal paracentesis）

妇科病变多位于盆腔及下腹部，故可通过穿刺明确盆、腹腔积液性质或查找肿瘤细胞。腹腔穿刺术既可用于诊断又可用于治疗。穿刺抽出的液体，除观察其一般性状以外，还要根据病史决定送检项目，包括常规化验检查、细胞学检查、细菌培养、药敏试验等。

1. 适应证

（1）用于协助诊断腹腔积液的性质，并可做细胞学分析及染色体核型分析以利于诊断。

（2）对性质不明，贴近腹壁的囊肿，如可疑脓肿、血肿、淋巴囊肿等行囊肿囊内穿刺协助诊断。

（3）气腹造影时，作穿刺注入二氧化碳，拍摄 X 线片，盆腔器官可清晰显影。

（4）腹水量多时，可通过放出部分腹水，使呼吸困难等压迫症状暂时缓解，并使腹壁放松易于做腹部及盆腔检查。

（5）腹腔穿刺置管引流或注入抗肿瘤药物、抗炎药等行药物治疗。

2. 禁忌证

（1）疑有腹腔内严重粘连，特别是晚期卵巢癌广泛盆、腹腔转移致肠梗阻。

（2）有腹膜炎史及腹部手术史者应慎选穿刺部位，为避免损伤肠管，宜在 B 超引导下行穿刺。

（3）巨大卵巢与腹水易混淆，术前应仔细鉴别囊肿，不宜穿刺。

（4）妊娠 3 个月以上，子宫升入腹腔，穿刺易伤及子宫，慎行穿刺。

3. 方法

（1）经腹 B 型超声引导下穿刺，需膀胱充盈；经阴道 B 超指引下穿刺，则在术前排空小便。

（2）腹腔积液量较多及囊内穿刺时，患者取仰卧位；液量较少取半卧位或侧斜卧位。

（3）穿刺点一般选择在脐与左髂前上棘连线中外 1/3 交界处，囊内穿刺点宜在囊性感明显部位。

（4）常规消毒穿刺区皮肤，铺无菌孔巾，术者需戴无菌手套。

（5）根据适应证，选择不同穿刺针，如取少量液体，观察性状或送检验，可用 17～19 号长针头或套管针；如需大量放腹水或引流，可用腹壁穿刺器或 14～16 号套管针。

（6）穿刺一般不需麻醉，对于精神过于紧张者，0.5% 利多卡因行局部麻醉，深达腹膜。

（7）7 号穿刺针从选定点垂直刺入皮肤，达筋膜时可有阻力，穿过后即达腹膜，进腹腔有明显突空感。拔去针芯，见有液体流出，用注射器抽出适量液体送检。腹水检验一般需 100～200ml，其他液体仅需数毫升。若需放腹水则接导管，导管另一端连接器皿。放液量及导管放置时间可根据患者病情和诊治需要而定。如为检查，可放至腹壁松软易于检查即可；如为脓液引流，可放置较长时间。

（8）操作结束，拔出穿刺针。局部再次消毒，覆盖无菌纱布，固定。若针眼有腹水溢出可稍加压迫。

4. 穿刺液性质和结果判断

（1）血液

1）新鲜血液：放置后迅速凝固，为避免刺伤血管应改变穿刺针方向，或重新穿刺。

2）陈旧性暗红色血液：放置 10 分钟以上不凝固表明有腹腔内出血。多见于异位妊娠流产或破裂、卵巢黄体破裂、急性输卵管炎或其他脏器如脾破裂等。

3）小血块或不凝固陈旧性血液：多见于宫外孕。

4）巧克力色黏稠液体：镜下见不成形碎片，多为卵巢子宫内膜异位囊肿破裂。

（2）脓液：呈黄色、黄绿色、淡巧克力色，质稀薄或浓稠，有臭味。提示盆腔及腹腔内有化脓性病变或脓肿破裂。脓液应送细胞学涂片、细胞培养、药物敏感试验。必要时行切开引流术。

（3）炎性渗出物：呈粉红色、淡黄色混浊液体。提示盆腔及腹腔内存在炎症。应行细胞学涂片、细胞培养、药物敏感试验。

（4）腹水：有血性、浆液性、黏液性等。应送常规化验，包括比重、总细胞数、红、白细胞数、蛋白定量、浆膜黏蛋白试验（Rivalta test）及细胞学检查。必要时检查抗酸杆菌、结核杆菌培养及动物接种。肉眼血性腹水，多疑为恶性肿瘤，应行细胞学检查。

（5）无任何液体吸出，多见于腹腔内液量极少、子宫直肠窝粘连、有机化血块等原因，也可能进针方向不对，未进入腹腔。

5. 注意事项

（1）严格无菌操作，以免腹腔感染。

（2）控制好针头进针的深度，防止刺伤血管及肠管。

（3）大量放液时，针头必须固定好，避免针头移动损伤肠管；放液速度不宜快，每小时放液量不应超过 1 000ml，一次放液不超过 4 000ml。放液时，腹部缚以多头腹带，逐步束紧；或压以沙袋，防止腹压骤减，并严密观察患者血压、脉搏、呼吸等生命体征，随时控制放液量及放液速度，若出现休克征象，应立即停止放腹水，并进行相应处理。

（4）向腹腔内注入药物应慎重，很多药物不宜腹腔内注入。

（5）术后卧床休息 8~12 小时，给予抗生素预防感染。

二、经阴道后穹隆穿刺术

直肠子宫陷凹是腹腔最低部位，故腹腔内的积血、积液、积脓易积存于此。阴道后穹隆顶端与直肠子宫陷凹相接，由此处穿刺，对抽出物进行肉眼观察、化验、病理检查，是妇产科临床常用的辅助诊断方法。

1. 适应证

（1）疑有腹腔内出血，如宫外孕、卵巢破裂等。

（2）疑盆腔内有积液、积脓时，可做穿刺抽液检查，以了解积液性质。以及盆腔脓肿的穿刺引流及局部注射药物。

（3）盆腔肿块位于直肠子宫陷凹内经后穹隆穿刺直接抽吸肿块内容物做涂片，行细胞学检查以明确性质。若高度怀疑恶性肿瘤，应尽量避免穿刺。一旦穿刺诊断为恶性肿瘤，应及早在短期内手术。

2. 禁忌证

（1）盆腔严重粘连，直肠子宫陷凹被较大肿块完全占据，并已凸向直肠。

（2）疑有肠管与子宫后壁粘连。

（3）临床高度怀疑恶性肿瘤。

（4）异位妊娠准备采用非手术治疗时，尽量避免穿刺，以免引起感染，影响疗效。

3. 方法

（1）排空膀胱，取膀胱截石位，外阴、阴道常规消毒、铺巾。

（2）阴道检查了解子宫、附件情况，注意后穹隆是否膨隆。阴道窥器充分暴露宫颈及阴道后穹隆，再次消毒。

（3）用宫颈钳钳夹宫颈后唇，向前提拉，充分暴露后穹隆，再次消毒。用 22 号长针头接 5～10ml 注射器，检查针头有无堵塞，在后穹隆中央或稍偏病侧，于阴道后壁与宫颈后唇交界处稍下方平行宫颈管刺入，当针穿过阴道壁，有落空感后（进针深约 2cm），立即抽吸，必要时适当改变方向或深浅度，如无液体抽出，可边退针边抽吸。

（4）针管针头拔出后，穿刺点如有活动性出血，可用棉球压迫片刻。血止后取出阴道窥器。

4. 穿刺液性质和结果判断　基本同经腹壁腹腔穿刺。

5. 注意事项

（1）穿刺方向应是后穹隆中点进针与子宫颈管方向平行的方向，深入至直肠子宫陷凹，不可过分向前或向后，以免针头刺入宫体或进入直肠。

（2）穿刺深度要适当，一般 2～3cm，过深可刺入盆腔器官或穿入血管。若积液量较少时，过深的针头可超过液平面，抽不出液体而延误诊断。

（3）有条件或病情允许时，先行 B 型超声检查，协助了解后穹隆有无液体及液体量多少。

（4）后穹隆穿刺未抽出血液，不能完全除外宫外孕，内出血量少，血肿位置高或与周围组织粘连时，均可造成假阴性。

（5）抽出液体均应涂片，送常规及细胞学检查。

三、经腹壁羊膜穿刺术

羊水中的细胞来自胎儿的皮肤、羊膜及胎儿的消化、呼吸、泌尿生殖系统的脱屑细胞。羊水中细胞和其他成分可反映胎儿的遗传信息和胎儿生长情况。在一定孕周，采取羊水或羊水中的脱屑细胞进行直接分析，或将羊水脱屑细胞培养作染色体和酶的生化分析以做出产前诊断及了解胎儿情况。羊水与胎儿关系密切，改变羊水成分，能影响胎儿发育，临床可用羊膜囊穿刺的方法，向羊膜囊内注入药物，达到治疗及终止妊娠的目的。

1. 适应证

（1）产前诊断

1）需行羊水细胞染色体核型分析，染色质检查以明确胎儿性别，诊断或估价胎儿遗传病可能。包括孕妇曾生育过遗传疾病患儿；夫妻或其亲属中有患遗传性疾病；近亲婚配；孕妇年龄 >35 岁；孕早期接触大量放射线或可致畸药物；性连锁遗传病基因携带等。

2）需做羊水生化测定。怀疑胎儿神经管缺陷须测定 AFP；孕 37 周前因高危妊娠引产须了解胎儿成熟度者；疑母儿血型不合须检测羊水中血型物质、胆红素、雌三醇以判定胎儿血型及预后者。

3）向羊膜腔内注入造影剂，显示胎儿解剖上的异常。脂溶性制剂粘在胎儿皮肤可显示胎儿表面的龛影或肿瘤。水溶性制剂被胎儿吞入可显示上消化道的轮廓。

（2）测定胎儿成熟度

1）测定羊水中卵磷脂，鞘磷脂比值或作羊水泡沫试验观察胎肺成熟度。

2）测定羊水肌酐深度观察胎儿肾脏成熟度。

3）测定羊水橘黄色脱屑细胞，通过观察胎儿皮脂腺成熟程度，了解胎儿成熟度。

4）另外还可以通过测定羊水中钠、尿酸、肌酸、甲胎蛋白、淀粉酶及羊水磷脂类物质光密度了解胎儿成熟度。

（3）治疗

1）胎儿异常或死胎需做羊膜腔内注药（依沙吖啶）引产终止妊娠。

2）必须短期内终止妊娠，但胎儿未成熟需行羊膜腔内注入皮质激素以促进胎儿肺成熟。

3）胎儿宫内发育迟缓者，可于羊膜腔内注入白蛋白、氨基酸等促进胎儿发育。

4）母儿血型不合须给胎儿输血。

5）羊水过多，胎儿无畸形，须放出适量羊水以改善症状及延长孕期，提高胎儿存活率。

6）羊水过少，胎儿无畸形，可间断于羊膜腔内注入适量生理盐水，以预防胎盘和脐带受压，减少胎儿肺发育不良或胎儿窘迫。

2. 禁忌证

（1）用于产前诊断

1）孕妇曾有流产征兆。

2）术前 24 小时内二次体温在 37℃ 以上。

（2）用于羊膜腔内注射依沙吖啶等药物引产

1）心、肝、肺、肾疾患在活动期或功能异常。

2）各种疾病的急性阶段。

3）有急性生殖炎症。

4）术前 24 小时内两次体温在 37.5℃ 以上。

3. 术前准备

（1）孕周选择：胎儿异常引产，宜在孕 16～26 周之内；产前诊断，宜在孕 16～22 周，此时子宫轮廓清楚，羊水量相对较多，易于抽取，不易伤及胎儿，且羊水细胞易存活，培养成功率高。

（2）穿刺部位选择

1）助手将子宫固定在下腹正中，于宫底下 2～3 横指下方中线或两侧选择囊性感明显部位作为穿刺点。

2）B 型超声定位：穿刺前先行胎盘及羊水暗区定位。可在 B 型超声引导下穿刺。亦可经 B 型超声定位标记后操作。穿刺时尽量避开胎盘，在羊水量相对较多的暗区进行。

3）中期妊娠引产常规术前准备：测血压、脉搏、体温，进行全身及妇科检查，注意有无盆腔肿瘤，子宫畸形及宫颈发育情况；血、尿常规、出、凝血时间、血小板和肝功能；会阴部备皮。

4. 注意事项

（1）严格无菌操作，以防感染。

（2）穿刺针应细，斜面制成长 0.1cm，角度 55°。进针不可过深过猛，尽可能一次成功，避免多次操作。最多不得超过 3 次。

（3）穿刺前应查明胎盘位置，勿伤及胎盘。经胎盘穿刺，羊水可能经穿刺孔进入母体血液循环而发生羊水栓塞。穿刺与拔针前后，应注意孕妇有无呼吸困难、发绀等异常。警惕发生羊水栓塞可能。

（4）抽不出羊水。常因针被羊水中的有形物质阻塞，用有针芯的穿刺针可避免。有时穿刺方向、深度稍加调整即可抽出。

（5）抽出血液。出血可来自腹壁、子宫壁、胎盘或刺伤胎儿血管，应立即拔出穿刺针并压迫穿刺点，加压包扎穿刺点。若胎心无明显改变，待一周后再行穿刺。

抽出血性羊水：可稍退针头，改变进针方向刺入，或另选穿刺部位再作穿刺。必要时可用试纸测试，若为碱性，则证实为羊水。

（6）若做羊水检查，为防止污染可先抽 2ml 羊水不用，再换 20ml 注射器，缓慢抽 20ml 羊水留待检查。若做治疗或造影，可先抽出等量羊水，再注入药物或造影剂。若做胆红素测定，应避光保存，立即送检。如做羊水细胞 X、Y 染色质检查，羊水标本采集后立即注入离心管送检，避免存放过久细胞核变质或有污染影响效果。

四、妇科超声介导下穿刺术

妇科常用介入性诊断技术之一是超声介导下穿刺术（ultrasonically guided centesis）。超声介导下盆腔穿刺术是在 B 型超声引导下，或经腹壁或经阴道后穹隆将穿刺针准确插入病灶或囊腔，达到协助确诊的目的。

1. 适应证

（1）卵巢瘤样病变：功能性卵巢囊肿，包括卵巢滤泡囊肿、卵巢黄体囊肿、多囊卵巢、卵巢子宫内膜异位症、卵巢炎性囊肿和卵巢冠囊肿。

（2）卵巢增生性疾病：卵巢过度刺激综合征。穿刺放出液体缩小卵巢体积，避免发生卵巢扭转。

（3）卵巢良性肿瘤：主要是卵巢浆液性囊腺瘤。穿刺抽出囊液可行细胞学检查辨别良恶性，或行囊内注射无水乙醇使囊腔闭合而治愈。

（4）盆腹腔包裹性积液：非特异性炎症渗出与周围组织粘连形成的盆腹腔假性囊肿和结核性包裹性积液。抽出液体行常规检查、细胞学检查和细胞培养及药敏试验。

（5）盆腹腔脓肿：缩小病灶，注入抗生素行局部药物治疗。

（6）异位妊娠：未破裂时行妊娠囊穿刺注入 MTX 杀胚。

（7）体外受精：胚胎移植辅助生殖技术在 B 型超声引导下经阴道穿刺取卵，行 IVF - ET。

2. 禁忌证　同经腹腔穿刺及经阴道后穹隆穿刺。

3. 方法

（1）经阴道后穹隆穿刺：外阴、阴道严密消毒后，将消毒的 B 型阴道超声探头插入阴道，在穹隆部，显示盆腔囊肿后将穿刺部位置于穿刺引导线上，并准确测量穿刺深度。将阴道穿刺针经阴道探头上的导向器即穿刺引导管送达穹隆部，适当用力予以穿刺。通过显示器能够监视穿刺针沿引导线经穹隆壁进入盆腔及囊肿。随后以 50ml 注射器进行抽吸，若液体黏稠，可先注入生理盐水稀释后再抽吸。

（2）经腹壁腹腔穿刺：患者排尿后取仰卧或侧卧位，常规消毒铺巾，局部麻醉后以 B 超探头扫查穿刺部位，将穿刺针放入探头导向器的针槽内，抵达腹部皮肤后适当用力进行穿刺。穿刺成功后续步骤同经阴道后穹隆穿刺相同。对于卵巢子宫内膜异位囊肿或卵巢浆液性囊腺瘤抽吸液体后，可以注入无水乙醇使囊腔闭合。

4. 注意事项

（1）穿刺方向必须正确，以免损伤肠管和膀胱。最好以短促有力的手法进针。尽量避免针尖划破薄壁囊肿。

（2）囊内注入无水乙醇必须再次确定针尖位于囊腔内，避免乙醇外漏损伤周围组织。

（3）穿刺术后应给予广谱抗生素，预防术后感染。

（4）如发现盆腔肿块为实质性，应选用组织活检细针，将微小组织块送病检，残余碎屑行细胞学检查。

（韩　爽）

第二章 妇产科内镜检查

第一节 羊膜镜检查

羊膜镜检查（amnioscope）是在妊娠晚期或分娩期用羊膜镜通过宫颈透过羊膜观察羊水情况，为判断胎儿安危的检查。方法比较简单、安全，可及时发现羊水混浊和羊水过少等异常情况。

一、羊膜镜基本结构

羊膜镜由一个圆锥形的金属中空管和圆钝头探芯组成，并附有特制的光源。基本结构包括：①镜管：为圆锥形，前端直径 12～36mm，长度 20cm；②镜芯：其前端与镜管吻合，呈半球形，顶端光滑；③镜头和放大装置；④光源。

二、适应证

主要用于妊娠晚期或分娩期需要了解是否存在胎儿窘迫，羊水过少和羊水混浊者。

（1）妊娠晚期：孕妇发生过期妊娠、子痫前期、妊娠合并严重贫血、糖尿病、慢性肾炎、慢性高血压、胎儿生长受限等病理情况时，可出现急性或慢性胎儿窘迫，导致羊水混浊或过少。

（2）分娩早期：若胎心监护异常、生物物理评分异常等，疑有胎儿窘迫存在，可行羊膜镜检查。

进行检查时，孕妇宫口应可扩张 1cm 以上，宫口无黏液及出血，并有前羊水囊，单胎头位，宫颈管不过分后屈。

三、禁忌证

（1）先兆早产、前置胎盘、宫颈管过度后屈无法放入羊膜镜。

（2）孕周小于 37 周者；羊水过多、臀位等。

（3）有生殖道炎症者，如各种阴道炎。

（4）宫颈重度糜烂者，检查时易导致接触性出血。

（5）习惯性早产史或宫颈口松弛者。

四、术前准备

孕妇行 B 超检查排除羊水过多、前置胎盘等禁忌证。常规检查经过消毒处理的镜体、套管及内芯手术器械是否功能正常。正确安装，连接光源、摄像机。取膀胱截石位，按常规消毒外阴、阴道，铺无菌巾单。暴露宫颈，擦拭宫颈口及宫颈管内黏液。再以无刺激的消毒液擦拭宫颈后，用无菌棉球擦净。

五、 操作步骤

（1）产妇取截石位，常规冲洗消毒外阴，擦洗阴道，铺巾。

（2）经阴道检查了解胎先露、头盆关系、宫口扩张情况与宫颈管长度。如宫口未开，可用手指慢慢扩张宫口，根据宫口的大小选择适合型号的羊膜镜进行检查。以能放入的最大型号羊膜镜为佳。将羊膜镜轻轻插入宫颈管内口，拔去内芯，将镜体插入套管，前端紧贴前羊水囊。

（3）前后左右移动，观察。

（4）检查完毕，退出镜体，关闭光源，取出套管，消毒擦拭宫颈，取下阴道窥器。

六、 镜下诊断

（1）羊水无色透明或乳白色，混有白色光亮的胎脂片为正常。

（2）羊水呈黄色或金黄色，提示可能有母儿 Rh 血型不合、宫内胎儿溶血症，由于胎儿溶血性贫血使羊水中胆红素水平升高。

（3）羊水淡黄色，半透明，可见胎脂，提示胎儿可能缺氧；羊水黄色或黄绿色，浑浊，毛发、胎脂均看不清，提示胎儿窘迫。羊水颜色越深，胎粪污染越严重，表示胎儿窘迫时间长，程度重。

（4）羊水呈红褐色，为胎儿死亡已久的羊水表现或胎盘后出血穿破胎膜污染羊水所致。脓性羊水提示宫内感染；血性羊水（粉红色或鲜红色）可能为胎盘早剥。

（5）过期妊娠或高位破膜无前羊水，胎膜紧贴胎先露，有时胎先露上有胎粪痕迹。

（6）无脑儿（头先露）见胎儿头颅部位凹凸不平，并有小结状物。如发现羊水中有白色带状物，应判断是否脐带先露。

七、 注意事项

（1）检查前应耐心向孕妇解释，使孕妇充分配合；检查前仔细擦净宫颈管内分泌物及胎膜表面附着物。临产后的检查应在宫缩间歇时进行，操作应轻柔，以免刺破羊膜，发生胎膜早破，易发生上行性感染；同时防止损伤宫颈组织，避免出血影响检查结果。

（2）严格无菌操作，必要时给予抗生素。减少发生破膜、出血、感染的风险。

八、 并发症

（1）胎膜早破：羊膜镜检查时胎膜早破的发生率与检查者的操作技术、熟练程度有关。检查应尽量安排在孕 37 周以后。

（2）出血：如果没有胎盘前置，很少会大量出血。因此羊膜镜检查前必须做超声检查排除胎盘前置，还应仔细阴道检查，注意宫颈内口与阴道后穹隆部位是否可触及胎头，手指与胎头间有无海绵状胎盘组织。

（3）感染：不规范的无菌操作或原有阴道炎、宫颈炎等会增加感染风险。

（4）引发宫缩。

（张晓云）

第二节 胎儿镜检查

胎儿镜（fetoscope）是用一种很细的光学纤维内窥镜通过母体腹部穿刺，经过子宫肌层进入羊膜腔，观察胎儿情况的产前诊断方法，胎儿镜检查过程中可采集脐带血和胎盘血、取胎儿组织活检、对异常胎儿进行宫内治疗甚至手术。

同前应用较多的胎儿镜是一种硬质光纤内窥镜。镜体内镜 1.0 ~ 2.3mm，套管直径 2.2mm，长度 15 ~ 20cm。可视角度 55°或 70°。可观视野 2 ~ 4cm²。胎儿镜的检查器械包括 Y 套管、穿刺针、活体钳、胎血取样针、冷光源等。使用膨宫介质可以改善视觉效果或产生更大的工作空间。运用气体膨宫要谨慎。因为 CO_2 可引起不同程度的胎儿酸中毒，而且无法通过母体过度换气来纠正，可考虑 N_2O 作为替代气体。在手术时间长的情况下使用血液保温器或特制的羊膜灌注器以保持38℃的恒温。

一、适应证

胎儿镜检查是一种有创性技术，其应用范围是有限的。主要包括：

（1）疑有胎儿畸形或有分娩畸形儿史：这些畸形有明显外形改变，通过直接观察可诊断，如唇裂、腭裂、多指畸形、软骨发育不良、外生殖器畸形、多肢体，以及大片血管瘤、开放性神经管畸形、内脏外翻、脐膨出、腹壁裂、内脏翻出、联体双胎等。

（2）可经胎儿血液进行诊断的疾病：如胎儿宫内病毒感染、地中海贫血、镰刀型贫血、血友病、半乳糖血症、黏多糖累积症等。

（3）需通过胎儿活组织检查进行诊断的先天性疾病：如大泡性皮肤松解症、鱼鳞样红皮病、斑状鳞癣或片状鳞癣病等需获取胎儿皮肤活检。有胎儿肝脏疾病或与胎儿肝酶代谢有关的疾病者，需获取胎儿肝脏组织活检。胎儿假性肥大性肌营养不良症、进行性脊椎肌萎缩等需获取胎儿肌肉组织活检。

（4）可经宫内治疗的胎儿疾病：胎儿镜下激光凝结绒毛膜板血管可有效治疗双胎输血综合征；严重胎儿溶血性贫血，需宫内输血；胎儿脑积水，需放置引流管，降低颅内压；胎儿泌尿道梗阻，需放置引流管，减轻肾脏的压迫萎缩。在胚胎发育早期，胎儿的免疫系统尚未完全建立，胎儿镜可以输送基因或细胞进入胎儿的体内，达到治疗目的。不过目前开展基因或细胞治疗的例数还非常少。

（5）双胎中一胎死亡或畸形，选择性减胎以保护存活的正常胎儿若运用氯化钾心内注射畸形胎儿，应考虑到药物可经胎盘吻合支到达另一个正常胎儿。可选择胎儿镜下行脐带结扎。

二、禁忌证

（1）孕妇 Rh 阴性，丈夫 Rh 阳性者。
（2）有出血倾向的孕妇如严重子痫前期、妊娠合并血小板减少症等。
（3）妊娠期有流产或早产先兆者。
（4）可疑宫内感染者。
（5）有严重妊娠并发症者。

三、检查时间与方法

胎儿镜检查时间常选择在妊娠 16 ~ 24 周期间进行。妊娠 16 周前胎儿太小，羊水量少，很难观察和取样。晚期妊娠羊膜腔相对变小，胎儿体表观察困难。妊娠 16 ~ 18 周最适合胎儿镜观察胎儿外形；妊娠 18 ~ 22 周，适合行胎儿血液取样。在国外也有运用胚胎镜的报道，即在 12 周前，最好是孕 9 周时，将内窥镜插入胚外体腔，穿过绒毛贴着羊膜进行观察。不过胚胎镜窥针只可直视，开角范围有限，只能行部分性外观观察。

手术需做好术前准备，包括孕妇排空膀胱，常规腹部备皮；术前 10 分钟予以镇静药，使孕妇镇静并减少胎儿活动的目的。B 超检查确定胎位、胎儿大小、胎盘位置和羊水量，选择穿刺点。孕妇取平卧位，常规消毒铺巾，可选择的穿刺点局部浸润麻醉后，皮肤切开 2 ~ 5cm，深达皮下，切口与子宫表面垂直。套管针经切口刺入羊膜腔，先抽取羊水 15ml 送检，再捅入胎儿镜观察胎儿体表及外形。根据检查目的，或抽取脐带血或进行胎儿组织活检。操作完毕，套管和胎儿镜同时拔出，穿刺部位用纱布压迫止血。超声观察穿刺点有无活动性出血，胎心率是否正常，以及孕妇血压、心率及有无子宫收缩、羊水渗漏等情况。

四、并发症

（1）感染：严格的无菌操作可降低感染风险。对术后发热、下腹部压痛、羊水细菌培养阳性、血白分升高等改变要引起重视。

（2）出血：手术可损伤腹部及子宫体血管。手术后数小时内出现腹部疼痛者应重视。

（3）胎死宫内、流产、早产，胎盘和脐带损伤以及羊水渗漏为主要原因。

（4）羊水渗漏：穿刺后羊水由穿刺点漏出羊膜囊外，沿子宫壁向下由宫颈口流出。若术后阴道流水增多，在阴道后穹隆取样发现 pH 大于 7 或有羊齿状结晶，即可诊断。羊水渗漏一般可自愈，不需特别处理。

五、注意事项

（1）检查要有重点，有目的观察；操作必须严格无菌。

（2）选择恰当的穿刺点，一般不选择子宫下段，因为子宫下段收缩性差，穿刺后易羊水渗漏或出血。穿刺尽量避开胎盘，穿刺点下有充分的羊水池。

（3）术后详细观察孕妇生命体征外，预防感染。

（4）若有宫缩，可予以宫缩抑制剂，在一般情况下，不应用宫缩抑制剂，因为子宫松弛易发生羊水渗漏，不利于子宫伤口的愈合。

（张晓云）

第三节　阴道镜检查

作为宫颈癌早诊断、早治疗的"三阶梯"程序，即细胞学—阴道镜—组织学诊断，阴道镜诊断在其中起到关键的桥梁作用。至今，它仍然是宫颈癌及癌前病变诊断的"金标准"。

1925 年，德国人 Hans Hinselman 发明了阴道镜（colposcope），经过后人的不断改进，由手持式放大镜发展至目前临床广泛应用的光电一体阴道镜。由于阴道镜可将所观察的外阴、阴道、宫颈局部放大 10 ~ 40 倍，可以观察发现肉眼看不到的较微小的病变，进行定位并活检，降低细胞学检查的假阴性和漏诊机会，有效提高阳性病变检出率，协助临床医师尽早发现下生殖道癌前病变或早期癌症，从而为下生殖道恶性肿瘤的早发现、早诊断、早治疗提供确切客观依据，提高患者的生存率，降低下生殖道晚期恶性肿瘤的发生，尤其是中晚期宫颈癌的发病率，因此阴道镜检查得到了越来越多的妇科肿瘤医师、病理医师的重视。

一、适应证

（1）异常的临床症状和体征：接触性出血，异常阴道排液，宫颈炎久治不愈。
（2）临床检查发现外阴、阴道、宫颈可疑病灶或新生物需明确性质。
（3）细胞学检查异常：反复巴氏涂片Ⅱ级或Ⅱ级以上，或者 TBS 提示 LSIL 以上。
（4）高危型 HPV – DNA 阳性，同时细胞学检查提示 ASCUS。
（5）外阴，阴道及宫颈的良性病变在治疗前需排除浸润性病变者。
（6）宫颈锥切前确定病变范围。
（7）早期宫颈癌术前了解病变范围及阴道受累情况。
（8）随访下生殖道病变的动态变化及疗效评估。
（9）下生殖道健康检查时，要求阴道镜检查者。

二、禁忌证

阴道镜检查无绝对禁忌证。阴道镜引导下活检的禁忌证为：
（1）下生殖道及盆腔炎症急性期。
（2）下生殖道活跃性出血。
（3）其他不宜行活检的病理状态，如创面修复过程、严重凝血功能障碍等。

三、时间选择

（1）一般于月经干净后进行检查。
（2）了解颈管内病变宜于围排卵期进行。
（3）怀疑癌或癌前病变者应及早检查。

四、阴道镜检查前的准备

（1）询问病史、月经史，选择合适的检查时间。
（2）白带常规检查及宫颈细胞学检查。
（3）检查前 24 小时内不宜妇科检查、细胞学采样。
（4）检查前 3 天内不宜性交或阴道冲洗用药。

五、阴道镜检查的设备

（1）检查室：阴道镜检查应有专门诊室，一般在 $20m^2$，除可安放一台阴道镜装备外，还应安放标准型检查床，配聚焦冷光源灯，小手术台式推车，可安放各种辅助检查的器械及试剂。应配备必要的止血和心肺复苏设备。阴道镜检查室最好与治疗间一体化设置。

（2）器械：窥阴器、纱布钳、宫颈钳、活检钳、刮匙、大棉签、纱布球和带线纱球等。

（3）试剂：3%醋酸溶液、1%碘溶液、消毒溶液、10%甲醛溶液、止血海绵。

六、阴道镜检查的操作步骤

（1）患者取膀胱截石位，阴道镜医师（colposcopist）调整阴道镜镜头与患者阴道口同一水平面、距离外阴约20cm处，调节焦距。

（2）观察外阴部，包括大小阴唇、前庭尿道口、会阴、肛周、阴阜有无赘生物，皮肤黏膜有无增厚萎缩、色素减退或沉着，对可疑部位涂醋酸液后再观察有无异常改变。

（3）轻柔放置窥阴器，避免擦伤阴道宫颈上皮，宜边扩张边置入。以纱球轻卷拭去阴道内及宫颈表面分泌物。观察阴道壁及阴道穹隆有无赘生物或溃疡，宫颈的大小、形态、糜烂面积等。以3%醋酸溶液涂布阴道壁、穹隆及宫颈。观察阴道壁及阴道穹隆有无异常白色上皮或血管，宫颈移行带类型，阴道镜图像是否满意，有无异常白色上皮、血管及腺体开口。绿色滤光镜可更清晰观察血管的形态变化：必要时可重复应用醋酸溶液。以1%碘溶液涂布阴道壁、穹隆及宫颈，观察有无碘不染色区域以及范围。醋酸和碘染试验观察时间分别至少在30秒以上，然后做出初步阴道镜诊断。

（4）对外阴、阴道和宫颈可疑部位，消毒后用活检钳咬取2～4mm直径大小的组织数块，深度应达到间质，送病理检查，外阴活检宜局麻下进行。对宫颈图像不满意、疑有颈管病变或病变向颈管内延伸者，刮取宫颈管内膜送病理组织学检查或黏液送病理细胞学检查。

（5）活检后，用纱布压迫出血。宫颈、阴道活检者，可放置止血海绵并以带尾线纱布球紧压，告知患者24小时后自行取出带线纱球并禁性交和盆浴2周。

（6）详细填写或打印阴道镜检查记录和诊断报告。

七、阴道镜图像

（一）正常图像

1. 上皮

（1）原始鳞状上皮：镜下为光滑，均匀、粉红色的上皮，上皮下可见细小的毛细血管呈网状、树枝状或放射状排列原始鳞状上皮醋酸作用后基本不变色，碘试验呈均匀深染的棕色改变。

（2）柱状上皮：柱状上皮为单层有分泌功能的高柱状上皮，表面不规则，有长的基质乳头和深的裂隙，其透光性好，呈深红色。原始柱状上皮在正常解剖结构中位于宫颈管内，在高雌激素作用或宫颈炎症时，柱状上皮覆盖宫颈阴道部。柱状上皮醋酸作用后微微发白，呈葡萄状水肿样特征性改变，碘试验不染色。

（3）移行带：原始鳞-柱状交接部和生理性鳞-柱状交接部之间的区域称为移行带。阴道镜下可以原始鳞状上皮和柱状上皮之间的区域判定移行带。阴道镜下，移行带分为三型，Ⅰ型：移行带完全可见；Ⅱ型：移行带部分可见，经过棉签、无创宫颈管扩张钳或窥器的辅助后，移行带可完全看见；Ⅲ型：大部分移行带位于宫颈管内，无法完全暴露移行带内可以观察到以下图像：

1）化生上皮：当鳞-柱交界位于宫颈阴道部时，暴露于阴道的柱状上皮受到阴道酸性环境影响，柱状上皮下的未分化储备细胞增生并逐渐转化为成熟鳞状上皮，柱状上皮脱落，由成熟的复层鳞状细胞替代，此过程为鳞状上皮化生。移行带内可见成熟度不一的化生上皮。较成熟的化生上皮，醋酸作用后呈现薄的云雾状白色上皮，碘试验表现为染色较深。醋酸试验反映上皮细胞增生代谢的活跃程度，碘试验可以判断细胞内的糖原含量。根据醋酸试验和碘试验的表现，可以判断化生上皮的成熟度。

2）腺开口：散在分布于化生上皮区，开口呈圆形或椭圆形，开口周围覆盖化生上皮。根据开口周围环状白色上皮的厚度，腺开口分为五型，Ⅰ型：腺开口周围无环状白色上皮；Ⅱ型：腺开口周围规则细白环；Ⅲ型：腺开口周围呈略宽，边界模糊不隆起的白环；Ⅳ型：腺开口周围呈粗大，明显的隆起的白环；Ⅴ型：腺开口呈明显实性白点，并隆起。正常移行带内可见少量Ⅰ至Ⅱ型腺开口。

3）异位岛：化生上皮成熟不同步导致部分柱状上皮被化生成熟的鳞状上皮分割环绕，形成"柱状上皮岛"或称"异位岛"。醋酸作用后可见鳞状上皮区域内的小片柱状上皮，涂碘后可见不染的柱状上皮外为染色均匀一致的鳞状上皮。

4）纳氏囊肿：即宫颈腺体囊肿。为化生上皮覆盖柱状上皮的腺体开口，导致分泌物潴留、扩张形成囊肿，可见于鳞状上皮化生过程或慢性宫颈炎患者。阴道镜下可见囊肿表面覆盖树枝状血管，醋酸作用后无明显变化，碘试验可均匀染色或部分染色，穿破囊壁可见黏稠囊液流出。

2. 血管　正常宫颈上皮下血管走行是平行于上皮的，由粗至细分支，呈树枝状、放射状分布，其末端交叉形成网状形态。正常的血管末端在醋酸作用下有收缩反应，10至20秒后作用消失，血管舒张。

（二）异常图像

1. 上皮

（1）白色上皮：是指醋酸作用后出现的局灶性白色图像，无明显血管可见。根据白色上皮是否高出表面分为扁平白色上皮和微小乳头或脑回状白色上皮。上皮透明度越差，颜色越白，边界越清楚，高出表面，持续时间长不消退者，上皮的不典型性程度越重，因此，有薄白色上皮和厚白色上皮之分。少数生理状态、宫颈物理治疗后修复过程或鳞状上皮化生过程都可能形成程度不等的白色上皮。

（2）白斑：是指位于宫颈表面的白色斑块，无需醋酸作用肉眼即可查见，表面平坦或略高出平面呈不规则片状，边界清楚，无异常血管。白斑多为角质生成失常，有时为尖锐湿疣、乳头状瘤，不一定与癌瘤有关，需加以鉴别。

（3）镶嵌：是由不规则增生的血管被增生的上皮挤压后，将异常增生的上皮分割成多个多边形的阴道镜图像。异常增生的上皮可以是白色上皮，也可以是高型别的腺开口。典型的镶嵌图像是在醋酸作用后，基底变白，边界清楚，多见于不典型增生或原位癌。若不规则的血管扩张变形，异常增生的上皮增厚伴坏死，镜下表现如猪油状或脑回状常提示浸润癌可能。镶嵌也有细镶嵌和粗镶嵌之分，提示病变程度不同。

（4）碘试验不染色的上皮：以往称碘染阴性上皮，有时易引起混淆。不成熟的化生上皮由于细胞内缺乏糖原，涂碘后呈黄色。亮黄色常提示上皮不典型程度较重。而成熟的阴道宫颈鳞状上皮含糖原，可以固定碘而染色。碘试验不染色区域往往与醋酸试验的白色上皮区相匹配，更便于病灶区域判断和选择活检部位。

（5）腺开口：密集分布的Ⅲ级以上腺开口常提示HPV感染，醋酸作用后腺开口清晰可见，碘染色后呈花斑样或斑点状改变。宫颈原位癌或浸润癌可见 IV 型和 V 型腺开口，常伴其他异常图像改变。

2. 血管

（1）点状血管：位于基底乳头中的毛细血管，因受到增生组织挤压，由下方斜行或垂直达上皮表面，低倍镜下呈逗点状，高倍镜下可见血管末端扩张扭曲，似绒球或鸟巢状，典型的点状血管醋酸作用后基底变白，边界清楚，血管间距增大，严重者点子粗大，向表面突出，有时许多小点聚集成堆，呈乳头状点状血管。厚白色上皮基础上伴有粗大的点状血管提示高级别宫颈病变。

（2）异型血管：是由于血管的走向与上皮形成不同的角度而构成的不同图像，表现为血管的管径粗细不等、形态不一、走向及间距高度不规则，醋酸作用后无收缩表现。阴道镜下可见：血管扩张、紊乱、螺旋状、串珠状、扭曲状、发夹状及突然中断状等。异型血管的出现常提示浸润性病变的存在。

八、值得注意的几个问题

（1）阴道镜检查是根据宫颈上皮、血管的形态及细胞增生成熟程度的间接评估来诊断宫颈病变的，一种宫颈病变可有多种异常阴道镜图像改变，而一种异常阴道镜图像改变也可出现于多种宫颈病变。因此，不能简单地将某一种异常阴道镜图像改变与某种宫颈病变画等号，而应综合图像改变来判断，得出阴道镜诊断。

（2）由于宫颈病变呈多灶性，加上活检范围局限即使阴道镜引导下行宫颈活检，也应考虑更重病变存在的可能性，特别是移行带内移或病变向颈管内延伸，或阴道镜检查不满意时。

（3）阴道镜检查记录和诊断报告应规范：记录和报告内容至少应包括检查指征、移行带类型、阴道镜检查满意度、正常和异常图像描述，在做出阴道镜诊断同时应对后续诊疗方案有具体的指导建议。

（4）阴道镜医师（colposcoist）是经过专业学习、经专门机构培训、有阴道镜检查资质的专业性较强的一类妇科医师，强调阴道镜医师的培训和资质认证对保证阴道镜诊断的质量控制十分重要。

九、阴道镜应用的评价和展望

阴道镜技术应用于临床后，大大提高了下生殖道癌前病变及早期癌的诊断率，创造了早期治疗的时机，提高了癌症患者的生存率，故不失为早期宫颈癌检查中的一项既方便可行又有价值的手段。阴道镜不仅能提高诊断的准确率，还能为研究下生殖道疾病的病因、病理等方面提供一定的帮助。例如阴道镜检查在对亚临床 HPV 感染的诊断中有其独到之处。因此，它在下生殖道癌前病变，尤其是宫颈癌前病变的及时诊断、指导治疗、治疗后评估以及随访等疾病诊疗的多个环节都具有十分重要的意义。

当然，还应认识到阴道镜检查有一定的局限性，例如宫颈管内癌，绝经后妇女鳞柱交界内移，无法观察到颈管内病变，必须以宫颈管搔刮弥补之，有的甚至需要宫颈锥切活检才能确诊。

阴道镜检查技术还是一门经验医学。由于 CIN 呈多中心病灶，图像又变化多样，甚至表面无异常，有时阴道镜不易完全看到整个转化区，又受炎症、出血等诸多因素的影响，阴道镜医师的经验和主观判断也存在一定差异。因此，有可能造成过高诊断，导致治疗过度；或过低诊断，导致治疗不足。

20 世纪以来，阴道镜技术发展很快，有光学阴道镜、计算机化阴道镜、电子阴道镜、光电一体阴道镜等，使阴道镜的资料储存、统计分析、会诊及远程医疗得以实现。展望阴道镜技术未来的发展，阴道镜有可能更加微型化，临床使用更方便。目前临床上，阴道镜检查仍停留在形态定性诊断水平，如何进一步量化，流程更规范一致，从而达到既可定性又可定量的更科学的诊断、分析水平，提高诊断的准确性。采用院内及科室内部网络连接，患者资料及图像数据共享，实现病人数据及诊疗信息输入输出各站点联网化将大大方便患者的诊疗过程，院际之间、地区之间阴道镜的会诊都可能在不远的将来成为现实。

（张晓云）

第四节　宫腔镜检查

宫腔镜是一种用于宫腔和宫颈管疾病诊断和治疗的内镜。应用膨宫介质扩张宫腔，通过光导玻璃纤维束和柱状透镜将冷光源经宫腔镜导入宫腔内，直接观察或由连接的摄像系统和监视屏幕将宫腔和宫颈管内图像放大显示。大多数宫腔和宫颈管病变可以在宫腔镜下同时进行诊断和治疗。

宫腔镜检查既是诊断宫腔和宫颈管疾病的金标准，也是治疗宫腔和宫颈管疾病的首选微创技术。

一、宫腔镜的适应证

（一）宫腔镜检查的适应证

（1）异常子宫出血。

（2）不孕症。

（3）反复流产。

（4）超声扫描提示宫腔、颈管占位或形态异常；子宫输卵管碘油造影发现宫腔、颈管异常影像。

（5）可疑宫腔内妊娠物、异物残留或宫内节育器取出失败或残留，帮助判断并明确有无嵌顿。

（6）阴道脱落细胞检查发现癌细胞或可疑癌细胞，除外宫颈或阴道来源。

（7）子宫内膜癌的分期，明确是否侵犯颈管黏膜或间质。

（8）诊断幼女、处女的宫颈、阴道病变。

（9）宫腔镜手术后的随访。

（二）宫腔镜治疗的适应证

（1）输卵管插管通液、注药（不孕症、输卵管妊娠）。

（2）经宫腔镜输卵管插管行输卵管内配子移植（GIFT）。

（3）子宫内膜息肉切除。

（4）宫腔粘连分解。

（5）子宫纵隔切开。

（6）子宫黏膜下肌瘤切除。

（7）宫腔异物取出。

（8）子宫内膜切除或消融。

（9）颈管赘生物切除。

（10）宫腔镜引导下绝育手术。

（11）子宫内膜癌或癌前病变范围评估。

二、宫腔镜的禁忌证

（一）绝对禁忌证

（1）急性、亚急性生殖道炎症。

（2）严重心肺功能不全。

（二）相对禁忌证

（1）月经期及活动性子宫出血。

（2）宫颈恶性肿瘤。

（3）近期有子宫穿孔或子宫手术史。

三、宫腔镜手术的时间选择

一般以月经净后一周内为宜，此时子宫内膜处于增殖期，薄且不易出血，黏液分泌少，宫腔病变易见。子宫黏膜下肌瘤或子宫内膜病变，月经量多或持续不规则出血引发中重度贫血，宜止血、改善贫血后尽早进行。

四、宫腔镜检查前的准备

（一）病史

仔细询问患者的一般健康状况及既往史，注意有无严重心、肺、肝、肾等重要脏器疾患，月经不规律者须除外妊娠的可能性。

（二）体格检查

常规妇科检查除外生殖道急性、亚急性炎症，常规测量生命体征。

（三）辅助检查

白带常规检查包括：滴虫、真菌和清洁度检查，宫颈细胞学检查，血常规，凝血功能，肝肾功能，空腹血糖，肝炎标志物，梅毒筛查，HIV 检测，心电图。合并内科疾患时应行相应检查。年龄偏大（65 岁以上）的患者，应行心肺功能检查。

（四）药物准备

（1）对于部分绝经后宫颈萎缩或有宫颈手术史造成宫颈狭窄难以扩张的患者，可行宫颈准备，术前 3 天口服米非司酮每日 2 次，每次 12.5mg。

（2）直径大于 4cm 的 I 或 II 型子宫黏膜下肌瘤，为缩小肌瘤、减少血供、控制出血、改善贫血、减轻手术困难、缩短手术时间，可应用达那唑或 GnRH – a 类药物 3 个月。

（3）拟行子宫内膜切除术的患者，可应用药物对子宫内膜进行预处理，以使内膜薄化，有助于获得有效的组织破坏深度而提高手术成功率。用药方法与子宫内膜异位症药物治疗相同。

五、宫腔镜检查的设备

（一）手术能源系统

（1）双极电治疗系统：该系统具有气化、切割和凝固等功能。气化电极的形状可分为螺旋形、弹簧形和球形 3 种；切割电极为环形（loop）。使用生理盐水作为膨宫介质和导电体。操作时仅手术局部有电效应，人体不作为导电回路，无需在患者身体连接回流电极。该系统的优点是更安全、高效。电输出功率设置以最低有效功率为原则。一般使用气化电极的输出功率在 60～100W，切割电极为 80～120W。

（2）单极电治疗系统：该系统功能与双极电治疗系统相似，但膨宫介质为不含电解质的溶液，手术时人体作为导电体，需要连接回流电极板。手术时间长的情况下，较易发生体液超负荷、低钠血症及单极电产生的"趋肤效应"，可对邻近器官造成意外电损伤，须格外仔细操作。

（3）Nd：YAG 激光：是一种可连续输出、具有较大功率、不被水吸收、能经石英光导纤维输送入宫腔的一种激光，其具有凝固、碳化、气化、切割等功能。治疗设备费用较为昂贵，手术时间较长。

（二）照明系统

（1）冷光源。

（2）导光束（光缆）。

（三）膨宫及灌流系统

（1）液体膨宫装置：膨宫压力以最低有效压力为宜，一般设置在 80～195mmHg。

（2）膨宫介质：分为含电解质溶液和非电解质溶液。由于含电解质溶液（0.9% 氯化钠）多为等渗溶液，在一定限度内即使过量的液体吸收，患者也不一定会出现低钠血症；而非电解质液在微循环内积聚的早期即可诱发肺水肿和低钠血症。宫腔镜检查和应用双极电发生系统治疗时可使用含电解质溶液膨宫。

（四）视频系统

（1）CCD（电荷耦合器）摄像机。

（2）录像机。

（3）监视器。

（4）图文工作站。

（五）器械

（1）宫腔镜：分硬性宫腔镜和软性宫腔镜，硬性宫腔镜又有直管镜和弯管镜之分。

（2）宫腔电切镜。

（3）微型手术器械包括活检钳、异物钳、微型剪、通液管等。

（4）手术电极。

六、宫腔镜操作

（1）患者排空膀胱取截石位，常规消毒铺巾，再次双合诊确认子宫位置。阴道窥器暴露宫颈，用宫颈钳钳夹牵引宫颈，消毒颈管，用探针探明宫腔方向和深度，扩张宫颈管至大于宫腔镜镜体外鞘半号即可。

（2）打开液体膨宫泵，排空灌流管内气体，边向宫腔冲入膨宫液，边直视下将宫腔镜插入宫腔。灌洗宫腔内血液至液体清净，宫腔结构清晰可见。

（3）按顺序观察宫腔，先观察宫腔全貌，然后宫底、双侧宫角及输卵管开口、宫腔前后壁及侧壁，退出过程中观察宫颈内口及宫颈管。

（4）针对检查发现的宫腔、宫颈管疾患行相应的手术处理。

（5）注意事项

1）整个操作过程中应避免空气进入宫腔：连接管和管鞘内的气泡应排空，扩张宫颈动作轻柔，持续灌流膨宫液需专人看管。原则上尽量减少宫腔镜和手术器械反复进出宫腔的次数。

2）宫腔镜宜在直视下边观察边进入宫腔，避免盲目进入造成颈管及宫腔内膜擦伤出血、假道形成或子宫穿孔。退出过程也需要同时观察，避免漏诊。

3）子宫纵隔矫形手术前应行超声扫描或核磁共振检查观察子宫体外形，除外双子宫、双角子宫等畸形，必要时术中以 B 超或腹腔镜监护。避免盲目手术，造成术中子宫穿孔。

4）宫腔粘连分解、子宫纵隔切开术后应根据情况予人工周期 2~3 月，必要时放置宫内节育器。

七、并发症及其防治

1. 子宫穿孔　是宫腔镜手术中最常见的并发症。与手术者的经验、手术种类、解剖变异、既往手术史等因素有关。子宫穿孔的严重性取决于穿孔的器械和大小以及发现的时间。机械性穿孔一般发生在手术的开始阶段，很少伤及盆腹腔脏器和血管，立即停止手术保守治疗观察，必要时腹腔镜进一步检查。而电手术穿孔可能伤及邻近脏器如肠管、膀胱、输尿管和大血管，应立即剖腹探查或腹腔镜检查。为预防子宫穿孔，应严格掌握手术适应证，扩张宫颈及置入宫腔镜时动作轻柔，电气化或切割手术应在直视下进行，视野不清时切勿有切割操作。

2. 心脑综合征　扩张宫颈和膨宫时均可引起迷走神经功能亢进，而出现头晕、胸闷、流汗、脸色苍白、恶心、呕吐、心率减慢等症状，称为心脑综合征。一旦发生，应及时暂停手术，予吸氧及对症处理，待情况好转后再继续操作。预防心脑综合征，可在术前半小时肌注阿托品 0.5mg。

3. 低钠血症　由于大量非电解质膨宫介质被吸收入血循环，导致血容量过多及稀释性低钠血症，从而出现一系列症状和体征。表现为心率缓慢、血压升高，继而出现血压降低、恶心、呕吐、头痛、视物模糊、焦虑不安、精神紊乱和昏睡，进一步加重可出现抽搐、心血管功能衰竭甚至死亡。一旦发生，应立即停止手术，积极利尿、纠正水电解质紊乱，但忌快速、高浓度静脉补钠。预防低钠血症，除尽量用生理盐水作为膨宫介质外，术中应采用最低有效的膨宫压力，控制手术时间，膨宫液用量超过 3 000ml 时、出入液量差大于 1 000ml 需要特别谨慎，必要时分次手术。

4. 术中出血　多由术中组织切割过深引起。子宫肌壁富含血管，血管层位于子宫内膜下 5~6mm，当切割达血管层时，可致大量出血且不易控制。对于术中出血，可用电凝止血。手术结束前，应降低膨宫压力，以确认是否有活跃性出血。宫腔镜手术切割时仔细辨认子宫浅肌层对防止术中大出血至关重要。

5. 空气栓塞　是手术中罕见但致命的严重并发症。近年来，上海市已有多起宫腔镜手术引起空气栓塞而致死的病例发生。应引起高度重视。早期表现为心动过缓，血氧饱和度下降，心前区听诊闻及大水轮音、咔嗒声和汩汩声。更多气体进入后，可导致发绀，心输出量减少，低血压，呼吸急促，迅速发展为心肺衰竭，心搏骤停而死亡。防范措施包括：正压通气，减少手术器械反复进出宫腔的次数，避免头低臀高位，轻柔扩张宫颈，充分排空连接管和镜体中的空气，专人管理膨宫系统。一旦发生，应立即抢救。空气栓塞的发生起病急，抢救成功率低，后果严重，因此，空气栓塞重在预防。宫腔镜手术相关岗位人员的严格培训和管理是防止类似严重并发症发生的关键环节。

（张晓云）

第三章　妇产科一般治疗

第一节　激光疗法

激光是 20 世纪 60 年代发展起来的一门新技术，被称为是 20 世纪最重大的四项科技成果（原子能、半导体、计算机、激光）之一。应用激光治疗疾病的方法称为激光疗法（laser therapy）。

一、激光的生物学效应

（一）热效应

光子作用于生物分子时被吸收和激活，并激活生物分子，被激活的生物分子通过与其他分子的多次碰撞，产生热效应。应用高能量密度的激光照射生物组织时，这种热效应可以使组织凝固、炭化和激化，是激光外科的基础。

（二）机械效应

激光作用于机体后，可以产生如光压效应、电致伸缩效应、反向压力效应，膨胀与声学效应尤为明显。这些机械效应使激光在作用于不同组织时，产生不同的治疗作用。

（三）电磁场效应

激光能产生很强的电磁场，作用于机体时，可改变组织的导电性，影响组织内自由基的形成，从而诱发细胞内各种生物学改变。

（四）光化效应

光能可以激活在组织内或细胞内发生的某些化学反应，由于激光的能量密度高，所以激光引起的这种光化反应同一般光辐射引起的有所区别。

（五）生物刺激效应

是生物体对低功率激光照射时所表现的复杂反应，可以使其恢复正常的生理状态，促进组织的再生，通过经络穴位调整机体阴阳平衡、气血运行和改善脏腑功能，并调节新陈代谢的过程。

二、妇产科应用

（一）妇科疾病

1. 宫颈上皮内肿瘤（CIN）　以往治疗主张子宫切除和冷冻治疗，但术中和术后并发症较多。利用 CO_2 激光治疗 CIN，一次治疗成功率达 76.4%，二次治疗成功率达 98%，该项治疗具有安全、有效、迅速、简单和价廉等优点。

2. 阴道癌　常发生在阴道上 1/3 处，应用激光光动力学法效果满意。给患者按体重比例静脉注射血卟啉衍生物（HPD），48 小时后利用氩离子激光通过阴道镜由光纤照射病灶区，有报道其成功率达到 92%。

3. 慢性宫颈炎　是妇科常见病，可采用 CO_2 激光，或掺钕钇铝石榴石激光对病变部位照射，治愈率为 53%～94%。

4. 宫颈肌瘤　也可利用 CO_2 激光进行切除治疗，术中出血少，术后无感染、粘连等并发症，且较少复发。

5. 盆腔炎　激光治疗方法较多，可利用氦-氖激光穴位照射法，常用穴位有关元、中极、大横、维胞，配穴有足三里、三阴交、归来、肾俞等。也可用氦-氖激光照射区，常用反射区有第 10 胸椎的卵巢反射区；第 10 胸椎至第 1 腰椎、第 2～4 骶椎的子宫反射区；第 11 胸椎至第 1 腰椎、第 1～3 腰椎的输卵管反射区。或者用氦-氖激光散焦直接照射下腹部。临床资料显示治疗效果满意。

6. 外阴白色病变　可利用 CO_2 激光或氦-氖激光照射，照射后局部皮肤变光泽、柔软、皲裂、溃疡消失，颜色粉红或接近正常。外阴溃疡利用激光照射也有一定的效果。

7. 外阴瘙痒症　利用 CO_2 激光汽化疗法，近期有效率达 90% 以上，但疗效不巩固。

8. 痛经　主要采用氦-氖激光穴位照射，选关元、中极穴配三阴交、足三里、血海、阴陵泉穴，可选子宫、交感、皮质下、神门等穴。

（二）产科疾病

1. 矫正胎位　用氦-氖激光照射双侧至阴穴，每次照射前应检查胎位，若已转成头位，应停止治疗。有报道臀位转胎成功率达 70%。

2. 妊娠期高血压疾病　也可使用氦-氖激光照射穴位，常用穴位有人迎、大椎、曲池、足三里、太冲穴等，也可选用耳穴如降压点、高血压点、降压沟，交感、神门等穴。

3. 催乳　可利用氦-氖激光直接照射乳头乳晕部位，一般照射 4 次即可见效，大部分病例乳量于照射后第 5 天开始增加，第 10 天达高峰，并一直维持恒定，母婴均未见任何不良反应。

（杨　勇）

第二节　冷冻治疗

利用制冷物质产生低温治疗疾病的方法称为冷冻疗法（crymotherapy）。低温冷冻治疗疾病有着悠久的历史，我国古代就利用冰块或冰盐水巾敷于乳房及颈部进行消肿或止痛。但由于温度不易控制，限制了冷冻治疗在临床上的应用和发展，随着技术水平的不断提高，现在低温冷冻技术已广泛应用于临床各科，特别是用于治疗某些浅表肿瘤和皮肤疾病。

一、冷冻的治疗作用

（一）镇痛解痉

冷可抑制细胞的活动，使神经敏感性降低而减轻疼痛，临床上可用于治疗偏头痛、牙痛和痛经等。

（二）消炎作用

低温可使细菌和病毒的代谢活力降低，并可消除坏死组织和较多的蛋白混合物，类似外科的清创作用，从而改善淋巴和血液循环，促进水肿和炎症的吸收，同抗生素合用有更好的疗效。

（三）降低体温

皮肤接触低温可加快体内热的传导散发，降低体温。用于高热患者和中暑患者、脑外伤和脑缺氧患者。

（四）免疫作用

肿瘤组织经超低温破坏后，虽失去活力，但抗原性依然保持，可促使机体出现自身免疫或相应的免疫反应。

二、冷冻的治疗方法

（一）冷冻治疗的种类

1. 接触冷冻　即将已制冷的冷冻探头直接置于病灶表面，起到快速冷冻作用，由于冻结迅速，一经接触即难以更改探头位置。因此，放置探头时必须对准治疗部位，精确冻结病灶，使周围正常组织不受损伤，如病灶过大，可分区、分次、循序进行，直至全部病变。

2. 喷射冷冻　即用特制喷头把液氮雾点状直接喷射在病变组织表面，使治疗位迅速降温，破坏力强，且不受病灶形状的限制，适用于表面积大、高低不平的弥散性浅表病灶。对菜花状恶性肿瘤尤为适用。治疗时必须用多层凡士林纱布覆盖周围正常组织，对其加以保护。

3. 穿刺冷冻　用较长的针形冷冻探头刺入病变组织进行冻结，形成以冷针为中心的深部冷冻灶，适用于体积大、部位深的恶性肿瘤。

近年应用氩氦超导手术系统这一高新科技手术仪器，在 B 超定位下，通过 3mm 粗针头经皮穿刺进入癌变组织中，然后插入直径 2mm 的氩氦刀，经计算机控制，监控刀尖部位温度及冷冻范围，由氩氦刀尖端输出高压常温氩气，氩气在刀尖迅速膨胀，在 60 秒内即冷冻，可将直径 6cm 病变组织的温度降至 -136℃，这时病变组织已成一冰球，15 分钟后再输出高压常温氦气（热媒），快速将冰球解冻，升温至 20℃。这个降温后再升温的过程再重复 1 次，癌细胞在剧烈的冷热变化中被彻底摧毁。术中患者基本不出血，无痛苦，手术时间仅需 30 分钟，3 天后患者即可出院，该设备具有多探头及定位系统可更精确定位和准确摧毁癌细胞而又不损伤病灶周围的正常组织，对患者损伤小，费用较低，患者容易接受，治疗范围包括各种实体性肿瘤。预计在妇科肿瘤的治疗方面有广阔的应用前景。

（二）冷冻后组织变化特点及适应证

1. 冷冻黏着　适用于白内障的晶体摘除。

2. 冷冻凝固　用于切除容易出血的肿瘤，或恶性转移性肿块的活检。

3. 冷冻后退行性变　用于杀死或破坏各种肿瘤组织。

4. 冷冻炎变　可用于视网膜剥离时网膜冷冻粘连术或输卵管冷冻绝育术。

三、冷冻术后处理

1. 预防感染 冷冻本身有防止感染的作用，一般无需用抗生素，但偶有感染，甚至并发破伤风的报道。因此，慎重起见，仍须坚持无菌操作，冷冻灶按手术切口处理，保持清洁干燥，亦可涂以 1% ~2% 甲紫液，及时更换浸湿或污染的敷料；一旦感染，即应按化脓伤口处理，必要时加用抗生素。

2. 水疱或血疱 小型者可迅速自行吸收，无需处理；积液较多者，在无菌操作下穿刺抽吸，稍做加压包扎即可。

3. 组织坏死 病灶组织冷冻后必然有一坏死、脱落过程，如为浅表病灶，创面能迅速生长上皮，且很少形成瘢痕，无需特殊处理。如冻结较深，创面坏死游离，可适当剪除，敷以依沙吖啶（雷佛奴尔）纱条。皮肤缺损过大，一旦难以愈合或愈合后可能引起瘢痕挛缩、影响功能者，可待创面清洁后及时植皮，以加速愈合减少瘢痕形成。

4. 冷冻灶出血 冷冻有止血作用，一般不致出血。但在组织坏死脱落期，偶有出血较多者，一般均可经再次冷冻、局部用止血剂或压迫止血而愈。仅在搏动性（动脉）出血量多时，才需要手术结扎或缝扎止血。

5. 疼痛 仅个别冷冻后有较剧烈或持续时间较长的疼痛，一般给予止痛药后可缓解。

冷冻治疗的主要缺点：①用于恶性肿瘤治疗时，仅有局部作用，而无区域性作用；因而对有区域性淋巴转移的病例，缺乏疗效；②有充血、肿胀、坏死、脱落和渗出、排液过程，常需 2 ~3 周才能愈合，患者仍有一些痛苦和不便；③要达到彻底破坏病变组织的冷冻程度时，难免会伤及一些周围正常组织。此外，冷冻剂液氨来源尚有一定困难，虽非冷冻治疗本质问题，但使普及推广受到一定限制。

四、妇科应用

冷冻治疗妇科疾病的范围从外阴、子宫颈到子宫内冷冻，均取得了满意的临床治疗效果，鉴于冷冻治疗妇科疾病的临床效果良好，技术操作简单，并发症少，国内外越来越多的妇科医师主张推广使用。

（一）宫颈疾病

原则上只要排除癌肿，均可用冷冻治疗，该治疗操作简单，医疗费用低、疗效高，未发现有任何并发症，是治疗该病比较满意的治疗方法。

1. 宫颈糜烂 已婚妇女患宫颈糜烂者约 30%，而有宫颈糜烂妇女的宫颈癌发生率较无宫颈糜烂者高 7 ~10 倍，因此积极治疗宫颈糜烂是预防宫颈癌的重要措施。罗国仪等报道（1985）液氮冷冻治疗宫颈糜烂，一次治愈率达 90%，故被广泛应用。

为提高治愈率，必须：①保证冷头的平整接触。使用浸滑胶，可在冷头与宫颈病灶之间增加低温的传导，并填充于病灶表面凹陷处，使冷头平整接触。②快速冷冻、慢速复温。快速冷冻时，细胞内外同时形成冰晶，促使细胞死亡，冷冻要快速，输液管内径必须达到 1.8 ~2.0mm，冷头必须中空、有气化舱。慢速复温时，细胞暴露于高浓度溶质作用下的时间长，破坏性长。③根据糜烂程度，调控冷冻时间。一般轻度或单纯型，冷冻 2 ~3 分钟；中度或颗粒型，则持续 3 ~4 分钟；重度或乳头型，则需 4 ~5 分钟。对中、重度者，施以两个冻融期，可提高一次治愈率。少数病例治疗后 8 ~10 周，如未完全愈合，应当进行第 2 次治疗，很少需要 3 次冷冻治疗。据统计，远期（7 年）治愈率高达 99.67%。

冷冻治疗的反应：①组织受寒冷刺激，出现反射性血管凝缩反应，大多表现为颜面潮红，少数头晕、恶心、心慌等，约经过 10 分钟，自行消失；②冷冻后 2 小时，阴道出现透明、淡黄色、水样排液，持续 1~2 周；少数病例排液较多，患者全身乏力、腰酸肢软。可能因排液中含电解质、钾离子丧失过多所致；给予口服氯化钾，即可缓解。冷冻后约 1 周，坏死组织及假膜脱落多，呈碎片样，随排液流出；少数假膜完整脱落，亦属正常。假膜脱落后暴露其下之毛细血管，局部刺激或用力过猛可致破裂，引起渗血，出血多者可填塞纱布、压迫止血。

与宫颈糜烂并存的其他类型慢性宫颈炎，如宫颈腺囊肿（先刺破并放液）、宫颈息肉（从根部先剪断其蒂）、宫颈接触出血等，同时冷冻、治愈率 100%，宫颈肥大及宫颈外翻的治愈率约 80%。

2. 宫颈白斑 可能为宫颈癌的癌前病变，应当积极治疗。为了冷冻全部病灶，可用冷针刺入病灶、深 0.5cm，冻 1 分钟，再直接喷射病灶面 2 分钟，后用锥形冷头伸入颈管内 1.5cm，接触冷冻，施行两个冻-融期，温度达 -130℃。据报道，采用这种综合冷冻疗法治疗 14 例，其中 10 例经过 2 次治疗，余 4 例仅 1 次治疗。结果 12 例痊愈，2 例好转。

3. 宫颈间变（不典型增生） 即宫颈癌前病变。过去用宫颈电烙、宫颈锥形切除术等治疗，但并发症多，如出血、感染、颈管狭窄等，并发症甚至高达 17.2%。据报道，以液氮接触法治疗宫颈间变 230 例，并发症仅 1 例。经 1~6 年随访，细胞学复查呈阴性者 93.75%。

治疗前需进行宫颈刮片和宫颈活组织检查，经细胞学及组织检查，确定诊断。为避免遗漏宫颈管内或较深的病灶，尤应刮取颈管内膜进行病理检查。以笠帽或锥形冷头，用加压接触法冷冻 5 分钟。两个冻-融期；必要时进行第 2 次冷冻治疗。治疗后必须长期严密随访。因为个别深在的病灶，冷冻达不到，可能继续发展；或原有癌灶小而深，漏诊，冷冻又未达到，则可通过随访及早发现，及早治疗。

4. 宫颈癌 冷冻治疗宫颈癌，以原位癌较多，常用于年轻、需要保留生育功能者，冷冻方法同宫颈糜烂。有主张常规用 2~3 个冻-融期。术后随访 5~7 年，治愈率可达 50%~80%，甚至更高。为提高治愈率，有主张：①冷头伸入颈管内 1.5~2.0cm；②充分暴露宫颈，使冷头放置适当，癌灶位于冷冻区域内；③多次冷冻，术后必须长期严密随访。

冷冻治疗宫颈浸润癌者也不少，一般采用接触法，常需 2~3 个冻-融期；癌灶面积大或呈菜花状，亦可用喷射法冷冻、多需数次治疗。治疗结束后经 4~6 周，癌灶坏死脱落、组织修复，使宫颈外观基本恢复正常，宫旁组织也相应地恢复或好转。宫颈涂片检查，癌细胞的转阴可能达 100%。但深部、转移的浸润癌灶，接受不到冷冻的效应，因此冷冻不可能成为宫颈癌的根治性疗法。对晚期病例或因全身疾病不宜手术或放疗者，可作为姑息疗法，达到止血、减少排液、改善局部情况的作用，缓解症状，减轻患者痛苦。

（二）子宫内膜疾病

1967 年，Cahan 报告宫腔冷冻术。国内学者通过离体、连体子宫的宫腔冷冻实验研究，并用以治疗更年期功能性子宫出血等较多病例，收到良好效果，目前主要用于更年期功能性子宫出血、月经过多、盆腔淤血等，经冷冻治疗后月经血量减少，仅为治疗前的 1/10~1/4，甚至个别闭经，血红蛋白也上升。国外还用于治疗子宫内膜腺癌（癌灶仅局限于子宫），取得了相当于术前放疗的效果。有希望通过宫腔冷冻破坏子宫内膜，以影响孕卵着床，或通过输卵管开口处冻结、闭塞，以达到绝育目的，但动物实验效果不理想。

Cahan 所用的冷头为变曲圆柱形，类似宫颈扩张器，直径相当于 6 号扩张器，适用于冷冻宫腔两侧壁及宫角部的子宫内膜。有人设计一种扁平锥形冷头，适用于冷冻宫腔前、后壁的子宫内膜，还装有温差电偶以便测温，冷头、治疗器与输液软管连接，液氮为冷源。治疗器还装有电热丝，以备加热，防止颈管、阴道壁冻伤。

冷冻治疗前应给予骶麻或硬膜外麻醉，扩张宫颈至 8～10 号，再行刮宫，除去所有的内膜功能层，以直接冷冻基底层。冷冻分三区进行：右侧壁及右宫角、前后壁（根据宫腔宽度，有的前后壁应增加一区）和左侧壁及左宫角，每区冻 3～5 分钟，复温，再冷冻另一区。冷头温度宜控制在 -50～-60℃，冷冻 4 分钟，可达到减少月经血量的目的，-70℃冷冻 4 分钟可达到人工绝经的目的。

（三）外阴疾病

1. 外阴白色病变 外阴白色病变是一组病变的总称，包括各种因素导致的皮肤及黏膜不等程度的变白或粗糙、萎缩状态。由于冷冻治疗安全、无痛、不需要麻醉、局部很少留瘢痕，因而应用冷冻治疗渐多。治疗前就经病理检验证实。消毒外阴后，行局部麻醉。选用不同式样的扁平冷头，紧贴病灶，冷冻 30～60 秒。如病变面积较大，则可分片冷冻，每片重复冷冻 2 次。术后冷冻区可出现水肿，渗液，痛感；局部用 0.5% 新霉素液湿敷。防止尿液浸渍，给予止痛药物。一般经 6～12 周痊愈，白斑上皮及萎缩、粘连等病变均可恢复到病前状态，外阴瘙痒消失。田雪萍等治疗 71 例，随访 4～7 年，治愈率高达 95.78%。有用喷射冷冻治疗的报道，但疗次多，疗程长，治愈率亦不如接触法高。

2. 外阴其他良性疾病 外阴乳头状瘤，血管瘤、外阴尖锐湿疣、外阴干枯症等，均可施行冷冻治疗，治愈不留瘢痕。

3. 外阴不典型增生、原位癌及浸润癌 不必要或不适于手术切除的病例，可行冷冻治疗，根据病灶情况，选用穿刺、接触、喷射或倾注法进行冷冻。一般需多次冷冻，才能治愈外阴不典型增生及原位癌。对浸润癌冷冻疗法只是辅助疗法之一，尤其是晚期外阴癌、复发外阴癌，冷冻可使瘤体缩小、止血止痛，是一种较好的姑息疗法。

（四）阴道疾病

阴道湿疣、乳头状瘤、血管瘤等，经多次冷冻治疗，使之坏死脱落，修复及愈合，效果良好。阴道上皮肉瘤如为单发病灶者，亦可用冷冻进行治疗。但应注意，约 15% 的病例，同时有宫颈原位癌，应一并予以冷冻治疗，阴道癌灶与膀胱、直肠邻近，特别是阴道多发性癌瘤和原发性癌瘤有转移者，必须严格掌握冷冻时间，冷冻的深广度，避免冻伤膀胱、直肠。

（五）其他

南方医院报道有 3 例宫颈肌瘤，直径约 1cm，堵住宫口、以致不孕。经液氮接触法冷冻，每周 1 次。6～8 次，瘤体显著缩小，后均妊娠并足月分娩。子宫内膜异位症、滋养细胞疾病、卵巢恶性肿瘤等等，因故不能手术或切除不净或不能耐受放疗、化疗，均可考虑冷冻治疗，不仅可以直接毁坏病变组织，且能产生免疫反应，以加强疗效，或为手术、放疗、化疗创造条件，是较好的辅助疗法之一。

（杨　勇）

第三节 高热疗法

利用体外加热治疗肿瘤可以追溯到公元前，但由于人工产热技术不成熟，热疗治疗癌症长时间处于停滞不前的状态。进入 20 世纪 60 年代以后，随着热疗治癌基础医学和临床医学的不断深入研究，加之加热设备和测温仪器的不断完善，高温治癌的临床应用越来越广泛，成为继手术、化疗、免疫疗法之后的又一种有效的治癌方法。

单独的高温疗法具有加热温度高、治疗时间长、患者较难配合的特点，故临床较少单独应用。大量体外实验和临床资料显示，高热疗法虽不能取代手术、化疗和放疗作为一种独立的肿瘤治疗方案，但它对化疗、放疗及手术等肿瘤治疗手段具有明显的增效和补充作用。正因为如此，高热疗法近来发展迅速，成为继手术、放疗、化疗及生物治疗之后又一重要的肿瘤治疗手段。

一、热疗治癌的生物学基础

（一）肿瘤选择性加热的基础

肿瘤内血管结构异常，生长紊乱扭曲，血流缓慢，管腔易堵塞，甚至使血流停滞。肿瘤的血管对热刺激不能产生正常反应，加热后血管不扩张，热不易散发，故加热后肿瘤的温度高于正常组织，可达到选择性破坏作用。

（二）肿瘤细胞对热的敏感性

癌细胞较正常细胞具有更高的热敏感性，研究证实发现正常的细胞组织可长时间耐受 42℃ ~43℃而癌细胞组织经 41.5℃ ~42℃，短时间内就将灭活，有人认为这是细胞恶变过程中获得的特性。

同时，加温引起癌细胞需氧量升高，使得本已因代谢旺盛、血液循环不畅处于无氧状态的癌细胞只能增加无氧糖酵解，结果导致 pH 值明显降低，研究提示这将增加细胞的热敏感性，并加速溶酶体对癌细胞的破坏作用。

（三）热对肿瘤细胞的杀灭作用

（1）热作用于肿瘤后，由于肿瘤血流缓慢，血供不足，肿瘤细胞内氧代谢减弱，无氧糖酵解改变了细胞的 pH 值，从而抑制肿瘤细胞的增殖，使肿瘤细胞的存活减少，细胞周围的进展延缓。

（2）热作用后肿瘤的损伤主要表现在细胞膜的通透性增高，细胞内多胺与低分子蛋白外移，多种酶的活性下降，细胞的生长和修复受影响而被杀灭。热能破坏溶酶体膜，大量释放溶酶体酶而致细胞自溶破坏。热还能引起染色体畸变，线粒体膜破坏，RNA、DNA 和蛋白质的合成受抑制，DNA 链断裂，影响细胞的生长、分裂和增殖。

（3）肿瘤受热作用后肿瘤细胞表面的抗原因子免疫原性增强，加上肿瘤细胞破坏后坏死产物释放出抗原，刺激机体的免疫系统，使机体对肿瘤的免疫力加强。

（四）热疗与放疗的联合应用

热疗与放疗联合应用不但有相加作用，还有互补作用。放疗同热疗并用可增强放疗的细胞致死效应，同时使射线损伤细胞的恢复发生障碍。S 期细胞对放疗敏感性低，G 和 M 期则高，而热疗治癌效应正好与此相反，尤其是 DNA 合成的 S 期热敏感性尤高，放疗同热疗合用可起到相互弥补的效应。

多数学者认为放疗前、中、后加热可以使细胞对放疗增敏，但放射与加温同时进行的增敏作用比放射前、后进行的都强。但有相当的难度。

（五）热疗同化疗的并用

某些抗癌药物在温度升高时细胞毒性作用增强，有的是相加作用（多柔比星、博来霉素、卡莫司汀、顺铂、环磷酰胺等），有的是协同作用（长春新碱、氟尿嘧啶、甲氨蝶呤等）。值得注意的是某些药物存在温度阈值。加热和药物同时给予增效最大。热疗与化疗的序贯常影响效果，但每种药物不同，喜树碱在热疗后给药效果不佳。当然，有些药物加热后不稳定，就不能应用，这也是在热疗和化疗合用时应该考虑到的。

二、热疗的技术和方法

热疗治癌临床应用的重要问题是根据加温范围要求的加温技术和温度测量技术。热疗根据加热范围的不同分为局部热疗和全身热疗两种方法。

（一）局部加温装置及方法

对机体的加热是区域性或局部的，其优点在于可以使肿瘤组织局部温度达到 42.5℃ 以上，能在相对较短的时间内杀灭癌细胞。其局限性在于对远处播散的转移瘤无法实施治疗。局部热疗更适于浅表和体积较小的肿瘤。

局部热疗目前主要应用的是电磁波和超声波。

1. 电磁波　在范围广阔的电磁波谱中，物理学者和医学家根据多年的实践已优选出加温效果最好的波段，包括微波和射频。当然二者也可用于全身热疗。

（1）微波：微波系 300～300 000MHz 的电磁波，常用的是厘米波和分米波，前者如 2 450MHz（波长 12.25cm），后者如 915MHz（32.78cm）和 435MHz（波长 69cm），其中后者对肌肉等含水丰富组织有较大的穿透深度，有效作用深度可达到 7～9cm，且加温均匀。微波的加温效应，它所引起的温度分布受多种因素的影响，其中有属于机器本身的如频率（波长）、辐射方式和辐射器类型、辐射强度等；也有属于辐射体的，如人体组织结构及生理特征等。

（2）射频：系 10～30MHz 的电磁波，常规用的是 13.56MHz（波长 22.1m）和 27.12MHz（波长 11.05m），利用电容或感应圈输出能量，由于人体脂肪本身的电学特性和生理学特性，治疗中往往出现脂肪过热的现象。

（3）电磁波热疗的方法

1）电容式加温：这种方法在物理治疗中应用多年，也称为透热法，这种形式包括两个互相平行的极板，电场与极板方向垂直，临床可根据需要制成各种形式和大小的极板，也可在极板上加表面冷却装置。

2）电感式加温：是利用感应圈形成的交感磁场在组织内形成涡流使之加热，也称为磁感应加热。感应圈通过的方向可有 3 种，即饼状电极、同轴线圈组和同心线圈。

3）微波辐射器加温：微波辐射器有多种大小及形状，治疗时与人体间有一定距离，也有直接接触式的，或在辐射器口面通过循环冷水使皮肤冷却。使用辐射器辐射微波时应注意对工作人员及其他人员的安全防护。

4）多辐射技术：为了提高深在部位的温度，人们自然会想到利用多个辐射器交叉辐射，多辐射技术也就应运而生了。如 BSD - 1000，就是 6 个辐射器呈环形排列的矩阵，用 50～110MHz 工作，据报道对盆腔肿瘤加温比较满意。

5）组织间热疗：由于人体某些特殊部位如颅内不便于加温，人们想到将组织间放疗的方法移植到肿瘤中，可选用以下方法：微波天线植入，排成矩阵；在瘤体内植入铁磁体，在体外用感应圈加热，使之附近产生涡流及多个电极植入肿瘤，分别与射频电流连接，进行肿瘤射频消融。

近年采用肿瘤射频消融这一原理，设计了一种多弹头自动导航频系统用于治疗肿瘤效果满意，由于这种仪器设备的先进性，已经成为肿瘤局部治疗的重要手段之一。这种技术借助 B 超或 MRI、CT 的引导，通过特制的穿刺针，插入肿瘤体内，推开内套针，其顶端有多根极细的电极针，如伞状包绕肿块，通过计算机测算出射频治疗所需要的高频率的射频波，激发组织进行等离子震荡，离子相互撞击产生热能，均匀分布在肿瘤内，快速地使组织产生高温、干燥，有效地使癌组织固化死亡，同时使肿瘤周围的血管组织凝固形成一个反应带，停止向肿瘤供血，防止肿瘤转移，以达到延长生存期、提高生活质量的目的。由于穿刺和治疗全过程都在电视屏幕监视下进行，其多极针的温度也能够实时显示，保证了手术的安全性。由于这种治疗方法无创、痛苦小、无需麻醉，可以在门诊局麻下进行，手术时间短，便于高龄、心肺功能差、无手术条件的癌症患者接受。

作为一种成熟的组织间热疗新技术，射频消融已经在国内外许多肿瘤治疗中心广泛应用，而且发展迅速，应用领域不断扩大，疗效也正被人们重视。由于其治疗的优点，在严格掌握适应证，强调术前、术后综合治疗的条件下，该项技术逐渐成为一项有前景的有效肿瘤局部治疗技术。

6）腔内热疗：人体自然存在的腔道为热疗提供了很大的方便，可将天线或电极放在体腔内对该部位的肿瘤直接加热，目前已有食管、直肠、阴道等部位的辐射器用于治疗相应部位的肿瘤。

2. 超声波　频率超过 20kHz 的机械振动称为超声波，其振动可使组织的分子产生摩擦，把动能转成热能。除了超声的热效应外，其非热效应在热疗治癌中也有一定的地位。所以超声波是热疗所利用的能源之一。而且这种能量具有穿透人体时保持方向性、脂肪不过热、能量分布均匀的优势。通过治疗仪器设备使之进入人体后，在癌组织聚焦为一点，在 0.5～1 秒内可使组织达到 65℃ 以上的高温效应和空化效应，从而在顷刻间使肿瘤组织产生凝固性坏死，失去增殖、浸润和转移能力，这些病灶最终被机体溶解吸收。

20 世纪 50 年代，美国 Fry 兄弟研制出高强度聚焦超声治疗技术（high intensity fo - cused ultrasound，HIFU），借助 X 线辅助定位，以脱汽水为介质，切除部分颅骨使超声波可以直接进入猴脑深部组织内，证实对深部组织具有定位治疗作用。但由于当时技术局限，并未取得突破性进展。

目前已经有高强度聚焦超声技术应用于临床。应用此种超声聚焦刀的优越性：定位准确，焦点能量高，除在癌组织处形成一维立体凝固性坏死灶外，周围正常组织安全无恙；且既无放射线损伤，无创伤，也不流血，同时也可避免手术时认为牵拉、挤压所造成的癌细胞移植与淋巴转移的缺点。患者的应激反应也明显低于其他外科治疗。在治疗中还能随时进行疗效量化判断，监测治疗效果。热疗后患者一般状况逐渐好转，免疫状态可有回升，无骨髓抑制现象，患者的一般状态、食欲、体重大部分有改善。但目前对骨骼阻挡或有含气的组织阻挡时，还不能采用这一治疗方法。病程到晚期的患者，如并发严重恶病质、严重腹水、多发转移癌灶的患者也不适合此种治疗。

由于这种治疗局限在原发病灶，游离在实体癌外面或已经转移至其他处的癌细胞可造成复发与转移，需要在热疗的同时配合少量化疗或放疗。由于热疗改变了癌细胞对化疗、放疗的敏感性，应用剂量可较常规剂量小很多，这样由此产生的不良反应也就很小。理论和实践证明，热疗并不排斥其他抗癌治疗，如放疗、化疗、手术等。

（二）全身加热装置及方法

全身热疗主要用于转移性肿瘤，而不是局限性肿瘤。由于肝和脑的耐受性差，全身加温一般只能加到42℃。

对于全身热疗而言，如何对人体进行安全有效的加温，并能精确地调节和控制温度，是治疗方案是否可行的关键，也是对全身热疗设备的更主要要求。

1. 红外线体表照射　红外线具有一定的穿透能力，可以穿透表皮到达皮下组织及皮下毛细血管网，主要加热皮下毛细血管网的血液，再通过血液的循环将热能传递给人体，逐渐升高患者整体体温。治疗时常将患者全身置于特制的加热舱内，通过加热舱壁及底部的加热板释放的红外线辐射，对机体进行加热。其优点是属于非侵入性治疗，对全身主要脏器功能影响较小，治疗费用相对较低；缺点是升温过程相对较长，整个治疗过程为4~5小时，容易引起部分患者局部皮肤烫伤。

2. 血液加热全身灌注热疗法　通过特制的全身灌注热疗设备，将患者的血液引到体外加热，然后再回输患者体内，引起患者体温上升，由于高热，细胞结构（蛋白质）改变，代谢紊乱，内环境失衡，从而达到杀灭癌细胞的目的。

方法：在患者股动脉及大隐静脉处各切1cm左右小切口，分别插入一根灌注管及引流管。通过引流管将血液输入"热交换器"，经这一设备，原来37℃的血液逐步升温后，从灌注管又回输入患者体内，经75~90分钟，患者温度达到42.5℃，不再继续升温，患者在这种高热状态下持续3小时左右，治疗结束。

其主要优点是升温过程相对较短；缺点是属于侵入性治疗，需要全身抗凝，治疗成本相对较高，治疗中对内脏器官功能水平要求较高。

应用全身热疗治癌时，须加强护理。由于体温升高，心率加速，心排血量增加，可高达18L/min，患者心、肺负担加大，且由于发汗丧失大量液体，如未适当补液可发生电解质紊乱，故治疗过程中要进行呼吸监控、心脏监护，并实时测温记录，血气分析应每30分钟1次。

三、临床应用

全身性加热疗法是一种全身性的肿瘤治疗方案，可以同时针对原发肿瘤和转移瘤进行治疗，加之目前已经证实它具有增强化疗疗效、增强免疫功能、抑制肿瘤血管形成和转移倾向、缓解疼痛等作用，因此，适用于大多数能耐受治疗的肿瘤患者。

从已发表的资料看，放疗与热疗联合使用，效果要比单独放疗或热疗效果好，联合治疗完全缓解率为47%~94%，而单独放疗为<39%，单独热疗为11%~21%。

（一）表浅肿瘤

应用热疗来治疗的表浅肿瘤主要有：乳腺癌、乳腺癌术后的胸壁侵犯、恶性黑色素瘤、浅表淋巴结转移癌，以及一部分软组织肉瘤等。

联合应用放疗、化疗的近期和远期效果均较好，优于单纯的放疗或化疗，即使对手术或放疗效果不理想的晚期较大的肿瘤或对放疗不敏感的肿瘤也有较好的疗效。

（二）深部肿瘤

胸腔、腹腔、盆腔、骨骼等部位的深部肿瘤可采用热疗，实体性肿瘤的治疗可选择多弹头自动导航射频系统和高强度聚焦超声波技术。国内学者对食管癌、胃癌、直肠癌、宫颈癌、膀胱癌、前列腺癌等体腔肿瘤采用体腔内热疗，与放疗化疗及药物综合应用，取得了较好的疗效，已有大量成功报道。

近来开展的经内镜微波组织凝固治疗，具有直观、疗程短、效果满意的优点，未见穿孔、出血等并发症。

手术、放疗、化疗、热疗及生物治疗的互相配合将是今后的方向。热疗将在肿瘤的治疗中做出更大的贡献。目前随着应用多弹头自动导航射频系统的仪器进行肿瘤射频消融或采用高强度聚焦超声波技术治疗恶性肿瘤的广泛开展，热疗将会促进我国的肿瘤治疗水平的进一步提高。

（杨　勇）

第四节　光治疗

利用各种光辐射能（自然或人工光源）作用于人体达到预防和治疗疾病的一种物理疗法称为光疗法（light therapy）。光是物理治疗中常用的一种物理因子，应用历史悠久，一般可分为红外线、紫外线、可见光和激光疗法等，本节将重点阐述可见光疗法。

一、治疗作用

1. 温热作用　光被组织吸收后可产生热效应，红光穿透组织较深，可引起深部组织血管扩张，血液循环改善，此外温热作用还可提高吞噬细胞的功能，改善组织的营养代谢，有利于炎症的吸收和消散。

2. 化学作用　光被组织吸收后可引起体内的一些化学反应，如蓝紫光作用于机体后可通过化学降解作用将胆红素转变成水溶性低分子量的化合物；红光被机体吸收后，可产生光动力学作用，用于治疗肿瘤和瘢痕。

3. 不同颜色的光可引起不同的反应　红光具有兴奋作用，黄、绿光具有镇静作用，蓝、紫光具有抑制作用。但其具体机制尚待深入研究。

二、临床应用

可见光源很容易获得，普通的白炽灯就是一种可见光源，在灯头上加上不同颜色的滤光板就可以产生不同颜色的可见光。目前在临床上应用较多的主要是蓝紫光和红光。

（一）蓝紫光治疗新生儿黄疸

新生儿黄疸的血清胆红素浓度超过 342.0μmol/L 时，对脑细胞有毒性作用，可引起脑功能障碍，甚至死亡。主要原理是光使未结合胆红素分解为水溶性产物，即光–氧化胆红素，此产物经胆汁及大小便排出，而不能进入脑组织，减轻了胆红素对机体的损害作用。胆红素对 400 ~ 500mm 的光线吸收最强，吸收峰值在 420 ~ 460nm。

治疗时用 440 ~ 470nm 的蓝紫光间断照射，每次照射 6 ~ 12 小时，停 4 小时后再照，总照射时间可达 24 ~ 48 小时，照射时应注意保护眼睛。适用于早产儿高胆红素血症、轻度溶血性疾病和胆红素代谢障碍的先天性疾病。

（二）红光的治疗作用

研究提示红光具有同红外线一致的生物学效应，但由于红光没有热效应，可以避免热作用产生的一些不良反应。

主要用于镇痛、消炎，促进吸收，缓解肌肉痉挛，促进组织再生，如外阴炎、前庭大腺炎、尿道外口炎、外阴血肿、会阴撕裂、产后腰痛、产后缺乳、外阴白斑等症均可尝试用红光照射。

（杜亚萍）

第五节 高频电疗法

应用频率 100kHz ~ 300GHz 的振荡电流来治疗疾病的方法，称高频电疗法（high - frequency electrotherapy）。

一、作用特点

高频电流通过人体时，既有电场的作用，又有磁场的作用。

（一）特点

主要有：①对神经肌肉无兴奋作用；②产热明显；③有多种能量输出方式；④无电解作用。

（二）作用

1. 热作用 高频电流通过机体时，由于传导电流和位移电流分别引起机体内的导电损耗和介质损耗，因而在各种组织中产生程度不同的内源性温热作用。产热量多少主要取决于离子的迁移速度和机体不同组织的介电常数，此外在一定频率范围内，频率愈高热作用愈大，超过一定范围，组织产热作用可逐渐下降。

高频电流所产生的热一般具有下列治疗作用：止痛、消炎、改善局部血液循环、降低肌肉张力、加速组织生长修复、提高机体免疫功能，大剂量的高频电流可用于治癌。

2. 热外作用 热外作用确实存在，如中枢神经系统功能变化，神经纤维再生加速等，但机制尚有待深入研究。

二、临床应用

根据其波长和频率的不同，临床上较常用的高频电疗法包括短波疗法、超短波疗法和微波疗法。

（一）短波疗法

应用波长 10 ~ 100m、频率 3 ~ 30MHz 的高频电流作用于人体的治疗方法，称短波疗法，也称感应透热疗法，常用短波电疗机波长为 22m，频率为 13.56MHz。

短波疗法的主要治疗作用有：

1. 对神经系统的影响　作用于感觉神经，可使其兴奋性降低，可用于坐骨神经痛等症的慢性期或恢复期。

2. 对血液循环的影响　使血管扩张，循环改善，适用于很多慢性、亚急性炎症的治疗。如妇科炎症的治疗等。

3. 对肌肉组织的影响　骨骼肌、平滑肌紧张度均反射性地降低，尤其是肌痉挛时比较明显（无论是肌肉本身受刺激或反射性引起的），可治疗食管、胃肠道、血管等痉挛。

4. 对其他器官的影响　如作用于垂体，可使甲状腺亢进功能恢复正常，作用于胰腺，可使血糖降低，作用于卵巢时能使其功能恢复等。

（二）超短波疗法

应用波长 1~10m，频率 30~300MHz 的高频电流于临床治疗的方法，称超短波疗法，又称超短波电场疗法。常用波长 6m，有大功率、小功率超短波治疗之分。

超短波的主要治疗作用：

1. 消炎作用　其良好的消炎作用，尤其适用于各类炎性疾病的急性期。

2. 对神经系统的作用　可抑制感觉神经起到镇痛作用，小剂量可促进神经生长。

3. 对心血管系统的作用　小剂量可使微血管扩张，改善微循环。

4. 对血液系统的作用　中小剂量可促进造血器官功能。

5. 对新陈代谢的影响　小剂量使分解代谢增加，组织淀粉酶耗量增加，血糖增加，糖耐量降低，大剂量使同化过程增加，血糖降低。

此外对性腺器官较敏感，大剂量时抑制其功能。

总之，临床上主要用于急性炎症、急性扭挫伤，治疗效果最好。如：皮肤、皮下及软组织的急性炎症、支气管炎、肾炎和五官科的急性、亚急性炎症等。

（三）微波疗法

应用波长为 1mm~1m，频率 300~3 000MHz 的特高频电流作用于人体以治疗疾病的方法，称微波疗法，是一种定向性电磁波辐射疗法。临床常用的是 12.25cm（频率 2 450MHz）的微波。

按微波应用剂量的大小，临床应用较广泛的有：

1. 小剂量微波疗法　组织温度为 42℃~45℃，作用同短波和超短波相似，主要用于镇痛、解痉，促进炎症消散和加速创面生长修复等。

2. 中剂量微波疗法　主要是热效应，组织温度为 42℃~50℃，用以治疗各种肿瘤，即高温治癌。并可辅助其他治癌方法，如高温辅助放疗、高温辅助化疗、高温辅助光动力治疗以及高温辅助栓塞治疗等。

3. 大剂量微波疗法　组织加温达 60℃ 以上，产生组织凝结效应。如利用其凝结和摧毁组织效应可治疗肝、肺、膀胱、子宫颈等恶性肿瘤；利用其止血显著并可切割组织的特性，可治疗消化道出血、子宫出血、面部巨大海绵状血管瘤、前列腺增生。此外，利用微波中止妊娠，辅助病理诊断，微波消毒等方面都有成功的报道。

（杜亚萍）

第四章　妇产科的超声诊断

第一节　超声的物理特性、诊断原理及常用方法

超声诊断于 20 世纪 40 年代应用于临床，50 年代初 B 型超声仪问世，使其成为妇产科疾病诊断的首选辅助检查方法。随着科学技术的日新月异，近 20 年来相继推出了多普勒超声、彩色血流成像技术、腔内超声、超声造影、三维超声立体成像等先进便捷的超声技术，能为妇产科临床诊断提供更多、更确切的信息。

超声波的物理性能与声波相似，亦为疏密波。不同之处在于其频率极高，在 2 000 赫兹以上，超过人的听觉感受范围，故称之为超声波。超声波的产生与接收都是通过换能器来完成的。将高频电压讯号作用于压电晶体，利用逆压电效应，晶体将以同一频率发生压缩与扩张，这种压缩与扩张可推动周围介质也产生压缩与扩张，形成疏密波即超声波。

实际医用诊断超声波的频率为 1～10 兆赫。

当两种不同组织其声阻抗之差 > 1/1 000，超声通过时在其界面上即可产生反射。B 型超声图像则以光点的大小、灰度、亮暗来显示各种图像。脏器之间、脏器内部、各种不同组织、各种正常组织之间、正常组织与病理组织之间、各种不同病理组织之间，其声阻抗皆有不同程度差异。因而构成众多界面，形成亮暗不等、疏密不等的多种多样排列光点，依此构成各种组织和脏器的剖面图。

为了方便理解超声图像的一些专用诊断语，解释一些常见的超声现象：

1. 声影　声束通过声衰减系数较大的结构时，声能急剧减弱。表现强回声的后方出现衰减暗区，称之为声影。如骨骼、结石等后方可见声影。因此，可利用声影作为标记寻找某些结构或病变。

2. 增强效应　被检查的结构或病变的衰减甚少时，其后方回声增强，称之为增强效应，例如囊肿等含液体的结构，其后方均有增强效应，利用此点作为鉴别囊实性肿物的标志。

3. 彗尾征　超声在靶内来回反射，形成彗尾状亮回声。例如超声波遇到金属避孕环、金属异物体或胃肠道气体时，由于声的混响而使强光团的后方尾随一串由宽变窄的光点，亮度越来越小，似彗星状。

4. 回声失落　探测环形物体时，两侧壁出现缺失暗区，是因角度关系，致使反射回声接收不到造成。

5. 侧壁效应　亦称边缘声影，即在球状含液体结构的两侧壁，各出现一条细狭的声影，称侧壁效应。

6. 透声　超声描述透声好为超声透过介质时，声能衰减少，其后方有增强效应；透声差为超声透过介质时，声能被大量吸收，其后方有声衰减。

超声检查要求解决两个问题：①显示脏器及病变（灶）的轮廓、大小、形态、部位；

②显示脏器或病变（灶）的内部结构。

目前妇产科常用的超声方法有经腹部超声（TAS）、经阴道超声（TVS）、经直肠超声（TRS）。TAS 扫描范围广泛，较大包块能见其全貌，但需充盈膀胱，肥胖患者清晰度较差；TVS 扫描角度在 70°～240°之间，探头频率 5～10MHz，聚集范围 6～10cm 内清晰度明显提高；TRS 主要观察子宫颈及浸润宫旁组织的程度，有时也用于未婚患者腹部扫查欠清晰者。近几年来，随着经阴道超声（TVS）显像检查应用的日益广泛，诊断和技术水平不断提高，TVS 在妇科领域中已经起到很重要的作用，大多数作者认为，TVS 优于腹部超声，TVS 探头频率高（5.0～10MHz），扫视角大（60°～240°），更接近子宫，提高了分辨力，无需充盈膀胱，患者易于接受，也不受膀胱多重反射的影响，超声检查时间短，成本低。三种方法各有优缺点，互补其不足，犹如腹部触诊、妇科双合诊和三合诊，可以结合应用。

（杨　眉）

第二节　妇科超声诊断

妇科超声检查主要针对盆腔内生殖器，包括子宫、双卵巢、双输卵管、阴道。正常超声可显示部分为：子宫、双卵巢、阴道上 2/3 部分，而阴道下 1/3 和输卵管在正常情况下，前者因耻骨联合遮挡，后者因肠道气体干扰不能显示。

经腹部超声进行盆腔脏器检查，需膀胱适度充盈，在充盈膀胱良好透声区的后方，纵切面子宫呈倒置梨形（图 4－1），因子宫表面大部分覆盖一层腹膜，超声可见围绕子宫表面似为一层线样反光强的包膜，为子宫浆膜层。下方为较厚的中等回声的肌层，中央部分为宫腔呈线样回声，围绕宫腔线的为子宫内膜，其回声的强弱和厚度随月经的周期而变化。子宫总体表现为边缘光整，轮廓清晰，光点均匀。宫体与宫颈相连处可见一轻微角度，此处为子宫峡部，即子宫内口所在水平。经阴道超声检查时，因探头更接近子宫，图像清晰度更好，肌层回声及宫腔、内膜回声显示清晰（图 4－2）。

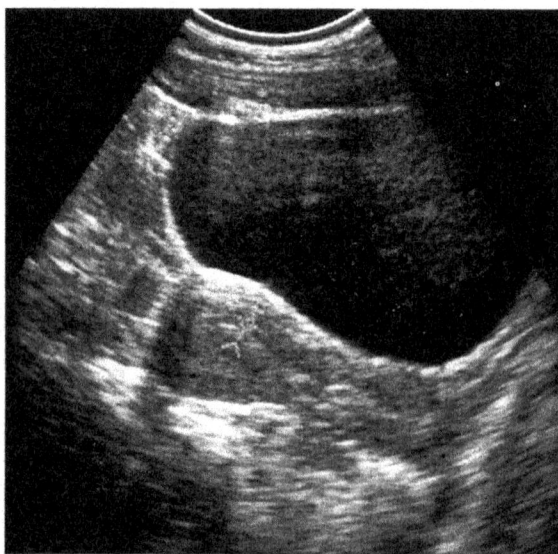

图 4－1　经腹超声检查纵切面子宫

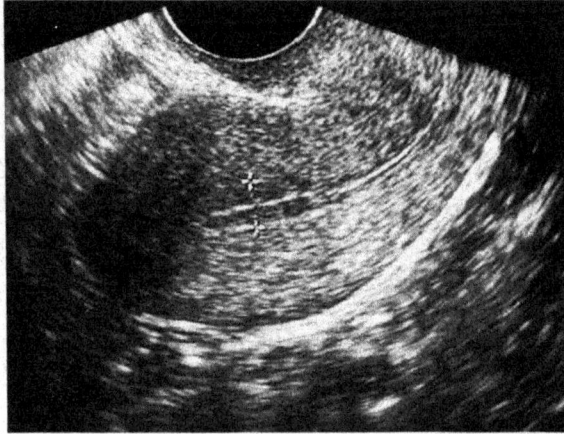

图4-2　经阴道超声检查纵切面子宫，肌层、内膜
和宫腔线显示清晰

子宫的大小常因不同的发育阶段，经产妇与未产妇及体形的不同而有生理差异。在实际工作中，子宫体最大值一般为未产妇三径之和不超过 15cm，经产妇子宫三径之和不超过 18cm。

一、子宫肌瘤

（一）子宫肌瘤的超声表现

1. 子宫外形改变　除较小的肌壁间和黏膜下肌瘤，浆膜下肌瘤和宫颈肌瘤外，根据肌瘤的大小、数目、部位及生长方式不同子宫有不同的外形改变。

（1）子宫浆膜下肌瘤：瘤体向子宫体表面突起，子宫形态改变（图4-3）。

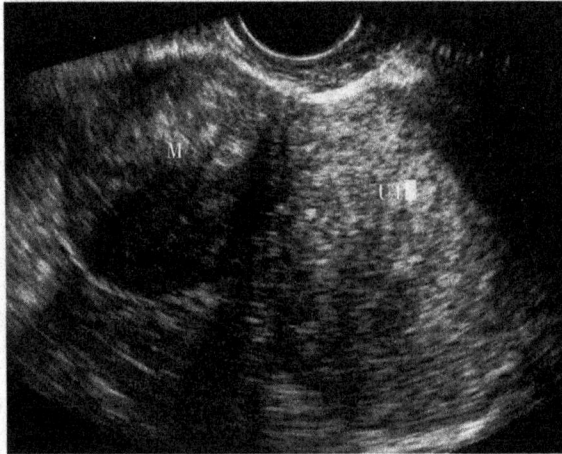

图4-3　子宫浆膜下肌瘤。UT：子宫；M：前壁低
回声向外突起，为浆膜下肌瘤

（2）肌壁间肌瘤：肌瘤主要位于子宫肌层内，肌瘤与宫壁之间界线较清晰，可见假包膜，CDFI 显示血流多呈半环或环状，较大肌瘤后方衰减。

（3）黏膜下肌瘤：瘤体突向子宫腔内，使子宫腔回声弯曲变形。当肌瘤完全突向宫腔时，宫腔内出现实质性占位，肌瘤与宫腔内膜之间有低回声裂隙。带蒂的黏膜下肌瘤可以突入宫颈管内，形成颈管内实质性占位，CDFI 可见血流来自于子宫壁相连的蒂。

2. 肌瘤回声　根据肌瘤内结缔组织纤维多少及有无变性，肌瘤回声常见有以下三种：

（1）回声减弱型：最为常见，瘤体回声比子宫回声弱，呈实质性低回声。

（2）回声增强型：比子宫回声增强，肌瘤内纤维组织相对较丰富。瘤体周围常可见到低回声环，为假包膜；也有较大的肌瘤呈栅栏样回声增强。

（3）混合型：肌瘤回声不均质，可见大小不等的低回声、等回声及稍强回声光团混合，其后方回声衰减。

（二）子宫肌瘤变性的超声表现

在不同的体质状况下肌瘤会有变性，常见的子宫肌瘤变性的超声表现有：

1. 玻璃样变和囊性变　又称透明变性，最常见，这是由于肌瘤中心部位距假包膜的营养血管较远，血管不足造成。肌瘤漩涡状结构消失被均匀透明样物质取代，超声表现为变性部分回声明显偏低，失去漩涡状结构（图 4 - 4）。子宫肌瘤玻璃样变进一步发展，细胞坏死液化即发生囊性变，玻璃样变和囊性变可间杂发生。

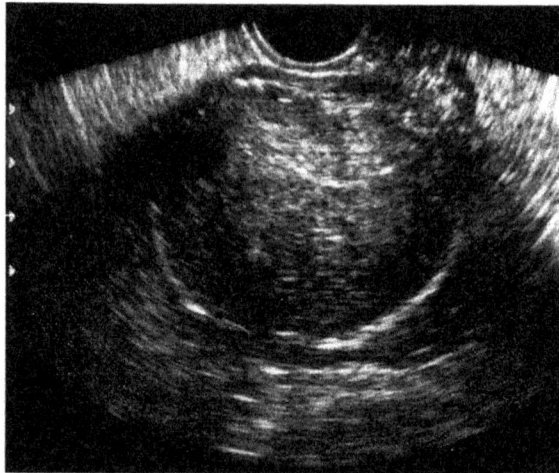

图 4 - 4　子宫肌瘤玻璃样变，回声明显偏低，失去漩涡状结构

2. 红色样变　是肌瘤的一种特殊类型的坏死，可能与肌瘤内小血管退行性变造成的血栓、出血、溶血有关。

3. 钙化和脂肪变性　肌瘤血液循环障碍后，可以有脂肪变性，超声表现为均质的强回声（图 4 - 5），进一步钙盐沉着，声像图上可以出现散在斑状、环状或团状的较强回声，后方有声影（图 4 - 6）。

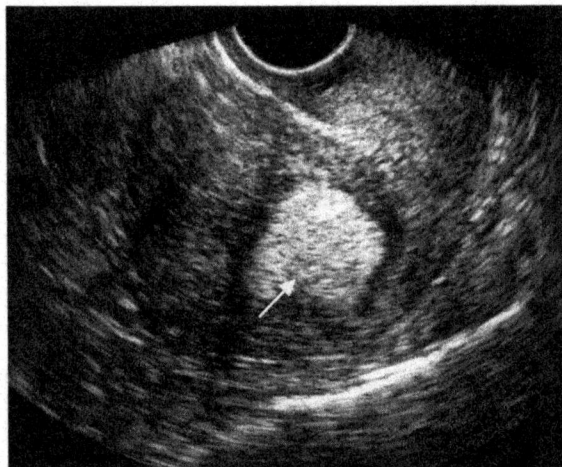

图4-5 子宫肌瘤脂肪变性。箭头：均质强回声的脂肪变性，后方无声影

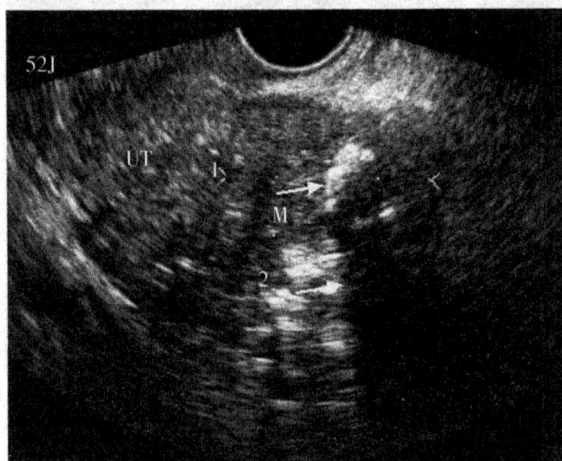

图4-6 子宫肌瘤钙化。M：肌瘤；箭头：斑状钙化回声，后方声影

4. 肉瘤样变 肌瘤在短期内迅速长大，内回声杂乱复杂，间有不规则的暗区或低回声，边缘不规整，CDFI 除原有的环状或半环状血流外，内部血流丰富，不规则，血流阻力变低，RI 大多 <0.4。结合声像图和临床表现，应高度怀疑肌瘤恶性变。

二、子宫内膜异位症

子宫内膜异位症的病变具有广泛性和多形性的特征，常见侵犯的部位是卵巢、子宫肌层、宫骶韧带、盆腔腹膜等。

卵巢子宫内膜异位又称卵巢"巧克力"囊肿，超声表现根据不同表现可分为：

1. 囊肿型 囊内呈细密光点回声，随探头可出现光点轻微飘动现象（图4-7）。

2. 多囊型 细密光点中见数条光带将囊肿分隔成多房，隔上或见血流。

3. 混合型 细密光点中见散在偏强回声（图4-8）。

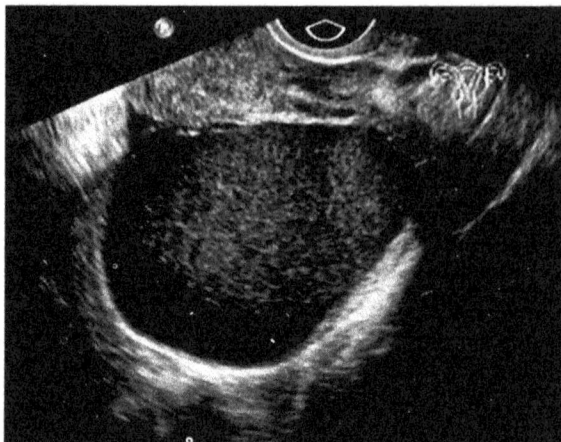

图 4 -7   卵巢内膜异位症囊肿（囊肿型）

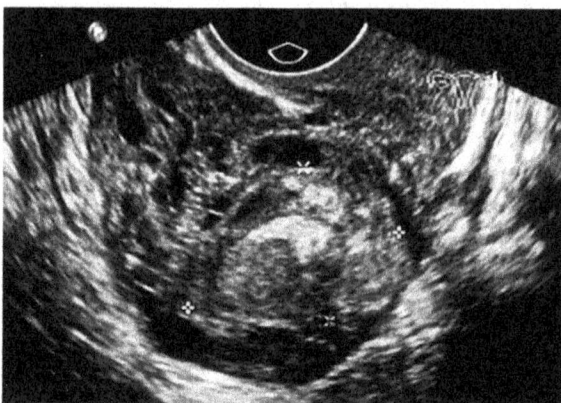

图 4 -8   卵巢内膜异位症囊肿（混合型）

4. 实体型   由于血流机化和纤维沉着超声可呈典型实质性图像。常不易与卵巢肿瘤区别（图 4 -9）。

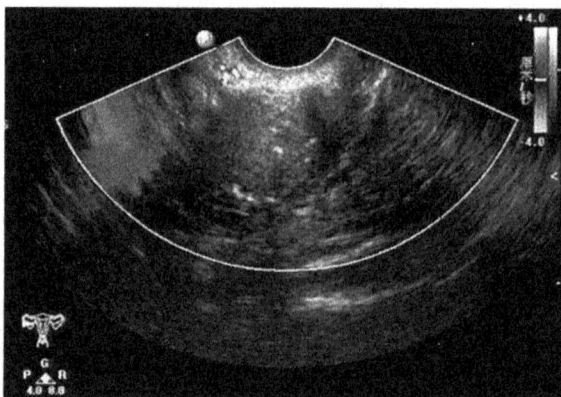

图 4 -9   卵巢内膜异位症囊肿（实体型）

卵巢子宫内膜异位囊肿型和多囊型较为常见，混合型和实体型多见于绝经后妇女。

子宫内膜异位症彩色多普勒表现为：囊肿壁上可见少许血流信号，可记录到中等阻力（RI 为 0.5 左右）、低速（PSV 为 15cm/s 左右）血流频谱。一般囊内无血流信号。若囊肿内有分隔，隔上可见少许血流信号。

当子宫内膜腺体及间质侵入子宫肌层时，称为子宫腺肌病。子宫呈球形增大，三径之和常大于 15cm，因侵犯后壁较为常见，宫腔内膜线"前移"，肌层回声普遍增高，呈分布不均粗颗粒状，有时后方栅栏状衰减使子宫肌层回声普遍降低（图 4-10）。病灶与正常肌层之间没有清晰的边界。彩色多普勒超声表现子宫病灶内血流较正常肌层增多，弥散分布，较杂乱，无包膜，环状血流。

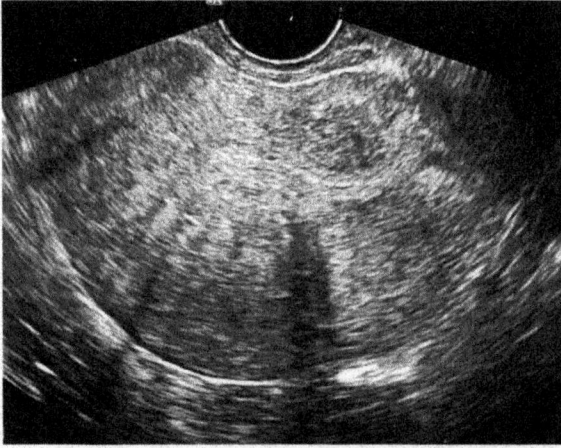

图 4-10　子宫腺肌病病灶位于子宫后壁

三、异位妊娠

输卵管妊娠本位型：是指输卵管妊娠位于管腔内，未破裂前。

1. 无论何种类型的输卵管妊娠，超声表现类似，主要有

（1）子宫正常大或略大，子宫腔内无妊娠囊、胎体或胎心等特征性回声，可有内膜增厚。

（2）子宫旁或卵巢旁可见到边缘模糊不清的混合性包块回声，大多为增粗的输卵管，为环状回声（图 4-11），周边可有血流，但大多为增粗输卵管的营养血流，少见妊娠绒毛血流。输卵管妊娠本位型包块内见妊娠囊，胎儿存活，可见心搏。子宫直肠窝可见半月形无回声区，为盆腔积液。

2. 输卵管妊娠间质部　输卵管间质部妊娠仅占输卵管妊娠的 2%～4%。但因输卵管间质部是输卵管子宫肌层内部分，如妊娠诊断、治疗不及时，子宫肌层破裂，将严重出血，则危及患者生命。

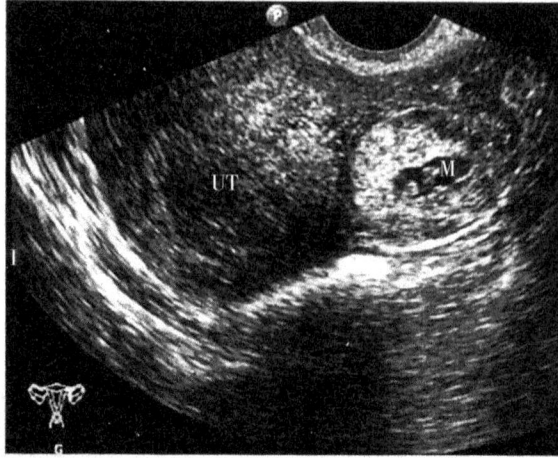

图4-11 本位型输卵管妊娠，包块内见妊娠囊、胚芽，未见心搏。UT：子宫；M：本位型输卵管妊娠包块

输卵管间质部妊娠声像图特征为：

（1）子宫不对称增大，一侧宫底部膨隆，其内探及孕囊或不均质包块，与宫腔不相通，围绕的肌层不完全（图4-12）。

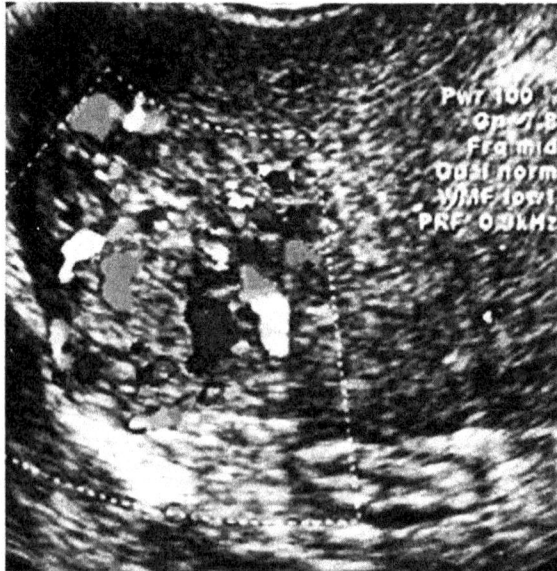

图4-12 一侧宫底部膨隆，探及不均质包块

（2）彩色多普勒显示妊娠囊周围血液较丰富。

（3）阴道三维超声因探头接近检查器官，清晰度好，三维超声成像可清晰形象地显示子宫腔，显示宫角与包块的关系（图4-13）。在子宫间质部妊娠诊断中具有较高的临床应用价值。

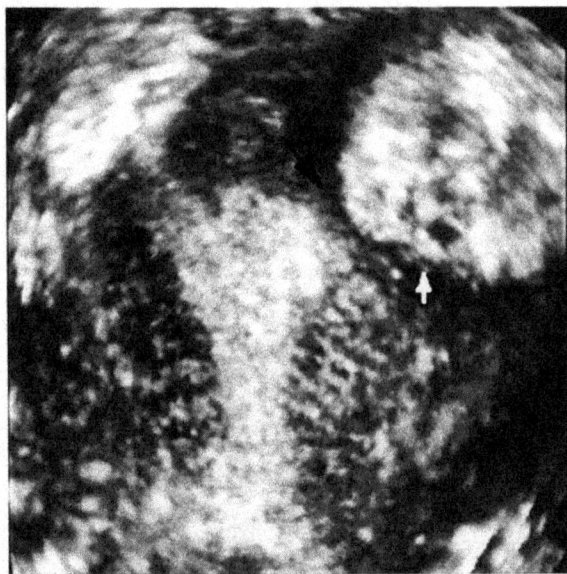

图 4 - 13 输卵管间质部妊娠阴道三维超声图

　　子宫间质部妊娠的超声诊断中，主要与宫角妊娠鉴别。宫角妊娠也是一种少见的异位妊娠，超声鉴别有时较困难。宫角妊娠是指受精卵种植在子宫的角部，宫角妊娠与输卵管间质部妊娠不同，其受精卵附着在输卵管口近宫腔侧，胚胎向宫腔侧发育生长而不是向间质部发育。超声除看见子宫不对称增大，一侧宫底部膨隆外，主要鉴别是宫角妊娠包块与宫腔相通，且全层肌层包绕。三维超声在鉴别诊断上有较大帮助（图 4 - 14）。

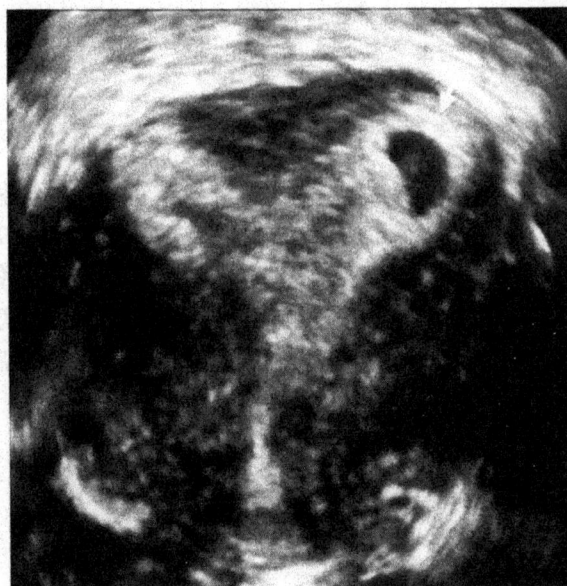

图 4 - 14 宫角妊娠的三维超声图。箭头：胚囊位于宫角处，与宫腔线之间未见"间质线"

四、完全性葡萄胎

滋养叶细胞增生，胎盘绒毛间质水肿形成大小不等的水泡，相互间有细蒂相连成串，形如葡萄状，故名葡萄胎。

声像图表现：子宫增大，大多大于停经月份，宫腔内无胎儿，充满无数大小不等的水泡，其界面反射形成"雪片状"或"蜂窝状"回声（图4-15）。有时在宫腔内可见不规整形液性暗区，为宫腔积血或残余的绒毛膜囊。卵巢常见单侧或双侧黄素囊肿，中等大小，多房分隔。其房内为回声暗区。

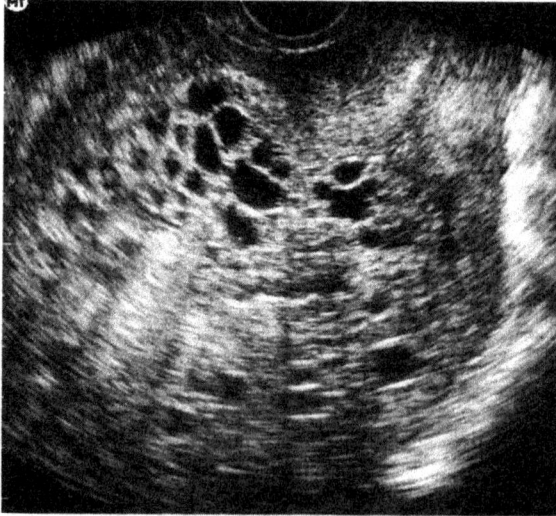

图4-15　完全性葡萄胎，宫腔内充满大小不等的
"蜂窝状"回声

五、侵蚀性葡萄胎和绒毛膜癌

是指葡萄胎组织侵入子宫肌层局部或转移至子宫外，其子宫外转移又名"转移性葡萄胎"。因具有恶性肿瘤的生物学行为而命名。侵蚀性葡萄胎来自良性葡萄胎，多数在葡萄胎清除后6个月内发生，尤其是葡萄胎清除后2~3个月为多见。典型的侵蚀性葡萄胎超声和临床诊断并不困难，其临床鉴别很大程度上取决于前次妊娠史、临床病程以及血HCG的增高程度。但在某些临床病例需要多种辅助检查方法综合分析，甚至最后需手术后病理检查诊断。

侵蚀性葡萄胎超声主要表现有：

（1）子宫正常大或不同程度的增大；子宫形态可不规则。

（2）宫腔或子宫肌层内病灶处表现为界面较多，见不规则的点状、条索状、团状、海绵状或蜂窝状回声，无明显边界（图4-16）。

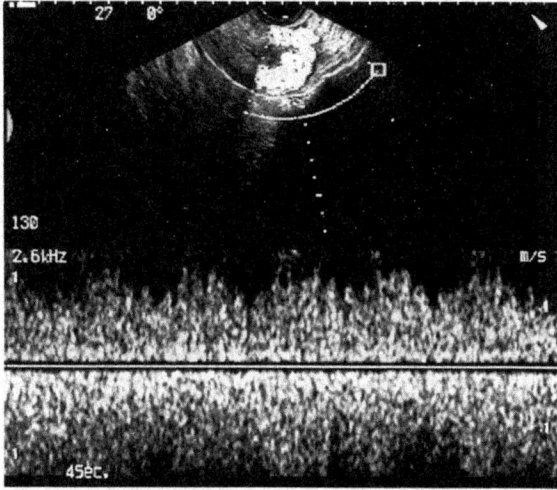

图 4 - 16　侵蚀性葡萄胎动静脉瘘频谱，包络线毛糙状

（3）病灶侵及宫旁时，可在子宫旁出现不规则肿块，无包膜并向周围侵入。

（4）二维可见的海绵状或蜂窝状回声为扩张的血管，CDFI 显示病灶处血流信号极其丰富，呈网状或湖泊状血流（图 4 - 17），因滋养肿瘤细胞以侵蚀血管为主，造成血管动静脉之间的交通，故表现为动静脉交流形成和涡流的存在，彩色斑斓，RI 极低，大都在 0.2 ~ 0.4，动脉血流频谱明显包络线毛刺状，显示较高舒张期多普勒频谱或动静脉瘘频谱。盆腔静脉明显扩张，大多表现静脉波形（图 4 - 18）。

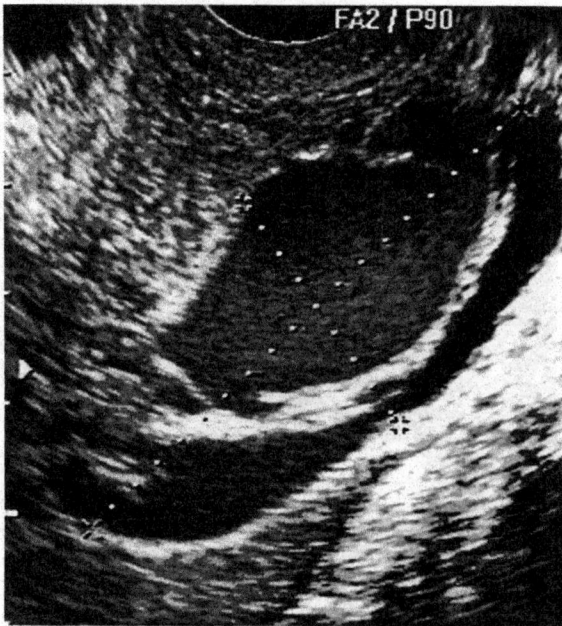

图 4 - 17　侵蚀性葡萄胎宫旁病灶呈"湖泊状"

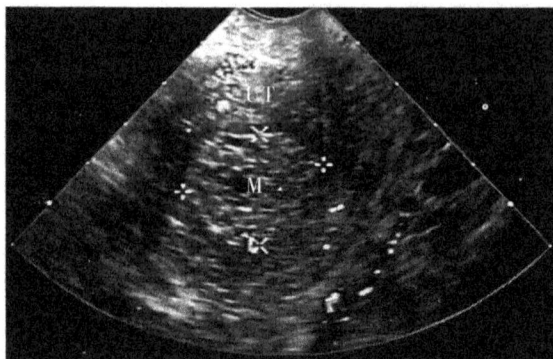

图 4 - 18   盆腔静脉明显扩张，大多表现静脉波形

六、卵巢肿瘤

超声检查从影像学的角度判断肿块为囊性、混合性或实质性，肿块和周围组织的关系，从而推断包块的来源和包块性质。

1. 卵巢成熟畸胎瘤   是生殖细胞肿瘤的一种，又称"皮样囊肿"（dermoid cyst），为良性肿瘤。占卵巢肿瘤的 10% ~ 20%，卵巢成熟畸胎瘤内可含外、中、内三个胚层的组织，如向单一胚层分化，将形成高度特异性畸胎瘤，如卵巢甲状腺肿。

卵巢成熟畸胎瘤超声表现因各种胚层组织成分不同而不同，表现多种多样，特异性较强。形态上多呈圆形或椭圆形的肿块，包膜较厚。大多在边缘上见正常卵巢组织回声。内部回声大致可分为成团型（图 4 - 19）、弥散光点型（图 4 - 20）、类实质型、脂液分层型和多种回声型 5 种类型。

彩色多普勒超声在肿块内部及边界较难探及血管。由于畸胎瘤内部回声与肠曲相似，且混于肠曲中，超声下容易漏诊。

2. 卵巢肿瘤超声特征   就卵巢来源的包块，它在影像上有一些共性的表现：

（1）单纯的单房性囊肿几乎都是良性的，而多房性卵巢囊肿，尤其当发现其中有实质性区域或中隔有不规则的增厚区时，恶变的可能性大。

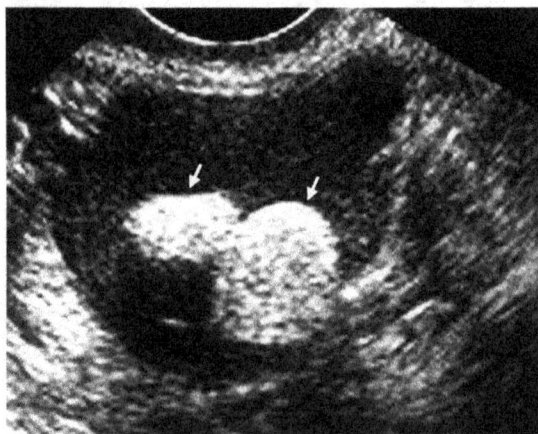

图 4 - 19   成熟畸胎瘤囊内强光团，为皮脂回声

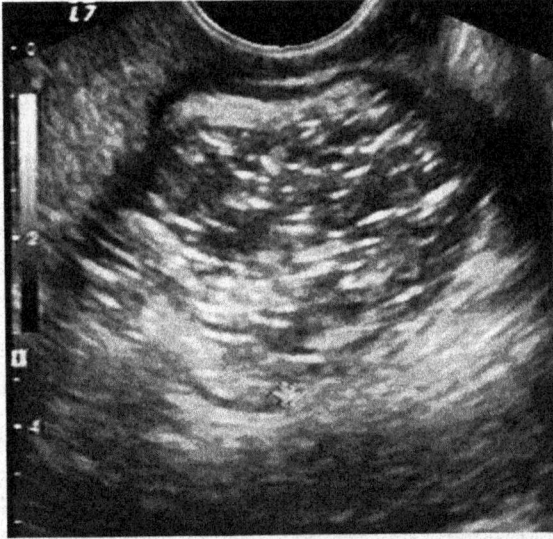

图 4-20 畸胎瘤（短线状回声，为毛发回声）

（2）囊实混合性肿瘤可以是良性的，也可以是恶性的；后者常伴有腹水，超声表现为囊性肿瘤腔内伴有较大的实质性暗区，也可以表现为实质性病变中伴有散在的囊性区。

（3）实质性肿瘤可以是良性的，也可能是恶性的。良性实质性肿瘤声像图显示肿瘤形态规则，边缘光滑完整，内部回声呈分布均匀的散在细小光点，均匀性透声性能良好者，可有后方回声轻度增强效应。而恶性实质性肿瘤声像图为：肿瘤形态多不规则，轮廓模糊，边缘回声不整或中断，厚薄不均（图 4-21）；内部回声强弱不一，可呈弥漫分布的杂乱光点或融合性光团，或均匀性回声内出现不规则暗区（图 4-22），后方无回声增强效应或有轻度衰减，并有粘连性腹水征。

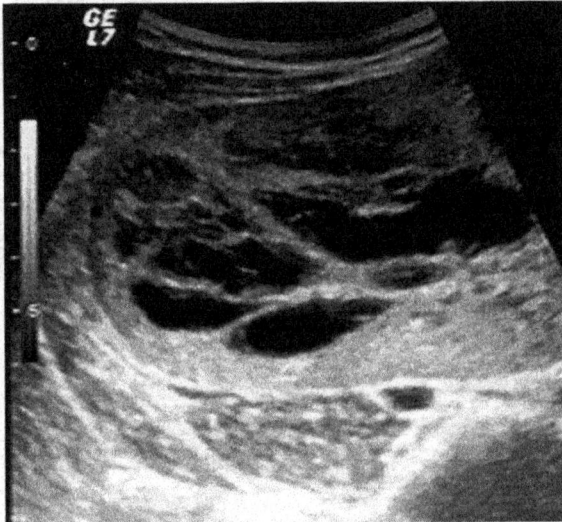

图 4-21 卵巢恶性混合性生殖细胞肿瘤，含无性细胞瘤、内胚窦瘤及未成熟畸胎瘤成分

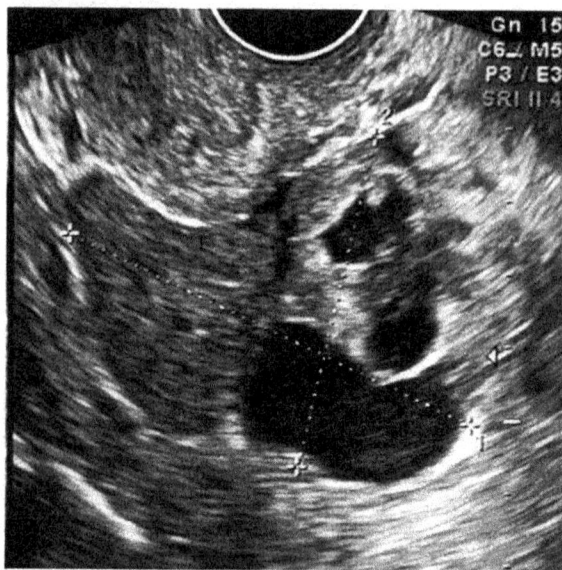

图 4 - 22   浆液性囊腺癌，囊实性包块，不规整外形

（4）彩色多普勒超声从包块血供（图 4 - 23）的丰富程度及血流指数的各项指标也可帮助判断卵巢包块的良恶性。

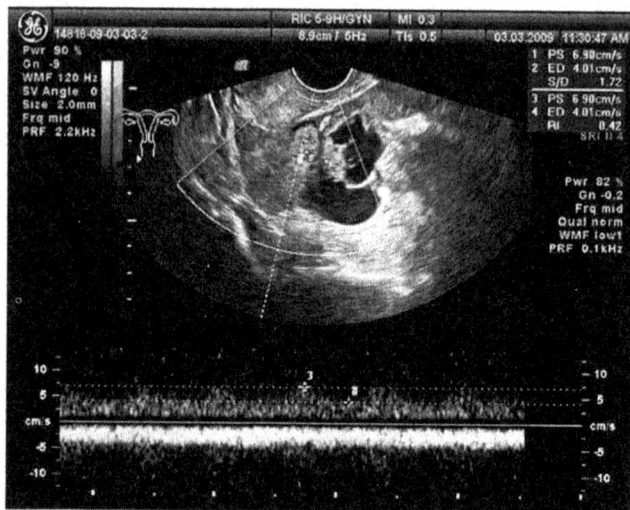

图 4 - 23   卵巢恶性肿瘤较为丰富血流，低阻力

（周晓亮）

第三节   产科超声诊断

一、产前诊断

产前诊断是一门新学科，是用医学技术对可能出现先天性疾病胎儿的孕妇进行宫内诊断,确定胎儿的表现性(形态学诊断、细胞遗传学及生化遗传学诊断)或基因型(基因诊断)。是一个多学科交叉学科,需要一个团队来完成,包括产科医生、医学遗传学学者、分子生物学学者、物理和化学学者、伦理学和社会学学者以及小儿外科医生等。

超声产前诊断目前占国内各产前诊断中心诊断的90.5%;分子生物遗传分析占5.4%;酶学诊断占7.5%;细胞遗传分析占3.6%;遗传咨询占21.8%;生化检测占57.1%;病原体检测占72.1%。可见超声对产科临床产生巨大的影响,对于胎儿产前诊断,超声检查将其与许多近几年发展起来的生化和生物物理技术相比较,无疑是最佳的选择。产前超声诊断是高技术性和高风险性并存的,产前诊断也是先进性和成长性并存的,而西方国家模式仅能供我们参考。

二、产科超声筛查

11~14孕周颈后透明层 NT (nuchal translucency) 测量的早期妊娠超声筛查 (first trimester ultransoundscreening) (图4-24) 和18~24孕周胎儿形态学 (morphology) 为主要内容的超声筛查。在很多发达国家的产科超声中心,它们占80%以上的产科工作量。而妊娠中、后期胎儿异常的诊断 MRI 占很大的优势。

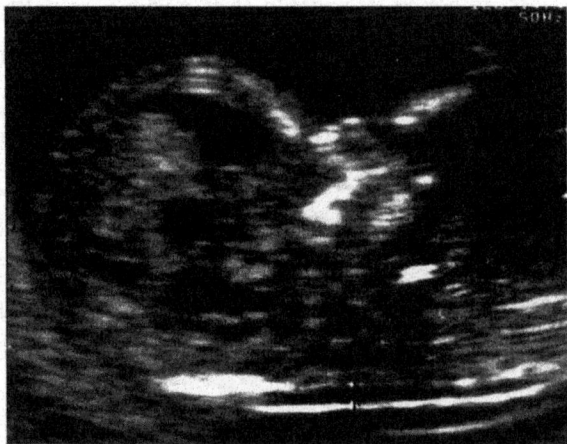

图4-24 孕12周胎儿 NT 测量

早期妊娠11~14孕周超声筛查的意义在于:①许多胎儿畸形(约80%)在孕12周前已经发生,有可能被早期发现。②阴道超声应用有更高的分辨率,许多先天性畸形开始发生之后即被发现,如:露脑畸形、单脐动脉等。③早孕超声检查所确定胎龄最为正确,可确定多胎的类型及胎儿发育的相关病理情况。④超声发现先天性愚型在18~23孕周概率只有40% (1/3~1/2先天性愚型胎儿无明显的解剖结构异常),而在11~14孕周 NT 的测量可以提示很多相关的胎儿异常,如62%~80%先天性愚型胎儿的 NT 增厚,预测胎儿染色体异常发生的风险率,以确定是否再进一步进行其他的产前检查,如羊水穿刺染色体检查等。

18~24孕周形态学为最佳超声诊断时间的理由:①18周~24孕周胎儿各个系统已发育完善可以完成超声检查。②子宫内羊水较丰富,四肢活动较多,有利于超声看见完整的胎儿。③胎儿骨骼尚未完全钙化对超声检查的影响较小,便于对胎儿体表及内脏的观察。④在11~14孕周筛查时有不确定的情况可以在这一时期进行进一步检查,衔接羊水穿刺染色体检查时间。

超声产前诊断虽被广泛应用，但有局限性。美国妇产科医师协会警告：不管使用哪种方法，亦不管妊娠在哪一阶段，即使让最有名的专家进行彻底的检查，将所有的胎儿畸形被检测出这一期望是不现实的也不合情理的。

超声产前筛查是出生缺陷二级预防措施，不能预防发生，只能通过避免出生降低部分缺陷率。有很多因素影响超声检查的灵敏度和正确性。如：超声检查的技巧，筛查的时间选择，仪器的灵敏度，孕妇的条件，胎儿的方位，羊水的多少。某些发病机制不清的疾病，如果没有预兆性的形态学标记，超声产前诊断是不能有效、圆满完成的，如智力发育障碍等。胎儿生长的生命体，在发育过程中有的变化可造成超声检查结果的不确定性，产科超声检查随访很重要。

据国外产科超声中心报道，如在 11～14 孕周以及 18～24 孕周均进行过超声检查的，结合多种血清项目的检查可以排除 85%～95% 的胎儿缺陷，但始终还有 5%～15% 的胎儿缺陷无法在产前诊断。

三、常见胎儿畸形的超声诊断

卫生部 2003 年 5 月 1 日起实施的《产前诊断技术管理办法》中规定妊娠 18～24 周超声应诊断的致命性胎儿缺陷包括无脑儿、脑膨出、开放性脊柱裂、胸腹壁缺损内脏外翻、单心腔、致命性软骨发育不全。检查者应对胎儿畸形有较全面的认识，检查时要有一个清晰的思路，掌握一定的扫查技巧和方法，循一定的检查规律，以下 6 大胎儿异常还是可以发现的：

1. 无脑畸形 神经管头段未发育或未闭合即形成无脑畸形，无脑儿的颅底骨发育完全而缺少颅顶骨。超声可在 10～12 孕周便可诊断胎儿无脑畸形。超声表现：颅骨光环缺损，仅见一轮廓不规则的强回声，脑组织回声部分（图 4-25）或完全缺失（图 4-26）可显示，但颅面比例失调，眼窝浅小眼珠突出，耳低位，短颈，呈"蛙状面"。

2. 脑膨出 脑组织从颅骨缺损口向外膨出犹如蕈状（图 4-27）。男性好发颅前部脑膨出，女性多见颅后部脑膨出，约占 70%。

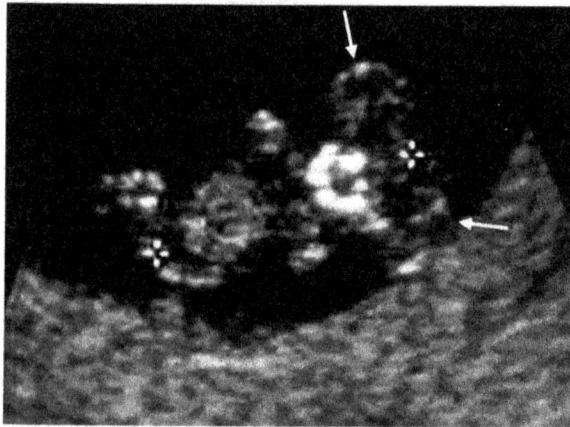

图 4-25 孕 13+周胎儿超声检查发现露脑畸形

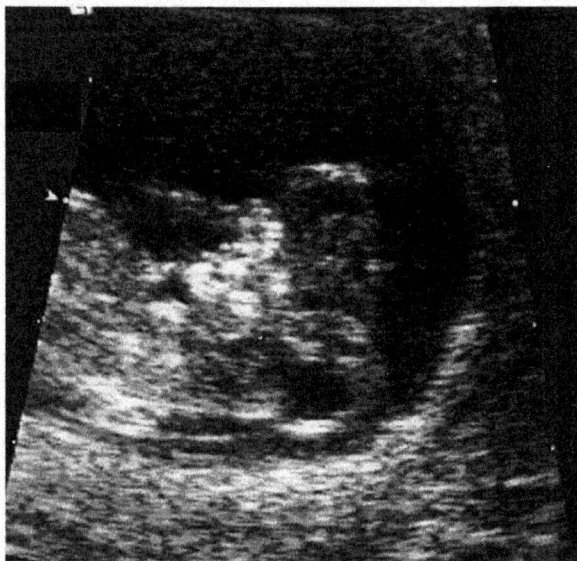

图 4 - 26 孕 19 周胎儿超声发现无脑畸形

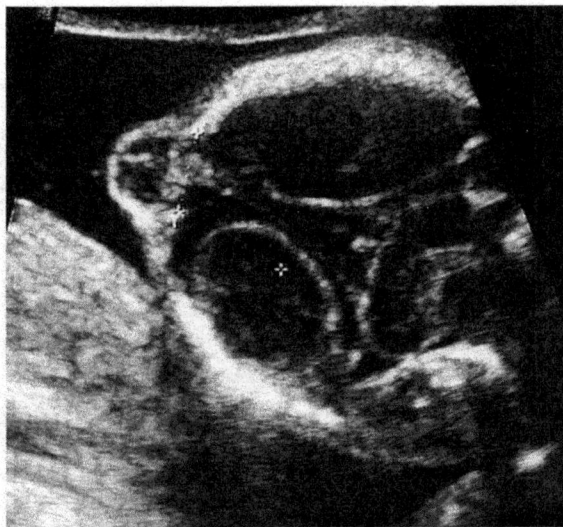

图 4 - 27 胎儿脑膨出

3. 开放性脊柱裂 脊柱裂是后神经孔闭合失败所致, 其主要特征是背侧的两个椎弓未能融合在一起, 脊膜和 (或) 脊髓通过未完全闭合的脊柱疝出或向外暴露, 膨出包块内只含脊膜和脑脊液者为脊膜膨出, 膨出包块内含脊膜、脑脊液、脊髓和神经组织者为脊髓脊膜膨出。脊柱裂膨出的包块多位于脊柱后方, 常能见到椎骨异常及双侧椎弓分离, 脊柱横切时脊椎三角形骨化中心失去正常形态, 位于后方的两个椎弓骨化中心向后开放, 呈典型的 "V" 或 "U" 形 (图 4 - 28), 另外, 开放性脊柱裂还常伴有一系列的脑部超声特征: 柠檬头征 (图 4 - 29)、香蕉小脑征 (图 4 - 30), 后颅窝池消失、脑室扩大等, 也可作为鉴别的参考。

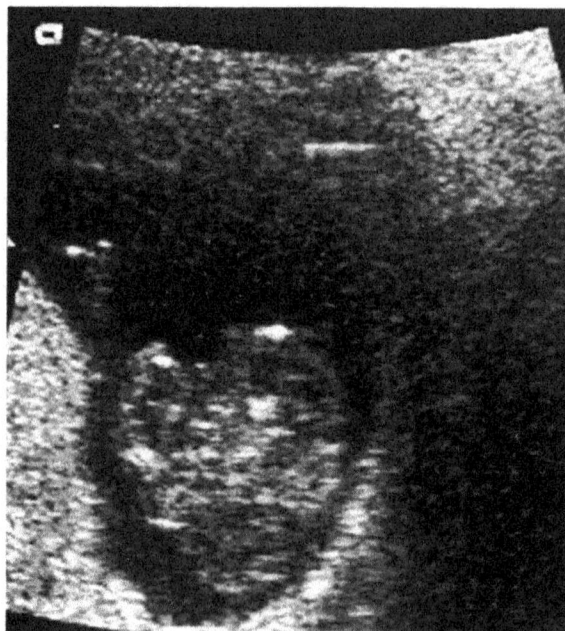

图 4 - 28　开放性脊柱裂呈典型的 "V" 或 "U" 形

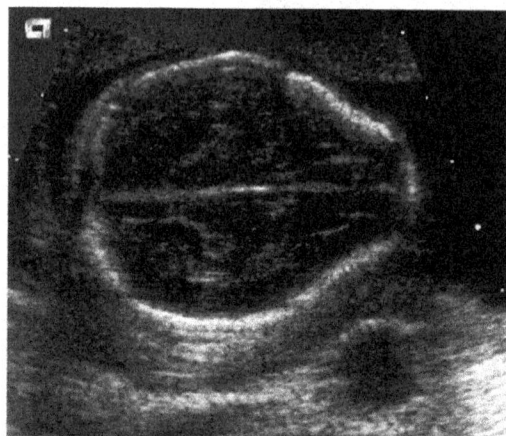

图 4 - 29　开放性脊柱裂柠檬头征

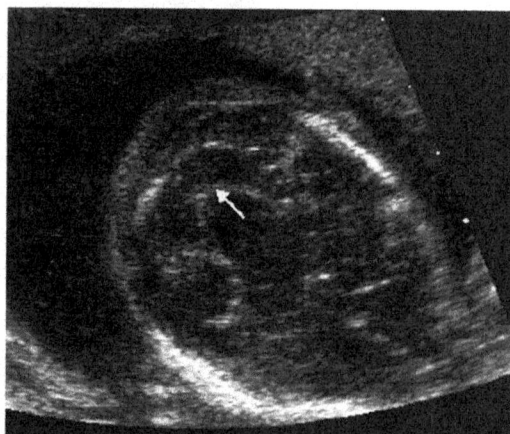

图 4 - 30　开放性脊柱裂香蕉小脑征

　　胎儿孕周较大、较小或胎儿体位不佳,脊髓脊膜膨出物较小时,病变部位不明显超声诊断较困难。

　　4. 胸腹壁缺损内脏外翻　腹裂属于非中线缺损,多位于脐带根部右旁,而脐根部正常,外翻的内脏表面无腹膜和羊膜覆盖(见图 4 - 31),母体的 AFP 有明显升高。

　　5. 单腔心　单腔心是指房间隔和室间隔均未发育,心脏只有心房和心室两个心腔,心房通过共同房室瓣与单心室腔相连接。单腔心常伴或不伴有残余心室腔和心室与大动脉连接关系等异常情况,是严重的心脏畸形(图 4 - 32)。

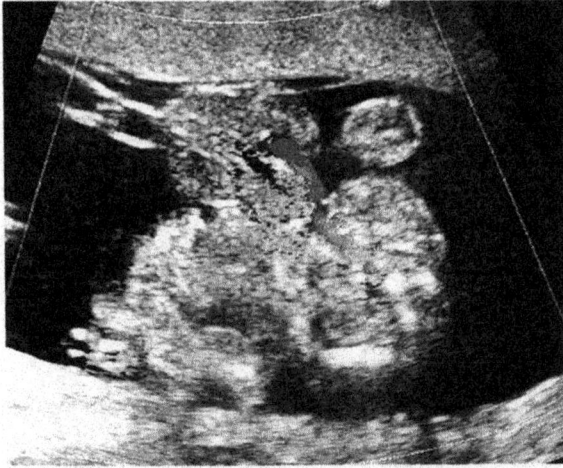

图 4 – 31　腹壁缺损伴胎儿肝脏、部分肠管外翻

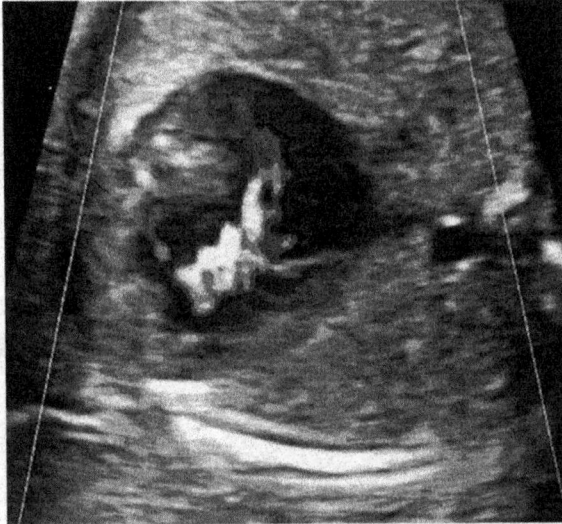

图 4 – 32　孕 21 周胎儿单腔心，见一股血流通过共同房室瓣

6. 致命性软骨发育不全　骨骼系统异常主要有成骨发育不全和软骨发育不全。

成骨发育不全有 2 型：Ⅰ型成骨发育不全罕见，发生率 1/25 000，是常染色体显性遗传疾病。超声表现：扫查发现胎儿四肢短小，特别是股骨及肱骨，并可以见到长骨呈弯曲状或成角现象（图 4 – 33）。Ⅱ型成骨发育不全属常染色体隐性遗传。超声表现：扫查时可发现胎儿四肢短小，特别是股骨、肱骨明显小于相应孕周值，并可见长骨成角等骨折现象（图 4 – 34）。Ⅰ型和Ⅱ型成骨发育不全超声确诊后需及时引产处理。

软骨发育不全主要病变发生于长骨的骨骺，软骨的骨化过程发生障碍，是一种特殊类型的侏儒症，此病脑发育正常，生后可存活。

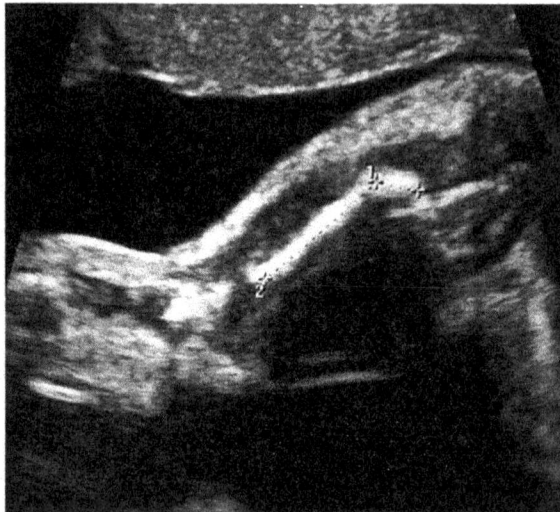

图4-33　成骨发育不全胎儿，股骨成角

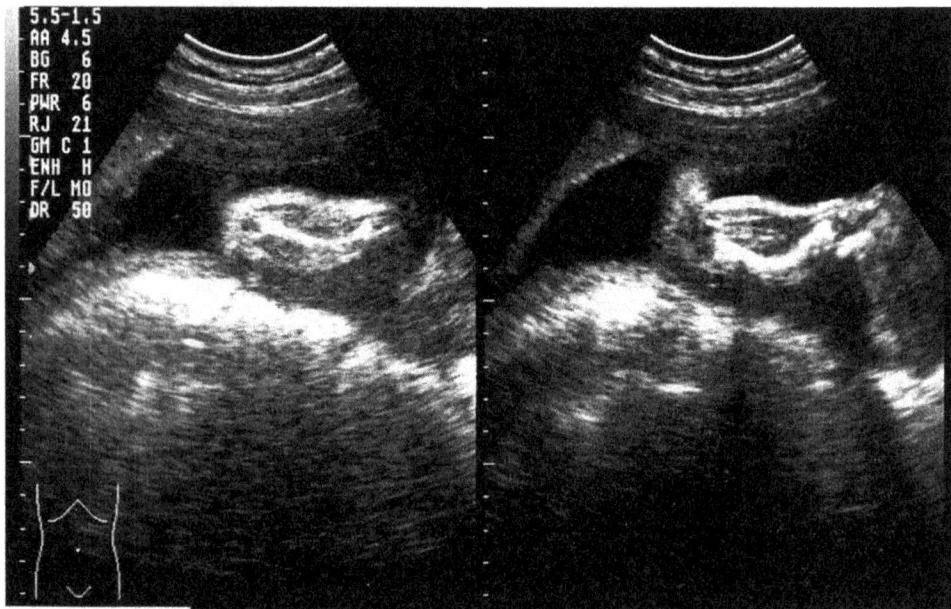

图4-34　胎儿股骨成角畸形

附：超声产科监护主要指标

一、子宫动脉

　　子宫动脉是妊娠期子宫血液供应的主要来源，妊娠期子宫壁的血液较非妊娠期丰富。早孕期子宫动脉频谱呈高阻，有明显的舒张期切迹，早孕晚期子宫动脉阻力开始下降，中孕期呈迅速下降趋势，孕26周子宫动脉舒张期切迹消失，孕33周后血管阻力稳定，S/D比值达1.80，RI：0.45，一直持续到分娩。孕26周以后，子宫动脉 S/D >2.60，舒张期切迹未消失为子宫动脉阻力增高表现，引起子宫动脉阻力增高主要见于妊高征和 IUGR。妊娠期子宫动脉血流参数正常值如表4-1所示：

表4-1　妊娠期子宫动脉血流参数正常值

孕周	S/D	RI
5~8 周	7.0 ±5.0	0.84 ±0.05
9~12 周	7.0 ±5.05	0.78 ± 0.12
13~16 周	4.1 ± 2.6	0.68 ± 0.14
17~20 周	2.5 ± 20.72	0.58 ± 0.10
21~24 周	2.4 ±10.68	0.56 ±0.09
25~28 周	2.16 ± 0.89	0.49 ±0.11
29~32 周	2.05 ±0.38	0.49 ±0.88
33~36 周	1.88 ± 0.34	0.45 ±0.99
37~38 周	1.76 ±0.35	0.41 ± 0.11
39~40 周	1.90 ±0.37	0.45 ± 0.11

二、脐动脉

脐动脉是胎儿胎盘循环的重要血管通路，是超声用于产科临床评价胎儿胎盘循环应用最早和最广的重要检测指标之一，其血流动力学改变可反映胎盘胎儿及母体某些病理变化。

经阴道彩色多普勒在妊娠7周即可显示脐血管，频谱特征是收缩期单峰状，无舒张期血流信号，妊娠9周以后脐血管开始显示三根血管，妊娠11~12周脐动脉开始出现舒张期血流信号，中孕期脐动脉舒张期成分增多，血管阻力迅速下降，孕33周脐动脉S/D比值正常范围是2.46±0.38，RI是0.57±0.09，一直持续到分娩。引起S/D增高的疾病有：妊高征、胎儿宫内生长迟缓、母亲糖尿病、多胎妊娠等。

妊娠期脐动脉血流参数正常值如表4-2所示。

表4-2　妊娠期脐动脉血流参数正常值

孕周	S/D	RI
9~12 周	8.54 ±0.95	0.80 ±10.08
13~16 周	8.54 ± 0.95	0.80 ±0.08
17~20 周	3.88 ±0.98	0.73 ±0.06
21~24 周	3.12 ±0.67	0.67 ±0.08
25~28 周	3.23 ±0.98	0.66 ±0.08
29~32 周	2.97 ± 0.74	0.64 ± 0.08
33~36 周	2.46 ±0.48	0.57 ±0.09
37~38 周	2.39 ±0.38	0.57 ±0.06
39~40 周	.2.24 ±0.41	0.54 ±0.08

三、胎儿心功能

常规评价成人和儿童左心室收缩和舒张功能的超声心动图指标包括射血分数（EF）、短軸缩短率（FS）及二尖瓣口舒张期血流流速曲线分析等。而胎儿期心脏体积小、心室内膜显示欠清、较难标准化心血管结构的方位、胎动及母体腹壁声窗欠佳，较难准确的评价胎儿心室功能。由于胎儿特有的心脏解剖及循环生理特点，胎儿右心系统占优势，因此可靠的评价右心功能尤其重要，常用的方法及指标有：

1. M 型测量心室缩短分数（FS）　FS% =（舒张期内径 – 收缩期内径）/舒张期内径 × 100%。正常值为 0.28 ~ 0.38。

2. 多普勒超声比较二尖瓣、三尖瓣频谱　正常情况下，E 峰 < A 峰，E/A 比值随妊娠周数的增加而增大，但始终小于 1。三尖瓣 E 峰与二尖瓣 E 峰比值平均为 1.2 ∶ 1。血流速度积分平均比值为 1.1 ∶ 1。

3. Tei 指数　即心脏做功指数 =（ICT – IRT）/ET，其中 ICT 是等容舒张时间，IRT 是等容收缩时间，ET 是射血时间，理论上能综合反映心脏的收缩和舒张功能，而且其测量方法简便，重复性强，不受心室几何形态的影响，已被很多学者接受。正常胎儿左室 Tei 指数为 0.37 ± 0.12，右室 Tei 指数为 0.36 ± 0.12，不同孕龄、不同心率胎儿之间的 Tei 指数无显著性差异。

（杜亚萍）

第四节　计划生育科的超声诊断

中国已婚育龄妇女 IUD 的放置率为 68.6%，超声检查逐步取代放射检查，超声对全金属节育器的反射敏感，对硅胶加金属等类材料制成的节育器敏感性相对减低。二维超声通过几个切面扫查，结合操作者的工作经验，大致了解宫内节育器的情况。

一、宫内节育器的定位

超声 IUD 检查首先要观察子宫内是否存在 IUD，如子宫内显示 IUD，需测量 IUD 上缘至宫底浆膜层距离及 IUD 下缘至宫颈内口的距离；子宫前壁和后壁的厚度之和；IUD 上缘到宫腔底部距离；子宫内膜线的长度（图 4 – 35）。

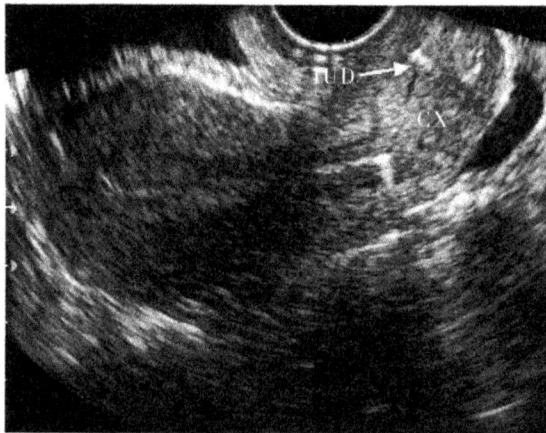

图 4 –35　宫内节育器下移位于宫颈管内

· 70 ·

二、IUD 宫腔内异常

IUD 宫腔内异常的表现包括 IUD 下移与带器妊娠，IUD 变形（图 4 – 36）、成角、断裂、嵌顿及穿孔等。超声能及时发现 IUD 在宫内有无下移、嵌顿。对于 IUD 变形的诊断，二维超声检查虽然可以通过探头的旋转及方向的改变来显示 IUD 的全貌，但由于 IUD 所含金属成分，声阻抗大，易产生多重反射，大部分 IUD 形态不能完整地显示出来，无法明确 IUD 是否变形或断裂。近年来开展的三维超声对 IUD 的形态及变形、扭曲、断裂可作出诊断，基本不存在误诊和漏诊（图 4 – 36、图 4 – 37、图 4 – 38）。

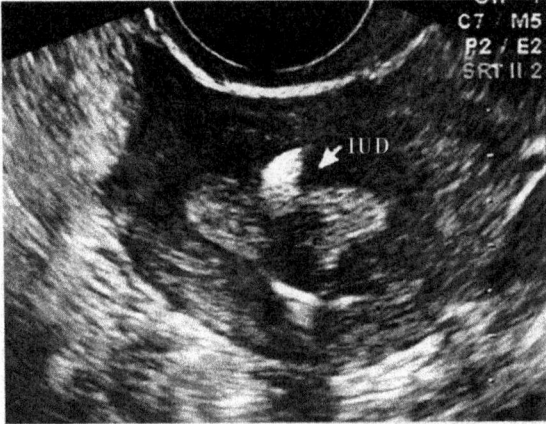

图 4 – 36　宫内节育器宫腔内变形

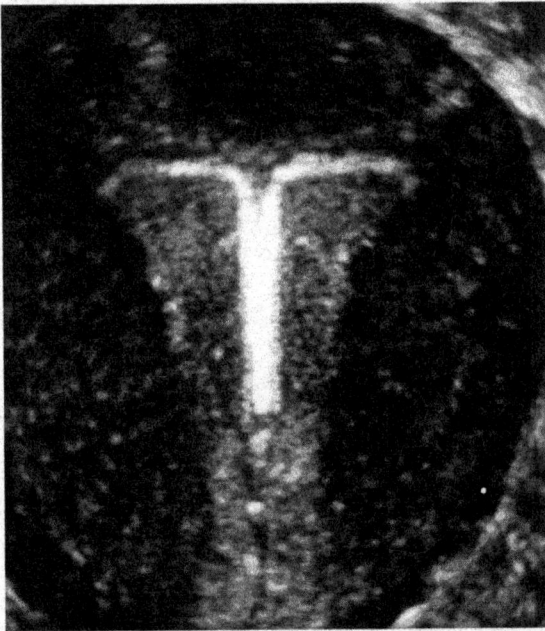

图 4 – 37　三维超声成像后显示的宫腔形态和节育器形态位置

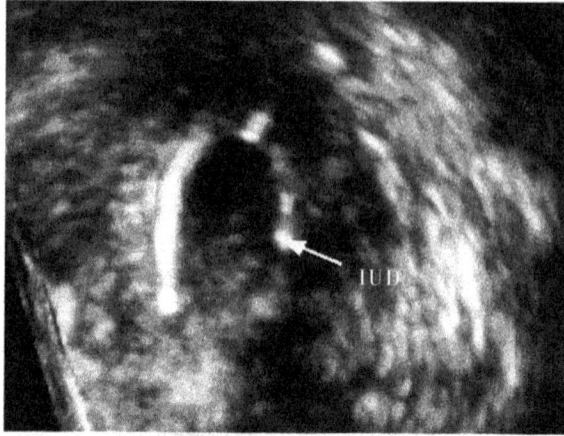

图 4-38　宫内节育器断裂后三位成像图，断裂节育
器呈倒置"U"形。IUD：宫内节育器

（杜亚萍）

第五节　不孕不育的超声诊断

一、无排卵周期卵巢、卵泡发育的一些现象

（一）卵泡不发育

连续动态观测均无明显的卵泡或持续存在 <1cm 卵泡，无周期性变化。

（二）不排卵而形成卵泡囊肿

动态追踪观测的卵泡，直径达到 20cm 仍不排卵，继续发展形成卵泡囊肿。超声表现为壁薄，囊内液清，后壁增强效应的囊性块，5~6cm 直径较常见。

（三）无排卵黄素化综合征

较小卵泡，滞留卵泡或持续生长卵泡均可表现为不排卵，囊性暗区内有稀细的光点和稀疏网络状回声。

二、卵泡及排卵的监测

月经周期监测卵泡发育及排卵：于月经周期的第 5 天超声观察卵巢的基础情况，排除已有的卵巢异常情况，如卵巢非赘生性囊肿、残余卵泡等。第 10~11 天开始卵泡的发育，当一侧卵巢的优势卵泡直径大于等于 15mm 时，可每天超声观察，卵泡直径大于 20mm 时，基本为成熟卵泡。因排卵是瞬间的现象，超声观察到的大多是排卵以后的现象：追踪的成熟卵泡消失，皱缩，血体形成，后陷凹内液体。

诱发卵泡的监测根据不同药物的不同特点，超声观察的时间和内容也不同，如用 HMG 诱发排卵，除用药前检查外，要注意卵泡的多少和生长速度，增加检查的密度，注意卵巢的大小以及腹水的情况，及时发现卵巢过度刺激现象。

三、不孕不育中 CDFI 及多普勒频谱分析的应用

健康育龄妇女的子宫动脉的显示率应 100%，其阻力指数平均 0.85 ± 0.07，增殖期为 0.88 ± 0.05，黄体期为 0.84 ± 0.06。卵巢动脉一般在月经的第 9 天有舒张期血流，第 21 天左右达高峰。有优势卵泡侧卵巢血流较丰富，血流阻力较低。黄体血流为低阻力的黄体新生血管血流，早孕 3 个月内，黄体支持胚胎的发育，故黄体血流一直存在直到妊娠 3 个月以后。

如子宫动脉在舒张期无血流灌注或者 RI 升高，表示子宫血流贫乏，常常是不孕症的一个原因。改善灌注后可怀孕。卵巢血流异常表现为卵泡期和黄体期阻力无下降，甚至无血流，会造成体内的激素低下。黄体期血流缺乏或阻力升高，可提升黄体功能异常，是流产和习惯性流产的原因。但卵巢动脉显示与仪器的灵敏度、正确的操作和检查者的熟练程度有关，其评价激素仅可做参考。

（杨　眉）

第六节　彩色多普勒超声和三维超声

一、正常妊娠血流

正常胎儿的发育需要充足的氧和营养物质的供给，而此依赖于良好的子宫－胎盘（utero－placent）、胎儿－胎盘（fetoplacental）循环。彩色多普勒超声检查提供了一种研究子宫－胎盘、胎儿－胎盘循环的无创伤的体测方法。更直接地了解胎盘发育，观察胎儿宫内情况。

子宫肌壁的血供与其下的胎盘绒毛植入是相互影响的，绒毛滋养层的发育对胎儿生长发育起着决定性的作用。在正常妊娠时，胎盘附着处子宫肌层的螺旋动脉被滋养层合体细胞侵蚀，在孕 20~22 周螺旋动脉肌层全部剥脱，肌层消失，降低了螺旋动脉水平的阻力，使绒毛血管灌注增加，同时，绒毛迅速发展成三级绒毛，具有很高的表面积/容积比率，有利于膜的交换，营养物质的转送，这种解剖和生理的发展有利于胎儿发育的需要。

正常妊娠时，孕 6 周后可测出胎儿腹主动脉血流；8 周后可测出脐血流，12 周后出现脐血流的舒张期血流；9 周后可出现脑血流，11 周后在颞骨平面可看见大脑中动脉（图 4－39）、大脑后动脉、基底动脉及其形成的 Willis 环。

正常妊娠的胎儿－胎盘循环也有相关的频谱及一定的规律性。通向胎盘的子宫动脉频谱为一种充填型的较子宫动脉阻力降低的频谱，从 26 孕周起，血流频谱 S/D < 2.7，RI 也随妊娠周数而下降。胎盘床内子宫胎盘动脉频谱为较典型的低阻力型频谱，RI < 0.4，主要反映母体的微循环情况，正常情况下该频谱无多大改变。有学者测脐动脉 S/D，孕 30 周后持续 > 3，子宫动脉孕 26 周后持续 > 2.6，且有舒张期切迹存在，则尔后妊娠期高血压疾病、IUGR、胎儿宫内窘迫、死胎、早产的发生明显提高。子宫动脉血流对高危妊娠预测敏感性为 68%，特异性为 69%；子宫动脉加脐动脉预测高危妊娠阳性率为 93%，阴性率为 91%。

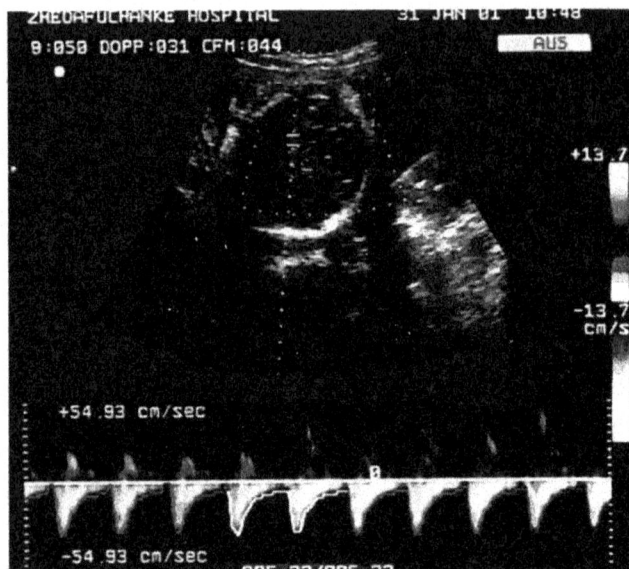

图 4 - 39　妊娠 32 周，胎儿大脑中动脉频谱

二、异常的妊娠血流

子宫动脉、胎盘血管、脐血管的 RI 较正常范围增高或出现无舒张期血流、逆向血流，均提升胎儿宫内危险，后二者出现胎儿有可能在 24 ~ 48 小时内死亡。这些血管的 S/D 比值异常的出现，一般认为较 NST 异常出现为早。孕 36 周以上的 S/D < 2.2，胎儿较安全，> 2.5 时应密切随访，> 3 时应严密监护积极处理。在 IUGR、妊娠期高血压疾病、胎儿宫内窘迫、胎儿畸形以及子宫肌瘤、盆腔包块时也有此现象。

大脑中动脉在妊娠中后期被应用于了解胎儿宫内窘迫的程度，其 RI 在后期呈负增长，代偿性血流增加，重新分配以保护脑、心等重要器官。其在正常范围内不能反映胎儿窘迫。大脑中动脉 RI/脐动脉 RI 比值更能反映胎儿宫内情况。正常时应 > 1，如 < 1 则表示胎儿宫内窘迫。

三、三维超声

三维成像技术近年来发展迅速，前景看好。随着计算机技术的发展，计算机容量和运行速度的改进，实时三维的重建，提供了更加丰富的三维立体空间信息，弥补了二维超声成像的不足。

（一）妇科的应用

1. 卵巢囊性或囊实性肿瘤的囊壁及囊内容物的观察　肿瘤重新成像图像更清晰、直观、立体感强，切面更均匀，不易遗漏壁内的乳头状物且能更明确观察肿瘤侵入的深度（图 4 - 40）。对不孕症的患者二维超声能正确地辨认黄体，但观察卵丘结构很困难，三维超声能清晰、快速地确认。

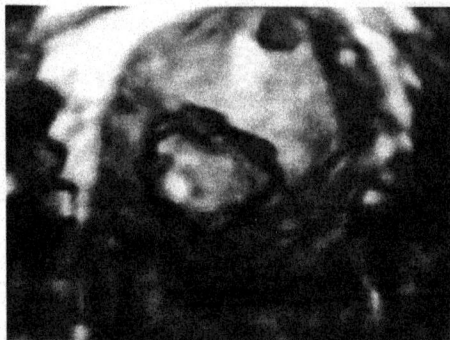

图 4-40 卵巢囊肿壁上实质性突起三维超声图

2. 体积的测定 三维超声对肿瘤体积的测定有二维超声所不可及的优势,这对肿瘤良恶性的判定、手术指征及疗效的判定是很好的参考指标。

3. 畸形子宫及宫腔内容物的诊断 成像后的宫腔可清晰地显示其走向、双侧输卵管开口、与宫颈管的关系及宫腔内赘生物的大小、位置、蒂部粗细等情况,可与宫腔镜相媲美 (图 4-41、图 4-42、图 4-43)。

4. 妇科肿瘤良恶性判定 在二维超声断面形态学的基础上,三维超声诊断卵巢恶性肿瘤的标准是观察病变区域的囊实性、内壁是否光滑、有无乳头状物、囊壁厚 (>3mm) 薄 (<3mm) 的情况、实性肿块是否均质和腹水的有无。为判定提供有价值的诊断依据。

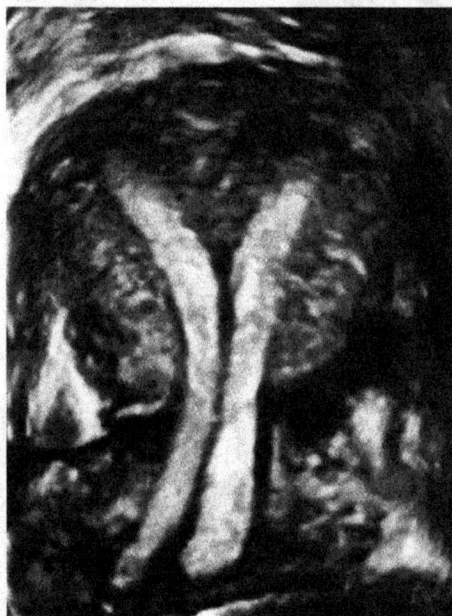

图 4-41 完全纵隔子宫三维超声图

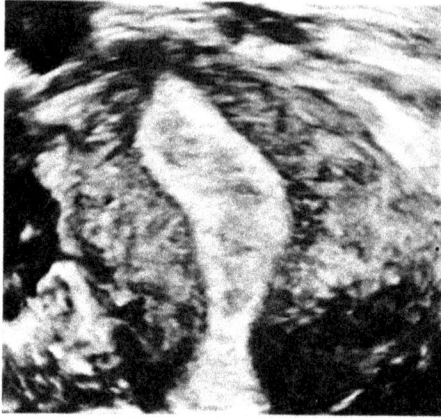

图 4 - 42　单角子宫三维超声图

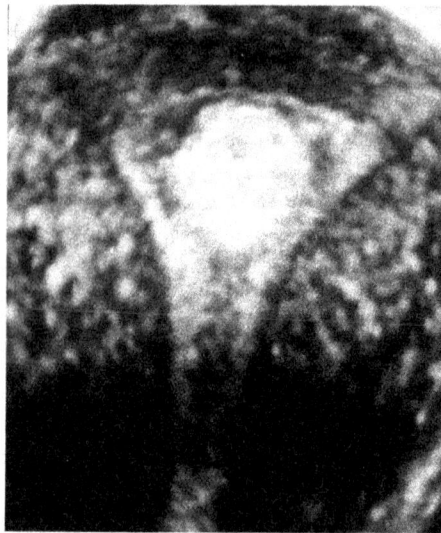

图 4 - 43　子宫内膜息肉三维超声图

（二）在产科的应用主要有

1. 胎儿面部的观察　胎儿面部的观察主要针对一些先天性面部畸形和染色体异常的胎儿面部异常（图 4 - 44、图 4 - 45）。三维超声比二维超声可清晰观察胎儿面部解剖和相互关系。胎儿唇部的观察对 24 周以后的胎儿，二维和三维超声无明显差别，24 周以前的胎儿唇部的观察，三维超声能确诊 93% 的胎儿正常唇部，二维超声为 68%。

2. 胎儿骨骼的观察　胎儿脊柱和胸廓先天性畸形较常见，胎儿脊柱和胸廓肋骨为不同的曲线结构，二维超声很难完整地显示整个结构，三维超声的透明成像功能能不受胎儿体位的影响清晰地观察脊柱和胸廓的连续性和结构的曲率（图 4 - 46、图 4 - 47）。

3. 各孕龄胎儿各器官的成像　孕 5 ~ 40 周各期的胎儿均可成像，8 ~ 13 周时可获得完整的胎儿图像（图 4 - 48），妊娠晚期羊水较少，探测成像较困难。

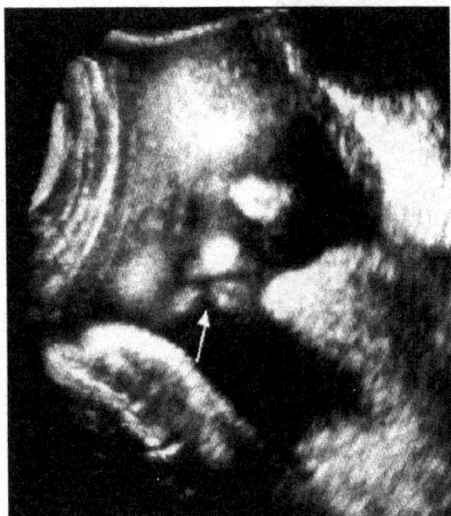

图 4 –44　胎儿唇裂三维成像图

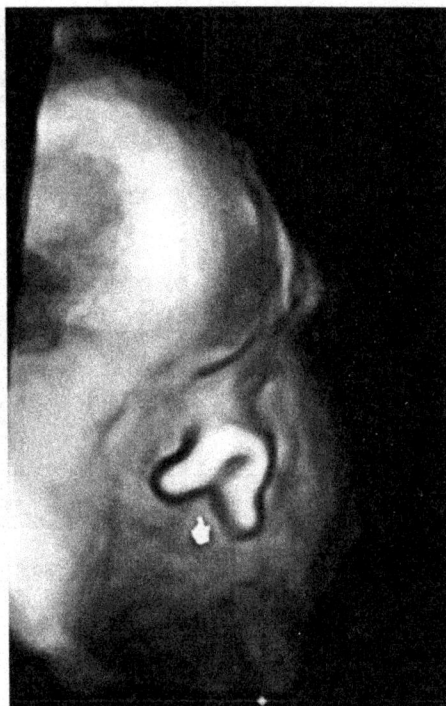

图 4 –45　胎儿外耳异常三维超声图

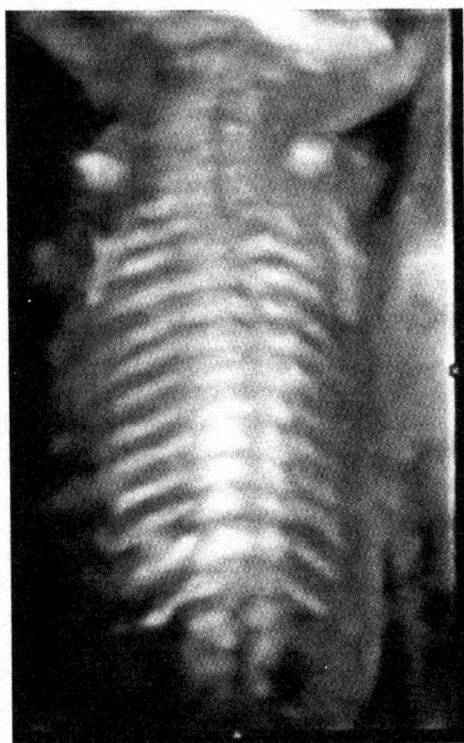

图 4 –46　胎儿脊柱颈胸段三维超声图

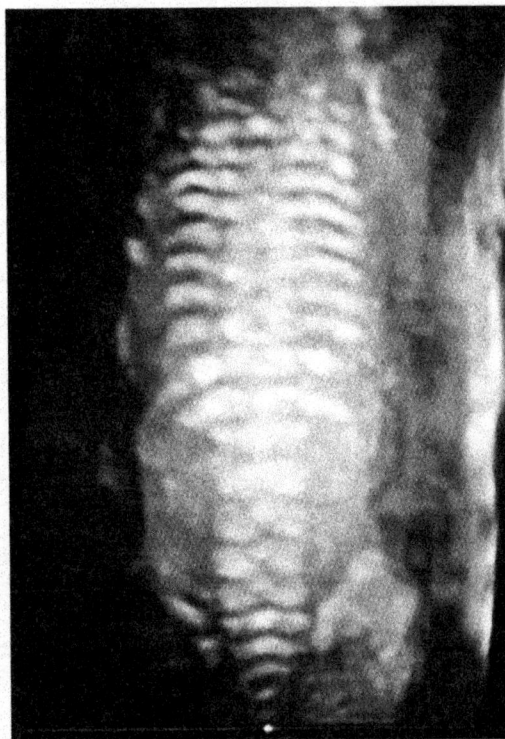

图 4 –47　胎儿脊柱三维超声图

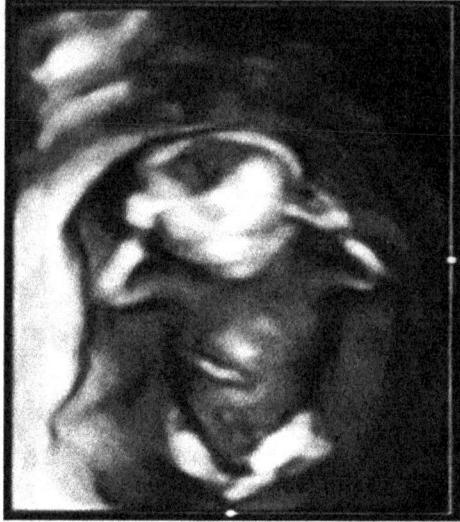

图 4-48　15 周胎儿三维成像图

（杨　眉）

第五章　妇产科内镜治疗

第一节　宫外孕的腹腔镜手术治疗

目前，宫外孕的诊断并不困难，结合超声波检查以及血或尿 β - HCG 或 HCG 检查，可以使许多异位妊娠患者能够在未发生腹腔内大出血的情况下得到诊断。而腹腔镜手术则能够在及早、准确诊断异位妊娠的同时，选择最恰当的方法治疗异位妊娠，从而避免患者发生腹腔内大出血等严重后果，同时由于其创伤小、恢复快，使患者住院时间明显缩短。因此，腹腔镜手术已作为诊治异位妊娠的主要手段。

（一）适应证

1. 陈旧性宫外孕　对容易患宫外孕的患者，如有慢性盆腔炎、不孕症、曾有过宫外孕、输卵管曾做过整形手术等，在妊娠早期及对行超声波检查，同时发现有盆腔包块，阴道流血，血 HCG 升高不明显，疑诊陈旧性宫外孕者。可以行腹腔镜检查及手术。

2. 流产型宫外孕　生育年龄妇女出现下腹疼痛或不规则阴道出血，应常规行血或尿 HCG 检查，对 HCG 呈阳性者，应进一步行超声波检查。排除宫内妊娠后，如在宫旁发现囊实性包块，或腹腔有积液，则可疑宫外孕，应尽早安排患者接受腹腔镜检查。

3. 宫外孕破裂出血　对有剧烈腹痛伴有一过性昏倒者，应高度怀疑有腹腔内出血，应及时行腹腔穿刺或后穹隆穿刺，如抽出不凝固的较新鲜血液即可诊断，如此时尿 HCG 阳性，更可确诊为宫外孕，应及时行腹腔镜手术治疗。

4. 其他　对于 HCG 反复阳性，刮宫无绒毛组织，刮宫后 HCG 仍为阳性，而不能确诊为妊娠滋养细胞肿瘤者，应行腹腔镜检查以排除宫外孕。

（二）禁忌证

1. 绝对禁忌证　①盆腔严重粘连，不能暴露病变部位的输卵管。②腹腔大量积血、患者处于严重休克状态。

2. 相对禁忌证　妊娠包块大小及部位等，如间质部妊娠包块较大者手术较困难，为相对禁忌证。之所以称为相对禁忌证，是因为这要根据手术医师的经验及手术技能而定，对一个医师来说不能用腹腔镜完成的手术，另一个医师可能能够完成。

（三）手术方法

气腹成功后首先经脐部放入腹腔镜，确诊为输卵管妊娠并可行镜下手术后，在下腹两侧或同侧放入两 5mm 穿刺套管，用于放入手术器械，一般情况下 3 个穿刺孔即可完成手术，如有必要，可在左侧腹直肌外缘再放一个穿刺套管。先吸净盆腔内积血，如遇盆腔粘连可先分离粘连，充分暴露病变输卵管，并观察对侧输卵管情况，以决定选择手术方式。手术结束时用大量生理盐水将盆腔彻底冲洗干净。

1. 输卵管切除术　如果患者不需要保留生育能力，或输卵管已严重破坏，应选择输卵管切除术。如果同侧输卵管曾有过一次妊娠，或该侧输卵管曾行过伞端造口术，一般认为应行输卵管切除术。

将举宫器放入宫腔，使子宫保持前倾位，充分暴露患侧输卵管，用一把抓钳提起输卵管伞端，自伞端开始用双极电凝钳靠近输卵管钳夹、电凝输卵管系膜，然后用剪刀剪断系膜，直至输卵管宫角部，切除患侧输卵管。靠近输卵管电凝系膜的目的是减少电凝对卵巢系膜及其血液供应的影响。也可使用一种带刀双极电凝钳（PK 刀），其优点是电凝组织后可立即下推刀片，将组织切断，无须反复更换手术器械，从而缩短手术时间。

输卵管切除也可逆行进行，先钳夹切断输卵管峡部近宫角处，再逐步电凝切断输卵管系膜至输卵管伞端，逆行切除病变输卵管。

2. 输卵管部分切除术或电凝术　输卵管部分切除术主要适用于输卵管峡部或壶腹部妊娠破裂不能修补，而患者又不愿切除输卵管者。输卵管切开取胚胎及修补术失败者也可考虑输卵管部分切除术或电凝术。病灶切除后输卵管剩余部分将来可以行输卵管吻合术以获得生育能力。

首先用双极电凝钳将妊娠部位两侧的输卵管电凝后剪断，用抓钳将病变部分提起，再电凝并剪断其系膜，从而将妊娠部分的输卵管切除。如使用缝线结扎的方法行输卵管部分切除术，则先缝合结扎妊娠部位两端的输卵管，然后切断。具体做法为先用抓钳提起该段输卵管，继而缝扎并切断系膜，切除病变部分输卵管。与电凝方法相比，缝线结扎的方法操作较困难，费时较长。

无论使用何种方法，在病变部分输卵管切除后均应仔细检查创面有无出血，如发现出血仍可用电凝或缝合止血。

输卵管妊娠部位电凝术与输卵管部分切除术相似，只是将病变部分使用电凝完全凝固而不切除。这种方法的缺点是无法取得组织行病理学检查。

由于输卵管切开取胚胎术及局部注射 MTX 的方法广泛使用且有效，因此输卵管部分切除术或电凝术很少使用。

3. 输卵管切开取胚胎及修补术　该手术适用于需要保留生育能力的患者。有报道输卵管切开取胚胎及修补术后再次宫外孕的机会有所增加，但这种手术对需要保留生育能力的患者仍具有一定价值。在决定行输卵管切开取胚胎及修补前，应向患者交代手术后要注意以下情况，如术后持续性宫外孕需再次手术或用药物治疗，手术后应定期检查尿或血 HCG 浓度，直到正常为止。

输卵管壶腹部妊娠最适合行输卵管切开取胚胎及修补术，部分峡部妊娠也可行这种手术，无论妊娠部位是否破裂，只要病例选择恰当，均可使手术顺利完成。

用抓钳或分离钳拨动并提起输卵管系膜，暴露拟切开的部位。切口部位应选在输卵管系膜对侧缘及妊娠包块最突出部分。一般应沿着输卵管长轴纵行切开，切口不必过长，以可顺利将管腔内绒毛及血块取出为度，切口过长可导致输卵管壁过多的血管损伤，出血量增多且不易止血。单极电针是切开输卵管最常用、最方便的手术器械，它在切开管壁的同时还有凝固组织和止血作用。剪刀、超声刀也可用于切开输卵管。

管壁切开后即见管腔内血块及绒毛组织，用抓钳取出绒毛及胚胎等妊娠组织，尽量保持组织的完整，防止夹碎组织增加残留机会，同时如钳夹损伤了输卵管黏膜，则导致管壁出血而不易止血。另外有人用水压分离排出妊娠组织，具体操作方法如下：用一把无损伤抓钳将输卵管壁切口缘提起，将5mm冲洗吸引管沿管壁放入管腔，利用水压将绒毛及血块与管壁分离，并在水流的带动下，使绒毛及血块自切口完整排出。如绒毛及血块与管壁粘连较紧，水压不能完全分离，可用5mm抓钳将绒毛及血块抓出。用生理盐水反复冲洗输卵管腔，以确定有无绒毛组织残留。绒毛及血块先放于子宫直肠窝处，待手术结束时取出。

输卵管内绒毛及血块取出后管壁即塌陷，如无活动性出血，切口可自动对合并愈合，此种情况切口不需要缝合。输卵管切口不缝合有形成瘘管的机会，但可能性很小。如切口有活动性出血，常用止血方法有电凝和缝合两种，电凝止血虽简单，但对输卵管有损伤，有时整个管壁组织均被凝固破坏。腹腔内缝合虽然操作较困难，但对输卵管的损伤较小，使切口准确对合，有利于切口愈合。有时管腔内有活动性出血，电凝无法止血时，可将切口缝合后，任血液积聚在管腔内，对管壁起压迫止血作用，管腔内的血块可待日后自行吸收。缝合方法为用3-0~4-0 Dexon或Vicryl带针缝线，在输卵管切口间断缝合数针，使切口对合良好。

绒毛及血块可用10mm勺状钳经10mm穿刺套管取出，或用10mm的吸引管吸出，并送病理检查。

4. 输卵管妊娠挤出术　输卵管妊娠挤出术主要用于输卵管伞部妊娠及近伞部的壶腹部妊娠。伞部妊娠常自然排出，即输卵管妊娠流产。如术时发现伞部妊娠，可将妊娠组织用抓钳轻轻拉出，此时可将绒毛全部取出。水压分离有助于妊娠组织的取出。如果妊娠位于壶腹部近伞端，则不易将妊娠组织从伞端取出，可引起组织残留和出血，这种情况下可将输卵管伞部切开，取出妊娠组织并用电凝止血。

5. 腹腔镜下输卵管局部注射MTX　腹腔镜下输卵管局部注射MTX用于以下两种情况：一种是不切开输卵管壁取出绒毛组织，直接将MTX注射到妊娠病灶内；一种是在行输卵管切开取胚胎后怀疑有绒毛残留，在将管壁缝合后向妊娠部位管腔内注射单剂量MTX。前者可保持输卵管的完整性，对输卵管损伤小，手术操作容易。但术后患者HCG降为正常的时间长达20~40d，成功率仅有83%。后者作为对输卵管切开胚胎及修补术的一种补充治疗，比较难把握何种情况下需要使用。因此，笔者认为如果使用腹腔镜确诊为输卵管妊娠，即应行镜下手术（输卵管切除术或输卵管切开取出胚胎及修补术）治疗，可使患者术后住院时间明显缩短，尿或血HCG浓度迅速恢复正常。注射方法是将单剂量MTX（10~40mg）溶于3~5ml生理盐水或注射用水中，使用腹腔镜专用注射针头将药物注入，也可用18号或20号腰穿针穿过腹壁，再刺入输卵管妊娠病灶内注药。推药前应回抽注射器，避免针头进入血管。术后严密观察血HCG变化。

（四）术后处理

手术后的处理，包括腹腔引流管的管理和观察，注意引流物的量和颜色，以便及早发现腹腔内出血或其他器官或组织损伤的征象。适当使用抗生素，必要时输注红细胞悬液或血浆。嘱患者尽早下床活动，早期即可进食。定期复查血HCG定量。

（五）常见并发症及处理

腹腔镜手术治疗输卵管妊娠，除腹腔镜手术本身并发症以外，还有其特有的并发症。主要包括以下两个方面。

1. 出血　腹腔镜手术治疗输卵管妊娠所引起的出血主要发生于保留输卵管的手术，如输卵管切开取胚胎及修补术，切开输卵管时出血多少与妊娠绒毛的活性有关，绒毛组织越新鲜，输卵管组织充血越明显，出血越多。术前超声检查有胎心搏动，血或尿 HCG 浓度很高，提示绒毛活性高，术时可能遇到活跃出血。术时出血可通过缝合、电凝、内凝等方法止血，如果止血效果不理想，可转为输卵管切除术，一般情况下极少因不能止血而中转剖腹手术者。如术时止血不彻底，也有可能术后继续出血，甚至引起术后腹腔内大出血。如发生术后腹腔内出血，可重复腹腔镜手术或转为剖腹手术。此时切除输卵管是比较恰当的手术方式。

2. 持续性宫外孕　指腹腔镜下输卵管切开取胚胎及修补术时未清除干净绒毛组织，术后滋养细胞继续生长。患者表现为阴道出血持续不止，尿或血 HCG 在术后 3~6d 有所下降，但下降到一定程度后又上升或反复呈阳性反应。部分持续性宫外孕患者甚至可再发生腹腔内大出血。因此在腹腔镜下非手术治疗输卵管妊娠术后，应严密观察患者血 HCG 的变化，直到正常为止。如发现持续性宫外孕应及时治疗。

持续性宫外孕的治疗可以再次行腹腔镜手术或开腹手术，再次手术时仍可行保留输卵管的手术，而不切除输卵管。但是再次手术对患者的创伤及打击均较大，因此目前多采用非手术治疗，其方法包括 MTX 肌内注射或使用中草药治疗。多数情况下 MTX 用 1 个疗程已能够杀死残留的滋养细胞，使血 HCG 恢复正常。

（六）讨论

输卵管切除术常用于输卵管峡部、壶腹部和伞部妊娠。妊娠包块越大，手术难度也越大。有时须先将输卵管切开，取出管腔内血块及绒毛组织，然后再切除输卵管，但这样会引起较多出血。另一种情况是如果输卵管卵巢间有严重粘连，难分开时，则可考虑行输卵管切除术切除或输卵管切开取胚胎术。

与剖腹手术治疗宫外孕一样，腹腔镜手术治疗输卵管妊娠也可使用输卵管切除和保留输卵管的手术两种方法。然而，腹腔镜手术却有着剖腹手术无法比拟的优点。它可以明显缩短住院时间、降低住院费用，对患者创伤小，使患者术后迅速恢复正常生活和工作。术后患者再次妊娠的可能性也与剖腹手术一样。因此，腹腔镜手术无疑应成为治疗宫外孕的首选方法。

（王　锋）

第二节　输卵管疾病的腹腔镜手术治疗

一、盆腔粘连分离与输卵管成形术

随着盆腔感染性疾病和性传播性疾病的增加，输卵管因素已经成为引起不孕症最重要的原因。在临床上，经开腹显微外科方式进行输卵管重建手术治疗输卵管疾病已经成为主要的手术方式。目前，大多数的输卵管重建术可以在腹腔镜下实施。尽管辅助生育技术的发展完善使不孕症的手术治疗面临挑战，但是，输卵管性不孕的手术治疗仍然广泛地应用于临床，尤其是在一些辅助生育技术尚未开展的地区。

（一）适应证

输卵管伞端、壶腹部不通及输卵管粘连导致不孕症者。

（二）禁忌证

全身及腹部急性炎症，或不能耐受腹腔镜手术的患者。

（三）手术方法

患者取截石位，放置举宫器以便操作子宫和术中通液。腹腔镜自脐轮部置入，大多数情况下，分别在下腹部两侧置入5mm的辅助穿刺套管即可完成手术，对一些比较复杂的病例，在左侧腹直肌外沿可以再增加穿刺套管及手术器械进行组织切割和分离。输卵管粘连分离和成形手术的目的不仅仅是为了恢复输卵管的解剖形状，同时还要恢复其生殖功能，提高不孕症患者的生育率。因此，减少手术以后分离面的粘连和粘连的再形成非常重要。为了达到这一目的，必须最大限度地减少术中对组织的干扰，显微妇科手术的各种原则适用于腹腔镜手术。

腹腔镜输卵管成形手术步骤与普通显微妇科手术步骤并没有本质的区别。通常情况下都要首先对输卵管及其周围组织的粘连进行分离，充分暴露输卵管和卵巢的位置，手术方式及步骤取决于输卵管的病变和解剖改变情况。手术步骤如下。

1. 盆腔粘连的分离　首先分离输卵管与周围组织和器官的粘连，从暴露最充分的部位开始，按照由简单到复杂的顺序进行。一般情况下，首先分离膜状粘连，然后再分离致密粘连。对于有肠管粘连的患者，在进行输卵管卵巢粘连分离以前，要首先分离肠管的粘连，然后将肠管向上腹部推开，以便充分暴露盆腔器官，以免在进行附件区的粘连分离操作中误伤肠管。

在分离操作过程中，尽量用抓钳提拉受累的器官或粘连带，使其保持张力，这样不仅有助于辨别粘连的界限，而且在分离过程中还可以避免对粘连器官浆膜的损伤。分离致密的粘连部位时，可以先在粘连上做一个小的切口，找出粘连组织的平面层次以后，用剪刀或超声刀进行切割分离。

粘连分离的范围以能够完全恢复输卵管的正常解剖为度。在手术结束前，要冲洗盆腔并吸净组织块和凝血块，在盆腔冲洗的同时，还可以借助液体的灌注冲洗，重点检查出血区域和输卵管伞端内微小的粘连，必要时进行相应处理。

2. 伞端成形　输卵管伞端成形是指重建远端闭合的输卵管，使其恢复正常的解剖结构，这种方法适用于治疗那些输卵管伞部阻塞而输卵管伞的外形正常，输卵管伞的黏膜皱襞依然可以辨别的患者。输卵管伞部病变的范围很广，包括伞端周围的粘连、伞端部分或全部黏合以及输卵管伞端开口处的闭锁。

输卵管伞端成形手术包括切开粘连部位的浆膜面和扩张伞端开口，手术操作只限于在浆膜表面进行。但是，通常情况下，输卵管伞端的粘连与附件区域的粘连并存时，也必须进行输卵管卵巢的粘连分离。进行分离时可用无损伤抓钳将输卵管拉向子宫或盆腔侧壁，经宫颈用亚甲蓝液体进行输卵管通液使壶腹部膨胀，并辨别伞端开口，如果开口部位被瘢痕组织覆盖，要先将瘢痕组织分开，然后经伞端开口处插入分离钳慢慢张开钳嘴，扩张伞端开口后再缓缓退出，可以重复此动作数次，直到输卵管伞完全游离为止。这种手术操作比较简单，大多数情况下不需要止血。

输卵管伞端开口部位闭锁非常少见。这个部位的粘连通常是由于输卵管远端的瘢痕狭窄环所致，而输卵管伞的外形一般正常。在粘连分离时，浆膜面的切口自输卵管伞的末端开始，沿着输卵管的浆膜层向壶腹部分离，直到通过狭窄环为止。在分离前先在输卵管系膜内注入适当浓度的血管收缩剂，然后用针状电极或锐性剪刀切开或剪开，为了保持输卵管的通畅，用5-0缝线将分离后的伞端分别外翻缝合，或像输卵管造口术一样电凝伞端的浆膜面。术毕进行输卵管通液确定输卵管的通畅度。

3. 输卵管造口 是在封闭的输卵管上创建新的开口。这种手术方法通常用于远端有积水的闭锁输卵管，在尽可能靠近原有闭锁输卵管开口处创建新的开口。在进行造口手术以前，首先分离输卵管周围的粘连组织，以便充分暴露术野，使输卵管充分游离，然后进行输卵管通液检查，一方面排除输卵管近端阻塞，另一方面也使远端闭锁的输卵管末端膨胀，用无损伤抓钳固定输卵管远端，在尽可能靠近原输卵管开口的部位做一新的切口。有时，也可以用通液的方法增加输卵管腔内的压力，使原输卵管开口开放，待新的开口形成，将抓钳插入张开扩张开口，反复操作几次，以进一步扩大开口。

输卵管闭锁远端的切口可用剪刀、激光或超声刀在该部位划开全层管壁1~2cm，形成新的放射状切口。第一个切口通常朝着卵巢方向，使其日后便于拾卵，然后用抓钳提拉切缘，寻找其内的黏膜皱襞，沿着黏膜皱襞间的无血管区分别再做切口，这些新切开的管壁将形成新的输卵管伞。将切开的管腔瓣膜外翻是防止新造开口再度粘连和保持其通畅度的重要步骤。外翻的方法可用分散式激光束、点状凝固或低功率双极电凝凝固管腔瓣膜的浆膜面，也可以用很细的可吸收缝线将这些管壁瓣膜外翻缝合，术中出血可用微型双极钳凝固止血。

4. 输卵管吻合术 腹腔镜输卵管吻合手术步骤与显微妇科手术方法基本相同，其技术关键在于进行输卵管的分离操作时尽可能减少损伤，术中尽量少用双极电凝止血，以避免对输卵管黏膜的热损伤，并在无张力状态下准确对合输卵管的吻合端。

用剪刀分离绝育段的输卵管浆膜，进行通液使其近端管腔膨胀，在靠近阻塞部位使用剪刀锐性以垂直方向横向剪断输卵管，注意不要伤及管腔下方的血管，仔细检查剪开的断面是否有正常的黏膜皱襞，彻底去除阻塞部位有瘢痕的黏膜。注意在上述操作中不能切断或损伤输卵管系膜内的弓形血管，对于其他部位出血，要使用微型双极电极或超声刀止血，输卵管浆膜表面的渗血常能自行停止，尽量减少使用电极凝固止血。

经宫颈注入亚甲蓝溶液，观察输卵管近端是否通畅，远端输卵管部分可以通过伞端逆向通液使其管腔膨胀，按照上述方法横行剪断阻塞处的末端，然后将近端和远端输卵管的断端合拢，尽可能使管腔准确对合，这时再将剪开的阻塞段略多于输卵管自其下方的系膜上剪掉，切缘要尽量靠近输卵管，以避免损伤系膜内的血管。

用5-0~6-0缝线缝合近端和远端输卵管的黏膜与肌层，第1针缝线在相当于管腔的6点外，沿输卵管系膜缝合，这是保证输卵管管腔准确对合的重要一步，所有的缝合线结要打在管腔的外面，缝线打结不宜过紧，以保证两端输卵管肌肉无张力对合为度。根据管腔大小，一般黏膜和肌肉需要缝合3~4针，以保证输卵管完整对合。

缝合输卵管浆膜层，缝合后即进行输卵管通畅度检查。

（四）术后处理

手术后近期无特殊处理，建议在手术后第1次月经来潮后进行1次输卵管通液术，以判断输卵管是否通畅或防止创面愈合过程中的再粘连。

（五）讨论

腹腔镜下进行输卵管成形术具有与普通腹腔镜手术相同的优点，包括组织损伤小，与切口有关的并发症少，住院时间短，术后恢复快，费用少，而且可以同时进行诊断和治疗。由于手术是在密闭的环境下进行，盆、腹腔内器官不暴露在空气中，减少了组织干燥和感染的机会，也减少了异物进入腹腔的危险，例如，手套上的粉末等，因此减少了术后粘连形成的机会。

腹腔镜输卵管成形术的局限性在于，通过屏幕进行手术操作缺乏立体视觉，使用较长的手术器械使操作者的感知觉降低，进而失去了提拉和操纵组织的准确性。由于手术要通过套管进行，这样会增加组织的张力，甚至对组织造成不必要的损伤，另外腹腔镜下缝合或吻合也比较困难，对操作者技术要求较高。尤其是使用细缝线和在腔内打结时。

腹腔镜输卵管吻合手术的主要技术困难是进行准确的管腔对合和腔内缝合技术，随着摄像技术的不断完善和手术技巧的改进，术后妊娠率也会相应地增加。有报道腹腔镜输卵管吻合手术，双侧输卵管同时进行吻合的患者术后宫内妊娠率为87%，而只进行单侧输卵管吻合的术后妊娠率为60%。也有研究报道介绍两针缝合法（第1针先缝合输卵管系膜，然后于管腔12点处全层缝合1针）能够显著缩短手术时间，术后妊娠率达53%~70%。其他吻合方法包括组织黏合和焊接技术也有报道，但术后效果均有待进一步观察和评价。

输卵管绝育后腹腔镜吻合手术是一种有效可行的输卵管复通方法，虽然在技术操作上有一定难度，但是避免了开腹，尤其是减少了对盆腔组织的干扰和不必要的损伤，因而明显地减少了术后粘连形成，随着技术和设备的不断更新改进，手术步骤也将会更加简单易行。

二、输卵管绝育术

输卵管绝育术可经腹小切口完成，亦可经腹腔镜完成。腹腔镜下输卵管绝育术开始于20世纪30年代，经不断发展完善，目前已经成为一种安全可靠的绝育方式，被人们广泛接受。

（一）适应证
完成生育使命要求绝育的育龄期妇女。

（二）禁忌证
不适合行腹腔镜手术者。

（三）手术方法
腹腔镜绝育可以通过单点穿刺，将绝育器械经穿刺套管置入腹腔，其弊端是观察视野受限。大多数妇科医师更喜欢采用双点穿刺方法，以便于获得清楚的观察视野，以提高手术操作的准确性和安全性。双点穿刺法的第1个套管针经脐部切口穿刺，10mm的腹腔镜由此处的穿刺套管置入腹腔，第2个套管针通常选在腹中线耻骨联合上方2~3cm处。

1. 高频电凝法

（1）单极电凝：单极电凝最早应用于腹腔镜绝育手术，用电极凝固部分输卵管峡部组织，达到绝育目的，但是这种方法曾有误伤腹壁甚至肠道损伤的危险，尽管后来人们发现肠道损伤是由套管针造成而非电极损伤，但是对单极电凝的使用却明显减少。横断或切除电凝部分的输卵管并不减少手术失败率，而且有撕伤输卵管系膜和增加出血的危险。

认清输卵管伞端以后，夹住输卵管近端和中间1/3处，向前腹壁提出盆腔，然后接通作用电极，设置功率50W进行电凝，输卵管的凝固部分颜色变白，肿胀，然后萎缩，组织的损伤延伸到侧方 0.5～1cm，其下附着输卵管系膜血管丰富，也应电凝至少长达 0.5cm，以促进此段输卵管的萎缩，必要时可在局部多次凝固，使输卵管破坏长度至少长达 3cm。手术操作时，尽量避免在子宫输卵管连接处（输卵管间质部）进行电凝，以减少该处瘘管形成所致术后妊娠的可能。由于电流向阻力最小的方向流动，所以使用时作用电极要放在靠子宫近端方向，以便预防电极作用时间电流向输卵管末端传导，因为有时输卵管的末端常与肠管接触，很容易造成对肠管的热损伤。

（2）双极电凝：使用双极电凝进行输卵管凝固时，电流只在钳夹于电极中间的组织产生破坏作用，一般不会导致周围组织损伤。经典的双极电凝输卵管部分不需要横断或切开，否则可能造成出血和输卵管瘘。双极电凝输卵管绝育的成功与否取决于破坏输卵管的长度。

使用双极电凝系统减少了单极电凝作用时造成的电流向周围组织蔓延现象，但在实际操作中，必须保证充分破坏拟绝育的输卵管片段，凝固次数要多于单极电凝，电凝部位要在离开子宫至少 2cm 处，并需要同时凝固其邻近组织，与单极电凝相同，绝育部分输卵管的破坏长度要达到 3cm，并尽可能破坏其下方输卵管系膜的血管，减少手术失败的可能。手术时的合适电极功率设置为切割波形 50W，电极作用时间以保证钳夹部位全段输卵管完全破坏为度，一般被凝固组织完全干燥即可达到目的。偶然电极钳也会黏附在凝固的输卵管上，此时不要强行硬拉，以免撕裂输卵管系膜，造成不必要的出血，正确的方法是适当旋转钳子而小心取下，或当电极作用时将钳叶打开，使与电极黏合的组织凝固干燥而与电极分离。

通常使用 5mm 的双极钳进行电凝操作。近期美国食品药品管理局批准 3mm Molly 双极钳作为腹腔镜绝育器械，此钳小而薄，呈卵圆形，钳端的外缘具有双层能量密度，能够安全、无损伤地夹住输卵管组织，在短时间内即可造成深度的组织损伤。

2. 超声刀切割法　使用超声刀进行绝育手术相对比较安全和简单，它兼具有单、双极电凝的优点，所以效果更确切。具体方法是先于距子宫角约 3cm 处切开输卵管表面的浆膜，游离输卵管长 1.5～2cm，先用超声刀的钝面使游离的输卵管脱水，再用刀面将脱水的输卵管切除，长度不低于 1cm。残端可以用超声刀继续脱水止血。

3. 腹腔镜 Pomeroy 输卵管结扎术　Pomeroy 手术是标准的开腹输卵管结扎手术。这种手术也能在腹腔镜下实施，一般需要 3 个穿刺点，双侧下腹部分别置入 5mm 穿刺套管或术者侧同时置入 2 个操作穿刺套管，由一侧套管置入套圈后放在输卵管中部，对侧的套管内置入无损伤抓钳钳夹输卵管峡部，收紧套圈，套圈上方至少有 1～2cm 的输卵管，用另外一个套圈加固后，剪断套扎线。对侧同法处理。

有研究比较腹腔镜 Pomeroy 手术和硅橡胶环的手术效果，两种方法术后发病率和疗效没有差别。虽然没有技术上的困难，但这种方法并不比使用电凝绝育更优越，其失败率尚须观察。

4. 机械套扎法

（1）硅化橡胶环：目前广泛应用的 Falope 环是一种硅化弹性环，内含少量的钡，可以供放射检查用。确认输卵管后，将输卵管峡部夹住，套入环内。要小心操作，避免拉断输卵管或撕破系膜，造成出血，另外如果环仅套在远端，因输卵管宽度大，可能环仅套在管腔的上部，而未能阻塞全部管腔。

拉断输卵管是上环时最常发生的并发症，发生率在 1.5%。最常见的症状是出血，可以将 Falope 环套在每个断端上止血或用电凝止血。由于环可以造成急性输卵管组织坏死，故套夹术后腹痛的发生比电凝更高，但是并没有对照研究支持这一结论。

（2）绝育夹：①Hulka 夹子：Hulka – Glemens 夹子是一个塑料夹子，两个臂上附有小的弹簧，应用时可以将下臂张开，夹住需要阻断的输卵管即可。其主要优点是仅破坏 5mm 的输卵管，便于日后输卵管吻合。夹子应当垂直钳夹在距宫角 2 ~ 3cm 处输卵管的峡部。当夹子位置放好后，慢慢挤压推夹器，关闭锁住夹子后张开退出推夹器，检查确保输卵管完全夹住，否则需要重复上夹。手术中要避免夹子掉入腹腔，万一夹子掉入腹腔应当取出。②Filshe 夹：也是一种硅橡胶钛夹。这种钛夹可使输卵管腔完全闭合而管壁受硅橡胶的保护不致破裂。是目前应用最为广泛的普通腹腔镜绝育方法。利用持夹器，将夹子放在要阻塞的输卵管部位，一般在输卵管峡部，推夹锁住该处输卵管，被阻塞部分的输卵管仅 4mm，也有利于以后吻合输卵管。

用 Filshe 夹的并发症少见，而且撕破输卵管系膜的损伤也比 Falope 环的机会少。

（四）术后处理

手术后近期无须特殊处理，需要注意的是手术后第 1 次月经来潮之前仍要求避孕。

（五）讨论

虽然绝育术是一种有效的避孕方法，而且被公认是永久性的避孕措施，但发生在输卵管绝育术后的妊娠仍有出现。多数研究报道术后妊娠率为 0.2% ~ 0.5%。绝育术后失败率为 18.5/1 000，与以前的报道不同的是大多数失败发生在绝育后 1 ~ 2 年，失败率与绝育方法、绝育年龄、人种和研究地点有关。最高的累计失败率是弹性夹绝育（3.65%）；其次是双极电凝（2.45%）、Falope 环（17.7%）；最低累计失败率是产后绝育和单极电凝绝育（0.75%）。在 30 岁以前绝育的妇女累计失败率较高，特别是双极电凝（5.43%）或绝育夹（5.21%），对双极电凝，失败率与电凝点的多少有关，电凝少于 3 处的失败概率为 1.29%；而 3 处或以上者为 0.32%。

必须重视绝育术后发生宫外孕的可能，如果绝育后妊娠，宫外孕发生率是 30% ~ 80%，10 年累计在所有绝育妇女中宫外孕的概率是 0.73%。在各种不同方法中，双极电凝有最高的失败可能性（1.71%），绝育夹方法（0.85%），生育间歇期部分输卵管切除术为（0.75%），单极电凝和产后部分输卵管切除最低（0.15%），妇女在 30 岁以前用双极电凝绝育的比同年龄产后输卵管切除者患宫外孕的可能性高 27 倍。

（杜亚萍）

第三节　卵巢囊肿的腹腔镜手术治疗

卵巢囊肿传统的外科治疗方法是通过开腹手术部分或完全切除，如果发现恶性肿瘤还能够正确分期。大多数卵巢囊肿是良性的，绝经前恶性者占 7% ~ 13%，绝经后占 8% ~ 45%。完整的病史和体检可提示囊肿的性质，盆腔超声，尤其阴道超声，可以进一步帮助诊断囊肿病因并指导治疗。

（一）术前评估

手术前应该对囊肿的良、恶性进行预测，以确定是否适合行腹腔镜手术。因此，除详尽的病史可以提示卵巢囊肿的性质外，体检可以提供囊肿是否固定，外形不规则或质地特性，所有这些都可能提示恶性。出现腹水或上腹部包块应高度怀疑恶性。

盆腔超声是诊断卵巢囊肿的可靠方法，预示良性包块的精确度为 92% ~ 96%。阴道超声可提供更清晰的图像，并可与腹部超声结合，超声发现囊肿边界不清、有乳头状突起或赘生物、实性区域、厚壁的分隔、腹水或肠管缠结则须高度注意恶性的可能。如可疑恶性，最好行开腹手术。子宫内膜异位囊肿、出血性囊肿、皮样囊肿和持续功能性囊肿经常有特异性的超声表现，结合患者病史和体检，可以选择合适的腹腔镜手术。皮样囊肿在超声上的表现不同，有厚壁回声和提示包括皮脂、毛发、牙齿或骨骼等不同物质的回声。

相关抗原 CA_{125} 水平升高的 <50 岁患者中，85% 有良性肿瘤。许多良性病变包括子宫内膜异位症、结核病、皮样囊肿和输卵管炎均可致 CA_{125} 升高。当与腹部超声和临床体检结合时，尤其是绝经后的卵巢囊肿妇女，CA_{125} 水平可以进一步帮助决定是否适于做腹腔镜手术。

（二）手术方法

全身麻醉诱导成功后，消毒和铺巾。膀胱内留置尿管，放置举宫器。常规气腹建立后，放入腹腔镜及辅助性腹腔镜套管在直视下插入，两个位于腹壁两侧，一个位于耻骨联合上或左侧腹直肌外缘。盆腔器官按照前述常规检查。明确诊断后行囊肿剥除或切除。用有齿抓钳钳夹卵巢韧带，侧面旋转暴露卵巢。用单极钳在卵巢门系膜边缘，卵巢包膜最薄部分切一个小口，以暴露下面的囊肿壁。用有齿抓钳钳夹卵巢包膜边缘，腹腔镜剪刀尖插入卵巢包膜和囊肿壁之间，轻轻剥离，用锐性切割或单极电切将卵巢包膜上最初的切口扩大，在囊肿的顶端做一个环行切开。然后助手钳夹卵巢包膜缘，术者钳夹囊壁，轻轻向相反方向牵拉。用剪刀钝性和锐性分离，囊肿从卵巢包膜上切割分离。如果在 1 个部位遇到困难，可在最初切口的另一部分继续操作，直至囊肿完全脱离卵巢为止。将囊肿放在直肠子宫陷凹，检查卵巢出血点，用单极或双极电凝止血，卵巢切口不必缝合。创面用双极电凝止血。取出剥除或切下的囊肿组织。

如遇巨大卵巢囊肿，且根据囊肿的外观初步判定为良性囊肿的情况下，可以先将囊肿切一小口，置入吸引器，将囊液吸尽，有利于手术操作和囊肿切除。如为巨大囊肿达剑突下时，可于脐上 5cm 处穿刺第一套管针，便于观察和腹腔镜内手术操作。

如果囊肿在分离时突然破裂，并已确知其为良性，囊肿可用有齿抓钳钳夹并剥离开卵巢包膜。Semm 描述了一种卷发技术，即用囊肿随着有齿抓钳反复翻卷，使囊壁脱离卵巢包膜。囊壁可直接通过 10mm 套管鞘取出。

通过一个 10mm 套管鞘将标本袋置入腹腔内，囊肿放入袋中，通过任意 1 个套管穿刺点提出带口，然后刺破囊肿，用连接 50ml 注射器的 14G 针头吸出内容物，再把缩小的囊肿壁用 Harrison 钳通过腹壁取出。患者采取头高臀低位，腹腔和盆腔用生理盐水充分冲洗一吸引。检查手术创面并止血。大的卵巢囊肿还可通过腹腔镜下直肠子宫陷凹切开，从阴道取出。在进行阴道后穹隆切开前，必须认清阴道和直肠之间的解剖关系。前倾子宫用举宫器举起，探棒插入直肠内进一步提示解剖关系，后穹隆用纱布镊夹海绵充填扩张，在突出部位用单极电刀做横切口。完整的囊肿通过直肠子宫陷凹经阴道取出，切口可以经阴道缝合或腹腔镜下用 2-0 Vicryl 线缝合。

（三）讨论

腹腔镜下囊肿切除术是一创伤小、效果好的手术方式，具有腹腔镜手术的所有优点。但也存在某些不足，主要在发生恶性囊肿破裂时，有潜在的种植和转移趋向，因而在操作中要特别细心，尽量保持剥除囊肿的完整性，减少肿瘤的种植和转移。肿瘤良、恶性的判定和注意事项如下。

（1）仔细检查囊肿，功能性囊肿是半透明的，良性囊肿表面光滑，无赘生物。

（2）对侧卵巢，盆腔，前腹壁和横膈因为有恶性可能，也应检查。

（3）进行腹腔冲洗，留冲洗液送检。

（4）不刺破囊肿，在可疑部位取活检，进行冷冻切片病理学检查。

（5）不要抽吸囊液，剥除或切除囊肿。

（6）如果发生破裂，打开囊壁，检查内侧面，在可疑部位取活检。

（7）如囊肿为功能性或不能切除时，通常取活检。

（8）用腹腔镜标本袋取出囊肿，以减少恶性细胞在套管针穿刺部位种植的可能。

如术中诊断为恶性，最好在妇科肿瘤专家会诊之后，或立即行开腹手术，以进行分期和治疗。

（杨　勇）

第四节　子宫内膜异位症的腹腔镜手术治疗

子宫内膜异位症是子宫内膜腺体及间质异位于子宫体以外的疾病。生育年龄的妇女发病率为10%～15%。治疗包括手术治疗和药物治疗。近年随着腹腔镜手术的不断发展，大多数子宫内膜异位症可经腹腔镜手术完成。

（一）适应证

子宫内膜异位症手术治疗方法分根治性手术、半根治性手术和保守性手术三种。根治性手术指切除包括子宫及双附件在内的盆腔内所有异位病灶，适用于45岁以上近绝经期的重症患者。半根治性手术指切除异位病灶及子宫，而保留一侧或双侧卵巢的手术方式，适用于45岁以下无生育要求的重症患者。保守性手术指去除或破坏子宫内膜异位病灶及粘连，保留患者生育功能的手术方式，适用于年轻有生育要求的妇女。

（二）手术方法

腹腔镜置入后常规进行腹腔探查，明确病变部位及病灶浸润深度和广度，根据病变情况及治疗目的选择不同的手术方法。

1. 经腹腔镜子宫内膜异位病灶的处理

（1）盆腔腹膜浅表病灶的处理：一般的腹膜浅表病灶可以切除或直接用激光汽化，微波、热内凝或电凝烧灼病灶，烧灼术可将子宫内膜病灶汽化或凝固。烧灼的方法主要有点状、片状等，必要时在烧灼后完整切除病灶。

1）激光：激光对异位病灶组织具有凝固、炭化、汽化、切割、止血等作用，其优点在于容易控制凝固和汽化的深度，能准确地汽化病灶，而对周围组织的损伤很小。目前国内应用较多的是 Nd：YAG 激光光导纤维、CO_2 激光和半导体激光等。

2）电凝：电凝凝固术利用扁平状电极输出凝固电流可以凝固病灶，但很难准确判断其破坏的程度，往往引起去除不足或过度。

3）微波：微波治疗子宫内膜异位症具有操作简便、容易掌握、安全可靠等优点。与单极电凝、激光比较局部组织烧灼不深，周围脏器损伤机会减少，安全系数较大。但也存在凝固病灶深度不确切的缺点。

4）热内凝：采用Semm设计的热内凝器（100℃），利用加热的微型金属片或金属块接触可见病灶，使病灶部位细胞或组织脱水和蛋白质变性，达到破坏病灶的目的。其优点是一些肉眼不易识别的病灶可以用该内凝器探查，并进行凝固破坏。其原理是根据病灶部位的含铁血黄素颗粒在变性后变成棕黑色的原理，用片状或点状内凝器在腹膜表面做扫描式移动凝固盆底腹膜，它可以渗透达3~4mm组织，可以探查到无色素病灶。优点是作用局限，无热辐射损伤，能识别凝固肉眼不易辨别的病灶，加上无明显组织反应，手术后粘连机会少。

5）病灶切除术：对于凝固或汽化效果不确切的病灶，可以采用病灶切除术。具体方法有两种：一种是直接用剪刀或超声刀将病灶切除，另一种是于病灶部位浆膜下注入无菌蒸馏水将腹膜与其下的结缔组织分离，再切除病灶。

（2）盆腔腹膜粘连和侵及腹膜下的纤维病灶的处理

1）盆腔粘连分离术：子宫内膜异位症可以导致不同程度的盆腔粘连，如条状、片状、薄而透亮、无血管或致密粘连，以致分界不清。粘连的分离力求创伤小，止血彻底。简单的透亮无血管的片状或条状粘连可以用剪刀或单极电刀将其切断分离。如遇致密粘连，应采用钝锐结合分离的方法，逐一分离粘连，必要时连同病灶一并切除，如遇有血管性粘连可以先电凝后再切断。对于输尿管、肠道及血管附近或周围的粘连，必须辨清解剖结构后才能分离。分离时可以采用水分离术，将腹膜与上述重要器官分离，再将粘连切除。我们在分离粘连时主要采用超声刀，因为超声刀具有凝固和切割的双重功能，且对周围组织的损伤极小，往往能达到止血和分离作用，是目前较为理想的分离工具。

2）侵及腹膜下的纤维化组织病灶的处理：子宫内膜异位病灶有时可以侵入直肠子宫陷凹与阴道直肠隔，引起严重的盆腔粘连和疼痛。有的甚至完全封闭子宫直肠窝，此时往往有较深在的纤维化病灶，要切除阴道直肠隔的子宫内膜异位病灶，则需要切除阴道后壁、直肠和子宫骶骨韧带的纤维变性组织，是子宫内膜异位症手术中最困难的一种。手术中常用的方法是用卵圆钳夹一块海绵放入阴道后穹隆向上推，使腹腔镜下能分辨子宫直肠窝解剖结构和粘连界限，另外可以在直肠内放置探条或手术者的左手中指，可以避免直肠的损伤。手术需将直肠与子宫和阴道分离开，采用超声刀或剪刀钝锐结合分离粘连，直达直肠阴道隔的疏松结缔组织，把阴道后壁和直肠前壁整个病变分离出来再切除。如病灶仅侵及浆膜层，在紧贴直肠壁浆膜下注入蒸馏水形成水垫，用剪刀或超声刀将病灶切除，手术时还要注意防止输尿管的损伤，如果直肠壁已全层受侵，引起经期直肠出血，则可经腹腔镜做直肠切除。

2. 经腹腔镜卵巢子宫内膜异位囊肿切除

（1）卵巢小内膜样囊肿（直径<3cm）的处理：对于直径在3cm以下的卵巢子宫内膜异位囊肿，往往纤维包裹形成不良，手术中不易与卵巢剥离，需要采用切除法。先用抓钳提起卵巢固有韧带，用纱布钳或有创抓钳抓住内膜异位病灶，用剪刀、激光或超声刀切除病灶，创面用激光或电凝止血，电凝的深度可以控制在3mm左右，以破坏病灶切除后可能残留的异位灶，卵巢表面无须缝合。

（2）直径在3cm以上的卵巢内膜样囊肿的处理：这类囊肿大多数病程较长，已形成了良好的纤维包裹，容易剥离。但这类子宫内膜异位囊肿的卵巢通常与阔韧带后叶有粘连，导致盆腔解剖位置改变，手术应先行粘连分解游离卵巢，恢复卵巢的正常解剖位置，以免伤及输尿管。

（3）子宫内膜异位症致卵巢严重粘连及卵巢功能破坏的处理：当过大的或复发的子宫内膜异位囊肿导致严重的卵巢粘连，以及卵巢功能已遭破坏时，则需要切除卵巢。在处理这类病例时要将卵巢从粘连中分离出来，恢复其原来的解剖位置，其间一定要小心辨认输尿管，再用缝线、双极电灼、钛夹和内结扎圈等手段处理卵巢固有韧带，切除卵巢，然后把卵巢分段取出，或在阴道后壁做一切口取出卵巢，也可以将卵巢置入胶袋，经由下腹切口取出。需要注意的是切除卵巢组织要彻底，以免产生残留卵巢综合征。

3. 腹腔镜子宫切除术　子宫内膜异位症尤其是子宫腺肌症是施行子宫切除术的一个常见的指征，假如和卵巢切除同时施行可以彻底治疗子宫内膜异位症，即所谓的"根治性"手术。在某些严重的卵巢子宫内膜异位症患者行卵巢切除后，子宫已没有其他功能，同时行子宫切除可能防止经血逆流和减少内膜异位的复发。但尚无证据显示子宫切除可确保疾病得以痊愈及防止复发。因此，对于需要施行子宫切除的患者要权衡利弊，再决定子宫切除术。因为子宫切除也有危险性，子宫切除手术的并发症还较高，而病死率尚未能完全避免。由于子宫内膜异位症可引至严重的盆腔粘连，使子宫、卵巢、肠管和膀胱粘连在一起。为避免伤及肠管、输尿管和膀胱，松解时往往需要切除部分子宫壁，而引起子宫出血，这时便需要切除子宫。相对而言，卵巢切除术比较简单，危险性远低于子宫切除术。如能通过卵巢切除可以缓解或治愈子宫内膜异位症，应该首先考虑卵巢切除术，因为若腹腔镜切除卵巢可减低手术所产生的创伤，加速痊愈。腹腔镜子宫切除的方法包括：腹腔镜筋膜全子宫切除术、腹腔镜子宫次全切除术和腹腔镜辅助的阴式子宫切除术。

4. 经腹腔镜切除子宫神经和骶前神经

（1）子宫骶韧带切断术：痛经与性交痛是子宫内膜异位症最常见的症状，尤其当病变位于子宫骶骨韧带内时，症状尤为严重，因为子宫的感觉神经纤维经此韧带传入并分布在子宫下段和部分宫底。在腹腔镜的辅助下可用电灼、激光或超声刀，把子宫与骶骨之间的韧带截断，中断传入感觉纤维，可以明显缓解疼痛症状，切除的范围约2cm长，0.8cm深。但由于输尿管与子宫骶骨韧带并行，手术时应小心，以免伤及输尿管和韧带旁的静脉。手术中用举宫器牵引子宫有助于定位韧带，同时要避免烧灼宫骶韧带外侧。

（2）经腹腔镜做骶前神经切除：对于侵犯范围较宽的子宫内膜异位症病灶，单纯切除病灶往往不彻底或病灶分布超出骶韧带内神经所能管辖的范围者，可以考虑行骶前神经切断术。腹腔镜骶前神经切断术对疼痛的缓解率在80%左右，因此对于严重痛经而病灶范围较广且较深的病例可以选择性采用该术式。但该术式在技术上有一定的难度，因为骶骨岬隆起之前后腹膜间有许多血管行走，特别是在分离神经时有可能伤及髂总静脉，令手术有一定困难，但只要在切开骶前腹膜时注意深度，则可以避免骶前静脉丛的损伤，目前仍不失为治疗严重子宫内膜异位症致盆腔痛的一种手段。

（三）术后处理

近期根据手术的范围采取不同的处理方式，如有直肠切除则需要胃肠减压和禁食，如有输尿管及膀胱切除则需要行输尿管支架置入和留置尿管5d以上。远期需要继续用拮抗雌激素的药物治疗3~6个月，以减少其复发率。

（四）常见并发症及处理

1. 出血的处理　如为创面渗血，则不必特意处理，可以用生理盐水或葡萄糖溶液冲洗创面即可达到止血目的。如为明显的血管出血则需要用电凝或超声刀止血，其中以双极电凝或 PK 刀止血效果最好。另外还可以采用创面缝合止血法，当然子宫内膜异位症的异位病灶形成的瘢痕很难用缝合止血法，多采用电凝止血，且效果满意。

2. 器官损伤的处理　如为肠道损伤则需要行修补术，如修补术不满意可以行端-端吻合术，直到修复满意。对于输尿管损伤可以采用吻合或输尿管膀胱置入术，手术后于输尿管内放置双 J 管支架，以免输尿管狭窄。膀胱损伤行直接修补术即可。

（五）讨论

子宫内膜异位症是当前妇科常见病、多发病，在生育年龄妇女中的发病率达 10% ~ 15%。长期以来，这种性质良性而行为却类似恶性的疾病，一直使临床医师在处理上带来困惑。尽管有多种方法可以治疗异位症，包括药物治疗和手术治疗，但结果却并不满意，特别是中年患者，药物治疗和开腹手术均有不足之处，复发及再次手术概率均较高，一般认为其 5 年以内的复发率在 40% 左右。因此最近多主张将手术治疗和药物治疗相结合，以减少其复发率。

目前，腹腔镜在子宫内膜异位症的诊断和治疗中占有重要地位，它可以对子宫内膜异位症同时进行临床分期并给予适当的治疗。尤其是近年来腹腔镜设备的不断更新和临床经验的不断积累，使大部分手术均能在腹腔镜下完成。由于腹腔镜手术与一般的剖腹探查术比较，有很多优点，如手术后的疼痛较轻，住院的时间缩短，对机体的免疫功能影响较小，以及减少粘连的形成，以加快患者的痊愈和康复。此外，手术后留下的瘢痕较小，对腹部的外观影响不大，已有替代开腹手术的趋势。所以，目前认为腹腔镜手术是诊断和治疗子宫内膜异位症的金标准和首选治疗手段。但对于严重的盆腔黏连、子宫直肠陷窝封闭的子宫内膜异位症需要行病灶切除或根治性手术者，及有可能损伤输尿管、肠道或大血管者，可以考虑开腹手术。总之，手术应该遵循个体化原则，对不同年龄、不同的病变及机体情况采取不同的方法及途径。

不过也应该认识到，腹腔镜手术治疗并不能彻底治愈子宫内膜异位症，其目的只是在于消除或缩减异位的子宫内膜，还原输卵管和卵巢的位置以确保生育能力，切断传入痛觉的神经以减轻月经和性生活的痛苦，以及切除卵巢子宫内膜异位囊肿和子宫肌层异位病灶等。

总之，腹腔镜手术在治疗子宫内膜异位症方面基本可以取代传统的剖腹手术，可以应用于几乎所有需做手术治疗的子宫内膜异位症患者，但腹腔镜手术的操作比较复杂，也有很大的难度，尤其在处理严重粘连或深部病灶时难度更大。因此，子宫内膜异位症的腹腔镜手术者必须具有较丰富的腹腔镜手术经验和良好的腹腔镜手术技巧，方能避免或减少手术并发症的发生。

（杨　勇）

第五节　子宫肌瘤的腹腔镜手术治疗

子宫肌瘤是最常见的妇科肿瘤，随着内镜手术的进步，腹腔镜下子宫肌瘤的切除术已经逐渐取代了传统的开腹手术。目前绝大多数的子宫肌瘤均可在腹腔镜或宫腔镜下切除。

一、腹腔镜子宫切除术

（一）手术范围

根据腹腔镜子宫切除术的不同类型有不同的范围（表5-1）。

表5-1 腹腔镜子宫切除分型

分型	手术要点
0型	为阴式子宫切除作准备的腹腔镜手术
Ⅰ型	分离不包括子宫血管
Ⅰa	仅处理卵巢动脉
Ⅰb	Ⅰa+前面结构处理
Ⅰc	Ⅰa+后穹隆切开
Ⅱd	Ⅰa+前面结构处理+后穹隆切开
Ⅱ型	Ⅰ型+子宫动脉分离离断，单侧或双侧
Ⅱa	仅离断卵巢和子宫动脉
Ⅱb	Ⅱa+前面结构处理
Ⅱc	Ⅱa+后穹隆切开
Ⅱd	Ⅱa+前面结构处理+后穹隆切开
Ⅲ型	Ⅱ型+部分主韧带+骶韧带离断，单侧或双侧
Ⅲa	卵巢和子宫血管+部分主韧带-骶韧带离断，单侧或双侧
Ⅲb	Ⅲa+前面结构处理
Ⅲc	Ⅲa+后穹隆切开
Ⅲd	Ⅲa+前面结构处理+后穹隆切开术
Ⅳ型	Ⅱ型+全部主韧带+骶韧带离断，单侧或双侧
Ⅳa	卵巢和子宫血管+全部主韧带-骶韧带离断，单侧或双侧
Ⅳb	Ⅳa+前面结构处理
Ⅳc	Ⅳa+后穹隆切开术
Ⅳd	Ⅳa+前面结构处理+后穹隆切开术
Ⅳe	腹腔镜直接全子宫切除术

（二）手术要点

1. 处理圆韧带和骨盆漏斗韧带　举宫器向一侧推举子宫，同时于靠近子宫角处牵张展开的圆韧带，于距子宫角约2cm处或中段切断圆韧带。然后剪开阔韧带前叶，切割的范围和方向依赖于是否去除卵巢。如行卵巢切除，切除方向应向侧方，平行于骨盆漏斗韧带。韧带内包括卵巢血管，可用双极电凝，超声刀或缝合止血。整个韧带须经双极电凝多次电凝后切割，或直接用超声刀凝切，可获得更好的止血效果，使切割创面干净，解剖结构清楚。

2. 分离子宫与卵巢　对于需要保留卵巢者，则切断卵巢固有韧带而不是切断骨盆漏斗韧带，在切断圆韧带后，于距子宫角约1cm处，凝固切断卵巢固有韧带，分离阔韧带中段，应用双极电凝钳脱水或超声刀直接凝断韧带或组织，如遇到韧带增厚，特别是子宫内膜异位症时，如电凝不充分则可能发生出血而影响手术操作，进行切割时应贴近卵巢。

3. 下推膀胱　自圆韧带断端向子宫颈方向切割阔韧带至膀胱子宫腹膜交界，用抓钳钳夹膀胱子宫腹膜反折并向前腹壁提拉，同时应用举宫器向头端牵拉子宫，剪刀、单极电切或超声刀分离膀胱与子宫、宫颈与阴道上段连接处，下推膀胱。如遇出血可以采用双极电凝止血，在使用超声刀时缓慢切割可以达到很好的止血效果。

4. 子宫血管的处理　我们有两种处理方法，如子宫体积过大，在孕 4 个月以上，则在处理韧带和分离子宫膀胱反折之前先阻断子宫动脉，如为小子宫，则可以在处理完子宫圆韧带、阔韧带和卵巢固有韧带后，再分离子宫体颈交界处，暴露子宫动脉，同样进行血运阻断。其中以双极电凝最简便，效果好。大量事实表明，这种技术有效且损伤小。

5. 处理主韧带及骶韧带　仅在行全子宫切除术时切割这组韧带，双极电凝加单极电凝分离韧带行之有效，但用超声刀进行切割则更为安全有效。之前应游离直肠及膀胱，并游离子宫直肠陷凹，以使阴道手术更简单，更安全。对于子宫次全切除术及筋膜内全子宫切除术者，则无须处理子宫骶韧带和主韧带。

6. 切开穹隆、取出子宫　用阴道拉钩扩张阴道，暴露前后穹隆及子宫颈，用宫颈钳或组织钳钳夹子宫颈前唇并往外牵拉子宫颈，于距子宫颈口约 1cm 处切开前穹隆，这是腹腔镜辅助阴式子宫切除的主要步骤，也可经阴式完成，子宫无脱垂或子宫增大时，可在腹腔镜下完成手术。子宫次全切除术者不需要切开阴道穹或子宫颈。

7. 子宫颈的旋切　筋膜内全子宫切除术者也不需要切开阴道穹，待于腹腔内旋切完子宫体以上组织后，从子宫颈口放入校正杆，根据子宫颈有无肥大及子宫颈本身的大小选择子宫颈旋切器的直径，一般选择 1.5cm 的旋切器，完整切除子宫颈内膜组织。该组织切除后，创面用双极电凝彻底止血，残端分别从阴道和腹腔进行关闭，尽量使子宫颈旋切后的创面完全闭合，不要留无效腔，以免发生子宫颈残端出血或积液。

8. 关闭阴道或子宫颈残端　据医师的经验或临床情况，选择经腹腔镜或阴式缝合来完成阴道穹的关闭。

9. 再次检查　关闭穹隆后，再用腹腔镜来检查盆腔，充分冲洗并吸出血块和碎屑，冲烫可帮助发现一些小的出血，应用双极电凝来进一步止血，必要时，中央缝合一针来止血，根据术中情况决定是否需要完全吸净冲洗液。还应检查输尿管的活动情况。

（三）常见并发症及处理

并发症主要有输尿管损伤和膀胱损伤，对于刚开始做这一手术时，输尿管损伤较开腹手术发生率高，有时出现手术后晚期输尿管瘘，术后 5 个月出现腰痛，伴肾盂积水或无功能肾，这是一种严重的并发症，减少这一并发症是非常必要的。而膀胱损伤相对较少见，且容易处理。另一种并发症为手术中血管损伤后手术后出血，主要因为对解剖结构不熟悉和对腹腔镜器械的使用不熟练，随着时间的推移和技术水平的提高，此类并发症均可以减少到最低水平。

二、子宫肌瘤挖除术

对于有明显出血、疼痛或肌瘤压迫所致的症状，有不孕或习惯性流产病史，盆腔包块增大迅速，年轻、有生育要求或要求保留子宫，子宫肌瘤为单发或多发（一般不超过 6 个）

患者可行子宫肌瘤挖除术。

（一）手术要点

1. 剔除肌瘤　于肌瘤突出最明显处，以双极电针或超声刀切开子宫及假包膜至肌瘤内，肌瘤与子宫肌层分界明显。牵引肌瘤，沿假包膜以单极电刀或超声刀切割分离肌瘤。如肌瘤较大时往往切割有困难，可以采用有齿抓钳钳夹肌瘤，并旋转牵拉肌瘤，迫使肌瘤与包膜分离，继续向肌瘤面切割，使肌瘤以较少的出血从子宫上剥离。若切割还有困难则向相反方向旋转肌瘤，游离对侧，最后切割凝断基底部组织，否则有可能破坏内膜。创面一般无活跃出血，若出血活跃以双极电凝止血。有蒂的浆膜下肌瘤则以双极电凝凝固肌瘤蒂部，再以单极电刀切除肌瘤，或用超声刀直接切割肌瘤蒂部。对于较大的子宫肌瘤可以采用先结扎子宫动脉的方法或肌层内注射缩宫素以减少手术中出血。

2. 修复子宫创面　推荐用双极电凝或 PK 刀凝固止血，同时用葡萄糖溶液冲洗创面，帮助寻找出血点，肌壁间及无蒂浆膜下肌瘤剔除后均以可吸收线"8"字缝合全层，若创面穿透子宫内膜，则分 2 层缝合，先缝合子宫内膜，再缝合肌层和腹膜，直接腹腔镜下打结。蒂部 <2cm 的有蒂浆膜下肌瘤创面用双极电凝止血处理即可，蒂部 >2cm 有蒂的浆膜下肌瘤创面仍须缝合，关闭腹膜。

3. 取出肌瘤　有两种方法，即经腹和经阴道。经腹者肌瘤均采取体内肌瘤粉碎，从左下腹 Trocar 切口处取出。如果合并附件病变，则根据病变性质进行囊肿剔除、附件切除或卵管切除。

（二）术后处理

对于子宫全层穿透的患者手术后需要服用孕激素或黄体酮类避孕药，以使可能残留于肌层的子宫内膜细胞彻底萎缩，防子宫腺肌症的发生。对于有生育要求者，一般建议手术后 2 年内不得再次妊娠，以免妊娠时发生子宫破裂。

三、腹腔镜下三角形子宫切除术

对于要求保留子宫形态的单发或多发子宫肌瘤或子宫腺肌症患者，非手术治疗失败的功能性子宫出血患者。有明显出血、疼痛或肌瘤压迫所致的症状，盆腔包块增大迅速，但直径 <12cm 的子宫肌瘤可行腹腔镜下三角形子宫切除术。

（一）手术要点

1. 子宫动脉阻断　先于阔韧带后叶近子宫颈处打开腹膜，暴露子宫动脉，游离后用双极电凝或超声刀凝固子宫动脉，必要时用生物夹或钛夹夹闭子宫动脉，以阻断子宫动脉血流。

2. 子宫体部分切除　经阴道由颈管放入子宫校正器达宫底，由助手配合固定子宫位置。用超声刀在两侧子宫角内侧约 1cm 处向子宫峡部方向三角形切除子宫上段。下界在子宫膀胱腹膜反折上方 0.5 ~ 1cm，如病灶切除不满意或子宫腺肌病患者下界可适当向下延伸，保留的子宫两侧壁厚度 1 ~ 1.5cm。对于有子宫肌瘤且体积较大者，可以先挖出肌瘤再行子宫体切除术。对于 3 个月孕以下大小的子宫肌瘤则按常规手术步骤进行即可。

3. 创面的处理　切除子宫体组织的创面出血处用双极电凝止血，仔细检查两侧壁如有病灶可剔出，特别要注意切净子宫上段内膜。对于子宫颈部内膜可以用双极电凝进行破坏，或不予处理，以便手术后每次有极少量的阴道流血，以提示月经周期。若子宫颈有糜烂者则加筋膜内子宫颈内膜切除术，创面用双极电凝止血，再用 2 - 0 可吸收线关闭子宫颈内腔。

4. 子宫体的重建　　止血彻底后用 2 - 0 可吸收线由三角形的下界开始，采用"8"字形对应贯穿缝合子宫创面，缝合后自然形成幼稚或小子宫形状。查有无活动出血，如有活动出血用可吸收线加固缝合至血止。于左侧下腹部靠内侧 10mm 穿刺孔，置入 15mm 扩展器，再置入子宫粉碎器，分次将子宫体及瘤体组织粉碎取出体外。冲洗盆腔，放置橡皮管进行引流。

（二）术后处理

与腹腔镜子宫切除术相同。

四、手助式腹腔镜巨大子宫肌瘤切除术

对于直径在 12cm 以上的子宫肌瘤，或子宫增大超过 5 个月孕大小的子宫肌瘤、子宫腺肌症可行手助的腹腔镜巨大子宫肌瘤切除术。术中需在耻骨联合上方切一小切口（以手术者的左手能进入为度），放置保护套以防气腹泄漏，从保护套内放入术者左手，协助完成手术。目的是使手术操作简便易行，有触觉感。牵拉、压迫、缝合、打结和取出组织等均变得容易，故名为手助式腹腔镜手术。

（一）手术要点

1. 入腹处理　　置入腹腔镜后常规检查腹腔，此时看不到子宫的各韧带和子宫颈部，需要手的帮助。于耻骨联合上方约 3cm 处横行切开腹壁，切口长约 7.5cm，能置入手术者的左手为宜。切开腹壁后置入手助腹腔镜手术的保护套，保护腹壁。手术者的左手置入腹腔，向上提起牵拉子宫体，暴露盆侧壁直到看到输尿管的蠕动。

2. 子宫动脉的处理　　推开子宫体后暴露盆侧壁腹膜，用剪刀打开腹膜暴露髂外和髂内动脉，顺着髂内动脉向下游离，直到子宫动脉的分支处，游离出子宫动脉，用双极电凝阻断子宫动脉血流，必要时可以使用钛夹或生物夹，以彻底阻断子宫血流。

3. 子宫的切除　　阻断子宫血流后子宫变软，且体积缩小。此时通过手助的切口将子宫部分提出或用猫爪钳拉出子宫底部一部分，剖开子宫，并将子宫切成条状，逐一取出子宫组织，有时能完整切除并保持子宫形态。将子宫体大部分组织切除后，余下的手术步骤与开腹手术相同。详见子宫切除术。

（二）术后处理

与腹腔镜子宫切除术相同。

五、综合点评

腹腔镜子宫切除术后患者恢复快，术后发病率如伤口感染、发热等发病率低。痛苦小，住院时间短，深受广大患者和医师的喜爱。但医师在进行腹腔镜子宫切除术之前，应熟练掌握开腹及阴式手术。

筋膜内全子宫切除术既取腹腔镜手术创伤小、出血少、恢复快的优点，又取普通全子宫切除术之优点，可以达到防止子宫颈残端癌，保持盆底、阴道完整性和部分子宫颈的目的，大大提高了患者术后的生存和生活质量。而腹腔镜子宫次全切除术的优点是保留了子宫颈，

手术后恢复性生活快，手术后病率低。

　　腹腔镜子宫肌瘤挖除术该方法主要适用于有症状或生长快且对生育功能有要求和要求保留子宫的子宫肌瘤患者。一般认为开腹手术是子宫肌瘤剔除的标准术式，而腹腔镜子宫肌瘤挖除术要求腹腔镜手术者有较丰富的经验，且子宫肌瘤以单发和浆膜下为最佳手术对象，是因为腹腔镜子宫肌瘤剔除可能会遗漏小的肌瘤；而且子宫切口止血需要较好的缝合技巧，故不太适合多发及太大的肌瘤。我们在总结前人及本单位的子宫肌瘤腹腔镜手术经验，以及现有单纯子宫肌瘤挖除和子宫动脉栓塞具有的潜在缺点基础上，设计的腹腔镜下子宫动脉阻断和肌瘤挖除术，兼具了两者的优点，临床应用效果良好。

　　腹腔镜子宫体三角形切除术，本术式切除了子宫体中间部分，创面对应缝合后保留了原有子宫的形状，且子宫的各组韧带保留完好，盆底支持力好，此方法保持了盆底的完整性。因而患者性生活频率和质量不受影响，且有防止内脏脱垂的作用。

　　对于巨大子宫肌瘤，既往的手术都是开腹行子宫切除术，由于子宫体积大，腹壁的切口均在20cm以上，有的甚至超过20cm。有必要寻求切口和创伤更小的手术方式，腹腔镜的出现以及手助腹腔镜手术在其他学科的成功应用，为手助腹腔镜巨大子宫肌瘤切除术奠定了基础。本手术结合了腹腔镜的微创和手助手术的可靠性高的双重优点，因而有很好的推广应用前景。

（崔明华）

第六节　子宫恶性肿瘤的腹腔镜手术治疗

　　20世纪90年代以来，随着腹腔镜设备的改进，操作技术的不断熟练，腹腔镜手术已广泛应用于许多妇科良性疾病的治疗，它具有创伤小、术后恢复快及术后发病率低等优点。同时其在治疗妇科恶性肿瘤方面也取得了显著进步，采用腹腔镜可以完成大部分妇科恶性肿瘤的手术治疗和分期。

一、概述

（一）适应证

　　ⅡB（包括ⅡB）期以内的子宫颈癌和子宫内膜癌，能够耐受麻醉。

（二）禁忌证

　　严重的心肺疾患或其他系统疾病，但除外糖尿病患者；急性弥漫性腹膜炎；各种腹壁裂孔疝者。

（三）手术范围

　　根据不同的疾病有不同的手术范围，对40岁以下的内膜癌患者若病变属早期，仔细探查卵巢未见异常，可考虑保留一侧卵巢以维持女性生理功能。对于40岁以上的子宫内膜癌患者可以常规切除双侧附件。对于子宫颈癌的手术范围早期患者可以保留双侧卵巢，而仅切除子宫、输卵管和盆腔淋巴结，而对于Ⅱ期子宫颈癌且年龄在40岁以上者，可以进行双侧附件切除。

（四）入腹处理

腹腔镜镜头置入后常规检查盆腹腔情况，常规环视腹腔，检查肝、胆、膈肌、胃及肠管表面，然后检查子宫及双侧附件形态、大小、活动度及直肠陷窝有无转移病灶、积液等，并抽取腹腔液找癌细胞。

（五）术后处理

手术后处理主要注意腹腔引流管的通畅和引流物的观察，72h 后可以拔除引流管。导尿管的放置时间较长，8 日左右拔除导尿管，多数患者的小便能自解，但有少部分患者会出现尿潴留，可以采用再次放置导尿管或针灸穴位治疗等，必要时加用药物治疗。

（六）常见并发症及处理

腹腔镜下施行广泛全子宫切除术及盆腔淋巴清除术，是镜下操作难度最大的手术，由于手术范围大，并发症相对较多，特别是镜下操作不熟练时更易出现意外。主要有如下几类。

1. 泌尿系统损伤

（1）膀胱的损伤：腹腔镜广泛子宫切除术治疗子宫颈癌时，最容易损伤的部位是锐性分离膀胱子宫颈间隙及切断膀胱子宫颈韧带。对于子宫颈癌手术治疗时，尽量避免钝性分离膀胱子宫颈间隙，以防促使癌细胞转移，一般情况下采用锐性分离。腹腔镜手术亦应如此，可用电剪刀或超声刀贴近子宫颈前面及阴道前方将粘连组织剪断，游离膀胱于子宫颈外口下 3～4cm。游离膀胱时，必须找准膀胱与子宫颈之间的间隙，在此间隙内分离一般不会损伤膀胱，如分离不在此间隙则容易导致周围组织或器官（如膀胱）的损伤。另外处理在间隙内进行分离外，还要分清膀胱后壁的解剖，切断膀胱子宫颈及膀胱阴道之间的组织时，应逐渐小心进行，特别遇到有粘连较紧时，不得强行剥离，否则将撕破膀胱。对于不慎撕破或切开膀胱者，可以行腹腔镜下修补术，一般用 3－0 的 Vicryl 线分两层缝合，手术后留置尿管不应低于 5d。笔者对一例子宫颈癌 ⅡB 期的患者腹腔镜下行根治术时，由于膀胱与阴道粘连过紧，界限分不清，在强行分离时将膀胱撕裂，在镜下行修补术成功。

（2）输尿管的损伤：可分为直接损伤和间接损伤两类。

输尿管的直接损伤：其原因是在手术时直接损伤引起，包括剪断、误扎、电灼伤等。在结扎髂总动脉前淋巴结时，如不仔细辨认输尿管，极易将其误扎，甚至在暴露髂总动脉时，将一小段输尿管露出，而误认为淋巴结将其切除，在处理骨盆漏斗韧带及分离子宫颈段的输尿管时，也极易损伤。在分离输尿管时，极易出血，而镜下止血又十分困难，当镜下用超声刀、电刀止血时，特别用单极电凝止血时，往往会误伤输尿管，一旦损伤，须视具体情况行修补、吻合或输尿管移植术，术后保留导尿管 7～10d。

间接性损伤，即输尿管瘘管：多在用弯分离钳误钳输尿管，或输尿管系膜的营养血管损伤或超声刀、双极电凝误灼输尿管所致，多在术后 10～20d 出现，是严重的并发症，虽然有的瘘孔可自行愈合，但大多数需要再次手术处理。因此，避免盲目钳夹，不要过度游离输尿管，以免损伤其营养血管。

2. 术中血管损伤　腹腔镜下直接在盆腔大血管周围手术，极易损伤血管，特别是静脉壁薄韧性差，且静脉分支较多，稍不慎极易导致血管切割和撕裂损伤出血，一般情况下，血管最易损伤和出血的地方有：

（1）清除髂内、外淋巴时，镜下应注意髂内、外动脉分叉处常有一小静脉，在清除淋巴组织时，如盲目撕脱则极易损伤，导致出血。因此，最理想的办法是先暴露该血管，然后双极电凝脱水或用超声刀切断。

（2）深静脉损伤：旋髂深静脉末端的分支，位于腹股沟韧带下方，在清除该部位的淋巴组织时，由于暴露相对困难，因此，极易将该静脉剪断，误伤后，由于血管回缩，止血比较困难，用双极电凝止血效果比较好。

（3）闭孔静脉丛损伤：闭孔静脉丛位于闭孔区的深部，闭孔神经的下方，在清除该部位的淋巴组织时，只要在闭孔神经的前方操作，一般不会引致出血，如超出此范围，有可能损伤闭孔静脉丛，一旦损伤不必惊慌，以前认为止血困难，但笔者体会用双极电凝止血效果良好，也可以用纱布压迫止血，选用可吸收的止血纱布更好。同时笔者认为在分离切割闭孔淋巴结时用超声刀缓慢切割，使闭孔静脉血管充分闭合，可以预防损伤血管引起的大出血。

（4）子宫、阴道静脉丛损伤：子宫静脉在输尿管内下侧段阴道侧壁形成了子宫阴道静脉丛，位于子宫动脉的内侧，在分离输尿管上方的子宫动脉时，如血管钳插入过深即有可能伤及此静脉丛，引起出血，由于术野模糊，止血比较困难，稍有不慎即会损伤输尿管。此时，切忌心慌，否则会导致周围组织或器官的损伤，尤其是输尿管的损伤，这时助手用吸引管将血液吸净，迅速钳夹局部压迫，减少出血，然后输尿管游离后，镜下可用双极电凝止血。如出血在阴道壁则由于阴道壁的张力，一般双极电凝的止血效果欠佳，可以考虑用缝扎止血，效果良好。

（5）髂内、外静脉交叉损伤：髂内、外静脉交叉的地方位于闭孔区内，由于该部位较深，操作极端困难，而且静脉壁又极薄，因此，在切除该处的淋巴组织时，会将静脉弓剪破或撕裂，引起大出血。同时在静脉分叉的后方常有一静脉分支，如撕破则止血困难，因此要求对于该处的淋巴结组织需要经双极电凝凝固后或超声刀缓慢切割，以求达到一次止血充分的效果，然后再切割组织。因此，腹腔镜下对该区域淋巴组织清除时，应格外小心。

3. 淋巴囊肿形成　通常是由于切除淋巴组织时没有结扎淋巴管或结扎过松，特别是闭孔淋巴管及腹股沟深淋巴对周围的淋巴管未结扎引起。一般术后1~2周于两侧下腹部触及卵圆形，张力大而不活动的淋巴囊肿，<5cm而无感染者，不必处理。多在术后2~3个月自行吸收。如合并有感染者，必须切开引流。腹腔镜下盆腔淋巴结清除后，两侧闭孔窝放引流管从阴道引出，可明显减少淋巴囊肿的形成。

二、广泛子宫切除术手术

1. 高位结扎切断卵巢血管　此时第二助手将子宫摆向盆腔左前方，手术者右手用抓钳提起卵巢血管表面的侧腹膜，剪开腹膜并充分暴露输尿管，游离并推开输尿管，然后于卵巢血管的表面切开腹膜，游离卵巢血管，此时，可清楚地看到此处的卵巢血管及髂总动脉。从输尿管及髂总动脉前方游离右侧卵巢血管，镜下用双极电凝使卵巢血管脱水，用剪刀或超声刀切断卵巢血管。

2. 圆韧带和阔韧带的处理　将子宫摆向左侧，离断卵巢血管后，沿髂外动脉走行切开盆侧壁腹膜，延长右侧后腹膜切口使之与圆韧带断端相连，靠盆壁处用超声刀切断右侧圆韧带，再向前内方向剪开阔韧带前叶至膀胱子宫反折，再向后剪开阔韧带后叶至右侧骶韧带，直达膀胱腹膜反折。至此，右侧盆前、后腹膜已全部打开，充分暴露了髂血管区域，为随后进行的盆腔淋巴结清除做了充分准备。用上述方法处理左侧卵巢血管及圆韧带。

3. 打开膀胱腹膜反折　第二助手将子宫摆放于盆腔正中并推向腹腔，暴露子宫颈膀胱腹膜反折，沿着右侧圆韧带断端边缘，剪开腹膜反折，直至左侧圆韧带靠盆壁的断端。

4. 膀胱和直肠的游离　用超声刀之锐面分离膀胱与阴道间的疏松组织，直达子宫颈外口水平下 3~4cm，用超声刀，切断双侧膀胱子宫颈韧带。助手把子宫推向前方，充分暴露子宫后方及直肠，使直肠与阴道后壁分离，直达子宫颈外口下 3~4cm。

5. 子宫动静脉的处理　在子宫动脉丛髂内动脉分叉后的 1cm 处用双极电凝使其脱水，然后用超声刀切断。必要时用 4 号缝线双重结扎后，再用超声刀切断。提起子宫动脉断端，游离子宫旁组织，剪开近子宫颈的盆段输尿管前的结缔组织，用弯分离钳沿着输尿管内上侧方向游离子宫动脉，注意勿损伤膀胱及输尿管。

6. 游离子宫颈段之输尿管　提起并上翻子宫动静脉，用弯分离钳轻轻钳夹子宫颈输尿管前的系膜（注意夹住的组织要少，避免误伤输尿管营养血管而增加输尿管瘘的危险），用超声刀的锐面剪开输尿管后方的粘连，至此，子宫颈的输尿管已完全游离。

7. 子宫主韧带和骶骨韧带的处理　用超声刀分离直肠侧窝结缔组织，将子宫骶骨韧带与直肠分开，助手可用弯分离钳将输尿管稍向外推开，用超声刀的平面距子宫颈 3cm 处，切断骶骨韧带，也可用 4 号丝线或 0 号 Vicryl 线镜下缝扎后剪断。处理主韧带：膀胱侧窝的前、外侧为盆壁，后方为主韧带，内侧为膀胱。助手将子宫摆向右前方，用弯分离钳将输尿管拨向外侧，用超声刀平面贴近盆壁切断左侧主韧带，最好先用镜下缝扎主韧带后，再切断，这样止血效果更彻底，同法切断右侧主韧带。

手术至此，子宫已完全与盆壁游离而仅与阴道相连，再用超声刀将子宫颈外口以下 3cm 的阴道旁组织切断。并在阴道前壁切开一小口，然后从阴道操作，取出子宫及切除阴道上段。

8. 取出子宫及切除阴道上段　取出阴道纱垫及举宫器，在阴道前壁镜下切口处钳夹阴道黏膜，排出腹腔内气体，钝性游离阴道约 4cm，环行切断，连同子宫一并取出。残端用 0 号 Vicryl 线连续锁扣式缝合，或中央留 1.5cm 的小孔，放入 T 形引流胶管。

9. 镜下重建盆底　腹腔镜下冲洗盆腔，彻底止血后，将 T 形引流管分别置于盆腔的两侧，用可吸收线连续缝合后腹膜，并将后腹膜与阴道残端缝合，再与骶韧带缝合以重建盆底。如盆腔腹膜缺损过多时，可不缝合腹膜。

三、盆腹腔淋巴结切除术手术

1. 腹主动脉周围淋巴结切除　对 II 期以上的子宫颈癌和内膜癌，或探查发现盆腔淋巴结有肿大者，以及肿瘤分化不良者，均应行腹主动脉周围淋巴结切除术。取头低位并右侧躯体抬高约 30°，将小肠及大网膜用抓钳或推杆推开，于骶前开始纵向打开后腹膜，暴露双侧髂总动脉及腹主动脉分叉，继续向上沿腹主动脉走行直达十二指肠横部下缘；再剪开动静脉鞘并游离腹主动脉和腹腔静脉，切除动静脉周围分离后可见的淋巴结或可疑组织，采用超声刀或先双极电凝凝固后再切断。切除淋巴结的范围要求在腹主动脉分叉的上方约 2cm 即可，必要时可以分离至肾静脉平面水平。在切断任何组织之前必须先辨认输尿管，并要求切断组织时要离开其根部（附着部）1cm 左右，以便在发生血管分支凝固不彻底时，可以有止血的余地。其间要注意防止肾静脉、肠系膜下动静脉和腹腔静脉的损伤。

2. 骶前淋巴结切除　于骶前骶骨岬平面打开后腹膜，向上延伸至腹主动脉分叉处，提起两侧后腹膜拉向两侧，充分暴露腹膜后间隙和结缔组织，游离髂总动静脉，尤其要分清楚髂总静脉的走行和分支，以免损伤，一旦损伤则处理非常困难。淋巴结的切除原则和腹主动脉周围淋巴结切除术相似，一般在组织附着部的1cm以上凝切组织，以免创面出血影响手术操作。还要注意不要伤及骶前静脉丛。

3. 盆腔淋巴结切除　用分离钳提起髂外血管表面的血管鞘，用超声刀沿髂外动脉切开血管鞘，直达腹股沟深淋巴结组织，再从该处起向下撕脱髂外动静脉鞘组织及周围的淋巴组织，游离至近髂总动脉分叉处，此时有一支营养腰大肌的血管从髂外动脉分出，应镜下双极电凝处理，或用超声刀切断。髂外静脉居髂外动脉的后内侧，小心其损伤，自腰大肌前面穿出后在该肌浅面下降，分布于大阴唇及其附近的皮肤，尽量保存该神经，以免导致患者术后出现大腿内侧皮肤的感觉障碍。推开髂内动脉和脐动脉根部，暴露闭孔，在腹股沟韧带后方髂外静脉内侧髂耻韧带的表面有肿大的淋巴结，游离后切除，此处可见髂外静脉的分支，要小心处理，一般采用超声刀凝断或双极电凝凝固后切断。切除闭孔窝内的淡黄色脂肪组织，其间要先游离闭孔血管和闭孔神经，即在脂肪组织内可见一条白色的条索状穿行其中，此即为闭孔神经。闭孔血管可以采用双极电凝或超声刀进行凝固切断。完整切除闭孔淋巴组织。

（1）切除髂总淋巴结：髂总淋巴结位于髂总动脉的前外侧。打开盆腔后腹膜，推开其前面横过的输尿管及上方的卵巢血管的残端，打开动脉鞘，于髂总动脉外侧用抓钳提起淋巴结组织，用超声刀切断与周围组织的连接和淋巴管，以及静脉血管分支，一般在髂总动脉分叉处上2~3cm处切断。切除的范围一般在腹主动脉分支以下的全程髂总动脉走行的区域。切除该组淋巴结时注意勿损伤输尿管和回盲部肠管及髂总静脉。

（2）切除髂外淋巴组：由助手钳起髂外动脉的外侧，术者钳起髂外动脉的内侧，用超声刀将髂外血管鞘打开，沿血管走行剥离直达腹股沟韧带下方，此处可见到腹壁下血管、旋髂血管和腹股沟深淋巴组，切除腹股沟深淋巴结，然后沿髂外动静脉剥离淋巴组织，于髂外静脉下界水平切断淋巴组织，至此，则全部切除髂外淋巴群。游离髂外动静脉后于其外侧顶端切除腹股沟深淋巴结；在髂外静脉的内下方，股管内有一深层的淋巴结，称为股管内淋巴管。镜下将该组淋巴结周围的脂肪分离后，钳夹、剪断其淋巴管组织，并结扎或凝固淋巴管，以免术后淋巴囊肿形成。在髂外静脉的下方有旋髂深静脉，须防止损伤，以免引起出血。

（3）切除闭孔淋巴组：镜下用弯分离钳将髂外血管拨向外侧，将髂内血管推向内侧，暴露闭孔窝，此时，很清楚地看到闭孔神经穿行于闭孔内脂肪及淋巴组织之中。其下方是闭孔动静脉，闭孔神经是由腰$_{2~4}$（$L_{2~4}$）神经发出后，出腰大肌内侧缘入小骨盆。循小骨盆侧壁前行，穿闭孔管出小骨盆，分前、后两支。分别支配闭孔外肌，大腿内收肌群和大腿内侧面的皮肤，如损伤时，大腿的内收功能及大腿内侧的皮肤感觉障碍。

闭孔深部满布血管丛，特别是静脉丛，如被损伤，止血比较困难，所以，此处操作应十分小心，除较大的血管损伤出血须缝合修补止血外，一般的静脉丛损伤出血采用双极电凝止血。在髂内、外静脉交叉的下方，闭孔神经前有一团比较致密的组织，可镜下应钳夹剪断后再结扎，然后，一把弯钳钳持被剪断的淋巴组织，另一把弯钳（或剪刀）沿着闭孔神经的前方，钝、锐性清除闭孔淋巴群，直至膀胱右侧侧窝。

（4）切除髂内淋巴组：将髂内动脉上方的淋巴组织向外下方向牵引，暴露髂内动脉，从上外侧分离及清除髂内淋巴组。

四、卵巢悬吊术

对于年龄在 40 岁以下的 ⅡA 期以内子宫颈癌患者，以及早期子宫内膜癌年龄在 40 岁以下者，可以保留双侧或单侧卵巢，此时需要行卵巢侧腹壁悬吊术。具体操作如下：卵巢与输卵管自子宫切离之后，沿着卵巢悬韧带剥离，剥离的距离必须让卵巢足以固定在外前侧腹壁，要求在脐水平以上 3～4cm 的位置，如此的位置可以避免放射线治疗对于卵巢造成伤害。两侧输卵管必须切除，而且留取腹腔冲洗液作为病理以及细胞学检查，以确定癌症并没有扩散转移。卵巢固定点必须有足以显像的标记以作为术后放射线治疗可以探测卵巢所在位置的根据。

五、盆腔淋巴结切除术加根治性宫颈切除术

早期（ⅠB 期以内）子宫颈癌，要求保留生育功能者可行盆腔淋巴结切除加根治性宫颈切除术。

1. 淋巴结切除　切除的淋巴结包括髂外、腹股沟深、闭孔和髂内淋巴组。可以适当游离子宫主韧带并推开输尿管。子宫动脉不能结扎。

2. 根治性子宫颈切除术　于距离子宫颈外口约 2cm 处切开阴道穹隆部，分离阴道壁和子宫颈之间的结缔组织，推开阴道穹隆部，将子宫颈充分游离，直达子宫颈内口水平，在子宫峡部以下完整切除子宫颈阴道部。用 7 号子宫颈扩张器扩张子宫颈管，于黏膜下子宫颈内口水平用 1－0 尼龙线环行缝扎子宫颈阴道上部，重建子宫颈内口。再行阴道子宫颈黏膜缝合术，以重建子宫颈外口。其间对子宫动脉无须切断或结扎，该术式保留子宫动脉。可以保持妊娠时正常的血供。手术后子宫颈残端放置碘仿纱布填塞创面，兼具止血和防子宫颈粘连作用。

六、手术点评

通过手术和术后观察，用腹腔镜施行恶性肿瘤广泛子宫切除和盆腔及腹主动脉周围淋巴结切除术，手术创伤小，术后恢复快。文献报道腹腔镜广泛子宫切除和盆腔淋巴结切除术，术中出血 100～200ml，手术时间 3.5～5.5h，平均住院时间 9.6d。

淋巴结切除数目与文献报道的开腹手术淋巴结切除数目相似，说明腹腔镜盆腹腔淋巴结切除术能达到开腹手术要求，使子宫颈癌和子宫内膜癌的分期更准确，有利于指导患者的进一步治疗。

该手术的特点是创伤小、出血少，手术后痛苦少，恢复快的优点，且切除淋巴结彻底，可以对子宫内膜癌进行准确的分期，有利于指导进一步的治疗。因而具有重要的临床意义。但必须要在手术前对盆腔的解剖结构进行彻底的了解，才能做到心中有数，减少并发症或手术意外的发生。

（崔明华）

第七节　腹腔镜手术并发症诊断与治疗

一、腹腔镜手术并发症诊断

腹腔镜手术急性并发症相对少见，通常在手术期间即能发现和处理。但是能够导致严重的生理紊乱的手术并发症如肠管损伤和血管损伤、气体栓塞、气胸，如果不及时识别和有效处理通常会危及生命。

（一）腹腔镜穿刺时并发症

1. 肠管损伤　据报道在腹腔镜手术中肠管损伤的发生率为 0~0.5%，大约一半的肠管损伤发生在气腹针或穿刺套管进入腹腔时，另一半发生在手术过程中，其大部分是由于电热操作导致。

由于闭合式穿刺技术和腹腔镜手术视野有限，大多数的肠管损伤在手术中并未能及时发现。即使手术后，由于大多数的患者缺乏典型的肠穿孔的症状，因此诊断困难。与肠梗阻相反，内脏的损伤通常有腹壁紧张、反跳痛、白细胞减少等症状，而大多数肠管损伤表现为某一穿刺孔部位的疼痛加重，没有红斑和脓性分泌物。在随后的开腹手术中，通常在疼痛的穿刺孔的部位发现受损的肠段。患者可出现腹胀症状加重、腹泻，而肠鸣音正常的败血症，在出现明显的腹膜症状之前患者死亡。白细胞升高要比白细胞减少常见。当术后患者现临床症状提示肠穿孔时，计算机 X 线断层摄影（CT）能够帮助确定诊断。由于大多数的肠管损伤在手术中不能及时发现和在术后期间表现不典型，因此它是腹腔镜术后最常见的死亡原因之一。

目前还不清楚腹腔镜导致的肠管损伤为什么与开腹手术导致的肠损伤表现如此不同。可能的原因是腹腔镜手术，由于皮肤没有大的切口，因此要比开腹手术导致的新陈代谢和免疫反应要少。因此，在患者出现自我代偿临床反应之前脓毒血症即发生了。

2. 血管损伤　前腹壁血管的损伤发生在置入穿刺套管时，在置入气腹针和穿刺套管或在分离或切除手术操作时可能会发生腹膜内或后腹膜间隙中的大血管损伤。包括大网膜、肠系膜血管，任何盆腔、腹腔的主要动脉和静脉。

大血管损伤很容易被发现，因为它们通常导致腹腔内出血和血流动力学的改变；大多数穿刺导致的腹膜后血管损伤会引起轻微的腹膜后血肿，在术中不容易被发现。从 1995 年起，所有腹膜后大血管损伤在术中被发现并及时修补的患者都得以存活，相反，那些在术后发现血管损伤的患者几乎一半死亡。死亡的患者几乎都是年轻健康的青年女性。研究者指出，随着更多的腹腔镜手术在年老体弱的患者身上施行，未及时发现的腹膜后大血管损伤的患者生存的可能性会更低。手术创面的持续渗血有时会很严重。这种出血与大血管损伤出血明显不同，多与手术类型有关。

术后出血的患者在麻醉恢复室（postanesthesia careunit，PACU）时可表现为腹痛、血流动力学状态不稳定。可能由于腹腔镜气腹的压迫作用，广泛的渗血在术中可能不容易被发现。进行性的出血在 PACU 时可能会出现血流动力学的不稳定，如果是活动性出血且血容量已被补足，红细胞比积可保持正常；通常对低血压的患者输晶体，可在复苏过程中出现稀释性贫血。

3. 泌尿系统损伤　在腹腔镜中泌尿系损伤的发生率是 0.02% ~ 1.70%，与开腹手术的泌尿系损伤发生率一致，多见于以往有盆腔手术史的患者。

膀胱损伤要比输尿管损伤在术中更常见和更易发现。回顾泌尿系的损伤资料发现 90% 以上的膀胱损伤术中可以发现，然而输尿管损伤术中发现率小于 7%。膀胱穿孔大约占所有泌尿系损伤的一半以上，其次是瘘道形成、输尿管结扎、输尿管切断等。如果不事先用 Folley 导尿管排空膀胱，在进气腹针和穿刺套管时容易损伤膀胱。

4. 气胸　气胸是腹腔镜气腹罕见的并发症，目前有数篇文献报道其发生，这种并发症大多数发生在有先天性或后天性的横膈缺陷的患者。

由于气胸很快发展为张力性气胸，因此必须保持高度警惕且迅速采取干预措施。据报道横膈膜缺陷导致 CO_2 进入胸腔形成气胸，最常见的症状是血氧饱和度的下降，CO_2 吸收增加导致呼气末 CO_2 压力增高，气道压力增加，并且如果血流压力不稳定状态继续发展的话，动脉压就会下降。

5. 气体栓塞　气体栓塞是腹腔镜手术罕见但致命的并发症。据报道 CO_2 气体栓塞发生率从 0.002% ~ 0.016% 不等。既往认为开腹手术没有气体栓塞的危险。虽然这种并发症通常在加压灌注 CO_2 气体的过程中或注气后短时间内发生，心脏骤停和导致死亡的气体栓塞也和腹腔镜使用的氩气束电凝设备有关。

在气腹充气和使用氩气束电凝设备时必须高度警惕发生这种灾难性并发症的可能性。最早能够发现气体栓塞的有价值的常见指征是监视器上显示的呼气末 CO_2 压。如果可能在注气时应将 CO_2 变化曲线的屏幕显示设置为可同时显示前几分钟的记录曲线，这样可以从曲线变化中发现呼气末 CO_2 压的急剧下降。空气栓塞可能会出现"大水轮样"杂音，但是有时这种异常杂音在急剧进展的心血管衰竭中期听不到。经食管超声心动图可发现气体，此时应该考虑积极干预治疗。

6. 皮下气肿　皮下气肿是腹腔镜手术中由于气腹注气导致的几乎不可避免的并发症。

皮下气肿表现为触及捻发音和呼气末 CO_2 压力增加。通常发生在腹腔镜手术中。当皮下气肿蔓延至胸部时，手术医生应警惕其进一步发展。因此判断和处理皮下气肿依靠经验检查患者是否有皮肤捻发音，呼气末 CO_2 压力增高不是其特异的指征。

7. 穿刺孔疝　虽然腹腔镜术后腹壁疝的发生率比开腹手术低 10 ~ 100 倍，但是一旦形成疝，肠管嵌顿的机率将近 20%。大多数手术医生不缝合 5mm 穿刺孔的筋膜层，因为这些部位极少发生疝。大于 5mm 的穿刺孔需缝合筋膜层，可以减少术后疝的发生。这种疝通常是由于术后麻醉恢复期间患者常见的咳嗽、加腹压活动增加所致。做 Z 形切口可以减少发生疝的危险。

（二）腹腔镜麻醉相关并发症

1. 胃肠损伤　在麻醉诱导和气管插管时，以避免将气体注入胃中，使得胃充气，导致置气腹针或穿刺套管时增加胃穿孔的风险。麻醉师几乎没有能够帮助发现肠穿孔的设备，不可能想象患者在腹腔镜手术过程中表现出脓毒血症的症状。

2. 体温降低　体温降低几乎是全麻术后不可避免的结果，与采用腹腔镜和开腹手术方式无关。显著的体温降低不常见，其发生率随麻醉和手术时间的延长而上升。明显的手术体温降低可能导致患者术后不适，严重的病例中，能够因为机体剧烈的寒战产热反射和导致高危患者发生心肌缺血。

3. 肌松无效 腹腔镜中有效的肌肉松弛可以更有效暴露手术野。当肌松效果差时，麻醉师可以通过提高气腹压力补偿，但是使得 CO_2 吸收增加，增加气体栓塞、气压性创伤和其他并发症的危险。但是肌肉松弛也有它的缺陷，腹腔镜手术通常手术时间短，腹壁缝合简单，深度肌肉松弛时如何有效复苏清醒也是问题。

手术医师在手术过程中，发现气腹形成不良、横膈运动时，才察觉肌松效果不好，偶尔还会观察到患者有明显的活动。

麻醉师使用"肌松监测"测量麻醉深度，通常采用的是通过尺神经观察拇指内收斜肌的运动。

4. 体液超负荷 腹腔镜手术不像同类型的开腹手术需要大范围的麻醉区域和大量的第三间隙液体丧失。因此，总的液体输入量不要超过：①禁食的损失量；②维持量；③失血。

根据术中输入液体的总量和机体损伤量计算，可以直接发现输液导致的体液超负荷。液体超负荷当没有出现生理紊乱和出现少尿肾衰时不需要治疗。

5. 恶心、呕吐 术后恶心和呕吐在目前麻醉主要致病和致死率已经稳定改善的情况下，已经成为麻醉师逐渐重视的麻醉安全目标。越来越多的麻醉患者是在清醒状态下出现恶心和呕吐的，他们想避免这些麻醉后遗症。

发现恶心和呕吐并不困难。以下因素可使的恶心和呕吐可能性增加：①女性；②既往有恶心和呕吐或晕动病史者；③不吸烟；④术后使用鸦片类药物。

（三）术时和术后并发症

1. 出血 出血可以即刻发生，也可延迟出现，常常因为血管损伤，或缝合止血失败。

即刻型出血：明显的出血、持续性的渗血及范围不断扩大的血肿，应能立即明确诊断，这些往往是由于血管损伤，或切割前血管闭合不全，或钝性分离方法不妥。灌洗有助于辨认出血的部位。

延迟型出血：常常发生在组织残端结扎不牢固，手术中未发现的渗血在血管加压素作用消失后，或气腹压迫作用解除后。因此，在手术结束前，必须在降低腹压的情况下，用灌洗方法淹没手术部位，去检查所有的残端：小的，渗血的，乃至大的血管出血。

有时，术中不明显的出血，直至术后发生盆腹腔内出血，患者术后出现血压下降，心率加速、面色苍白、出冷汗、腹部膨胀和肠鸣音消失等。血液或血清样液体可从腹壁切口或阴道切口溢出体外。

2. 肠管损伤 肠道损伤可以发生于小肠，也可发生在结肠；损伤可以是穿孔性的，也可以是非穿孔性的可能在术中即被发现，也可能在术后才明确诊断。术前如能估计到有可能肠道损伤的危险，应做肠道准备。肠管之间粘连，应小心分离，切不可撕扯。在靠近肠管处，不允许应用电能。

非穿孔性损伤：此类损伤，常发生于子宫内膜异位症病灶从肠管表面分离时，如果术中能发现损伤部位，应及时给予仔细缝合。这类损伤有很多未能在术中被发现，但却存在潜在的迟发性穿孔可能，这种情况特别容易发生于电损伤。

穿孔性损伤：肠管穿孔一般发生于分解粘连或去除肠壁病灶时，常能当即被发现，怀疑结肠穿孔时，可借助灌洗液淹没盆腔或经直肠吹气来发现。

如果患者已形成穿孔而未被及时发现，则患者在术后即可发生急腹症。电损伤则在数天后，当受损肠管发生穿孔后才出现症状。患者常诉持续加剧的腹痛，伴有恶心、呕吐，常有发热、心跳加速、低血压及出汗。腹部检查有压痛及肌紧张。X 线检查可见膈下游离气体并非可靠的诊断证据，因为术后 48 小时内腹腔内仍可有残余的 CO_2 气体。如发生这种情况，则可威胁生命，必须及时处理。

3. 泌尿道损伤　损伤可发生在膀胱、输尿管，可以被立即发现，但也有延迟表现。

（1）膀胱：膀胱穿孔可发生在将膀胱自宫颈上游离时，也可发生在自膀胱切除病灶时。在有子宫瘢痕的患者，如剖宫产、子宫肌瘤剔除病史和一些子宫成形术的患者，在分离膀胱时应特别小心。在该类高危患者，于分离膀胱前注入 60ml 稀释的亚甲蓝溶液以便及时发现穿孔。如果未采取此措施，可在盆腔内灌注生理盐水，让膀胱浸没在液体中，然后通过导尿管向膀胱注入空气，若膀胱有破口，即可见气泡自膀胱破裂口处溢出。

术后迟发性膀胱损伤多与电热损伤有关，症状常出现在术后数日，尿液漏入腹腔，可以引起腹痛、局部肿胀和发热，并有血尿出现。诊断可依靠膀胱造影、膀胱镜及腹腔镜。在腹腔镜观察下，通过向膀胱注入亚甲蓝溶液即可发现损伤部位。

（2）输尿管损伤：由于输尿管与女性生殖器邻近，特别容易损伤。所以在部分妇科手术时，为了防止输尿管损伤，关键是辨清输尿管结构，甚至需要对输卵管做初步的分离。如果病变使得输尿管分辨困难，可经膀胱镜预置输尿管导管，以便术时辨认。

输尿管损伤包括：输尿管被切断；输尿管被缝扎或被钳夹；电热损伤输尿管使得组织坏死。一般可在术时被发现，但电热损伤可能至术后一段时间输卵管坏死穿孔时才被发现。

术时怀疑输尿管切断，可经静脉注入靛胭脂，即可在输尿管断端见红色液体漏出，即可确诊输尿管损伤及部位。

输尿管损伤术中不能及时发现，术后由于漏尿入盆腔、腹腔，或者输尿管梗阻。输尿管漏依靠肾盂静脉造影或静脉注入靛胭脂，一小时后腹腔穿刺有腹腔液红染，可以确诊。输尿管梗阻常表现为一侧腹痛和发热。肾盂静脉造影或超声检查即可发现受累侧肾盂积水。

4. 感染　一项大样本研究对 10 110 例子宫切除的研究表明，感染是各类（经腹、经阴道、经腹腔镜）子宫切除最常见的并发症。腹腔镜手术感染率是 9%，经腹手术是 10.5%，经阴道手术为 13%。腹腔镜手术术后伤口和尿路感染发生率低于经腹手术，但腹腔镜术后的腹内和阴道感染的发生率要高于经腹手术。

外科手术相关的感染，鉴别、诊断和处理是一个不断变化的复杂事情。浅表伤口的感染特点是表现为局部组织的红斑、硬结和伤口周围可能出现的分泌物。深部伤口感染通常表现为广泛的硬结和红斑，有或无脓性分泌物。患者通常表现为发热，白细胞计数证据，可能有中毒症状。血培养很少阳性，利用伤口周围组织作为培养基，以指导特定的抗生素治疗。器官感染可能合并周围的筋膜和肌肉。感染殃及筋膜间隙，它们和深部切口感染表现相似。很少报道发生严重不可逆转的感染，如坏死性筋膜炎。

5. 体位损伤　体位损伤包括神经过度伸展和压迫损伤，导致术后神经病变，是任何手术都可能发生的并发症。过展体位容易损伤臂丛、尺神经、股神经和腓神经，因为它们通常位置表浅、走行较长。

如果仔细检查，在 PACU 病房即可发现患者体位损伤。大多数是在患者麻醉苏醒后，感受到非手术部位的疼痛或肌肉无力时才发现体位损伤。

实际上目前没有设备能够在术中发现体位损伤。体位损伤也很难预知：在手术结束时从手术床上移位滑落的大多数患者中并未发现体位损伤，相反，在部位体位固定得很好的患者中可发生体位损伤。

6. 深静脉血栓　腹腔镜手术增加了深静脉血栓（deep venous thrombosis，DVT）是风险，这是由于手术时间较长、头低臀高位导致腹腔内的压力增加，使静脉回流受阻和静脉淤滞导致血液在下肢淤积有关。

（四）妇科肿瘤腹腔镜手术并发症

腹腔镜手术在妇科肿瘤的发展，是在腹腔镜腹膜后手术检查上发展起来的，包括盆腔和腹主动脉旁淋巴结清扫、腹腔镜下子宫根治术、卵巢癌腹腔镜分期手术等。

尽管腹腔镜手术技术一般遵循开腹手术的原则，但是腹腔镜手术在妇科肿瘤患者中的应用会给患者带来特定的并发症和风险。

1. 穿刺口转移种植　事实上，卵巢癌、宫颈癌、子宫内膜癌及输卵管癌，以及非妇科肿瘤，包括胃、肝、结肠等肿瘤都有术后穿刺口种植的报道。然而，关于这一问题的确切发生率并没有一致的结果。一项回顾性研究分析了 83 例妇科肿瘤研究，发现穿刺口种植发生率为 2.3%，在卵巢癌和输卵管癌中，腹水的出现和复发性卵巢癌是穿刺口种植的独立危险因素。

目前，穿刺口种植转移机制仍然不是很清楚，可能的因素包括：无意间在肿物上的切割；含有肿瘤组织的淋巴管横向切断；肿瘤穿刺口表面直接播散；手术及创伤本身产生的生物学环境改变等。

2. 神经系统损伤　术中神经损伤可发生在任何盆腔手术，然而，人们已经认识到对妇科肿瘤手术应特别注意。

在切除一侧盆腔淋巴结时极易发生生殖股神经损伤，这样的损伤导致大腿中部麻木，而无其他临床症状。

闭孔神经损伤是一个更被重视的并发症，这一并发症发生在切除闭孔淋巴结前未能明确辨认闭孔神经。主要表现为内收肌无力，大腿前中侧感觉降低。

腹腔镜手术患者体位不当也可继发其他外周神经损伤。

3. 中转开腹并发症　需要中转开腹修补的并发症包括：输尿管、膀胱损伤，或者肠管和血管损伤。Boitke 等进行的一项研究表明，在子宫内膜癌行腹腔镜盆腔或（和）腹腔淋巴结清扫的患者中，中转开腹的发生率为 10%。

4. 妇科肿瘤腹腔镜治疗的充分性　淋巴结清扫是评估恶性病变的微小转移。因此确认腹腔镜是否充分切除淋巴结是必要的。一项研究提示在 7 个机构的 69 例患者中，盆腔淋巴结清扫数量最多的为 70 个（平均 32 个），腹主动脉旁淋巴结清扫最多的为 37 个（平均 12 个）。血管损伤的并发症发生率为 10%。输尿管损伤的发生率为 1.4%。因此，研究者认为腹腔镜方法是开腹膜后淋巴结清扫的可行性替代方法。

5. 其他并发症　妇科肿瘤腹腔镜手术也可引起其他并发症，如开腹手术一样，淋巴囊肿和淋巴水肿、切口感染以及血栓栓塞性并发症均有报道。

二、腹腔镜手术并发症治疗

腹腔镜操作过程中可发生感染、创伤或出血，以及与麻醉相关的问题。感染发生的机率显著低于开腹手术。相反，由于手术视野的限制以及透视下解剖位置的改变，损伤血管或重要脏器（如小肠、输尿管或膀胱）的危险性可能有所增加。腹腔镜下处理某些并发症可能比开腹手术或阴道内手术更为有利。

（一）麻醉和心肺系统并发症

在与腹腔镜操作相关的死亡中，有 1/3 继发于麻醉并发症。与全麻有关的潜在并发症包括通气不足、食管插管、胃食管反流、支气管痉挛、低血压、麻醉剂过量、心律失常和心脏停搏。由于气腹而产生的腹腔压力增加使横膈压力上升，增加了通气不足、高碳酸血症和代谢性酸中毒的危险性；由于麻醉剂的应用，松弛食道括约肌，促进胃内容物的反流，因而导致异物吸入、引起肺炎的发生。

与注入 CO_2 及 NO 气体有关的心肺功能参数包括 PaO_2、O_2 饱和度、潮气量降低和每分钟通气量及使呼吸频率加快。腹腔内气腹以 CO_2 作为膨胀介质可增加 $PaCO_2$ 及降低 pH 值，横膈的抬高可引起肺基底部膨胀不完全，导致右向左分流和通气灌注不匹配。

CO_2 栓子　CO_2 是最常用的腹腔膨胀介质，主要因为 CO_2 在血液中能被快速吸收。但是，如果有大量 CO_2 进入中心静脉循环，或存在外周血管收缩，或由于腹腔压力过高使内脏血流降低，可导致严重的心肺功能损伤。

CO_2 栓子的临床表现包括突然发生的低血压和不能解释的血压降低、心律失常、发绀和心脏杂音。潮气末 CO_2 浓度可能升高，以及出现与肺水肿有关的临床征象，可发生肺动脉压快速增加而导致右心衰竭。

由于通过充气针可直接将气体注入血管内导致气体栓塞，必须正确放置穿刺针。腹腔内压力应维持在不超过 20mmHg，除了放置初始穿刺器时腹腔压力较高外，一般维持在 8～15mmHg。由于开放的静脉是气体进入系统循环的入口，严密止血可降低发生 CO_2 栓子的危险性。麻醉师应连续监测患者肤色、血压、心音、心律和潮气末 CO_2 浓度。潮气末 CO_2 浓度变化有助于早期认识 CO_2 栓子发生的征象。若怀疑或明确已发生 CO_2 栓塞，手术医生应排空腹腔 CO_2，把患者置于左侧卧位，头低于右心房水平。并立即放置大口径的中心静脉导丝允许心脏内气体吸出。由于临床表现为非特异性，应排除其他原因所致的心血管功能衰竭。

（二）心血管并发症

腹腔镜手术时心律失常的发生概率增高，最明显的原因是高碳酸血症。早期报道腹腔镜手术时心律失常的发生与自主呼吸有关，因此大多数麻醉师采用机械通气。手术时腹腔压力低于 12mmHg 可降低高碳酸血症的发生率。

用 NO 作为膨胀介质也可降低心律失常的发生，但是，虽然 NO 可降低心律失常的发生率，但是 NO 不溶解于血液。腹腔外提升系统可避免高碳酸血症的并发症，因而可避免发生心律失常。

当腹腔内压力过高时，静脉回流减少，可发生低血压。这种情况可由于血容量减少而加重。腹腔内压力增加可刺激迷走神经发射，引发心律失常，也可导致低血压。若患者术前就存在心血管疾病，此副作用将更加危险。

1. 胃内容物反流　腹腔镜手术时胃内容物可反流和吸入。若患者肥胖或患胃轻瘫、食道裂孔疝或胃出口堵塞，这种情况更容易发生。这些患者应放置支气管导管维持呼吸道通畅，降低胃压（例如放置鼻胃管）。用最低限度的腹腔内压力将吸入的危险性降到最小，在拔管前应取消 Trendelenburg 体位。术前常规用甲氧氯普胺、H_2 阻滞剂和非特异性抗酸药可降低其危险性。

2. 腹膜外充气　腹膜外充气最常见的原因是充气针放置在腹膜外和套管周围 CO_2 渗漏。虽然这些情况通常很轻微，且局限在腹壁，可发生大范围的皮下气肿，波及四肢、颈部和纵隔。发生气肿的另一相对常见部位是网膜或肠系膜，可被误解为腹膜外充气。

触及捻发音可识别皮下气肿，通常发生在腹壁。气肿可沿邻近的筋膜到达颈部，在该部位可直接观察到皮下气肿。这种情况若未及时纠正，可造成纵隔气肿的发生，提示可能发生心血管功能衰竭。

正确放置充气针及在所需套管放置完毕后维持低的腹腔内压力可降低皮下气肿的发生率。其他可降低皮下气肿的方法包括开放式腹腔镜和使用腹壁提升系统而不需要气体注入。

如果已发生腹膜外充气，应该取出腹腔镜，重复充气。但由于腹膜前壁已发生改变，使操作过程更加困难，可考虑开放式腹腔镜或选择其他穿刺点（如左上腹）。一种方法是保留腹腔镜在扩张的腹膜外空间，在直视下充气针通过腹腔镜尖端穿透腹膜进腹腔。

如只发生轻微皮下气肿，排空气腹后，体征很快消失，不需要特别的术中和术后治疗。若气体外渗到颈部，通常需终止操作，因可发生纵隔积气、气胸、高碳酸血症和心血管功能衰退。

若发生腹膜外充气，操作结束后，慎重起见可拍摄胸片，观察患者情况；若发生张力性气胸，应立即在锁骨中线第二肋间隙放置胸导管或大口径的针头。

（三）电手术并发症

电手术并发症继发于无意或不正确使用激活电极、电流分流到非需要通路、发散电极等而引起的热损伤。激活电极损伤既可发生于单极器械，也可发生于双极器械，而继发于电流分流或发散电极损伤只发生于单极器械。坚持安全操作、对电手术原理的正确理解和了解可能发生电手术损伤的环境，可降低电手术并发症的发生。

1. 激活电极损伤　如偶然误压脚踏开关，邻近电极的组织将受到损伤，通常涉及肠腔或输尿管。如果电极位于腹壁，皮肤可灼伤。当汽化或凝固带扩展累及大血管或重要脏器（如膀胱、输尿管或肠曲），即发生直接扩展损伤。双极技术可降低危险产生但不能根除邻近组织热损伤的发生。因此，在干燥凝固血管前，特别是邻近重要脏器时，应先分离出凝固血管，同时需控制恰当的能量输出，保留适当的正常组织边缘。

诊断脏器直接热损伤较困难，若无意中激活电极，需仔细检查腹腔内邻近脏器。一些因素影响组织损伤的外观，包括发生器输出功力、电极种类和电极激活时间的长短。内脏热损伤的诊断通常是延迟的，损伤只有在出现瘘管或腹膜炎的体征及症状时才能诊断。由于这些并发症常在手术后 2~10 天才出现，因此必须告知患者当出现术后发热或腹痛加剧时及时就诊。

若手术医生可直接控制电极开关，并且所有电手术手控器械在不需要时自腹腔取出，可预防无意中激活电极而导致的损伤。当从腹腔内取出器械时，应使器械脱离电手术发生器，或放置在手术野附近的绝缘袋内，这些措施可防止无意中激活电极时损伤患者的皮肤。

当腹腔镜手术发现肠曲、膀胱或输尿管热损伤时，应立即开腹处理，并考虑到凝固坏死的可能程度。用点状电极产生的集中能量切割对周围组织的热损伤很轻微，电极作用时间延长或接触相对大口径电极所产生的组织热坏死可能扩展到数厘米。在这种情况下，需要较广范围地切除周围组织。

2. 电流分流损伤　电流分流可发生于电子不通过发散电极，而直接经接地点绕过人体产生电流。或者电流在到达电极尖端前已直接分流到其他组织。在能量密度足够高的情况下，两种情况均会产生不能预料的严重热损伤。

3. 其他接地点损伤　这种损伤只发生于接地电手术发生器，因为这种发生器缺乏一个独立的电流回路。当发散电极脱落、电插头未连接好或作用不好，电流将流向其他连地导体。若该导体体表面积较小，可产生足够高的电流或能量密度从而引起热损伤。如心电图的电极或手术台上导电的金属物品。

现代的电手术发生器设计有独立的回路，当发生发散电极脱落时，阻抗监测系统将关闭机器。由于目前仍使用没有这种保护设置的接地发生器，了解手术室所使用的电能发生器的类型非常重要。

4. 绝缘缺损　若包裹电手术电极、极轴的绝缘缺损，电流可分流到邻近组织，往往累及肠曲，产生潜在的严重损伤。因此在每次操作前应检查手术器械是否有明显的绝缘缺损或损坏。在应用单极电能量时，手术器械的轴应尽量远离重要脏器，并尽可能完全暴露在手术视野内。

5. 直接耦合　当激活电极接触另一个金属导体（如腹腔镜、套管或其他器械）时可产生直接耦合，尤其是导体未绝缘时更易发生。若导体接近或与组织直接接触，可发生热损伤。当不使用电极时撤离电极以及激活电极时应确定没有与其他导电器械接触，这可预防直接耦合。

6. 电容耦合　电容是导体在一种不连接但邻近的回路里建立电流的能力。在任何激活的腹腔镜单极电极轴周围都存在一个电区域，使电极成为电容器。如回路通过一个发散的、低能量密度通路完成时，这种电区域是无害的。例如，当电容耦合发生于腹腔镜电极和一个置于腹壁的金属套管之间时，电流回到腹壁，转移到发散电极完成回路，并不产生伤害。但是，若金属套管通过非导体的塑料管鞘固定于皮肤（杂合系统）时，由于塑料管鞘作为一种绝缘体，电流不能回到腹壁发散，电容器将不得不寻找另一出路完成电流回路。因此，肠曲或任何一个邻近导体将成为相对高能量密度放电攻击的目标。这种作用机制也可发生于单极电极通过手术腹腔镜插入腹腔时，而腹腔镜是经一个非导体的塑料腹腔镜套管放置入腹腔。在这种格局中，塑料端口的作用是绝缘体。如电极电容与金属腹腔镜耦合，邻近的肠曲将有严重热损伤的危险。

因此，提倡使用全塑料或全金属套管系统。如果使用手术型腹腔镜，除非不考虑通过腹腔镜手术通道进行单极电手术操作，否则套管系统必须是全金属的。避免使用含导体和非导体混合元素的杂合腹腔镜－管系统可预防发生电容耦合。

7. 发散电极烧伤　带有回路电极监测仪的独立回路系统发生器的使用实际上已根除了发散电极相关的热损伤。回路电极监测仪可测定发散电极的阻抗（患者体表的衬垫），通常由于接触面积大而电阻降低。如没有这类设备，患者体表衬垫部分脱落可减少接触面积，因而使电流密度增加产生热损伤。

（四）出血性并发症

1. 后腹膜大血管损伤　最危险的出血性并发症是大血管损伤，包括腹主动脉和腔静脉、髂总血管和相应的分支、髂内和髂外动静脉。这类损伤最常见于穿刺针穿入时，也可由主套管或辅助套管尖端造成。最常发生损伤的血管是腹主动脉和右髂动脉在腹中线从腹主动脉分出分支时。下腔静脉和髂静脉由于解剖位置上较靠后，不受损伤的可能性相对大，但也不是绝对的。虽然这些损伤大多数较小，可缝合修补，有些损伤程度较大，需要用血管移植物或直接结扎，已有死亡病例的报道。

血管损伤后，通常发生严重的低血压，可伴有或不伴有腹腔内出血。在有些情况下，在没有腹腔充气前，血液可从充气针中吸出。在大多数情况下，血液可局限在腹膜后腔隙，因而延误诊断，结果可发生低血容量性休克。为避免诊断不及时，在完成操作前应仔细检查每个大血管。

若从穿刺针中抽出血液，穿刺针应保留在原来位置，立即准备血制品并行剖腹探查术。若最初观察腹腔时就诊断腹腔积血，可能的情况下可用抓钳夹住损伤血管暂时阻断血流。打开腹腔后，在近肾血管水平以下立即压迫腹主动脉和下腔静脉而暂时控制失血。根据损伤的部位和程度决定最有效的止血方法。

2. 腹壁血管损伤 腹腔镜中最常见的腹壁血管损伤是腹壁浅动静脉从股动脉和股静脉分支时和从腹下象限向头部分支行程中。在最初放置辅助套管的过程中或在以后的操作过程中置入较大口径的装置时，这些血管不可避免地会受到损伤。若血液沿套管或切口滴下，可立即诊断损伤的存在。但是，有时血管损伤可被套管压迫阻塞直到手术结束后撤离套管时才发现。

较严重的腹壁血管损伤部位是深部的腹壁下血管，这些血管是髂外动静脉的分支，在向头部行走过程中，进入腹直肌鞘深部，且经常深入到肌肉深部。再向两侧分布的是旋髂深动静脉，在腹腔镜手术时不经常接触到。这些血管的撕裂伤可引起严重的出血，特别是手术过程中没有发现损伤，可在术后发生腹膜外出血。

损伤的临床表现除了血液沿套管滴下，还包括手术后出现休克和腹壁皮肤颜色的改变或切口附近的血肿。在有些病例中，血液可流至较远的部位，表现为直肠旁或外阴肿块。取出套管后在腹腔镜下仔细检查每个腹壁切口可防止延误诊断。

腹壁浅表的腹壁下血管损伤通常自动停止出血，因此可采用期待治疗方法。深部腹壁下血管撕裂伤可用直的结扎器修补。如果手术后出现血肿，先用局部压迫法。不宜采用切开血肿取出血块法或自血肿内吸出血液，因为这种处理可抑制填塞作用以及增加发生脓肿的危险发生。但是，若血肿持续增大或出现低血容量的症状，应探查伤口止血。

3. 腹腔内血管损伤 出血可发生于不慎误入血管或止血技术的失败。除了出现迟发的出血，在腹腔镜下由于视野的限制和腹腔内 CO_2 气体产生的暂时阻塞性压力，可使诊断更加延误。

不慎损伤动脉或静脉的分支时症状通常出现较早。但切断的动脉可发生痉挛，由于腹腔镜视野的限制，发生出血后数分钟至几小时而不会被发现。因此，手术结束后，所有切开的区域必须仔细检查，应排出气体以减低腹腔内 CO_2 压力，这样可发觉被高腹腔内压力所暂时阻塞的血管损伤。

（五）胃肠道并发症

腹腔镜手术时可发生胃、小肠和结肠损伤。当患者以前有腹腔内炎症而进行了剖腹术或有腹部手术史时，机械性穿入大肠或小肠的概率要高出 1 倍多。小肠袢可粘连于穿刺部位的腹部下而受到损伤。

1. 穿刺针损伤 实际穿刺针穿入胃肠道比文献报道的更常见，因为经常不被发现且没有严重的并发症。较高的充气压力、腹腔非对称性扩张或通过穿刺针的管腔抽出特征性的胃内容物都提示有进入胃的可能。最初，空腔的胃可使充气压力维持在正常范围。进入肠腔的临床表现与胃损伤相同，另外可出现臭味。若发现特殊的碎屑，穿刺针应保留在原来位置，选择另一穿刺点（如腹部左上象限）。成功进入腹腔后，可立即发现损伤部位并立即修补胃肠道缺损。

2. 穿刺套管损伤　锐利的穿刺套管所引起的损伤比穿刺针通常要严重得多，误入胃内经常发生于吞气症患者胃胀气、气管插管困难或不正确的气管插管、面罩诱导吸入麻醉等情况下。虽然辅助套管也可发生内脏损伤，大多数损伤发生于主穿刺套管。

当选用腹部左上象限作为穿刺点时或气管插管困难时，术前选择性用鼻胃管或口胃吸引器可将胃穿孔的危险性降到最低。开放式腹腔镜可降低胃肠道并发症的危险性但不能完全消除危险，对高危患者而言，选用左上象限作为穿刺点同时降低胃内压力可能是合适的方法。

如果主穿刺套管穿入肠腔，可直接看到胃肠道的黏膜，通常即可明确诊断。若穿入结肠，可有粪便的气味，但是，也有可能不能立即确诊损伤，因为套管有可能在穿入后并没有停留在原来位置或可穿透整个肠腔。这种损伤经常发生于单个肠袢粘连于腹前壁时，且不易被发现，直到发生腹膜炎、脓肿、肠瘘或死亡时才诊断出损伤。因此，手术结束后，通过套管或一辅助端口在直视下取出主套管，并在直视下缝合主套管的切口，这样可使操作变得简单易行。

一旦发现套管损伤胃和肠腔，应立即修补。如果损伤发生了，损伤小于 5mm 伤口可以自愈，大的伤口也可以在腹腔镜下进行修补，熟练的手术者可在腹腔镜下用 2 - 0 或 3 - 0 可吸收缝线双层缝合缺损处肠表面，损伤小于 50% 可以进行缝合修补，但要横向进行以避免肠管狭窄。大的、多发感染，热损伤或损伤伤及肠管血供，需要切除损伤肠段，当损伤伤及直肠但肉眼直视又不明显，术者可以进行气泡实验，经过肛门置入 22 号 Foley 导尿管在盆腔充满生理盐水后向导尿管内注入气体，如果盆腔内有气泡出现肯定直肠损伤，在大多数情况下需要开腹进行操作。在高危患者中，手术前选择性行机械性肠道准备可减少剖腹探查或结肠造瘘的可能性。

3. 分解时损伤和热损伤　分离粘连组织时，损伤肠曲较热损伤小肠更容易发现，特别当后者发生于电能或激光时更难发现。即使诊断出热损伤，视觉检查估计损伤程度有一定的难度，因为干燥区域可能超过视觉上所诊断的范围。在有些病例中，一直到数天后出现腹膜炎和发热才诊断出损伤，极少数可于数周后发现。如在分离组织时发现机械性肠损伤，治疗原则与套管损伤相同。如果直到术后发生腹膜炎才诊断出肠损伤，应立即行剖腹探查术。如果热损伤范围较表浅且局限，可临床观察。对 33 例住院观察的病例进行研究，只有 2 例发生肠穿孔需要剖腹探查。

（六）泌尿道损伤

泌尿道靠近子宫动脉和卵巢血供，盆腔妇科手术特别容易发生泌尿道损伤，与腹腔镜相关的膀胱或输尿管损伤一般继发于机械性或热损伤，报道发生比例为 0.35% ~ 4.80%，膀胱损伤比输尿管损伤更常见，要占到泌尿道损伤的 80%，泌尿道损伤的危险因素包括盆腔粘连、恶性肿瘤和盆腔放疗史，Vakili 和 Colleagues 的一系列前瞻性研究显示，泌尿道损伤 4.8%，膀胱损伤 3.6%，输尿管损伤 1.7%，但是只有 12.5% 的输尿管损伤和 35.3% 的膀胱损伤能在术中发现，早期发现损伤可以减低再次手术的风险。

1. **膀胱损伤**　有手术史和恶性肿瘤是全子宫切除患者膀胱损伤的高危因素，特别是有剖宫产史的病例，由于膀胱宫颈筋膜瘢痕的形成，膀胱损伤的危险大大增加。但是剖宫产史不是 LAVH 手术的禁忌证，LAVH 和经腹全子宫切除膀胱损伤的发生比例是相似的，但是大多数 LAVH 手术膀胱损伤是在分离阴道壁时发生的，有可能损伤膀胱三角区，术者必须知道损伤是否伤及输尿管开口。膀胱损伤可能发生于套管穿入未排空的膀胱，也可发生于膀胱粘连的分离或子宫前壁的分离。损伤在直视下可很明显，若留置了导尿管，可观察到血尿或气尿（导尿管引流系统中有 CO_2 气体）。在经尿道的导管内注入无菌牛奶或稀释的美蓝溶液可明确膀胱撕裂的部位。但是，膀胱热损伤最初可能不明显，如果漏诊，可能表现为腹膜炎或瘘。

常规术前膀胱引流通常可防止套管相关的膀胱撕裂伤。从子宫或其他粘连组织中分离膀胱时必须视野清楚、正确的解剖层次以及熟练的手术技术。可选择机械性锐性分离，尤其是存在相对致密的粘连时。

发生膀胱损伤修补可以在子宫切除后进行，这样能有更好的手术视野，经阴道修补要保证有足够的活动性和无张力分层进行。膀胱损伤伤口的口径非常小（1～2mm）时，可放置导尿管 5～7 天。若立即行修补术，则不需要放置导尿管。如损伤较大，可在腹腔镜下行修补术。但是，若撕裂部位靠近膀胱三角或在膀胱三角区，应开腹行修补术。在估计损伤时应考虑造成损伤的机制，因为电损伤范围往往超过肉眼所见的明显缺损。

小的损伤可用 2-0 至 3-0 可吸收线分层缝合。如是热损伤，应切除凝同的部分。术后放置经尿道或耻骨上导尿管，小的膀胱底部撕裂伤保留 2～5 天，膀胱三角区损伤保留 10～14 天。拔除导尿管前应行膀胱造影术。

2. **输尿管损伤**　腹腔镜手术时输尿管损伤最常见的原因是电手术损伤。但是，输尿管损伤也可发生于机械性分离组织和采用线形切割及订书机装置时。输尿管损伤最容易发生在骨盆入口切断卵巢骨盆漏斗韧带和全子宫切除切断子宫动脉。全腹腔镜全子宫切除输尿管损伤发生率是 0.3%，所有的损伤均发生在子宫骶主韧带水平的远端输尿管。超过 50% 输尿管损伤病例术后无症状。最好的防止输尿管损伤的方法是钳夹宫颈韧带前分清输尿管，如果发生了损伤，那就需要根据损伤发生的部位和机制进行处理，虽然术中可能发现输尿管损伤，通常诊断延迟，术中可肉眼或静脉内注射靛蓝胭脂红诊断输尿管撕裂伤。热损伤术后 14 天才可表现出发热、腹部或侧腹部疼痛和腹膜炎。可出现白细胞增多，静脉肾盂造影表现尿液外渗或尿性囊肿。订书机或缝合后机械性阻塞术中只能通过直视诊断。输尿管阻塞可表现为术后数天至 1 周出现腹部侧面疼痛和发热。腹部超声可有助于诊断，但静脉肾盂造影可能更准确地了解阻塞的部位和程度。

分泌物增多或持续的尿失禁是输尿管阴道瘘或膀胱阴道瘘的迟发临床表现。用美蓝充盈膀胱后阴道内已放置的棉塞着色可明确诊断膀胱瘘。若是输尿管阴道瘘，美蓝将不进入阴道，但可通过静脉注射靛蓝胭脂红检查出瘘的存在。

要降低损伤，必须了解输尿管在盆腔的行径。输尿管行走在盆腔边缘和阔韧带之间的盆腔侧腹膜时肉眼可看见。但是，由于患者之间的差异或疾病的存在，输尿管的位置可能较模糊，必须进入腹膜后间隙方可了解清楚。掌握分离腹膜后组织的技能也是降低输尿管损伤的重要因素，虽然可用水分离技术，但提倡用剪刀钝锐性分离。术前选择性放置输尿管支架也可能减少并发症的风险。

如果缝扎了输尿管，首先移除缝线，然后评估输尿管是否存活，输尿管有存活可能就需要置入输尿管支架，可以通过膀胱镜或膀胱切开置入输尿管支架，如果损伤了部分输尿管，可以切开输尿管置入输尿管支架用 5-0 可吸收缝线缝合输尿管。完全性输尿管损伤的修补要根据发生的部位进行不同的处理，输尿管中部和上 1/3 损伤要进行输尿管端端吻合，但是这种方法成功的前提是输尿管有足够长度能保证吻合口无张力，有时甚至要加肾脏移位。输尿管膀胱连接部 6cm 内的输尿管损伤，由于这部分输尿管血供差不能进行输尿管端端吻合必须进行输尿管植入。

若输尿管损伤的诊断已延误，膀胱内需留置导尿管。不完全性阻塞或小范围阻塞或撕裂既可用逆行也可用顺行输尿管支架治愈，尿液囊肿可经皮引流。如果不能成功放置输尿管支架，在行手术修补前，应先行经皮肾造瘘术。

（七）神经损伤

外周神经损伤通常与患者体位不当或手术医生施加过多压力有关，手术分离组织时也会发生神经损伤。

肢体神经创伤是直接的，如常见的腓神经损伤是由于压在脚蹬上所致，股神经或坐骨神经或其分支损伤可能是过度伸展和臀部或膝关节不合适的体位所造成的。臂丛神经损伤可继发于手术医生或助手在操作时倚靠在患者被捆绑的上臂。如果患者取 Trendelenburg 体位，施加在肩关节的压力可导致臂丛神经损伤。在多数病例中，患者麻醉苏醒后可发现感觉或运动缺损，肩和上臂准确放置衬垫和支撑装置或捆绑患者手臂可降低臂丛神经损伤的可能性。

多数外周神经损伤可自愈，恢复的时间取决于损伤的部位和程度。对大多数外周神经损伤而言，感觉神经完全恢复需要 3~6 个月时间。理疗、合适的支架和电刺激受损肌肉可加速恢复。盆腔内主要神经的横切损伤需要开腹显微手术治疗。

（八）切口疝和伤口裂开

已报道的腹腔镜后切口疝超过 900 例。虽然任何切口都有发生切口疝的可能，而直径超过 10mm 的切口更容易发生。在多数情况下，准确缝合大切口可预防切口疝的发生。在直视下将套管取出以确定肠曲没有被带入切口内。处理直径大于 10mm 的切口时，在腹腔镜指导下缝合筋膜以最大限度地降低小肠损伤的危险性，通过一个窄的套管放置小口径腹腔镜来指导切口缝合可使操作简单易行。

最常见的切口疝是手术后立即发生的小肠疝，发生疝可能没有临床症状，或者在手术后的第 1 周内有疼痛、发热、脐周肿块、明显的内脏凸出以及机械性小肠阻塞的症状。

由于 Richtei 疝只包含一部分小肠，诊断通常延误。疝最常见于腹中线侧边的切口，最初症状通常是疼痛，因为不完全性阻塞仍允许肠内容物通过。发生梗阻后有发热表现，随后的穿孔可导致腹膜炎。这种情况很难诊断，需要高度警惕并通过超声或 CT 扫描作出诊断。

腹腔镜切口疝的处理取决于疝出现的时间、是否有肠梗阻以及梗阻后的状况，内脏凸出通常需要手术干预。如术后立即诊断出切口疝，小肠可直接回纳入腹腔（如果没有小肠坏死或缺损的证据），并在腹腔镜指导下修复切口。若诊断延误或有肠梗阻或有穿孔的危险，则需要剖腹探查修补损伤或切除坏死的小肠。

（九）感染

腹腔镜后切口感染并不常见，最多是小范围的皮肤感染，通常可采用期待治疗、引流或抗生素治疗，很少发生严重的坏死性筋膜炎。已报道有膀胱感染、盆腔蜂窝组织炎和盆腔脓肿的发生。

　　腹腔镜手术引起的感染发生率明显低于开腹手术或阴道内手术。Hur 等的一项研究显示，全腹腔镜下全子宫切除阴道顶脓肿裂开（4.9%）比经腹全子宫切除（0.12%）和阴式全子宫切除（0.29%）要高，其分析原因可能是去除宫颈时阴道的热灼伤所致。在某些患者中，应选择性预防应用抗生素（如有发生细菌性心内膜炎风险的患者或准备行全子宫切除术的患者）。这些患者出院后应指导她们监测体温，如超过 38℃ 应立即就诊。

（刘成藏）

第六章　女性不孕不育检查

世界卫生组织（WHO）提出，不孕症、心血管疾病和肿瘤已经并列为当今影响人类生活和健康的三大疾病。

不孕症是妇产科临床常见病症之一。其定义是婚后夫妇同居2年未采取避孕措施，性生活正常，而未妊娠者。由于绝大多数符合上述条件者均能于第1年内受孕，所以婚后1年未受孕者也应引起重视。2013年美国生殖医学会（ASRM）、辅助生殖技术学会（SART）公布了不孕症的定义，指出不孕症是一种疾病，是经过12个月或更长时间适当、适时的无保护性交或供精人工授精治疗后，仍未能实现成功妊娠者。

不孕不育并不会威胁患者生命或伤害患者身体，但仍是不幸的病态，患者遭受因不能完全作为一个母亲的生物学角色而带来精神创伤，更有甚者，可能必须代人受过而受指责——因为真正的不育原因可能是丈夫。

不孕不育并不少见，累及约10%的夫妇，其中约3%可逆转，获得性的因素可使病率上升30%（FIGO，1990）。不孕检查的深度和水平依赖于实验室的完善及妇科专家的水平，需详细询问病史、体检及基础检查。

20世纪80年代，美国估计因性病引起的不育为15%～30%，不孕常见原因是和PID引起的输卵管闭锁或瘢痕有关，不孕和PID发作次数有关：1次发作有11%不孕，2次发作有34%，3次发作有54%，一般而言，正常夫妻每月受孕率为20%～50%，假如有100对夫妻尝试生育，50对在5个月内受孕，75对在10个月内受孕，87.5对在15个月内受孕，剩下12.5对就可能面临不孕不育问题。

男女不孕不育中女方原因占50%，男方原因占40%，男女双方因素占10%。不孕不育诊治面临的问题是：在亚洲只有不到20%的人口能到三级医院就医，80%的不孕不育初筛在基层进行，广大基层医疗单位缺乏规范的不孕不育诊治训练、技术和设备，以盈利为目的非法和欺骗性医疗行为泛滥，造成不必要的过度检查、过度诊断、过度治疗（三"过度"），部分医务人员"吃老本"、不"与时俱进"、不遵循"科学发展观"——少学习、不学习、不接受医学继续教育，媒体和广告业的助纣为虐，人民群众对不孕不育和生殖健康知识的贫乏。

女性生育力临床评估：体格检查、实验室检查、排卵功能检测、性交后试验、子宫内膜活组织检查、妇科放射学检查、妇科内镜的应用。

男方生育力评估：体检、病史、实验室检查（主要精液检查）。

一、不孕症的原因

（一）卵巢功能障碍

卵巢功能障碍占不孕妇女的20%～40%，持续不排卵为15%～25%，稀发排卵为8%～10%，此外还有小卵泡排卵、多囊卵巢综合征、高催乳素血症、黄素化卵泡不破裂综合征等，具体涉及下丘脑性继发闭经、垂体性席汉综合征、卵巢的特纳综合征、睾丸女性化、先天性疾病、黄体功能不全等多种疾病。

（二）输卵管病变

输卵管病变占不孕的30%或更高，与性传播性疾病、多次人工流产、盆腔炎症、结核、输卵管子宫内膜异位症、宫外孕手术后、输卵管绝育或先天性疾病有关。

（三）子宫病变

子宫病变常见为子宫肌瘤、子宫畸形、子宫内膜息肉、炎症粘连、子宫颈管炎症、子宫颈重度糜烂以及先天发育异常等。

（四）子宫内膜异位症

子宫内膜异位症近年发病率高，约占不孕妇女病因中的1/3。

（五）男性问题

精液异常，性交和射精功能障碍而影响女性的孕育。

（六）免疫性不孕

如精子免疫问题、女方血清抗精子抗体形成、子宫内膜抗体等。

（七）原因不明因素

二、以往常用不孕症的检查

（一）病史

凡有月经异常、闭经、稀发月经或不规则出血史，过去有妊娠史、流产史、引产史、产后感染史、宫外孕史、下腹部手术史、结核病史、性交异常不适等，均应考虑是否与不孕不育有关。家族史、以往慢性病史等以及个人嗜好、有无毒物接触史等均重要。

（二）体格检查和妇科检查

身高、体重、体型、第二性征、全身发育、子宫大小、子宫位置、子宫颈炎症、白带异常、阴道炎症、盆腔炎症、附件肿块、增厚或压痛、毛发分布、乳房大小、挤压有无乳汁分泌。

（三）实验室检查

（1）一般检查：血常规、尿常规、血型、血沉、胸透等。

（2）白带常规检查：清洁度、pH、滴虫、白色念珠菌、线索细胞等。

（3）子宫颈刮片。

（4）宫颈支原体、衣原体、淋病奈瑟菌等检查。

（5）阴道涂片：测定和了解体内雌激素变化。

（四）妇科特殊检查

1. 卵巢功能检查包括

（1）基础体温测量：判断有无排卵，预测排卵日，有无黄体形成或黄体是否健全等。

（2）阴道脱落细胞及宫颈黏液检查。

（3）月经期前子宫内膜活组织检查。

（4）垂体促性腺激素测定（FSH，LH）、雌孕激素和催乳素测定。

2. 输卵管通畅试验　检查输卵管是否通畅，还可分离轻度输卵管管腔内的粘连，也具有一定的治疗作用。常用的有子宫输卵管碘油造影术、输卵管通液试验、B超下输卵管通液术等。

3. 腹腔镜检查　了解盆腔情况，并可进行输卵管亚甲蓝通液试验，或做电灼、粘连分离、活检等。

4. 子宫腔镜检查　了解子宫内腔有无病变，寻找不孕原因。

5. 性交后精子穿透力试验（性交后试验，PCT）　夫妇双方检查均无异常发现，常行此试验可了解男性精子数量、活力情况，女方有足够雌激素，精子与子宫颈黏液的相容性好。具体是近排卵期性交后卧床30分钟至1小时后来院检查子宫颈黏液中的精子是否存活。正常值为10~15个活精子/HP，表示精子能正常穿透宫颈黏液，如仅见不活动死精子或精子活动力弱，说明宫颈黏液存在对精子不利因素，应怀疑有免疫问题。精子存活率受子宫颈黏液性质及其中有无抗精子抗体和精液本身的影响。现已不推荐作为评估不孕妇女的标准。

6. 精子穿透宫颈黏液试验　目的是检查精子是否穿透宫颈黏液，时间应选择在预测排卵期进行。常于玻片上先放1滴新鲜精液，然后取宫颈黏液1滴，放在精液的旁边，相距2~3mm，放盖玻片时不要加压，使两滴液体相互接近，镜下观察精子穿透能力，如精子穿透黏液、游动非常活跃为阴性，表示精子活动能力及黏液性状正常，黏液中无精子抗体。否则为阳性。

7. B超检查　了解卵泡发育、排卵、黄体等征象，有无黄素化未破裂卵泡综合征，观察子宫内膜等。

（五）血液激素测定

在卵巢功能检查中已经提及，可另做染色体分析和免疫学测定。

有关不孕不育的检查，可总结下列两表格（表6-1、表6-2），以便于临床应用及记忆。

表6-1　不同病因选择的检查项目

病因	检查项目
外阴、阴道、子宫颈原因	除病史、阴道检查外，可做宫颈管黏液细菌培养，宫颈黏液性状检查，白带常规检查，滴虫、念珠菌、衣原体、支原体等检测，性交后试验
子宫体原因	探针检查，子宫内膜组织检查，经血培养，子宫、输卵管造影，宫腔镜检查等
输卵管、卵巢、腹膜原因	基础体温，输卵管通气术，子宫输卵管造影，胸片，后穹隆镜、腹腔镜检查及卵巢内分泌检查等
全身原因	血、尿、粪常规检查，X线等全身检查
内分泌原因	宫颈黏液结晶检查，阴道涂片，尿17-羟、尿17-酮，血雌二醇、孕酮、促卵泡成熟素、促黄体生成素，基础代谢，血清蛋白结合碘等
神经-精神性原因	详细病史，精神分析，自主神经系统检查

表6-2 一般检查程序

	女方	男方
初诊	详细询问病史，血常规，血沉，胸部摄片，全身一般检查，阴道白带检查，妇科检查，基础体温	详细询问病史，血常规，血沉，血型，尿粪检查，胸部摄片，全身一般检查，精液检查
第二次复诊（30~50天）	基础体温，阴道涂片，颈管黏液检查	精液检查
三次以后	阴道涂片，颈管黏液检查，颈管黏液细菌培养	若精液检查异常，则请泌尿科医师进一步诊治

性交后试验

子宫内膜诊断和刮宫

经血结核培养

输卵管通畅试验

输卵管障碍　　内分泌排卵障碍

腹腔镜检查　　肝功能检查

内分泌检查

（雌激素、孕激素人工周期
试验性治疗和促排卵治疗）

必要时作腹腔镜检查

三、现今不孕不育检查路径

对于年龄较大的不孕妇女，应尽早查明原因，给予针对性治疗。因为随着年龄增大，卵巢功能逐渐衰退，本身生育机会也逐渐下降，所以应有别于年轻不孕妇女。对年龄较大的妇女不能"按部就班"地进行治疗，因历时较长，所以可提早做腹腔镜检查；30岁左右的不孕妇女，腹腔镜检查应作为常规项目，以及早了解子宫、输卵管、卵巢及盆腔病变，也可为辅助生育技术提供信息和依据。不孕不育的诊断和治疗也可参照下列步骤分步进行，有关精液检查很重要，WHO2010年又有第5版新内容公布，日后也将逐步推行，临床医生必须掌握。2012年中华医学会生殖医学分会推出不孕症诊断方案，初筛路径主要为男性精液筛查、女性盆腔检查、排卵监测和输卵管通畅试验。其更适合基层不孕不育专科医生掌握和遵守，遏止不孕不育诊治中的过度检查、高额成本、诊断紊乱、处理不当等问题。

（一）不孕不育初筛步骤第一步——病史、一般体检

1. 不孕不育的初诊时间　三年内大约95%的夫妇可自然得到后代，因此医疗干预应在未避孕3年后进行。有下列情况者，应及早进行医疗咨询和临床诊疗：

（1）女方年龄超过30岁的不孕者。

（2）初潮后15年尚未生育者（错失最佳生育年龄者）。

（3）有月经不调或闭经史者。

（4）怀疑/确诊有子宫、输卵管、卵巢、子宫内膜异位症者。

（5）有流产、盆腔或下腹剖开手术史者。

（6）配偶有影响生育病因。

2. 应采集病史内容

（1）孕产史及可能伴发的并发症。

（2）初潮年龄，月经周期（是否规律？是否有痛经？发生时间和严重程度）。

（3）避孕方法和性交频度。

（4）不孕年限，以往诊治情况。

（5）过去手术史，手术指征及结果；既往住院，重病，外伤史；盆腔炎史，STD 史；幼年特殊疾病史。

（6）既往宫颈涂片，宫颈治疗史。

（7）近期用药，药物过敏史。

（8）吸烟、吸毒、酗酒、药物成瘾。

（9）家族中是否出生缺陷、智障患儿，是否有不育史。

（10）甲状腺疾病史，盆腹腔痛，泌乳，多毛，性交困难等。

3. 体格检查

（1）体重和体重指数（BMI）。

（2）甲状腺触诊，有无肿大、结节、压痛。

（3）乳腺分泌物及性状。

（4）雄激素过多体征。

（5）骨盆、腹腔压痛和反跳痛，包块。

（6）阴道、宫颈分泌物。

（7）子宫大小、位置、形状、活动度。

（8）附件压痛，包块。

（9）子宫直肠凹处包块、触痛、结节。

（二）不孕不育初筛第二步——重视男方精液检查

精液分析（1999 年第 4 版）——WHO；现在基本仍使用（1999 年第 4 版）——WHO；精液分析第 5 版于 2010 年制定，2011 年公布，应学习，今后会运用——WHO。

1. 精液分析目的

（1）男性不育的诊断。

（2）男性避孕中判断是否达避孕效果。

（3）生殖生理研究——对民族、年龄、季节、饮食、职业、行为等对精液的影响。

（4）生殖流行病学调查。

（5）生殖毒理学——工作环境、环境污染，雌激素对精液的影响，雌激素污染使全世界精子数量降低。

2. 精液常规检查（1999 年 WHO 第 4 版） 标本采集：精液标本采集是精液检查的一个重要环节。采集精液前 3～5 天避免性生活，如动态观察，每次采集前禁欲时间应相同，2 次采集的间隔应在 7～21 天。标本采集后应在 1 小时内检查，一般用手淫的方法采取精液，射入一干净的广口容器中，保持温度 20℃～40℃。

3. 精液常规分析

（1）精液量：一般每次射精量为1.5~6.0mL，如果少于1.5mL则属于不正常。

（2）精液的颜色：刚射出的精液微带浑浊的灰白色或灰黄色，液化后则为半透明的乳白色或灰黄色，长时间禁欲者呈淡黄色。若精液为棕红色或带血液，则与精囊腺炎、前列腺炎等生殖系统疾病有关。

（3）液化时间：WHO规定新采集的精液标本在室温1小时内液化，若1小时内不液化称为精液迟缓液化症。精液迟缓液化症是男性不育的原因之一。精液不液化的原因与前列腺功能低下有关。

（4）酸碱度：正常精液呈弱碱性，pH 7.2~8.0。

（5）精子密度：精子正常密度应是每毫升2千万以上，每毫升小于2千万为轻度少精，每毫升5百万~2千万为中度少精，每毫升小于5百万为重度少精。

（6）精子总数是指每次排出精液中的精子数量，正常应大于4千万。

（7）黏稠度：正常液化后的精液呈稀薄状的液体，黏稠过高或过低，均反映精液质量不佳。

（8）凝集度：正常精液滴在玻片上，显微镜下观看可以看到精子分散、自由游动，偶有少量精子缠绕在一起，如果精子凝集成一团一团的，提示精液中可能存在抗精子抗体。

（9）精子形态：在正常精液中形态正常的精子平均在70%左右。

（10）WBC < 10/HP。

（11）精子的活动率：正常精液精子活动率为射精后1小时大于60%。

（12）精子活动力：WHO规定：正常精子活动力：a级精子大于25%，或a级加b级精子总和大于50%。

按WHO（1999）标准将精子活动力分为4级。

附件1：世界卫生组织2010年（第5版）有关人类精液检查的问题——2011年公布

如果男性精液中精子密度低于 40×10^6/mL，其生育能力就会随精子密度减少而相应下降，但WHO第5版（2010年）将正常精子密度的下限，从原来的 20×10^6/mL，降到 15×10^6/mL。这一改动，全世界很大部分生育能力低下的男性，将被认为"正常"，而得不到适当的男科治疗。

1944年设定：有正常生育能力的精子密度为大于等于 60×10^6/mL（≥6 000万/mL）。

1980年WHO设定：最低的精子密度下限为 20×10^6/mL（2 000万/mL）。

2010年WHO第5版的精子密度再次降为 15×10^6/mL（1 500万/mL）。

建议将精子密度 40×10^6/mL作为其生育能力下限值。

精子密度应高达（50~60）$\times 10^6$/mL。

1980年WHO第1版：正常形态无数字描述，平均值80.5%。

1987年WHO第2版：降至50%。

1992年WHO第3版：变为小于等于30%。

1999年WHO第4版：没有具体数值表示，但称如正常形态小于15%时体外受精率降低。

2010年WHO第5版：4%的正常形态可能与生殖能力低下和不育相关。

（1）精液样本采集：在医院或家中，待检标本能保持20℃以上，在2~3小时内能送实验室。

（2）物理属性评价：液化、黏稠度、精液量、pH。

（3）精子活力评价：a，b，c，d四级；第5版为三级：向前运动（PM）、非向前运动（NP）（即第4版中的a，b级）、不活动（IM）；运动速度大于25μm/s的精子密度与妊娠呈正相关，向前运动（PM）的平均速度是预测生育力的重要指标，尤其是活动精子百分数低于40%时。

（4）精子活率评估。

（5）精子计数：WHO推荐简便，改良的血细胞计数板，无精症诊断至关重要，因IVF/ICSI仅需几十个精子。

（6）计数非精子细胞：WBC与精子常难以区分。

（7）精子形态评估：是精液分析中最难部分，不同染色会影响精子长度及头部宽度等。第5版将第5百分位（与95%CI）作为生育力正常人群的参考下限。精子正常形态的参考值下限应为4%，95%CI为3%~40%，此值低于IVF确定的14%~15%、IUI中9%的临界值。传统方法精子正常形态率小于等于30%；第5版分析男性是否有生育力时，精子正常形态范围可能是0~30%。采用计算机辅助精液分析。

（8）抗精子抗体。

2010年WHO第5版（表6-3）有关人类精液检查最低数据为：

（1）精液量：1.5mL。

（2）精子数：1 500万/mL（15×10^6/mL）。

（3）总精子射出数：3 900万/mL（39×10^6/mL）。

（4）精子活力：40%（a+b+c）。

（5）向前运动（PM）精子：32%（a+b）。

（6）正常形态：4%。

（7）精子活率：58%。

（8）白细胞：$< 1 \times 10^6$/mL。

表6-3　精液分析（2010年第5版，WHO）

WHO 推荐多数下限		（5%~	50%~	95%）可信度
容积	≥1.5mL	（1.5~	3.7~	6.8）
pH	7.2~8.0			
精子密度	≥15×10^6/mL	（1.5~	7.3~	21.3）
精子总数	≤39×10^6/mL（每次射精）	（39~	255~	802）
活力	PR（快速向前运动的精子）≥32%	（32~	55~	72）
形态学	49%（Kruger标准）	（4~	15~	44）
存活率	≥58%	（58~	79~	91）

（三）不孕不育初筛第三步——仔细妇科检查

妇科检查：子宫大小、位置、质地、活动度，子宫骶韧带根部有无触痛、结节，附件有无增厚、压痛，必要时腹腔镜检查。

（四）不孕不育初筛第四步——监测卵泡、超声检查、激素测定

排卵监测、基础体温测定（BBT）、超声监测卵泡、激素测定，必要时子宫内膜活检。其中三大检查（排卵监测、输卵管通畅性检查、男方精液检查）甚为重要。其他检查（免疫因素、高泌乳素血症、甲状腺功能、高血糖等）也应予注意。

排卵监测：孕酮测定、BBT测定、宫颈黏液超声监测卵泡发育、子宫内膜活检。

（1）血孕酮（P）的测定：WHO制定的排卵标准为 P > 18nmol/L，欧洲人类生殖和胚胎学协会（ESHRE）提出排卵标准至少5天 P > 16nmol/L 或单次 P > 32nmol/L。

因血 P 水平的变化与促性腺激素（Gn）的脉冲式分泌有关，所以不能完全依赖一次血 P 值来确定有无排卵或是否存在黄体功能不全，而且黄素化未破裂综合征（LUFS）患者黄体中期血 P 水平可达 32nmol/L 或更高。

（2）基础体温测定（BBT）（详见本书相关内容）。

BBT 类型有8种。Ⅰ型为正常基础体温图形，Ⅱ～Ⅶ为黄体功能正常，Ⅷ型为单相无排卵（图6-1）。其临床应用为：

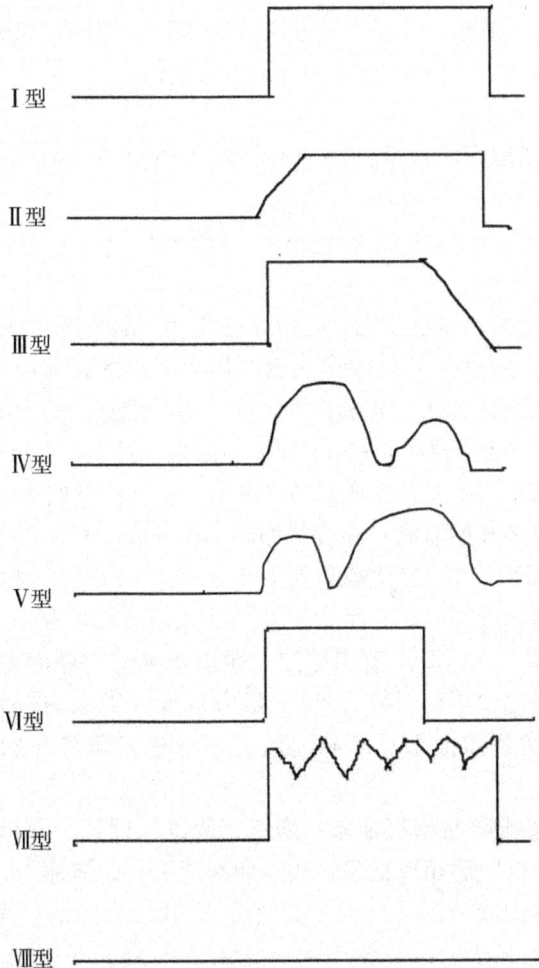

图6-1　基础体温八种类型

1）初步判定下丘脑－垂体－卵巢轴功能：①双相表示本周期有排卵；②黄体功能正常者高温相（14±2）天；③少于11天黄体功能不足。

2）初步确定排卵期，对指导怀孕及排卵后避孕有一定意义。

3）生殖内分泌治疗疗效判断。

4）BBT上升14天后持续不降，可能妊娠，帮助推算孕龄。

5）指导激素测定、诊刮等。

6）EM诊断基础体温：正常基础体温在排卵后升高，然后在经前不久下降；但在子宫内膜异位症的患者中，在月经前并不下降，而且还在月经后几天可持续抬高。

7）生男生女（不提倡）。

（3）宫颈黏液评分（详见本书相关内容）。

（4）超声监测卵泡发育：月经第5天到排卵：主卵泡平均每日增长1.5mm；第10日前平均每日增长1.2mm，排卵前4天平均增长1.9mm。

1）临近排卵图像：出现卵丘、卵泡周围的透声环，预测排卵发生在24小时内；卵泡内壁齿状改变，预示排卵将发生在6～10小时内。

2）排卵后超声表现：成熟卵泡消失；卵泡体积缩小，壁厚，边界模糊，内部出现光点；卵泡呈多孔状，24小时内消失；直肠凹出现少量液体。

3）B超监测排卵

A. 子宫内膜：卵泡早期内膜较薄，3～6mm，增生中晚期可见三线征，卵泡成熟期，内膜厚度达10～14mm。

B. 卵巢大小：育龄期卵巢为（3～5）cm×（1.5～3）cm×（0.6～1.5）cm，卵巢体积：长×宽×前后径×0.523。

C. 卵泡大小：始基卵泡、初级卵泡，超声无法监测，超声能监测直径大于等于2mm的卵泡。月经周期3～5天，卵巢内可见圆形或椭圆形无回声区，即卵泡直径2～7mm，自然周期中通常只有一个卵泡发育成熟，其余相继闭锁，当卵泡直径达10mm为优势卵泡，优势卵泡成长速度1～2mm/d，近排卵前2～3mm/d，卵泡直径达18～20mm为成熟卵泡。

D. 各种监测：周期28～30天者，从月经来潮第8～10天开始第1次阴道B超监测；月经不规则者，可从白带增多开始监测；当优势卵泡小于10mm时，可3天测一次；当优势卵泡10～14mm时，每2天测一次；当优势卵泡大于等于15mm时，可每天一次；使用CC测排卵者，服药第5天监测；IVF－COH者，Gn用药5天后开始监测。

E. 经阴道超声多普勒（TVCD）监测卵泡：卵巢动脉供应卵泡发育的重要血管，月经周期中卵巢血流有周期变化；搏动指数（PI）、阻力指数（RI）；排卵期RI降低→E↑，卵巢A舒张期血流增高；优势卵泡壁见环状血流，表示排卵即将开始，是监测排卵的指标之一。

F. 排卵超声征象：①排卵前超声征象：卵泡壁周围低回声，卵泡壁絮状改变，卵丘出现，卵泡壁环状血流；②排卵后超声征象：成熟卵泡消失，卵泡缩小，血体形成，子宫直肠凹积液（4～6mm，）子宫内膜分泌期反应（高回声）；③异常卵泡：无卵泡周期，小卵泡周期，LUFS，PCOS。

（5）子宫内膜活检：月经前数日或月经来潮6小时内进行，内膜呈分泌改变。但现已不再推荐作为评价不孕妇女的标准。

（6）排卵试纸（LH 试纸）：尿 LH 峰与血 LH 峰有很好相关性，较血 LH 峰晚 6~7 小时，尿 LH 试纸有定性和半定量两种，常以最短月经周期天数减 18 天，作为测定起点，半定量试纸测得较高值时，应增加测定次数，4~6 小时一次，以尽早发现 LH 峰，预测排卵。

（7）自我监测排卵：排卵痛（排卵日下腹部短暂疼痛，甚至肛门坠胀，持续数小时）、排卵期出血、排卵后乳胀。

（五）不孕不育初筛第五步——特殊检查

1. 子宫输卵管碘油造影（HSG） 了解有无子宫畸形、输卵管炎症、输卵管积水。

（1）输卵管通畅性检查。

（2）输卵管通液检查。

（3）子宫输卵管造影（HSG）。

（4）子宫输卵管超声下通液检查。

（5）腹腔镜下通染试验。

子宫输卵管碘油造影（HSG）：文献报道 HSG 对输卵管疾患的诊断准确性在 60%~90%，HSG 方法简便快捷、经济实用性、影像直观性、可靠性及安全性等明显优于其他相关检查。有资料显示，个别患者行 HSG 后可使原输卵管阻塞转为通畅，达到治疗的目的，对于多次刮宫后引起的宫腔内粘连，造影还有分离粘连的作用。

2. 腹腔镜检查 腹腔镜检查的作用：

（1）诊断子宫、输卵管、卵巢和盆腔腹膜的病变，如子宫内膜异位症、盆腔粘连、输卵管病变、子宫畸形、多囊卵巢等。

（2）通染试验：了解输卵管通畅情况。

（3）治疗：分离粘连、内异治疗、卵巢囊肿剥离等。

（六）不孕不育临床路径（图 6-2）

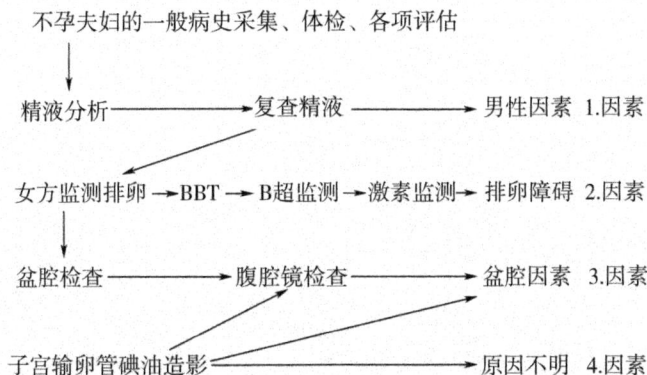

图 6-2 不孕不育临床路径

（七）不孕不育病因初筛临床路径的意义

规范不孕不育诊断方案的有效工具，可遏制过度检查、高额费用，避免诊治紊乱和处理不当，便于循证医学研究，利于统一标准和统一调研，适合基层医师对不孕不育症掌握，也利于各级医生掌握，也可不断论证、修订、完善，在此基础上进一步深入对不孕不育症的诊治。

（八）PCOS 合并不孕的专家共识

第一线（6 个周期）：体重控制和生活方式调整，克罗米酚诱导排卵，芳香化酶抑制诱导排卵，胰岛素增敏剂。

第二线（3 个周期）：小剂量 FSH 递增方案诱导排卵，腹腔镜下卵巢打孔术。

第三线（上述不成功，再进入 ART）：辅助生育技术——IVF/IVM。

（周晓景）

第七章　宫腔镜手术

第一节　宫腔镜检查术

一、手术概述

20世纪70年代，随着纤维光学、冷光技术、膨宫设备和能源的开发与利用，宫腔镜技术得到迅猛发展。如今，纤维宫腔镜和各种连续灌流式宫腔镜显著降低了诊断的侵袭性，以直观、准确成为妇科出血性疾病和宫内病变的首选检查方法。手术宫腔镜及其介导下的各种操作，创伤小、恢复快、不影响卵巢内分泌功能，被誉为治疗宫腔内良性病变的理想手术方式，技术的成熟使手术适应证日益拓宽，已经成为现代妇科诊治领域中不可缺少的内容。

（一）宫腔镜检查的器械设备

1. 宫腔镜设备　①镜体结构：窥镜（接物镜、中间镜、接目镜）；鞘套（镜杆、鞘套）；闭孔器；附件（活检钳、异物钳、微型钳、吸管和导管、标尺、电凝电极和圈套切割器）。②光导纤维。③光源。

2. 宫腔镜类型

（1）全景式宫腔镜：可以通过镜体观察宫腔全貌。分为硬管式宫腔镜和软管式宫腔镜。

硬管式宫腔镜：由一根35cm的纤维光导望远镜和不锈钢外套组成，一般宫腔镜直径4～6mm，外套管7～8mm，有时需扩张宫口才能放置，某些检查镜还可同时进行操作。

软管式宫腔镜：又称软管型纤维宫腔镜。①优点：纤细，创伤小，无需麻醉和扩宫；前端可弯曲，适合前倾、后屈子宫；插入部带刻度，可代替探针。②缺点：因导光束与镜体连体，消毒及操作不便；置入管纤细易损坏；当宫腔过大时不易掌握方向。

纤维宫腔镜最适人群：无自然分娩；子宫、宫颈畸形；围绝经期和绝经后。硬管式宫腔镜检查的失败率是纤维宫腔镜的两倍。

（2）接触式宫腔镜：又称Marleschki's universal hyteroscope，1966年由Marleschki V首先报道使用。接触式宫腔镜的器械和操作系统都比较简单。但它不能很准确和全面地评估整个宫腔的情况，因此仅适应于宫颈管内膜检查和全景式宫腔镜检查后对内膜病理可疑处进行检查。目前它仅适应于子宫内膜血管的观察，并不列为常规检查。

（3）照明装置：除光导纤维外，光源分氙灯和卤素灯。

（4）膨宫装置：CO_2宫腔镜充气机、液体膨宫机。

（5）图像转播：视频系统的组成：光学转换器——连接目镜与CCD摄影头的组合件；CCD摄像机；彩色监视器；图像记录系统。

（6）辅助器械：窥器、宫颈钳、探针、刮匙及取环钩等。

二、宫腔镜手术概要

（一）宫腔镜检查的适应证

（1）绝经前及绝经后异常子宫出血：如月经过多、过频，经期延长，不规则子宫出血；子宫内膜炎、子宫内膜癌、子宫内膜息肉、子宫黏膜下肌瘤等引起的出血。

（2）宫内节育器及宫内异物的定位及试取。

（3）子宫内膜异常增生的诊断及随访。

（4）评估输卵管碘油造影及其他影像学（如：B超、CT、MRI）发现宫腔异常者。

（5）诊断宫腔畸形、宫腔粘连并试行分离。

（6）不孕、不育：原因不明的女性不孕或习惯性流产者，可发现子宫腔内及宫颈管的小病变。

（7）早期诊断宫颈癌及子宫内膜癌。

（8）筛查宫腔镜手术的适应证。

（9）特殊药物引起的内膜改变：如他莫昔芬。

（10）阴道脱落细胞学检查发现癌或可疑癌细胞，不能用宫颈来源解释者。

（11）性交后试验，经输卵管插管吸取输卵管液检查活动精子。

（二）宫腔镜治疗的适应证

（1）宫腔镜下疏通输卵管口。

（2）宫腔镜下选择性输卵管插管通液。

（3）宫腔镜下经输卵管插管注药治疗输卵管妊娠。

（4）宫腔内异物取出术。

（5）黏膜下肌瘤摘除术。

（6）嵌顿宫内节育器取出术。

（7）子宫纵隔切开术。

（8）宫腔粘连分离术。

（9）宫腔镜下输卵管插管进行粘堵绝育，以及精子、卵子、受精卵注入用于辅助生殖技术。

（10）子宫内膜切除术。

（三）宫腔镜治疗的禁忌证

尚无明确的绝对禁忌证，以下为相对禁忌证：

（1）阴道及盆腔感染。

（2）多量子宫出血。

（3）想继续妊娠者：①不孕症患者的月经后半期，以免损害巧遇的受孕；②宫内孕希望继续妊娠者（绒毛活检例外）。

（4）近期子宫穿孔。

（5）宫腔过度狭小或宫颈过硬，难以扩张者。

（6）浸润性宫颈癌。

（7）患有严重内科疾患，难以耐受膨宫操作者。

（8）生殖道结核，未经抗结核治疗者。

（9）血液病无后续治疗措施者。

（四）术前准备

（1）详细询问病史，全面仔细地体格检查：了解患者的一般情况及妇科常规检查。若一般情况良好，可在门诊行宫腔镜检查术，若患者并发症较多，因门诊监护条件较差，可住院在手术室行宫腔镜检查，以确保患者的安全。

（2）常规化验检查以及心、肺、肝、肾功能检测。

（3）宫颈准备：术前3h米索前列醇400μg置阴道后穹窿，能够起到软化宫颈的作用，使之易于机械性扩张，大大减少患者的痛苦。

（4）心理准备：向患者介绍宫腔镜检查的过程，减少患者的心理负担及焦虑感。

（5）检查时间：一般以月经干净后5~7d为宜，此时子宫内膜为增生早期，宫腔内病变容易暴露，观察效果最满意。不规则阴道出血的患者在止血后任何时间均可检查。

（五）宫腔镜检查及手术的麻醉及镇痛

诊断性宫腔镜可不用麻醉，对于尚未生育的患者可选用静脉全身麻醉，宫腔镜检查时间较短，一般不需要气管插管。

手术性宫腔镜可根据术者经验及术前对手术难度的评估选择麻醉方式，一般静脉全麻即可，若手术难度较大，所需时间较长，则可选用硬膜外麻醉或插管全麻。

（六）宫腔镜检查的操作步骤

（1）体位：患者术前需排空膀胱，取截石位，但与B超联合检查时需适度充盈膀胱。

（2）消毒：0.5%碘伏或消毒液常规消毒外阴及阴道，放置阴道窥器后再次用消毒液消毒阴道及宫颈，探宫腔深度，必要时扩张宫颈。

（3）置镜检查：镜检前必须排空镜体内的空气，液体膨宫压力为100mmHg，特殊情况下可暂时达120~150mmHg，流速200~300ml/min；CO_2膨宫压力为8~10kPa（60~80mmHg），流速20~30ml/min。

（4）待宫腔充盈后，视野明亮，可转动镜体并按顺序全面观察宫腔。先检查宫底和宫腔前、后、左、右壁，再检查子宫角及输卵管开口。注意宫腔形态、有无子宫内膜异常或占位性病变，必要时定位活检，最后在缓慢退出镜体时，仔细检查宫颈内口和宫颈管。

（5）常规定位行内膜诊刮术。

三、手术要点

（一）术中监护

常规监护，应注意患者的生命体征（呼吸、心率、血压、体温）及症状，比如是否有胸闷、烦躁、青紫、嗜睡、颜面水肿等；预防并发症的发生。

（二）宫腔镜B超联合检查

1. 适应证

（1）凡有宫腔镜检查适应证者。

（2）盆腔包块，了解其与子宫的关系。

（3）根据肌瘤与子宫肌层的关系和对子宫腔形态的影响，术前评估肌瘤存在的数目、大小、位置、有无变性及确定宫腔镜手术方式。

2. 宫腔镜 B 超联合检查的优点　宫腔镜 B 超联合检查可以发现单纯宫腔镜检查所不能发现的宫腔外的病变，如子宫畸形、宫壁和宫外病变、壁间肌瘤、子宫腺肌病、子宫浆膜下肌瘤、附件肿物等，提高了诊断的准确率。B 超的向导作用提高了宫腔内操作的成功率，增加了手术的安全性。宫腔镜超声联合检查使妇科医生涉足超声领域，更有利于对病情作出正确的诊断。

（三）术中特殊情况的处理

1. 宫腔膨胀不良　常见于宫颈功能不全、膨宫压力不够、子宫穿孔。可用宫颈钳夹持宫颈，调整膨宫压力；可疑子宫穿孔时，应立即停止手术，给予相应的处理。

2. 视野不清　常见于膨宫压力较低、宫腔内出血、窥镜紧贴子宫壁。可提高膨宫压力、充分止血，微调内窥镜目镜。

四、术后处理

（1）术后 6h 内密切观察血压、脉搏、心率变化。

（2）抗生素预防感染可口服抗生素 3~5d。

（3）术后一周根据内膜病理结果决定下一步的处理。

（4）保持外阴清洁，术后禁止性生活 2 周。

（5）术后腹痛：主要为子宫痉挛收缩所致，一般疼痛不重，不需处理，个别疼痛较重者，可给予镇痛剂。

（6）发热：术后可因灌流液的吸收出现一过性的体温升高，多于 24h 内消退。症状明显者，可给予解热药。

（7）注意观察阴道出血情况，若出血多可用缩宫素 10 单位肌注，或选用止血药。

随着宫腔镜技术的不断发展，这种直观、准确的微创诊治方法将逐步深入到妇科临床的各个领域，造福更多的妇女。

（周晓亮）

第二节　子宫内膜息肉切除术

子宫内膜息肉是子宫内膜受雌激素持续作用发生局灶性增生的良性病变。子宫内膜息肉可引起子宫异常出血、腹痛、不孕等症状。传统的诊断方法漏诊率很高。随着宫腔镜的应用，宫腔内病变成为直观、清晰的图像，子宫内膜息肉的诊断率大大提高。对不同年龄、不同生育要求的子宫内膜息肉患者行宫腔镜下手术治疗，为子宫内膜息肉的治疗提供了新思路。

一、手术概述

（一）子宫内膜息肉的类型

宫腔镜下可见子宫内膜息肉为自子宫内膜表面突出的良性结节，由内膜、腺体及其间质组成，外表呈现细长的圆锥形或卵圆形，表面光滑，常有血管，可为单发或多发，有大有小，可分为增生型息肉、功能型息肉、萎缩型息肉、腺瘤型息肉4种。

（二）手术方法

单发息肉切除根蒂后完整取出；多发息肉和息肉样增生且需保留生育功能者，同时行浅层内膜切除，即切除内膜功能层，镜下可见多数内膜腺体开口；无生育要求者，行息肉切除同时行内膜切除，即切除内膜功能层、基底层和肌层的2～3mm，以达到子宫内膜不能再生的目的；绝经后患者，行息肉切除的同时可行内膜剥除，即用滚球电极电凝破坏内膜功能层和基底层。

（三）适应证

所有有症状的子宫内膜息肉，除外息肉恶性变。

（四）禁忌证

（1）宫颈瘢痕，不能充分扩张者。
（2）子宫屈度过大，宫腔镜不能进入宫底者。
（3）生殖道感染的急性期。
（4）心、肝、肾衰竭的急性期。

（五）围术期处理

1. 术前准备　以月经干净后5～7d为宜，此时子宫内膜处于增生早期，薄且不易出血，黏液分泌少，宫腔病变易见。术前仔细询问病史进行全身检查、妇科检查、宫颈脱落细胞学及阴道分泌物检查。阴道准备：术前3h阴道放置米索前列醇400μg，以软化宫颈。

2. 术后处理　去枕平卧，头偏向一侧，2h协助翻身1次，术后8～12h鼓励患者下床活动。术后6h内禁饮食，后改流质、半流，待肛门排气后进普食。

二、手术注意事项

（1）术时应将息肉自蒂部切除，切除的标本全部送检。
（2）术后2个月内少量出血、排液均属正常现象。
（3）术后禁性生活1个月。

子宫内膜息肉电切术具有不开腹、创伤小、手术时间短、出血少、痛苦少、不影响卵巢功能、保留生育功能、术后恢复快、住院时间短等优点。子宫内膜息肉传统的手术治疗方法有钳夹法、刮宫术法，均在盲视下操作，不能确保将子宫内膜息肉全部及完整地切除，效果欠佳，临床症状不能改善，甚至最终需将子宫切除。而宫腔镜手术则能在直视下将息肉自其根蒂部全部、完整切除而不影响其余正常子宫内膜，可预防其持续存在及复发。对年轻、希望保留生育能力、保留卵巢良好功能、保留子宫的患者或年老、有多种内科并发症、不能耐受长时间开腹手术的患者均可选用此术式，且手术风险系数小，并发症发生率低。

子宫内膜息肉可发生于青春期后任何年龄，可无临床症状或出现异常子宫出血及不孕，药物治疗往往无效。既往传统的治疗方案是在明确诊断后行刮宫治疗，对保守治疗无效者行全子宫切除术。根据不同年龄、不同生育要求行宫腔镜手术治疗，可保留子宫，保留生育功能，成为子宫内膜息肉的微创手术疗法。

在子宫异常出血的患者中，因子宫内膜息肉病变引起者占第二位，仅次于子宫内膜增殖症。其形成原因可能与炎症疾患、内分泌紊乱，特别是雌激素水平过高有关。多数学者认为，息肉来自未成熟的子宫内膜，尤其是基底部内膜，子宫内膜不同部位雌激素水平不同，造成对雌激素受体效应的差异，以致局部内膜呈现过度增生而形成息肉，其周围其他内膜往往表现为息肉样增生。对于子宫有异常出血的患者，一定要行内膜病理检查，排除息肉恶变及子宫内膜癌。对于无生育要求的患者，如果单纯切除息肉，仅解决了局部的内膜增生，周围其他异常增生的内膜会继续生长，再次出现息肉或更严重的内膜增殖症。因此，对无生育要求的患者，在息肉切除的同时切除内膜，可防止息肉的复发。子宫内膜电切术切除了病变的组织，内膜多数不再增生，息肉不再复发，保留了患者的子宫，保持了盆底的正常解剖结构，可作为替代全子宫切除的治疗内膜息肉的微创手术方法。

子宫内膜息肉就局部而言，可影响孕卵着床，如果月经未发生改变，常常漏诊。单纯内膜息肉切除后，内膜层重新修复，内膜将变得光滑、平整，使受精卵容易着床。Varastech等报道 23 例不孕妇女宫腔镜下息肉切除，术后随访 > 18 个月，妊娠与分娩率明显高于宫腔正常的不孕症患者。结论认为，息肉切除术可提高不孕患者的生育力。如果患者子宫内膜多发息肉、不孕合并子宫内膜广泛息肉样增生，治疗会非常棘手。浅层内膜切除在切除息肉的同时薄化子宫内膜，保留了患者的生育功能，其有效性还需大样本且长时间的观察。绝经后妇女易出现无症状息肉，偶尔检查才可发现。生育年龄患者息肉恶变率仅为 4.8%，但绝经后可增加至 10.0%，故对绝经后无症状的息肉，一旦发现，应积极治疗。他莫昔芬作为一种抗雌激素受体药物，广泛用于治疗各期乳腺癌，并作为术后、放射治疗后的首选辅助药物，对预防复发有明显效果。他莫昔芬具有弱雌激素作用，长期服用，内膜可出现增生乃至发生内膜癌。他莫昔芬导致的息肉体积较大，局部内膜可呈囊腺性乃至不典型性增生。所以，乳腺癌患者长期服用他莫昔芬时，应进行严密的 B 超监测和宫腔镜检查。Franchini、Cianferoni 报道，电切内膜可用以治疗他莫昔芬引起的内膜息肉，但术后能否长期服用他莫昔芬而不造成息肉复发尚需进一步观察。多发性子宫内膜息肉合并内膜增殖症，其形成的根源为内分泌紊乱，需保留生育功能者术前内分泌治疗无效，行浅层内膜切除后再辅以药物治疗。手术改善了子宫局部环境，是否有益于内分泌治疗还需大样本的观察来证实。

（周晓亮）

第三节　子宫内膜电切术

一、手术概述

（一）子宫内膜电切术的方法

子宫内膜电切术（transcervical resection of endometrium，TCRE）是在全麻或局麻下，应用宫腔镜及头部带有单极的环形电极或双极的滚球电极，通过电流产生热能以达到切除和凝固子宫内膜的手术。切除应有序，自子宫基底部开始向宫颈内口移动，切除子宫内膜功能层 + 基底层 + 2 ~ 3mm 浅肌层。

（二）子宫内膜预处理

子宫内膜受激素的调节随月经周期而发生变化，不同时期厚度不同。早期增生期内膜薄

（1~2mm），选择此期行子宫内膜切除，基底层可一次切净。在宫腔的每一个部位都可只切一刀，操作容易且快捷，能达到预期的效果。但月经周期紊乱者，无法估计内膜情况，使用药物行子宫内膜预处理后，子宫内膜变薄，减少了切割组织厚度，加大了宫腔体积，同时内膜血管减少，便于保持良好视野，利于手术顺利进行，内膜切除较彻底，从而缩短了手术时间，减少了手术并发症。

子宫内膜预处理有以下几种方法。①假孕疗法：人工合成孕、雌激素联合应用，使血清中激素水平达到类似于妊娠状态。高剂量黄体酮可使内膜发生萎缩性改变。常用药物有炔诺酮、甲羟孕酮、口服避孕药等。②假绝经疗法：应用 17A－乙炔睾酮的衍生物如达那唑，可暂时减少卵巢激素的分泌，使增生过长的子宫内膜转化为萎缩或增生早期内膜，导致短暂绝经。③其他方法：应用促性腺激素释放激素（GnRH）类药物，显著降低卵泡刺激素（FSH）、黄体生成素（LH）和雌激素（E_2）的分泌，达到内膜预处理的目的。

（三）子宫内膜电切术的效果

患者保留了子宫，保持了正常的盆底解剖关系，具有不开腹、创伤小、出血少、康复快、疗效高、住院时间短、近期并发症少等优点。

（四）子宫内膜电切术对卵巢功能的影响

子宫内膜电切术切除子宫内膜，既保留了子宫组织又不改变卵巢的血液供应，保持了正常的盆腔解剖关系，术后卵巢发生粘连、感染的机会很少。TCRE 是否破坏了其内分泌功能有待进一步研究。TCRE 对卵巢功能的长期影响至今尚无具体研究。探讨 TCRE 后甚至更长时间对卵巢功能的影响，仍然是我们所关注的问题，这将为患者围绝经期保健提供理论依据。

（五）适应证

（1）久治无效的异常子宫出血，排除恶性疾患。

（2）月经过多：①月经量 >80ml，持续时间 >8d，干扰正常活动或引起贫血者；②药物治疗失败，或有用药禁忌证或拒绝接受药物治疗者；③子宫 <12 孕周及子宫腔深度 <12cm；④无子宫内膜、宫颈癌变或癌前病变；⑤无潜在的需要其他形式手术的子宫操作。

（3）不愿行子宫切除术无需再妊娠的患者。

（六）禁忌证

（1）宫颈瘢痕，不能充分扩张者。

（2）子宫屈度过大，宫腔镜不能进入宫底者。

（3）生殖道感染的急性期。

（4）心、肝、肾衰竭的急性期。

（七）围术期处理

1. 术前准备　常规做宫颈细胞学或病理学检查，排除宫颈恶性病变；术前常规行诊断性刮宫。子宫内膜组织送病理检查，明确病理诊断；术前 3 天用碘伏阴道冲洗。

2. 术后一般护理　①体位与饮食：去枕平卧，头偏向一侧，2h 协助翻身 1 次，术后8~12h 鼓励患者下床活动。术后 6h 内禁饮食，后改流质、半流，待肛门排气后进普食；②生命体征的监测：术后每小时测血压、脉搏、心率、呼吸 1 次直至病情稳定，注意观察患者神志及精神状况；③观察电解质及酸碱平衡：因术中大量灌流液可经静脉或输卵管、腹膜进入血液循环，引起体液超负荷、低钠血症、心衰竭、脑水肿、肺水肿、水中毒等；④留置导尿管的观察：随时注意保持导尿管引流通畅，防止尿管脱出、扭曲、受压，准确测量并记录尿量、性质；⑤鼓励患者在术后6h可进食高热量、高维生素、易消化的食物，增强机体抗病能力，促进早日康复；⑥保持外阴部清洁，每天用碘伏擦洗2次。

二、手术注意事项

（1）电切时注意不要将切割环向肌层推得过深，尤其在切割子宫角时，以免发生子宫穿孔。

（2）宫腔膨胀不良时，视野不清，不能手术，否则可致切割不全及子宫穿孔。其常见原因及对策如下：

1）颈管松弛：可缝合宫颈或用宫颈钳围绕宫颈夹持，以闭合宫颈外口；

2）膨宫压力低下：加大膨宫压力，若无膨宫泵，可用三通管加压、增加盛灌流液容器的高度、增加灌流液容量等方法解决；

3）子宫穿孔：立即停止手术，检查腹部体征，B超观察子宫周围及腹腔有无游离液体；

4）其他：入水、出水接口阀门不通畅，内外镜鞘间有血块堵塞，入水管打折或盛灌流液容器进气不畅等可导致膨宫不良；

5）切割不充分时，被切割的组织未离断，组织块漂浮在宫腔内；

6）切割环尚未退回鞘内即停止通电；

7）电切环断裂或变形，变形的切割环在切割终止时不能回到鞘内；

8）切割电流强度过低亦导致切割不充分，可增加电流功率。

（3）术后注意事项

1）术后2个月有少量出血、排液均为正常现象，若过多可随诊；

2）术后第3个月如有出血则为月经；

3）术后第1、3个月到门诊复查，以后每半年复查1次；

4）本术有一定避孕效果，但和所有节育措施一样，有失败率，故有异常情况请速速就诊，不属于计划生育范围，不可将本术作为避孕方法；

5）术后禁性生活1个月；

6）术后诊断腺肌病者需继续观察和治疗。

（张晓云）

第四节　子宫肌瘤切除术

子宫肌瘤是女性生殖系统最常见的良性实体肿瘤，由平滑肌及结缔组织组成。多见于30～50岁的妇女，但亦可见于年轻女性。国外文献报道，30岁以上的育龄妇女子宫肌瘤的发病率为20%～30%。

子宫肌瘤最主要的临床表现是月经过多和子宫出血，导致贫血，尤其是黏膜下肌瘤。传统的治疗方法是子宫切除，常给患者造成严重的心理压力和身体创伤。近年来宫腔镜手术广泛开展，因其不开腹、创伤小、术后恢复快的特点，大大提高了患者的依从性和手术的成功率，使患者的创伤大大降低。

一、子宫肌瘤的诊断与分类

1. B超　应用腹部或阴道探头测量子宫及黏膜下肌瘤的径线，但肌瘤可能与子宫内膜息肉或增厚的子宫内膜相混淆，而且也不易为肌瘤定位。

2. 宫腔镜联合B超检查　患者取截石位，膀胱适量自然充盈，宫腔镜检查的同时行常规二维超声，探查子宫位置、大小、有无畸形、子宫壁厚度、宫腔线位置、内膜厚度、有无子宫肌瘤、肌瘤的大小及位置和附件情况等。以5%葡萄糖液为膨宫介质，将宫腔镜进水孔注满膨宫液后，在B超引导下顺宫腔方向将镜体置入宫颈内口，注入膨宫液，边注液边扫视，在直视下将镜体朝子宫内推进。同时用B超探头在耻骨联合上方做横切与纵切扫视，以宫腔内的膨宫液和镜体为参照物进行全方位的观察。在镜体后退时，观察宫腔形态、宫内有无异常回声，并注意膨宫前后声像图变化、宫壁有无膨宫液渗入等。用上述方法明确诊断子宫肌瘤及其大小、位置以及与宫腔的关系。

荷兰Haarlem国际宫腔镜培训学校按肌瘤与子宫肌层的关系和对子宫腔形态的影响，将黏膜下肌瘤分为3种类型，已被国际广泛采用。0型为有蒂黏膜下肌瘤，未向肌层扩展；Ⅰ型无蒂，向肌层扩展<50%；Ⅱ型无蒂，向肌层扩展>50%。Ⅰ、Ⅱ型的镜下区别在于前者的黏膜自子宫壁呈锐角向肌瘤移行，后者呈钝角。宫腔镜只适用于切除黏膜下肌瘤和内突壁间肌瘤，术前评估其存在的数目、大小、位置、有无变性及宫腔镜手术的可能性十分重要。

二、手术概述

（一）手术适应证

任何有症状的内突壁间肌瘤、黏膜下肌瘤和宫颈肌瘤都应该首先考虑做宫腔镜手术。但并非所有的肌瘤都适合做宫腔镜手术，选择病例时手术安全是第一位的，术者要根据自己的经验和技术作出正确的选择。一般情况下应考虑以下几点：

（1）月经过多或异常子宫出血。

（2）子宫大小及宫腔长度，子宫小于10周妊娠大小，宫腔小于12cm。

（3）黏膜下或壁间内突肌瘤大小，直径一般小于6cm。

（4）子宫无癌变。

相伴手术的指征：在切除黏膜下子宫肌瘤的同时行部分或全部子宫内膜切除者，其手术指征为：子宫出血严重，造成患者慢性衰弱，或同时伴有子宫内膜异常增生，无生育要求者。为减少其月经量，对45岁以上的患者同时进行子宫内膜全部切除，45岁以下的患者视情况行部分内膜切除。

（二）禁忌证

（1）宫颈瘢痕，不能充分扩张者。

（2）子宫屈度过大，宫腔镜不能进入宫底者。

（3）生殖道感染的急性期。

（4）心、肝、肾衰竭的急性期。

（5）未引起宫腔变形的壁间肌瘤和浆膜下肌瘤不宜做宫腔镜手术。

（三）术前预处理

1. 子宫肌瘤的预处理　GnRH－a、米非司酮、孕三烯酮、达那唑等药物4~12周，可使子宫及肌瘤体积均缩小，血运减少，利于手术。较大的壁间内突肌瘤，其体积缩小，使宫腔镜下肌瘤切除成为可能。严重贫血患者，目前身体情况不能胜任手术，用药期间月经减少或闭经，使血红蛋白上升，减少输血概率。

2. 宫颈预处理　①手术前3h阴道内放置米索前列醇400μg，以便于术中扩张宫颈。应注意的是：患者对此药过敏或有心血管疾病者禁用。或②手术前晚插宫颈扩张棒软化宫颈，便于术中充分扩张，娩出肌瘤。

3. 手术时机　一般在月经后施术，此时子宫内膜较薄，视野较清晰。行药物预处理无月经者，随时可做。

（四）麻醉方法

肌瘤直径小于4cm者，可选择静脉全身麻醉；肌瘤直径大于4cm者，因手术时间长，可选择连续硬膜外麻醉。

（五）手术步骤及要点

根据子宫肌瘤的分类其手术步骤略有不同。

1. 0型肌瘤　切割前先看清肌瘤与周围肌壁的解剖关系，找到肌瘤的蒂，先用环形电极和（或）滚球电极电凝肌瘤表面的大血管和瘤蒂的血管，以减少术中出血。对于体积小者（直径<3cm）可在B超引导下进行切割、钳夹、捻转、牵拉、娩出子宫肌瘤的五步手法切除。而体积大者（直径>3cm）先用环形电极分次片状切割瘤体，使肌瘤体积缩小，并将肌瘤分割成数块，然后再用五步手法将肌瘤完全切除。

2. Ⅰ、Ⅱ型肌瘤　即部分瘤体位于子宫肌壁，要想完全彻底切除肌瘤，首先必须努力于增加肌瘤的突出度。在超声波的严密监视下，用环形电极沿着肌瘤底部被膜逐步切开，明确肌瘤与肌层之间的分界层。可利用镜体的先端，一边压迫肌瘤，一边钝性剥离肌层，促使肌瘤向宫腔内突出，切除到一定程度时，即可改用五步手法完成手术。

3. 接近宫腔的壁间肌瘤　先切开距离肌瘤最近的黏膜及肌层，即"开窗"或"解压"，一边用环形电极切除逐渐向宫腔内突出的肌瘤组织，一边用缩宫素迫使肌瘤突向宫腔，以后的处理同Ⅰ、Ⅱ型肌瘤。印度Kriplani报道一期TCRM切除了深埋于宫壁内、扩展到阔韧带内的肌瘤。

4. 腺肌瘤　少数情况下，临床或B超检查诊断的内突壁间肌瘤或无蒂黏膜下肌瘤实为腺肌瘤。腺肌瘤有3种类型：①团块结构全部为腺肌瘤组织，该团块无明显的包膜、切面可见簇状子宫内膜、陈旧血液和丰富的血管，切除过程中腺肌瘤随子宫收缩而变形，切除时适可而止；②腺肌瘤合并平滑肌瘤；③混合型，以平滑肌瘤为主，在其近宫腔的一端有子宫内膜侵入。第2种和第3种类型一般包膜比较明显，切除方法与内突壁间肌瘤和（或）无蒂黏膜下肌瘤相同。

三、手术要点

（一）手术时间和膨宫液的监测

（1）患者会阴部应用脑外科无菌长条状的引流带，通过引流带将灌流液收集到容器中，可准确收集回流膨宫液，从而计算膨宫液体吸收量，在灌流液应用到 10 000ml 时，常规用呋塞米 5mg 利尿，以预防稀释性低钠血症的发生。

（2）膨宫压力应控制在 100mmHg，过高的膨宫压力可使灌流液吸收过多，增加稀释性低钠血症的发生。

（3）随着手术时间的延长，TURP 的发生率增加，手术时间应控制在 1h 之内。超过者，可考虑二期手术切除肌瘤，以降低稀释性低钠血症的发生率。

（二）术中生命体征的监测

常规心电监护，可及时发现心率及血压的变化，以避免人工流产综合征的发生。

（三）超声监护的重要性

术中的超声监护是必不可少的，超声可提示进镜深度及切割方向，引导术者将瘤体切薄或切成扁圆形，以便用卵圆钳夹住瘤体扭转取出。内突壁间肌瘤的部分瘤体位于子宫肌壁内，当瘤体切除至与子宫内壁平行时，超声可以观察到子宫肌壁内的瘤体被挤入子宫腔后，瘤体外缘被挤压的子宫壁可逐渐恢复，瘤体与子宫壁分界清晰，壁内瘤体逐渐向子宫腔内突入，提示术者可继续切割及钳夹瘤体。反复的切割及钳夹作用，使瘤体与正常肌壁逐渐分离，灌流液及汽化作用产生的气体渗入瘤体与肌壁之间，在瘤体与肌壁间形成弧形强回声带，此征象提示瘤体可全部挤入宫腔，并可经宫腔镜手术一期切除。当瘤体全部切除后，声像图显示瘤床部与周围正常子宫壁基本平行或形成凹陷。壁间肌瘤全部切除后，宫腔通畅，切割面呈强回声。

四、术后处理

（一）一过性发热

较少见，于术后 24h 内体温骤然升高，最高可达 40℃，一般体检及白细胞测定均无异常，可对症处理，体温多于 24h 内恢复正常。多见于严重贫血患者。

（二）腹痛

术后可因子宫痉挛性收缩出现持续性下腹部疼痛，可对症处理，应注意与子宫穿孔相鉴别。

（三）阴道排液

宫腔创面较大，瘤床较大、较深或同时切除子宫内膜者，在瘤床尚未愈合或宫腔创面尚未上皮化前，术后 2 个月内阴道可有持续排液，开始为少许血液，于 1 周内逐渐转变为淡红色血水，继而为黄色水样，最后为无色水样排液。如在术后 2 个月内有月经量出血，应对症处理，并注意排除有无残留在肌壁内的肌瘤脱出。

五、宫腔镜电切黏膜下子宫肌瘤的术后评价标准

根据手术后月经改善情况，将宫腔镜电切术治疗黏膜下子宫肌瘤的疗效分为满意与不满意：

1. 满意 术后月经量正常或减少，周期规律，同时行子宫内膜切除者，术后无月经、极少或正常。

2. 不满意　月经量增多至术前水平，出现不规则阴道流血。

六、手术预后

目前，宫腔镜作为妇科微创手术的重要组成部分在临床的应用日益普及。设备和器械的更新完善使手术过程更加简单，操作技巧的日臻成熟使手术指征不断拓宽，作为直视下的微创手术方法，宫腔镜已经广泛介入子宫疾病的诊断与治疗，并以其直观准确、侵袭性小、能够整复子宫腔的解剖学形态、替代子宫切除治愈异常子宫出血等优势，成为妇科临床不可或缺的诊疗手段。有资料表明宫腔镜治疗子宫肌瘤满意率达 91.2%，其中 0 型、Ⅰ 型黏膜下肌瘤的术后满意率达 100%。虽然宫腔镜手术治疗子宫肌瘤安全有效，但是适应证的选择十分重要，应遵循以下原则：

（1）0 型及Ⅰ型黏膜下肌瘤是宫腔镜手术的最佳适应证。

（2）Ⅱ型黏膜下肌瘤应视突向宫腔的程度而决定手术方式，一般突向宫腔应 > 50%，这样术中切除肌瘤时由于电切割刺激子宫壁，使子宫收缩，可将肌壁间肌瘤挤向宫腔，以保证术中肌瘤的切除范围≥70%。

（3）欲切除肌瘤的大小应 <6cm，否则切除难度增大，手术时间延长。

（4）对于多发性子宫肌瘤，要选择以黏膜下肌瘤为主的患者。

（张晓云）

第五节　宫腔内异物取出术

宫腔镜技术的发展，为复杂性宫内异物残留的取出提供了新的方法。应用宫腔镜可直接观察到异物在宫腔的形态、位置及嵌顿的部位及范围，从而可采取相应的治疗方法，避免了操作的盲目性，缩短了手术时间，提高了手术成功率。

幼女阴道异物取出时由于其外阴解剖生理特点及器械的限制，传统治疗方法很难奏效。宫腔镜诊治微创、可行，为首选方法。

一、手术概述

（一）手术适应证

（1）复杂性宫内异物，如宫内节育器异位或残留、胚物残留机化、胎骨残留、子宫内膜钙化、未吸收缝合线或取环钩断头嵌顿，行常规取环或刮宫未能取出者。

（2）幼女阴道流液、异味、少量出血，经询问有阴道内放入异物史者；或幼女外阴阴道炎久治无效。

（二）手术禁忌证

（1）急性盆腔感染。

（2）大量子宫出血。

（3）近期子宫穿孔。

（4）宫腔过度狭小。

（5）宫颈瘢痕或宫颈过硬，难以充分扩宫。

（6）患有严重内科疾患，不能胜任手术。

（7）生殖器结核，未经抗结核治疗者。

（8）血液病无后续治疗措施者。

（9）浸润性宫颈癌。

二、手术要点与难点

（一）手术方法

手术前晚行宫颈预处理，硬膜外或全身麻醉，术时扩张宫颈管，以大于宫腔镜外鞘直径 0.5～1 号为宜，用 5% 葡萄糖或 5% 甘露醇作灌流液。术时 B 超监护，必要时同时行腹腔镜监护。先行宫腔镜检查，再次确定异物的位置及大小，具体操作按异物种类、部位、有无嵌顿、嵌顿深度及宫腔情况而定。

幼女难以配合，需行静脉麻醉，常规消毒外阴，铺无菌巾。导尿管插入阴道，络合碘经导尿管灌洗消毒阴道。先用 5mm 硬性纤维宫腔镜检查镜检查，使宫腔镜缓慢进入阴道口，将阴道分泌物及络合碘冲出，然后用无菌纱布堵住阴道口，使阴道口闭合以减少液体外溢，观察阴道、穹隆及宫颈外口情况。

（二）不同异物的取出

1. 异位或残留宫内节育器　置入宫腔镜后于直视下观察宫内节育器的位置、有无变形、扭曲、下移、嵌顿或异位，有无合并宫腔内病变，如子宫黏膜下肌瘤或宫腔粘连。若宫腔镜下未见节育器，以刮匙在宫腔内反复轻轻搔刮子宫内膜，使节育环逐渐暴露，根据情况，决定取出方法。

若节育器位置正常，宫腔镜定位后，退出镜子，用常规的取环钩取出；若节育器为一段残留断裂环，可用宫腔镜异物钳直接在镜下钳取，同镜体一起退出，直至完全取出节育器碎片；若节育器嵌顿肌层，且外露部分少，估计嵌顿较深，需 B 超定位，同时行腹腔镜检查，以确定节育器是否已穿出子宫浆膜层，未穿透浆膜者，可选用长弯血管钳或食管异物钳钳夹住露于内膜外的节育器，拉丝取出，注意断端接口处是否吻合，与同型节育器核对是否完整；穿透至浆膜下者，可联合腹腔镜下取出；对于合并宫腔粘连的病例，先分离粘连，然后取环。

取器后将镜再次置入宫腔，检查宫腔内有无残留，常规刮取子宫内膜送病理检查，了解内膜情况。可根据情况术后选择 B 超或盆腔 X 线平片了解有无残留。

有时在月经周期中，因子宫的收缩节育器自动排出，而患者没有注意到，以为仍有，以致医生取不到节育器，超声也难确定有无，做宫腔镜就可确知有无节育器。

2. 胚物残留　药流不全、人流不全、钳刮术后宫腔残留胚物盲目反复清宫会大面积损伤子宫内膜，引起感染、出血、宫腔粘连及不孕。有资料显示，即使有经验的医生盲目诊刮也有 10%～35% 的病变被遗漏。宫腔镜下取出残留宫内胚物定位准确，最大程度上保护了子宫内膜，完全清出胚物组织，保证手术质量，减少并发症的发生。

注意：术中如超声提示胚物残留机化组织深达肌层时，应谨慎操作，避免切除过深造成子宫穿孔。若机化组织与肌壁粘连很紧，仅刮出少许残留组织时，应停止操作，口服米非司酮 25mg，bid，7d 后，行再次宫腔镜手术，多可成功。

清出物应送病理检查以明确诊断。

3. 胎骨　宫腔内残留胎骨取出术属高危宫腔手术。宫腔镜下胎儿骨骼表现为白色、象牙白色，近似透明的条状物，反光强，有时可见小梁状结构。应用宫腔镜在 B 超监视下先切除粘连组织，清晰显示胎骨形态、大小、数量及确切部位、是否嵌入肌层及嵌入深度，指导宫腔镜异物钳抓取残留胎骨。胎骨较大或与子宫长轴相垂直时，需于手术前夜插宫颈扩张棒，术时扩宫颈管，再行相关操作。

4. 钙化子宫内膜　少见，多数有流产和胎骨残留的历史。B 超检查提示宫腔强回声，术中 B 超监护下切除并送病理证实。

5. 未吸收缝合线　宫腔镜检查见未吸收的缝合线，用环形电极切取或异物钳夹出。

6. 取环钩断头嵌顿　异物钳夹出或针状电极划开肌层后取出。

7. 幼女阴道异物　对于谷粒等阴道异物，可借助水流的冲力，谷粒随水流至阴道口而易于取出。对于表面光滑、质地较硬的阴道异物，如塑料弹珠、花生米等，可在宫腔镜协助下，左手小指伸入肛门内将其推出阴道口。有些质软的异物，如塑料绳、塑料垫等，可通过操作孔用抓钳或异物钳抓住后连同镜体一同退出。

（三）术中要点

1. 充分扩张宫颈管　因宫腔粘连、宫颈狭窄、子宫萎缩在外院取出失败者，经宫颈预处理和（或）术时用 Hegar 扩宫器扩张宫颈，再次手术即可成功。宫颈预处理包括术前放置宫颈扩张棒、海藻杆或导尿管；放海藻杆者应于阴道内填浸有生理盐水的消毒纱布块；如用球囊导尿管，可充盈球囊；绝经妇女于术前口服尼尔雌醇 2mg，每周 1 次，共 2 周。用 Hegar 扩宫器扩张宫颈时应在有效的麻醉和 B 超引导下进行，如有困难，可先用诊断性宫腔镜检视宫颈管，看清宫颈内口和宫腔的方向，避免误入前次手术所致的假道。如再无效，可用 7mm 电切镜、关闭型电极切开或 B 超引导下沿子宫纵轴推切狭窄部组织，则可进入宫腔。取出异物一般需要宫颈扩张至合适大小，必要时长弯血管钳、取环钩均可从镜鞘的侧方进入宫腔，在宫腔镜的强光照明下，准确夹取异物。

2. 应有可供选择的多种设备和方法　子宫腔内及幼女阴道内异物取出术为不定型手术，手术方案常需在术中决定，故可能使用的设备最好应有尽有，包括各型诊断性宫腔镜、治疗性宫腔镜，各种电极、微型器械，以及间隔 5mm 的 3～12 号 Hegar 扩张器、卵圆钳、林氏钳、长弯血管钳、取环钩等常规器械。为暴露异物，手术宫腔镜的水平电极适合切开宫腔中央型粘连；针状电极适合划开宫底、子宫侧壁和周边型粘连；7mm 关闭式环型电极适合打开闭锁的宫腔，并可进入宫角，取出异物；垂直开放式环型电极适合刮除内膜，切除较深的肌壁组织，并可夹带、取出异物。

3. 应在 B 超和（或）腹腔镜的监护下进行　宫腔镜检查可发现宫内异物，但不能发现嵌入宫壁或埋藏于子宫内膜下的异物，术中 B 超监护可为异物定位，引导宫腔镜器械的置入，显示切除异物的范围和深度，预防和及时发现子宫穿孔，但应注意超声不易区别电切形成的强回声与残留胎骨和金属残片。腹腔镜监护可及时发现并处理子宫穿孔，但属有创操作，仅应用于有子宫穿孔高危因素的患者。腹腔镜超声监护兼有 B 超和腹腔镜监护的优点，有助于准确定位、发现或排除嵌入宫壁的异物；但腹腔镜超声为有创操作，只能在需要且同时做腹腔镜检查或经腹和经阴道超声均难以确诊时应用。

三、手术并发症的种类及处理原则

手术并发症各家报道不一，与手术的复杂程度明显相关。夏恩兰报道子宫穿孔的发生率为0.87%，发生于取出多块残留胚骨时，术中及时发现，腹腔镜缝合后痊愈；其他并发症少见发生。

四、手术并发症的预防

做好术前宫颈预处理；术中在B超监护下进行，必要时联合腹腔镜。

（王静芳）

第六节　第二代子宫内膜去除术

一、手术概述

第一代子宫内膜去除术，即经宫颈子宫内膜电切术（TCRE），手术难度大，仅少数医生掌握，而且多数患者需要内膜预处理，手术需要全身麻醉，手术至少需30min，麻醉恢复时间长。近20多年来，全球发明并在临床上应用了近20种第二代子宫内膜去除术（EA术），大大降低了手术的难度，使子宫内膜去除得以广泛普及。

（一）分类和原理

1. **热球系统（heated balloon system）** 作用原理：通过宫腔内放置一次性球囊，以热能作用于宫腔表面，使子宫内膜凝固、坏死，从而达到减少月经量、减轻痛经及人为闭经的目的。

目前中国最常见的设备：ThermaChoice、Cavaterm、Thermablate。

2. **射频术（radiofrequency ablation）** 作用原理：通过置入宫腔的金属纤维探头产生射频能量，汽化和（或）凝固子宫内膜，并且干燥和凝固浅肌层组织。

目前中国最常见的设备：NovaSure、Vestablate。

3. **循环热水（hot saline solution irrigation，HTA）** 作用原理：将90℃高温的生理盐水经宫腔镜循环灌入宫腔内，维持10min，以热能破坏子宫内膜，损伤深度为4~5mm，其装置由控制器、计算机和一次性柔软探针组成。

4. **微波术（microwave ablation，MEA）** 作用原理：将微波引入宫腔，通过微波辐射所致的热效应，引起子宫内膜热凝固以致变性、坏死，最后纤维化，使子宫内膜不再增生，从而达到止血、减少月经量以及人为闭经的目的。

5. **冷冻术（cryo-endometrial ablation）** 作用原理：由5.5cm的制冷碳棒和操控装置组成，制冷物质为液态氮或混合气体等，碳棒温度最低可达-90℃以下，对子宫内膜产生不可逆的破坏效应。

6. **子宫内膜激光热疗（ELITT）** 作用原理：ELITT系统是一种双极真空管激光子宫内膜去除技术，由可伸缩的倒三角形激光发射器和激光控制系统组成。

（二）适应证和禁忌证

适应证：所有子宫内膜电切术和剥除术的适应证，即月经过多和（或）异常子宫出血，经药物治疗无效者；患者要求保留子宫，且无生育要求；术前宫腔镜检查及子宫内膜活检，排除内膜癌前病变或子宫内膜癌；12 个月内的宫颈细胞学检查正常；子宫内膜电切术和剥除术后复发者。其特殊适应人群包括：子宫腺肌症，服用特殊药物的人群（如他莫昔芬、激素替代治疗等），特殊疾病（合并心、肝、肺、肾等严重内科疾病或血液病等凝血功能障碍，不能耐受子宫切除）和绝经后子宫内膜癌高危患者。由于第二代内膜去除术各种方法置入宫腔有效工作长度不同，对宫腔深度要求也不完全一致。

禁忌证：宫颈瘢痕、不能扩张；子宫曲度过大或显著畸形；古典式剖宫产术后；生殖道急性感染；无良好心理承受力，过分担忧未来来自子宫的任何病变。

相对禁忌证：黏膜下大肌瘤，多发子宫内膜大息肉，对乳胶制品过敏者（热球）。子宫黏膜下肌瘤和内膜息肉或合并宫内节育器可先去除后，再治疗。

二、手术要点及难点

（一）手术时期

一般在月经后 5～7d 施术，此时子宫内膜较薄，行药物预处理无月经者，随时可做。Novasure 可在月经任何时期施术，在大出血时也可以施术。

（二）麻醉方法

可选择静脉全身麻醉或局麻。

（三）手术

术前必须行宫腔镜检查，了解子宫内膜情况；术中若子宫内膜异常增厚，应先行机械性内膜预处理，再行治疗，最后行宫腔镜检查，以确保手术的有效性。

（四）术后处理

（1）术后 2 个月有少量出血、排液均为正常现象，若过多可随诊。

（2）术后第 3 个月如有出血则为月经。

（3）术后第 1、3 个月到门诊复查，以后每半年复查 1 次。

（4）本术有一定避孕效果，但和所有节育措施一样，有失败率，故有异常情况请速就诊，不属于计划生育范围，不可将本术作为避孕方法。

（5）术后禁性生活 1 个月。

（6）术后诊断腺肌病者须继续观察和治疗。

第二代子宫内膜去除术仅需的最大技术为放置宫内节育器操作，适合普通妇科医生，不必进行 TCRE 所需的长时间的训练。因其安全、有效、操作简单而越来越广泛地应用于临床。

（王静芳）

第七节　宫腔镜手术并发症的诊断和治疗

术中与围术期并发症包括：①近期：子宫穿孔、TURP 综合征、出血、空气栓塞、感染、死亡。②远期：宫腔积血、周期性腹痛、妊娠、复发、恶变。

一、子宫穿孔

是最常见的并发症，表现为大量灌流液进入腹腔，常规器械或带有能源的器械通过穿孔的子宫，伤及邻近器官，同时并发体液超负荷，消化道、泌尿道损伤和大血管破裂，引起腹膜炎、瘘管、大出血和空气栓塞等致命的并发症。

子宫穿孔的发生率国外为 0.25% ~ 25%，平均 1.3%，其中 2.25% 合并肠道损伤。国内宫腔镜检查时发生率为 0.03%，手术为 0.4%。

发生子宫穿孔的因素多数发生在学习的初始阶段，好发于子宫底的角部、子宫峡部，尤其患者有既往子宫创伤史时，多见于 TCRA、TCRS 手术中。

子宫穿孔时 B 超见浆膜下血肿，灌流液溢入腹腔，宫腔镜可以看到盆、腹腔景象，腹腔镜见浆膜透亮、起泡，出血、血肿或穿孔的创面，或腹腔液突然增多。患者腹腔渐进性膨胀并出现化学性腹膜炎，患者急骤腹痛。

若穿孔源于手术器械，例如扩宫器、卵圆钳和刮匙等，手术停止同时腹腔镜检查，小穿孔采用宫缩剂、抗生素、密切观察，大穿孔必须在腹腔镜下或开腹缝合。若穿孔源于能源，必须立即开腹探查。如穿孔来自滚球电极电凝时，电热损伤可波及膀胱、肠管等邻近脏器，术后数日会出现血尿、腹泻、发热、疼痛等症状。

根据子宫穿孔的部位有不同处理方法子宫底部穿孔可使用宫缩剂、抗生素、密切观察，子宫侧壁及峡部穿孔必须立即开腹探查。穿孔情况不明者需腹腔镜检查，电凝止血，必要时缝合，特别应警惕术后 24h 的疼痛。要根据不同的手术选择最适宜的 B 超和（或）腹腔镜监护。

子宫穿孔合并肠管损伤最为常见，报道发生率为 2.25%，可在腹腔镜下缝合，若结肠穿孔必须彻底冲洗，术后放置引流管。膀胱损伤及时缝合，预后良好。大血管损伤可出现血腹、血肿、猝死。

二、IURP 综合征

（一）膨宫介质

子宫是一个潜在的腔隙，使用膨宫介质目的是膨胀宫腔、降低局部组织的高温、高热，并借助液体流动清除血液和组织碎片。

膨宫介质分为气体和液体两种。

最常使用的气体膨宫介质是 CO_2，1925 年首次报道。CO_2 膨宫不适于做电切术，切忌使用腹腔镜气腹机。CO_2 流速为 400ml/min 时出现呼吸加速、心律不齐；1L/min 时 1 分钟即可导致死亡。气体膨宫的设置气体流速 ≤ 100ml/min、宫内压 ≤ 100mmHg（通常 70 ~ 100mmHg）。最适流速为 40 ~ 80ml/min，最适宫内压为 60 ~ 100mmHg。

液体膨宫介质包括高黏度膨宫液——葡聚糖 - 70（已严禁使用）和低黏度膨宫液（如 5% ~ 10% 葡萄糖、生理盐水、1.5% 甘氨酸、4% 山梨醇、5% 甘露醇）。

低黏度膨宫液如葡萄糖或生理盐水制备容易、价格便宜，与体液相同，但与血液相混、术中用量大时，易出现体液超负荷。

国外最常使用的低黏度膨宫液是 1.5% 甘氨酸，它是非必需氨基酸、等渗液，在肝去氨基，形成氨（高血氨症），在肾形成乙醛酸（高草酸盐尿），易出现体液超负荷，可发生凝血功能改变（高碳酸血症）。

5%甘露醇具有渗透利尿作用，理论上能减轻体液超负荷。但其利尿、脱水作用可导致术后低血压，凡接触的部位在液体干燥后形成一层粉末，难以清洗。最适用于胰岛功能障碍者（糖尿病、老年患者）。

理想的膨宫液的标准是无菌、无毒、透明性好、不导电，能维持机体渗透压，易制备，相对便宜，且代谢产物少而无害。

使用5%葡萄糖灌流液进行临床观察和实验室研究，结果证实5%葡萄糖作为宫腔镜下手术灌流液是安全、有效、经济的，且使用简便，若术中超声监护发现灌流液渗入肌壁，可能是灌流液吸收的另一重要途径，更要密切注意灌流液的吸收，且一过性高血糖不会加重低钠血症的反应。

（二）体液超负荷－TURP综合征

液体超负荷，指膨宫液吸收>1 500ml，发生率为0.2%，它的发生与否取决于水静压、手术时间、膨宫液的性质。

1. TURP综合征发展史　1946年Greey指出TURP手术时，以蒸馏水作灌流液，由于切除创面静脉开放，灌流液入体内，促使循环量骤增，大量红细胞破坏，形成大量血红蛋白，引起肾功能损害。Greey首次报道58岁TURP出现昏迷、恶心、尿量下降，死于肾衰。尸解显示：肾小管肿胀、变性并有管型形成。结论：高血红蛋白血症。但动物实验显示：血红蛋白注入动物体内，大量血红蛋白进入血液循环，不引起肾功能损害，人体试验显示：在人体内注入50g血红蛋白，30h完全排出体外，对肾功能无损害，均不支持此观点。1955年Hagstrom首次命名了TURP综合征，描述了典型的临床症状：烦躁不安、恶心呕吐、反应迟钝、少尿和肾衰竭，明确指出其真正原因是血钠的突然降低，发生率为7%～29%，死亡率为0.6%～1.6%，严重者死亡率高达50%。宫腔镜手术也是在持续灌流状态下进行，故同样会产生TURP综合征，被称之为女性TURP综合征（femal TURP syndrom）或被称之为TCRE综合征（transcervical endometrial resection syndrome）。

2. TURP综合征的病生理改变　膨宫液的过度吸收导致：稀释性低钠血症，红细胞在非等渗液中溶解，神经系统紊乱（如抽搐和昏迷、脑水肿、脑疝、死亡）。

3. TURP综合征的临床表现　稀释性低钠血症、急性高血容量血症：心率加快，血压增高；血压降低、恶心、呕吐、头痛、视物模糊、躁动；呼吸困难，肺水肿；心律不齐，心率减慢，CVP增高，心力衰竭；溶血；呼吸更困难，组织产生过多乳酸，代谢性酸中毒；心力衰竭恶化；休克，严重的室性心律失常，死亡；神智混乱，昏睡，死亡。

4. TURP综合征治疗

（1）生命体征监护：低钠血症治疗；抗心力衰竭治疗；肺水肿治疗；脑水肿治疗；纠正电解质及酸碱平衡紊乱。

（2）低钠血症治疗：强力利尿、补钠。强力利尿注意事项：注意剂量，可测定血红蛋白含量及尿比重，也可测定中心静脉压决定利尿剂的使用量。注意血清电解质，防止低钾。

补钠量：所需补钠量＝（血钠正常值－测得血钠值）×52%×公斤体重。52%指人的体液总量占体重的比率。

高渗盐水：3% NaCl的配制：

10% NaCl　10ml/支　30ml（含Na：1g/10ml）

0.9% NaCl 100ml/袋　100ml（含 Na：0.9g/100ml）

混合配置后的 3% NaCl 组成成分：含 Na：3.9g/袋，130ml/袋

补钠要点：①忌快速、高浓度静脉补钠；②低钠血症的急性期，以每小时提高 1 ~ 2mmol/L 速度补充钠离子即可缓解症状；③24h 内血浆渗透压的增高不能超过 12mOsm/L；④动态监测血电解质和排尿量。通常不必使用高盐溶液纠正低钠血症，补充生理盐水极为有效；⑤一般先给 1/3 或 1/2 的量，使细胞外液的渗透压升高，细胞内的水分向细胞外转移，细胞功能恢复，观察半小时，根据神志、精神状况、血压、心肺功能及血钠水平，酌情输入剩余的高渗盐水；⑥补钠量应能够维持血钠水平在 130mmol/L（轻度低钠）。

（3）急性心力衰竭的治疗：半坐位；除使用利尿剂外，还需使用洋地黄制剂。原理：增强心肌收缩力，以增加心输出量、减慢心率；周围血管收缩和肝静脉收缩，减少静脉回流。用量：毛花苷 C 0.4mg 静脉缓慢推注；洋地黄化的制剂：1.0 ~ 1.2mg 静脉缓慢推注。

（4）肺水肿治疗：低氧血症治疗：鼻导管吸氧，流量 6L/min；神志不清者，面罩给氧；上述治疗无效，PO_2 在 50mmHg 以下，气管插管，开始时间歇正压呼吸，仍无效，使用呼吸末正压呼吸，以提高功能残气量，有效阻止呼气时肺泡萎陷；除泡剂应用：鼻导管吸氧时，75% ~95% 酒精放入滤过瓶内，与氧气一起吸入，面罩给氧时用 20% ~ 30% 的酒精。关于吗啡：心力衰竭和其他原因的肺水肿时可应用吗啡，但 TURP 造成的肺水肿不宜使用，因为吗啡促使抗利尿激素释放，使排尿量减少，加重水中毒。

（5）脑水肿治疗：高浓度尿素——渗透性利尿剂：血管内液的渗透压高于组织渗透压，水分从脑组织中进入血管内；皮质类固醇激素——地塞米松：稳定细胞膜，减少毛细血管通透性，减轻脑水肿。

（6）纠正电解质平衡：低血钾是因为大量使用利尿剂，造成低血钾，心律失常，测血钾，心电监护。

（7）代谢性酸中毒：测 pH 值，静脉点滴 4% $NaHCO_3$。

（8）预防措施：手术时间最好 <30min；利尿；使用等渗液；低压灌流 ≤100mmHg 或 ≤平均动脉压；避免切除过多的肌层组织；灌流系统的出水管连接负压吸引；严格计算出入量。

三、静脉空气栓塞

发生原因：血窦开放、臀高头低位、高压气体进入。临床表现：憋气、呛咳、面色青紫、心动过缓、血压下降、心前区听诊闻水轮音、血氧饱和度降低。

宫腔镜检查 CO_2 膨宫时的静脉空气栓塞发生率：1985 至 1999 报道 8 例，2 例死亡，1 例一过性失明，1 例永久性脑损害，4 例治疗后痊愈。液体膨宫：1992 国外报道 1 例死亡，夏恩兰报道 1 例痊愈。宫腔镜手术：1989 至 1996 报道 13 例，9 例死亡，1 例永久性脑损害。

静脉空气栓塞治疗一旦诊断应即刻停止操作，开放静脉，推注地塞米松，正压给氧，有条件应用高压氧治疗。

四、深静脉血栓

深静脉血栓（deep venous thrombosis，DVT）发生的高危因素为年龄、手术时间、既往 DVT 病史、放射线曝露史、膝关节水肿、严重静脉炎、体位改变。

超声 Doppler 诊断 DVT 的标准：见到血栓影像、静脉壁断续、静脉腔不能被压缩。

一旦确诊 DVT，制动、药物溶栓：肝素、尿激酶、低分子右旋糖酐和阿司匹林等抗栓药物，外科手术切开取栓，在大静脉置网溶栓，以免脱落的小栓子随血流入肺引起肺栓塞。

五、术后晚期腹痛

常见 TCRE 术后积血和子宫内膜去除——输卵管绝育术后综合征（PASS）。检查所见：宫腔镜见明显的内膜疤痕、腹腔镜见一侧或两侧输卵管近端肿胀或积血。治疗：腹腔镜下输卵管切除或子宫切除。预防：尽可能切净或电凝宫角和宫底内膜。

六、TCRE 术后妊娠

TCRE 术后妊娠包括足月分娩、宫颈妊娠和输卵管妊娠。妊娠危险性：早孕流产、宫外孕妊娠破裂、胎盘置入、胎儿宫内发育迟缓、胎死宫内。对内膜剥除术后分娩的新生儿，其生长、发育及智商水平还需继续随访观察。

七、恶变

Valle 报道 TCRE 术后 8 例内膜癌，术前内膜病理均为腺囊性或腺瘤性增生，术后应用高效黄体酮治疗，并密切随访。

八、死亡

致死原因：严重低钠血症、子宫穿孔、空气栓塞和感染（中毒性休克）。其共性为术者无经验，缺乏基础知识和基本技能，故宫腔镜手术不适合初学者（尤其是内膜电切）。

提高宫腔镜手术的技巧和围术期的管理能力，避免各种并发症的发生，才能真正做到"微创"。

（韩　爽）

第二篇

妇科篇

第八章 妇科急腹症

第一节 异位妊娠

正常妊娠时受精卵着床于子宫体腔内膜生长发育，若受精卵在子宫体腔以外着床称异位妊娠（ectopic pregnancy），习称宫外孕（extrauterine pregnancy）。异位妊娠根据受精卵种植的部位不同，分为：输卵管妊娠、宫颈妊娠、卵巢妊娠、腹腔妊娠、阔韧带妊娠等，其中以输卵管妊娠最常见，约占异位妊娠的90%~95%。异位妊娠是妇产科常见的急腹症之一，发生率约为1%，并有逐年增高的趋势，是孕产妇主要死亡原因之一，一直被视为是具有高度危险的妊娠早期并发症。

一、输卵管妊娠

（一）概述

输卵管妊娠（Fallopian pregnancy）是指受精卵在输卵管的某一部分着床并发育，其中壶腹部最多见，约占50%~70%，其次为峡部，约占25%~30%，伞部、间质部妊娠较少见。

（二）病因

在正常情况下卵子在输卵管壶腹部受精，然后受精卵在输卵管内缓慢移动，经历3~4天的时间进入宫腔。任何因素促使受精卵运行延迟，干扰受精卵的发育、阻碍受精卵及时进入宫腔都可以导致输卵管妊娠。

1. 输卵管异常 输卵管异常包括结构和功能上的异常，是引起异位妊娠的主要原因。

（1）慢性输卵管炎：输卵管管腔狭窄，呈通而不畅的状态，影响受精卵的正常运行。

（2）输卵管发育异常：影响受精卵运送过程及着床。

（3）输卵管手术：输卵管妊娠保守性治疗、输卵管整形术、输卵管吻合术等以后，均可引起输卵管妊娠。

（4）输卵管周围疾病：不仅引起输卵管周围粘连，而且引起相关的内分泌异常、免疫异常以及盆腔局部前列腺水平、巨噬细胞数量异常使输卵管痉挛、蠕动异常。

2. 受精卵游走 卵子在一侧输卵管受精，经宫腔进入对侧输卵管后着床（受精卵内游走）；或游走于腹腔内，被对侧输卵管捡拾（受精卵外游走），由于游走时间较长，受精卵发育增大，故着床于对侧输卵管而形成输卵管妊娠。

3. 避孕失败

（1）宫内节育器：一旦带器妊娠则输卵管妊娠的可能性增加。

（2）口服避孕药：低剂量的纯孕激素不能有效地抑制排卵，却能影响输卵管的蠕动，可能引起输卵管妊娠。应用大剂量雌激素的事后避孕，如果避孕失败，输卵管妊娠的可能性增加。

4. 辅助生育技术 辅助生育技术如人工授精、促排卵药物的应用、体外受精－胚胎移植、配子输卵管移植等应用后，输卵管妊娠的危险性增加。有报道施行辅助生育技术后输卵管妊娠的发生率约为 5%。

5. 其他 内分泌异常、精神紧张、吸烟等也可导致输卵管蠕动异常或痉挛而发生输卵管妊娠。

（三）病理

1. 输卵管妊娠流产 多见于妊娠 8~12 周输卵管壶腹部妊娠。受精卵逐渐长大向管腔膨出，以发育不良的蜕膜组织为主形成的包膜难以承受胚胎的膨胀张力，胚胎及绒毛自管壁附着处分离，落入管腔。由于比较接近伞端，通过逆蠕动挤入腹腔，则为输卵管完全流产，流血往往不多。如受精卵仅有部分剥离排出，部分绒毛仍残留管腔内，形成输卵管不全流产。

2. 输卵管妊娠破裂 多见于输卵管峡部妊娠，少数发生于输卵管间质部妊娠。输卵管峡部管腔狭窄，故发病时间较早，多在妊娠 6 周左右。绒毛侵蚀输卵管后穿破管壁，胚胎由裂口流出。输卵管肌层血管丰富。因此输卵管妊娠破裂的内出血较输卵管妊娠流产者严重，可致休克。亦可反复出血在阔韧带、盆腔和腹腔内形成较大的血肿。输卵管间质部局部肌肉组织较厚，妊娠可达 12~16 周才发生输卵管破裂，此处血管丰富，一旦破裂出血极为严重，可危及生命。

输卵管妊娠流产或破裂患者中，部分患者未能及时治疗，由于反复腹腔内出血，形成血肿，以后胚胎死亡，内出血停止，血肿机化变硬，与周围组织粘连，临床上称陈旧性宫外孕。

（四）临床表现

输卵管妊娠的临床表现与病变部位、有无流产或破裂、发病缓急以及病程长短有关。典型临床表现包括停经、腹痛及阴道流血。

1. 症状

（1）停经：除输卵管间质部妊娠停经时间较长外，多数停经 6~8 周。少数仅月经延迟数日，约 20%~30% 的患者无明显停经史，将异位妊娠时出现的不规则阴道流血误认为月经，或由于月经过期仅数日而不认为是停经。

（2）腹痛：95% 以上患者以腹痛为主诉就诊。输卵管妊娠未发生流产或破裂前由于胚胎生长使输卵管膨胀而产生一侧下腹部隐痛或胀痛。当发生输卵管妊娠流产或破裂时，突感一侧下腹部撕裂样疼痛，常伴有恶心、呕吐。内出血积聚在子宫直肠陷凹，刺激直肠产生肛门坠胀感，进行性加重。随着病情的发展，疼痛可扩展至整个下腹部，甚至引起胃部疼痛或肩部放射性疼痛。血液刺激横膈，可出现肩胛部放射痛。

（3）阴道流血：多为不规则点滴状流血，量较月经少，色暗红，5% 患者阴道流血量较多。流血可发生在腹痛出现前，也可发生在其后。阴道流血表明胚胎受损或已死亡，导致 hCG 下降，卵巢黄体分泌的激素难以维持蜕膜生长而发生剥离出血。一般常在异位妊娠病灶去除后才能停止。也有无阴道流血者。

（4）晕厥与休克：其发生与内出血的速度和量有关。出血越多越快症状出现越迅速越严重。由于骤然内出血及剧烈腹痛，患者常感头晕眼花，恶心呕吐，心慌，并出现面色苍白，四肢发冷乃至晕厥，诊治不及时将死亡。

2. 体征

（1）一般情况：内出血较多者呈贫血貌。大量出血时脉搏细速，血压下降。体温一般正常，休克患者体温略低。病程长、腹腔内血液吸收时可有低热。如合并感染，则体温可升高。

（2）腹部检查：一旦发生内出血，腹部多有明显压痛及反跳痛，尤以下腹患侧最为显著，但腹肌紧张较轻。腹部叩诊可有移动性浊音，内出血多时腹部丰满膨隆。

（3）盆腔检查：阴道内可有来自宫腔的少许血液，子宫颈着色可有可无，停经时间较长未发生内出血的患者子宫变软，但增大不明显，部分患者可触及膨胀的输卵管，伴有轻压痛。一旦发生内出血宫颈有明显的举痛或摇摆痛，此为输卵管妊娠的主要体征之一，是因加重对腹膜的刺激所致。内出血多时后穹窿饱满触痛，子宫有漂浮感。血肿多位于子宫后侧方或子宫直肠陷凹处，其大小、形状、质地常有变化，边界可不清楚。病程较长时血肿与周围组织粘连形成包块，机化变硬，边界逐渐清楚，当包块较大、位置较高时可在下腹部摸到压痛的肿块。

（五）诊断要点

根据上述临床表现，有典型破裂症状和体征的患者诊断并不困难，无内出血或症状不典型者则容易被忽略或误诊。当诊断困难时，可采用以下辅助诊断方法：

1. 妊娠试验　β-hCG 测定是早期诊断异位妊娠的重要方法，动态监测血 hCG 的变化，对诊断或鉴别宫内或宫外妊娠价值较大。由于异位妊娠时，患者体内的 β-hCG 水平较宫内妊娠低，正常妊娠时血 β-hCG 的倍增在 48 小时上升 60% 以上，而异位妊娠 48 小时上升不超过 50%。采用灵敏度较高的放射免疫法测定血 β-hCG，该实验可进行定量测定，对保守治疗的效果评价具有重要意义。

2. 超声诊断　已成为诊断输卵管妊娠的重要方法之一。输卵管妊娠的声像特点：①子宫内不见妊娠囊，内膜增厚；②宫旁一侧可见边界不清、回声不均匀的混合性包块，有时可见宫旁包块内有妊娠囊、胚芽及原始血管搏动，为输卵管妊娠的直接证据；③子宫直肠陷凹处有积液。由于子宫内有时可见假妊娠囊，易误诊为宫内妊娠。

3. 阴道后穹窿穿刺术或腹腔穿刺术　是简单可靠的诊断方法，适用于疑有腹腔内出血的患者。由于子宫直肠陷凹是盆腔的最低点，少量出血即可积聚于此，当疑有内出血时，可用穿刺针经阴道后穹窿抽吸子宫直肠陷凹，若抽出物为陈旧性血液或暗红色血液放置 10 分钟左右仍不凝固，则内出血诊断较肯定。内出血量少，血肿位置较高，子宫直肠陷凹有粘连时，可能抽不出血，故穿刺阴性不能否定输卵管妊娠的存在。如有移动性浊音，亦可行腹腔穿刺术。

4. 腹腔镜检查　适用于早期病例及诊断困难者。大量内出血或休克患者禁用。近年来，腹腔镜在异位妊娠中的应用日益普及，不仅可用于诊断，而且可用于治疗。

5. 子宫内膜病理检查　目前很少依靠诊断性刮宫协助诊断，只是对阴道流血较多的患者用于止血并借此排除宫内妊娠。病理切片中见到绒毛，可诊断为宫内妊娠，仅见蜕膜未见绒毛有助于诊断异位妊娠。

（六）治疗纵观

1. 超声、血清 β - hCG、孕酮测定在异位妊娠诊治的进展

（1）研究发现彩超监测附件区包块血流信号对异位妊娠早期诊断和治疗的准确性更高，并对治疗方法的选择及其预后具有重要参考意义。彩色多普勒超声血流图（colorDoppler flow imaging，CDFI）不但提供血流空间信息，有直观性，直接显示病变的性质，并能作精确定量估价。

宫腔内无孕囊是诊断异位妊娠的重要超声征象。超声见到宫内孕囊是可靠的妊娠征象，但必须与异位妊娠时因蜕膜反应引起宫腔积血形成的假孕囊鉴别：①假孕囊内无胚胎，无卵黄囊，更无胎心搏动；②假孕囊位于宫腔中央，似宫腔回声，真孕囊居于偏中央的位置，圆形或扁圆形；③假孕囊回声低且为单环；真孕囊回声偏高且为双环；④CDFI 示假孕囊内无血流信号；周边无环形滋养动脉血流信号。

Mahony 认为当宫内无孕囊而在附件区发现包块时，宫外孕发生的危险性高于 90%。大部分异位妊娠患者可在附件区发现包块，根据其症状的轻重、妊娠的转归可分为 4 种类型，且各有其不同的声像图表现。①未破裂型：附件区可见类妊娠囊的环状高回声结构，内为小液性暗区，有时可见不均质的低回声包块，包块中心为囊性无回声区（孕囊）；②流产型：宫旁见边界不清的不规则小肿块，肿块内部呈不均质高回声和液性暗区，盆腔内可见少量液性暗区；③破裂型：宫旁肿块较大，边界不清晰，内部回声杂乱，不规则肿块内散在点状血流信号，有时可见类滋养层周围有血流频谱，盆腹腔内大量液性暗区；④陈旧型：宫旁见边界不清的不规则实性肿块，肿块内部呈不均质中等或高回声，血流信号不丰富，子宫往往与包块分界不清，可有少量盆腔积液。

盆腔积液是常见的异位妊娠超声表现。表现为子宫直肠陷凹内不规则液性暗区，为出血所致，积液量可多可少，液体透声可好可差。若盆腔粘连严重，血液很少流入子宫直肠陷凹或被阻，可在髂窝三角内探及液性暗区，三角底部有肠管，随呼吸上下移动。

（2）正常妊娠时 hCG 和 β - hCG 的表达，约在受精第 6 日受精卵滋养层形成时合体滋养细胞开始分泌微量 hCG，在妊娠早期分泌量增加很快，约 1.7～2 日增长一倍，妊娠 9～13 天 hCG 水平明显上升，妊娠 8～10 周时达高峰，持续 1～2 周后迅速下降，妊娠中、晚期以峰值 10% 的水平维持至足月，产后即明显降低，2 周内下降至正常水平。

异位妊娠时，增高幅度不如正常早孕大，且倍增时间延长，可长达 3～8 天。经连续 2 次或 2 次以上测血 β - hCG，根据其滴度上升幅度，可鉴别宫内妊娠和异位妊娠。众多研究认为，如果间隔 48 小时血 β - hCG 升高 ≤66% 者，应结合临床表现高度怀疑异位妊娠。由于水平变异范围较大，正常妊娠与异常妊娠血清水平有很大程度的交叉，所以血清 β - hCG 用于诊断异位妊娠是观察其倍增时间而不是其绝对值，单次测定所得到的绝对值意义不大。β - hCG 水平反映滋养细胞活跃的程度，其下降速度及包块变化反映药物作用的效果。

（3）β-hCG 可反映滋养细胞存活，而孕酮可以反映滋养细胞功能是否正常。孕酮在血液循环中的半衰期<10分钟，而β-hCG为37小时。孕酮水平于孕5~10周相对稳定，异位妊娠时血孕酮值偏低，且与血β-hCG水平无相关性，所以在异位妊娠的诊断上只需单次测定，无需动态观察，将其作为一项异位妊娠早期诊断和治疗检测的实验指标具有特异性强、敏感性高的优点。尤其在末次月经不详的情况下，测定其值更有意义。

研究发现，血孕酮水平是影响药物治疗成功率的主要因素之一。异位妊娠药物治疗有效者血孕酮值明显降低，下降至正常水平的速度比血β-hCG快，当孕酮值<1.5ng/ml时不再需要进一步的药物或手术治疗。Dart 等以孕酮<5ng/ml作为诊断异位妊娠的标准，其诊断敏感性与特异性分别为88%与44%，虽然诊断特异性较低，但对异常宫内妊娠的诊断敏感性和特异性高达84%与97%。在异位妊娠患者选择药物治疗前监测血清孕酮水平，有助于选择合适的患者，提高药物治疗的成功率。

2. 无症状的早期输卵管妊娠处理　美国妇产科医师协会（ACOG，2004年）根据妊娠试验和B型超声检查结果，判断无症状的早期输卵管妊娠，提出临床决策：

（1）血清β-hCG值≥1 500IU/L时，结合阴道B型超声结果分析，①子宫外见妊娠囊、胚芽或原始心管搏动，可以诊断输卵管妊娠；②子宫内未见妊娠囊等、附件处见肿块，可以诊断输卵管妊娠；③子宫内未见妊娠囊等、附件处无肿块，可考虑2日后复查血清β-hCG及阴道B型超声，若子宫内仍未见妊娠囊，血清β-hCG增加或不变，也可考虑诊断输卵管妊娠。

（2）血清β-hCG值<1 500IU/L，阴道B型超声未见子宫内与子宫旁妊娠囊等、未见附件肿块，可考虑3日后复查血清β-hCG及阴道B型超声，若①β-hCG值未倍增或下降，阴道B型超声仍未见子宫内妊娠囊等，可考虑即使宫内妊娠，也无继续存活可能（如囊胚停止发育、枯萎卵等），可按输卵管妊娠处理；②若β-hCG值倍增，则可等待阴道B型超声检查见子宫内妊娠囊或子宫旁妊娠囊等。

3. 超声引导下局部注射药物治疗异位妊娠的进展　1987年，Feichtinger首先报道了超声引导下局部注射甲氨蝶呤（MTX）成功治疗异位妊娠。超声引导下局部注射药物治疗异位妊娠的目的是抑制或杀死滋养细胞，终止异位胚胎发育，并尽可能减小对正常输卵管组织结构的损伤。与手术相比患者痛苦小，费用少，对组织的损伤小；缺点是完全缓解时间较长，并且需要较长时间随访。与全身用药相比，不良反应小，适应证范围更广，可使用的药物种类更多，如氯化钾、高渗糖，如对肝肾功能不好者及宫内外同时妊娠想保留宫内胚胎者。

（1）适应证范围：应用超声引导下局部注射药物治疗异位妊娠的必须条件包括异位妊娠包块超声显示清晰，包块内可见孕囊或孕囊样回声，异位妊娠包块未破裂及无活动性出血，除此之外并无绝对禁忌。但有些因素对治疗的成功率有影响，①β-hCG值：β-hCG值范围波动很大，从数百到数十万单位，但认为小于5 000IU/L时成功率较高；②异位妊娠包块大小：一般小于4cm，以3cm以下多见；③卵黄囊及胎心的存在与否：有待进一步研究。总体来讲，文献对这些因素的影响报道不太一致，可能与操作者的经验及病例的选择有关。

（2）治疗方法：一般在经阴道或经腹部超声引导下穿刺针进入孕囊，抽吸其内液体，再注入适量药物即可，抽出的囊液需送病理检测是否有绒毛结构。有存活胚胎者可直接刺入胎心。局部注射的药物文献报道过的有 MTX、氯化钾、高渗糖等，目前最常用的药物是 MTX 及氯化钾。药物剂量的应用原则是最低而有效，研究认为 1mg/kg 的 MTX 安全有效，而 0.5mg/kg 成功率只有 50%。将 MTX 溶解在生理盐水中，浓度 25mg/ml，氯化钾浓度为 20%。疗效的判定是根据 β - hCG 的下降情况。β - hCG 在几天内持续下降并逐渐至正常者为治疗成功。如下降缓慢、未下降或升高表明治疗无效，需要再次局部注射或全身用药或采取手术治疗。

（3）并发症及不良反应：大多数研究认为目前没有明显的并发症及不良反应，治疗后一小部分患者有腹部不适、腹痛，数天后缓解。少数患者因腹腔出血或治疗无效需外科手术治疗。但有认为 15% 的患者治疗后出现卵巢的多发囊肿，可能与注射 MTX 有关。

4. 药物保守治疗异位妊娠的进展　药物保守治疗异位妊娠作为一种非创伤性治疗方法，尽可能地保留了输卵管，为要求生育者提供了更多的受孕可能，且因不需开腹，易被患者接受。MTX 是目前应用最广泛、疗效肯定的药物，用于治疗输卵管以外部位的异位妊娠，如宫颈、卵巢、腹腔、阔韧带妊娠。对于这些复杂的异位妊娠，因为手术切除的困难和风险，MTX 通常被认为是第一线的药物。

由于米非司酮拮抗孕酮的作用，靶组织主要是含有高浓度孕酮受体的蜕膜组织，对其他组织细胞作用较弱，不会引起子宫、输卵管平滑肌的强烈收缩而导致妊娠的输卵管破裂，临床将其应用于异位妊娠的保守治疗。

药物治疗失败主要表现为腹痛持续存在、无缓解甚至有加重，妊娠囊增大、输卵管破裂、腹腔内出血量继续增多等，最终需要手术治疗。治疗失败的原因主要与 β - hCG 水平、是否有胎心搏动等有关。治疗前的水平越低或治疗后下降快者，成功率越高。Potter 等用 MTX 治疗 81 例异位妊娠患者，治疗前 β - hCG < 1 000IU/L 者成功率 > 98%，治疗前 β - hCG 为 1 000 ~ 4 999IU/L 者成功率为 80%，而 β - hCG > 5 000IU/L 成功率仅为 38%。有报道血清孕酮水平 35nmol/L 作为 MTX 治疗成功与否的临界值，大于此值者不宜行 MTX 治疗。

5. 腹腔镜治疗异位妊娠的进展　近期的前瞻性、随机性比较研究表明，腹腔镜手术比单次 MTX 注射更有效。腹腔镜手术优点为及时、准确、安全、易行、术后恢复快、盆腔粘连少，融诊断与治疗为一体。术后输卵管复通率及妊娠率，是输卵管妊娠保守治疗的关键问题，腹腔镜手术治疗明显高于剖腹手术及药物治疗。对于输卵管间质部妊娠，以往认为腹腔镜下治疗应慎重考虑，因易于出血，导致中转开腹。但近年来，国外不断有成功治疗的报道，以套圈套住妊娠部位边收紧边切开清除及妊娠部位底部缝扎后切开，这两种方法手术时间短、出血少。

因此建议有条件的医院将腹腔镜手术作为治疗异位妊娠的首选手术方法。只有并发腹腔内出血导致失血性休克，或严重盆腔粘连的患者，或医务人员无腹腔镜手术经验者，才采用剖腹手术。

6. 持续性异位妊娠（persistent ectopic pregnancy，PEP）　PEP 多见于异位妊娠经保守性手术治疗时未将滋养细胞组织完全去除，使得其继续生长，血 β - hCG 水平下降缓慢或升高，再次出现腹痛、腹腔内出血等，约半数患者需进一步治疗。保守性手术后血 β - hCG 升高、术后 3 天 βhCG 下降 < 20% 或术后 2 周 β - hCG 下降 < 10%，即可诊断。持续性异位妊娠的发生率报道不一，在 4% ~ 10%，腹腔镜手术略高于开腹手术，与选择病例条件及术者手术经验有关。据报道发生率在经腹腔镜手术为 5% ~ 20%，而经腹手术为 3% ~ 5%。不同

的研究提出相同的结论：输卵管妊娠手术患者与并发PEP者，术前血清β-hCG水平并无太大差异。

保守性手术时异位妊娠部位注射 MTX 15mg，或保守性手术后 24 小时内预防性单次 MTX（1mg/kg）给药，可大大减少 PEP 的发生。对于保守性手术后第 3 天血 β-hCG 水平下降 <50% 者，术后第 7 天仍未下降或上升，不管出现症状与否，应加以 MTX 治疗，避免再次手术。

保守性手术治疗后是否会发生 PEP 与孕龄、盆腔粘连、术前 hCG、孕酮水平、滋养细胞活性及手术方式有关。为减少 PEP：①术前详细询问病史，术前术后监测 hCG 水平，至少一周一次直至正常；②权衡早期异位妊娠保守性手术的利弊；③权衡行输卵管切除术或切开术的利弊；④尽可能避免将胚囊从输卵管伞端挤出；⑤预防性应用 MTX 或米非司酮：米非司酮竞争性的与早孕蜕膜组织孕激素受体结合抑制孕酮活性，使绒毛蜕变，蜕膜萎缩坏死，还能直接抑制滋养细胞增殖，诱导和促进其凋亡发生，对侵入输卵管深肌层、浆膜层及穿破肌层进入腹腔或术中散落入腹腔的滋养叶组织细胞仍有杀死作用。

7. 辅助生育技术后异位妊娠的治疗策略　随着生殖医学辅助生育技术的开展，从最早的人工授精到体外受精-胚胎移植（IVF-ET）或配子输卵管内移植（GIFT）等，均有异位妊娠发生，且发生率为5%左右，比一般原因所致异位妊娠发生率为高。辅助生育技术后异位妊娠发生的部位包括输卵管、宫颈、卵巢、腹腔，临床以输卵管部位为多见。其相关易患因素有：①输卵管炎症或异位妊娠史；②前次盆腔手术及输卵管整形；③子宫内膜异位症；④移植胚胎的技术因素；⑤胚胎移植后的子宫收缩引发；⑥置入胚胎的数量，移植2~6个胚胎后易发生异位妊娠，但移植数量与发生异位妊娠的确切关系尚不明了；⑦胚胎的质量，冷冻胚胎有一定比例遭损害的裂殖细胞，倾向于种植在输卵管；⑧激素环境影响。

IVF 早期妊娠需要经验丰富的 B 超医师经阴道超声检查以排除异位妊娠并早期治疗。及早诊断和治疗 IVF-ET 术后的异位妊娠，尤其是宫内宫外同时妊娠（heterotopicpregnancy）显得尤为重要。宫内宫外同时妊娠已成为一个新问题越来越被临床医师所重视。手术切除输卵管是主要治疗方式。对于移植胚胎数目多，结合 B 超及术中探查可疑双侧输卵管同时妊娠者，可适当选择双侧输卵管切除术以免漏诊。由于 IVF-ET 术后宫内宫外同时妊娠及双侧输卵管同时妊娠概率增加，术中应仔细检查整个盆腔脏器，术后严密追踪血 β-hCG 水平。手术需由技术熟练者施术，动作轻柔，尽量减少触碰子宫，避免过多刺激宫缩引起流产，术后安胎措施亦非常重要。此外，超声引导下局部注射药物治疗，如氯化钾，对宫内外同时妊娠想保留宫内胚胎者，亦是可选择的治疗方法。

（七）治疗方案

输卵管妊娠的治疗方法有：手术治疗和非手术治疗。根据病情缓急，采取相应处理。内出血多，出现休克时，应快速备血、建立静脉通道、输血、吸氧等休克治疗，并立即进行手术。快速开腹后，迅速以卵圆钳钳夹患侧输卵管病灶，暂时控制出血，同时快速输血输液，纠正休克，清除腹腔积血后，视病变情况采取根治性或保守性手术方式。对于无内出血或仅有少量内出血、无休克、病情较轻的患者，可采用药物治疗或手术治疗。近年来，由于阴道超声检查、血 β-hCG 水平测定的广泛应用，80% 的异位妊娠可以在未破裂前得到诊断，早期诊断给保守治疗创造了条件。因此，目前处理更多地趋向于保守性治疗，腹腔镜微创技术和药物治疗已成为输卵管妊娠治疗的主流。

1. **手术治疗** 是输卵管妊娠的主要治疗方法。如有休克，应在抗休克治疗的同时尽快手术，手术方式可开腹进行，也可在腹腔镜下进行。

（1）根治性手术：对无生育要求的输卵管妊娠破裂者，可行患侧输卵管切除。开腹后迅速找到出血点，立刻钳夹止血，再进行患侧输卵管切除术，尽可能保留卵巢。腹腔镜下可以使用双极电凝、单极电凝及超声刀等切除输卵管。输卵管间质部妊娠手术应作子宫角部楔形切除及患侧输卵管切除，必要时切除子宫。

休克患者应尽量缩短手术时间。腹腔游离血多者可回收进行自体输血，但要求此类患者①停经不超过 12 周，胎膜未破；②内出血不超过 24 小时；③血液未受污染；④镜检红细胞破坏率小于 30%。回收血操作时应严格遵守无菌原则，如无自体输血设备，每 100ml 血液加 3.8% 枸橼酸钠 10ml（或肝素 600U）抗凝，经 8 层纱布过滤后回输。为防止枸橼酸中毒，每回输 400ml 血液，应补充 10% 葡萄糖酸钙 10ml。

（2）保守性手术：主要用于未产妇，以及生育能力较低但又需保留其生育能力的妇女。包括：①年龄小于 35 岁，无健康子女存活，或一侧输卵管已被切除；②患者病情稳定，出血不急剧，休克已纠正；③输卵管无明显炎症、粘连，无大范围输卵管损伤者。

手术仅清除妊娠物而保留输卵管。一般根据病变累及部位及其损伤程度选择术式，包括输卵管伞端妊娠物挤出、输卵管切开妊娠物清除、输卵管造口（开窗）妊娠物清除及输卵管节段切除端端吻合。

1）输卵管伞端妊娠物挤出术：伞部妊娠可挤压妊娠物自伞端排出，易导致持续性异位妊娠，应加以注意。

2）输卵管线形切开术（开窗造口术）：切开输卵管取出胚胎后缝合管壁，是一种最适合输卵管妊娠的保守性手术。适应证为：患者有生育要求，生命体征平稳；输卵管的妊娠囊直径 <6cm；输卵管壶腹部妊娠者更适宜。禁忌证为：输卵管妊娠破裂大出血，患者明显呈休克状态者。

腹腔镜下可于局部注射稀释的垂体后叶素盐水或肾上腺素盐水，电凝切开的膨大部位，然后用电针切开输卵管 1cm 左右，取出妊娠物，检查输卵管切开部位有无渗血，用双极电凝止血，切口可不缝合或仅缝合一针。

3）节段切除端端吻合输卵管成形术：峡部妊娠则可切除病灶后再吻合输卵管，操作复杂，效果不明确，临床很少用。

对于输卵管妊娠行保守性手术，若术中未完全清除囊胚，或残留有存活的滋养细胞而继续生长，导致术后发生持续性异位妊娠风险增加。术后需 β - hCG 严密随访，可结合 B 型超声检查。治疗以及时给予 MTX 化疗效果较好，如有腹腔大量内出血，需行手术探查。

2. **药物治疗** 一些药物抑制滋养细胞，促使妊娠物最后吸收，避免手术及术后的并发症。

（1）适应证

1）输卵管妊娠：①无药物治疗禁忌证；②患者生命体征平稳无明显内出血情况；③输卵管妊娠包块直径 ≤4cm；④血 β - hCG < 2 000IU/L。

2）输卵管妊娠保守性手术失败：输卵管开窗术等保守性手术后 4% ~ 10% 患者可能残留绒毛组织，异位妊娠持续存在，药物治疗可避免再次手术。

（2）禁忌证：患者如出现明显的腹痛已非早期病例，腹痛与异位包块的张力及出血对腹膜的刺激以及输卵管排异时的痉挛性收缩有关，常是输卵管妊娠破裂或流产的先兆；如 B 型超声已观察到有胎心，不宜药物治疗；有认为血 β – hCG ＜5 000IU/L 均可选择药物治疗，但 β – hCG 的水平反映了滋养细胞增殖的活跃程度，随其滴度升高，药物治疗失败率增加；严重肝肾疾患或凝血机制障碍为禁忌证。

目前用于药物治疗异位妊娠主要适用于早期输卵管妊娠，要求保留生育能力的年轻患者。

（1）甲氨蝶呤（MTX）治疗：MTX 为药物治疗首选。

1）MTX 口服：0.4mg/kg，每日 1 次，5 天为一疗程。目前仅用于保守性手术治疗失败后持续性输卵管妊娠的辅助治疗。

2）MTX 肌注：①单次给药：剂量为 50mg/m^2，肌肉注射一次，可不加用四氢叶酸，成功率达 87% 以上；②分次给药：MTX 0.4mg/kg，肌肉注射，每日 1 次，共 5 次。

3）MTX – CF 方案：见表 8 – 1。

表 8 – 1　MIX – CF 方案

治疗日	1		2		3		4	
	MTX	CF	MTX	CF	MTX	CF	MTX	CF
用药方法	1mg/kg	0.1mg/kg	1mg/kg	0.1mg/kg	1mg/kg	0.1mg/kg	1mg/kg	0.1mg/kg
	iv 或 im	im	iv 或 im	im	iv 或 im	im	iv 或 im	im

4）局部用药：局部注射具有用量小、疗效高、可提高局部组织的 MTX 浓度，有利于杀胚和促进胚体吸收等优点。①可采用在 B 型超声引导下穿刺，将 MTX 直接注入输卵管的妊娠囊内。②可在腹腔镜直视下穿刺输卵管妊娠囊，吸出部分囊液后，将 MTX 10～50mg 注入其中，适用于未破裂输卵管，血肿直径≤3cm，血 β – hCG≤2 000IU/ml 者。③宫腔镜直视下，经输卵管开口向间质部内注射 MTX，MTX 10～30mg 稀释于生理盐水 2ml 中，经导管注入输卵管内。

监测指标：①用药后 2 周内，宜每隔 3 日复查 β – hCG 及 B 型超声；②β – hCG 呈下降趋势并三次阴性，症状缓解或消失，包块缩小为有效；③若用药后一周 β – hCG 下降＞15%～≤25%、B 型超声检查无变化，可考虑再次用药（方案同前）；④β – hCG 下降＜15%，症状不缓解或反而加重，或有内出血，应考虑手术治疗；⑤用药后 5 周，β – hCG 也可为低值（＜15mIU/ml），也有到用药 15 周以上者血 β – hCG 才降至正常，故用药 2 周后应每周复查 β – hCG，直至降至正常范围。

MTX 治疗注意事项：

1）MTX 的药物效应：①反应性血 β – hCG 升高：用药后 1～3 天半数患者血 p – hCG 升高，4～7 天时下降；②反应性腹痛：用药后 1 周左右，约半数患者出现一过性腹痛，多于 4～12 小时内缓解，可能系输卵管妊娠流产所致，应仔细鉴别，不要误认为是治疗失败；③附件包块增大，约 50% 患者存在；④异位妊娠破裂：与血 β – hCG 水平无明显关系，应及时发现，及时手术。

2）MTX 的药物不良反应：MTX 全身用药不良反应发生率在 10%～50%。主要表现在消化系统和造血系统，有胃炎、口腔炎、转氨酶升高、骨髓抑制等。多次给药不良反应高于单次给药，局部用药则极少出现上述反应。MTX 对输卵管组织无伤害，治疗后输卵管通畅率达 75%。Tulandi 和 Sammour 从循证医学角度分析，认为和手术治疗相比，药物治疗恢复时间长，对患者健康和生活质量有不良影响。

（2）氟尿嘧啶（5-FU）治疗：5-FU 是对滋养细胞极为敏感的化疗药物。在体内转变成氟尿嘧啶脱氧核苷酸，抑制脱氧胸苷酸合成酶，阻止脱氧尿苷酸甲基化转变为脱氧胸苷酸，从而干扰 DNA 的生物合成，致使滋养细胞死亡。

局部注射给药途径同 MTX，可经宫腔镜、腹腔镜或阴道超声引导注射，剂量为全身用药量的 1/4 或 1/5，一次注射 5-FU 250mg。宫腔镜下行输卵管插管，注入 5-FU 可使药物与滋养细胞直接接触，最大限度地发挥其杀胚胎作用。此外由于液压的机械作用，药液能有效地渗入输卵管壁和滋养层之间，促进滋养层的剥离，细胞坏死和胚胎死亡。5-FU 虽可杀死胚胎，但对输卵管的正常组织却无破坏作用，病灶吸收后可保持输卵管通畅。

（3）其他药物治疗：①米非司酮为黄体期孕酮拮抗剂，可抑制滋养层发育，用法不一，口服 25～100mg/d，共 3～8 日或 25 毫克/次，每日 2 次，总量 150mg 或 200～600mg 一次服用；②局部注射前列腺素，尤其是 PGF_{2a}，能增加输卵管的蠕动及输卵管动脉痉挛，是一种溶黄体剂，使黄体产生的孕酮减少，可在腹腔镜下将 PGF_{2a} 0.5～1.5mg 注入输卵管妊娠部位和卵巢黄体部位治疗输卵管妊娠，如用量大或全身用药，易产生心血管副作用；③氯化钾相对无副作用，主要作用于心脏，可引起心脏收缩不全和胎儿死亡，可用于有胎心搏动的异位妊娠的治疗及宫内宫外同时妊娠，保留宫内胎儿；④高渗葡萄糖局部注射，引起局部组织脱水和滋养细胞坏死，进而使妊娠产物吸收。

此外，中医采用活血化瘀，消症杀胚药物，也有一定疗效。

3. 期待疗法　少数输卵管妊娠可能发生自然流产或溶解吸收自然消退，症状较轻无需手术或药物治疗。适应证：①无临床症状或症状轻微；②随诊可靠；③输卵管妊娠包块直径 <3cm；④血 β-hCG <1 000IU/L，且持续下降；⑤无腹腔内出血。

无论药物治疗还是期待疗法，必须严格掌握指征，治疗期间密切注意临床表现、生命征，连续测定血 β-hCG、B 型超声、血红蛋白和红细胞计数。如连续 2 次血 β-hCG 不下降或升高，不宜观察等待，应积极处理。个别病例血 β-hCG 很低时仍可能破裂，需警惕。

输卵管间质部妊娠、严重腹腔内出血、保守治疗效果不佳均应及早手术。手术治疗和非手术治疗均应注意合理使用抗生素。

4. 输卵管妊娠治疗后的生殖状态

（1）生育史：既往有生育力低下或不育史者，输卵管妊娠治疗后宫内妊娠率为 37%～42%，再次异位妊娠率增加 8%～18%。

（2）对侧输卵管情况：对侧输卵管健康者，术后宫内妊娠率和再次异位妊娠率分别为 75% 和 9% 左右，对侧输卵管有粘连或损伤者为 41%～56% 和 13%～20%。

（3）开腹手术和腹腔镜手术：近年大量研究表明，两者对异位妊娠的生殖状态没有影响。

（4）输卵管切除与输卵管保留手术：输卵管保守性手术（线形切开、造口、开窗术、妊娠物挤除），存在持续性异位妊娠发生率为 5%～10%。

二、其他部位异位妊娠

（一）宫颈妊娠

1. 概述　宫颈妊娠（cervical pregnancy）指受精卵在宫颈管内着床和发育的妊娠。罕见而危险。临床上易误诊为难免流产。探查、搔刮子宫时可出现难以控制的大出血。

2. 病因　宫颈妊娠发病可能与以下因素有关：①孕卵游走速度过快或发育迟缓，子宫内膜纤毛运动亢进或子宫肌肉异常收缩；②宫腔炎症、刮宫、引产或剖宫产引起子宫内膜病变、缺损、瘢痕形成、粘连；③子宫发育不良、畸形、子宫肌瘤引起宫腔形状改变；④近年来助孕技术的应用，特别是 IVF－ET 的广泛应用，使宫颈妊娠的发病率有上升趋势。

3. 临床表现

（1）症状：患者停经后流血时间较早，阴道流血量逐渐增多或间歇性阴道大出血，不伴腹痛是其特点。由于胚胎种植部位不良，流产时胚胎附着部位胎盘绒毛分离，而颈管组织收缩功能差，宫颈组织却无力将妊娠物迅速排出，血窦开放，血液外流，造成无痛性大出血。此时应用宫缩剂无效，可造成休克或死亡。

（2）体征：宫颈改变的特点为：宫颈膨大、着色、变软变薄，外口扩张，内口紧闭。

4. 诊断要点

（1）宫颈妊娠的临床诊断标准为：①妇科检查发现膨大的宫颈上方子宫大小正常；②妊娠组织完全在宫颈管内；③分段诊刮宫腔内未发现妊娠产物。

（2）B 型超声显示宫颈妊娠的特点：①子宫体正常或略大，内含较厚蜕膜；②宫颈膨大如球，与宫体相连呈沙漏状，宫颈明显大于宫体；③宫颈管内可见变形的胚囊。如胚胎已死亡则结构紊乱，光团及小暗区相间但以实性为主；④子宫内口关闭，胎物不超过内口。

（3）血 β－hCG 的检查：血值的高低与孕龄及胚胎的存活有关，β－hCG 水平增高说明胚胎活性好，胚床血运丰富，易有活动出血，所以定期复查血 β－hCG 值对诊断非常重要。

5. 治疗纵观　以往宫颈妊娠多以子宫切除告终，近年来治疗方法逐渐由子宫切除术向保守治疗过渡。

（1）药物治疗：MTX 用于治疗宫颈妊娠，方法已相对成熟。MTX 用于治疗宫颈妊娠的适应证：①血 β－hCG＜10 000u/L；②孕龄＜9 周；③无明显胎心搏动；④胎体长（CRL）＜10mm。但 MTX 宜早期应用，否则有可能因大出血而切除子宫。

用药方法有：①静脉注射，0.5~1.0mg/kg，隔日 1 次，连用 4 次，每次用药后 24 小时内用四氢叶酸 0.1mg/kg，减轻 MTX 的毒副作用；②肌肉注射，每次给药 50mg/m²，如给药 4~7 天后，血 β－hCG 下降＜15% 可重复给药；③局部用药，超声引导下羊膜囊内注射。

（2）近年来随着微创技术的发展，有条件者可选用在宫腔镜下去除胚胎组织，创面以电凝止血。宫腔镜切除胚胎可用宫腔镜直视胚胎着床部位，能较完整切除胚胎，视野清晰，电凝止血准确。尽管宫腔镜的诊断及治疗有其明显的优越性，但它并不适用于所有的宫颈妊娠，过大的妊娠囊可能伴有宫颈的明显胀大、扭曲，有较丰富的血供，宫腔镜的治疗及操作易导致危及生命的大出血。

（3）子宫动脉栓塞，同时应用栓塞剂和 MTX。动脉栓塞术作为一种新的有效控制出血的方法，在 20 世纪 70 年代开始应用。近 20 余年逐步应用于治疗妇科和产科的急性出血、妇科肿瘤及血管畸形等疾病。经导管动脉栓塞术治疗宫颈妊娠，可以观察到活动性出血的血管，栓塞剂选择中效可吸收的新鲜明胶海绵颗粒，直接阻断宫颈病灶的血供，具有创伤小、止血快、副作用小等特点，并且保留生育功能。但是由于动脉栓塞术尚无法直接去除病灶，而且费用较高，对技术设备有一定要求。

6. 治疗方案　宫颈妊娠虽然发病率低，但病情凶险，正确的治疗策略对患者的预后至关重要。对不需保留生育功能的年长者，可直接行全宫切除；对需保留生育功能者，若阴道出血不多，采用 MTX 全身或局部化疗；若 MTX 治疗无效或阴道大出血者可行子宫动脉栓塞并加 MTX 化疗，化疗的成功率取决于血 β－hCG 值、孕囊大小及有无胎心搏动；若无介入治疗条件，可采用髂内动脉结扎术、宫颈环扎术、子宫动脉下行支结扎及颈管填塞术进行止血，并行钳刮术，无效者切除子宫。

处理原则是在有效的止血措施的保障下终止妊娠。根据阴道流血量的多少采用不同的方法。

（1）根治治疗：对已有子女无生育要求的患者为避免失血性休克和感染可行全子宫切除术。

（2）保守治疗

1）流血量多或大出血的处理：手术医师应具有全子宫切除术的经验；作好输血准备；预备填塞宫颈管止血纱布条，刮宫时常需使用纱布条压迫填塞止血，必要时行双侧髂内动脉结扎。或直视下切开宫颈剥除胚胎，褥式缝合管壁，继而修复宫颈管。如发生失血性休克，应先抢救休克，再采用上述方法，若出血不止则及时切除子宫以挽救患者生命。

2）流血量少或无流血：病情允许时首选 MTX 用药，MTX 每日肌注 20mg，共 5 日，或 MTX 单次肌注 50mg/m²，或将 MTX50mg 直接注入妊娠囊内。应用 MTX 治疗后，宜待血 β－hCG 值明显下降后再行刮宫术，否则仍有刮宫时大出血的可能。

（二）卵巢妊娠

卵巢妊娠（ovarian pregnancy）极为少见，系受精卵在卵巢内着床和发育形成。卵巢妊娠的诊断标准必须包括以下几点：①双侧输卵管完整；②囊胚位于卵巢组织内；③卵巢与囊胚是以卵巢固有韧带与子宫相连；④囊胚壁上有卵巢组织。卵巢妊娠的临床表现与输卵管妊娠相似，术前很难明确诊断卵巢妊娠，手术探查时也有误诊为卵巢黄体破裂，常规病理检查才能确诊卵巢妊娠。多数卵巢妊娠有内出血和休克，手术时应根据病灶范围行卵巢部分切除术或患侧附件切除术，原则上尽量保留正常的卵巢组织和输卵管。

（三）腹腔妊娠

腹腔妊娠（abdominal pregnancy）指位于输卵管、卵巢、阔韧带以外的腹腔内妊娠。发生率 1：15 000 次正常妊娠。母体死亡率约为 5%，胎儿存活率仅为 1‰。腹腔妊娠分为原发性和继发性两类。继发性腹腔妊娠是极少数输卵管妊娠破裂或流产后，胚胎被排入腹腔，但绒毛组织大部分附着在原着床处，胚胎继续生长；或胚胎及全部绒毛组织排入腹腔后，种植于附近脏器组织，继续发育。继发性腹腔妊娠也可继发于宫内妊娠子宫破裂和卵巢妊娠破裂。原发性腹腔妊娠更为少见，指卵子在腹腔内受精并直接种植于腹膜、肠系膜、大网膜等处，诊断原发性腹腔妊娠的 3 个条件为：①两侧输卵管和卵巢无近期妊娠的证据；②无子宫腹膜瘘形成；③妊娠只存在于腹腔。促使受精卵原发着床于腹膜的因素可能为腹膜有子宫内膜异位灶。

患者往往有停经、早孕反应，可有输卵管妊娠流产或破裂的症状，然后流血停止、腹痛缓解；以后腹部逐渐增大，胎动时孕妇腹痛不适。腹部可清楚扪及胎儿肢体，常出现肩先露、臀先露、胎头高浮，子宫轮廓不清。即使足月后也难以临产，宫颈口不开，胎先露不下降。腹腔妊娠时胎儿往往不能存活，可被大网膜和腹腔脏器包裹，日久后可干尸化或成石胎。B型超声检查子宫内无胎儿，或胎儿位于子宫以外。

腹腔妊娠确诊后，应经腹取出胎儿，胎盘去留的时机和方式视其附着部位、胎儿死亡时间决定：胎盘附着在子宫、输卵管、大网膜或阔韧带，可考虑一并切除；胎儿死亡已久可试行剥离胎盘，剥离有困难则将其留置；胎儿存活或死亡不足4周，胎盘附着于肠系膜、肠曲、肝脏等易大出血及损伤部位时均不宜触动胎盘，留在腹腔里的胎盘约需半年左右吸收，也有在2~3个月后因留置胎盘吸收不全发生感染等并发症再经腹取出或引流。术前需做好输血准备，术后应用抗生素预防感染。将胎盘留于腹腔内者，应定期通过B型超声及β-hCG来了解胎盘退化吸收程度。

（四）宫内宫外同时妊娠

指宫腔内妊娠与异位妊娠同时存在，极罕见（10 000~30 000次妊娠中1例），但辅助生育技术的开展及促排卵药物的应用使其发生率明显增高。诊断较困难，往往在人工流产确认宫内妊娠后，很快出现异位妊娠的临床症状；或异位妊娠经手术证实后，又发现宫内妊娠。B型超声可协助诊断，但确诊需病理检查。

（五）阔韧带妊娠

阔韧带妊娠（broad ligament pregnancy）又称腹膜外妊娠，是指妊娠囊在阔韧带两叶之间生长发育，实际上是妊娠囊在腹膜后生长发育，是一种腹膜后的腹腔妊娠，胎儿或妊娠组织在阔韧带的叶上生长，发病率很低，据报道仅为异位妊娠的1/163~1/75，或为妊娠的1/183 900。妊娠囊及胎盘破裂会导致腹腔积血和急腹症，但因为在阔韧带内血管的填塞作用，出现大出血的可能性不大。在开腹探查前很少能明确诊断，B型超声检查阔韧带妊娠的最可靠征象是胎儿与空的子宫腔分离。

一旦诊断成立，需进行手术治疗。手术时机尚有争议，对有生机儿尽快手术，而对胎儿已死亡者推迟6~8周手术，使胎儿循环萎缩，减少出血危险。阔韧带内出血少，且胎儿为正常有生机儿，又羊水存在，无胎儿窘迫，可严密观察下保守处理，但必须征得患者及家属同意。

（六）子宫残角妊娠

子宫残角妊娠（pregnancy in rudimentary horn），残角子宫是子宫畸形的一种，多与发育较好的宫腔不相通。受精卵经残角子宫侧输卵管进入残角子宫内妊娠，称为子宫残角妊娠。可在早孕时发生胚胎死亡类似流产症状，如胎儿继续生长，在中期妊娠时发生破裂引起严重内出血致休克。即使至妊娠足月，临产后胎儿常死亡和引起残角破裂。一旦确诊，可行残角子宫及同侧输卵管切除，如为足月活胎，可行剖宫产后切除残角子宫。

（七）剖宫产瘢痕部位妊娠

剖宫产瘢痕部位妊娠（scar of CS uterus pregnancy）子宫下段剖宫产后子宫复旧，切口部位恢复为子宫峡部，剖宫产瘢痕部位妊娠即是指此处的妊娠。受精卵着床于子宫瘢痕部位，滋养细胞可直接侵入子宫肌层不断生长，绒毛与子宫肌层粘连、植入甚至穿透子宫壁，可导致子宫大出血危及生命。随着剖宫产的增加，剖宫产瘢痕部位妊娠发生率增加。

临床表现为易出现阴道流血，易误诊为先兆流产。其诊断多根据 B 超影像：①子宫内无妊娠囊；②宫颈管内无妊娠囊；③妊娠囊生长在子宫峡部前壁；④妊娠囊与膀胱之间肌壁菲薄。

MTX 治疗剖宫产瘢痕妊娠可有效杀死早期妊娠胚胎，严格掌握适应证，以防止治疗过程中出现大出血。相对 MTX 保守治疗，经子宫动脉介入治疗无孕龄周期的限制，对孕龄较大的患者治疗亦安全有效。可有效控制剖宫产瘢痕妊娠大出血；使妊娠物缺血缺氧坏死，结合化疗药杀死妊娠物更迅速有效；减少清宫时的出血风险。

手术治疗是剖宫产瘢痕妊娠最终的治疗方法，根据患者的情况、临床的条件以及医师的技术，手术方式可选择妊娠包块去除或全子宫切除术。手术途径主要通过开腹手术，亦有腹腔镜治疗的报道。

（王　锋）

第二节　卵巢破裂

卵巢破裂（ovariorrhexis）是指卵巢的成熟卵泡、黄体、黄体囊肿或其他因素所引起的卵泡膜血管破裂，不能迅速止血或血液不凝固以及凝血块脱落发生出血或卵巢囊内液溢出等，严重者可造成腹腔内大量出血。

具体如卵巢炎症，卵巢脓肿；卵巢非赘生性囊肿，如囊状卵泡在卵泡生长发育为成熟卵泡时，排卵时可有卵泡破裂，滤泡囊肿，黄体囊肿，妊娠黄体囊肿。卵巢巧克力囊肿等卵巢肿瘤良性或恶性均可发生破裂。若有外力影响，如跌倒，腹部受压、被撞击，妇科检查时加压，穿刺抽吸，针刺治疗，开腹手术撞伤卵巢等时均可引起卵巢破裂。

一、卵巢黄体囊肿破裂

（一）概述

卵巢黄体囊肿破裂（rupture of ovarian corpus luteumcyst），是临床上最为常见的卵巢破裂疾病，卵巢黄体囊肿破裂的常见原因如下。

（1）在卵巢黄体血管化时期，容易破裂，一般先在内部出血，使囊内压增加，继而引起破裂、出血。

（2）原有血液病，导致凝血机制障碍，易出血且不易止血。

（3）自主神经系统影响，使卵巢纤维蛋白溶酶系统活力增强，造成凝血机制障碍。

（4）外伤、卵巢受直接或间接外力作用、盆腔炎症、卵巢子宫充血等其他因素均可导致黄体囊肿破裂。

（二）诊断要点

黄体囊肿破裂除具有急腹症的临床特点外，还具有如下特点：①突然下腹痛多发生于月经后期，多数不伴有阴道出血；②发病前多有性交、排便及妇科检查等紧张性活动；③后穹窿穿刺有暗红色不凝血或血水样液；④尿 hCG 一般阴性，若妊娠黄体破裂可阳性，此时易误诊为异位妊娠。

（三）治疗方案

治疗原则：卵巢黄体囊肿破裂是卵巢的非器质性病变，大多数经保守治疗可以治愈。对初步诊断凝血功能正常的患者，应根据其保守治疗成功率高的特点，尽量采用保守治疗。对于起病急，症状重，内出血多，血红蛋白进行性下降的患者，应当机立断手术。即使手术，也要注意保护卵巢功能。

1. 保守治疗　适于出血少者，主要措施是卧床休息和应用止血药物。

（1）维生素 K_1 10mg：肌肉注射，每8小时一次。

（2）酚磺乙胺（止血敏）：0.25g，肌肉注射，每8小时一次。

（3）卡巴克络（肾上腺色腙）：10mg，肌肉注射，每日2次。

（4）氨甲苯酸（止血芳酸）：0.2g，加入25%葡萄糖20ml，静脉注射，每日2次。

2. 手术治疗　适于出血较多者，若出现休克，在积极抗休克同时行手术治疗。术式选择原则是设法保留卵巢功能，缝合卵巢破裂部位或行部分卵巢切除修补术是首选手术方式，切除组织送病理检查。对有休克者手术切口宜采用下腹直切口。也可行腹腔镜手术，吸去腹腔积血，激光或电凝止血。术后纠正贫血。对不能排除卵巢肿瘤扭转或破裂的，腹腔镜是诊断的金指标。随着腹腔镜技术的推广和自体回输血的开展，手术治疗可起到见效快，迅速明确诊断，创伤少等优点。

二、卵巢巧克力囊肿破裂

（一）概述

卵巢巧克力囊肿破裂（rupture chocolate cyst of ovary），随着子宫内膜异位症发病率上升，卵巢子宫内膜异位囊肿（或称卵巢巧克力囊肿）的发生率也随之增多，卵巢巧克力囊肿也可发生自发或外力影响下的破裂，引起妇科急腹症，它是属于妇科领域中的一种新型急腹症，以往对它认识不足，也易被忽视，现对其认识逐渐加深，故已引起重视。卵巢巧克力囊肿破裂后陈旧性血液溢入腹腔，引起剧烈腹痛，恶心呕吐等常需急症处理。

（二）诊断要点

由于囊内液流入腹腔引起急腹症，容易误诊为卵巢囊肿蒂扭转、宫外孕、急性阑尾炎、急性盆腔炎等。卵巢巧克力囊肿破裂时除具有急腹症的临床特点外，还具有如下特点：

（1）既往可能有原发或继发性痛经史、原发或继发不孕史、或曾经诊断子宫内膜异位症；对无痛经者也不能忽视。

（2）发生时间多在月经期或月经后半期。

（3）突发性下腹剧痛，伴恶心呕吐及腹膜刺激症状。

（4）无闭经史，无不规则阴道流血，无休克。

（5）妇科检查可在附件区触及活动性差的包块，并具有触痛，子宫直肠窝触及痛性结节。

（6）B超提示卵巢囊肿伴有盆腔积液，后穹窿穿刺抽出巧克力样液体对明确诊断有着重要意义。囊肿破裂后，囊液体流出囊肿缩小，另外由于有些患者发病到就诊时间较长，使腹腔液扩散于大网膜及肠系膜之间，使B超无法发现卵巢囊肿及盆腔积液，后穹窿穿刺无法穿出液体，是误诊原因之一。

（三）治疗方案

1. 治疗原则　确诊后宜立即手术，因流出的囊液可引起盆腔粘连，不育或异位内膜的再次播散和种植。手术范围应根据年龄，对生育要求，病情严重程度（包括症状与病灶范围）进行全面考虑。年轻有生育要求者应行病灶清除术或病侧附件切除术，对年龄较大者应采用附件及子宫切除术，无论何种手术，术时宜彻底清洗腹腔，尽量切除病灶，松解粘连，术后关腹前，腹腔内放入庆大霉素 8 万单位，地塞米松 5mg，透明质酸酶 1 000IU，中（低）分子右旋糖酐 500ml 加异丙嗪 25mg，以防术后粘连。术后一般均仍宜服用治疗子宫内膜异位症的药物，以防止肉眼未能检出的病灶或囊液污染腹腔引起新的播散和种植病灶的产生。

2. 手术治疗　分保守手术、半保守手术和根治性手术。在诊断不十分明确时，进行腹腔镜检查可达到诊断和治疗双重目的。镜下视野扩大更利于病灶及囊液的清除，随着腹腔镜手术技巧的提高使各种手术均成为可能。

（1）保守性手术：保留子宫及一侧或双侧卵巢，以保留患者的生育功能。①年轻未生育者在吸引和彻底冲洗，吸引溢入盆腔内的囊液后，可行巧克力囊肿剥除或卵巢部分切除成形术，术中松解盆腔粘连、矫正子宫位置。尽量保留正常卵巢组织，对维持卵巢功能和内分泌功能有助，对日后增加孕育机会也有帮助。②双侧卵巢受累，原则上也尽量做卵巢囊肿剥除术，若囊肿与周围组织粘连紧密，强行剥出易损伤脏器时，则可用无水酒精涂在囊腔内，使囊腔内上皮坏死，以免日后复发。

保守性手术后复发率较高，术后辅助药物治疗 3 个月，可用丹那唑、内美通、促性腺激素释放激素类似物或激动剂（GnRH - a）等，停药后再予促孕药物治疗。部分患者需要再次手术治疗。手术后 1 年内是最佳受孕期，如术后 2 年仍未受孕，则其妊娠机会明显减少。

（2）半保守性手术：切除子宫，保留一侧或两侧正常卵巢组织，以保留患者的卵巢功能。用于无生育要求或因病情需要切除子宫而年龄在 45 岁以下的患者。由于保留了卵巢，术后仍有复发可能，但复发率较低，与子宫切除有关。

（3）根治性手术：对病情严重无法保留卵巢组织或年龄 >45 岁的患者应行根治性手术，即切除子宫及双附件。由于不保留卵巢功能，即使有小的残留病灶，以后也将自行萎缩，故无复发之忧。但绝经期综合征发生率较高，激素替代治疗不是其禁忌证。

3. 其他保守治疗方法

（1）钇铝石榴激光术：系用钇、铝结晶和涂上钕的石榴石作为激活媒质的激光器发出的激光束。国外应用它的接触性作用，对邻近组织相对无损伤和允许液体环境下操作，用圆的或平的探头涂搽囊肿壁，可精确地去除全部囊壁。在手术中可连续灌洗组织，更易止血，便于操作，不留残余病灶。

（2）腹腔镜下异位囊肿穿刺及无水乙醇固定术：在腹腔镜下做内膜异位囊肿穿刺，吸出囊液，注入生理盐水冲洗，然后注入无水乙醇 5~10ml，再注入生理盐水冲洗后吸出。无水乙醇可使异位的子宫内膜细胞变性、坏死、囊肿硬化、缩小及粘连。据报道经这一保守手术后，术后妊娠率达 33.3%，复发率为 16.6%。

（3）阴道超声导引下子宫内膜异位囊肿穿刺及无水乙醇固定疗法：术后给予药物治疗三个月。

三、卵巢肿瘤破裂

（一）概述

卵巢肿瘤破裂（rupture of ovarian tumor）是卵巢肿瘤常见的并发症之一，约 3% 的卵巢肿瘤会发生破裂。症状轻重取决于破裂口大小、流入腹腔内囊液性质和量。大囊性肿瘤或成熟性畸胎瘤破裂，常有突然或持续性剧烈腹痛，恶心呕吐，有时导致内出血、腹膜炎和休克。肿瘤破裂口小时仅感轻微或中等度腹痛。

（二）诊断要点

（1）原有卵巢肿瘤病史。
（2）突然出现腹痛、腹壁紧张拒按、甚至休克症状。
（3）发病前多有腹部重压、妇检、性交等诱因。
（4）原有肿块缩小、腹部出现移动性浊音、穿刺有囊内液或血液。

（三）治疗方案

凡疑有或确定为卵巢肿瘤破裂应立即处理，可做腹腔镜检查或剖腹探查。术中应尽量吸尽囊液，并做细胞学检查，并清洗腹腔及盆腔，切除标本送病理学检查。疑为恶性卵巢肿瘤破裂，则做快速切片检查，特别注意是否是恶性肿瘤，后者按恶性卵巢肿瘤处理原则处理。

（王　锋）

第三节　卵巢肿瘤蒂扭转

一、卵巢肿瘤蒂扭转

（一）概述

卵巢肿瘤蒂扭转（pedicle torsion of ovarian tumors）占妇科急腹症第 5 位，约 10% 的卵巢肿瘤并发蒂扭转。80% 的病例发生在 50 岁以下的女性。右侧的卵巢肿瘤较左侧卵巢肿瘤易发生蒂扭转。扭转不及 360° 时称不全扭转，不全扭转轻微，有自然松解回复的可能，如扭转 360° 称完全扭转，此时不能恢复。卵巢肿瘤蒂扭转肿瘤的性质：恶性肿瘤蒂扭转发生率低，可能为恶性肿瘤坏死与周围组织结构发生粘连而不易导致扭转。蒂扭转患者年龄一般较轻，常见的卵巢肿瘤蒂扭转良性肿瘤分别为卵巢良性畸胎瘤、输卵管囊肿、卵泡囊肿、浆液性或黏液性囊腺瘤。

（二）临床特点

（1）既往有附件肿块史的患者突发性一侧下腹剧痛，持续性，阵发性加剧，常伴恶心呕吐甚至休克。
（2）妇科检查扪及附件区肿物张力大，压痛，以瘤蒂部最明显。
（3）超声检查可探及附件区肿物回声。彩色多普勒发现静脉或动脉血流消失或下降。

（三）治疗方案

1. 治疗原则　卵巢肿瘤扭转者应早期诊断，及时治疗，立即剖腹或腹腔镜探查。传统方法是开腹行患侧附件切除术。手术时在扭转蒂部的远端钳夹，将肿瘤和扭转的瘤蒂一并切除。钳夹蒂前不可回复扭转的蒂，以防栓塞脱落进入血液循环，导致其他脏器栓塞。但国外近 20 年及国内近年的临床研究证明，对于年轻妇女卵巢肿瘤蒂扭转回复扭转的蒂后，保守性卵巢手术是安全而有效的。对于保留卵巢的生殖功能及内分泌功能有着重要意义。

2. 手术时对肿块性质的判定　　开腹后对附件区扭转之肿块，可依如下检查情况大体判断其来源。若有卵巢及输卵管，肿块多为加氏管（Gartner duct）囊肿；若只有卵巢，肿块多为输卵管积水；若只见输卵管匍匐于肿块上，多为卵巢肿块（肿瘤）；若卵巢、输卵管都不见，则多为炎症后的输卵管、卵巢积水。手术时肉眼判别卵巢瘤之良恶性，可根据单侧或双侧、多房性、乳头突起、实质区、包膜破溃、腹膜种植、腹水等所列大体观来进行。凡切除的卵巢瘤标本，均应剖开检查。若怀疑恶性立即行快速病理检查，以制订合理治疗方案。

3. 良性卵巢瘤手术治疗方案

（1）附件切除术：扭转时间长，肉眼卵巢已坏疽者。

1）开腹手术：娩出肿瘤后从扭转之蒂部血运较好处钳夹，切下肿瘤及蒂，残端缝扎、包埋。此类手术腹壁切口宜够大，以免取出肿瘤时挤破已变性坏死的肿瘤。手术结束时一般不放置腹腔引流物。

2）腹腔镜手术：置入腹腔镜后探查肿瘤部位、大小、有无粘连、扭转方向等。对直径大于 10cm 的卵巢瘤，可先打小孔，抽出瘤内液体再探查。镜下附件切除方法常用者有 3 种：①Semm 式三套法：用肠线打 Roeder 结，形成直径约 6cm 套圈，置入腹腔，套入扭转卵巢瘤的蒂根部，用推线杆将线结推紧，结扎蒂根部 3 次，剪下瘤体取出。若为畸胎瘤，则置入袋内吸出液体，再将袋口拉出穿刺口碎切取出。②钛夹法：对瘤蒂较窄细者（宽约 1cm，厚约 0.15cm）用此法。将瘤体提起充分暴露其蒂，钛夹器置钛夹，使瘤蒂组织完全进入钛夹后，用力闭合钛夹，共夹 2 次。此法要点为钛夹闭合后，其开口端必须紧贴，以防组织滑脱、出血。剪下瘤体后，再电凝残端。③电凝止血法：在瘤蒂血运正常与淤血交界处，以双极电凝钳钳夹，电凝至组织变为苍白色后，在靠近瘤体部位剪下肿瘤。此法操作最为简便，但应注意双极电凝后不可立即剪开组织，应等待 1 分钟使血管彻底凝固干燥后再剪开组织，且剪开要分段、多次进行，发现有出血时再次电凝，直至完全剪下。此法不宜用于扭转周数太多及瘤蒂靠近输尿管者。

（2）蒂复位后保守性手术：国外总的报道卵巢肿瘤蒂扭转复位总数已上千例，复位后均无一例发生栓塞，近年国内一些医院已开展卵巢瘤剔出术，以保留卵巢功能及盆腔解剖结构。其手术指征为：①40 岁以下，肿瘤大体观为良性，表面血运良好，瘤蒂部无肿胀；②肿瘤呈浅灰色，有点状坏死，瘤蒂部有肿胀无淤血；③肿瘤表面呈黑灰花斑状，变黑区直径小于 0.5cm，瘤体部有充血水肿和轻度淤血，但无坏死破裂，可先复位剥出肿瘤，用 40℃温盐水湿敷保留之残部，观察 15 分钟，如血运好转则保留；④符合上述条件，但大体观不能确定肿瘤性质者，则先复位剥下肿瘤快速病理检查，再决定下步手术。卵巢成形术按一般手术方法进行。

张秋生报告卵巢瘤蒂扭转 62 例，其中 24 例行肿瘤剔除术，术后无栓塞、无发热，5 例合并妊娠者无流产。Oelsner 等回顾调查了 102 例儿童及生育年龄卵巢肿瘤蒂扭转的患者，所有的患者术中都给予蒂回复。其中 67 例蒂回复后，行囊肿剥除，34 例蒂回复后行囊液吸引术，1 例由于是复发性蒂扭转故行囊肿剥除后卵巢固定术（卵巢固定于子宫浆膜、阔韧带或盆侧壁。而对侧卵巢考虑到今后生育问题，不建议行卵巢固定）。Cohen 等回顾调查了 58 例在腹腔镜下给予卵巢肿瘤蒂扭转外观黑紫色的坏死的附件复位后，75% 的患者行卵巢囊肿剥除术，其余行患侧附件切除。Rody 等对 214 例卵巢肿瘤蒂扭转患者行复位保守性手术，无一例附件切除。

4. 术后并发症

（1）术中术后血栓形成：目前未发现国外文献关于蒂扭转复位发生栓塞的报道。McGovern 等回顾了 309 例卵巢肿瘤蒂扭转行蒂复位患者，及 672 例患者未复位直接行蒂根部切除患侧输卵管及卵巢的文献。结果表明卵巢肿瘤蒂扭转发生卵巢静脉栓塞的概率为 0.12%，然而没有一例与复位有关。此流行病学调查显示栓塞发生率与卵巢肿瘤蒂扭转复位无关。认为传统可能过高估计了卵巢肿瘤蒂扭转发生栓塞的风险。

（2）术后卵巢功能的相关研究：已经有很多报道蒂扭转 72 小时，经复位后卵巢功能仍恢复正常。多位作者回顾调查病例，92% ~ 94% 蒂扭转复位，患者术后随访超声检查卵巢体积大小正常并有卵泡发育。国内张秋生报道 24 例术后较长时间随访无卵巢功能减退症状。

二、特殊类型蒂扭转的治疗

（一）妊娠合并卵巢瘤蒂扭转

（1）卵巢瘤蒂扭转约 60% 发生于妊娠 6 ~ 16 周。卵巢瘤蒂扭转发病率孕期为非孕期的 3 倍。

（2）早孕时卵巢有生理性增大，直径通常小于 5cm，为单侧性，至孕 16 ~ 18 周消退。若此时怀疑有不全蒂扭转，可短期观察能否自然缓解。否则应手术治疗，并积极安胎。

（3）中、晚期妊娠合并本症者皆应立即手术治疗。切口应在腹壁压痛最明显处。若有剖宫产指征（如近足月妊娠等）可先行剖宫产术，然后切除扭转之卵巢瘤。

（4）术中应尽量避免刺激子宫，麻醉、用药皆应顾及胎儿安全。术后给予安胎治疗。

（5）附件包块在 18 周后持续存在且超过 6cm 的，应在孕中期的早期行手术切除，以减少破裂、扭转或出血并发症的发生。

（二）老年妇女卵巢囊肿蒂扭转

（1）绝经后妇女卵巢囊肿蒂扭转的发生率为 6.0%。以上皮性肿瘤为主，瘤体常较大。

（2）老年妇女由于神经系统的衰退，机体对各种刺激反应力低下，症状体征不典型而容易造成误诊。

（3）及时手术对绝经后妇女尤为重要，老年妇女抵抗力减退，并发症多，如不及时处理，会造成严重后果。

（4）如果为良性肿瘤可以行患侧附件切除术；如果术中冰冻病理检查为恶性肿瘤，应酌情制订相应的手术方案，必要时术后化疗。

（5）对于老年患者，应该加强围生期的管理，减少并发症的发生。

（王　锋）

第四节 出血性输卵管炎

一、概述

出血性输卵管炎（hemorrhagic salpingitis）当病原体侵入输卵管黏膜后，黏膜血管扩张、淤血、肿胀，白细胞大量侵入，黏膜极度充血，可出现含大量红细胞的血性渗出液，称为出血性输卵管炎。国内统计资料表明，近10年出血性输卵管炎的发病率呈明显上升趋势，在妇科急腹症中发病率为3%~5%。绝大多数患者存在不同程度的腹腔内出血，由于临床医师对其缺乏认识，易与其他急腹症相混淆而导致误诊误治。

二、病因

致病微生物不明，可能为某些细菌特别是厌氧菌或病毒等潜在深部生殖器官作为条件致病菌。近期人工流产、取环、置环、输卵管通液等宫腔操作，颈管有轻度扩张或裂伤，黏液栓消失；流产后或产褥期女性生殖道抵抗感染的生理防御功能减弱，阴道正常酸性因月经血或恶露而改变，正常的子宫内膜剥脱后，宫腔表面裸露，扩张的血窦及凝血块为良好的细菌滋生地；产褥期复旧过程的子宫对感染的抵抗力也较低。因此，如月经期、产褥期不注意卫生或有性生活，细菌极易经黏膜上行，病原体侵入输卵管。镜下见输卵管管壁和黏膜充血、水肿、出血、坏死，炎症细胞浸润，以中性粒细胞浸润为主，少数见淋巴细胞浸润。

三、临床表现

1. 症状 大多数有持续下腹疼痛，突然加剧，伴肛门坠胀感，少数表现为突发下腹剧烈疼痛。部分伴有不规则阴道流血，多数腹腔内出血不超过600ml。出血多可出现心慌、晕倒等症状。有的患者有恶心、呕吐、腹泻等。

2. 体征 发热、脉率快，下腹痛，反跳痛，严重者表现为腹部移动性浊音阳性，低血压。妇科检查：不同程度的宫颈举痛、后穹隆触痛，附件区增厚压痛，当病程较长，输卵管与周围组织器官发生粘连时，可触及附件区包块。

四、诊断要点

患者临床症状和体征对于诊断很重要，另外还有以下实验室检查供参考：

（1）血常规：白细胞及中性粒细胞轻度到中度增高，血红蛋白下降不明显。

（2）B超：①输卵管未积血型：子宫体积正常大小，宫腔内部有少量积液，表现似"假妊娠囊征"，部分患者宫腔内膜线显示正常，居中；子宫周围及盆腔、双髂窝均可见大片状无回声区，出血多者肝肾间隙及肠管间均可见不规则无回声区，双侧附件区未见明显异常。②输卵管积血型：子宫体积正常大小，宫腔内膜显示正常，于右侧或左侧附件区沿输卵管走行区可见管状或串珠样无回声，子宫周围及子宫直肠窝有少量或中量积液，后穹隆穿刺抽出不凝血。③输卵管凝血块型：子宫体积正常大小，宫腔内膜线显示正常，于附件区可见不规则中低回声团。

（3）后穹隆穿刺可抽出鲜红色不凝固血液或血水样液体。

（4）腹腔镜检查：见腹腔积血，一侧或双侧输卵管增粗、充血水肿，或与周围组织粘连，有的可见输卵管伞端活动性出血，盆腹腔少量积血，多数内出血不超过600ml，血色较淡。

五、鉴别诊断

出血性输卵管炎因临床症状无特异性，临床上极易误诊为异位妊娠、急性阑尾炎、卵巢黄体破裂、卵巢囊肿蒂扭转等，见表8-2。

表8-2 出血性输卵管炎与异位妊娠的鉴别诊断

鉴别点	出血性输卵管炎	异位妊娠
停经	无	有
腹痛	下腹部持续性疼痛	突发撕裂样疼痛，自一侧向全腹扩散
阴道流血	部分有少量阴道流血	量少，暗红色，可有蜕膜组织排出
休克	一般无	多有不同程度的休克
发热	发病开始即发热	发病2~3天后发热
妊娠试验	阴性	阳性
B超	无妊娠囊	有妊娠囊
白细胞	升高	正常或稍高

六、治疗纵观

出血性输卵管炎因输卵管黏膜血管扩张、淤血、肿胀，细小血管自发破裂出血，引起腹腔积血和剧烈腹痛为主要症状，常误诊为异位妊娠、黄体破裂、卵巢肿瘤或阑尾炎。对该病的认识不足是造成误诊的主要原因，临床上若想到此病，应详细问诊，结合症状、体征及实验室检查，误诊可以避免或减少。

1. 误诊异位妊娠的分析 ①对出血性输卵管炎没有充分认识，以往国内外妇科急腹症文献很少报道出血性输卵管炎，只要临床上出现腹痛，后穹窿穿刺抽出不凝血性液体，多考虑为异位妊娠或黄体破裂；②出血性输卵管炎多见经产妇，且有近期停经史及人工流产史，突发性下腹疼痛不如宫外孕剧烈，部分伴少量阴道流血，妊娠试验阴性；③血管充血和血管壁渗透性增加所致渗血，出血速度慢，出血量少，一般不出现休克；④部分患者有炎性表现如体温和白细胞升高。

2. 误诊为阑尾炎的分析 ①认真询问发病经过，出血性输卵管炎发病时以下腹痛开始，疼痛始终在下腹部，亦可以右下腹痛为重，以右下腹疼痛明显者需与阑尾炎所致转移性右下腹痛鉴别；②注意了解发病的诱发因素，近期有过宫腔手术操作史，尤以1~2个月之内有人流史，输卵管通液史，小切口输卵管结扎术、基于正常分娩也会导致此病发生；③认真进行腹部和盆腔检查，妇科检查更为重要，阴道后穹窿饱满、触痛、宫颈举痛、附件区触痛、有增粗或肿块；④后穹窿穿刺可抽出不凝血。B超可见腹腔或子宫直肠陷凹，有液性暗区。

七、治疗方案

出血性输卵管炎治疗原则以抗感染，保守治疗为主。对有大量出血造成休克者可剖腹探查，手术止血；对不能排除异位妊娠时亦考虑手术探查，可以采用腹腔镜手术。下述情况可行剖腹探查或腹腔镜手术：①腹腔内出血较多、超声检查示盆腔内有中量以上积液，估计内出血 >600ml，或后穹窿穿刺抽出不凝血；②动态监测血压变化，如血压降低并出现休克症状，且不能除外异位妊娠。

1. 保守治疗

（1）一般支持及对症治疗：绝对卧床，半卧位以利引流排液，并有助于炎症局限。多饮水及高热量易消化的半流质饮食。高热者应补液，防止脱水及电解质紊乱。疼痛不安者可给镇静剂及止痛剂。

（2）控制感染：可参考后穹窿穿刺液的涂片检查或细菌培养与药敏结果，选用适当抗生素。可选用静脉点滴广谱抗生素如头孢菌素、阿米卡星、氯霉素、甲硝唑等。有效治疗的标志是症状、体征逐渐好转，一般在 48~72 小时内可看出，所以不要轻易更换抗生素。

（3）针对出血：可用止血剂对症治疗。

2. 手术治疗

（1）如输卵管病变组织破坏不严重，内出血不多，可电凝止血、清除输卵管内及盆腔积血，保留输卵管功能，常规取输卵管伞端及直肠陷凹内分泌物作细菌培养及药敏试验，以指导抗生素的选择。

（2）如病变输卵管组织坏死，且组织破坏较重，可行单纯输卵管切除术。

（王　锋）

第五节　盆腔脓肿

一、概述

输卵管积脓，卵巢积脓、输卵管卵巢积脓以及由急性盆腔腹膜炎与急性盆腔结缔组织炎所致的脓肿均属盆腔脓肿（tubo - ovarian abscess，TOA）。病原体以需氧菌、厌氧菌、衣原体、支原体以及大肠杆菌、脆弱杆菌等为主。

二、诊断要点

（1）有症状的盆腔脓肿与盆腔炎有类似表现：下腹痛、宫颈抬举痛、附件压痛和炎症性包块为常见症状组合。

（2）仍有 30%~40% 的盆腔脓肿没有盆腔炎史，表现多种多样，包括无症状盆腔包块。

（3）超声诊断是常用方法，可见包块，壁不规则、内回声杂乱，反光增强不规则光点。

三、治疗方案

脓肿破裂是一种外科急症。立即使用广谱抗生素的同时需手术切除受累的盆腔器官非常重要。诊断或手术延迟都能造成死亡率上升。有报道称未经治疗的盆腔脓肿破裂死亡率几近 100%。

（一）药物治疗

未破裂的脓肿可先给予保守药物治疗。

单用抗生素而不用手术或引流可以获得大约 60% ~ 80% 的临床缓解率和出院率。关键因素是要选用抗菌谱广、能覆盖 TOA 常见病原菌的抗生素。但有些初始治疗有效的患者（约 20% ~ 30%）因为持续疼痛或疼痛复发而最终需要手术处理。

抗生素治疗的临床疗效通常出现在治疗 48 ~ 72 小时内，表现为发热减退、疼痛和腹部压痛缓解，实验室炎症指标（如 WBC 计数、C 反应蛋白和血沉）好转。治疗失败更多见于直径超过 8cm 的脓肿，或者双侧附件均受累患者。

初始保守治疗失败意味着需要手术干预。治疗 TOA 的流程见图 8 - 1。

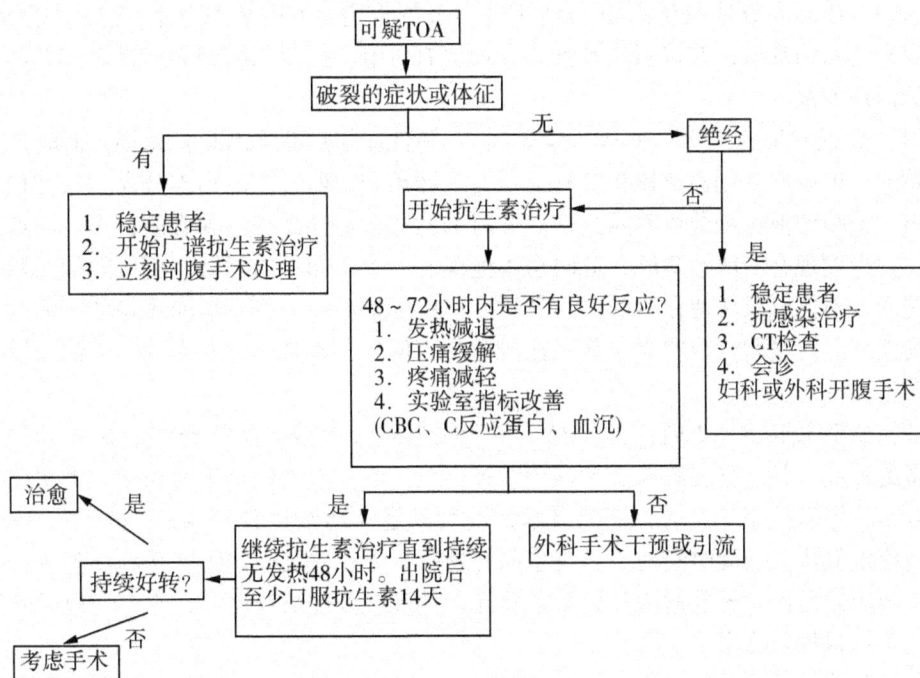

可疑TOA

破裂的症状或体征 —— 无 —— 绝经

有：
1. 稳定患者
2. 开始广谱抗生素治疗
3. 立刻剖腹手术处理

开始抗生素治疗

48 ~ 72小时内是否有良好反应?
1. 发热减退
2. 压痛缓解
3. 疼痛减轻
4. 实验室指标改善
   (CBC、C反应蛋白、血沉)

否：
1. 稳定患者
2. 抗感染治疗
3. CT检查
4. 会诊
妇科或外科开腹手术

是 —— 继续抗生素治疗直到持续无发热48小时。出院后至少口服抗生素14天

否 —— 外科手术干预或引流

持续好转？ —— 是 —— 治愈

持续好转？ —— 否 —— 考虑手术

图 8 - 1　治疗 TOA 的流程

国外学者报道盆腔脓肿在绝经后妇女具有特殊意义，因为此时盆腔脓肿和胃肠道和泌尿生殖道恶性肿瘤（结肠癌、子宫内膜癌、宫颈癌和卵巢癌）有明显相关性。憩室脓肿也是一个原因。由于恶性肿瘤高发性，绝经后妇女出现盆腔脓肿时，建议稳定病情，行抗生素治疗，并积极手术治疗。若其放置宫内节育器，也宜及时取出，因为它可引起子宫内膜压迫性坏死，造成局限性子宫内膜炎，子宫肌炎和淋巴管炎，并可因此而导致输卵管卵巢脓肿或影响治疗效果。

（二）手术治疗

适用于药物不能控制的脓肿、药物控制后的残存包块、脓肿破裂及绝经后的盆腔脓肿。

1. 手术时机的选择　一般在高热时手术危险性大，尽可能在应用抗生素及支持疗法使高热下降后 2 ~ 3 天进行手术。如高热无法控制，患者一般状况尚好，也应抓紧手术，因在急性炎症过程中机体反应强烈，一旦病灶切除，则剩余的炎症病变容易控制，较慢性期间手术恢复快且彻底。

2. 手术范围　除考虑患者一般状况、年龄、对生育要求外，取决于盆腔病变程度。附件脓肿最彻底的手术是经腹全子宫及双附件切除手术，对年轻患者要考虑其日后的内分泌功能及生育问题，即使对侧附件有轻度炎症病变，也应给予保留。输卵管与卵巢血供密切相关，单独留下卵巢不但影响其内分泌功能，且也可引起囊性变、疼痛，因此宜把输卵管和卵巢视为一个单元，一并保留一并切除为好。随着新型抗生素问世，显微手术以及体外受精、胚胎移植的应用，目前倾向于保留生育功能手术而行单侧附件切除，保留子宫和一侧卵巢即可提供 IVF - ET 的条件。

3. 腹腔镜在治疗中的价值　腹腔镜加抗生素治疗早在 20 世纪 70 年代法国就有报道，近年这种方法的有效性及优点也得到许多学者的肯定。TOA 在腹腔镜直视下很容易诊断，对病变有全面的观察，在保留生殖能力方面更有价值。并根据脓肿的存在时间差异，有两种不同的治疗方法。

（1）新近发生的 TOA（病程小于 3 周），附件往往被粘连的肠管遮挡，此时常为新生的脆性粘连，可以用无创性抓钳将肠管与子宫、卵巢和输卵管间的粘连分离。通常积聚的脓液会流出，抽吸脓液送细菌培养及药敏。此时的输卵管往往是红色肿胀的，多数卵巢是白色完整的，如果发现有功能性囊肿，此时也不能穿刺，防止卵巢内污染。用生理盐水稀释的抗生素冲洗后，附件可以保留在盆腔内，采用广谱抗生素治疗，不论输卵管是什么情况，都会在几天内恢复。行输卵管或卵巢切除术比较容易，但是没有必要，许多学者也认为没必要放置引流。

（2）病程较长（>3 周）的 TOA，由于粘连肠管很难从盆腔器官上游离下来，附件如同致密的肿块，并与盆腔脏器及侧盆壁粘连不能松解。根据患者年龄和脓肿类型选择适当的治疗方案，可以是保守性的脓液抽吸术，也可以是（通常比较困难的）附件切除术。后者虽然治疗恢复快，随诊时间短，但是也同样暴露出更多并发症如肠穿孔肠梗阻等。目前，即使对于经产妇而言，最佳的治疗方案是保守性抽吸脓液和药物治疗，观察一段时间如果不见好转，再行附件切除术。

早期腹腔镜手术有着良好预后。印度 Nutan 对 80 名 TOA 患者行腹腔镜保守性手术治疗，90% 完全康复，病程长短远期后遗症极不相同，术后慢性疼痛的患者病程短的占 11%，病程长的占 22%，腹腔镜二次探查中；病程短的 85% 盆腔完全正常，而病程长的仅 6%。受孕情况的评估，15 名病程短的 9 名怀孕了，而病程长的 6 名中无一受孕。

4. 穿刺或切开引流　子宫直肠窝脓肿位置较低，近阴道后穹窿，阴道检查见穹窿饱满且有波动感时，可经后穹窿切开排脓，放置胶皮管引流。单纯经腹引流脓液不是理想的处理方式，只有当患者全身状况差，不能耐受手术或技术因素等才考虑，但会形成残余或复发脓肿。

近年经阴道超声引导下通过阴道壁穿刺引流，使盆腔脓肿治疗向创伤较小的方向发展。并在短期获得与腹腔镜手术相似的疗效，但是没有腹腔镜二次探查或以后受孕方面的研究。

（王　锋）

第九章 女性生殖系统炎症

第一节 外阴及阴道炎症

外阴及阴道炎症是妇科最常见疾病之一。外阴暴露于外,外阴阴道又毗邻尿道、肛门,易受阴道分泌物、经血、尿液和粪便刺激,局部比较潮湿,同时生育年龄妇女性生活频度增加,容易受到损伤及外界微生物感染。幼女及绝经后妇女阴道上皮菲薄,局部抵抗力低,易受感染。

正常健康妇女,由于解剖学及生物化学特点,阴道对病原体的入侵有自然防御功能。近年的研究认为,阴道微生态体系与女性生殖系统正常生理功能的维持、和各种炎症的发生、发展,以及治疗转归均直接相关。当阴道的自然防御功能遭到破坏,则病原体易于侵入,导致阴道炎症。

外阴及阴道炎临床上以白带的性状发生改变以及外阴瘙痒为主要临床特点,性交痛也较常见,感染累及尿道时,可有尿痛、尿急、尿频等症状。

一、特异性外阴炎

由一般化脓性细菌引起的外阴炎称为非特异性外阴炎(non - specific vulvitis),多为混合型细菌感染,常见病原菌有金黄色葡萄球菌、乙型溶血性链球菌、大肠杆菌、变形杆菌、灭氧菌等。临床上分为单纯性外阴炎、毛囊炎、外阴脓疱病、外阴疖病、蜂窝组织炎及汗腺炎等。

(一)单纯性外阴炎

1. 病因 常见的致病菌为大肠杆菌。当宫颈或阴道炎症时,阴道分泌物流出刺激外阴可致外阴炎;经常受到经血、阴道分泌物、尿液、粪便刺激,如不注意保持外阴皮肤清洁容易引起外阴炎,其次糖尿病患者尿糖刺激、粪瘘患者粪便刺激,以及尿瘘患者尿液长期浸渍,也易导致外阴炎。此外,不透气的尼龙内裤、经期使用卫生巾导致局部透气性差,局部潮湿,均可引起。

2. 临床表现 炎症多发生在小阴唇内、外侧或大阴唇甚至整个外阴部。急性期主要表现外阴皮肤黏膜瘙痒、疼痛、烧灼感,在活动、性交、排尿、排便时加重。妇科检查可见外阴充血、肿胀、糜烂,常见抓痕,严重者可形成溃疡或湿疹。慢性炎症可使皮肤增厚、粗糙、皲裂,甚至苔藓样变。

3. 治疗 治疗原则为:保持外阴局部清洁、干燥;局部可使用抗生素;重视消除病因。

(1)急性期避免性交,停用引起外阴皮肤刺激的药物,保持外阴清洁、干燥。

(2)局部治疗:可应用0.1%聚维酮碘液或1:5 000高锰酸钾溶液坐浴,每日2次,每次15~30分钟。坐浴后局部涂抗生素软膏或紫草油。也可选用中药水煎熏洗外阴部,每日 1~2 次。

（3）病因治疗：积极治疗宫颈炎、阴道炎。如发现糖尿病、尿瘘、粪瘘应及时治疗。

（二）外阴毛囊炎

1. 病因　为细菌侵犯毛囊及其所属皮脂腺引起的急性化脓性感染。常见致病菌为金黄色葡萄球菌、表皮葡萄球菌及白色葡萄球菌。多见于外阴皮肤摩擦受损或手术前备皮后，外阴局部不洁或肥胖表皮摩擦受损可诱发此病。

2. 临床表现　阴道皮肤毛囊口周围红肿、疼痛，毛囊口可见白色脓头，中央有毛发通过。脓头逐渐增大呈锥状脓疱，相邻的多个小脓疱融合成大脓疱，严重者伴外阴充血、水肿及明显疼痛。数日后结节中央组织坏死变软，出现黄色小脓栓，再过数日脓栓脱落，脓液排出，炎症逐渐消退，但常反复发作，可变成疖病。

3. 治疗

（1）保持外阴清洁、干燥，勤换内裤，勤洗外阴。

（2）局部治疗：病变早期可用 0.1% 聚维酮碘液或 1 : 5 000 高锰酸钾溶液坐浴。已有脓包形成者，可消毒后针刺挑破，脓液流出，局部涂上抗生素软膏。

（3）全身治疗：病变较广泛时，可口服头孢类或大环内酯类抗生素。

（三）外阴疖病

1. 病因　主要由金黄色葡萄球菌或白色葡萄球菌感染引起。潮湿多汗、外阴皮肤摩擦受损后容易发生。此外，糖尿病、慢性肾炎、长期应用糖皮质激素及免疫抑制剂、营养不良等患者易患本病。

2. 临床表现　多发生在大阴唇的外侧面。开始时毛囊口周围皮肤轻度充血肿痛、红点，逐渐形成增高于周围皮肤的紫红色硬结，皮肤表面紧张，有压痛，硬结边缘不清楚，常伴腹股沟淋巴结肿大，以后疖肿中央变软，表面皮肤变薄，并有波动感，继而中央顶端出现黄白色点，不久溃破，脓液排出后疼痛减轻，红肿消失，逐渐愈合。多发性外阴疖病可引起患处疼痛剧烈而影响日常生活。

3. 治疗

（1）保持外阴清洁、干燥，勤换内裤，勤洗外阴：

（2）局部治疗：早期可用 0.1% 聚维酮碘液或 1 : 5 000 高锰酸钾溶液坐浴后局部涂上抗生素软膏，以促使炎症消散或局限化，也可红外线照射、50% 酒精湿敷减轻疼痛，促进炎症消散，促使疖肿软化。

（3）全身治疗：有明显炎症或发热者应口服或肌注抗生素，必要时脓液培养及根据药敏选择药物治疗。

（4）手术治疗：当疖肿变软，有波动感，已形成脓肿时应立即切开引流并局部换药，切口适当大以便脓液及坏死组织能流出，切忌挤压以免炎症扩散。

（四）外阴急性蜂窝组织炎

1. 病因　为外阴皮下、筋膜下、肌间隙或深部蜂窝组织的一种急性弥漫性炎症。致病菌以 A 族 B 型溶血性链球菌为主，其次为金黄色葡萄球菌及厌氧菌。炎症多由于皮肤或软组织损伤，细菌入侵引起。少数也可由血行感染。

2. 临床表现　发病较急剧，常有畏寒、发热、头痛等前驱症状。急性外阴蜂窝组织炎特点是病变不易局限化，迅速扩散，与正常组织无明显界限。浅表的急性蜂窝组织炎局部明显红肿、剧痛，并向四周扩大形成红斑，病变有时可出现水疱甚至坏疽。深部的蜂窝组织炎局部红肿不明显，只有局部水肿和深部压痛，疼痛较轻，但病情较严重，有高热、寒战、头痛、全身乏力、白细胞计数升高，双侧腹股沟淋巴结肿大、压痛。

3. 治疗

（1）全身治疗：早期采用头孢类或青霉素类抗生素口服或静滴，体温降至正常后仍需持续用药2周左右。如有过敏史者可使用红霉素类抗生素。

（2）局部治疗：可采用热敷或中药外敷，如不能控制应作广泛多处切开引流，切除坏死组织，伤口用3%过氧化氢溶液冲洗和湿敷。

二、前庭大腺炎

前庭大腺炎（bartholinitis）是前庭大腺的炎症，生育年龄妇女多见。前庭大腺位于两侧大阴唇下1/3深部，其直径约为0.5~1.0cm，它们的腺管长约1.5~2.0cm，腺体开口位于小阴唇内侧近处女膜处。由于解剖位置的特殊性，在性交、分娩等情况下，病原体易侵入引起前庭大腺炎。

1. 病因　主要致病菌有葡萄球菌、大肠杆菌、链球菌、肠球菌、淋球菌及厌氧菌等，近年来，随着性传播疾病发病率增加，淋球菌、沙眼衣原体所致前庭大腺炎有明显增高趋势。常为混合感染。

2. 临床表现　前庭大腺炎可分为三种类型：前庭大腺导管炎、前庭大腺脓肿和前庭大腺囊肿。炎症多为一侧。

（1）前庭大腺导管炎：初期感染阶段多为导管炎，表现为局部红肿、疼痛及性交痛、行走不便，检查可见患侧前庭大腺开口处呈白色小点，有明显触痛。

（2）前庭大腺脓肿（bartholin abscess）：导管开口处闭塞，脓性分泌物不能排出，细菌在腺体内大量繁殖，积聚于导管及腺体中，逐渐扩大形成前庭大腺脓肿。患者诉患侧外阴部肿胀，疼痛剧烈，甚至发生排尿痛，行走困难。检查时患侧外阴红肿热痛，可扪及肿块，如已形成脓肿，则触之肿块有波动感，触痛明显，多为单侧，脓肿大小为3~6cm直径，表面皮肤变薄，脓肿继续增大，可自行破溃，症状随之减轻；若破口小，脓液引流不畅，症状可反复发作。部分患者伴随发热等全身症状，白细胞计数增高，患侧腹股沟淋巴结肿大等。

（3）前庭大腺囊肿（bartholin cyst）：炎症急性期后，脓液被吸收，腺体内的液体被黏液代替，成为前庭大腺囊肿。也有部分患者的囊肿不是因为感染引起，而是因为分娩过程中，会阴侧切时，将腺管切断，腺体内的液体无法排出，长期积累到一定程度后，就会引起前庭大腺囊肿。囊性肿物小时，患者多无症状，肿物增大后，外阴患侧肿大。检查时见外阴患侧肿大，可触及囊性肿物，与皮肤有粘连，该侧小阴唇被展平，阴道口被挤向健侧，囊肿较大时可有局部肿胀感及性交不适，如果不及时治疗，一旦合并细菌感染，又会引起前庭大腺脓肿。也有的患者是因为前次治疗不彻底，以后机体抵抗力降低时，细菌乘机大量繁殖，又形成新的脓肿。这个过程可以多次反复，形成恶性循环。

3. 诊断　大阴唇下1/3部位发生红、肿、硬结，触痛明显，甚至行走困难，就应该考虑前庭大腺炎。一般为单侧，与外阴皮肤有粘连或无粘连，可自其开口部压挤出的分泌物作病原微生物检查及抗生素的敏感试验。根据肿块的部位、外形、有无急性炎症等特点，一般都可确诊。必要时可以穿刺进行诊断，脓肿抽出来的是脓液，而囊肿抽出来的是浆液。

4. 治疗

（1）在前庭大腺炎早期，可以使用全身性抗生素治疗。由于近年淋球菌所致的前庭大腺炎有增加的趋势，所以在用药前最好挤压尿道口，或者取宫颈管分泌物送细菌培养，并做细菌药物敏感试验。在药敏试验结果出来之前，根据经验选择抗生素药物。一般而言，青霉素类药物疗效较好。也可以根据情况，使用局部热敷或理疗，促使炎症消退。同时应保持外阴局部清洁卫生。

一旦形成了脓肿，单纯使用抗生素是无效的，应该切开引流。手术时机要选择波动感最明显的时候。一般在大阴唇内侧下方切开，切口不要过小，要使脓液能够全部彻底地排出来。脓液排出后，炎症开始消退时，用 0.1% 聚维酮碘液或 1 : 5 000 高锰酸钾溶液坐浴。

（2）对于前庭大腺囊肿的治疗，囊肿造口术方法简单、损伤小，造口术切口选择在囊肿的下方，让囊液能够全部流出来，同时用引流条以防造口粘连，用 0.1% 聚维酮碘液或 1 : 5 000 高锰酸钾溶液坐浴。预后一般都比较好，前庭大腺的功能也可以得到很好的保存。

三、外阴溃疡

1. 病因　外阴溃疡（vulvar ulcer）常见于中、青年妇女，按其病程可分为急性外阴溃疡与慢性外阴溃疡两种。溃疡可单独存在，也可以使多个溃疡融合而成一大溃疡。外阴溃疡多为外阴炎症引起，如非特异性外阴炎、单纯疱疹病毒感染、白塞病、外阴结核、梅毒性淋巴肉芽肿，约有 1/3 外阴癌在早期表现为溃疡。

2. 临床表现　外阴溃疡可见于外阴各个部位，以小阴唇和大阴唇内侧为多，其次为前庭黏膜及阴道口周围。

（1）急性外阴溃疡

1）非特异性外阴炎：溃疡多发生于搔抓后，可伴有低热及乏力等症状，局部疼痛严重。溃疡表浅，数目较少，周围有明显炎症。

2）疱疹病毒感染：起病急，接触单纯疱疹性病毒传染源后一般有 2~7 天的潜伏期后出现发热等不适，伴有腹股沟淋巴结肿大和疱疹。溃疡大小不等，底部灰黄，周围边际稍隆起，并高度充血及水肿。初起为多个疱疹，疱疹破溃后呈浅表的多发性溃疡，有剧痛，溃疡多累及小阴唇，尤其在其内侧面。溃疡常在 1~2 周内自然愈合，但易复发。

3）白塞病：急性外阴溃疡常见于白塞病，因口腔、外阴及虹膜睫状体同时发生溃疡，故又称眼 – 口 – 生殖器综合征。其病因不明确，病变主要为小动静脉炎。溃疡可广泛发生于外阴各部，而以小阴唇内外侧及阴道前庭为多。起病急，常反复发作。临床上分为 3 型，可单独存在或混合发生，以坏疽型最严重。

a. 坏疽型：多先有全身症状，如发热乏力等。病变部位红肿明显，溃疡边缘不整齐，有穿掘现象，局部疼痛重。溃疡表面附有多量脓液，或污黄至灰黑色的坏死伪膜，除去后可见基底不平。病变发展迅速，可形成巨大蚕食性溃疡，造成小阴唇缺损，外表类似外阴癌，但边缘及基底柔软，无浸润。

b. 下疳型：较常见。一般症状轻，病程缓慢。溃疡数目较多、较浅，溃疡周围红肿，边缘不整齐。常在数周内愈合，但常在旧病灶痊愈阶段，其附近又有新溃疡出现。

c. 粟粒型：溃疡如针头至米粒大小，数目多，痊愈快。自觉症状轻微。

4）性病：如梅毒、软下疳及性病性淋巴肉芽肿均可引起外阴溃疡。

（2）慢性外阴溃疡

1）外阴结核：罕见，偶继发于严重的肺、胃肠道、内生殖器官、腹膜或骨结核。好发于阴唇或前庭黏膜。病变发展缓慢。初起常为一局限性小结节，不久即溃破为边缘软薄而穿掘的浅溃疡。溃疡形状不规则，基底凹凸不平，覆以干酪样结构。病变无痛，但受尿液刺激或摩擦后可有剧痛。溃疡经久不愈，并可向周围扩展。

2）外阴癌：外阴恶性肿瘤在早期可表现为丘疹、结节或小溃疡。病灶多位于大小阴唇、阴蒂和后联合等处，伴或不伴有外阴白色病变。癌性溃疡与结核性溃疡肉眼难以鉴别，需做活组织检查确诊。

对急性外阴溃疡的患者应注意检查全身皮肤、眼、口腔黏膜等处有无病变。诊断时要明确溃疡的大小、数目、形状、基底情况，有时溃疡表面覆以一些分泌物容易漏诊。故应细心认真查体，分泌物涂片培养，血清学检查或组织学病理有助于诊断。

3. 治疗　因病因往往不是很明确，故治疗上主要以对症治疗为主。

（1）全身治疗：注意休息及营养，补充大量维生素 B、维生素 C；也可口服中药治疗。有继发感染时应考虑应用抗生素。

（2）局部治疗：应用 0.1% 聚维酮碘液或 1：5 000 高锰酸钾溶液坐浴。局部抗生素软膏涂抹。急性期可给以皮质类固醇激素局部应用缓解症状。注意保持外阴清洁干燥，减少摩擦。

（3）病因治疗：尽早明确病因，针对不同病因进行治疗。

四、外阴前庭炎综合征

外阴前庭炎综合征（vulvar vestibulitis syndrome）好发于性生活活跃的妇女，多数既往有反复细菌或尖锐湿疣感染史。1987 年，Friedrich 将该综合征定义为：①触摸外阴前庭部，或将阴茎插入阴道，或将栓剂送入阴道时，患者即感严重疼痛；②压迫外阴前庭部时，局部有压痛；③前庭部呈现出不同程度的红斑。

其特征是患者主诉当阴道撑开时，发生插入疼痛、不适，触诊时局部有红斑，用棉签轻轻压迫处女膜环上的腺体开口或阴道后系带时有点状疼痛。性交时疼痛异常，甚至在性交后 24 小时内都感到外阴部灼热疼痛，严重者根本不能有正常的性生活。一般而言，凡病变 3 个月之内者属急性；超过 3 个月者属慢性。

1. 病因　尚不清楚，可能存在以下因素。

（1）感染：可能与人类乳头状瘤病毒在外阴前庭部的亚临床感染有关，此外，与阴道加德纳菌、念珠菌和解脲支原体感染也可能有一定关系。

（2）异常神经纤维增生。

（3）阴道痉挛、阴道 pH 的改变、外阴某些疾病治疗之后的反应、尿道的压力与变异等有关。

2. 临床表现　严重性交疼痛，持续 1~24 小时。导致性交畏惧感。外阴前庭部位疼痛，压痛明显，女性可见前庭部位充血、肿胀。

3. 治疗

（1）保守治疗：主要针对原发性疾病进行抗感染治疗或抗真菌治疗，特异性外阴炎如白色念珠菌，应给予抗真菌药物治疗。

（2）尖锐湿疣可参照性传播疾病的治疗。

（3）前庭切除术：于外阴部沿处女膜内侧边缘作一切口，同时沿黏膜皮肤交界处向会阴方向作一平行切口，两切口于3点及9点处吻合，前庭后部深入5mm作切除术。切口行间断缝合，14天拆线，术后21天开始用扩张器（2cm），逐渐扩大阴道口至4cm，大部分患者术后疼痛可缓解。

五、外阴接触性皮炎

1. 病因　外阴部皮肤接触刺激性物质或过敏物质而发生的炎症。如接触了较强的酸碱类物消毒剂，阴道冲洗剂，以及一些染色衣物、劣质卫生巾或过敏性药物等，均可发生外阴部的炎症。

2. 临床表现　外阴部接触一些刺激性物质后在接触部位感觉灼热感、疼痛、瘙痒，检查见局部出现皮肤潮红、皮疹、水疱，重者可发生坏死及溃疡，过敏性皮炎发生在接触过敏物质的部位。

3. 治疗　根据病史及临床表现诊断不难，须尽快除去病因，避免用劣质卫生巾及刺激性物质如肥皂，避免搔抓等。对过敏性皮炎症状严重者可口服开瑞坦、阿司咪唑或肾上腺皮质激素类药物，局部用生理盐水洗涤或用3%硼酸溶液冷敷，其后擦炉甘石洗剂。如有继发感染可涂擦抗生素软膏如金霉素软膏或1%新霉素软膏等。

六、外阴结核

1. 病因　外阴结核病在临床上非常少见，多由血行传播而得，极少由性接触感染而致。

2. 临床表现　外阴结核好发于阴唇或前庭黏膜。分为溃疡及增生两型。病变发展较为缓慢，初期常为局限性小结节，不久溃破成浅表溃疡，形状不规则，溃疡基底部被干酪样物质覆盖。病变可扩散至会阴、尿道及肛门，并使阴唇变形。外阴及阴道结核均不引起疼痛，但遭受摩擦或尿液刺激则可发生剧痛。增生型外阴结核者外阴肥厚、肿大，似外阴象皮病，患者常主诉性交疼痛、小便困难。

3. 诊断　在身体其他部位有结核者，外阴部又发现经久不愈的慢性溃疡，应怀疑外阴结核。除根据病史及溃疡的特征外，主要靠分泌物涂片找结核杆菌，动物接种或进行活组织检查。少数结核性外阴溃疡病例，身体其他部位并无结核病灶，则须与一般性外阴溃疡、梅毒性溃疡、软性下疳、外阴癌等相鉴别。

4. 治疗　确诊后，即应进行全身及局部抗结核治疗及支持疗法，以增强抵抗力。局部应保持干燥、清洁，并注意混合感染，针对处理。

七、外阴阴道假丝酵母菌病

因假丝酵母菌性阴道炎症多合并外阴炎，现称为外阴阴道假丝酵母菌病（vulvovaginal candidiasis，VVC）。据统计，约75%妇女一生中曾患过此病。

1. 病因　假丝酵母菌有许多种，外阴阴道假丝酵母菌病中80%~90%病原体为白假丝酵母菌，10%~20%为光滑假丝酵母菌、近平滑假丝酵母菌、热带假丝酵母菌等，白假丝酵母菌为条件致病菌。白假丝酵母菌呈卵圆形，由芽生孢子及细胞发芽伸长形成假菌丝，假菌丝与孢子相连成分枝或链状。白假丝酵母菌由酵母相转为菌丝相，从而具有致病性。假丝酵母菌通常是一种腐败物寄生菌，可生活在正常人体的皮肤、黏膜、消化道或其他脏器中，经常在阴道中存在而无症状。白带增多的非孕妇女中，约有30%在阴道内有此菌寄生，当阴道糖原增加、酸度升高时，或在机体抵抗力降低的情况下，便可成为致病的原因，长期应用广谱抗生素和肾上腺皮质激素，可使假丝酵母菌感染大为增加。因为上述两种药物可导致机体内菌群失调，改变了阴道内微生物之间的相互制约关系，抗感染的能力下降。此外，维生素缺乏（复合维生素B）、严重的传染性疾病，和其他消耗性疾病均可成为假丝酵母菌繁殖的有利条件。妊娠期阴道上皮细胞糖原含量增加，阴道酸性增强，加之孕妇的肾糖阈降低，常有营养性糖尿，小便中糖含量升高而促进假丝酵母菌的生长繁殖。

2. 传染途径　虽然10%~20%的健康妇女阴道中就携带有假丝酵母菌，并且生活中有些特殊情况下可以诱发阴道假丝酵母菌感染，所以假丝酵母菌是一种条件致病菌。但很多时候也能够从外界感染而来。当女性与假丝酵母菌培养阳性的男性有性接触时，其被感染率为80%；与患有假丝酵母菌病的妇女有性接触的男性中，约1/2的人会被感染。也就是说，假丝酵母菌病可以通过性行为传播，这就是女方患假丝酵母菌病时，其配偶也要同时接受治疗的原因；另外，间接接触传染也是一条传播途径。接触被假丝酵母菌患者感染的公共厕所的坐便器、浴盆、浴池座椅、毛巾，使用不洁卫生纸，都可以造成传播，当被感染者外阴阴道的假丝酵母菌达到一定数量时，即可发生假丝酵母菌病。

3. 临床分类　VVC分为单纯性VVC和复杂性VVC。单纯性VVC是指发生于正常非孕宿主、散发的、由白假丝酵母菌引起的轻度VVC。复杂性VVC包括复发性VVC（RVVC）、重度VVC和妊娠VVC、非白假丝酵母菌所致的VVC或宿主为未控制的糖尿病、免疫功能低下者。RVVC是指妇女患VVC经过治疗后临床症状和体征消失，真菌检查阴性后又出现症状，且经真菌学证实的VVC发作一年内有症状4次或以上。复发原因不明，可能与宿主具有不良因素如妊娠、糖尿病、大剂量抗生素应用、免疫抑制剂应用、治疗不彻底，性伴侣未治疗或直肠假丝酵母菌感染等有关。美国资料健康妇女中复发性外阴阴道假丝酵母菌病的发生率为5%~20%左右。重度VVC是指临床症状严重，外阴或阴道皮肤黏膜有破损。

4. 临床表现　最常见的症状是白带增多、外阴及阴道内有烧灼感，伴有严重的瘙痒，甚至影响工作和睡眠。部分患者可伴有尿频、尿急、尿痛及性交痛等症状。典型患者妇科检查时可见白带呈豆腐渣样或凝乳状，白色稠厚，略带异味，或带下夹有血丝，阴道黏膜充血、红肿，甚至溃疡形成。部分患者外阴因瘙痒或接触刺激出现抓痕、外阴呈地图样红斑。约10%患者携带有假丝酵母菌，而无自觉症状。

5. 诊断　典型病例诊断不困难，根据病史、诱发因素、症状、体征和实验室检查诊断较易。实验室取阴道分泌物涂片检查即可诊断。

（1）悬滴法：取阴道分泌物置于玻璃片上，加1滴生理盐水或10%氢氧化钾，显微镜下检查找到芽孢及真菌菌丝，阳性检出率30%~60%。如阴道分泌物pH>4.5，见多量白细胞，多为混合感染。

（2）染色法：取阴道分泌物用革兰染色，阳性检出率达80%。

（3）培养法：取分泌物接种于培养基上，查出真菌可确诊，阳性率更高，但不常规应用。部分患者有典型的临床表现，而显微镜检查阴性或反复复发，如阴道分泌物pH<4.5，未见大量白细胞、滴虫及线索细胞者，临床怀疑耐药菌株或非白假丝酵母菌感染时，采用培

养法＋药敏，可明显提高诊断准确性同时指导进一步敏感药物治疗。

6. 治疗

（1）去除诱因：仔细询问病史了解存在的诱因并及时消除。如停用广谱抗生素、雌激素、口服避孕药等。合并糖尿病者则同时积极予以治疗。停用紧身化纤内裤，使用棉质内裤，确诊患者的毛巾、内裤等衣物要隔离洗涤，使用开水热烫，以避免传播。真菌培养阳性但无症状者无需治疗。

（2）改变阴道酸碱度：真菌在 pH 5.5～6.5 环境下最适宜生长繁殖，因此改变阴道酸碱度形成不适宜其生长的环境。使用碱性溶液擦洗阴道或坐浴，不推荐阴道内冲洗。

（3）药物治疗

1）咪唑类药物

a. 克霉唑：又称三苯甲咪唑，抗菌作用对白色念珠菌最敏感。普遍采用 500mg 克霉唑的乳酸配方单剂量阴道给药，使用方便、疗效好，且孕妇也可使用。单纯性 VVC 患者首选阴道用药，推荐使用单剂量 500mg 给药。另有克霉唑阴道栓 100mg/d，7 天为一疗程；200mg/d，3 天为一疗程。

b. 咪康唑：又称双氯苯咪唑。阴道栓剂 200mg/d，7 天为一疗程或 400mg/d，3 天一疗程治疗单纯性 VVC。尚有 1.2g 阴道栓剂单次给药疗效与上述方案相近。亦有霜剂可用于外阴、尿道口、男性生殖器涂抹，以减轻瘙痒症状及小便疼痛。

c. 布康唑：阴道霜 5g/d，3 天为一疗程。体外抑菌试验表明对非白假丝酵母菌如光滑假丝酵母菌等，其抑菌作用比其他咪唑类强。

d. 益康唑：抗菌谱广，对深部、浅部真菌均有效。50mg 阴道栓每日连续 15 天或 150mg/d 3 天为一疗程。其治疗时患者阴道烧灼感较明显。

e. 酮康唑：口服的广谱抗真菌药，200mg 每日一次口服，5 日一疗程。疗效与克霉唑等阴道给药相近。

f. 噻康唑：2% 阴道软膏单次给药，使用方便、副作用小、疗效显著。

2）三唑类药物

a. 伊曲康唑：抗真菌谱广，餐后口服生物利用度最高，吸收快，口服后 3～4 小时候血药浓度达峰值。单纯性 VVC 患者可 200mg 每日 2 次治疗 1 天或 200mg 每日一次口服治疗 3 天，药物治疗浓度可持续 3 天。对于复发性外阴阴道假丝酵母菌病患者，主张伊曲康唑胶囊口服治疗。

b. 氟康唑：是唯一获得 FDA 许可的治疗假丝酵母菌感染的口服药物。药物口服胶囊生物利用度高，在阴道组织、阴道分泌物中浓度可维持 3 天。对于单纯性 VVC，氟康唑 150mg 单剂量口服可获得满意治疗效果。无明显肝毒性，但需注意肾功能。

c. 特康唑：只限于局部应用治疗，0.4% 霜剂，5g/d 阴道内给药 7 日；0.8% 霜剂，5g/d 阴道内给药 3 日；栓剂 80mg/d 阴道内给药 3 日。

3）多烯类：制霉菌素 10 万 U/枚，每日阴道用药 1 枚，连续 14 日治疗单纯性 VVC。药物疗程长、使用频繁，患者往往顺应性差。

7. 预防　对初次发生外阴阴道假丝酵母菌病者应彻底治疗；检查有无全身疾病如糖尿病等，及时发现并治疗；改善生活习惯如穿宽松、透气内裤，保持局部干燥及清洁；合理使用抗生素和激素类药物。可试使用含乳杆菌活菌的阴道栓调节阴道内菌群平衡。

八、滴虫性阴道炎

滴虫性阴道炎（trichomonal vaginitis）是由阴道毛滴虫引起的性传播疾病之一，常与其他性传播疾病同时存在，女性发病率约10%～25%。除了性交传播，经过公共卫生用具、浴室、衣物等可间接传染。

1. 病因　滴虫阴道炎是由阴道毛滴虫引起的常见阴道炎。阴道毛滴虫适宜在温度25℃～40℃、pH 5.2～6.6的潮湿环境中生长，在pH 5以下或7.5以上的环境中生长受抑制。滴虫生活史简单，只有滋养体而无包囊期，滋养体生命力较强，能在3～5℃生活21天，在46℃生存20～60分钟，在半干燥环境生存约10小时，在普通肥皂水中也能生存45～120分钟。月经前后阴道内pH发生变化，月经后接近中性，隐藏在腺体和阴道皱襞中的滴虫常得以繁殖而引起炎症发作。

2. 临床表现　25%～50%患者感染初期无症状，称为带虫者。潜伏期为几天到4周。当滴虫消耗阴道细胞内糖原、改变阴道酸碱度、破坏其防御机制，在月经前后引起阴道炎症。

主要症状为阴道分泌物增多，多为稀薄、泡沫状，滴虫可无氧酵解碳水化合物，产生腐臭气味，故白带多有臭味，分泌物可为脓性或草绿色；可同时合并外阴瘙痒或疼痛、性交痛等。如合并尿路感染可有尿急、尿频、尿痛及血尿等症状。阴道检查可见阴道黏膜、宫颈阴道部明显充血，甚至宫颈有出血斑点，形成"草莓样"宫颈。阴道毛滴虫能吞噬精子，并阻碍乳酸生成，影响精子在阴道内存活而导致不孕。

3. 诊断　根据病史、临床表现及分泌物观察可做出临床诊断。取阴道分泌物检查可确诊。取分泌物前24～48小时避免性交、阴道灌洗或局部用药；窥阴器不涂抹润滑剂；分泌物取出后应及时送检，冬天需注意保暖，以避免滴虫活动性下降后影响检查结果。

（1）悬滴法：取温生理盐水一滴于玻璃片上，在阴道后穹隆处取分泌物少许混于生理盐水玻片上，立即在低倍显微镜下观察寻找滴虫。镜下可见波状运动的滴虫和增多的白细胞。敏感性为60%～70%。

（2）涂片染色法：将分泌物涂在玻璃片上，待自然干燥后用不同染液染色，不仅能看见滴虫，还能看到并存的假丝酵母菌甚至癌细胞等。

（3）培养法：对可疑患者，多次阴道分泌物镜下检查未检出滴虫者，可采用培养法。

4. 治疗　因滴虫阴道炎可同时合并尿道、尿道旁腺、前庭大腺滴虫感染，单纯局部用药不易彻底治愈，故需同时全身用药。

（1）全身用药：甲硝唑2g单次口服或替硝唑2g单次口服；或甲硝唑400mg，每日2次，连服7日。口服药物的治愈率为90%～95%。单次服药方便，但因剂量大，可出现副作用如胃肠道反应、头痛、皮疹等。甲硝唑用药期间及停药24小时内、替硝唑用药期间及停药72小时内禁止饮酒，哺乳期用药不宜哺乳。治疗失败者可采用甲硝唑2g/d口服，连服3～5日。

（2）阴道局部用药：阴道局部药物治疗可较快缓解症状，但不易彻底消灭滴虫，停药后易复发。因滴虫适宜环境为pH 5.2～6.6，阴道用药前先使用1%乳酸或0.5%醋酸等酸性洗液清洗阴道改变阴道内酸碱度，同时可减少阴道内恶臭分泌物，再使用甲硝唑栓（阴道泡腾片）或替硝唑栓（阴道泡腾片）200mg，每日一次，7日为一疗程。

（3）性伴侣的治疗：滴虫性阴道炎主要通过性交传播，故患者性伴侣多有滴虫感染，但可无症状，为避免双方重复感染，故性伴侣应同时治疗。

（4）滴虫性阴道炎：常在月经期后复发，可考虑下次月经干净后再巩固治疗一疗程。治疗后应在每次月经干净后复查分泌物，经连续检查 3 次阴性后方为治愈。

（5）顽固性滴虫性阴道炎：治疗后多次复查分泌物仍提示滴虫感染的顽固病例，可加大甲硝唑剂量及应用时间，1g 口服，每日 2 次。同时阴道内放置 500mg，每日 2 次，连续 7~14 日。部分滴虫对甲硝唑有耐药者，可选择康妇栓，每日 1 枚塞阴道，7~10 天为一疗程；严重者，每日早晚 1 次阴道塞康妇栓，7 天为一疗程。

（6）妊娠合并滴虫性阴道炎：曾认为甲硝唑在妊娠 3 个月内禁用，因动物实验甲硝唑可能有致畸作用。但最近有国外研究显示人类妊娠期应用甲硝唑并未增加胎儿畸形率，妊娠期可应用。美国疾病控制中心推荐妊娠合并滴虫性阴道炎治疗为甲硝唑 2g 顿服。国内有学者提出治疗方案首选甲硝唑 200mg，每日 3 次，共 5~7 天；甲硝唑 400mg，每日 2 次，共 5~7 天。治疗失败者：甲硝唑 400mg，每日 3 次，7 天。性伴侣需同时治疗：甲硝唑或替硝唑 2g 顿服。应用甲硝唑时需与孕妇及其家属详细说明，知情同意后再使用。

5. 预防　滴虫可通过性生活传播，且性伴侣多无症状。故应双方同时治疗，治疗期间禁止性生活。内衣裤、毛巾等应高温消毒或用消毒剂浸泡，避免重复感染。注意保持外阴清洁、干燥。注意消毒公共浴池、马桶、衣物等传播中介。

九、细菌性阴道病

1. 病因　细菌性阴道病（bacterial vaginosis，BV）是阴道内正常菌群失调所致的一种混合感染。正常阴道内以产生过氧化氢的乳杆菌占优势，通过产生乳酸从而保持阴道内较低的酸碱度，维持正常菌群平衡。当细菌性阴道病时，乳杆菌减少，而阴道加德纳菌与厌氧菌及人型支原体大量繁殖。阴道加德纳菌生活最适 pH 6.0~6.5，温度 35℃~37℃。该菌单独也可引起 BV，但多与其他厌氧菌共同致病。临床及病理特征无炎症改变及白细胞浸润。其发病可能与妇科手术、多次妊娠、频繁性生活及阴道灌洗使阴道内 pH 偏碱有关。口服避孕药有支持乳酸杆菌占优势的阴道环境的作用，对 BV 有一定防护作用。

2. 临床表现　多见于生育期妇女，15~44 岁，约 10%~40% 患者无临床症状，有症状者主要表现为阴道分泌物增多，有鱼腥味，尤其性交后加重，少数患者伴有轻度外阴瘙痒。分泌物呈鱼腥臭味是由于厌氧菌大量繁殖的同时可产生胺类物质所致。检查见阴道黏膜无充血、红肿的炎症表现，分泌物特点为有恶臭味，灰白色、灰黄色，均匀一致，稀薄，易从阴道壁拭去。

BV 常与滴虫性阴道炎、宫颈炎、盆腔炎同时发生。BV 可引起宫颈上皮不典型增生、盆腔炎、异位妊娠和不孕。孕期合并 BV 可引起胎膜早破、早产、绒毛膜羊膜炎、产褥感染及新生儿感染。

3. 诊断　下列 4 项中有 3 项阳性即可临床诊断为细菌性阴道病。

（1）均质、稀薄、白色阴道分泌物，常黏附于阴道壁上。

（2）线索细胞阳性：取少许阴道分泌物于玻片上，加一滴生理盐水混合，高倍显微镜下观察见线索细胞，白细胞极少。线索细胞即阴道脱落的表层细胞于细胞边缘贴附颗粒状物，即各种厌氧菌，尤其是加德纳菌，细胞边缘不清。

（3）阴道分泌物 pH > 4.5。

（4）胺臭味试验阳性：取少许阴道分泌物于玻片上，加一滴 10% 氢氧化钾溶液，产生烂鱼肉样腥臭气味，系因胺遇碱释放氨所致。

阴道分泌物性状取决于临床医师的分辨能力，因而特异性、敏感性不高。阴道 pH 是一个叫敏感的指标，但正常妇女在性交后、月经期也可有阴道 pH 的升高，特异性不高。氨试验的假阳性可发生在近期有性生活的妇女。线索细胞阳性是临床诊断标准中最为敏感和特异性。BV 为正常菌群失调，细菌定性培养在诊断中意义不大。

4. 治疗　治疗原则：①无症状患者无需治疗；②性伴侣不必治疗；③妊娠期合并 BV 应积极治疗；④子宫内膜活检、宫腔镜、取放 IUD 术、子宫输卵管碘油造影、刮宫术等须行宫腔操作手术者术前发现 BV 应积极治疗。

（1）硝基咪唑类抗生素：甲硝唑为首选药物。甲硝唑抑制厌氧菌生长，不影响乳杆菌生长，是较理想的治疗药物。甲硝唑 500mg，每日 2 次，口服连续 7 日；或 400mg，每日 3 次，口服连续 7 日。甲硝唑 2g 顿服的治疗效果差，目前不再推荐应用。甲硝唑栓 200mg，每晚 1 次，连续 7 ~ 10 日。替硝唑 1g，每日 1 次口服连续 5 天；也可 2g 每日 1 次连续 2 天。

（2）克林霉素：300mg，每日 2 次，口服连续 7 日。治愈率约 97%，尤其适用于妊娠期患者（尤其孕早期）和对甲硝唑无法耐受、过敏或治疗失败者。另有含 2% 克林霉素软膏阴道涂布，每次 5g 连续 7 日。

（3）乳酸杆菌栓剂：阴道内用药补充乳酸杆菌，通过产生乳酸从而升高阴道内酸度，抑制加德纳菌及厌氧菌生长，使用后 BV 复发率较单纯适用甲硝唑治疗低，临床值得推广。

（4）其他药物：氨苄西林具有较好杀灭加德纳菌等，但也有杀灭乳酸杆菌作用，治疗效果较甲硝唑差。

（5）合并滴虫、假丝酵母菌感染的阴道炎：聚甲酚醛阴道栓 1 枚，每日 1 次，连续 6 日。

Sanchez S 等学者尝试应用甲硝唑联合制霉菌素阴道用药（含甲硝唑 500mg + 制霉菌素 100 000，每日 1 次，连续 5 天），对降低 BV 的复发率取得较好疗效。Sobel JD 等学者则采用延长治疗时间（甲硝唑栓 200mg，每日 1 次连续 10 天后改每周 2 次连续 4 个月）治疗反复发作或难治的细菌性阴道病，虽疗效显著，但疗程长、费用高。重复使用克林霉素或甲硝唑能获得治疗效果，但最佳的治疗时间及剂量无统一标准，需进一步大样本研究指导临床用药。

十、萎缩性阴道炎

1. 病因　萎缩性阴道炎（atrophic vaginitis）常见于绝经前后、药物或手术卵巢去势后妇女。自然绝经患者又称为老年性阴道炎。主要因为卵巢功能衰退，雌激素水平下降，阴道黏膜萎缩、变薄，上皮细胞内糖原减少，阴道内 pH 增高，多为 pH 5.0 ~ 7.0，局部抵抗力减低，当受到刺激或被损伤时，其他致病菌入侵、繁殖引起炎症。

2. 临床表现　主要为外阴瘙痒、灼热不适伴阴道分泌物增多，阴道分泌物多稀薄呈水样，感染病原菌不同，也可呈泡沫样、脓性或血性。部分患者有下腹坠胀感，伴有尿急尿频尿痛等泌尿系统症状。部分患者仅有泌尿系统症状，曾以尿路感染治疗而效果不佳。

阴道检查可见阴道皱襞减少、消失，黏膜萎缩、变薄并有充血或点状出血，有时可见浅表溃疡。分泌物多呈水样，部分脓性有异味，如治疗不及时，阴道内溃疡面相互粘连，甚至阴道闭锁，分泌物引流不畅者继发阴道或宫腔积脓。

3. 诊断　根据绝经、卵巢手术、药物性闭经或盆腔反射治疗病史及临床表现诊断不难，应取阴道分泌物检查以排除滴虫、假丝酵母菌阴道炎。妇科检查见阴道黏膜红肿、溃疡形成或血性分泌物，但必须排除子宫恶性肿瘤、阴道癌等，常规行宫颈细胞学检查，必要时活检或分段诊刮术。

4. 治疗　原则上为抑制细菌生长，应用雌激素，增强阴道抵抗力。

（1）保持外阴清洁、干燥：分泌物多时可 1% 乳酸冲洗阴道。

（2）雌激素制剂全身给药：补佳乐每日 0.5 ~ 1mg 口服，每 1 ~ 2 个月用地曲孕酮 10mg 持续 10 天；克龄蒙每日 1 片（含戊酸雌二醇 2mg，醋酸环丙孕酮 1mg）；诺更宁（含雌二醇 2mg，醋酸炔诺酮 1mg）每日 1 片。如有乳癌及子宫内膜癌者慎用雌激素制剂。

（3）雌激素制剂阴道局部给药：0.5% 己烯雌酚软膏或倍美力阴道软膏局部涂抹，0.5g 每日 1 ~ 2 次，连用 7 天。

（4）抑制细菌生长：阴道局部给予抗生素如甲硝唑 200mg 或诺氟沙星 100mg，每日一次，连续 7 ~ 10 日。

（5）注意营养：给予高蛋白食物，增加维生素 B 及维生素 A 量，有助于阴道炎的消退。

十一、婴幼儿外阴阴道炎

1. 病因　婴幼儿阴道炎（infant vaginitis）多合并外阴炎，多见于 1 ~ 5 岁幼女。因其卵巢未发育，外阴发育差，阴道细长，阴道上皮内糖原少，阴道内 pH 6.0 ~ 7.5，抵抗力差，阴道自然防御功能尚未形成，容易受到其他细菌感染。另婴幼儿卫生习惯差，年龄较大者有阴道内误放异物而继发感染。病原菌常见大肠杆菌、葡萄球菌、链球菌等。

2. 临床表现　主要症状为阴道内分泌物增多，呈脓性，有异味。临床上多为母亲发现婴幼儿内裤有脓性分泌物而就诊。分泌物刺激可致外阴瘙痒，患儿多有哭闹、烦躁不安、用手搔抓外阴。检查可见外阴充血、水肿或破溃，有时可见脓性分泌物至阴道内流出。慢性外阴炎见小阴唇发生粘连甚至阴道闭锁。

3. 诊断　根据病史、体征及临床表现诊断不难，同时需询问其母亲有无阴道炎病史。取阴道分泌物做细菌学检查或病菌培养。怀疑阴道内有异物者需行肛门检查以确定，必要时需在麻醉下进行。

4. 治疗　治疗原则：①便后清洗外阴，保持外阴清洁、干燥，减少摩擦；②针对病原体选择相应口服抗生素治疗，必要时使用吸管吸取抗生素溶液滴入阴道内；⑧对症处理：如有蛲虫者给予驱虫治疗；阴道内异物者，应及时取出；小阴唇粘连者可外涂雌激素软膏后多可松解，严重者应分离粘连后外用抗生素软膏。

（周晓亮）

第二节　宫颈炎症

宫颈炎（cervicitis）是妇科常见疾病。在正常情况下，子宫颈是预防阴道内病原菌侵入子宫腔的重要防线，因子宫颈可分泌黏稠的分泌物形成黏液栓，抵抗病原体侵入子宫腔。但宫颈同时容易受到性生活、分娩、经宫腔操作等损伤，长期阴道炎症，宫颈外部长期浸在分泌物内，也易受病原体感染，从而发生宫颈炎。

一、急性宫颈炎

急性宫颈炎（acute cervicitis）多发生于感染性流产、产褥感染、宫颈急性损伤或阴道内异物并发感染。

1. 病因　急性宫颈炎多由性传播疾病的病原菌如淋病奈瑟菌及沙眼衣原体感染所致，淋病奈瑟菌感染时约50%合并沙眼衣原体感染。葡萄球菌、链球菌、大肠杆菌等较少见。此外也有病毒感染所致，如单纯疱疹病毒、人乳头瘤病毒、巨细胞病毒等。临床常见的急性宫颈炎为黏液脓性宫颈炎（mucopurulent cervicitis，MPC），其特点为宫颈管或宫颈管棉拭子标本上，肉眼可见脓性或黏液脓性分泌物，棉拭子擦拭宫颈管容易诱发宫颈管内出血。黏液脓性宫颈炎的病原体主要为淋病奈瑟菌及沙眼衣原体。但部分MPC的病原体不清。沙眼衣原体及淋病奈瑟菌均感染宫颈管柱状上皮，沿黏膜面扩散引起浅层感染，病变以宫颈管明显。

2. 病理　急性宫颈炎的病理变化可见宫颈红肿，宫颈管黏膜水肿，组织学表现见血管充血，宫颈黏膜及黏膜下组织、腺体周围见大量中性粒细胞浸润。腺腔内见脓性分泌物。

3. 临床表现　白带增多是急性宫颈炎最常见的、有时是唯一的症状，常呈脓性甚至脓血性白带。分泌物增多刺激外阴而伴有外阴瘙痒、灼热感，以及阴道不规则出血、性交后出血等。由于急性宫颈炎常与尿道炎、膀胱炎或急性子宫内膜炎等并存，不同程度出现下腹部不适、腰骶部坠痛及尿急、尿频、尿痛等膀胱刺激症状。急性淋菌性宫颈炎时，可有不同程度的体温升高和白细胞增多；炎症向上蔓延可导致上生殖道感染，如急性子宫内膜炎、盆腔结缔组织炎。

妇科检查可见宫颈充血、水肿、黏膜外翻，宫颈有触痛、触之容易出血，可见脓性分泌物从宫颈管内流出。淋病奈瑟菌感染的宫颈炎，尿道、尿道旁腺、前庭大腺可同时感染，而见充血、水肿甚至脓性分泌物。沙眼衣原体性宫颈炎可无症状，或仅表现为宫颈分泌物增多，点滴状出血。妇科检查可见宫颈外口流出黏液脓性分泌物。

4. 诊断　根据病史、症状及妇科检查，诊断并不困难，但需明确病原体，应取宫颈管内分泌物作病原体检测，可选择革兰染色、分泌物培养＋药物敏感试验、酶免疫法及核酸检测。革兰染色对检测沙眼衣原体敏感性不高；培养法是诊断淋病的金标准，但要求高且费时长，而衣原体培养其方法复杂，临床少用；酶免疫法及核酸检测对淋病奈瑟菌及衣原体感染的诊断敏感性及特异性高。

诊断黏液脓性宫颈炎：在擦去宫颈表面分泌物后，用小棉拭子插入宫颈管内取出，肉眼观察棉拭子上见白色或黄色黏液脓性分泌物，将分泌物涂片作革兰染色，如光镜下平均每个油镜中有10个以上或高倍视野有30个以上中性粒细胞，即可诊断MPC。

诊断需注意是否合并上生殖道感染。

5. 治疗　急性宫颈炎治疗以全身治疗为主，需针对病原体使用有效抗生素。未获得病原体检测结果可根据经验性给药，对于有性传播疾病高危因素的年轻妇女，可给予阿奇霉素1g单次口服或多西环素100mg，每次2次口服，连续7日。已知病原体者针对使用有效抗生素。

（1）急性淋病奈氏菌性宫颈炎：原则是及时、足量、规范、彻底。常用药物：头孢曲松，125mg 单次肌注；或头孢克肟，400mg 单次口服；大观霉素，4g 单次肌注。因淋病奈氏菌感染半数合并沙眼衣原体感染，故在治疗同时需联合抗衣原体感染的药物。

（2）沙眼衣原体性宫颈炎：四环素类、红霉素类及喹诺酮类常用药物。多西环素，100mg 口服，每日 2 次，连用 7 日。阿奇霉素，1g 单次口服；红霉素，500mg，每日 4 次，连续 7 日（红霉素，250mg，每日 2 次，连续 14 日）。氧氟沙星，300mg 口服，每日 2 次，连用 7 日；左氧氟沙星，500mg，每日 1 次，连用 7 日。

（3）病毒性宫颈炎：重组人 α_2 干扰素栓抑制病毒复制同时可调节机体的免疫，每晚 1 枚，6 天为 1 疗程，有促进鳞状上皮化生，而达到治疗效果。

（4）其他：一般化脓菌感染宫颈炎最好根据药敏试验进行抗生素的治疗。合并有阴道炎者如细菌性阴道病者需同时治疗。疾病反复发作者其性伴侣亦需治疗。

二、宫颈炎症相关性改变

（一）宫颈柱状上皮异位

子宫颈上皮在女性一生中都在发生变化，青春期、妊娠期和绝经期尤为明显，并且受外源女性甾体激素的影响，受宫颈管和阴道内微环境及 pH 的影响。性生活特别是高危性行为女性中由原始柱状和早期或中期鳞状化生上皮构成的移行带的变化有相关性。随着循环中雌激素和孕激素水平升高，阴道微环境的酸性相对更强，造成宫颈外翻，暴露出宫颈管柱状上皮末端，导致翻转即原始柱状上皮暴露增加，此现象也称为"宫颈柱状上皮异位"。

1. 临床表现 常表现为白带增多，而分泌物增多可刺激外阴不适或瘙痒。若继发感染时白带可为黏稠的或脓性的，有时可带有血丝或少量血液，有时会出现接触性出血，也可出现下腹或腰背部下坠痛。

检查见宫颈表面呈红色黏膜状，是鳞状上皮脱落，为柱状上皮所代替，上皮下血管显露的结果。柱状上皮与鳞状上皮有清楚的界限，因非真正"糜烂"，可自行消失。

临床常根据宫颈柱状上皮异位的面积将其分成轻、中、重度。凡异位面积小于子宫颈总面积 1/3 者为轻度，占 1/3 ~ 1/2 者为中度，超过 1/2 总面积者为重度。

2. 治疗 有症状的宫颈柱状上皮异位可行宫颈局部物理治疗。常用的方法：

（1）电凝（灼）法（electrocoagulation）：适用于宫颈柱状上皮异位面较大者。将电灼器接触糜烂面，均匀电灼，范围略超过糜烂面。电熨深度约 0.2cm，过深可致出血，愈合较慢；过浅影响疗效。深入宫颈管内约 0.5 ~ 1.0cm，过深易导致宫颈管狭窄、粘连。电熨后创面喷洒呋喃西林粉或涂以金霉素甘油。术后阴道出血可用纱布填塞止血，24 小时后取出。此法简便，治愈率达 90%。

（2）冷冻疗法：系一种超低温治疗，利用制冷剂快速产生低温而使柱状上皮异位面冻结、坏死而脱落，创面修复而达到治疗目的。制冷源为液氮，快速降温为 -196℃。治疗时根据糜烂情况选择适当探头。为提高疗效可采用冻 - 溶 - 冻法，即冷冻 1 分钟，复温 3 分钟、再冷冻 1 分钟。其优点是操作简单，治愈率约 80%。术后很少发生出血及颈管狭窄。缺点是术后阴道排液多。

（3）激光治疗：是一种高温治疗，温度可达 700℃ 以上。主要使柱状上皮异位组织炭化、结痂，待痂脱落后，创面为新生的鳞状上皮覆盖达到修复治疗目的。一般采用二氧化碳激光器，波长为 $10.6\mu m$ 的红外光。其优点除热效应外，还有压力、光化学及电磁场效应，因而在治疗上有消炎（刺激机体产生较强的防御免疫机能）、止痛（使组织水肿消退，减少对神经末梢的化学性与机械性刺激）及促进组织修复（增强上皮细胞的合成代谢作用，促进上皮增生，加速创面修复），故治疗时间短，治愈率高。

（4）微波治疗：微波电极接触局部病变组织，快速产生高热效应，使得局部组织凝固、坏死，形成非炎性表浅溃疡，新生鳞状上皮覆盖溃疡面而达到治疗目的，且微波治疗可出现凝固性血栓形成而止血。此法出血少，无宫颈管粘连，治愈率约90%。

（二）宫颈息肉（cervical polyp）

可能是炎症的长期刺激导致宫颈管黏膜局部增生，由于子宫具有排异作用，使增生的黏膜逐渐往宫颈口突出，形成宫颈息肉。镜下宫颈息肉表面覆盖一层柱状上皮，中心为结缔组织，伴充血、水肿及炎性细胞浸润。宫颈息肉极易复发，恶变率低。

1. 临床表现　常表现为白带增多或白带中带有血丝或少量血液，有时会出现接触性出血。也可无任何症状。

检查时见宫颈息肉为一个或多个，色红，呈舌状，直径一般1cm，质软而脆，触之易出血，其蒂细长，多附于宫颈外口。

2. 治疗　宫颈息肉应行息肉摘除术，术后标本常规送病理检查。

（三）宫颈腺囊肿（Naboth's cysts）

子宫颈鳞状上皮化生过程中，使柱状上皮的腺口阻塞，或其他原因致腺口阻塞，而导致腺体内的分泌物不能外流而潴留于内，致腺腔扩张，形成大小不等的囊形肿物。其包含的黏液常清澈透明，也可能由于合并感染而呈混浊脓性。腺囊肿一般小而分散，可突出于子宫颈表面。小的仅有小米粒大，大的可达玉米粒大，呈青白色，常见于表面光滑的子宫颈。

（四）宫颈肥大（cervical hypertrophy）

可能由于炎症的长期刺激，宫颈组织反复发生充血、水肿，炎性细胞浸润及结缔组织增生，致使子宫颈肥大，严重者可较正常子宫颈增大1倍以上。

（崔明华）

第三节　盆腔炎性疾病

盆腔炎性疾病（pelvic inflammatory disease，PID）是病原体感染导致女性上生殖道及其周围组织（子宫、输卵管、卵巢、宫旁组织及腹膜）炎症的总称（ascending infection of the upper genital），包括子宫炎、输卵管炎、卵巢炎、输卵管卵巢炎、盆腔腹膜炎及盆腔结缔组织炎，以输卵管炎、输卵管卵巢炎最常见。PID大多发生于性活跃期妇女，月经初潮前、绝经后或未婚者很少发生PID，若发生往往是邻近器官炎症的扩散。PID可引起弥漫性腹膜炎、败血症、感染性休克，严重者可危及生命。既往PID被分为急性或慢性盆腔炎两类，但慢性盆腔炎实际为PID的后遗症，如盆腔粘连、输卵管阻塞，从而导致不孕、异位妊娠、慢性盆腔疼痛，目前已摒弃慢性盆腔炎的称呼。PID严重影响妇女身体健康，增加家庭及社会经济负担。可喜的是美国疾病控制中心的近年数据显示：与20世纪70年代至80年代每年1 000 000例PID相比，近年发病率减少22%，每年PID大约780 000例。

一、输卵管卵巢炎、盆腔腹膜炎、盆腔结缔组织炎

在 PID 中以输卵管炎（salpingitis）最常见，因此在临床上有时将急性输卵管炎等同于 PID，代表内生殖器的急性感染。由于解剖结构邻近的关系，输卵管炎、卵巢炎以及盆腔腹膜炎甚至结缔组织炎往往同时并存，相互影响。

1. 发病机制

（1）病原体：PID 的病原体可达 20 多种，主要有两个来源：①内源性病原体，99% 的 PID 是由于阴道或宫颈的菌群上行性感染引起，包括需氧菌和厌氧菌，以两者混合感染多见。主要的需氧菌和兼性厌氧菌有溶血性链球菌、金黄色葡萄球菌、大肠埃希菌和厌氧菌。厌氧菌有脆弱类杆菌、消化球菌、消化链球菌。厌氧菌的感染容易引起盆腔脓肿。②外源性病原体，主要为性传播疾病的病原体，如淋病奈瑟菌、沙眼衣原体、支原体，前两者只感染柱状上皮及移行上皮，尤其衣原体感染常导致严重输卵管结构及功能破坏，并引起盆腔广泛粘连。在美国，40% ~50% 的 PID 是由淋病奈瑟菌引起，10% ~40% 的 PID 可分离出沙眼衣原体。在我国，淋病奈瑟菌或沙眼衣原体引起的 PID 明显增加，但目前缺乏大宗流行病学资料。性传播疾病可同时伴有需氧及厌氧菌感染，可能是淋病奈瑟菌或衣原体感染造成输卵管损伤后容易继发需氧菌和厌氧菌感染。其他病原体包括放线菌、结核杆菌、病毒（如巨细胞病毒、腮腺炎病毒）以及寄生虫亦可引起盆腔炎性疾病。

（2）感染途径

1）沿生殖道黏膜上行蔓延：病原体经宫颈、子宫内膜、输卵管黏膜至卵巢及腹腔，是非妊娠期、非产褥期 PID 的主要感染途径。淋病奈瑟菌、衣原体及葡萄球菌常沿此途径扩散。

2）经淋巴系统蔓延：病原体经外阴、阴道、宫颈及宫体创面的淋巴管侵入盆腔结缔组织及生殖器其他部分，是产褥感染、流产后感染及宫内节育器放置后感染的主要感染途径。链球菌、大肠埃希菌、厌氧菌多沿此途径蔓延。

3）经血循环传播：病原体先侵入人体的其他系统，再经血液循环感染生殖器，为结核菌感染的主要途径。

4）直接蔓延：腹腔其他脏器感染后，直接蔓延到内生殖器引起相应器官的感染，如阑尾炎可引起右侧输卵管炎。

2. 临床表现　可因炎症轻重及范围大小而有不同的临床表现。衣原体感染引起 PID 常无明显临床表现。炎症轻者无症状或症状轻微。常见症状为阴道分泌物增多、下腹痛、不规则阴道流血、发热等；下腹痛为持续性，活动或性交后加重。若病情严重可有寒战、高热、头痛、食欲缺乏。月经期发病可有经量增多、经期延长。若有腹膜炎，则出现消化系统症状如恶心、呕吐、腹胀、腹泻。若有脓肿形成，可有下腹包块及局部压迫刺激症状；包块位于子宫前方可出现膀胱刺激症状如排尿困难、尿频，若引起膀胱肌炎，可出现尿痛等；若包块位于子宫后方可有直肠刺激症状；若在腹膜外可导致腹泻、里急后重和排便困难。若有输卵管炎的患者同时有右上腹部疼痛，应怀疑有肝周围炎存在。

PID 患者体征差异大，轻者无明显异常发现，或妇科检查仅发现宫颈举痛或宫体压痛或附件区压痛。严重病例呈急性病容，体温升高，心率增快，下腹有压痛、反跳痛及肌紧张，叩诊鼓音明显，肠鸣音减弱或消失。盆腔检查：阴道内可见脓性分泌物；宫颈充血、水肿，

若见脓性分泌物从宫颈口流出，说明宫颈管黏膜或宫腔有急性炎症。穹隆触痛明显，须注意是否饱满；宫颈举痛；宫体稍大有压痛，活动受限；子宫两侧压痛明显，若为单纯输卵管炎，可触及增粗的输卵管，压痛明显；若为输卵管积脓或输卵管卵巢脓肿，可触及包块且压痛明显，不活动；宫旁结缔组织炎时，可扪及宫旁一侧或两侧片状增厚，宫旁两侧宫骶韧带高度水肿、增粗，压痛明显；若有盆腔脓肿形成且位置较低时，可扪及后穹隆或侧穹隆有肿块且有波动感，三合诊能协助进一步了解盆腔情况。

若有输卵管炎的症状及体征同时有右上腹部疼痛，考虑肝周围炎存在，即被称为 Fitz - Hugh - Curtis 综合征。

3. 实验室检查及辅助检查 外周血白细胞计数仅在 44% 的患者中升高，非特异性；炎症标志物如 CRP 及血沉的敏感性为 74% ~ 93%，特异性为 25% ~ 90%。

阴道分泌物生理盐水涂片检查：每高倍视野中 3 ~ 4 个白细胞，对上生殖道感染高度敏感为 87% ~ 91%，涂片中未见白细胞时，阴性预测值可达 94.5%。

阴道超声：特异性为 97% ~ 100%，但敏感性较低，约为 32% ~ 85%，但若是超声无异常发现，并不能因此就排除盆腔炎性疾病的诊断。

4. 诊断 根据病史、临床症状、体征及实验室检查可作出初步诊断。但由于 PID 的临床表现差异大，临床诊断准确性不高。

目前尚无单一的病史、体格检查或实验性检查对盆腔炎性疾病的诊断既高度敏感又特异。2006 年美国疾病与预防控制中心（CDC）制定的盆腔炎性疾病临床诊断标准如下：

（1）基本标准：宫体压痛，附件区压痛或宫颈触痛。

（2）附加标准：体温超过 38.3℃（口表），宫颈或阴道异常黏液脓性分泌物，阴道分泌物生理盐水涂片见到白细胞，实验室证实的宫颈淋病奈瑟菌或衣原体阳性，红细胞沉降率升高，C - 反应蛋白升高。

（3）特异标准：子宫内膜活检证实子宫内膜炎，阴道超声或核磁共振检查显示充满液体的增粗输卵管，伴或不伴有盆腔积液、输卵管卵巢肿块，腹腔镜检查发现盆腔炎性疾病征象。

基本标准为诊断 PID 所必需，附加诊断标准有利于提高 PID 诊断的特异性，特异标准基本可诊断 PID，但除超声外，均为有创检查或费用较高，特异标准仅适用于一些有选择的病例。腹腔镜被认为是诊断 PID 的金标准，具体包括：①输卵管表面明显充血；②输卵管壁水肿；③输卵管伞端或浆膜面有脓性渗出物。腹腔镜诊断输卵管炎的准确率高，并能直接采取感染部位的分泌物行细菌培养，但仅针对抗生素治疗无效以及需要进一步明确诊断的患者，所以临床应用有一定的局限性。

PID 诊断明确后应进一步明确病原体。宫颈管分泌物及后穹隆穿刺液的涂片、培养及核酸扩增检测病原体，虽不及剖腹或腹腔镜直接采样行分泌物检测准确，但临床较实用。

5. 鉴别诊断 需与急性阑尾炎、卵巢囊肿扭转、异位妊娠、盆腔子宫内膜异位症等鉴别。

（1）急性阑尾炎：右侧急性输卵管卵巢炎易与急性阑尾炎混淆。一般而言，急性阑尾炎起病前常有胃肠道症状，如恶心、呕吐、腹泻等，腹痛多初发于脐周围，然后逐渐转移并固定于右下腹。检查时急性阑尾炎仅麦氏点压痛，左下腹不痛，体温及白细胞增高的程度不如急性输卵管卵巢炎。急性输卵管卵巢炎的腹痛则起于下腹左右两侧。右侧急性输卵管卵巢炎常在麦氏点以下压痛明显，妇科检查宫颈举痛，双附件均有触痛。偶有急性阑尾炎和右侧急性输卵管卵巢炎两者同时存在。如诊断不确定，应尽早剖腹探查。

（2）卵巢肿瘤蒂扭转：卵巢囊肿蒂扭转可引起急性下腹痛伴恶心、甚至呕吐。扭转后囊腔内常有出血或伴感染，则可有发热，故易与输卵管卵巢炎混淆。仔细询问病史及进行妇科检查，并借助B超可明确诊断。

（3）异位妊娠或卵巢黄体囊肿破裂：异位妊娠或卵巢黄体囊肿破裂均可发生急性下腹痛并可能有低热，但异位妊娠常有停经史，有腹腔内出血，甚至出现休克，尿HCG阳性，而急性输卵管卵巢炎多无这些症状。卵巢黄体囊肿仅限于一侧，块物边界明显。

（4）盆腔子宫内膜异位症：患者在经期有剧烈下腹痛，多合并不孕病史，须与输卵管卵巢炎鉴别，妇科检查子宫可增大，盆腔有结节状包块，可通过B超及腹腔镜检查作出诊断。

6. 治疗　治疗的目的首先是减轻急性期症状，减少远期并发症；而保留生育能力是盆腔炎性疾病治疗中的另一个重要目标。

治疗原则：选择广谱抗生素，联合抗厌氧菌药物治疗，根据药敏试验选择最有效的抗生素，疗程应持续14日。美国CDC推荐对于符合PID基本诊断标准的性活跃期妇女应立即开始经验性治疗，兼顾杀灭淋病奈瑟菌或沙眼衣原体，同时对性伴侣进行积极治疗。2006年美国CDC推荐的PID治疗方案如下：

（1）门诊治疗：若患者症状轻微，一般情况良好，能耐受口服抗生素，具备随访条件，可在门诊给予治疗。

常用方案：①氧氟沙星400mg，口服，每日2次，或左氧氟沙星500mg，口服，每日1次，同时加甲硝唑400mg，每日2~3次，连用14日。②头孢西丁钠2g，单次肌注，同时口服丙磺舒，然后改为多西环素100mg，每日2次，连用14日；或选用其他第三代头孢菌素如头孢曲松钠与多西环素、甲硝唑合用。

（2）住院治疗：若患者一般情况差，病情严重，伴有发热、恶心、呕吐或有盆腔腹膜炎；或输卵管卵巢脓肿；或门诊治疗无效；或不能耐受口服抗生素；或诊断不明确，均应住院给予抗生素为主的综合治疗。

1）支持治疗：卧床休息，半卧位有利于炎症局限，加强营养，补充液体，注意维持水电解质平衡。避免不必要的妇科检查以免引起炎症扩散。

2）抗生素治疗：建议静脉途径给药收效快，常用的配伍方案如下：

a. 第二代头孢菌素或相当于第二代头孢菌素的药物及第三代头孢菌素或相当于第三代头孢菌素的药物：如头孢西丁钠1~2g，静脉注射，每6小时1次。头孢替坦二钠1~2g，静脉注射，每12小时1次。其他可选用头孢呋辛钠、头孢唑肟、头孢曲松钠、头孢噻肟钠。第二代头孢菌素及第三代头孢菌素多用于革兰阴性杆菌及淋病奈瑟菌感染的治疗。若考虑有支原体或衣原体感染，应加用多西环素100mg，12小时1次口服，持续10~14日。对不能耐受多西环素者，可服用阿奇霉素，每次500mg，每日1次，连用3日。对输卵管卵巢脓肿的患者，加用克林霉素或甲硝唑，可更有效对抗厌氧菌。

b. 克林霉素与氨基糖苷类药物联合方案：克林霉素900mg，每8小时1次，静滴；庆大霉素先给予负荷量（2mg/kg），然后给予维持量（1.5mg/kg），每8小时1次，静滴。临床症状、体征改善后继续静脉应用24~48小时，克林霉素改口服，每次450mg，每日4次，连用 14 日；或多西环素 100mg，每日 2 次口服，连用 14 日。

c. 喹诺酮类药物与甲硝唑联合方案：氧氟沙星 400mg，每 12 小时 1 次，或左氧氟沙星 500mg，静滴，每日 1 次。甲硝唑 500mg，静滴，每 8 小时 1 次。

d. 青霉素与四环素类药物联合方案：氨苄西林/舒巴坦 3g，静注，每 6 小时 1 次，加多西环素 100mg，每日 2 次口服，连用 14 日。

3）手术治疗：主要适用于抗生素治疗不满意的输卵管卵巢脓肿等有盆腔脓肿形成者。

4）中药治疗：主要为活血化瘀、清热解毒。

根据美国疾病预防和控制中心（CDC）推荐的治疗方案，临床治愈率达 90%。若治疗失败，则可能因为依从性差，误诊或盆腔包块形成，需要进一步检查。对合并炎性包块的患者，如抗生素治疗无效，应立即考虑手术治疗。对放置宫内节育器的患者，抗生素治疗后建议将其取出。PID 患者在治疗期间应被告知禁止性生活，所有近 60 天内有性接触的性伴侣都应进行衣原体及淋病奈瑟菌的检查，并进行经验性治疗。门诊治疗的患者应于 48～72 小时复诊以评估疗效、患者的依从性。

二、子宫内膜炎

子宫内膜炎（endometritis）虽常与输卵管炎同时存在，但子宫内膜炎具有某些独特的临床特征。

1. 病因　子宫内膜炎多与妊娠有关，如产褥感染及感染性流产；与宫腔手术有关如黏膜下肌瘤摘除、放置宫内节育器及剖宫产中胎盘人工剥离等。子宫内膜炎特殊的高危因素包括近 30 天内阴道冲洗、近期宫内节育器的放置等。病原体大多为寄生于阴道及宫颈的菌群，细菌突破宫颈的防御机制侵入子宫内膜而发生炎症。

若宫颈开放，引流通畅，可很快清除宫腔内的炎性分泌物。各种引起宫颈管狭窄的原因如绝经后宫颈萎缩、宫颈物理治疗、宫颈锥形切除等，可使炎症分泌物不能向外引流或引流不畅，而形成宫腔积脓。

2. 临床表现　主要为轻度发热、下腹痛、白带增多，妇科检查子宫有轻微压痛。炎症若未及时治疗，则向深部蔓延而感染肌层，在其中形成小脓肿，可形成子宫肌炎、输卵管卵巢炎、盆腔腹膜炎等，甚至可导致败血症而有相应的临床表现。

3. 诊断　子宫内膜炎的症状和体征比较轻微，容易被忽视。因此有时可能需要行子宫内膜活检来协助诊断。子宫内膜活检是诊断子宫内膜炎的金标准，组织学的诊断标准为 120 倍的视野下子宫内膜间质中至少有一个浆细胞以及 400 倍视野下浅表子宫内膜上皮中有 5 个或更多的白细胞。

4. 治疗　子宫内膜炎的治疗同输卵管炎患者的门诊治疗方案，持续 14 天。2006 年美国疾病预防和控制中心（CDC）推荐的治疗方案如下：①氧氟沙星 400mg，口服，每日 2 次，或左氧氟沙星 500mg，口服，每日 1 次，连用 14 日；②头孢曲松钠 250mg 单次肌注，多西环素 100mg，每日 2 次，连用 14 日。若患者有细菌性阴道病，加甲硝唑 500mg，每日 2 次，连用 14 日。

若宫颈引流不畅，或宫腔积留炎性分泌物时，需在大剂量抗生素治疗的同时清除宫腔内残留物、分泌物或扩张宫颈使宫腔分泌物引流通畅。若怀疑有感染或坏死的子宫黏膜下肌瘤或息肉存在时，应摘除赘生物。

三、输卵管卵巢脓肿、盆腔脓肿

输卵管卵巢脓肿和盆腔脓肿是盆腔炎性疾病最严重的并发症。输卵管积脓、卵巢积脓、输卵管卵巢脓肿也属于盆腔脓肿，但各有特点。亦有相同之处。输卵管卵巢脓肿（tuboovarian abscess）是输卵管、卵巢及其周围组织的化脓性包块。在需要住院治疗的 PID 患者中约 1/3 形成输卵管卵巢脓肿。盆腔脓肿（pelvic abscess）多由急性盆腔结缔组织炎未及时治疗或治疗不彻底而化脓形成。这种脓肿可局限于子宫的一侧或双侧，脓液流入于盆腔深部。甚至可达直肠阴道隔中。

1. 临床表现　患者多有高热及下腹痛，常以后者为主要症状。亦有部分患者发病迟缓，缓慢形成脓肿，症状不明显，甚至无发热。Landers 等发现 50% 的输卵管卵巢脓肿有寒战及发热，常常伴有恶心，阴道分泌物增多，以及不规则阴道流血；但值得注意的是约 35% 的输卵管卵巢脓肿患者无发热。妇科检查可在子宫一侧或两侧扪及包块，或在子宫后方子宫直肠陷凹处触及包块，并向后穹隆膨隆，有波动感和触痛明显。此外直肠受脓肿刺激可有排便困难、排便疼痛及便意频数等。常伴外周血白细胞计数升高。但 Landers 等发现，23% 的患者白细胞计数正常。

脓肿可自发破裂引起严重的急性腹膜炎甚至脓毒血症、败血症以致死亡。偶见盆腔脓肿自发穿破阴道后穹隆或直肠，此时患者症状可迅速缓解。

2. 诊断　典型的临床表现为盆腔疼痛、包块形成以及发热、白细胞计数增多。

超声和 CT 是最常见的协助诊断输卵管卵巢脓肿的影像学检查手段。超声作为一种简便、无创的辅助检查手段能有效辨认输卵管卵巢脓肿，超声的影像图为一侧或双侧附件结构消失，可见囊性或多房分隔的包块，其中无法辨认输卵管或卵巢，斑点状液体与积聚在腹腔及子宫直肠陷凹的脓液有关。

与超声（75% ~ 82%）相比，CT 具有更好的敏感性（78% ~ 100%）但价格相对昂贵。CT 中可见增厚、不规则及回声增强的脓肿壁，多房，囊内液稠厚，同时可发现输卵管系膜增厚，肠壁增厚。

3. 治疗　盆腔脓肿建议住院治疗，警惕脓肿破裂的症状。输卵管卵巢脓肿以往多行经腹全子宫及双附件切除术，近 30 年来随着广谱抗生素的发展，初步治疗从手术治疗转变为抗生素治疗。抗生素的选择强调针对感染的病原体，应能渗透入脓腔，且疗程更长。大多数研究提示保守性药物治疗的成功率约 70% 或更高，某些研究的结果为 16% ~ 95%。药物治疗的成功率被认为与脓肿的大小有关，Reed 等在 119 例输卵管卵巢脓肿的研究中发现脓肿直径大于 10cm 者 60% 以上患者需要进一步手术治疗，而脓肿直径 4 ~ 6cm，约少于 20% 的患者需要手术治疗。文献报道，老年输卵管卵巢脓肿患者对抗生素的敏感性差。

是否需要手术治疗除了需要评估抗生素的治疗效果外，还取决于临床症状和是否有脓肿破裂。约 25% 的输卵管卵巢脓肿经药物保守治疗失败将采取手术治疗。手术治疗仅限于脓肿破裂者或抗生素治疗不敏感者，可行手术切除脓肿或脓肿切开引流，原则以切除病灶为主。手术指征如下：

（1）药物治疗无效：盆腔脓肿或输卵管卵巢脓肿经药物治疗 48 ~ 72 小时，体温持续不降，患者中毒症状加重或包块增大者，白细胞计数持续升高，应及时手术。

（2）脓肿持续存在：经药物治疗病情有好转，继续控制炎症数日（2 ~ 3 周），包块未消失，但已局限，应手术切除。

（3）脓肿破裂：突然腹痛剧烈，寒战、高热、恶心、呕吐、腹胀，腹部拒按或有中毒性休克表现，考虑脓肿破裂应立即剖腹探查。

多数学者认为对于抗生素治疗48~72小时无效者应积极手术切除脓肿，手术中注意操作轻柔，避免损伤肠管或脓液溢入腹腔内。因输卵管卵巢脓肿常发生于年轻妇女，应努力保留生育功能，可行输卵管卵巢脓肿造口术；为防止复发，可行一侧附件切除术联合有效抗生素治疗，尽可能保留卵巢功能；对于无生育要求的年龄较大患者，应行全子宫及双附件切除术减少复发。

随着影像学检查技术的进步以及引流技术的提高，盆腔脓肿的手术治疗发生了很大的改变。对复杂的盆腔脓肿可采取腹腔镜下脓肿抽吸引流，减少脓肿切除导致的周围组织的损伤。对位置已达盆底的脓肿常采用阴道后穹隆切开引流，可自阴道后穹隆穿刺，如能顺利吸出大量脓液则在局部切开排脓后插入引流管，如脓液明显减少可在3日后取出引流管。此种方法对盆腔结缔组织炎所致的脓肿，尤其是子宫切除术后所形成的脓肿效果好。一旦脓液全部引流，患者即可达到治愈。但如形成腹腔脓肿，即使引流只能达到暂时缓解症状，常需进一步剖腹探查切除脓肿。据报道，在积极抗生素和手术治疗后因为盆腔脓肿破裂引起的死亡率为5%~10%。

目前对于穿刺引流后的不孕和异位妊娠发生率尚难以定论。有资料表明若脓肿未破裂，药物治疗联合24小时内腹腔镜下脓肿引流，日后妊娠率为32%~63%，明显较脓肿行单纯药物治疗（4%~15%）或脓肿破裂后行保守性手术者（25%）增加，因此，腹腔镜下脓肿引流术术后恢复快，且缩短住院时间，可减少日后不孕的发生。

四、盆腔炎性疾病后遗症

约1/4的盆腔炎性疾病会发生一系列后遗症，即盆腔炎性疾病后遗症（sequelae of PID）。主要因为组织的结构破坏、广泛粘连、增生及疤痕形成，导致输卵管阻塞、积水、输卵管卵巢囊肿，盆腔结缔组织增生导致主韧带、宫骶韧带增生、变厚，子宫固定，从而引起不孕、异位妊娠及慢性盆腔疼痛及盆腔炎性疾病的反复发作。有PID病史的患者日后异位妊娠的风险增加6~10倍，不孕的发生率为6%~60%不等，慢性盆腔痛的风险增加4倍。根据后遗症的不同选择不同的治疗方案。不孕患者则需辅助生育技术协助生育。但对慢性盆腔痛则无有效的治疗方法。对输卵管积水者可行手术治疗。

五、预防措施

国外关于PID的高危因素包括：患有性传播性疾病，年轻（15~24岁），既往PID病史，多个性伴侣，细菌性阴道病，宫腔手术史以及月经期性生活、IUD、阴道冲洗、吸烟及吸毒史等。因此相关预防措施包括宣传安全的性行为，适当的避孕方法，以及卫生保健措施如月经期避免性生活。积极治疗下生殖道感染如细菌性阴道病，常规衣原体筛查有助于明显减少PID的发生。淋病奈瑟菌和衣原体感染的患者和阴道毛滴虫感染患者应同时行性传播性疾病的检查。但老年患者并不一定存在同盆腔炎性疾病的高危因素，多与生殖道恶性肿瘤、糖尿病及伴随的消化道疾病如阑尾炎有关。

（王　锋）

第四节 性传播疾病

一、淋病（gonorrhea）

（一）概述

为最为常见的性传播疾病之一，由淋球菌又称淋病奈瑟菌（Neisseriagonorrhea）感染引起，主要通过性接触而传播。从感染男性通过性接触传播给女性的几率为80%～90%，从感染女性通过性接触传播给男性的几率为25%。人类是淋球菌唯一的天然宿主，无症状的女性患者很易发展成播散性淋菌感染和淋菌性盆腔炎。

（二）诊断要点

1. 临床表现 根据感染部位分为：

（1）淋菌性尿道炎：一般在无保护性性交后2～5天发病，尿频、尿急、尿痛、烧灼感及排尿困难，尿道口发红，有脓性分泌物。

（2）淋菌性宫颈炎：表现为宫颈水肿、红斑和脓性分泌物。半数女性患者无症状，有时出现少量阴道分泌物，阴道内轻微疼痛和烧灼感，外阴瘙痒，前庭大腺可红肿、压痛。

（3）淋菌性盆腔炎：淋病奈瑟菌可上行感染盆腔脏器，严重者可形成输卵管卵巢脓肿、盆腔脓肿，导致继发不育或宫外孕。

2. 辅助检查方法 宫颈口分泌物涂片检查可诊断，宫颈口培养是诊断淋病的最佳方法。

（三）治疗原则

可选用下述方法治疗，同时治疗性伴侣。

1. 喹诺酮类

（1）环丙沙星。

（2）氧氟沙星。

（3）诺氟沙星。

2. 青霉素类

（1）普鲁卡因青霉素。

（2）阿莫西林（羟氨苄青霉素）。

亦可选择：头孢曲松钠、盐酸大观霉素。

合并沙眼衣原体感染者，可选用下述方法：

（1）盐酸多西环素（强力霉素）。

（2）四环素。

（3）红霉素。

二、梅毒（Syphilis）

（一）概述

由苍白螺旋体（treponema pallidum）引起的一种性传播疾病。主要通过性交传播，亦可通过胎盘传播而发生先天梅毒。根据传播途径的差异，分为获得性梅毒（后天梅毒）及胎传梅毒（先天梅毒）。

（二）诊断要点

1. 临床表现　获得性梅毒根据病程，分为：

一期梅毒：约在感染后2~4周出现硬性下疳，大多发生在生殖器部位。在硬性下疳出现7~8周左右后，梅毒血清反应由阴性转为阳性。

二期梅毒：主要表现为皮肤梅毒疹。全身出现皮疹，这种梅毒疹如发生在掌跖部具有诊断意义。二期梅毒患者血清反应强阳性。

三期梅毒：主要表现为永久性皮肤黏膜损害，并可累及全身各内脏器官或组织，破坏性大。树胶肿是三期梅毒主要表现。此期梅毒血清反应多为阳性，但感染时间愈长，阳性率愈低。

2. 实验室检查　病原学检查、血清学检查〔如快速血浆反应素（RPR）、梅毒螺旋体抗原试验（梅毒螺旋体颗粒凝集试验）（TP‐PA）以及梅毒螺旋体血凝试验（TpHA）〕可诊断。

（三）治疗原则

应以青霉素治疗为主，用药应尽早、足量、规范。性伴侣应行梅毒的诊断和治疗，治疗期间禁止性生活。

1. 早期梅毒（包括一期、二期及早期潜伏梅毒）

（1）青霉素不过敏者

1）苄星青霉素。

2）普鲁卡因青霉素。

（2）青霉素过敏者

1）盐酸四环素。

2）多西环素。

3）红霉素。

2. 晚期梅毒（包括三期皮肤、黏膜、骨骼梅毒，晚期潜伏期梅毒或不能确定期别的潜伏梅毒）及二期复发梅毒

（1）青霉素不过敏者

1）苄星青霉素。

2）普鲁卡因青霉素。

（2）青霉素过敏者

1）盐酸四环素。

2）多西环素。

3）红霉素。

三、尖锐湿疣（condyloma acuminatum）

（一）概述

尖锐湿疣是由人类乳头瘤病毒（human papilloma virus，HPV）感染引起的鳞状上皮增生性疣状病变。目前发现HPV有一百多种类型，其中三十余种与生殖道感染有关。HPV感

染的危险因素为性生活过早、多个性伴侣、免疫力低下、性激素水平过高、吸烟等。尖锐湿疣往往与多种性传播疾病如淋病、梅毒以及衣原体感染等并存。

（二）诊断要点

1. 临床表现　感染后临床症状常不明显，潜伏期平均3个月，患者多因外阴赘生物就诊，病变多发生于性交时易损伤部位，可呈乳头状或菜花状突起。

2. 辅助检查　应同时检查阴道和宫颈是否受累，行宫颈细胞学检查；对于不典型病例，应行细胞学涂片、醋酸试验、阴道镜检查、病理检查以及核酸检测等等以明确诊断。

（三）治疗原则

目前尚无根除HPV方法，治疗目的为去除肉眼可见的疣体，改善症状和体征，避免复发。治疗方法主要有三种：局部药物治疗、物理疗法和免疫疗法。物理疗法包括激光、冷冻、电灼以及手术切除等。

常用治疗方法：

1. 冷冻治疗　外生殖器和会阴部疣首选液氮冷冻治疗。

2. 激光治疗　适用于广泛性疣，特别是对冷冻治疗无效者。

3. 手术治疗　适用于广泛性疣，特别是对冷冻治疗无效者。

4. 局部药物治疗　适用于处理各种类型的泌尿生殖器疣，特别是上述方法治疗无效者。

（1）0.5%足叶草毒素酊。

（2）25%足叶草酯酊。

（3）50%三氯醋酸溶液。

（4）5%咪喹莫特乳膏。

（5）5%氟尿嘧啶乳膏。

5. 免疫疗法　干扰素治疗。

四、巨细胞病毒感染（cytomegalovirus infection）

（一）概述

巨细胞病毒（cytomegalovirus），又称涎腺病毒（salivary gland virus），为疱疹病毒的一种，为DNA病毒。人类对巨细胞病毒有广泛的易感性，多数人一生中都感染过巨细胞病毒，但多为无症状的亚临床感染，其传播方式是接触传染，与性传播有密切的关系。多为宫内感染，亦可为后天获得。

（二）诊断要点

1. 临床表现　宫内感染是病毒穿过胎盘引起胎儿的感染，可无临床症状，但若出现症状则一般较后天获得者明显，可发生病毒血症，而引起全身性内脏损害，表现为黄疸、肝脾肿大、间质性肺炎、脉络膜视网膜、神经运动迟缓及精神障碍等；皮肤上可出现瘀斑，有时亦可发生全身性斑丘疹，偶尔出现全身性丘疹结节性皮疹。成人多发生于30岁以上，临床中常见于输血后的单核细胞增多症，由于免疫功能缺陷而发生血管、网膜炎、肺炎以及消化道感染。并且大多数患者合并吉兰－巴雷综合征（格林－巴利综合征）。

2. 辅助检查　最可靠的诊断方法是从尿液或体液、分泌物中分离出巨细胞病毒，在尿沉渣及咽部涂片检查可见含有特异性包涵体的"巨大细胞"，免疫荧光检查可发现抗体。

（三）治疗原则

目前尚无特效的治疗，阿糖胞苷、干扰素及转移因子皆无效，目前亦无肯定有效的疫苗。最近，美国学者研制出两种活疫苗，初试后颇见效。一种是由 AD169 菌株研制成的；另一种是从 TOWn 菌株制成的，经非肠道给药后，已明显表现出有抗巨细胞病毒的效能，CMV 抗体升高，导致免疫功能增强。

五、生殖器疱疹（genital herpes）

（一）概述

生殖器疱疹是由单纯疱疹病毒（herpes simplex virus，HSV）引起的性传播疾病，HSV属双链 DNA 病毒，分 HSV－1 及 HSV－2 两个血清型。70%～90% 原发性生殖器疱疹由HSV－2引起，特点是引起生殖器及肛门皮肤溃疡，易复发。

（二）诊断要点

1. 临床表现　根据临床表现分为原发性及复发性两种类型。原发性生殖器疱疹患部先有烧灼感，表现为群集丘疹，可单簇或散在多簇，丘疹很快形成水疱，疱疹破裂形成糜烂或溃疡，伴有疼痛，随后结痂自愈。发病前可有全身症状如发热、全身不适、头痛等。几乎所有患者均出现腹股沟淋巴结肿大、压痛，病情平均经历 2～3 周缓慢消退。50%～60% 原发性感染患者在半年内复发，称为复发性生殖器疱疹。

2. 辅助检查　实验室检查如细胞学检查、病毒抗原检测、病毒培养、核酸检测中的 1项即可确诊。

（三）治疗原则

生殖器疱疹为易复发疾病，尚无彻底治愈方法。

1. 抗病毒治疗　以全身抗病毒药物为主。

（1）原发性生殖器疱疹

1）阿昔洛韦。

2）伐昔洛韦。

3）泛昔洛韦。

（2）复发性生殖器疱疹：如每年复发超过 6 次。

1）阿昔洛韦。

2）伐昔洛韦。

3）泛昔洛韦。

如每年复发少于 6 次，复发后上述药物使用 1 周。

2. 局部治疗　保持患处清洁、干燥。皮损处外涂 3% 阿昔洛韦霜、1% 喷昔洛韦乳膏或酞丁胺霜等。

六、生殖道沙眼衣原体感染

（一）概述

女性生殖道衣原体感染主要为沙眼衣原体（Chlamydia trachomatis）感染，是常见的性传播疾病。沙眼衣原体有 18 个血清型,沙眼衣原体主要感染柱状上皮及移行上皮而不向深层侵犯,可引起宫颈黏膜炎、子宫内膜炎、输卵管炎,最后导致不孕或输卵管妊娠。衣原体感染的主要途径是经性交直接传播。

(二)诊断要点

1. 临床表现 常无症状或症状轻微,患者不易察觉,病程迁延。临床表现因感染部位不同而异。由于沙眼衣原体感染无特征性临床表现,临床诊断较困难。

2. 辅助检查 行实验室检查如细胞学检查、沙眼衣原体培养、沙眼衣原体抗原检测、沙眼衣原体核酸检测、血清抗体检测等可确诊。其中沙眼衣原体培养是诊断沙眼衣原体感染的金标准,沙眼衣原体抗原检测是目前临床最常用的方法。

(三)治疗原则

由于衣原体的发育周期独特,细胞外的衣原体对抗生素不敏感,选用的抗生素应具有良好的细胞穿透性。

1. 沙眼衣原体宫颈黏膜炎的治疗

推荐方案:

(1)多西环素(强力霉素)。

(2)阿奇霉素。

可选用方案:

(1)红霉素。

(2)氧氟沙星。

(3)左氧氟沙星。

2. 沙眼衣原体盆腔炎的治疗

(1)多西环素(强力霉素)。

(2)氧氟沙星。

3. 性伴侣治疗 性伴侣应进行检查及治疗。治疗期间均应禁止性生活。

七、支原体感染

(一)概述

支原体(mycoplasmas)是处于细菌与病毒之间的无细胞壁而能自行复制,能在无活细胞培养基中繁殖,结构简单的原核细胞微生物;从生殖道分泌物中可分离出人型支原体(mycoplasmas hominis,MH)及解脲支原体(ureaplasma urealyticum,UU)。

(二)诊断要点

1. 临床表现 MH 感染可引起阴道炎、宫颈炎和输卵管炎;UU 感染多导致非淋菌性尿道炎(nongonococal uretMtis,NGU)。主要通过性接触传播,感染衣原体后,不一定会出现症状,即使有症状,也因感染部位的不同而有所不同,一般来说,这些症状均无特异性。

2. 辅助检查 通过将尿道和阴道分泌物标本支原体培养明确诊断。

(三)治疗原则

临床治疗首选广谱抗生素四环素和大环内酯类药,常用的药物如下所述:

1. 四环素类　四环素、多西环素、美满霉素（米诺环素、甲胺四环素）。
2. 大环内酯类　红霉素、阿奇霉素。
3. 喹诺酮类　氧氟沙星、环丙沙星。

（王静芳）

第五节　阴道炎

一、概述

正常健康妇女，阴道由于解剖组织的特点对病原体的侵入有自然防御功能。如阴道口的闭合，阴道前后壁紧贴，阴道上皮细胞在雌激素影响下的增生和表层细胞角化，阴道酸碱度保持在 4～5，使适应碱性的病原体的繁殖受到抑制，而颈管黏液呈碱性，使适应酸性环境的病原体的繁殖受到抑制等。当阴道的自然防御功能受到破坏时，病原体易于侵入，导致发生阴道炎症（vaginitis）。阴道炎症是妇科最常见疾病，各年龄组均可发病，生育年龄妇女性活动较频繁，且外阴及阴道又是分娩、宫腔操作的必经之道，容易受到损伤及外界病原体的感染；绝经后妇女及婴幼儿雌激素水平低，局部抵抗力下降，也易发生感染。

正常阴道内有病原体寄居形成阴道正常微生物群，包括①革兰阳性需氧菌及兼性厌氧菌：乳杆菌、棒状杆菌、非溶血性链球菌、肠球菌及表皮葡萄球菌；②革兰阴性需氧菌及兼性厌氧菌：加德纳菌（此菌革兰染色变异，有时呈革兰阳性）、大肠埃希菌及摩根菌（morganella）；③专性厌氧菌：消化球菌、消化链球菌、类杆菌、动弯杆菌（mobiluncus）、梭杆菌及普雷沃菌；④支原体及假丝酵母菌。

虽然正常阴道内有多种细菌存在，但由于阴道与这些菌群之间形成生态平衡并不致病。在维持阴道生态平衡中，乳杆菌、雌激素及阴道 pH 起重要作用。生理情况下，雌激素使阴道上皮增生变厚并富含糖原，阴道上皮细胞分解糖原为单糖，阴道乳杆菌将单糖转化为乳酸，维持阴道正常的酸性环境（pH≤4.5，多在 3.8～4.4），抑制其他病原体生长，称为阴道自净作用。正常阴道菌群中，以产生过氧化氢（H_2O_2）的乳杆菌为优势菌，乳杆菌除维持阴道的酸性环境外，其产生的 H_2O_2 及其他抗微生物因子可抑制或杀灭其他细菌。阴道生态平衡一旦被打破或外源病原体侵入，即可导致炎症发生。常见的影响因素有：①雌激素水平，月经期前后雌激素水平下降导致阴道内 pH 上升，有利于细菌的生长。妊娠期因受体内高雌激素的影响，有利于加德纳菌及一些厌氧菌的生长；②避孕工具，避孕药膏如杀精子的避孕药膏对乳杆菌有毒性作用，使其产生过氧化氢减少，有利于细菌的生长；③药物，许多种药物影响阴道内的环境如广谱抗生素、抗癌药物及免疫抑制剂等；④感染，病原菌的干扰导致阴道内原有菌群失调。

二、外阴阴道假丝酵母菌病

（一）概述

外阴阴道假丝酵母菌病（vulvovaginal candidiasis，VVC）是由假丝酵母菌引起的常见外阴阴道炎症。国外资料显示，约 75% 的妇女一生中至少患过 1 次外阴阴道假丝酵母菌病，45% 的妇女经历过 2 次或 2 次以上的发作。

· 197 ·

80%～90% VVC 病原体为白假丝酵母菌，10%～20% 为光滑假丝酵母菌、近平滑假丝酵母菌、热带假丝酵母菌等。白假丝酵母菌为双相菌，有酵母相及菌丝相，酵母相为芽生孢子，在无症状寄居及传播中起作用；菌丝相为芽生孢子伸长成假菌丝，侵袭组织能力加强。白假丝酵母菌为条件致病菌，广泛分布于土壤、医院环境，可经尘埃污染用品传播。也可寄生于人体，正常人群主要部位带菌率：肠道 50%、阴道 20%～30%，并可互相自身传染，10%～20% 非孕妇女及 30% 孕妇阴道中有此菌寄生，但菌量极少，呈酵母相，并不引起症状。只有在全身及阴道局部细胞免疫能力下降，假丝酵母菌大量繁殖，并转变为菌丝相，才出现症状。酸性环境适宜假丝酵母菌的生长，有假丝酵母菌感染的阴道 pH 多在 4.0～4.7，通常 <4.5。假丝酵母菌对热的抵抗力不强，加热至 60℃ 1 小时即死亡；但对干燥、日光、紫外线及化学制剂等抵抗力较强。

常见发病诱因：应用广谱抗生素、妊娠、糖尿病、大量应用免疫抑制剂。长期应用抗生素，抑制乳酸杆菌生长，从而利于假丝酵母菌繁殖。妊娠及糖尿病时机体免疫力下降，阴道组织内糖原增加，酸度增高，有利于假丝酵母菌生长。大量应用免疫抑制剂或免疫缺陷综合征，机体抵抗力降低。其他诱因有胃肠道假丝酵母菌、应用含高剂量雌激素的避孕药、穿紧身化纤内裤及肥胖等，后者可使会阴局部温度及湿度增加，假丝酵母菌易于繁殖引起感染。

其传染途径主要为内源性传染，假丝酵母菌除作为条件致病菌寄生于阴道外，也可寄生于人的口腔、肠道，一旦条件适宜可引起感染。这 3 个部位的假丝酵母菌可互相传染。少部分患者可通过性交直接传染。极少通过接触感染的衣物间接传染。

（二）诊断要点

外阴及阴道瘙痒，白带增多，是主要症状。外阴唇肿胀，伴有烧灼感，尿痛，排尿困难，约有 10%～15% 的患者没有自觉症状。妇科检查时可见外阴抓痕，表皮剥脱，外阴肿胀潮红，阴道黏膜红肿、小阴唇内侧及阴道黏膜上附有白色块状物，擦除后露出红肿黏膜面，急性期还可能见到糜烂及浅表溃疡。分泌物由脱落上皮细胞和菌丝体、酵母菌和假菌丝组成，其特征为白色稠厚呈凝乳或豆腐渣样。根据其流行情况、临床表现、微生物学、宿主情况，治疗效果分为单纯性外阴阴道假丝酵母菌病（uncomplicated VVC）和复杂性外阴阴道假丝酵母菌病（complicated VVC），单纯性 VVC 多见于免疫功能正常患者，由白色假丝酵母菌引起，散发或非经常发作，症状轻到中度。复杂性 VVC 多见于免疫力低下或应用免疫抑制剂或糖尿病、妊娠患者，由非白色假丝酵母菌引起，往往复发或经常发作，症状较重。一年内 VVC 发作 4 次或以上称为复发性外阴阴道假丝酵母菌病（recurrent vulvovaginal candidiasis，RVVC）。

对有阴道炎症状或体征的妇女，若在阴道分泌物中找到假丝酵母菌的芽胞或菌丝即可确诊。可用生理盐水湿片法或 10%KOH 湿片法或革兰染色检查分泌物中的芽胞和菌丝。若有症状而多次湿片检查为阴性，或为顽固病例，可采用培养法确诊是否为非白假丝酵母菌感染。

（三）诊断纵观

外阴阴道假丝酵母菌病以往误称为霉菌性阴道炎。VVC 的病原体并不是霉菌，而是以白假丝酵母菌为主的酵母菌。自然界中真菌至少有 10 万种以上，按菌落形态可分为：霉菌（mold）、酵母菌（yeast）和双相菌。霉菌为多细胞结构，有菌丝和孢子。可表现为各种颜色、质地和形态的毛样菌落；酵母菌（yeast）为单细胞结构，只有孢子子囊，发芽时形成假菌丝。

VVC的发生可以是由于假丝酵母菌的数量增多或毒性加强所致，也可以是由于阴道防御机制的降低，平衡被破坏，假丝酵母菌在局部生长、繁殖，从酵母相转化成菌丝相，导致感染。发病时菌体首先通过表面糖蛋白与宿主细胞的糖蛋白受体结合，使菌体黏附于宿主细胞，之后菌体出芽，形成芽管及假菌丝。菌丝的生长是假丝酵母菌有效获取营养的方式，它沿皮肤黏膜的沟隙生长，借机械力穿过表皮或上皮细胞，再行繁殖。白假丝酵母菌能分泌多种蛋白溶解酶，如碱性磷酸酶、磷脂酶、门冬酰蛋白酶等。该酶类有辅助孢子黏附以及芽管穿透上皮细胞和组织损伤作用。另外白假丝酵母菌还可通过激活补体旁路途径，产生补体趋化因子与过敏毒素，使局部血管扩张、肿胀和炎性细胞浸润。

VVC的治疗既往时间较长，多为7日疗法。对812名VVC患者的用药习惯研究显示：56%的患者没有按照医嘱坚持7天疗程，超过半数的患者最多能坚持用药3~4天。抗真菌药物治疗中依从性差及疗程不足，导致用药不规范，疗效不好，复发率高，阴道用药依从性影响VVC治疗效率。为此在药物的用法及剂量上进行了改进，现多为3日或1日疗法，缩短了用药时间，增加了患者的依从性。

VVC的治疗中是否常规使用阴道冲洗，一直有争论，目前多数学者认为如有较多乳酪样分泌物，应进行阴道冲洗，以免过多分泌物影响药物的效果。若分泌物不多，不提倡常规阴道冲洗，以免破坏阴道的菌群和内环境。另外一些医用碳纤维栓，其不含任何药物成分，可通过"微孔效应"吸附疗法，吸附异味，调节阴道内环境，恢复正常生理状态，以利VVC的治疗。乳酸杆菌活菌制剂也可通过调整阴道菌群失调，改善恢复阴道原有的酸性微生态环境（pH4.5左右），而达到抑制致病菌的目的。

（四）治疗方案

消除诱因，规范化应用抗真菌药，根据患者情况选择局部或全身应用抗真菌药物。

1. 消除诱因 若有糖尿病应给予积极治疗；及时停用广谱抗生素、雌激素及皮质类固醇激素；提高机体免疫力，忌酒及辛辣或过敏食物，服用含乳酸菌制剂（如酸奶、乳酶生、双歧因子），使肠道及阴道菌群恢复正常比例；保持良好卫生习惯，勤换内裤，穿宽松、透气好的内裤，用过的内裤、盆及毛巾均应用开水烫洗。

2. 抗真菌药的分类 抗真菌药包括①多烯类：两性霉素、制霉菌素；②丙烯胺类：特比奈芬；③核苷－肽类：氟胞嘧啶；④唑类：克霉唑、益康唑、咪康唑、酮康唑、氟康唑、伊曲康唑。其中唑类抗真菌药物是临床应用最广泛的抗真菌制剂。

3. 单纯VVC的治疗 可局部用药也可全身用药，以局部短疗程抗真菌药物为首选。局部用药安全、全身吸收低（1.4%）、孕期可用、肝功无影响。全身用药与局部用药的疗效相似，治愈率为80%~90%；唑类药物的疗效高于制霉菌素。

（1）局部用药：可选用下列药物放于阴道内：①咪康唑栓剂，每晚1粒（200mg），连用7日；或每晚1粒（400mg），连用3日；或1 200mg，单次用药；②克霉唑栓剂，每晚1粒（150mg），塞入阴道深部，连用7日，或每日早、晚各1粒（150mg），连用3日；或1粒（500mg），单次用药；③制霉菌素栓剂，每晚1粒（10万U），连用10~14日；④益康唑栓剂，每晚1粒（100mg），连用7日。

阴道药物使用注意事项：①以晚间用药为宜，取仰卧位姿势操作最佳；②药栓应放入阴道深处；③如有较多乳酪样分泌物，可进行局部的冲洗。

（2）全身用药：对不能耐受局部用药者，月经期、未婚妇女及不愿采用局部用药者可选用口服药物。全身用药的优点是方便，可同时治疗深部与全身性感染；缺点是有消化道反应、肝损害，妊娠期禁用。

常用药物：①氟康唑，150mg，顿服；②伊曲康唑，每次 200mg，每日 1 次，连用 3~5日；或采用 1 日疗法，每日口服 400mg，分 2 次服用。抗菌谱广，对非白假丝酵母菌也有效；③酮康唑，200~400mg，每日 1 次，连用 5 日。副作用重，肝炎患者禁用，主要对白假丝酵母菌有效。

（3）其他治疗：外阴瘙痒、红肿可外用：①低浓度糖皮质激素软膏：2% 苯海拉明软膏外搽；②唑类霜：达克宁霜、克霉唑霜外搽；③1∶5 000 高锰酸钾液坐浴或复方明矾散外洗；④症状严重者可口服苯海拉明 25mg。

（4）性伴侣治疗：无需对性伴侣进行常规治疗，对有症状男性应进行假丝酵母菌检查及治疗，预防女性重复感染。

（5）治愈标准：治疗结束后 7~14 天和下次月经后进行随访，症状好转、两次真菌学检查阴性。

4. 复杂性 VVC 的治疗

（1）严重 VVC：无论局部用药还是口服药物，均应延长治疗时间，若为局部用药，延长至 7~14 日；若为口服氟康唑 150mg，则 72 小时后加服 1 次。

（2）RVVC 的治疗：抗真菌治疗分为初始治疗及维持治疗。初始治疗若为局部治疗，延长治疗时间至 7~14 日；若口服氟康唑 150mg，则 72 小时后加服 1 次。常用的维持治疗：氟康唑 150mg，每周 1 次，共 6 个月；或克霉唑栓剂 500mg，每周 1 次，连用 6 个月；伊曲康唑 400mg，每月 1 次，连用 6 个月。在治疗前应作真菌培养确诊，治疗期间定期复查监测疗效及药物副作用，一旦发现副作用，立即停药。

RVVC 应同时治疗性伴侣；并寻找诱因，积极处理；用广谱抗生素期间，适当预防性用抗真菌药。

（3）妊娠合并 VVC 的治疗：以局部用药为宜，禁用口服抗真菌药。可选用①咪康唑栓剂，每晚 1 粒（200mg），连用 7 日；或每晚 1 粒（400mg），连用 3 日。②克霉唑栓剂，1粒（500mg），单次用药。③制霉菌素栓剂，每晚 1 粒（10 万 U），连用 7 日。

三、滴虫性阴道炎

（一）概述

滴虫性阴道炎（trichomonal vaginitis）由阴道毛滴虫引起，是常见阴道炎。

（二）病因

滴虫性阴道炎由阴道毛滴虫引起。阴道毛滴虫适宜在温度 25℃~40℃、pH 5.2~6.6 的潮湿环境中生长，在 pH 5 以下或 7.5 以上的环境中则不生长。滴虫的生活史简单，只有滋养体而无包囊期，滋养体生命力较强，能在 3℃~5℃生存 21 日，在 46℃生存 20~60 分钟，在半干燥环境中约生存 10 小时；在普通肥皂水中也能生存 45~120 分钟。月经前、后阴道 pH 发生变化，经后接近中性，故隐藏在腺体及阴道皱襞中的滴虫于月经前、后常得以繁殖，引起炎症发作。滴虫能消耗或吞噬阴道上皮细胞内的糖原，阻碍乳酸生成，使阴道 pH 升高。滴虫阴道炎患者的阴道 pH 5～6.5。滴虫不仅寄生于阴道，还常侵入尿道或尿道旁腺，甚至膀胱、肾盂以及男方的包皮皱褶、尿道或前列腺中。主要通过性交直接传播和间接传播两种方式。由于男性感染滴虫后常无症状，易成为感染源；公共浴池、浴盆、浴巾、游泳池、坐式便器、衣物、污染的器械及敷料等也是重要的感染源。

（三）诊断要点

主要症状是阴道分泌物增多及外阴瘙痒，间或有灼热、疼痛、性交痛等，若合并尿道感染，可有尿频、尿痛，有时可见血尿。阴道毛滴虫能吞噬精子，并能阻碍乳酸生成，影响精子在阴道内存活，可致不孕。潜伏期为 4～28 日。25%～50% 的患者感染初期无症状。检查见阴道黏膜充血，严重者有散在出血点，甚至宫颈有出血斑点，形成"草莓样"宫颈，后穹窿有多量白带，呈灰黄色、黄白色稀薄液体或黄绿色脓性分泌物，常呈泡沫状。带虫者阴道黏膜无异常改变。

最简便的检查方法是生理盐水湿片法。在阴道侧壁取典型分泌物混于生理盐水中，立即在低倍光镜下寻找滴虫，若在阴道分泌物中找到滴虫即可确诊。显微镜下可见到呈波状运动的滴虫及增多的白细胞被推移。此方法的敏感性为 60%～70%。对可疑患者，若多次悬滴法未能发现滴虫时，可送培养，准确性达 98% 左右。取分泌物前 24～48 小时避免性交、阴道灌洗或局部用药，取分泌物时窥器不涂润滑剂，分泌物取出后应及时送检并注意保暖，否则滴虫活动力减弱，造成辨认困难。

（四）治疗纵观

滴虫阴道炎虽然是常见的阴道炎，对它的认识也有一个漫长的过程。早在 1836 年，Donne 在阴道及尿道分泌物中发现了一种微生动物，1838 年，Ehrenberg 建议将其命名为阴道毛滴虫。直到 1936 年，Hohne 描述了阴道内出现阴道毛滴虫与阴道分泌物增多的关系。后来 Trussel 和 Plaus 将阴道毛滴虫接种到健康妇女的自愿者阴道内，证实阴道毛滴虫可以引起阴道炎，1947 年，Trussel 发表专著阐述了阴道毛滴虫是阴道炎的病原体。滴虫主要通过其表面的凝集素及半胱氨酸蛋白酶黏附于阴道上皮细胞，进而经阿米巴样运动的机械损伤以及分泌的蛋白水解酶、蛋白溶解酶的细胞毒作用，共同摧毁上皮细胞，并诱导炎症介质的产生，最后导致上皮细胞溶解、脱落，局部炎症发生。

（五）治疗方案

因滴虫阴道炎可同时有尿道、尿道旁腺、前庭大腺滴虫感染，治愈此病，需全身用药，主要治疗药物为甲硝唑及替硝唑。

1. 全身用药　初次治疗可选择甲硝唑 2g，单次口服；或替硝唑 2g，单次口服；或甲硝唑 400mg，每日 2 次，连服 7 日。口服药物的治愈率为 90%～95%。服药后偶见胃肠道反应，如食欲减退、恶心、呕吐。此外，偶见头痛、皮疹、白细胞减少等，一旦发现应停药。甲硝唑用药期间及停药 24 小时内，替硝唑用药期间及停药 72 小时内，禁止饮酒。哺乳期用药不宜哺乳。

2. 性伴侣的治疗　滴虫阴道炎主要由性行为传播，性伴侣应同时进行治疗，治疗期间禁止性交。

3. 随访　治疗后无症状者无需随访。对甲硝唑 2g，单次口服治疗失败并且排除再次感染者，增加甲硝唑疗程及剂量仍有效。若为初次治疗失败，可重复应用甲硝唑 400mg，每日 2 次，连服 7 日；或替硝唑 2g，单次口服。若治疗仍失败，给予甲硝唑 2g，每日 1 次，连服 5 日或替硝唑 2g，每日 1 次，连服 5 日。

4. 注意事项　有复发症状的病例多数为重复感染。为避免重复感染，内裤及洗涤用的毛巾，应煮沸 5～10 分钟以消灭病原体，并应对其性伴侣进行治疗。因滴虫阴道炎可合并其他性传播疾病，应注意有无其他性传播疾病。

四、细菌性阴道病

（一）概述

细菌性阴道病（bacterial vaginosis，BV）为阴道内正常菌群失调所致的一种混合感染，但临床及病理特征无炎症改变。细菌性阴道病为阴道内正常菌群失调所致的一种混合感染。正常阴道内以产生过氧化氢的乳杆菌占优势。细菌性阴道病时，阴道内产生过氧化氢的乳杆菌减少而其他细菌大量繁殖，主要有加德纳菌、厌氧菌（动弯杆菌、普雷沃菌、紫单胞菌、类杆菌、消化链球菌等）以及人型支原体，其中以厌氧菌居多，厌氧菌数量可增加 100～1 000 倍。促使阴道菌群发生变化的原因仍不清楚，推测可能与频繁性交、多个性伴侣或阴道灌洗使阴道碱化有关。

（二）诊断要点

主要表现为阴道分泌物增多，有鱼腥臭味，尤其性交后加重，可伴有轻度外阴瘙痒或烧灼感。10%～50% 患者无临床症状。本病常与宫颈炎、盆腔炎同时发生，也常与滴虫同时发生，有报道滴虫培养阳性妇女中有 86% 的妇女合并本病。检查见阴道黏膜无充血的炎症表现，分泌物特点为灰白色，均匀一致，稀薄，常黏附于阴道壁，但黏度很低，容易将分泌物从阴道壁拭去。细菌性阴道病的诊断，下列 4 项中有 3 项阳性即可诊断。

1. 匀质、稀薄、白色阴道分泌物，常黏附于阴道壁。

2. 线索细胞阳性　取少许分泌物放在玻片上，加一滴生理盐水混合，高倍显微镜下寻找线索细胞，在严重病例，线索细胞可达 20% 以上，但几乎无白细胞。线索细胞即阴道脱落的表层细胞，于细胞边缘贴附颗粒状物即各种厌氧菌，尤其是加德纳菌，细胞边缘不清。

3. 阴道分泌物 pH＞4.5。

4. 胺臭味试验（whiff test）阳性　取阴道分泌物少许放在玻片上，加入 10% 氢氧化钾 1～2 滴，产生一种烂鱼肉样腥臭气味，这是由于胺遇碱释放氨所致。

细菌性阴道病为正常菌群失调，细菌培养在诊断中意义不大。

（三）诊疗纵观

细菌性阴道病多发生于生育年龄的妇女，与性经历有关。1955 年，Gaaardner 及 Dukeis 首先从细菌性阴道病中分离出阴道嗜血杆菌，提出该菌为细菌性阴道病的病原体，并命名为阴道嗜血杆菌性阴道炎，但以后又发现所谓阴道嗜血杆菌有许多理化特征与真正嗜血杆菌不同。Gardner 以后又发现 BV 与多种病原体有关，他用定量培养及色谱分析的方法在。BV 患者的阴道分泌物中找到类杆菌的消化链球菌分别占 70% 和 36%，明显高于正常妇女。他还用遗传探针或单克隆抗体免疫荧光检测等方法测得 Mobiluncus 细菌感染，约占 16%，此菌为新杆菌属，兼性厌氧，形态弯曲，能作螺旋样运动。此外尚有支原体。因此 BV 实际上是一种以加德纳菌、各种厌氧菌、Mobiluncus 菌及支原体引起的混合感染。因本病与一般淋菌、滴虫、真菌引起的阴道炎不同，局部炎症不明显而且约有 10%～50% 的患者无任何症状与体征，命名为炎症不妥当，1984 年，在瑞典召开了专题的国际会议，命名为细菌性阴道病。

（四）治疗方案

治疗原则为选用抗厌氧菌药物，主要有甲硝唑、克林霉素。甲硝唑抑制厌氧菌生长，而不影响乳杆菌生长，是较理想的治疗药物，但对支原体效果差。

1. 口服药物

（1）甲硝唑：首选，400mg，每日 2 次，口服，共 7 日。

（2）克林霉素：300mg，每日 2 次，连服 7 日。

（3）氨苄西林：500mg，每 6 小时 1 次，连服 7 日。

（4）匹氨西林：700mg，每日 2 次，连服 7 日。

2. 局部药物治疗　口服药物与局部用药疗效相似，治愈率 80% 左右。

（1）甲硝唑阴道泡腾片：200mg，每晚 1 次，连用 7～10 日。

（2）2% 克林霉素软膏：阴道涂布，每次 5g，每晚 1 次，连用 7 日。

3. 性伴侣的治疗　本病虽与多个性伴侣有关，但对性伴侣给予治疗并未改善治疗效果及降低其复发，因此，性伴侣不需常规治疗。

4. 妊娠期细菌性阴道病的治疗　本病与不良妊娠结局如羊膜绒毛膜炎、胎膜早破、早产有关，任何有症状的细菌性阴道病孕妇及无症状的高危孕妇（有胎膜早破、早产史）均需治疗。多选择口服用药，甲硝唑 200mg，每日 3 次，连服 7 日；或克林霉素 300mg，每日 2 次，连服 7 日。

5. 随访　治疗后无症状无需随诊。对症状持续或症状复现者，应复诊、接受治疗，可选择与初次治疗不同的药物。

五、老年性阴道炎

（一）概述

老年性阴道炎（senile vaginitis）见于自然绝经及卵巢去势后妇女，因卵巢功能衰退，雌激素水平降低，阴道壁萎缩，黏膜变薄，局部抵抗力降低，致病菌容易入侵繁殖引起炎症。老年性阴道炎常见于绝经前、后的妇女。因此时期卵巢功能减退，雌激素水平降低，阴道黏膜失去雌激素的支持与保护作用，逐渐萎缩变薄、皱襞消失、弹性减退，阴道上皮内糖原含量减少，致使乳酸杆菌产生乳酸的能力下降，阴道内的 pH 值由育龄期的 4 升至 6～7，这种偏碱性的环境，反而有利于阴道内其他细菌的生长繁殖，从而导致阴道感染。此外不注意外阴的清洁卫生，性生活频繁，营养不良，尤以维生素 B 缺乏等也易患此病。

（二）诊断要点

主要症状为阴道分泌物增多及外阴瘙痒、灼热感。分泌物常呈水样，由于感染的病原菌不同，而可呈泡沫状，或呈脓性，也可带有血性。由于阴道黏膜萎缩，可伴有性交痛。还可侵犯尿道而有尿频、排尿痛等泌尿系统的症状。检查见阴道呈老年性改变，上皮皱襞消失，萎缩，菲薄。阴道分泌物稀薄，呈淡黄色，感染严重者呈脓血性白带。阴道黏膜充血，有散在小出血点或点状出血斑,严重者也可形成浅表溃疡,如不及早治疗,溃疡部可有瘢痕收缩致使阴道狭窄或部分阴道闭锁导致分泌物引流不畅,形成阴道积脓。

根据绝经、卵巢手术史或盆腔放射治疗史及临床表现,诊断一般不难,但应排除其他疾病才能诊断。应取阴道分泌物检查,显微镜下见大量基底层细胞及白细胞而无滴虫及假丝酵母菌。对有血性白带者,应与子宫恶性肿瘤鉴别,需常规做宫颈刮片,必要时行分段诊刮术。对阴道壁肉芽组织及溃疡需与阴道癌相鉴别,可行局部活组织检查。

(三)诊疗纵观

老年性阴道炎在绝经后妇女中很常见,它严重影响妇女的生活质量。阴道干涩、瘙痒可通过一般的止痒剂给药和阴道润滑剂给药。对于反复发作的阴道炎,上述疗效多不能持久。许多研究证明 HRT 疗效明显优于对症治疗或安慰剂治疗,同时辅以广谱抗生素,兼顾针对厌氧菌的抗生素,才能取得比较好的疗效。

长期单用雌激素治疗可使子宫内膜增生,甚至可能发展为子宫内膜癌,同时增加患乳腺癌的危险性。雌激素联合用药还可引起突破性出血或周期性阴道出血,还会引起恶心、呕吐、头晕、乳房胀痛、情绪改变、体重增加等副作用。这使全身给药受到限制。一项荟萃分析文章总结了不同给药途径对于老年性阴道炎症状的疗效,发现与口服给药相比,经阴道给药患者症状改善明显,细胞学检查也有很大的提高。阴道对于雌激素的吸收效果很好,药物吸收后可经生殖道血液循环到达泌尿道。经阴道低剂量激素治疗更适用于有雌激素依赖性肿瘤或全身 HRT 产生不良反应的妇女。当口服雌激素作为唯一治疗以消除老年性阴道炎症状为目的时,使用低剂量雌激素阴道给药是最佳选择。此方法可有效治疗泌尿生殖道萎缩症状而又不增加子宫内膜增生的危险。

目前阴道给药的形式和剂量很多,包括雌酮(E1)、雌二醇(E2)、雌三醇(E3)及混合雌激素,而给药形式可以是栓剂、软膏、棉塞或经硅胶环缓慢释放微量雌激素。对不同种类雌激素引起的疗效进行比较发现,E2 对减轻这些症状最有效。对于给药剂量,低剂量 E2 阴道给药最有效。近年来欧美国家广泛使用的 E2 阴道环,被证实为一种能够释放低剂量 E2,对泌尿生殖道组织安全有效的方法。阴道环仅引起极小量的全身吸收,而这一剂量不会引起子宫内膜增生。当放入 E2 阴道环后,开始几天血浆 E2 浓度有一个高峰,之后血浆浓度稳定在绝经后妇女水平($<50\mathrm{pmol/L}$),每一个环可持续使用 12 周。这种阴道环安全有效,可接受性好,对于生殖道萎缩症状疗效显著。45% 以上的妇女在治疗 9 个月后老年性阴道炎症状完全消失,患者阴道细胞成熟指数均有改善,阴道 pH 降低。

低剂量雌激素阴道给药与全身雌激素治疗相比有优点和不足之处,它不会造成子宫内膜增生,无需加用孕激素对抗,也不会产生周期性阴道出血。对绝经后以生殖道感染症状为主的患者或有雌激素依赖性肿瘤或使用全身 HRT 产生不良反应的妇女,应作为首选最佳治疗方案。但低剂量雌激素阴道给药不像全身雌激素那样可预防骨质疏松和心血管疾病的发生。因此应综合考虑患者的症状及治疗目的以决定雌激素治疗方案,从而达到最佳治疗效果。

(四)治疗方案

治疗原则是提高机体及阴道的抵抗力,抑制细菌的生长。

1. 冲洗阴道 为增强阴道的酸度,可用 1% 乳酸或 0.5% 醋酸或 1 : 5 000 的高锰酸钾液冲洗阴道,每日 1 次以抑制细菌的生长繁殖。

2. 局部用药　冲洗阴道后，局部给甲硝唑或 200mg 栓剂，或诺氟沙星 100mg，放于阴道深部，每日 1 次，7～10 日为 1 疗程。

3. 增加阴道抵抗力　针对病因给予雌激素制剂，可局部给药，也可全身给药。

（1）己烯雌酚：0.125～0.25mg，每晚放入阴道深部，7 日为一疗程。

（2）0.5% 己烯雌酚软膏或妊马雌酮软膏局部涂抹，每日 2 次。

（3）口服尼尔雌醇：首次 4mg，以后每 2～4 周 1 次，每次 2mg，维持 2～3 个月。

（4）口服己烯雌酚：0.125～0.25mg，每晚 1 次，10 次为 1 疗程，此药不可过多服用，以防阴道出血。

（5）若同时需要性激素替代治疗的患者，可给予妊马雌酮 0.625mg 和甲羟孕酮 2mg，也可选用其他雌激素制剂。

需注意在全身给药前须检查乳腺及子宫内膜，如有乳腺增生或癌，子宫内膜增生或癌者禁用。

4. 注意营养　给高蛋白食物，并给维生素 B 及 A，有助于阴道炎的消退。

六、婴幼儿外阴阴道炎

（一）概述

婴幼儿阴道炎（infantile vaginitis）常见于 5 岁以下幼女，多与外阴炎并存。由于婴幼儿的解剖、生理特点，容易发生外阴阴道炎症：①婴幼儿解剖特点为外阴发育差，不能遮盖尿道口及阴道前庭，细菌容易侵入；②婴幼儿的阴道环境与成人不同，新生儿出生后 2～3 周，母体来源的雌激素水平下降，雌激素水平低，阴道上皮薄，糖原少，pH 上升至 6～8，乳酸杆菌为非优势菌，抵抗力低，易受其他细菌感染；③婴幼儿卫生习惯不良、外阴不洁、大便污染、外阴损伤或蛲虫感染均可引起炎症；④阴道误放异物，婴幼儿好奇，在阴道内放置橡皮、铅笔头等异物，造成继发感染。常见病原体有大肠埃希菌及葡萄球菌、链球菌等。目前，淋病奈瑟菌、滴虫、白假丝酵母菌也成为常见病原体。病原体常通过患病母亲或保育员的手、衣物、毛巾、浴盆等间接传播。

（二）诊断要点

主要症状为阴道分泌物增多，呈脓性。临床上多由母亲发现婴幼儿内裤上有脓性分泌物而就诊。由于大量分泌物刺激引起外阴痛痒，患儿哭闹、烦躁不安或用手搔抓外阴。部分患儿伴有泌尿系统感染，出现尿急、尿频、尿痛。若有小阴唇粘连，排尿时尿流变细、分道或尿不成线。检查可见外阴、阴蒂、尿道口、阴道口黏膜充血、肿胀，有时可见脓性分泌物自阴道口流出。病变严重者，外阴可见溃疡，小阴唇可发生粘连，粘连的小阴唇有时遮盖阴道口及尿道口，粘连的上、下方可各有一裂隙，尿自裂隙排出。在检查时还应做肛门指诊排除阴道异物及肿瘤。对有小阴唇粘连者，应注意与外生殖器畸形鉴别。

婴幼儿语言表达能力差，采集病史常需详细询问女孩母亲，同时询问母亲有无阴道炎病史，结合症状及查体所见，通常可作出初步诊断。用细棉拭子或吸管取阴道分泌物找滴虫、白假丝酵母菌或涂片行革兰染色作病原学检查，以明确病原体，必要时做细菌培养。

（三）治疗纵观

传统的治疗方法仅仅是消炎止痒，没有改善阴道的环境，增强自身的抵抗力，因此，往往是治疗时症状缓解，停药后很快复发。近年来研究指出，在消炎止痒的同时使用雌激素软膏或者口服小量雌激素治疗效果好，己烯雌酚能使阴道上皮角化，含糖原量增加，使阴道的酸度降低，增强自身抵抗力以抵御细菌的感染的能力，极小剂量的雌激素不至于引起患儿生殖器官其他改变。同时门诊专科护理人员外阴阴道药物冲洗加涂药是缩短幼女淋菌性阴道炎治愈时间的又一措施，冲洗用具简单，操作易行，较彻底清除阴道内脓性分泌物和病菌，缩短治疗时间。当然，针对不同病因进行不同的治疗也是治疗取得成功的关键。中医方面，由于本病多由湿热蕴结和忽视卫生感染虫淫所致，故治疗上以清热利湿，解毒杀虫为主。由于中药剂型的问题和根据婴幼儿的特点，治疗上以外用中药熏洗为主；对于稍大的幼儿可鼓励服用补益脏腑，清热解毒的中药，以利于婴幼儿阴道炎快速治愈。

（四）治疗方案

治疗原则为：①保持外阴清洁、干燥，减少摩擦，用1∶5 000高锰酸钾液坐浴。每日2~3次。坐浴后用布擦干外阴部，涂搽抗炎可的松软膏或40%紫草油；②针对病原体选择相应口服抗生素治疗，或用吸管将抗生素溶液滴入阴道，对于杆菌感染的，用1∶5 000的高锰酸钾溶液坐浴，2次/天，连用7天，症状较重的给予口服喹诺酮类药物。真菌性阴道炎用4%的碳酸氢钠溶液外洗或者阴道冲洗，外阴及阴道口搽克霉唑软膏。滴虫性阴道炎，用1∶5 000的高锰酸钾溶液坐浴或阴道冲洗，口服甲硝唑片。淋菌性阴道炎，用1∶5 000的高锰酸钾溶液坐浴，静脉滴注青霉素，疗程7天；③对症处理：有蛲虫者，给予驱虫治疗；若阴道有异物，应及时取出；小阴唇粘连者外涂雌激素软膏后，多可松解，严重者应分离粘连，并涂以抗生素软膏；④小阴唇已发生粘连者可用手指向下，向外轻轻分离，也可用小弯钳沿着上边或下边小孔轻轻插入予以分离，分离后的创面每日涂搽40%紫草油或鱼肝油防止再次粘连。外阴浅表溃疡处可涂莫匹罗星软膏，每天上药1次，连用5~7天为一疗程；⑤局部使用雌激素软膏，可促进炎症消退，应用含0.1mg己烯雌酚软膏，以小棉棒涂于阴道深处，每天1次，共2周，以后每3~4天1次，共治疗4~6周。口服己烯雌酚疗效也好。0.1mg己烯雌酚，每日1次，二周后改为每周2次，可连续用4~6周。用药时间过久，可引起第二性征发育；⑥婴幼儿蛲虫性阴道炎的治疗，可用恩波吡维铵（pyrvinium pamoate）。剂量按每公斤5mg，晚上1次服用；如有复发，可隔2~3周再服1次；⑦无月经幼女治疗1个疗程，有月经幼女下次月经来潮后再治疗2~3个疗程。疗程结束后随访2次。

（刘成藏）

第十章 女性生殖器官肿瘤

第一节 外阴肿瘤

外阴肿瘤指发生于外阴的肿瘤，可分为良性和恶性肿瘤，在妇科肿瘤中属少见的肿瘤。

一、外阴良性肿瘤

外阴良性肿瘤较少见。根据良性肿瘤的性状可划分为两大类：囊性或实质性。根据肿瘤的来源也可将其划分为四大类：①上皮来源的肿瘤；②上皮附件来源的肿瘤；③中胚叶来源的肿瘤；④神经源性肿瘤。本节将常见的外阴良性肿瘤按肿瘤的来源归类，介绍如下。

（一）上皮来源的肿瘤

【外阴乳头瘤（vulvar papilloma）】

外阴部鳞状上皮的乳头瘤较少见。病变多发生在大阴唇，也可见于阴阜、阴蒂和肛门周围。此肿瘤多见于中老年妇女，发病年龄大多在 40~70 岁。

1. 病理特点

（1）大体所见：单发或多发的突起，呈菜花状或乳头状，大小可由数毫米至数厘米直径，质略硬。

（2）显微镜下所见：复层鳞形上皮中的棘细胞层增生肥厚，上皮向表面突出形成乳头状结构，上皮脚变粗向真皮层伸展。但上皮细胞排列整齐，细胞无异型性。

2. 临床表现 常常无明显的症状，有一些患者有外阴瘙痒；如肿瘤较大，因反复摩擦，表面可溃破、出血和感染。有时，妇科检查时才发现外阴部有乳头状肿块，可单发或多发，质略硬。

3. 诊断和鉴别诊断 根据临床表现，可做出初步的诊断。确诊应根据活检后病理学结果。诊断时应与外阴尖锐湿疣进行鉴别。外阴尖锐湿疣系 HPV 病毒感染，在显微镜下可见典型的挖空细胞。据此，可进行鉴别。

4. 治疗 以局部切除为主要的治疗方法，在病灶外 0.5~1.0cm 处切除整个肿瘤，切除物必须送病理组织学检查。

【软垂疣（acrochordon）】

软垂疣有时也称为软纤维瘤、纤维上皮性息肉或皮垂，常常较小且软，多见于大阴唇。

1. 病理特点

（1）大体所见：外形呈球形，直径为 1~2cm，可有蒂。肿瘤表面有皱襞，肿瘤质地柔软。

（2）显微镜下所见：肿瘤由纤维结缔组织构成，表面覆盖较薄的鳞形细胞上皮层，无细胞增生现象。

2. 临床表现　通常无症状，当蒂扭转或破溃时出现症状，主要为疼痛，溃破，出血和感染。有时肿块受摩擦而有不适感。妇科检查时可见外阴部有肿块，质地偏软。

3. 诊断和鉴别诊断　根据临床表现，基本可做出诊断。如肿瘤表面皱襞较多，需与外阴乳头瘤进行鉴别，显微镜下检查可鉴别。

4. 治疗　如患者因肿瘤而担忧、有症状，或肿瘤直径超过 1～2cm，则肿瘤应予以切除。同样，切除物应送病理组织学检查。

【痣（naevus）】

痣可生长在全身各部位，生长于外阴的痣由于位于被刺激的部位，故有可能发生恶变。

1. 病理特点

（1）大体所见：痣呈黑色，表面平坦或隆起，有时表面可见毛发。

（2）显微镜下所见：痣细胞呈黑色，细胞膜清晰，胞质内为黑棕色细颗粒。按生长部位分为交界痣、皮内痣和复合痣。交界痣是指痣细胞团位于表皮基底层和真皮乳头层交界处。皮内痣是指痣细胞脱离上皮基底层完全进入真皮层内。复合痣是指交界痣的一部分或大部分进入真皮层内。

2. 临床表现　通常无症状。常在妇科检查时发现。痣的颜色从淡褐色到黑色；可呈平坦或隆起，一般较小。

3. 诊断　诊断应不困难，确诊应需病理组织学检查。

4. 治疗　因外阴部的痣处于被刺激的部位，故应切除。切除时可先作冷冻检查，若为恶性则扩大手术范围。

（二）上皮附件来源的肿瘤

【汗腺瘤（hydradenoma）】

汗腺瘤是由汗腺上皮增生而形成的肿瘤，一般为良性，极少数为恶性。由于顶泌汗腺在性发育成熟后才有功能，因此这种汗腺瘤发生于成年之后。生长部位主要在大阴唇。

1. 病理特点

（1）大体所见：肿块直径一般小于1cm，结节质地软硬不一。有时囊内的乳头状生长物可突出于囊壁。

（2）显微镜下所见：囊性结节，囊内为乳头状结构的腺体和腺管，隙体为纤维小梁所分隔。乳头部分表面有两层细胞：近腔面为立方形或低柱状上皮，胞质淡伊红色呈顶浆分泌状，核圆形位于底部；其外为一层梭形或圆形、胞质透亮的肌上皮细胞。

2. 临床表现　汗腺瘤病程长短不一，有些汗腺瘤可长达十余年而无变化。汗腺瘤小而未破时，一般无症状，仅偶然发现外阴部有一肿块。有时患者有疼痛、刺痒、灼热等症状。如继发感染则局部有疼痛、溢液、出血等症状。

妇科检查时可发现外阴部肿块，肿块可为囊性、实质性或破溃而成为溃疡型。

3. 诊断和鉴别诊断　诊断常常需要根据病理组织学检查。因汗腺瘤易与皮脂腺囊肿、女阴癌、乳头状腺癌等混淆，若单凭肉眼观察，确实不易鉴别，故必须在活组织检查以后，才能确诊。

4. 治疗　汗腺瘤一般为良性，预后良好，故治疗方法大都先做活组织检查，明确诊断后再作局部切除。

【皮脂腺腺瘤（sebaceous adenoma）】

皮脂腺腺瘤为一圆形或卵圆形的肿块，发生于外阴者较少，一般为黄豆大小，单发或多发，稍隆起于皮肤。

1. 病理特点

（1）大体所见：肿块为黄色，直径 1~3mm 大小，有包膜，表面光滑，质地偏硬。

（2）显微镜下所见：镜下见皮脂腺腺瘤的细胞集合成小叶，小叶的大小轮廓不一。瘤细胞有三种：①成熟的皮脂腺细胞，细胞大呈多边形，胞质透亮空泡；②较小色深的鳞形样细胞，相当于正常皮脂腺的边缘部分细胞，即生发细胞；③介于两者之间的为成熟中的过渡细胞。

2. 临床表现　一般无症状。妇科检查时可发现肿块多发生于小阴唇，一般为单个，扪之质偏硬。

3. 诊断和鉴别诊断　诊断可根据临床表现而做出。有时需行切除术，术后病理检查才能确诊。

4. 治疗　一般可行手术切除。

（三）中胚叶来源的肿瘤

【粒细胞成肌细胞瘤（granular cell myoblastoma）】

此类肿瘤可发生于身体的很多部位，其中 35% 发生于舌，30% 在皮肤及其邻近组织，7% 发生于外阴，其余的发生于其他部位，包括上呼吸道、消化道和骨骼肌等。

1. 病理特点

（1）大体所见：肿瘤直径一般为 0.5~3.0cm 大小，肿块质地中等，淡黄色。

（2）显微镜所见：瘤细胞集合成粗条索状或巢状，为细纤维分隔，细胞大，胞质丰富，含有细伊红色颗粒，核或大或小，位于中央，核仁清晰。

特殊染色提示细胞质颗粒其并非黏液，也不是糖原，但苏丹黑 B 染色结果为阳性，PAS 染色经酶消化后仍为阳性，说明细胞质颗粒很有可能是糖蛋白并有类脂物，这一点支持其为神经源性的组织来源学说。

2. 临床表现　一般无特异的症状，有时患者偶然发现外阴部的肿块，生长缓慢，无压痛，较常发生于大阴唇。妇科检查时可见外阴部肿块质地中等，常为单个，有时为多个，无压痛。

3. 诊断和鉴别诊断　一般需病理检查后才能确诊。同时，需与纤维瘤、表皮囊肿进行鉴别。

4. 治疗　治疗原则是要有足够的手术切除范围，一般在切除标本的边缘应做仔细的检查，如切缘有病变存在，则需再作扩大的手术切除范围。一般预后良好。

【平滑肌瘤（leiomyoma）】

平滑肌瘤发生于外阴部者还是很少见的。可发生于外阴的平滑肌、毛囊的立毛肌或血管的平滑肌组织中。外阴平滑肌瘤与子宫平滑肌瘤有相似的地方，如好发于生育年龄的妇女，如肌瘤小，可无任何症状。

1. 病理特点

（1）大体所见：肿块为实质性，表面光滑，切面灰白色，有光泽。

（2）显微镜所见：平滑肌细胞排列成束状，内含胶原纤维，有时可见平滑肌束形成漩涡状结构，有时也可见肌瘤的变性。

2. 临床表现　患者一般无不适症状，有时会感到外阴不适，外阴下坠感，也有患者因自己发现外阴肿块而就诊。外阴平滑肌瘤常常发生在大阴唇，有时可位于阴蒂、小阴唇。妇科检查可见外阴部实质性肿块，边界清楚，可推动，无压痛。

3. 诊断和鉴别诊断　外阴平滑肌瘤的诊断并不困难，有时需与纤维瘤、肉瘤进行鉴别。纤维瘤质地较平滑肌瘤更硬。而肉瘤边界一般不清，有时在术前鉴别困难。

4. 治疗　以手术切除，如果肌瘤位于浅表，可行局部切除；如果位置较深，可打开包膜，将肌瘤剜出。切除组织物送病理组织学检查。

【血管瘤（hemangioma）】

血管瘤实际上是先天性血管结构异常形成的，所以，应该说它不是真正的肿瘤。多见于新生儿或幼儿。

1. 病理特点

（1）大体所见：肿块质地柔软，呈红色或暗红色。

（2）显微镜下所见：常表现为两种结构：①一种为无数毛细血管，有的血管腔不明，内皮细胞聚积在一起，有人称其为毛细血管瘤；②另一种为血管腔不规则扩大，壁厚薄不一的海绵状血管瘤，管壁衬以单层扁平内皮细胞，扩大的腔内常有血栓形成，有人称此种血管瘤为海绵状血管瘤。

2. 临床表现　多见于婴幼儿，大小可由数毫米至数厘米直径。常高出皮肤，色鲜红或暗红，质软，无压痛。有时因摩擦而出血。

3. 诊断和鉴别诊断　主要根据临床表现，进行初步的诊断。有时需与色素痣进行鉴别诊断。

4. 治疗　如果血管瘤不大，可手术切除；如果面积大或部位不适合手术，则可用冷冻治疗，也可应用激光进行治疗。

（四）神经源性肿瘤

【神经鞘瘤（neurilemmoma）】

发生于外阴部的神经鞘瘤常常为圆形，生长缓慢。目前一般认为它是来源于外胚层的施万细胞（Schwann cell）。以往有人认为其来源于中胚层神经鞘。

1. 病理特点

（1）大体所见：肿块大小不等，一般中等大小，有完整的包膜。

（2）显微镜所见：肿瘤组织主要由神经鞘细胞组成。此种细胞呈细长的梭形或星形，胞浆嗜酸，胞核常深染，大小一致，疏松排列成束状、螺旋状或旋涡状结构。

2. 临床表现　外阴部的神经鞘瘤常表现为圆形的皮下结节，一般无症状，质地偏实。

3. 诊断　根据临床表现，进行初步的诊断，确诊需要病理组织学检查结果。

4. 治疗　手术切除，切除物送病理组织学检查。

【神经纤维瘤（neurofibroma）】

外阴神经纤维瘤为孤立的肿块，常位于大阴唇。它主要由神经束衣、神经内衣和神经鞘细胞组成。此肿瘤为中胚层来源：

1. 病理特点

（1）大体所见：肿瘤无包膜，边界不清。

（2）显微镜下所见：主要为细纤维，平行或交错排列，其中有鞘细胞和轴索的断面，还有胶原纤维。

2. 临床表现　一般无症状，检查发现肿块质地偏实，与周围组织分界不清。

3. 诊断　根据临床表现，进行初步的诊断，确诊需要病理组织学检查结果。

4. 治疗　手术切除，切除物送病理组织学检查。

二、外阴恶性肿瘤

外阴恶性肿瘤主要发生于老年妇女，尤其 60 岁以上者。外阴恶性肿瘤占女性生殖系统恶性肿瘤的 3%～5%。外阴恶性肿瘤包括来自表皮的癌，如外阴鳞状细胞癌、基底细胞癌、Paget 病、汗腺癌和恶性黑色素瘤；来自特殊腺体的腺癌，例如前庭大腺癌和尿道旁腺癌；来自表皮下软组织的肉瘤，如平滑肌肉瘤、横纹肌肉瘤、纤维肉瘤和淋巴肉瘤。

（一）外阴鳞状细胞癌（vulvar squamous cell carcinoma）

外阴鳞状细胞癌是外阴最常见的恶性肿瘤，占外阴恶性肿瘤的 90%，好发于大、小阴唇和阴蒂。

1. 发病因素　确切的病因不清，可能与下列因素有一定的关系。

（1）人乳头状瘤病毒感染：人乳头状瘤病毒感染与宫颈癌的发生有密切的关系。目前研究发现，人乳头状瘤病毒与外阴癌前病变及外阴癌也有相关性。

（2）外阴上皮内非瘤变：外阴上皮内非瘤变中的外阴鳞状上皮细胞增生及硬化性苔藓合并鳞状上皮细胞增生有一定的恶变率，其恶变率为 2%～5%。有时，对可疑病变需行活检以明确诊断。

（3）吸烟：吸烟抑制了人体的免疫力，导致人体的抵抗力下降，不能抵抗病毒等感染，可导致肿瘤的发生。

（4）与 VIN 关系密切：如 VIN 未及时发现和治疗，可缓慢发展至浸润癌，尤其是 VINⅢ的患者。

（5）其他：性传播性疾病和性卫生不良也与此病的发生有一定的关系。

2. 病理　大体检查：肿瘤可大可小，一般为 1～8cm 直径大小，常为质地较硬的结节，常有破溃而成溃疡，周围组织僵硬。显微镜下可分为：①角化鳞形细胞癌：细胞大而呈多边形，核大而染色深，底部钉脚长短大小和方向不一，多而紊乱，侵入间质。癌细胞巢内有角化细胞和角化珠形成。②非角化鳞形细胞癌：癌细胞常为多边形大细胞，细胞排列紊乱，核质比例大，核分裂多，无角化珠，角化细胞偶见。③基底样细胞癌：由类似鳞形上皮基底层组成。癌细胞体积小，不成熟，核质比例很大。角化细胞偶见或见不到。

3. 临床表现

（1）症状：最常见的症状是外阴瘙痒，外阴疼痛或排尿时灼痛，自可扪及外阴肿块，肿瘤破溃出血和渗液；若肿瘤累及尿道，可影响排尿；偶尔患者扪及腹股沟肿大的淋巴结而就诊。

（2）体征：病灶可发生于外阴的任何部位，常见于大小阴唇。肿瘤呈结节状质硬的肿块，与周围分界欠清。可见破溃和出血。检查时，需注意有无腹股沟淋巴结的肿大，还需注意阴道和宫颈有无病变。

4. 转移途径　以直接浸润和淋巴转移为主，晚期可血行转移。

（1）直接浸润：肿瘤在局部不断增殖和生长，体积逐渐增大，并向周围组织延伸和侵犯：向前方扩散可波及尿道和阴蒂，向后方扩散可波及肛门和会阴，向深部可波及脂肪组织和泌尿生殖膈，向内扩散至阴道。进一步还可累及膀胱和直肠。

（2）淋巴转移：外阴淋巴回流丰富，早期单侧肿瘤的淋巴回流多沿同侧淋巴管转移，而位于中线部位的肿瘤，如近阴蒂和会阴处的淋巴回流多沿双侧淋巴管转移，一般先到达腹股沟浅淋巴结，再回流至腹股沟深淋巴结，然后进入盆腔淋巴结。若癌灶累及直肠和膀胱，可直接回流至盆腔淋巴结。

（3）血行转移：肿瘤细胞进入静脉，常播散至肺和脊柱，也可播散至肝脏。

5. 临床分期　目前，国内多采用 FIGO 的临床分期。

2009 年 FIGO 外阴癌的临床分期：

Ⅰ 局限在外阴或会阴，淋巴结阴性

Ⅰa　肿块≤2cm，间质浸润≤1.0mm

Ⅰb　肿块 >2cm，或间质浸润 >1.0mm

Ⅱ 无论肿瘤大小，累及会阴邻近器官（下 1/3 尿道，1/3 阴道，肛门），淋巴结阴性。

Ⅲ 无论肿瘤大小，伴或不伴会阴邻近器官累及（下 1/3 尿道，1/3 阴道，肛门），淋巴结阳性

Ⅲa（i）一个淋巴结转移，（≥5mm）或（ii）1~2 个淋巴结转移，（<5mm）

Ⅲb（i）　2 个以上淋巴结转移，（≥5mm）或（ii）3 个以上淋巴结转移，（<5mm）

Ⅲc 阳性淋巴结伴囊外转移

Ⅳ 肿瘤侵犯其他区域（上 2/3 尿道、阴道或远处转移）

Ⅳa 肿瘤侵犯一下部位：

（i）上尿道和（或）阴道黏膜膀胱直肠黏膜或累及盆骨

（ii）固定或溃疡型腹股沟淋巴结

Ⅳb　任何远处转移包括盆腔淋巴结转移

6. 诊断

（1）根据患者病史、症状和检查结果，初步得出结果。

（2）活组织检查：在病灶处取活检，送病理学检查。

（3）其他辅助检查：宫颈细胞学检查，CT 或 MRI 了解腹股沟和盆腔淋巴结的情况。必要时可行膀胱镜检查或直肠镜检查，了解有无膀胱黏膜或直肠黏膜的侵犯情况。

7. 鉴别诊断　需与外阴鳞状上皮细胞增生、外阴尖锐湿疣和外阴良性肿瘤相鉴别，确诊需根据活检病理学检查结果。

8. 治疗　外阴癌的治疗强调个体化和综合治疗。对早期患者，在不影响预后的基础上，尽量缩小手术范围，以减少手术创伤和手术的并发症。对晚期的患者则采用手术 + 化学治疗 + 放射治疗，以改善预后，提高患者的生活质量。

Ⅰa 期：可行外阴的局部广泛切除，不必行腹股沟淋巴结的切除。

Ⅰb 期：可行外阴广泛切除术及单侧或双侧腹股沟淋巴结的切除。

Ⅱ期以上：若可行手术，尽量行手术治疗；如手术难以切除，则可考虑综合治疗，如放疗或化疗。治疗注意点：

（1）手术治疗

1）手术切口：目前一般采用三个切开的手术方式，即：双侧腹股沟各一个切口，广泛女阴切除则为一个切口。

2）若尿道口累及，则可以切除1cm的尿道，一般不影响排尿。

3）腹股沟淋巴结的切除：其处理原则：①同侧腹股沟、股淋巴结切除适用于：侧位型肿瘤，包括间质浸润深度 >1mm 的 T_1 期和所有 T_2 期；②双侧腹股沟、股淋巴结切除适用于：中线型肿瘤；累及小阴唇前部的肿瘤；一侧病灶较大的侧位型肿瘤，尤其是同侧淋巴结阳性者；③术中发现可疑肿大淋巴结并经冷冻病理检查证实淋巴结阳性者，建议仅切除增大的淋巴结，而避免系统的淋巴结切除术，术后给予腹股沟和盆腔放疗；④推荐同时切除腹股沟淋巴结和股淋巴结。股淋巴结位于卵圆窝内股静脉的内侧，切除股淋巴结时不必去除阔筋膜。有研究表明，腹股沟淋巴结阳性者采用腹股沟和盆腔放射治疗的预后优于盆腔淋巴结清扫术（A 级证据）。

（2）放射治疗：外阴鳞状细胞癌对放射治疗敏感，但外阴皮肤不易耐受放疗。所以，放射治疗仅在下列情况下应用：肿块大，肿块位于特殊部位如近尿道口或肛门，腹股沟淋巴结有转移。放射治疗一般作为术前缩小病灶或术后辅助治疗。

（3）化学治疗：晚期患者可采用静脉或介入化学治疗。常用的药物有顺铂，博莱霉素及表柔比星等。

9. 预后 预后和肿瘤的分期有密切关系：临床期别早，预后好；肿块小，无转移，预后好；淋巴结无转移，预后好；如有淋巴结转移，则转移的个数和包膜有无累及，均与预后相关。

（二）外阴恶性黑色素瘤（Vulvar melanoma）

外阴恶性黑色素瘤发生率仅次于外阴鳞状细胞癌，最常发生的部位是小阴唇或阴蒂部。

1. 临床表现

（1）症状：外阴瘙痒，以往的色素痣增大，破溃出血，周围出现小的色素痣。

（2）体征：病灶稍隆起，结节状或表面有溃破，黑色或褐色。仔细检查可见肿块周围有小的色素痣。

2. 诊断 根据临床表现及病理检查可明确诊断。

3. 治疗 外阴恶性黑色素瘤的治疗一般采用综合治疗。由于肿瘤病灶一般较小，故可行局部广泛切除，切除的边缘要求离病灶1cm。是否行腹股沟淋巴结清扫术目前仍有争议。有研究认为：如肿瘤侵犯深度超过 1~2mm，则建议行腹股沟淋巴结清扫术。晚期肿瘤考虑给予化疗和免疫治疗。

（三）外阴前庭大腺癌（Bartholin's gland cancer）

外阴前庭大腺癌是一种较少见的恶性肿瘤，常发生于老年妇女。肿瘤既可以发生于腺体，也可以发生在导管。因此，可有不同的病理组织类型，可以为鳞状细胞癌及腺癌，也可以是移行细胞癌或腺鳞癌。

1. 临床表现

（1）症状：患者自可扪及肿块而就诊。早期常无症状，晚期肿瘤可发生出血和感染。

（2）体征：外阴的后方前庭大腺的位置可扪及肿块，早期边界尚清晰，晚期则边界不清。

2. 诊断　早期肿瘤的诊断较困难，与前庭大腺囊肿难以鉴别，需将肿块完整剥出后送病理检查确诊。晚期肿瘤可根据肿瘤发生的部位及临床表现、经肿瘤活检而做出诊断。

3. 治疗　治疗原则为外阴广泛切除术及腹股沟淋巴结清扫术。有研究发现，术后给予放射辅助治疗可降低局部的复发率，如淋巴结阳性，则可行腹股沟和盆腔的放射治疗。

4. 预后　由于前庭大腺位置较深，诊断时临床病期相对较晚，预后较差。

（四）外阴基底细胞癌（vulvar basal cell carcinoma）

外阴基底细胞癌为外阴少见的恶性肿瘤，常发生于老年妇女。病灶常见于大阴唇，也可发生于小阴唇或阴蒂。病理组织学显示：癌组织自表皮的基底层长出，伸向真皮或间质，边缘部有一层栅状排列的基底状细胞；常发生局部浸润，较少发生转移，为低度恶性肿瘤。

1. 临床表现

（1）症状：自可扪及外阴局部肿块，伴局部的瘙痒或烧灼感。

（2）体征：外阴部肿块，边界可辨认，肿块为结节状，若发病时间长，肿块表面可溃破成溃疡。

2. 诊断　根据肿瘤发生的部位及临床表现、肿瘤活检而做出诊断。

3. 治疗　手术为主要治疗手段，可行局部广泛切除术，一般不需行腹股沟淋巴结切除。

4. 预后　预后较好，若肿瘤复发，仍可行复发病灶的切除。

（五）外阴湿疹样癌（vulvar Paget's disease）

外阴湿疹样癌为一种上皮内癌，少见，常发生于老年妇女。癌灶常发生于大阴唇及肛周，有时还可伴有腺癌组织。病理组织学显示：癌灶表皮深处有典型的 Paget 细胞。这种细胞体积大，呈圆形、卵圆形或多边形，胞质透亮，核大，单个或小群的位于表皮层内，周围的鳞状细胞正常。

1. 临床表现

（1）症状：较长时间的外阴瘙痒或烧灼感。

（2）体征：外阴部病灶湿疹样变化，表面有渗出，边界可辨认，周围组织可见皮肤色素的缺失，表面可溃破。

2. 诊断　根据肿瘤发生的部位及临床表现、肿瘤活检病理发现 Paget 细胞而做出诊断。

3. 治疗　手术为主要治疗手段，可行局部广泛切除术，一般不需行腹股沟淋巴结切除。肿瘤细胞生长范围常超出肉眼所见病灶的范围，手术后可能病理报告显示切缘累及，故目前认为，可等待临床可见病灶出现或有症状时再行手术切除。尿道或肛周的肿瘤切除困难，则可行激光治疗。如伴有腺癌，局部切除病灶的边缘至少 1cm，还应行腹股沟淋巴结清扫术。根据病情可选择辅助治疗（放疗或化疗）。

4. 预后　一般预后较好，若肿瘤复发，仍可行复发病灶的再切除。

（吕净上）

第二节　阴道肿瘤

阴道肿瘤（vaginal tumor）可分为良性与恶性肿瘤，临床上均较少见。良性肿瘤较小时多无症状，而恶性肿瘤则可伴有阴道流血或分泌物异常。

一、阴道良性肿瘤

阴道良性肿瘤非常少见，阴道壁主要是由鳞形上皮、结缔组织和平滑肌组织所组成。因此，良性肿瘤可能源自这些组织：鳞形上皮发生肿瘤则为乳头瘤；平滑肌组织增生成为平滑肌瘤；发生于结缔组织的有纤维瘤、神经纤维瘤、血管瘤等。若肿瘤较小，则患者可无不适，仅在妇科检查时发现。

（一）阴道乳头瘤（vaginal papilloma）

阴道乳头瘤并不常见，可见于阴道的任何部位，呈单灶性或多灶性生长。

1. 临床表现　常无症状，合并感染时出现分泌物增多或出血。妇科检查可发现阴道壁有单灶性或多灶性乳头状突起、质中、大小不等，触之可有出血。

2. 病理

（1）大体所见：呈乳头状突起、质中、大小不等。

（2）显微镜下所见：表面覆有薄层鳞形上皮，中心为纤维结缔组织。

3. 诊断与鉴别诊断　根据临床表现可做出初步诊断。常常需与尖锐湿疣及阴道壁其他良、恶性肿瘤相鉴别，确诊需病理组织学检查。

4. 处理　单纯手术切除，肿瘤需送病理组织学检查。

（二）阴道平滑肌瘤（vaginal leiomyoma）

阴道平滑肌瘤是良性实质性肿瘤，常发生于阴道前壁，呈单个生长。它的发生率远较子宫平滑肌瘤少见。

1. 病理

（1）大体所见：实质性肿块，常为球形，质地偏实。

（2）显微镜下所见：肿瘤由平滑肌细胞组成，中间由纤维结缔组织分隔。

2. 临床表现　临床症状取决于肿瘤大小和生长部位。小的可无症状，大的可产生压迫症状，并有坠胀感或性交困难。妇科检查可扪及阴道黏膜下偏实质的肿块，常有一定的活动度。

3. 诊断与鉴别诊断　根据临床表现可做出基本诊断，在临床上需与阴道纤维瘤、阴道平滑肌肉瘤等鉴别，确诊需病理组织学检查。

4. 处理　行肿瘤摘除术，即切开阴道黏膜，将肌瘤剥出，并将肿瘤送病理组织学检查。

（三）其他少见的肿瘤

除上述两种良性的肿瘤外，尚可见其他良性肿瘤，例如纤维瘤、血管瘤、脂肪瘤、颗粒细胞成肌细胞瘤和神经纤维瘤等。不管是哪一种肿瘤，均应予以切除，并将切除之肿瘤送病理检查以明确诊断。

二、阴道恶性肿瘤

阴道恶性肿瘤包括原发性恶性肿瘤和继发性恶性肿瘤，后者发生率远多于前者。

（一）原发性阴道恶性肿瘤

原发性阴道恶性肿瘤有鳞状细胞癌、透明细胞腺癌、恶性黑色素瘤和肉瘤。

【原发性阴道鳞状细胞癌（primary vaginal squamous cell cancer）】

简称原发性阴道癌，较外阴癌和宫颈癌少见，国外学者估计阴道癌与宫颈癌之比为 1 ∶ 45，与外阴癌之比为 1 ∶ 3。据统计，每年阴道癌的发生率约为 5/100 万。

1. 发病因素　确切的发病原因尚不清楚，可能与下列因素有关。

（1）年龄因素：流行病学调查发现年龄是最重要的因素，发病高峰年龄段为 60 ~ 70 岁。

（2）阴道黏膜的局部慢性刺激：有作者认为，放置子宫托或子宫脱垂与肿瘤发生有一定关系。Way 报道 9%（4/44）、Rutledge 报道 6%（6/101）、Herbst 报道 4%（3/68）和 Ledward 报道 14%（3/21）的患者有应用子宫托史。Whehon 观察到 7.7% 的患者伴有子宫脱垂。

（3）绝大多数肿瘤发生于阴道上 1/3，提示液体或细胞碎片积聚于后穹隆成为肿瘤刺激原长期刺激而发生肿瘤。

（4）与子宫切除及盆腔放射治疗有关：Benedet 曾对 136 例阴道原位癌进行分析，发现 71% 的患者有全子宫切除的病史、15% 因生殖道肿瘤而行盆腔放射治疗。

2. 病灶部位　最常发生的部位是阴道上 1/3 处。Plentl 等复习了大量的病例后发现阴道癌的分布情况如下：51% 为阴道上 1/3 处；19% 为阴道中段；30% 为阴道下 1/3。同时发现，60% 发生于阴道后壁、25% 发生于阴道前壁、15% 发生于阴道侧壁。

3. 病理

（1）大体所见：肿瘤可呈结节样、菜花样及硬块，有时可见溃疡。

（2）显微镜下所见：原发性阴道癌可分为角化大细胞癌、非角化大细胞癌和低分化梭形细胞癌。以非角化大细胞癌多见。

4. 临床表现

（1）阴道流血：大约 60% 的患者主诉无痛性阴道流血，表现为点滴状阴道流血，有时也可有多量流血。20% 的患者主诉阴道排液（伴或不伴阴道流血）、50% 有疼痛、5% ~ 10% 患者在初次检查时无症状。70% 的患者出现症状在 6 个月之内。

（2）阴道排液增多：这与肿瘤表面坏死组织感染或分泌物刺激有关。排液可为水样、米汤样或混有血液。有症状的患者 75% 为晚期。

（3）体征

1）肿瘤外观可表现为：①外生性（息肉样，乳头状）；②内生性（硬结，浸润）；③扁平病灶。最常见的是外生性，扁平病灶最少见。浸润性病灶发展最快，预后也最差。

2）阴道肿瘤在初次检查时常容易漏诊，造成漏诊的原因是：①检查欠仔细，没有检查全部阴道黏膜；②窥阴器的叶片遮住了微小的病灶。Frick 等报道漏诊率 19%（10/52），诊断延误 3 ~ 12 个月。

（4）早期病例即可发生黏膜下浸润和邻近器官的浸润，而溃疡的形成则较晚。早期时肿瘤常向腔内生长，随后向阴道外扩展，最后有破坏浸润性生长。常见周围组织表现有炎性反应，有时可见到局部类似广泛浸润，而实际上肿瘤仍局限于阴道及其附属结构。

5. 诊断　确诊需病理组织学检查。检查时需注意：

（1）用窥阴器及扪诊仔细地探查整个阴道黏膜，并记录发病的部位及病灶的大小。有时需在麻醉下行检查，作阴道镜和直肠镜检查对分期有帮助。同时应认真检查宫颈、外阴和尿道，如发现在上述部位有肿瘤，就不能作原发性浸润性阴道癌的诊断，而且还需要排除转移病灶。

（2）双合诊对估计病变的范围是重要的，如病灶累及阴道周围组织的范围、直肠阴道隔的浸润、盆壁浸润等，肿瘤及其边缘和宫颈应常规行活检。

（3）检查时还需注意双侧腹股沟淋巴结转移的可能性，应根据组织学检查结果才能确诊有无转移。

原发性阴道癌的诊断标准：①原发病灶在阴道；②宫颈活检未发现恶性肿瘤；③其他部位未发现肿瘤。

6. 临床分期　目前主要采用 FIGO 分期。

0 原位癌；上皮肉瘤变 3 级

Ⅰ 癌灶局限于阴道壁

Ⅱ 癌灶扩展到阴道壁下组织但未达盆壁

Ⅱ 癌灶扩展到阴道壁下组织但未侵犯宫旁及阴道旁组织

Ⅱb 癌灶扩展到宫旁组织但未达骨盆壁

Ⅲ 癌灶扩展到骨盆壁

Ⅳ 癌灶扩展超出真骨盆或累及膀胱、直肠黏膜

Ⅳa 癌侵犯邻近器官

Ⅳb 痛转移到远处器官

7. 转移途径　阴道癌的转移途径主要是直接浸润和淋巴转移。阴道壁组织血管及淋巴循环丰富，且黏膜下结缔组织疏松，使肿瘤易迅速增大并转移。

（1）直接浸润：阴道前壁癌灶向前累及膀胱及尿道，后壁病灶向后可累及直肠及直肠旁组织，向上累及宫颈，向外累及外阴，向两侧累及阴道旁组织。

（2）淋巴转移：阴道上 1/3 淋巴引流到盆腔淋巴结，进入腹下、闭孔、骶前等淋巴结；阴道下 1/3 则与外阴癌相同，引流到腹股沟淋巴结，偶尔可能转移到髂外淋巴结；阴道中 1/3 则可经上下两途径引流。

8. 治疗　原发性阴道癌的治疗必须个体化。由于阴道位于膀胱和直肠中间，阴道壁很薄，很容易转移至邻近的淋巴和支持组织，以及应用放射治疗技术的困难性，如此种种，使阴道癌成为难以治疗的恶性肿瘤之一。

（1）治疗方法的选择依据：①疾病的期别；②肿瘤的大小；③位于阴道的部位；④是否有转移；⑤如患者年轻应尽量考虑保存阴道功能。

（2）手术治疗：根据肿瘤的期别及患者的具体情况，可选择不同的手术范围及方式。

1）手术适应证

a. 阴道任何部位的较浅表的病灶。

b. 阴道上段较小的肿瘤。

c. 局部复发病灶（尤其是放射治疗后）。

d. 腹股沟淋巴结转移病灶。

e. 近阴道口较小的病灶。

f. 晚期肿瘤放射治疗后病灶缩小，可考虑行手术治疗。

2）手术范围及方式

a. Ⅰ期患者病变位于阴道后壁上部，若子宫仍存在，应行广泛子宫切除术，部分阴道切除术及盆腔淋巴结清扫术。如果患者以前已行子宫切除术，则可行广泛性上部阴道切除和盆腔淋巴清扫术。

b. Ⅳa期患者，尤其是患者有直肠阴道瘘或膀胱阴道瘘，合适的治疗是全盆腔清除术。Eddy报道了6例Ⅳa期患者有3例5年无瘤生存。治疗方式为先行放射治疗，然后行前或全盆腔清除术。

c. 放射治疗后复发的患者需切除复发灶，同时给予全盆腔清除术。

d. 一些年轻的需行放射治疗的患者，治疗前可给予剖腹探查。目的是：①行卵巢移位术；②手术分期；③切除肿大的淋巴结。

e. 近阴道口较小的病灶，可行广泛外阴切除术＋腹股沟深、浅淋巴结清除术。

3）手术注意点

a. 严格掌握手术适应证。

b. 根据病变范围选择合适的手术范围。

c. 年轻患者如希望保留阴道功能可行皮瓣重建阴道术。

e. 年龄大、病期晚的患者行广泛手术需慎重。

4）手术并发症：除一般的手术并发症外，由于阴道的解剖、组织学特点、与直肠、尿道的密切关系，使阴道手术较其他手术更容易损伤尿道及直肠，形成膀胱阴道瘘或尿道阴道瘘、直肠阴道瘘。术后阴道狭窄也可能影响年轻患者的性功能。

（3）放射治疗：由于阴道和膀胱及直肠非常接近，常需行广泛手术，甚至盆腔清除术和尿道和（或）肠造瘘术，若年龄大的患者不适宜这类手术，则可采用放射治疗。虽然，放射治疗也有并发症，但放射治疗有以下特点：①全身危险性较小；②有可能保存膀胱、直肠及阴道；③治愈率与宫颈和子宫内膜癌的放射治疗效果相似。

腔内照射和外照射不同联合方案可改善治疗效果。根据放射的质量及病灶大小及部位选择不同的放射源。

接受放射治疗的6%～8%患者可出现一些严重的并发症，如直肠、阴道狭窄和直肠阴道瘘，膀胱阴道瘘及盆腔脓肿。最严重的并发症常常发生于晚期患者、并且与肿瘤进展有关。轻微的并发症非常常见，包括阴道和宫旁组织纤维化、放射性膀胱炎和直肠炎、尿道狭窄、局部坏死。放射治疗Ⅰ～Ⅳ期的5年存活率为50%。

随着肿瘤期别的增加死亡率上升。Ⅰ期死亡率大约为10%，Ⅱ期为50%，Ⅲ期加Ⅳ期约80%。Ⅰ期复发80%发生于48个月内，Ⅱ期为30个月，Ⅲ期和Ⅳ期为18个月内。

因此，原发性阴道鳞形细胞癌期别对预后有重要的意义，直接影响患者的生存率和复发率。由此，也说明了肿瘤早期诊断及治疗的重要性。

【阴道透明细胞腺癌（vaginal clear cell adenocarcinoma）】

发生于阴道的透亮细胞癌并不常见。大多数阴道透明细胞腺癌患者的发病年龄为18～24岁。一般认为患者在胚胎期暴露于乙底酚，尤其是孕18周以前。大约70%的阴道透明细胞癌患者其母亲孕期曾服用雌激素，阴道腺病与阴道透明细胞癌有一定的关系。

1. 病理　大体检查可见肿瘤呈息肉状或结节状，有的呈溃疡；显微镜下可见癌细胞胞质透亮，细胞结构排列呈实质状，可呈腺管状、囊状、乳头状及囊腺型。

2. 临床表现 20%的患者无自觉症状，一旦出现症状，常主诉异常阴道流血，量时多时少。有时，由于肿瘤造成的阴道流血常常被误诊为无排卵性功能失调性子宫出血而未予重视。白带增多也是常见的症状。在窥视检查时可见息肉样、结节状或乳头状赘生物、表面常有溃疡、大小不一，甚至有10cm直径大小的肿块。常向腔内生长，深部浸润不常见，最常发生于上1/3阴道前壁。应用窥阴器检查时，必须旋转90°，以便看清整个阴道壁的情况。阴道镜检查是有效的辅助诊断方法，确诊需根据病理检查结果。

3. 治疗 目前尚无有效的治疗方案，必须考虑能否保留阴道功能和卵巢功能。因此，如病灶侵犯阴道上段，应行广泛子宫切除、部分阴道切除和盆腔淋巴结清扫术。卵巢正常者可以保留。晚期病例，放射治疗也是有一定效果的，应行全盆腔外照射及腔内放射治疗。年轻患者如需行全阴道切除术，应同时考虑重建阴道，阴道重建可应用厚皮瓣建立。近年来有采用化学治疗的报道，但因例数较少，很难判断疗效。常用药物有 CTX、VCR、5-FU、MTX、黄体酮制剂等。

4. 预后 与疾病的期别、组织学分级、病灶大小、盆腔淋巴结是否转移有关，其中以疾病的期别最为重要。盆腔淋巴结阳性率可达15%，复发及死亡常发生于淋巴结转移的患者。

【阴道恶性黑色素瘤（vaginal malignant melanoma）】

是第二位常见的阴道恶性肿瘤，占所有阴道恶性肿瘤的3%~5%。原发肿瘤常由于阴道黑痣引起。

阴道黑色素瘤发病的高峰年龄为50~60岁，年龄范围22~83岁。本病的死亡率高，5年生存率为15%~20%。

1. 发病原因 关于恶性黑色素瘤的来源有三种意见：

（1）来自原有的痣，尤其为交界痣是恶性黑色素瘤的主要来源；

（2）来自恶性前期病变（恶性雀斑）。

（3）来自正常皮肤。

至于恶变的原因尚有争论，一般认为与内分泌和刺激有密切关系。文献报道恶性黑色素瘤的发病与种族、免疫系统状态及遗传有关。有人认为免疫系统状态是一个附加因素，将决定一个除了有遗传倾向的人是否最后发生恶性黑色素瘤，任何免疫缺陷都可能是一个触发因素。一些恶性黑色素瘤具有遗传性，称为遗传性黑色素瘤或家族性恶性黑色素瘤。恶性黑色素瘤患者的近亲中恶性黑色素瘤的发生率尤其高。

2. 病理

（1）大体所见：在黏膜表面形成黑色或棕黑色肿块，肿块大小不定，有时在肿块表面有溃疡，仔细检查可发现在主要肿瘤的四周有多个小的子瘤，为瘤组织向外浸润所致。

（2）显微镜下所见：瘤细胞形状不一，呈圆形、多角形及梭形。并呈各种排列，成串、假腺泡样或成片，胞浆较透明，内含黑素颗粒，以及表皮真皮交界处上皮细胞团生长活跃现象都有助于诊断。如无黑素，可用特殊染色来检测，包括 Fontana 组化染色、新鲜组织做多巴反应及酪氨酸酶反应、用免疫组织化学以 HMB45 来检测。

3. 临床表现

（1）症状：常为阴道流血（65%），阴道异常分泌物（30%）和阴道肿块（20%）。阴道肿块易发生溃疡，常常导致感染及分泌物混浊。如出现坏死，则患者的阴道分泌物中有异常组织并含有污血。其他的症状有疼痛、解尿不畅、排便不畅、下腹部不适及腹股沟扪及肿块。自出现症状到诊断明确平均时间约为 2 个月。

（2）体征：阴道黑色素瘤可发生于阴道的任何部位，最常见发生于下 1/3 的阴道前壁。肿瘤常呈乳头状及息肉样生长，可伴溃疡及坏死。肿瘤表面通常为蓝黑色或黑色，仅 5% 表面为无色素。病灶周围常常有小的卫星病灶。Morrow 等报道，初次检查时 70% 肿瘤的直径 >2cm。必须彻底检查生殖道或生殖道外的原发部位，因为较多的阴道黑色素瘤是转移性的而不是原发的。

4. 治疗　阴道恶性黑色素瘤的治疗原则首选手术。

（1）手术治疗：手术范围应根据病灶的部位、大小、深浅而决定。对可疑病例一定要做好广泛手术的准备工作，然后作局部切除送冰冻检查。根据冷冻检查结果决定手术范围。如病灶位于阴道上段，除切除阴道外，还需作广泛子宫切除及双侧盆腔淋巴结清除术。如病灶位于阴道下段，在阴道口附近，则需作阴道切除术及双侧腹股沟淋巴结清扫术。如病变晚、浸润深，则可能需行更广泛的手术，如前、后或全盆腔清扫术。

（2）放射治疗：阴道恶性黑色素瘤对放射治疗不十分敏感，因此，放射治疗不宜作为首选的治疗方法。转移及复发的患者可采用放射治疗，可以起到姑息及延长生命的作用。

（3）化学治疗：作为手术治疗后的辅助治疗，起到消除残存病灶的作用，以提高生存率。

（4）免疫治疗：近年来，免疫治疗恶性黑色素瘤取得较好的疗效。应用 γ - 干扰素或白细胞介素治疗，也有应用非特异的免疫治疗如卡介苗。

5. 预后　阴道恶性黑色素瘤的预后较差，肿瘤生长非常迅速，短期内肿瘤可发生腹股沟淋巴结转移。有报道，患者 5 年生存率不到 20%，而阴道鳞状细胞癌的 5 年生存率可达 50%。

【阴道肉瘤（vaginal sarcoma）】

极为罕见，仅占阴道恶性肿瘤的 2% 以下。可发生于任何年龄的女性，从幼女到老年，文献报道最年轻的患者仅 13 个月。其发生年龄有两个高峰：一是在 5 岁以前，二是在 50～60 岁之间。阴道肉瘤常见以下类型。

1. 平滑肌肉瘤（leiomyosarcoma）　在成年人，平滑肌肉瘤是最常见的阴道肉瘤，但仅占所有阴道肿瘤中很少的比例。它常发生在阴道上段的黏膜下组织。显微镜下可见：梭形细胞，核异型，分裂象多，一般分裂象大于 5/10 高倍镜；细胞不典型。预后与组织学分级、分裂象的多少有关，分裂象多则提示预后差。平滑肌肉瘤经淋巴或血行转移，以血行转移更常见。

（1）临床表现：患者常主诉阴道有块物，伴阴道或直肠疼痛，阴道血性排液等。阴道块物大小不一，直径为 3～10cm，增大的肿瘤可以充塞阴道，甚至脱向外阴。如肿瘤表面破溃则有阴道流血及白带增多。肿瘤充塞阴道时可影响性生活及下腹与阴道胀痛等。

（2）治疗：治疗原则与其他女性生殖道平滑肌肉瘤相同。首选手术治疗，化疗及放疗作为辅助治疗。

局部广泛切除，如肿瘤位于阴道上段则加行广泛子宫及盆腔淋巴结清扫术。如病情较晚期，则可加行邻近器官的切除（膀胱或直肠）。辅助应用化疗和放疗有一定的价值。

2. 胚胎横纹肌肉瘤（embryonal rhabdomyosarcoma）　胚胎横纹肌肉瘤，又称葡萄状肉瘤（sarcoma botryoides），是发生于婴儿阴道的最常见的恶性肿瘤：肿瘤起源于上皮下结缔组织，肿瘤并不仅可发生于阴道，也可发生于泌尿生殖道及生殖道以外的组织。若发生于阴道，则多见于阴道顶或阴道上部的前壁。

（1）发病机制：具体发病机制尚不清楚。Nilms 等认为胚胎横纹肌肉瘤系米勒管发育异常所致。但 Willis 则认为其来源于成熟肌原组织，或为具有迷走分化能力的中胚叶组织。肉瘤中可见中胚叶的成分，尤其是含有胚胎性横纹肌，故名。

（2）病理

1）大体所见：多个息肉样突出，可充满整个阴道，有时突出于阴道口外，肿瘤组织疏松。阴道前壁病灶多于后壁病灶。

2）显微镜下所见：表面黏膜下有一层组织较致密，内有较深染的异型梭形细胞，较为密集，称为形成层，为组织形态特征之一；疏松的黏液样组织中，常可找到横纹肌母细胞和胚胎性横纹肌细胞。

（3）临床表现

1）症状：初起时可无症状，随着肿瘤的发展，阴道流血是最常见的症状。点滴出血是第一条线索。有时在哭吵、咳嗽或大便后阴道流血。

2）体征：初次检查时可发现息肉样组织。常将其误诊为炎性息肉、阴道炎。肿瘤漫延至阴道口时，可见透亮、水肿的葡萄状息肉或息肉状组织。

必须强调妇科检查很重要。不管患者的年龄大小，只要有异常的阴道流血，就必须行妇科检查（检查前须征得患者家属同意），包括内、外生殖器的窥视和扪诊。婴儿的检查必须在麻醉下进行。用小扩鼻器扩张阴道后进行检查。肿块常位于阴道上 2/3 前壁。肿瘤首先向阴道腔内生长，随后浸润破坏扩展至阴道旁结缔组织，并可转移到身体的其他部位，最常转移至局部淋巴结、肺及肝脏。

肿瘤生长很快，在出现症状后 3 个月之内就可引起患者的死亡。如果不治疗，大多数患者在出现症状后 9～18 个月死亡。患者的预后与诊断时疾病的期别和所选择的治疗方式密切有关。

（4）诊断：胚胎横纹肌肉瘤恶性程度高，发展快，一般从患者出现症状到死亡的间隔时间为 9～18 个月，也有在症状发生后 3 个月内即死亡者。所以早期诊断至关重要。一般根据上述症状及体征，诊断并不困难，但最后诊断需根据病理检查。

（5）治疗：现常应用联合治疗。以手术治疗为主，辅以放射治疗和化学治疗。手术应采用根治术，因为：①本病发展快，如不治疗多在一年内死亡；②该肿瘤可能为多中心（在阴道、膀胱、宫颈及宫腔等）发生，治疗失败都是因为肿瘤复发；③远处转移出现晚，并不常见。

根治术范围为全子宫、全阴道、部分外阴切除和盆腔淋巴结清扫术。晚期患者必要时需作全盆腔清除术。单纯手术治疗效果欠佳。自 20 世纪 70 年代以来，放疗和化疗的迅速发展故提出综合治疗的方法。手术范围可根据病灶的范围适当选择相对较小的根治性手术。术前采用化疗或低剂量放射治疗（肿瘤剂量 40～50cGy）。所采用的化疗药物是长春新碱，放线菌素 D 和环磷酰胺（VAC）。应用综合治疗，有可能保留膀胱和直肠。应用联合治疗的患者的 5 年生存率高达 75%。目前已不再强调必须行根治性盆腔清扫术。

（6）预后：肿瘤生长很快，在出现症状后 3 个月之内就可引起患者的死亡。如果不治疗，大多数患者在出现症状后 9～18 个月死亡。患者的预后与诊断时疾病的期别和所选择的治疗方式密切有关。

重要的可影响预后的因素为：①疾病的程度（即局部、区域或扩散）；②治疗时间，从症状出现到治疗的时间越短，预后愈好；③首次治疗的彻底性，采用广泛的病灶切除及淋巴结清扫术，可提高生存率。Hilgers 报道 5 年生存率可提高至 50%。

（二）继发性阴道恶性肿瘤

由于发生于阴道的继发性肿瘤远多于原发性肿瘤，因此，如诊断为阴道恶性肿瘤，首先需排除转移性肿瘤的可能。肿瘤不仅仅来自于生殖道的肿瘤如子宫内膜、卵巢、宫颈的肿瘤会转移至阴道；也可源自其他脏器的肿瘤，如肾脏、乳房、直肠和胰腺的肿瘤。有时因发现阴道部位的转移肿瘤，经检查后才发现其原发性肿瘤。

（崔明华）

第三节　子宫肌瘤

子宫肌瘤是女性生殖器中最常见的一种良性肿痛，由平滑肌及结缔组织组成，多见于 30～50 岁妇女，20 岁以下少见。根据尸检资料，35 岁以上的女性，约 20% 有大小不等的子宫肌瘤。因肌瘤多无或很少有症状，临床发病率远低于肌瘤真实发病率。

一、发病相关因素

确切病因尚未明了，可能涉及正常肌层的体细胞突变、性激素及局部生长因子间的相互作用。因肌瘤好发于生育年龄，青春期前少见；在妊娠、外源性高雌激素作用下，肌瘤生长较快；抑制或降低雌激素水平的治疗可使肌瘤缩小；绝经后停止生长，萎缩或消退，提示其发生可能与女性激素相关。生物化学检测证实肌瘤中雌二醇的雌酮转化率明显低于正常肌组织；肌瘤中雌激素受体（ER）浓度明显高于周边肌组织，故认为肌瘤组织局部对雌激素的高敏感性是肌瘤发生的重要因素之一。此外研究证实孕激素有促进肌瘤有丝分裂活动、刺激肌瘤生长的作用，肌瘤组织较周边肌组织中孕激素受体浓度升高，分泌期的子宫肌瘤标本中分裂象明显高于增殖期的子宫肌瘤。细胞遗传学研究显示 25%～50% 子宫肌瘤存在细胞遗传学的异常，包括从点突变到染色体丢失和增多的多种染色体畸变，首先是单克隆起源的体细胞突变，并对突变肌细胞提供一种选择性生长优势；其次是多种与肌瘤有关的染色体重排。常见的有 12 号和 14 号染色体长臂片段易位、12 号染色体长臂重排、7 号染色体长臂部分缺失等。分子生物学研究提示子宫肌瘤由单克隆平滑肌细胞增殖而成，多发性子宫肌瘤由不同克隆细胞形成。还有研究认为，一些生长因子在子宫肌瘤的生长过程中可能起着重要作用，如胰岛素样生长因子（IGF）Ⅰ和Ⅱ、表皮生长因子（EGF）、血小板衍生生长因子（PDGF）A 和 B 等。

二、分类

1. 按肌瘤生长部位　分为宫体肌瘤（90%）和宫颈肌瘤（10%）。
2. 按肌瘤与子宫肌壁的关系　分为 3 类：
（1）肌壁间肌瘤（intramural myoma）：占 60%～70%，肌瘤位于子宫肌壁间，周围均被肌层包围。

（2）浆膜下肌瘤（subserous myoma）：约占20％，肌瘤向子宫浆膜面生长，并突出于子宫表面，肌瘤表面仅由子宫浆膜覆盖。若瘤体继续向浆膜面生长，仅有一蒂与子宫相连，称为带蒂浆膜下肌瘤，营养由蒂部血管供应。若血供不足，肌瘤可变性坏死。如蒂扭转断裂，肌瘤脱落形成游离性肌瘤。如肌瘤位于宫体侧壁向宫旁生长突出于阔韧带两叶之间称阔韧带肌瘤。

（3）黏膜下肌瘤（submucous myoma）：占10％~15％。肌瘤向宫腔方向生长，突出于宫腔，仅为黏膜层覆盖。黏膜下肌瘤易形成蒂，在宫腔内生长犹如异物，常引起子宫收缩，肌瘤可被挤出宫颈外口而突入阴道。

3. 子宫肌瘤常为多个 以上各类肌瘤可单独发生亦可同时发生。2个或2个部位以上肌瘤发生在同一子宫者，称为多发性子宫肌瘤。

此外，还偶见生长于圆韧带、阔韧带、宫骶韧带。

三、临床表现

1. 症状 多无明显症状，仅在体检时偶然发现。症状与肌瘤部位，有无变性相关，而与肌瘤大小、数目关系不大。常见症状有：

（1）经量增多及经期延长：多见于大的肌壁间肌瘤及黏膜下肌瘤者，肌瘤使宫腔增大子宫内膜面积增加，并影响子宫收缩可有经量增多、经期延长等症状。此外肌瘤可能使肿瘤附近的静脉受挤压，导致子宫内膜静脉丛充血与扩张，从而引起月经过多。黏膜下肌瘤伴坏死感染时，可有不规则阴道流血或血样脓性排液。长期经量增多可导致继发贫血、乏力、心悸等症状。

（2）下腹包块：肌瘤初起时腹部摸不到肿块，当肌瘤逐渐增大使子宫超过了3个月妊娠大小较易从腹部触及。肿块居下腹正中部位，实性、可活动、无压痛、生长缓慢。巨大的黏膜下肌瘤脱出阴道外，患者可因外阴脱出肿物来就医。

（3）白带增多：肌壁间肌瘤使宫腔面积增大，内膜腺体分泌增多，并伴有盆腔充血致使白带增多；子宫黏膜下肌瘤一旦感染可有大量脓样白带，如有溃烂、坏死、出血时可有血性或脓血性有恶臭的阴道溢液。

（4）压迫症状：子宫前壁下段肌瘤可压迫膀胱引起尿频、尿急；子宫颈肌瘤可引起尿困难、尿潴留；子宫后壁肌瘤（峡部或后壁）可引起下腹坠胀不适、便秘等症状。阔韧带肌瘤或宫颈巨型肌瘤向侧向发展嵌入盆腔内压迫输尿管使上泌尿路受阻，形成输尿管扩张甚至发生肾盂积水。

（5）其他：常见下腹坠胀、腰酸背痛，经期加重。患者可引起不孕或流产。肌瘤红色变性时有急性下腹痛，伴呕吐、发热及肿瘤局部压痛；浆膜下肌瘤蒂扭转可有急性腹痛；子宫黏膜下肌瘤由宫腔向外排出时也可引起腹痛。

2. 体征 与肌瘤大小、位置、数目及有无变性相关。大肌瘤可在下腹部扪及实质性不规则肿块。妇科检查子宫增大，表面不规则单个或多个结节状突起。浆膜下肌瘤可扪及单个实质性球状肿块与子宫有蒂相连。黏膜下肌瘤位于宫腔内者子宫均匀增大；黏膜下肌瘤脱出子宫颈外口，检查即可看到子宫颈口处有肿物，粉红色，表面光滑，宫颈四周边缘清楚。如伴感染时可有坏死、出血及脓性分泌物。

四、诊断及鉴别诊断

根据病史及体征诊断多无困难。个别患者诊断困难可采用 B 型超声检查、宫腔镜、子宫输卵管造影等协助诊断。应与下列疾病鉴别：

1. 妊娠子宫　应注意肌瘤囊性变与妊娠子宫先兆流产鉴别。妊娠时有停经史，早孕反应，子宫随停经月份增大变软，借助尿或血 hCG 测定、B 型超声可确诊。

2. 卵巢肿瘤　多无月经改变，呈囊性位于子宫一侧。在某些特定的情况下，两者可能难以鉴别。浆膜下肌瘤可能误诊为卵巢实体或部分实体肿瘤，囊性变的浆膜下肌瘤与卵巢囊肿可能在一般临床检查不易区别。B 超检查有时可以鉴别浆膜下肌瘤、阔韧带肌瘤与卵巢肿瘤，扫描时，应特别注意寻找卵巢与肿块、子宫与肿块的关系。最可靠的方法是采用腹腔镜检查，腹腔镜兼有诊断与治疗的作用。注意实质性卵巢肿瘤与带蒂浆膜下肌瘤鉴别，肌瘤囊性变与卵巢囊肿鉴别。

3. 子宫腺肌病　局限型子宫腺肌病类似子宫肌壁间肌瘤，质硬，亦可有经量增多等症状。也可使子宫增大，月经增多。但子宫腺肌病有继发性渐进性痛经史，子宫多呈均匀增大，很少超过 3 个月妊娠大小，有时经前与经后子宫大小可有变化。有时子宫肌腺病可和子宫肌瘤并存。B 超检查是鉴别子宫肌腺病与子宫肌瘤常用的辅助检查，阴道 B 超、彩色多普勒，特别是经阴道进行彩色多普勒超声检查等的应用可以提高两者鉴别的准确性。两者鉴别有时较困难。

4. 子宫内膜息肉　主要表现为月经量多、经期延长及不规则阴道流血等症状，这些症状与子宫黏膜下肌瘤有相似之处，特别是 B 超检查均显示出有宫腔内占位。一般可通过经阴道彩色多普勒超声检查或经阴道宫腔声学造影来进行区别。最为可靠鉴别子宫内膜息肉及子宫黏膜下肌瘤的方法是进行宫腔镜检查。不论诊断或治疗，宫腔镜均是该病的最好选择。

5. 功能失调性子宫出血　主要表现为不规则阴道出血，临床症状与子宫肌瘤有相似之处。较大的肌瘤、子宫明显增大、多发性肌瘤、子宫增大不规则，以及浆膜下肌瘤、子宫表面有结节性突出等情况，一般不会与功血相混淆。鉴别较困难者为子宫肌瘤小，而出血症状又比较明显的病例。一方面是症状相似，均可出现月经过多或不规则出血。另一方面，功血患者有时子宫亦略大于正常。通过 B 超、诊断性刮宫或宫腔镜检查可以对两者进行鉴别诊断。

6. 子宫恶性肿瘤

（1）子宫肉瘤：好发于老年妇女，生长迅速，侵犯周围组织时出现腰腿痛等压迫症状。有时从宫口有息肉样赘生物脱出，触之易出血，肿瘤的活组织检查有助于鉴别。

（2）宫颈癌：有不规则阴道流血及白带增多或不正常排液等症状，外生型较易鉴别，内生型宫颈癌则应与宫颈管黏膜下肌瘤鉴别。宫颈黏膜下肌瘤突出宫颈口、并伴有坏死感染时，外观有时很难与宫颈癌区别，但阴道检查可发现前者肿瘤仍较规则，有时尚可扪及根蒂。可借助于 B 型超声检查、宫颈细胞学刮片检查、宫颈活组织检查、宫颈管搔刮及分段诊刮等鉴别。

（3）子宫内膜癌：以绝经后阴道流血为主要症状，好发于老年妇女，子宫呈均匀增大或正常，质软。应该强调指出，子宫肌瘤合并子宫内膜癌，远较肌瘤合并宫颈癌为多，也比子宫肌瘤本身癌变为多。因此，子宫肌瘤患者，应警惕合并子宫内膜癌，特别是年龄偏大的患者。不少研究指出，对临床诊断为子宫肌瘤的患者，术前应常规进行诊断性刮宫，因为即使宫颈细胞学阴性者，亦可能发现意料之外的子宫内膜癌。

7. 其他 卵巢巧克力囊肿、盆腔炎性包块、子宫畸形等可根据病史、体征及 B 型超声检查鉴别。

五、治疗

治疗应根据患者年龄，生育要求，症状及肌瘤的部位、大小、数目全面考虑。

1. 随访观察 肌瘤小（＜5cm），无症状或症状轻微，一般不需治疗，特别是近绝经期妇女，绝经后肌瘤多可萎缩或逐渐消失。每 3～12 个月随访一次，行妇科检查和（或）B 型超声检查均可。若肌瘤明显增大或出现症状，则可考虑进一步治疗。对未孕的患者，尤其要重视定期随访，以免对今后妊娠产生不良影响。

2. 药物治疗 肌瘤小于 2 个月妊娠子宫大小，症状轻，近绝经年龄或全身情况不宜手术者或在手术前控制肌瘤的大小以减少手术难度，可给予药物对症治疗。但因为是非根治性治疗，停药后一般肌瘤会重新增大。

（1）雄激素：可对抗雌激素，使子宫内膜萎缩；也可直接作用于子宫，使肌层和血管平滑肌收缩，从而减少子宫出血。近绝经期应用可提前绝经。常用药物：丙酸睾酮 25mg 肌注，每 5 日 1 次，经期 25mg/d，共 3 次，每月总量不超过 300mg，可用 3～6 个月；甲睾酮 10mg/d，舌下含服，连用 3 个月。

（2）促性腺激素释放激素类似物（GnRHa）：采用大剂量连续或长期非脉冲式给药可产生抑制 FSH 和 LH 分泌作用，降低雌二醇到绝经水平，以缓解症状并抑制肌瘤生长使其萎缩。但停药后又逐渐增大到原来大小。一般应用长效制剂，间隔 4 周皮下注射 1 次。常用药物有亮丙瑞林（leuprorelin）每次 3.75mg，或戈舍瑞林（goserelin）每次 3.6mg。目前临床多用于：①术前辅助治疗 3～6 个月，待控制症状、纠正贫血、肌瘤缩小后手术，降低手术难度，减少术中出血，避免输血；②对近绝经期患者有提前过渡到自然绝经作用；③因子宫肌瘤引起不孕的患者，孕前用药使肌瘤缩小以利自然妊娠。用药 6 个月以上可产生绝经期综合征，骨质疏松等副作用，故长期用药受限。有学者指出，在 GnRHa 用药 3 个月加用小剂量雌孕激素，即反向添加治疗（add - backtherapy），能有效减少症状且可减少这种副作用。

（3）其他药物：米非司酮（mifepristone）为人工合成的 19 - 去甲基睾酮衍生物，具有强抗孕酮作用，亦可用于子宫肌瘤治疗。一般从月经周期第 2 天开始，10～25mg/d 口服，连续服用 6 个月，作为术前用药或提前绝经使用。但停药后肌瘤会重新增大，且不宜长期使用，以防其拮抗糖皮质激素的副作用。目前，有关该药治疗子宫肌瘤的机制、剂量及疗效，尚在探索之中。此外，在子宫肌瘤出血期，若出血量多，还可用子宫收缩剂（缩宫素）和止血药（如妥塞敏、酚磺乙胺、巴曲酶等）。但值得注意的是，子宫肌瘤患者可合并内膜病变，需注意排除。

3. 手术治疗 适应证为：子宫大于 10 周妊娠大小、月经过多继发贫血、有膀胱、直肠压迫症状或肌瘤生长较快疑有恶变者、保守治疗失败、不孕或反复流产排除其他原因。手术途径可经腹、经阴道或宫腔镜及腹腔镜辅助下手术。术式有：

（1）肌瘤切除术（myomectomy）：系将子宫肌瘤摘除而保留子宫的手术。适用于 40 岁以下希望保留生育功能的患者。多剖腹或腹腔镜下切除；黏膜下肌瘤部分可经阴道或宫腔镜摘除。

（2）子宫切除术（hysterectomy）：肌瘤大，个数多。症状明显，不要求保留生育功能，或疑有恶变者，可行剖腹或腹腔镜下全子宫切除术。必要时可于术中行冰冻切片组织学检查。依具体情况决定是否保留双侧附件。术前应宫颈刮片细胞学检查排除宫颈恶性病变。

（3）子宫动脉栓塞术（Uterine artery embolization）：自 20 世纪 90 年代起子宫动脉栓塞术用于治疗子宫肌瘤以来，绝大部分患者疗效满意，异常子宫出血减少，症状减轻或消除，月经周期恢复正常，贫血改善，子宫和肌瘤的体积均明显减少。术后 3 个月平均减少40% ~ 60%。并在随后的时间内体积还会继续缩小。对于症状性子宫肌瘤，尤其是伴有严重的贫血或盆腔疼痛，传统非手术治疗失败者，子宫动脉栓塞术是有效的，尤其是对于那些希望保留子宫的患者是可供选择的治疗方案之一。子宫动脉栓塞术的治疗原理为：由于肌瘤组织与正常子宫组织相比生长分裂活跃，耗氧量大，对无氧代谢耐受力差；子宫血供的特殊性导致子宫正常组织有丰富的血管交通网，并且对血栓的溶解能力较肌瘤组织强。通过对子宫肌瘤供血动脉的栓塞，以达到阻断瘤体血供，瘤组织坏死萎缩，使瘤细胞总数减少，从而达到缓解症状的目的。对 <6cm 的浆膜下肌瘤、<5cm 的黏膜下肌瘤以及 <8cm 肌壁间肌瘤疗效最佳。该手术的绝对禁忌证相对较少，包括妊娠，未明确性质的盆腔肿块或子宫病变、凝血功能障碍等。手术副作用少，且多轻微。一般术后 7 天内缓解，10 ~ 14 天可恢复日常生活工作。常见的并发症有穿刺相关并发症、栓塞后综合征、感染、非靶向栓塞等。

六、子宫肌瘤合并妊娠

肌瘤合并妊娠占肌瘤患者 0.5% ~ 1%，占妊娠 0.3% ~ 0.5%，肌瘤小又无症状者常被忽略，故实际发病率高于报道。

1. 肌瘤对妊娠及分娩的影响　与肌瘤大小及生长部位有关，黏膜下肌瘤可影响受精卵着床导致早期流产；肌壁间肌瘤过大因机械压迫，宫腔变形或内膜供血不足可引起流产。妊娠后期及分娩时胎位异常、胎盘低置或前置、产道梗阻等难产应作剖宫产。胎儿娩出后易因胎盘粘连、附着面大或排出困难及子宫收缩不良导致产后出血。

2. 妊娠期及产褥期易发生红色变性　表现为肌瘤迅速长大，剧烈腹痛，发热和白细胞计数升高，通常采用保守治疗能缓解。妊娠合并子宫肌瘤多能自然分娩，但要预防产后出血。若肌瘤阻碍胎儿下降应行剖宫产术，术中是否同时切除肌瘤，需根据肌瘤大小，部位和患者情况决定。

（刘成藏）

第四节　子宫内膜癌

子宫内膜癌（endometrial carcinoma）是发生于子宫内膜的一组上皮性恶性肿瘤，以来源于子宫内膜腺体的腺癌最常见。为女性生殖道三大恶性肿瘤之一，占女性全身恶性肿瘤7%，占女性生殖道恶性肿瘤 20% ~ 30%。近年来发病率在世界范同内呈上升趋势。

一、发病相关因素

1. 雌激素长期持续增高　子宫内膜长期受雌激素刺激而无黄体酮拮抗，可能导致内膜癌的发生。内源性雌激素：无排卵性功血、**多囊**卵巢综合征、功能性卵巢瘤等合并存在。外源性雌激素：是指使用雌激素替代疗法时使用的雌激素。随着选用雌激素剂量的增加和使用时间的延长，危险性增加。

2. 常伴有子宫内膜增生过长。

3. 体质因素　肥胖、高血压、糖尿病、未婚、少产是内膜癌的高危因素，为宫体癌综合征。内膜癌患者绝经年龄平均晚 6 年。

4. 遗传因素　家庭子宫内膜癌、乳癌、结肠癌史。

二、分期

子宫内膜癌的分期采用国际妇产科联盟（FIGO）2009 年制定的手术 - 病理分期。

子宫内膜癌的手术病理分期（FIGO，2009）：

Ⅰ* 肿瘤局限于子宫体

Ⅰa* 肿瘤浸润深度 <1/2 肌层

Ⅰb* 肿瘤浸润深度 ≥1/2 肌层

Ⅱ* 肿瘤侵犯宫颈间质，但无宫体外蔓延$^\triangle$。

Ⅲ* 肿瘤局部和（或）区域散

Ⅲa* 肿瘤累及浆膜层和（或）附件★

Ⅲb* 阴道和（或）宫旁受累

Ⅲc* 盆腔淋巴结和（或）腹主动脉旁淋巴结转移★

Ⅲc_1* 盆腔淋巴结阳性

Ⅲc_2* 腹主动脉旁淋巴结阳性和（或）盆腔淋巴结阳性

Ⅳ* 肿瘤侵及膀胱和（或）直肠黏膜，和（或）远处转移

Ⅳa* 肿瘤侵及膀胱或直肠黏膜

Ⅳb* 远处转移，包括腹腔内和（或）腹股沟淋巴结转移

注：* G1、G2、G3 任何一种；$^\triangle$仅有宫腔内膜腺体受累应当认为是Ⅰ期而不再认为是Ⅱ期；★细胞学检查阳性应单独的报告，并没有改变分期。

三、临床表现

1. 症状　极早期无明显症状，以后出现阴道流血、阴道排液、疼痛等。

（1）阴道流血：主要表现为绝经后阴道流血。量一般不多、尚未绝经者表现为月经增多、经期延长或月经紊乱。

（2）阴道排液：多为血性液体或浆液性分泌物，合并感染则有脓血性排液，恶臭。因阴道排液异常就诊者约占 25%。

（3）下腹疼痛及其他：若癌肿累及宫颈内口，可引起宫腔积脓，出现下腹胀痛及痉挛样疼痛。晚期浸润周围组织或压迫神经可引起下腹部及腰骶部疼痛。晚期可出现贫血、消瘦及恶病质等症状。

2. 体征　早期子宫内膜癌妇科检查无异常发现。晚期可有子宫明显增大，合并宫腔积脓时可有明显触痛，宫颈管内偶有癌组织脱出，触之出血。癌灶浸润周围组织时，子宫固定或宫旁扪及不规则结节状物。

四、诊断

除根据临床表现和体征外，病理组织学检查是确诊的依据。

1. 病史及临床表现　对于绝经后阴道流血、绝经过渡期月经紊乱均应排除内膜癌后再按良性疾病处理。对于以下情况妇女要密切随诊：①有子宫内膜癌发病高危因素者如肥胖、不育、绝经延迟者；②有长期应用雌激素、他莫昔芬或雌激素增高病史者；③有乳癌、子宫内膜癌家族史者。必要时进行分段诊刮送组织病理学检查。

2. B 型超声检查　经阴道 B 型超声检查可以了解子宫大小、宫腔形状、宫腔内有无赘生物、子宫内膜厚度、肌层有无浸润及深度，为临床诊断及处理提供参考。子宫内膜癌超声图像为子宫增大，宫腔内有实质不均回声区，或宫腔线消失，肌层内有不规则回声紊乱区等表现。彩色多普勒显像可见混杂的斑点或棒状血流信号，流速高、方向不定，频谱分析为低阻抗血流频谱。

3. 分段诊刮　最常用最有价值的诊断方法、分段诊刮的优点能鉴别子宫内膜癌和宫颈管腺癌；也可明确子宫内膜癌是否累及宫颈管，为制订治疗方案提供依据。

4. 其他辅助诊断方法

（1）宫颈管搔刮及子宫内膜活检：对绝经后阴道流血，宫颈管搔刮可协助鉴别有无宫颈癌；若 B 型超声检查确定宫腔内有明显病变，作宫腔内膜活检也可明确诊断。

（2）细胞学检查：宫颈刮片、阴道后穹隆涂片及宫颈管吸片取材做细胞学检查，辅助诊断子宫内膜癌的阳性率不高，分别为 50%、65%、75%。近年来宫腔冲洗、宫腔刷或宫腔吸引涂片等准确率高，但操作复杂，阳性也不能作为确诊依据，故应用价值不高。

（3）宫腔镜检查：可直接观察宫腔及宫颈管内有无癌灶存在，大小及部位，直视下取材活检，减少对早期子宫内膜癌的漏诊。但可能促进癌细胞扩散。

（4）其他：MRI、CT 及 CA_{125} 测定可协助诊断病变范围，有子宫外癌播散者其血清 CA_{125} 明显升高。目前认为动态增强 MRI 是评估子宫肌层和盆腔内局部浸润的最佳方法。

五、鉴别诊断

1. 绝经过渡期功血　以月经紊乱如经量增多、延长或不规则阴道流血为主要表现。妇科检查无阳性体征，应作分段诊刮明确诊断。

2. 老年性阴道炎　血性白带，检查时可见阴道黏膜变薄、充血或有出血点、分泌物增加等表现，治疗后好转，必要时可先抗感染治疗后再作诊刮排除子宫内膜癌。

3. 子宫黏膜下肌瘤或内膜息肉　有月经过多或经期延长症状，可行 B 型超声检查、宫腔镜及分段诊刮确定诊断。

4. 宫颈管癌、子宫肉瘤及输卵管癌　均可有阴道排液增多或不规则流血；宫颈管癌因癌灶位于宫颈管内，宫颈管变粗、硬或呈桶状；子宫肉瘤的子宫明显增大、质软、输卵管癌可有间歇性阴道排液、流血、下腹隐痛为主要症状，可有附件包块。

六、治疗

参考中华医学会妇科肿瘤分会 2009 年指南及 NCCN 指南。主要治疗方法为手术、放疗及药物（化学药物及激素）治疗。应根据患者全身情况、癌变累及范围及组织学类型选用和制订适宜的治疗方案。早期患者以手术为主，按手术－病理分期的结果及存在的复发高危因素选择辅助治疗；晚期则采用手术、放疗、药物等综合治疗。

1. 手术治疗　为首选的治疗方法。手术目的：一是进行手术－病理分期、确定病变的范围及预后相关的重要因素，二是切除癌变的子宫及其他可能存在的转移病灶。术中首先进行全面探查，对可疑病变部位取样作冰冻切片检查；并留腹水或盆腹腔冲洗液进行细胞学检查。剖视切除的子宫标本，判断有无肌层浸润。手术切除的标本应常规进行病理学检查，癌组织还应行雌、孕激素受体检测，作为术后选用辅助治疗的依据。

Ⅰ期患者占75%，根据复发风险和生存时间分为三组：低危组：Ⅰa/b，G1/2，内膜样癌。中危组：Ⅰa/b，G3内膜样癌。高危组：Ⅰa/b，浆液性/透明细胞/小细胞/未分化。

（1）Ⅰ期患者若不能耐受手术者选择肿瘤靶向放疗并进行后续检测；可手术者应行筋膜外全子宫切除及双附件切除术加盆腔及腹主动脉旁淋巴结清扫术。

鉴于子宫内膜乳头状浆液性癌恶性程度高，早期出现淋巴转移及盆腹腔转移，其临床Ⅰ期手术范围应与卵巢癌相同，除分期探查、切除子宫及双附件，清扫腹膜后淋巴结外，并应切除大网膜及阑尾。低危组：术后不需辅助治疗；中危组：辅助性盆腔放疗可显著降低局部复发，≥60岁患者中，ⅠC和G1/2，Ⅰa/b和G3，局部复发率>15%，推荐辅助放疗。高危组：推荐盆腔放疗以增加局部控制率；辅助性铂类为基础的化疗显著改善预后。

（2）Ⅱ期不能耐受手术患者选择肿瘤放射治疗并进行后续检测；可手术应行广泛子宫切除及双附件切除术，同时行盆腔及腹主动脉旁淋巴结清扫。若宫颈活检或者MRI阳性发现或者肉眼见受侵者可行根治性子宫及双附件切除＋盆腔及腹主动脉旁淋巴结清扫。高危患者或仅行全子宫切除术者推荐进行辅助性盆腔放疗＋近距离照射。

（3）Ⅲ期和Ⅳ期的晚期患者

1）病灶在腹腔内，包括腹水、大网膜、淋巴结、卵巢、腹膜肿瘤细胞阳性者行筋膜外全子宫及双附件切除术＋细胞学＋最大限度肿瘤减灭或盆腔、腹主动脉旁淋巴结切除。

2）病灶在子宫外盆腔，包括阴道、膀胱、结肠，直肠、宫旁出现浸润者，行盆腔放疗或手术＋近距离放疗或化疗。

3）腹膜外膜腔/肝脏发现病灶者考虑姑息性子宫双附件切除或放疗或激素治疗或化疗。

腹腔镜手术现在越来越多应用于子宫内膜癌的治疗，尤其是对于肥胖妇女和高危妇女的术前诊断，而且研究表明腹腔镜手术并没有增加手术并发症的发生率。

2. 放疗　是治疗子宫内膜癌有效的方法之一，分腔内照射及体外照射两种。腔内照射多用后装腔内照射，高能放射源为^{60}Co或^{137}Cs。体外照射常用^{60}Co或者直线加速器。

（1）单纯放疗：仅用于有手术禁忌证或无法手术切除的晚期内膜癌患者。腔内总剂量为45~50Gy。体外照射总剂量40~45Gy。对Ⅰ期G1，不能接受手术治疗者可选用单纯腔内照射外，其他各期均应采用腔内腔外照射联合治疗。

（2）术前放疗：可缩小癌灶，创造手术条件。对于Ⅱ、Ⅲ期患者根据病灶大小，可在术前加用腔内照射或外照射。放疗结束后1~2周进行手术。但自广泛采用FIGO手术－病理分期以来，术前放疗已经很少使用。

（3）术后放疗：是内膜癌最主要的术后辅助治疗，可明显降低局部复发，提高生存率。对已有深肌层浸润、淋巴结转移、盆腔及阴道残留病灶的患者术后均需加用放疗。根据目前最新的研究发现单纯阴道近距离放疗对控制子宫内膜癌阴道转移非常有效，而且比体外放疗的胃肠道副作用更小，因此认为单纯阴道近距离放疗应该作为复发高危人群的重要辅助治疗之一。

3. 孕激素治疗　对晚期或复发癌、早期要求保留生育功能患者可考虑孕激素治疗。其机制可能是孕激素作用于癌细胞并与孕激素受体结合形成复合物进入细胞核，延缓 DNA 和 RNA 复制。抑制癌细胞生长、孕激素以高效、大剂量、长期应用为宜，至少应用 12 周以上方可评定疗效。孕激素受体阳性者有效率可达80%。常用药物：口服甲羟孕酮200~400mg/d；己酸孕酮500mg，肌注每周 2 次，长期使用可有水钠潴留、水肿或药物性肝炎等副作用，停药后即可恢复。据文献报道孕激素不但可以逆转子宫内膜不典型增生，成功率高达80%~90%，而且对原发性子宫内膜癌治疗有效率达 50%~70%。

4. 抗雌激素制剂治疗　适应证与孕激素相同。他莫昔芬（tamoxifen，TAM）为非甾体类抗雌激素药物，亦有弱雄激素作用。他莫昔芬与雌激素竞争受体，抑制雌激素对内膜增生作用；并可提高孕激素受体水平；大剂量可抑制癌细胞有丝分裂。常用剂量为 20~40mg/d，可先用他莫昔芬 2 周使孕激素受体含量上升后再用孕激素治疗，或与孕激素同时应用。副反应有潮热、急躁等类绝经期综合征表现等。

5. 化疗　为晚期或复发子宫内膜癌综合治疗措施之一；也有用于术后有复发高危因素患者的治疗以减少盆腔外的远处转移。常用化疗药物有顺铂、阿霉素、紫杉醇、环磷酰胺、氟尿嘧啶、丝裂霉素、依托泊苷等。可单独应用或联合应用，也可与孕激素合并使用。临床常用的联合化疗方案是顺铂（50mg/m^2）、阿霉素（50mg/m^2）和环磷酰胺（500mg/m^2），即 PAC 方案，总的有效率可达31%~81%，大多数为部分缓解，缓解时间 4~8 个月，但改善 5 年生存率的效果不明显。子宫乳头状浆液性腺癌术后应给予化疗，方案同卵巢上皮癌。

七、预后

影响预后的因素主要有三方面：①癌瘤生物学恶性程度及病变范围包括病理类型、组织学分级、肌层浸润深度、淋巴结转移及子宫外病灶等；②患者全身状况及年龄；③治疗方案的选择。

八、预防

（1）普及防癌知识，定期体检。
（2）重视绝经后妇女阴道流血和围绝经期妇女月经紊乱的诊治。
（3）正确掌握雌激素应用指征及方法。
（4）对高危因素的人群应有密切的随访或监测。

（刘成藏）

第五节　卵巢肿瘤

卵巢癌是妇科常见恶性肿瘤之一，发病率在生殖道恶性肿瘤中列第 3 位，但死亡率却位居榜首。由于卵巢肿瘤发病隐匿，早期诊断困难，确诊时 70% 已属临床晚期，加之肿瘤病理类型复杂，化疗及放疗疗效有限。虽经积极综合治疗，晚期卵巢癌患者的 5 年生存率仍然只有 20%~30%，因此，如何提高卵巢癌早期诊断率及改善晚期患者的远期疗效，是临床面临的重点和难点问题。

一、原发性卵巢恶性肿瘤

起源于卵巢上皮—间质细胞，卵巢性索–间质细胞，原始的生殖细胞及卵巢髓质的恶性肿瘤，统称为原发性卵巢恶性肿瘤。

（一）病因

1. 遗传因素　5%~7%卵巢癌具有家族聚集性，其中90%以上有1位一级亲属发病，约有1%有家族性卵巢癌综合征（HOCS），HOCS的易感基因BRCA1定位克隆完成，遗传学分析，BRCA1携带者在50岁时发生乳腺癌和卵巢的风险分别为73%和29%，卵巢癌患者具有癌高发倾向，可与乳腺癌、子宫内膜癌或结肠癌同时或相继出现，这种癌聚集性与遗传因素有关，遗传模式为常染色体显性遗传，家族性卵巢主要发生于上皮性卵巢癌，尤以浆液性囊腺癌多见。

2. 内分泌因素

（1）月经史：初潮年龄<12岁，绝经年龄延迟>52岁，卵巢癌风险发生率等明显增加。

（2）妊娠次数：妊娠不能降低卵巢癌。但发生1次足月妊娠，可使卵巢癌发生减少2%，流行病学研究发现，不孕症和低产次以长期服用促排卵药是卵巢癌发生的重要高危因素。

（3）哺乳：根据卵巢癌发生的持续排卵学说，哺乳期不排卵或排卵减少，对卵巢上皮性癌的发生有一定保护作用。

（4）口服避孕药：可抑制排卵，而使卵巢上皮性癌发病显著减少，停止用药后，这种保护作用可能维持15年之久。

（5）外源性雌激素：绝经后使用雌激素替代治疗的危险性在子宫内膜癌患者中明显上升，有报道单一使用雌激素制剂发生卵巢癌危险高达5.4%。

3. 环境因素　在发达的工业化国家中，卵巢癌发病率是发展中国家的3~5倍，发展中国家的居民移居到发达国家后，卵巢癌的发病率也相应增加。在高度工业发达城市及社会经济地位较高妇女，卵巢癌发病率亦增高。发病与吸烟，工业粉尘，接触滑石粉等致癌物质相关，滑石粉在"盆腔污染"过程中可能通过细胞胞饮作用进入卵巢上皮细胞中，是导致卵巢上皮，间质功能紊乱致癌危险因素之一。

4. 癌基因与抑癌基因　分子生物学，分子遗传学研究发现肿瘤的发生发展是一个多癌基因激活和（或）抑癌基因失活的多步骤，多因素参与的复杂过程，研究较多的癌基因有K–ras，c–myc和c–erbB–2，抑癌基因有p^{53}和p16。卵巢重复多次的破裂和修复给上皮提供了基因畸变的机会。

（二）发病机制

卵巢恶性肿瘤为卵巢的上皮，性索间质，生殖细胞与髓质在致癌因素，癌基因与抑癌共基因的协同作用下，由卵巢良性肿瘤、交界性肿瘤直至进展到恶性肿瘤的连续复杂的病理过程。

（三）病理改变

在人体肿瘤中，卵巢肿瘤的病理类型最为繁多且复杂，其中上皮性癌占绝大多数达

85%～90%，其次为卵巢生殖细胞肿瘤，占卵巢肿瘤的10%～15%。

1. 上皮性恶性肿瘤

（1）浆液性囊腺癌：约占卵巢恶性肿瘤的40%，双侧性占30%～50%，为单房或多房，部分囊性部分实性，质脆，常有乳头赘生物位于囊内或融合呈实性结节满布囊内壁。1/3可见砂粒体或钙化，囊液为棕黄色，有时呈血性。囊壁、腺腔、乳头皆衬覆单或复层癌细胞，增生的腺腔可共壁，乳头粗细不等。实性癌巢可侵犯间质，核分裂象＞10/10HPFS，囊壁破溃后易种植腹膜及脏器表面，常伴有腹水，预后较差，5年生存率约25%。

（2）黏液性囊腺癌：发生率占卵巢恶性肿瘤3%～10%，绝大多数发生于30～60岁。肿瘤体积较大，多房性占多数，双侧发生率3%～10%。囊实性多见，乳头呈簇状，囊内充盈稀薄或黏稠无色或血性液体，囊壁衬覆单层柱状黏液细胞，腺体折叠形成乳头，或衬覆子宫内膜样的肠型上皮，细胞异型明显，囊壁破溃黏液流入腹腔可广泛种植形成假黏膜液瘤，5年生存率为40%～64%。

（3）子宫内膜样癌：占卵巢恶性肿瘤的20%左右，高发年龄为40～50岁，约50%为双侧性，约20%同时患有子宫内膜癌。肿瘤多呈囊性，仅少数为实性。肿瘤大小各异，囊内可有乳头，囊内充盈黏液，衬覆高柱状癌细胞，呈单层或复层排列，癌细胞不典型明显，10%可见砂粒体，5年生存率达40%～55%。

（4）透明细胞癌：占卵巢恶性肿瘤的5%～11%，发病年龄多在40～70岁，肿瘤体积较大，24%～40%为双侧性，实性或囊实性，合并子宫内膜异位者25%～50%，囊内可有多个息肉突起，囊内充盈水样或黏液状物体，肿瘤主要由嗜酸性细胞、透明细胞和鞋钉细胞组成，细胞排列呈小管小囊型、乳头型、团块型，癌细胞间变轻重不等，钙化灶为10%～30%，预后较子宫内膜样癌差。

2. 生殖细胞肿瘤

（1）无性细胞瘤：好发青少年期，占卵巢恶性肿瘤的3%～5%。绝大多数为单侧性，肿瘤呈圆形或椭圆形，多为实性，质韧或鱼肉样，少数有囊性变，出血坏死。镜下可见三种类型：典型的大瘤细胞型，间变型，伴有合体滋养母细胞型，该肿瘤低度恶性，对化疗及放疗皆敏感，预后较好，5年生存率可达90%。

（2）未成熟畸瘤：占卵巢成熟性畸胎瘤的2%～5%，多发于青少年期及生育年龄。呈实性或囊实性，瘤体往往较大，几乎为单侧性，质地软硬不均，软处似鱼肉状，硬处常有骨、软骨，囊内或见黏液，浆液或脂样物，有时可见毛发，多数成分为未成熟的神经组织，常有腹膜种植。预后与病理分级密切相关，肿瘤对化疗较敏感，但复发率和转移率较高。对复发瘤如采取积极手术治疗可使肿瘤向成熟方向逆转。

（3）内胚窦瘤：占卵巢恶性肿瘤的6%～15%，占卵巢生殖细胞肿瘤的22%。好发年轻妇女，中位发病年龄为19岁。肿瘤大小差异大，呈圆形或椭圆形，以实性为主，质脆易破裂，常伴有囊内出血坏死。肿瘤破溃出血可出现发热及剧烈腹痛，为一恶性程度极高的卵巢肿瘤，近代应用联合化疗后，预后有很大改善，手术后11～63个月生存率提高至50%以上。

3. 性索－间质细胞瘤　卵巢恶性肿瘤中的5%～10%为性索间质瘤，其中绝大多数为颗粒细胞瘤。90%的颗粒细胞瘤为单侧，好发于生育年龄或绝经后妇女，在青春期发生的仅占5%，约5%患者可合并子宫内膜癌，肿瘤呈分叶状，实性或囊实性，切面灰白略带黄色，常伴有出血坏死，镜下可见典型的Call－Exner小体，属中、低度恶性，但也有少部分恶性程度较高，具有远期复发的倾向。

（四）转移途径

卵巢恶性肿瘤的转移途径有局部浸润、直接播散、腹膜后淋巴转移与血行转移，其中以直接播散和腹膜后淋巴转移为主。

1. 直接播散　卵巢癌最常浸润部位为膀胱、直肠、乙状结肠、回盲部及子宫输卵管等邻近脏器，形成癌灶粘连封闭盆腔。随大网膜及膈肌上下运动，腹水中脱落癌细胞形成膈肌下，肝脏表面及腹膜脏器浆膜面的广泛种植和转移。大网膜转移率为46.3%，膈肌转移率为15.7%~54.5%，小肠转移率为66%，结肠转移率为78%。

2. 腹膜后淋巴转移　卵巢的淋巴引流很复杂，大部分经骨盆漏斗韧带引流至腹主动脉旁淋巴结，部分经卵巢固有韧带，阔韧带引流到髂组，闭孔淋巴结，即使在早期卵巢癌，也有10%~20%出现腹膜后淋巴转移。

3. 血行转移　多发生于Ⅲ~Ⅳ期患者，进入淋巴系统的肿瘤细胞最终可经静脉至动脉，形成全身各部位的转移，其中以肝、肺等处转移较多见。

（五）临床表现

1. 内分泌紊乱　卵巢性腺间质肿瘤及部分上皮性肿瘤，由于肿瘤细胞，间质组织能合成并分泌雌激素，使患者表现为内分泌障碍，青春期前出现性早熟，生育年龄妇女月经不调，不规则阴道出血，在绝经后妇女出现阴道出血，在卵泡膜细胞瘤，卵巢支持间质细胞瘤由于雄激素分泌而表现为男性化特征。

2. 腹部包块　良性卵巢肿瘤生长缓慢，早期体积小多无症状，多在妇科检查时发现，当肿瘤增大超出骨盆腔时，可在下腹部触及一活动无压痛的肿物，当肿瘤增大迅速，占据整个腹腔时患者才出现腹胀、尿频、便秘、气促及双下肢水肿等症状。

3. 消化道症状　临床以消化道症状就诊者可占50%以上，绝经后妇女常可达80%。多由于肿瘤巨大压迫肠道，或因肿瘤侵犯肠道，种植于大网膜膈肌等部位而产生中量以上腹水，可表现为腹胀、食欲减退、便血，严重者可发生肠梗阻，常常被误诊为结核性腹膜炎，肝硬化腹水而延误治疗。

4. 恶病质　为恶性肿瘤发展到晚期引起的非特异性消耗性病变，可表现为消瘦、免疫功能低下、多脏器功能衰竭等。

5. 卵巢癌三联征　40岁以下妇女，出现胃肠道症状，卵巢功能障碍。

（六）临床分期

详见表10-1。

表10-1　卵巢癌 FIGO 分期

分期		主要特点
Ⅰ期：肿瘤局限于卵巢	Ⅰa	肿瘤局限于一侧卵巢，无腹水，包膜包完整，表面无肿瘤
	Ⅰb	肿瘤局限于双侧卵巢，无腹水或有腹水但未找恶性细胞，包膜完整，表面无肿瘤
	Ⅰc	一侧或双侧卵巢的Ⅰa或Ⅰb有表面肿瘤生长；包膜破裂；腹水或腹腔冲洗液可见恶性细胞

续　表

分期		主要特点
Ⅱ期：肿瘤侵及一侧或双侧卵巢，并向盆腔蔓延或转移至子宫和（或）输卵管	Ⅱa	蔓延和（或）转移至子宫和（或）输卵管
	Ⅱb	蔓延至盆腔其他组织
	Ⅱc	不论一侧或双侧卵巢的Ⅱa和Ⅱb有表面肿瘤生长，包膜破裂，腹水或腹腔冲洗液可见恶性细胞
Ⅲ期：肿瘤侵及一侧或双侧卵巢，且盆腔腹膜种植和（或）后腹膜或腹股沟淋巴结阳性，肝脏表面转移为Ⅲ期；肿瘤局限在真骨盆，但组织学证实侵及小肠或大网膜	Ⅲa	肿瘤一般局限在真骨盆未侵以淋巴结，但腹腔膜表面有镜下种植
	Ⅲb	肿瘤侵及一侧或双侧卵巢，腹腔腹膜表面种植范围不超过2cm，淋巴结阳性
	Ⅲc	肿瘤腹腔膜种植超过2cm直径和（或）后腹膜、腹股沟淋巴结阳性
Ⅳ期		肿瘤侵及一侧或双侧卵巢并远处转移，如出现胸腔积经细胞学检查为阳性定为Ⅳ期，肝实质有转移同样定为Ⅳ期

注：为了更准确地估计预后，对Ⅰa和Ⅰb期的病例应注明肿瘤囊壁系自发破裂或在手术中破裂，对阳性细胞学发现也应注明系来自腹腔冲洗或来自腹水。

（七）辅助检查

1. 细胞学检查　阴道后穹窿细胞涂片及腹水瘤细胞检查阳性或查见核异质细胞。

2. B超　通过阴道超声判断肿瘤大小，囊性或实性包膜是否完整，囊内回声，有无乳头与子宫关系，有无腹水，阴道超声可显示同步盆腔解剖结构和肿瘤内血管分布是否丰富及血流特点，肿瘤组织中新生血管大量形成，动静脉吻合增加，显示血管截面积增加，血管阻力明显下降，超声对卵巢恶性肿瘤诊断的特异性和敏感性分别达到100%和93.3%。明显高于MRI和CA_{125}等检查，普遍适用于各级医院。

3. CT断层扫描　可对卵巢恶性肿瘤定位，确定其与周围组织关系侵犯程度和范围。病情监测和随访上优于B型超声。在确定肿瘤复发，鉴别腹腔内肿瘤与腹膜后肿瘤，判断盆腔或主动脉旁淋巴结大方面具有较大的优势。但对<2cm瘤灶不易分辨对早期诊断不满意。

4. 磁共振（MRI）　可准确辨认肿瘤组织内脂质成分，可特异性地诊断畸胎瘤，MRI可用于卵巢恶性肿瘤的初步分期，准确率达到78%。对诊断腹膜种植的特异性可达96%，对盆腔种植的特异性为87%，大网膜种植特异性93%，小肠种植为100%，淋巴转移为96%。另外还可用于确定手术残存病灶及肿瘤复发，可作为评价疗效的监测指标，但因检查价格昂贵而非必需的检查手段。

5. 肿瘤标志物检测

（1）CA_{125}是目前应用较多的对诊断卵巢上皮性癌有重要参考价值的指标，特别是浆液性囊腺癌，其阳性检测率在80%以上，临床符合率可达90%。CA_{125}测定还可作为评估疗效及随访的监测指标。临床上CA_{125}测定以≥35U/ml为阳性标准，但CA_{125}在子宫内膜异位症、子宫肌瘤、卵巢良性肿瘤、盆腔结核、急性盆腔炎等非恶性妇科疾病中均会出现不同程度升高，故应与CA_{19-9}和阴道镜超声联合检测。

（2）甲胎蛋白（AFP）是检测卵巢生殖细胞肿瘤的重要指标，绝大多数内胚窦瘤的AFP极度升高，部分未成熟畸胎瘤，混合性无性细胞瘤及胚胎癌也可不同程度升高，阳性界值<20ng/ml，AFP还可作为生殖细胞瘤治疗后随访的重要指标。

（3）癌胚抗原（CEA），在晚期卵巢恶性肿瘤，特别是黏液性囊腺癌CEA常常升高，但并非卵巢肿瘤的特异性抗原。

（4）绒毛膜促性腺激素（hCG），卵巢绒癌含有绒癌成分的生殖细胞肿瘤患者血中hCG异常升高。阳性界值血清B亚单位值<3.1ng/ml。

（5）乳酸脱氢酶（LDH）是一项非卵巢肿瘤的特异性指标，在部分卵巢恶性肿瘤血清中LDH升高，特别是无性细胞瘤常升高。

6. 腹腔镜检查 为卵巢癌早期诊断的可靠方法，对性质不明的盆腔包块能通过腹腔镜检查，了解肿块大小与性质，还可对多处组织做活检，吸取腹腔冲洗液或腹水做细胞学检查。观察腹膜，膈下及脏器表面，以做出正确诊断分期及制订治疗方案。腹腔镜检查还可作为判断手术化疗后疗效及有无复发病灶的二探手段。但对多次手术或腹膜有广泛粘连者慎用。

（八）诊断

成功的治疗依赖于早期诊断，而大约2/3的卵巢癌初诊时已属于Ⅲ期或Ⅳ期，故对不同年龄段易发生不同类型的卵巢肿瘤要提高警惕，如生殖细胞肿瘤好发于青春期和育龄的年轻妇女，上皮性肿瘤多见于围绝经期前后的妇女。根据临床表现、辅助检查，以及全身检查及妇科治疗时发现附件肿块大小、活动度与周围脏器关系，有无淋巴结大，肝脾大小，有无移动性浊音等，对确诊或判断肿块性质有帮助。

（九）治疗

卵巢恶性肿瘤的治疗应采取以手术为主的综合治疗，在辅助治疗中化疗是重要的治疗手段，另外还可辅以放射治疗、生物治疗及激素治疗。

1. 治疗原则及方法选择

（1）必须通过手术获得明确的手术分期及组织学分类。

（2）应尽最大努力将肿瘤完全切除达到理想的减瘤术或最小体积的残余肿瘤。

（3）Ⅰa期高分化（G_1）或交界性瘤术后并非必须辅以化疗，但应定期随访。

（4）各期别中，低分化癌G_2、G_3及Ⅰb期以上者应采用术后化疗。

（5）通常是选择以铂类药物为基础的联合化疗作为一线化疗。

（6）化疗要规范，及时、剂量要足，疗程不少于6~8个。

（7）对年轻，要求保留生育功能的生殖细胞肿瘤者可施行单侧附件切除或减瘤术，术后选用PVB或PEB联合化疗方案。

（8）无性细胞瘤复发或残余病灶局限者可采用术后放疗。

（9）复发的卵巢恶性肿瘤估计可被切除时，可施行再次肿瘤细胞减灭术，若能达到残瘤灶<1cm，术后配合二线化疗可延长生存期。

（10）复发的卵巢恶性肿瘤对铂类耐药者可选用Taxol、HMM、IFO及TPT作为二线化疗，若为铂类敏感者可继续使用以铂类为主的联合化疗。

2. 手术治疗 对早期卵巢癌，手术是最重要的治疗手段，包括全面开腹分期手术和保留生育功能的手术。

（1）全面开腹分期手术（comprehensire staging laparotomy）：①手术切口以纵形为宜，

切口长度要足够充分暴露肝区及横膈部位以便切除转移病灶；②探查前留取腹水或腹腔冲洗液做细胞学检查；③全面探查及活检，包括可疑病灶、粘连、大网膜、肠系膜和子宫直肠陷凹、结肠沟、肝膈脾胃肠道表面浆膜及盆腹腔壁腹膜；④大网膜大部分切除；⑤全子宫双侧附件切除；⑥盆腔和腹主动脉旁淋巴结清扫术；⑦上皮性卵巢癌应常规切除阑尾。

（2）保留生育功能的手术（consenvative surgery）：即切除患侧附件保留子宫和健侧附件的保守性手术，其余手术范围同分期手术，适合于需要生育的Ⅰa期性索间质肿瘤和各期卵巢恶性生殖细胞肿瘤，待生育功能完成后根据情况二次手术切除子宫及对侧附件，对上皮性卵巢癌应严格慎重掌握，原则是：①患者年轻，有生育要求；②Ⅰa期别早；③细胞分化好，G_1级；④对侧卵巢外观正常，活检阴性；⑤腹腔细胞学检查阴性；⑥高危区如子宫直肠陷凹、大网膜、肠系膜、结肠旁沟、横膈和腹膜后淋巴结探查和活检均阴性；⑦可按时随访。

对晚期和复发性卵巢癌的治疗，原则仍是首选手术，辅以化疗、放疗和生物治疗。

（3）初次肿瘤细胞减灭术（primary cytoreductive surgery）：为化疗开始前、初次剖腹的手术，为明确肿瘤诊断和分期而进行的肿瘤细胞减灭术。原则是尽最大努力切除原发病灶及一切转移瘤，若残余癌灶<1cm，称满意的肿瘤细胞减灭术，残余癌灶>2cm，称为不满意的肿瘤细胞减灭术，临床实践证实肿瘤细胞减灭术能明确肿瘤分期，减缩癌灶体积，增加对化疗敏感性，改善患者营养状态及生活质量，提高五年生存率。肿瘤细胞减灭术，只要患者可以耐受，就应坚决切除一切肉眼可见的病灶，包括部分肠切除、部分膀胱切除及淋巴结清扫等。如无法做到满意的肿瘤细胞减灭术，则应最大限度地减少创伤，术后尽早开始化疗，残余癌灶和未切除的子宫，淋巴结可考虑在化疗后施行中间性肿瘤细胞减灭术。

（4）中间性肿瘤细胞减灭术（interval cytoreductive surgery）：指某些晚期卵巢癌病灶估计手术难以切净，或已有肺肝等远处转移者，可先用几个疗程化疗，再行细胞减灭术；部分初次手术因病灶无法切除仅能开腹探查活检的病例，在采用化疗2~3个疗程后，再行肿瘤细胞减灭术；部分初次肿瘤细胞减灭术不满意，残余癌灶>2cm，待化疗2~4个疗程后，行二次肿瘤减灭术者，均可称为中间性肿瘤细胞减灭术。

（5）再次肿瘤细胞减灭术（secondary cytoreductive surgery）：首次治疗患者达到完全缓解后又复发，而再次施行手术治疗称为二次肿瘤细胞减灭术。目前临床随机对照研究资料显示，部分患者二次术后生存期延长，而部分结果为二次手术并不改善化疗期间肿瘤进展和处于稳定状态患者的生存，故再次肿瘤减灭术应注意。①对初次辅助化疗效果不满意可短期缓解后又复发者，无论是否继续治疗，预后均差；②化疗中肿瘤进展或稳定，再次手术不延长生存；③对这类患者可单药化疗或姑息性放疗，或仅使用支持疗法；④缓解超过1年可考虑二次手术，如可切净则可延长生存；⑤复发后仍对铂类敏感者，仅对铂类化疗与手术加化疗的生存相似。再次减灭术需仔细筛选合适患者，应考虑下列因素：①初次手术时残余癌灶的大小；②既往化疗情况；③临床缓解至复发的时间与间隔；④肿瘤复发部位；⑤肿瘤组织学分级；⑥术后有无敏感化疗药物可继续化疗；⑦全身状况及复发症状对患者的影响。

（6）二次探查术（second look laparotomy）：指经过初次满意的肿瘤细胞减灭术后，至少做过6个疗程的规范化疗，经过临床妇科检查，影像学辅助检查和实验室 CA_{125} 检测均无肿瘤复发迹象，临床已达到完全缓解而再次施行的剖腹探查术。目的是了解盆腔有无复发和残存微小病灶，是否可以停止化疗或再行少数几个疗程作为巩固化疗；是否需要更换化疗方案，或改用其他治疗方法，可指导临床减少不必要的过度治疗。临床资料显示，二探阴性中约 50% 病例仍将复发，故认为二探术不延长生存期，交界性肿瘤、早期卵巢癌、恶性生殖细胞肿瘤和性索间质肿瘤可不考虑二探。

3. 化疗　卵巢癌的化疗应建立在手术彻底切除肿瘤的基础之上，如残留癌灶 <1cm，化疗可能使癌灶完全消退，达到无瘤生存。化疗可使原来不能手术切除的达到理想的肿瘤细胞减灭。化学治疗应根据肿瘤的临床与手术分期，肿瘤的病理类型，分化程度，初次手术切除的范围，选择不同的药物组合，在术前和术后定期使用。

（1）适应证：①估计手术难以大部分切除的晚期卵巢癌可先行术前化疗 1~2 个疗程后再择期手术；②初次手术肿瘤未能切除，可先行化疗 2~3 个疗程后再手术；③初次手术无精确手术临床分期，未行大网膜切除。淋巴结清扫者；④初次手术腹水或冲洗液中查到瘤细胞者；⑤高危组织类型的浆液性囊腺癌、透明细胞癌、中、低分化腺癌（G_2，G_3）；⑥初次手术肿瘤包膜溃破，肿瘤与周围组织粘连者；⑦初次手术盆腔或主动脉旁淋巴结阳性者；⑧术后 4 周，CA_{125} 下降 <50% 者。

（2）卵巢上皮性恶性肿瘤化疗方案

1）TP 方案：Taxol 135~175mg/m²，静脉滴注（3h），第 1 天；Carboplatin 300mg/m²，静脉滴注，第 2 天。每 3 周重复。

2）TP 方案：Taxol 135~175mg/m²，静脉滴注（3h），第 1 天；DDP 75mg/m²，静脉滴注，第 2 天。每 3 周重复。

3）PAC 方案：CTX 600mg/m²，缓慢静推注射，第 1 天；ADM 50mg/m²，缓慢静推注射，第 1 天；DDP，75mg/m²，静脉滴注，第 1 天。每 3~4 周重复。

4）紫杉醇（泰素）、铂类周疗方案：紫杉醇 60~80mg/m² 周，加入生理盐水 250ml，静脉滴注（1h），化疗 6 周为一疗程，休息 2 周。第 1、4 周同时加用 DDP 或卡铂。卡铂 300mg/m²，加入 5% 葡萄糖液 500ml，静滴；DDP 70mg/m²，加放 NS 500ml，静脉滴注；铂尔定 300mg/m²，加入 5% 葡萄糖液 500ml，静脉滴注。

5）拓扑替康、铂类方案：TPT 1mg/m²，静脉滴注，第 1~5 天；DDP 40mg/m²，静脉滴注，第 5~6 天。每 4 周重复。

临床药动学的研究表明，紫杉醇的药代效力模型是非线型模型，药物的血浆浓度不一定与投药剂量相关，紫杉醇的抗肿瘤效果主要取决于化疗的计划和方案，低剂量紫杉醇周疗法，可维持有效的血药浓度，发挥抗肿瘤作用，又不会引起太重的骨髓抑制，患者容易接受并坚持。

（3）生殖细胞性肿瘤化疗方案

1）VAC 方案：VCR 1.5mg/m²，静脉滴注，第 1 天（最大剂量 2.0mg）；KSM 0.5mg/d 静脉滴注，第 1~5 天；CTX 500mg/m²，缓慢静脉推注，第 1~5 天，每 3~4 周重复。

2）PVB 方案：BLM 20mg/m²，静脉滴注，第 2、8 天（最大剂量 30U）；VCR 1.5mg/m²，静脉滴注，第 1、2 天（最大剂量 2.0mg）；DDP 2.0mg/m²，静脉滴注，第 1~5 天，每 3 周重复。

3）PEB 方案：BLM 20mg，静脉滴注，第 2、9、16 天（最大剂量 30mg）；VP16 100mg/m²，静推，第 1~5 天。DDP 20mg/m²，缓慢静脉推注，第 1~5 天，每 3~4 周重复，共 3 次。

（4）性索间质细胞瘤化疗方案：可参照以上的化疗方案。较常用的化疗方案有 PAC 方案、VAC 方案及 PVB 方案。

（5）化疗途径及期限：化疗途径应以全身化疗为主（静脉或口服），也可配合腹腔化疗及动脉插管栓塞化疗。关于化疗的期限，上皮性癌往往需要 6~8 个疗程。生殖细胞性肿瘤则为 3~6 个疗程。疗程的多少还与采用的化疗方案及剂量相关。

（6）介入性栓塞化疗：超选择性动脉插管栓塞化疗，是治疗晚期卵巢癌的又一途径。单纯动脉灌注化疗与静脉化疗相比，可使局部组织的抗癌药物浓度提高 2.8 倍，动脉栓塞化疗又比单纯动脉灌注化疗局疗组织 AUC 提高 2.36 倍，且能使局部组织保持较长时间的药物高浓度，提高了临床疗效，通常以 ADM $50mg/m^2$、氮芥（NH_2）5~10mg/m^2 加入 5% 葡萄糖液或 0.9% 生理盐水 150~200ml 稀释动脉灌注，适用于初诊冷冻骨盆并大量腹水的晚期卵巢癌患者。

（7）复发或耐药者的二线化疗：应用铂类药物治疗后缓解期超过 6 个月复发者可视为对铂类药物敏感者，可再次使用铂类药物的联合化疗或其他二线化疗。若缓解期少于 6 个月则属对铂类药耐药，这类患者再次化疗则应选择 Taxol、IFO 或 HMM 之一的单药化疗或其他药物的联合化疗。

4. 放射治疗　在卵巢恶性肿瘤中，无性细胞瘤对放疗最敏感，颗粒细胞属中度敏感，而上皮性癌不主张以放疗为主要的辅助治疗手段，但在 I c 期，或伴有大量腹水者经手术仅有细小粟粒样转移灶或肉眼看不到的残留病灶，可辅以放射性核素腹腔内注射以提高疗效，减少复发。

（1）体外照射：由于卵巢恶性肿瘤常并腹腔的转移，所以常采用全腹外照射，肝脏及肾脏挡铅板防护。全腹辐照野的剂量为 2 500~3 000cGy/4~5 周，但卵巢肿瘤的主要病变位于盆腔，因此需对盆腔加强照射，剂量应达 4 000~5 000cGy，放射源要用钴、铯或直线加速器。

（2）放射性核素：通常要用放射性 ^{32}P，其半衰期为 14d，最大穿透距离较短，故只能用于细小散在的粟粒样病灶。治疗应在手术后 3~6 周开始，先行单针穿刺滴注生理盐水 400ml，接着 1 次注入 ^{32}P 15mCi，然后再注入生理盐水 600ml，注射完毕后嘱患者每 15min 更换体位 1 次，以使 ^{32}P 在腹腔内均匀分布，对有肠粘连者应禁用放射性核素腹腔注射。

5. 激素治疗　卵巢恶性肿瘤中，上皮性肿瘤组织中 ER、PR 最高，性索间质肿瘤次之。浆液性囊腺癌的 ER、PR 含量低于子宫内膜样癌，但高于其他恶性肿瘤，ER、PR 在黏液性癌较低，在透明细胞癌中更低，卵巢癌的内分泌治疗基础，是测定癌组织中 ER、PR 受体浓度，治疗适用为 ER、PR（+），临床期别早，高分化，初次手术较彻底，但有复发转移可能者，仅能作为化疗的辅助治疗及复发癌，耐药病例的姑息治疗。

（十）随访

患者在初次手术后，坚持规范化疗 6~8 个疗程后，如 CA_{125}、AFP 及影像学检查为阴性时，可停止化疗进行缓解期随访，定期检查肿瘤标记物如 CA_{125}、CEA、AFP、B 超、妇科检查。3~6 个月复查 1 次，直至发现复发病灶需再次行肿瘤细胞减灭术和化学治疗。

二、转移性卵巢肿瘤

一切从其他器官转移至卵巢的肿瘤，统称为转移性卵巢肿瘤。约占卵巢恶性肿瘤的

10%～30%，其原发癌以乳腺癌、胃癌、结肠癌和子宫内膜癌最多见。

（一）发病机制

卵巢为一个具有丰富的淋巴和血供，且具有分泌雌、孕激素及睾酮的潜能而成为一个很容易生长转移瘤的器官，转移性肿瘤可通过以下途径波及卵巢。

1. 直接侵犯　位于卵巢附件的盆腔原发性肿瘤，如子宫内膜癌、输卵管癌、回盲部或乙状结肠癌均可通过直接侵犯方式转移至卵巢。

2. 腹水转移　原发于上腹腔的肿瘤，如胃癌，可在肠蠕动和重力作用下，通过腹水将肿瘤细胞运送到卵巢。

3. 淋巴转移　卵巢是一个富有网状淋巴管的器官，输卵巢系膜血管与卵巢血管有丰富的交通支，它可沿子宫卵巢的血管到腹主动脉和下腔静淋巴结，故卵巢转移性肿瘤具有如下特征。

（1）卵巢转移瘤绝大多数为双侧性。

（2）因转移而增大的卵巢常保持原来形状，肿瘤局限在包膜内生长。

（3）卵巢转移瘤，外观往往正常，镜下可查见淋巴管内瘤栓。

4. 血行转移　这种概率较低，乳腺癌、消化道癌及子宫内膜癌可通过血供转移至卵巢。

（二）病理改变

1. 大体

（1）乳腺癌或子宫内膜癌行预防性卵巢切除术者卵巢外观正常，仅为镜检发现转移病灶。

（2）胃肠道癌多数转移至双侧卵巢，仍保持卵巢形状，切面常有黏液变区域。

（3）卵巢转移癌伴发腹腔内播散性病灶，约20%伴发胸腔积液或腹水。

2. 镜下检查　卵巢转移癌可有多种类型，如原发癌是乳腺者，转移瘤保持了原发癌的组织特点，有的则主要是未分化间质细胞浸润。如原发癌来自胃肠道，转移瘤多类似卵巢分泌黏液的原发腺癌，其突出特征是可见印戒细胞，即大的囊腔内被覆产生黏液的高柱状上皮，当胞浆内黏液多时，胞核被挤向一侧而贴近细胞膜呈半月形。

（三）临床表现

1. 原发性肿瘤史　卵巢转移性肿瘤与早期卵巢癌一样缺乏特异性症状，故术前诊断较困难，在消化道原发癌中约42%在发现卵巢癌前有原发瘤切除史，50%～60%的患者并无原发肿瘤史，在发现卵巢转移瘤后才寻找到原发肿瘤。

2. 盆腔包块　约76.2%患者是以发现盆腔包块而就诊。

3. 阴道异常出血　原发于子宫内膜癌转移至卵巢的患者可出现不规则阴道出血。

4. 腹水　腹水在卵巢转移肿瘤中相当常见，淋巴引流的障碍和转移瘤的渗出是腹水的主要来源，腹水发生率约为62.5%，大多数为草黄色，少数呈血性。

5. 腹痛　可能由于转移瘤增长迅速，腹腔内广泛转移，与原发癌灶进展有关。

（四）治疗

卵巢转移性肿瘤，常因形成盆腔的广泛种植而手术无法切净，故生存率较低，预后比原发性卵巢癌要差。临床收治的多数转移性卵巢癌均系原发灶已经治疗，而后发现卵巢转移癌，或先发现卵巢转移癌后，追踪发现原发病灶的，如卵巢转移癌体积大，固定于盆腔，大量腹水伴恶病质，无法手术可姑息性对症治疗，化疗有一定疗效。

1. 手术治疗　如患者一般情况尚可，应积极争取手术切除，手术有利于确诊卵巢肿瘤是原发还是继发。如为原发癌，患者能得到及时有效的治疗，如为继发癌，切除盆腔转移性肿瘤，可解除压迫症状，抑制减少腹水产生，通过腹腔和全身化疗延长患者生存期。

（1）手术范围：多数转移癌局限于卵巢或盆腔，需行全子宫双附件和网膜切除术；如盆腹膜转移灶广泛，应争取作肿瘤细胞减灭术，减小肿瘤体积，增加肿瘤组织对化疗的敏感度；患者体质差有恶病质倾向者，术中且腹腔浆膜层已广泛转移，可行单侧或双侧转移灶切除术。

（2）原发瘤的处理：多数卵巢转移癌来自胃肠道，如查明原发灶在结肠，应争取与转移癌一并切除，如原发为胃癌，病期尚属早期，转移灶局限于盆腔，患者情况允许，可考虑同时切除原发癌，来自乳房的卵巢转移癌，绝大多数原发灶在转移出现前，已手术切除。

2. 化疗　转移性卵巢癌常因腹膜内广泛转移，肿瘤体积大，腹膜腔化疗效果不佳，可选择介入动脉灌注化疗有一定临床疗效。

（五）预防

1. 原发瘤的预防与筛查　胃癌、结肠癌和乳腺癌为转移性卵巢癌的主要来源，预防转移癌，应以提高对原发癌的早期诊断和治疗，防止治疗过程中的扩散和治疗后复发。

2. 其他　对40岁以上的消化道癌或乳腺癌者，在切除原发瘤时，应同期将双侧卵巢切除或放射去势。预防性卵巢切除在提高原发癌的治愈率上具有重要意义。

（周晓亮）

第六节　输卵管肿瘤

胚胎12周时，女性胎儿副中肾管分化完毕：其两侧头段分别发育成两侧的输卵管，两侧中段融合形成子宫、末段形成子宫颈和阴道上段。

输卵管壁由浆膜层、肌层及黏膜层组成。

1. 浆膜层　即阔韧带上缘腹膜延伸包绕输卵管而成。

2. 肌层　为平滑肌，分外、中、内3层。外层纵行排列；中层环行，与环绕输卵管的血管平行；内层又称固有层，从间质部向外伸展1cm后，内层便呈螺旋状。肌层有节奏地收缩可引起输卵管由远端向近端的蠕动。

3. 黏膜层　由单层高柱状上皮组成。黏膜上皮可分纤毛细胞、无纤毛细胞、楔状细胞及未分化细胞。4种细胞具有不同的功能：纤毛细胞的纤毛摆动有助于输送卵子；无纤毛细胞可分泌对碘酸-雪夫反应（PAS）阳性的物质（糖原或中性黏多糖），又称分泌细胞；楔形细胞可能为无纤毛细胞的前身；未分化细胞又称游走细胞，为上皮的储备细胞。

输卵管的血供来自子宫动脉和卵巢动脉。子宫动脉的输卵管支沿子宫角部入阔韧带内与卵巢动脉的输卵管支相吻合。静脉与动脉平行，回流入卵巢静脉。输卵管壁的淋巴管伴随在卵巢静脉的外侧。右侧的淋巴液注入右侧肾静脉及下腔静脉的淋巴结区。左侧淋巴引流至左侧卵巢静脉和左侧肾静脉之间的淋巴结。两侧的淋巴结都引流入骶前及髂总淋巴。因此，输卵管的恶性肿瘤早期即可以扩散到盆腔以外的区域。

输卵管肌肉的收缩和黏膜上皮细胞的形态、分泌及纤毛摆动均受卵巢激素影响，有周期性变化。

输卵管肿瘤（tumours of the fallopian tube）少见，输卵管良性肿瘤更少见，可以发生于上皮、间质或其他组织。其种类繁多，但由于缺乏特异性症状及体征，临床上易发生漏诊和误诊。

一、输卵管良性肿瘤

输卵管肿瘤占女性生殖系统肿瘤的 0.5% ~ 1.1%，其中良性肿瘤罕见。来源于副中肾管或中肾管。大致可分为：①上皮细胞肿瘤：腺瘤、乳头瘤；②内皮细胞肿瘤：血管瘤、淋巴管瘤；③间皮细胞肿瘤：平滑肌瘤、脂肪瘤、软骨瘤、骨瘤；④混合性畸胎瘤：囊性畸胎瘤。

（一）输卵管腺瘤样瘤（adenomatoid tumor of fallopian tube）

为最常见的一种输卵管良性肿瘤。以生育期年龄妇女为多见。80% 以上伴有子宫肌瘤，未见恶变报道。腺瘤样瘤由 Golden 和 Ash 于 1945 年首先报道并命名，它的组织发生一直有争议，近几年的免疫组化和超微结构研究均支持肿瘤起源于多能性间叶细胞。

输卵管良性肿瘤无特异症状，多数患者是以其并发疾病如子宫肌瘤，慢性输卵管炎的症状而就诊，易被其他疾病所蒙蔽，临床极少有确诊病例，常在妇科手术时无意中被发现者居多，造成大体标本检查易忽略而漏诊，导致检出率低。肿瘤体积较小，直径约 1 ~ 3cm，位于输卵管肌壁或浆膜下。大体形态为实性，灰白色或灰黄色，与周围组织有分界，但无包膜。镜下可见紧密排列的腺体，呈隧道样、微囊样或血管瘤样结构，被覆低柱状上皮，核分裂象罕见。间质由纤维、弹力纤维及平滑肌组成。肿瘤可以浸润性的方式生长到管腔皱襞的支持间质中去。诊断有困难时组织化学和免疫组化可帮助诊断，AB 阳性，CK、Vim、SMA、Calretinin 阳性即可确诊。治疗为手术切除患侧输卵管。预后良好。

（二）输卵管乳头状瘤（papilloma of fallopian tube）

输卵管乳头状瘤多发生于生育期妇女，与输卵管积水并发率较高，偶尔亦与输卵管结核或淋病并存。

肿瘤直径一般 1 ~ 2cm。一般生长在输卵管黏膜，突向管腔，呈疣状或菜花状，剖面见肿瘤自输卵管黏膜长出。镜下典型特点：见乳头结构，大小不等，表面被覆无纤毛细胞或少数纤毛细胞，细胞扁平，立方或柱形，核有中等程度的多形性但是核分裂象很少见，组织学上需要将这种良性病变与输卵管腺癌进行鉴别。输卵管周围及管壁内可见少量的嗜碱性粒细胞和淋巴细胞为主的炎症细胞浸润。

肿瘤早期无症状，患者常常合并输卵管周围炎，常因不孕、腹痛等原因就诊，随肿瘤发展逐渐出现阴道排液，无臭味，合并感染时呈脓性。管腔内液体经输卵管伞端流向腹腔即形成盆腔积液，当有多量液体向阴道排出时，可出现腹部绞痛。盆腔检查可触及附件形成的肿块，超声检查和腹腔镜可协助诊断，但最后诊断有赖于病理检查。治疗为手术切除患侧输卵管，如有恶变者按输卵管癌处理。

（三）输卵管息肉（polyp of fallopian tube）

输卵管息肉可发生于生育年龄和绝经后，一般无症状，多在不孕患者行检查时发现。输卵管息肉的发生不明，多位于输卵管腔内，与正常黏膜上皮有连续，镜下可无炎症证据。宫腔镜检查和子宫输卵管造影均可发现，但前者优于后者。乳头瘤和息肉的鉴别是前者具有乳头结构。

（四）输卵管平滑肌瘤（leiomyoma of fallopian tube）

较少见。查阅近年国内外文献共报道20例左右。输卵管平滑肌瘤的发生与胃肠道平滑肌瘤相似，而与雌激素无关。同子宫平滑肌瘤，亦可发生退行性病变。临床上常无症状，多在行其他手术时偶尔发现。肿瘤较小，单个，实质，表面光滑。肿瘤较大时可压迫管腔而致不育及输卵管妊娠，亦可引起输卵管扭转而发生腹痛。处理可手术切除患侧输卵管。

（五）输卵管成熟性畸胎瘤（mature teratoma of fallopian tube）

比恶性畸胎瘤还少见。文献上仅有少数病例报道，大多数为良性，其来源于副中肾管或中肾管，认为可能是胚胎早期，生殖细胞移行至卵巢的过程中，在输卵管区而形成。一般病变多为单侧，双侧少见，常位于输卵管峡部或壶腹部，以囊性为主，少数为实性病变，少数位于输卵管肌层内或缚于浆膜层，肿瘤体积一般较小，1~2cm，也有直径达10~20cm者，镜下同卵巢畸胎瘤所见，可含有三个胚层成熟成分。

患者年龄一般在21~60岁。常见症状为盆腔或下腹部疼痛、痛经、月经不规则及绝经后流血，由于无典型的临床症状或无症状，因此术前很难做出诊断。输卵管畸胎瘤可合并输卵管妊娠，治疗仅行肿瘤切除或输卵管切除。

（六）输卵管血管瘤（angioma of fallopian tube）

罕见。有学者认为女性性激素与血管瘤有关。但一般认为在输卵管内的扩张海绵样血管是由于扭转、损伤或炎症引起。

血管瘤一般较小。肿瘤位于浆膜下肌层内，分界不清，可见很多不规则小血管空隙，上覆扁平内皮细胞。血管被疏松结缔组织及管壁平滑肌纤维分隔。临床通常无症状，常在行其他手术时发现，偶可因血管瘤破裂出血而引起腹痛。处理可作患侧输卵管切除术。

二、输卵管恶性肿瘤

（一）原发性输卵管癌

原发性输卵管癌（primary cancinoma of fallopian tube）是少见的女性生殖道恶性肿瘤。发病高峰年龄为52~57岁，超过60%的输卵管癌发生于绝经后妇女，占妇科恶性肿瘤的0.1%~1.8%。在美国每年的发病率3.6/10万。其发生率排列于子宫颈癌、卵巢癌、宫体癌、外阴癌和阴道癌之后居末位。在临床上常容易与卵巢癌发生混淆，而造成临床和病理诊断上的困难。子宫与输卵管皆起源于副中肾管，原发性输卵管癌由于早期诊断困难，其5年生存率一直较低，过去仅为5%左右。目前随着治疗措施的改进，生存率为50%左右。

肉眼所见的原发性输卵管癌与卵巢癌的比例在1∶50左右。最近，上皮性卵巢癌的卵巢外起源学说认为输卵管浆液性癌可能是卵巢高级别浆液性癌的先期病变，所谓的"原发性"上皮性浆液性卵巢癌很可能是原发性输卵管癌的继发性种植病变。很多卵巢高级别浆液性癌病例经严格标准的输卵管病理取材，可见到输卵管上皮内癌或早期癌病变。临床上见到的单纯输卵管癌可能是由于输卵管炎症粘连阻碍了输卵管癌播散形成浆液性卵巢癌。因此，输卵管癌的真正发病率可能远高于传统概念上的数字，预计将来输卵管癌和卵巢癌的诊断及分期病理标准可能将会发生变化。

1. 病因　病因不明，慢性输卵管炎通常与输卵管癌并存，多数学者认为慢性炎症刺激可能是原发的诱因。由于慢性输卵管炎患者相当多见，而原发输卵管癌患者却十分罕见，因此两者是否有病因学联系尚不清楚。另外，患输卵管结核者有时亦与输卵管癌并存，这是否由于在输卵管结核基础上，上皮过度增生而导致恶变，但两者并发率不高。此外，遗传因素可能在输卵管癌的病因中扮演着重要角色，输卵管癌可能是遗传性乳腺癌、卵巢癌综合征的一部分，与 BRCA1、BRCA2（乳癌易感基因）变异有关。输卵管癌患者易并发乳腺癌、卵巢癌等其他妇科肿瘤，发病年龄及不孕等一些特点也与卵巢癌、子宫内膜癌相似，常有 c - erbB - 2、p^{53} 基因变异，故认为其病因可能与卵巢癌、子宫内膜癌的一些致病因素相关。

2. 病理

（1）巨检：一般为单侧，双侧占 10% ~ 26%。病灶多见于输卵管壶腹部，其次为伞端。早期输卵管外观可正常，多表现为输卵管增粗，直径在 5 ~ 10cm，类似输卵管积水、积脓或输卵管卵巢囊肿，局部呈结节状肿大，形状不规则呈腊肠样，病灶可呈局限性结节状向管腔中生长，随病程的进展向输卵管伞端蔓延，管壁变薄，伞端常闭锁。剖面上可见输卵管腔内有灰白色乳头状或菜花状组织，质脆，可有坏死团块。晚期癌内有肿瘤组织可由伞端突出于管口外。亦可穿出浆膜面。当侵入卵巢时能产生肿块，与输卵管卵巢炎块相似，常合并有继发感染或坏死，腔内容物呈浑浊脓性液体。

（2）显微镜检查：90% 以上的输卵管癌是乳头状腺癌，其中 50% 为浆液性癌。其他类型包括透明细胞癌、子宫内膜样癌、鳞癌、腺鳞癌、黏液癌等。其组织病理分级如下：

组织病理分级：

Gx：组织分级无法评估；

G1：高分化（乳头状）；

G2：中分化（乳头状 - 囊泡状）；

G3：低分化（囊泡状 - 髓样）。

（3）组织学分型可分 3 级。

Ⅰ级（即乳头状癌）：肿瘤分化较好，呈分枝乳头状，乳头覆以单层或多层异型上皮，呈柱状或立方状，细胞大小不等，核浓染，核分裂象少见。通常癌组织从输卵管壁呈乳头状向管腔内生长。乳头轴心为多少不等的血管纤维组织，较少侵犯输卵管肌层。可见到正常黏膜上皮和癌组织过渡形态。因而有学者将其称为原位癌，此型癌为临床预后最好的类型。

Ⅱ级（即乳头状腺癌）：分化程度较乳头状癌低，癌组织形成乳头或腺管状结构。癌细胞异型间变明显，核分裂象增多，常侵犯输卵管壁。

Ⅲ级（即腺泡状髓样癌）：分化程度最差。癌细胞排列成实性条索或片块状，某些区域呈腺泡状结构。癌细胞间变及异型性明显，可出现巨细胞。核分裂象多见，并易见病理性核分裂象。管壁明显浸润，常侵犯淋巴管，临床预后差。

3. 转移途径　原发性输卵管癌的转移方式主要有三种方式，血行转移较少见。

（1）直接扩散：癌细胞可经过输卵管伞端口或直接穿过管壁而蔓延到腹腔、卵巢、肝脏、大网膜等处。经过输卵管子宫口蔓延到子宫腔，甚至到对侧输卵管。穿透输卵管浆膜层扩散到盆腔及邻近器官。

（2）淋巴转移：近年来已注意到淋巴结转移的重要性。输卵管癌可循髂部、腰部淋巴结至腹主动脉旁淋巴结，亦常见转移至大网膜。因子宫及卵巢与输卵管间有密切的淋巴管沟通，故常被累及。偶亦可见沿阔韧带及腹股沟淋巴结。淋巴结是复发病灶最常见的部位。癌细胞充塞输卵管的淋巴管后，淋巴回流将癌细胞带到对侧输卵管形成双侧输卵管癌。

（3）血性转移晚期癌症患者可通过血行转移至肺、脑、肝、肾、骨等器官。

4. 分期 FIGO 联合 IGCS（国际妇癌协会）发布了最新的输卵管癌手术，病理分期系统，强调了组织病理学结果对于修正临床或影像学估计和肿瘤减灭术前的手术所见的重要性。具体病理诊断标准见表 10 - 2。

表 10 - 2 原发性输卵管恶性肿瘤的病理学标准

原发性输卵管恶性肿瘤的病理学标准
1. 肿瘤来源于输卵管内膜
2. 组织学类型可以产生输卵管黏膜上皮
3. 可见由良性上皮向恶性上皮转变的移行区
4. 卵巢和子宫内膜可以正常，也可以有肿瘤，但肿瘤体积必须小于输卵管肿瘤

5. 诊断

（1）病史

1）发病年龄：原发性输卵管癌 2/3 发生于绝经期后，以 40 ~ 60 岁的妇女多见。其发病年龄高于宫颈癌，低于外阴癌而与卵巢上皮癌和子宫内膜癌相近。Peters 和 Eddy 报道的输卵管癌的发病年龄分别为 36 ~ 84 岁和 21 ~ 85 岁。

2）不育史：原发性输卵管癌患者的不育率比一般妇女要高，约 1/3 ~ 1/2 病例有原发或继发不育史。

（2）临床表现：临床上常表现为阴道排液、腹痛、盆腔包块，即所谓输卵管癌"三联症"。在临床上表现为这种典型的"三联症"患者并不多见，约占 11%。输卵管癌的症状及体征常不典型或早期无症状，故易被忽视而延误诊断。

1）阴道排液或阴道流血：阴道排液是输卵管癌最常见且具有特征性的症状。其排泄液为浆液性稀薄黄水，有时呈粉红色血清血液性，排液量多少不一，一般无气味。液体可能由于输卵管上皮在癌组织刺激下所产生的渗液，由于输卵管伞端闭锁或被肿瘤组织阻塞而通过宫腔从阴道排出。当输卵管癌有坏死或浸润血管时，可产生阴道流血。水样阴道分泌物占主诉的第三位，分泌物多时个别患者误认为尿失禁而就医。有时白带色黄类似琥珀色（个别患者在输卵管黏膜内含有较多胆固醇，但胆固醇致白带色黄的机制不清），有时为血水样或较黏稠。

2）下腹疼痛：为输卵管癌的常见症状，约有半数患者发生。多发生在患侧，常表现为阵发性、间歇性钝痛或绞痛。阴道排出水样或血样液体，疼痛可缓解。经过一阶段后逐渐加剧而呈痉挛性绞痛。其发生的机制可能是在癌肿发展的过程中，管腔伞端被肿瘤堵塞，输卵管腔内容物潴留增多，内压增加，引起输卵管蠕动增加，克服输卵管部梗死将积液排出。

3）下腹部或盆腔肿块：妇科检查时可扪及肿块，亦有患者自己能扪及下腹部肿块，但很少见。肿块可为癌肿本身，也可为并发的输卵管积水或广泛盆腔粘连形成的包块。常位于子宫的一侧或后方，活动受限或固定不动。

4）外溢性输卵管积液：即患者经阴道大量排液后，疼痛减轻，盆腔包块缩小或消失的临床表现，但不常见。当管腔被肿瘤堵塞，分泌物郁积至一定程度，引起大量的阴道排液，随之管腔内压力减少，腹痛减轻，肿块缩小。由于输卵管积水的病例也可出现此现象，因此该症状的出现对关注输卵管疾病有价值，但并不是输卵管癌的特异症状。

5）腹水：较少见，约10%的病例伴有腹水。其来源有二：①管腔内积液经输卵管伞端开口流入腹腔；②因癌瘤种植于腹膜而产生腹水。

6）其他：当输卵管癌肿增大或压迫附近器官或癌肿广泛转移时可出现腹胀、尿频、肠功能紊乱及腰骶部疼痛等，晚期可出现腹水及恶液质。

（3）辅助检查

1）细胞学检查：若阴道脱落细胞内找到癌细胞，特别是腺癌细胞，而宫颈及子宫内膜检查又排除癌症存在者，则应考虑输卵管癌的诊断。但按文献报道阴道脱落细胞的阳性率都较低，在50%以下，其原因可能是因为腺癌细胞在脱落和排出的过程中易被破坏变形，也可能与取片方式有关。对于有大量阴道排液的患者，癌细胞可能被排出液冲走，导致细胞学阴性，需重复涂片检查。可行阴道后穹隆穿刺和宫腔吸出液的细胞学检查，亦可用子宫帽或月经杯收集排出液，增加阳性率，以提高输卵管恶性肿瘤的诊断。当肿瘤穿破浆膜层或有盆腹腔扩散时可在腹水或腹腔冲洗液中找到恶性细胞。

2）子宫内膜检查：黏膜下子宫肌瘤、子宫内膜癌、宫体癌、宫颈癌均可出现阴道排液增多的症状，因此宫腔探查及全面的分段诊刮很必要。若宫腔探查未发现异常，颈管及子宫内膜病理检查阴性，则应想到输卵管癌的可能。若内膜检查发现癌灶，虽然首先考虑子宫内膜癌，但亦不能排除输卵管癌向宫腔转移的可能。

3）宫腔镜及腹腔镜检查：通过宫腔镜检查，可观察子宫内膜情况的同时，还可以看到输卵管开口，并吸取液体做脱落细胞学检查；通过腹腔镜检查可直接观察输卵管及卵巢情况，对可疑的病例，可通过腹腔镜检查以明确诊断，早期输卵管癌可见到输卵管增粗，如癌灶已穿破输卵管管壁或已转移至周围脏器，并伴有粘连，则不易与卵巢癌鉴别。

4）B型超声检查及CT扫描：B型超声检查是常用的辅助诊断方法，B型超声及CT扫描均可确定肿块的部位、大小、形状和有无腹水，并了解盆腔其他脏器及腹膜后淋巴结有无转移的情况。

5）血清CA_{125}测定：到目前为止，CA_{125}是输卵管癌仅有的较有意义的肿瘤标志物，CA_{125}可作为诊断和随诊原发性输卵管癌的指标。亦有报道CA_{125}结果阳性的病例术后临床分期均为Ⅲ、Ⅳ期，术后一周检查CA_{125}值明显降低，甚至达正常范围，提示CA_{125}可能对中、晚期输卵管癌术后监测有参考意义，并对预后判断有指导意义。

6）子宫输卵管碘油造影：对输卵管恶性肿瘤的诊断有一定的价值，但有引起癌细胞扩散的危险，也难以区分输卵管肿瘤、积水、炎症，故一般不宜采用。

（4）鉴别诊断

1）继发性输卵管癌：要点有以下三点：①原发性输卵管癌的病灶，大部分存在于输卵管的黏膜层，继发性输卵管癌的黏膜上皮基本完整而病灶主要在间质内；②原发性输卵管癌大多数都能看出乳头状结构，肌层癌灶多为散在病灶；③原发性输卵管癌的早期癌变处可找到正常上皮到癌变的过渡形态。

2）附件炎性肿块：输卵管积水或输卵管卵巢囊肿都可表现为活动受限的附件囊性包块，在盆腔检查时很难与原发性输卵管癌区分并且两者均有不孕史，如患者年龄偏大，且有阴道排液，则应要考虑输卵管癌，并进一步作各项辅助检查，以协助诊断。

3）卵巢肿瘤：无输卵管癌的典型症状，输卵管癌多表现为阴道排液，而卵巢癌常为不规则阴道流血。盆腔检查时，卵巢良性肿瘤一般可活动，而输卵管癌的肿块多固定；卵巢癌表面常有结节感，若伴有腹水者多考虑卵巢癌，还可辅以 B 型超声及 CT 等检查以协助鉴别。

4）子宫内膜癌：多以不规则阴道流血为主诉，可因有阴道排液而与输卵管恶性肿瘤相混淆。通过诊刮病理以鉴别。

6. 治疗　输卵管癌的治疗原则应与卵巢癌一致，即进行手术分期、肿瘤细胞减灭术、术后辅助治疗等。至于早期患者是否应行淋巴结清扫术，现仍有争议。输卵管瘤的治疗以手术治疗为主，化学治疗等为辅的原则，应强调首次治疗的彻底性。

（1）手术治疗：彻底的手术切除是输卵管癌最根本的治疗方法。手术原则应同于上皮性卵巢癌。早期患者行全面的分期手术，包括全子宫、双侧附件、大网膜切除和腹膜后淋巴结清扫；晚期病例行肿瘤细胞减灭术，手术时应该尽可能切净原发病灶及其转移病灶。由于输卵管癌的播散方式与卵巢癌相同，即盆腹腔的局部蔓延和淋巴结转移。输卵管癌的双侧发生率为 17% ~26%，子宫及卵巢转移常见，盆腹膜转移率高，故手术应该采用正中切口，进行以下操作：仔细评估整个盆、腹腔，全面了解肿瘤的范围；全子宫切除，两侧输卵管卵巢切除；盆腔、腹主动脉旁淋巴结取样；横结肠下大网膜切除；腹腔冲洗；任何可疑部位活检，包括腹腔和盆腔腹膜。

1）早期输卵管癌的处理：①原位癌的处理：患者手术治疗如前所述范围切除肿瘤。输卵管原位癌手术切除后不提倡辅助治疗。②FIGO Ⅰ期、FIGO Ⅱ期的处理：此期患者应该进行手术分期。若最终的组织学诊断为腺癌原位癌或Ⅰ期，分化Ⅰ级，手术后不必辅助化疗。其他患者，应该考虑以铂为基础的化疗。偶然发现的输卵管癌（例如，患者术前诊断为良性疾病，术后组织学诊断含有恶性成分）应该再次手术分期，若有残留病灶，要尽可能行细胞减灭术，患者应该接受以铂类为基础的化疗。

2）晚期输卵管癌的处理：① FIGO Ⅲ期的处理：除非另有论述，所有输卵管癌都指腺癌，和卵巢癌类似，应该采用以铂类为基础的化疗。患者接受减灭术后应该行以铂类为基础的化疗。若患者初次诊断时因为医学禁忌证而未行理想的减灭术，应该接受以铂为基础的化疗，然后再重新评估。化疗 3 个周期以后，再次评估时可以考虑二次探查，如有残留病灶，应该行二次细胞减灭术。然而，这种治疗未经任何前瞻性研究证实。②FIGO Ⅳ期的处理：患者若有远处转移，必须有原发病灶的组织学证据。手术时应尽可能切出肿瘤病灶，如果有胸膜渗出的症状，术前要抽胸水。患者如果情况足够好，像卵巢癌那样，应该接受以铂类为基础的化疗。其他患者情况不能耐受化疗，应该对症治疗。

3）保留生育功能的手术：少数情况下，患者年轻、希望保留生育功能，只有在分期为原位癌的情况下，经过仔细评估和充分讨论，可以考虑保守性手术。然而，如果双侧输卵管受累的可能性很大，则不提倡保守性手术。确诊的癌症，不考虑保守手术。

（2）化学治疗：化疗应与手术治疗紧密配合，是主要的术后辅助治疗，输卵管癌的化学治疗与卵巢癌相似。紫杉醇和铂类联合化疗在卵巢癌的成功应用现在也用于输卵管癌的化疗。很多回顾性分析提示，对于相同的组织学类型，这个方案的疗效优于烷化剂和铂类的联合。因此，目前紫杉醇和铂类联合的化疗方案是治疗输卵管癌的一线用药。

（3）内分泌治疗：由于输卵管上皮源于副中肾管，对卵巢激素有反应，所以可用激素药物治疗：若输卵管癌肿瘤中含有雌、孕激素受体，可应用抗雌激素药物如他莫昔芬及长期避孕激素如己酸孕酮、甲羟孕酮等治疗。但目前对激素的治疗作用还没得到充分的肯定。

（4）放射治疗：放疗仅作为输卵管癌的综合治疗的一种手段，一般以体外放射为主。对术时腹水内找到癌细胞者，可在腹腔内注入^{32}P。对于Ⅱ、Ⅲ期手术无肉眼残留病灶，腹水或腹腔冲洗液细胞学阴性，淋巴结无转移者，术后可辅以全腹加盆腔放疗或腹腔内同位素治疗。对不能切除的肿瘤患者，放疗可使癌块缩小，粘连松动，以便争取获得再次手术机会，但残留病灶者效果不及术后辅助化疗。盆腔照射量不应低于5 000～6 000cGy/4～6周；全腹照射剂量不超过3 000cGy/5～6周。有学者认为在外照射后再应用放射性胶体^{32}P则效果更好。在放疗后可应用化疗维持。

（5）复发的治疗：在综合治疗后的随诊过程中，如出现局部盆腔复发或原有未切除的残留癌灶经化疗后可考虑第二次手术。

7. 预后　原发性输卵管癌预后差，但随着对输卵管癌的认识、诊断及治疗措施的提高和改进，其5年生存率明显提高。因此对晚期的患者术后积极地放、化疗，虽不能根除癌瘤，但能延长生存期。输卵管癌的预后更多地取决于期别，因此分期和区分肿瘤是原发性抑或转移性更为重要。转移性输卵管癌远远多于原发性输卵管癌。

影响预后的因素：

（1）临床分期：是重要的影响因素，期别愈晚期预后愈差。随期别的提高生存率逐渐下降。Peter等研究了115例输卵管癌患者，发现管壁浸润越深，预后越差，术后残留病灶大者预后差。

（2）初次术后残存瘤的大小：也是影响预后的重要因素。Eddy分析了38例输卵管癌病理，初次手术后未经顺铂治疗的患者中，肉眼无瘤者的5年生存率为29%，残存瘤大于或等于2cm者仅为7%。初次手术后用顺铂治疗的病例，肉眼无瘤者的5年生存率为83%，残存瘤大于或等于2cm者的为29%。

（3）输卵管浸润深度：肿瘤仅侵犯黏膜层者预后好，相反穿透浆膜层则预后差。

（4）辅助治疗：是否接受辅助治疗对其生存率的影响有显著性差别，接受了以顺铂为主的化疗患者其生存时间明显高于没有接受化疗者。

（5）病理分级：关于肿瘤病理分期对预后的影响尚有争议，近年来多数研究报道病理分期与预后无明显关系，其对预后的影响不如临床分期及其他重要。

8. 随访　目前还没有证据表明密切监护对于改善输卵管癌无症状患者的预后、提高生活质量有积极意义。然而，对于治疗后长期无瘤生存患者复发时早期诊断被认为可以提供最好的预后。随访的目的：①观察患者对治疗后的近期反应；②及早认识，妥善处理治疗相关的并发症，包括心理紊乱；③早期发现持续存在的病灶或者疾病的复发；④收集有关治疗效果的资料；⑤对早期患者，提供乳腺癌筛查的机会；保守性手术的患者，提供筛查宫颈癌的机会。

总的来说，随访的第一年，每3个月复查一次；随访间隔逐渐延长，到5年后每4～6个月复查一次。每次随访内容：详细复习病史，仔细体格检查（包括乳房、盆腔和直肠检查）排除任何复发的征象。虽然文献对CA_{125}对预后的影响仍不清楚，但仍应定期检查血CA_{125}，特别是初次诊断发现CA_{125}升高的患者。影像学检查例如盆腔超声检查、CT、MRI应当只在有临床发现或者肿瘤标记物升高提示肿瘤复发时才进行检查。所有宫颈完整患者要定期行涂片检查。所有 40 岁以上或有强的乳腺癌家族史的年轻患者，每年都要行乳房扫描。

（二）其他输卵管恶性肿瘤

1. 原发性输卵管绒毛膜癌（primary tubal choriocar cinoma）　本病极为罕见，多数发生于妊娠后妇女，和体外受精（IVF）有关，临床表现不典型，故易误诊。输卵管绒毛膜癌大多数来源于输卵管妊娠的滋养叶细胞，少数来源于异位的胚胎残余或具有形成恶性畸胎瘤潜能的未分化胚细胞。来源于前者的绒癌发生于生育期，临床症状同异位妊娠或伴有腹腔内出血，常误诊为输卵管异位妊娠而手术；来源于后者的绒癌，多数在 7 ~ 14 岁发病，可出现性早熟症状，由于滋养叶细胞有较强的侵袭性，能迅速破坏输卵管壁，在早期就侵入淋巴及血管而发生广泛转移至肺脏，肝脏、骨及阴道等处。

肿瘤在输卵管表面呈暗红色或紫红色，切面见充血、水肿、管腔扩张，腔内充满坏死组织及血块。镜下见细胞滋养层细胞及合体滋养层细胞大量增生，不形成绒毛。

诊断主要依据临床症状及体征，结合血、尿内绒毛膜促性腺激素（hCG）的测定，X 线胸片等检查，但最终确诊有待病理结果。本病应与以下疾病鉴别：

（1）子宫内膜癌：可出现阴道排液，但主要临床症状为不规则阴道流血，诊刮病理可鉴别；

（2）附件炎性包块：有不孕或盆腔包块史，妇检可在附件区触及活动受限囊性包块；

（3）异位妊娠：两者均有子宫正常，子宫外部规则包块，均可发生大出血，但宫外孕患者 hCG 滴度增高程度低于输卵管绒癌，病理有助确诊。

可以治愈。先采用手术治疗，然后根据预后因素采用化疗。如果肿瘤范围局限，希望保留生育功能者可以考虑保守性手术，如输卵管绒毛膜癌来源于输卵管妊娠的滋养叶细胞，其生存率约 50%，如来源于生殖细胞，预后很差。

2. 原发性输卵管肉瘤（primary sarcoma of fallopian tube）　罕见，其与原发性输卵管腺癌之比为 1 : 25。迄今文献报道不到 50 例。主要为纤维肉瘤和平滑肌肉瘤。肿瘤表面常呈多结节状，可见充满弥散性新生物，质软，大小不等的包块。本病可发生在任何年龄妇女，临床症状同输卵管癌，主要为阴道排液，呈浆液性或血性，继发感染时排出液呈脓性。部分患者亦以腹胀、腹痛或下腹部包块为症状。由于肉瘤生长迅速常伴有全身乏力，消瘦等恶病质症状。此病需与以下疾病相鉴别：

（1）附件炎性包块：均可表现腹痛、白带多及下腹包块，但前者有盆腔炎症病史，抗感染治疗有效。

（2）子宫内膜癌：有阴道排液的患者需要与子宫内膜癌鉴别，分段诊刮病理可确诊。

（3）卵巢肿瘤：多无临床症状，伴有腹水，B 型超声可协助诊断。

治疗以手术为主，再辅以化疗或放疗，预后差。

3. 输卵管未成熟畸胎瘤（immature teratoma of fallopiantube）　极少见。可是本病却可以发生在有生育要求的年轻女性，虽然治愈率高，但进展较快，因此早期诊断早期治疗十分重要，输卵管未成熟畸胎瘤预后较差。虽然直接决定患者的预后因素是临床分期，但肿瘤组织分化程度、幼稚成分的多少和预后有密切关系。治疗采用手术治疗，然后根据相关预后因素采用化疗。如果要保留生育功能，任何期别的患者均可以行保守性手术。化疗方案采用卵巢生殖细胞肿瘤的化疗方案。

4. 转移性输卵管癌（metastatic carcinoma of fallopiantube）　较多见，约占输卵管恶性肿

瘤的80%~90%。其主要来自卵巢癌、子宫体癌、子宫颈癌，远处如直肠癌、胃癌及乳腺癌亦可转移至输卵管。临床表现因原发癌的不同而有差异。镜下其病理组织形态与原发癌相同。其诊断标准如下：

（1）癌灶主要在输卵管浆膜层，肌层、黏膜层正常或显示慢性炎症。若输卵管黏膜受累，其表面上皮仍完整。

（2）癌组织形态与原发癌相似，最多见为卵巢癌、宫体癌和胃肠癌等。

（3）输卵管肌层和系膜淋巴管内一般有癌组织存在，而输卵管内膜淋巴管很少有癌细胞存在。

治疗按原发癌已转移的原则处理。

5. 临床特殊情况的思考和建议

（1）临床特征：对于输卵管癌的临床表现，应对此病有一定认识并提高警惕，并通过进一步的辅助检查，尽可能在术前做出早期诊断。因此，有以下情况下者应考虑输卵管癌的可能：

1）有阴道排液、腹痛、腹块三大特征者。

2）持续存在不能解释的不规则子宫出血，尤其在35岁以上，尤其对于细胞学涂片阴性，刮出子宫内膜也阴性的患者。

3）持续存在不能解释的异常阴道排液，排液呈血性，年龄大于35岁。

4）持续存在不能解释的下腹及（或）下背疼痛。

5）在宫颈涂片中出现一种不正常的腺癌细胞。

6）在绝经前后发现附件肿块。

（2）输卵管癌术前的诊断问题：输卵管癌常误诊，过去术前诊断率为2%，近数年来由于提高认识及进一步的辅助诊断，术前诊断率提高到25%~35%。术前不易做出确诊的原因可能是：

1）由于输卵管癌少见，常被忽视。

2）输卵管位于盆腔内，常不能感觉到。

3）较多患者肥胖，而且由于激素低落而阴道萎缩，所以检查不够正确。

4）肿瘤发展早期症状很不明显，下腹疼痛常伴有其他不同的盆腔疾病，故常误诊为绝经期的功能紊乱。

（3）对于双侧输卵管癌究竟是原发还是继发问题：双侧输卵管均由副中肾管演化而来，在同一致癌因素下，可以同时发生癌。文献报道0~Ⅱ期输卵管癌双侧性占70%，Ⅲ~Ⅳ期占30%。因此，晚期输卵管癌转移是引起双侧累及的主要原因。转移而来的腺癌首先侵犯间质和肌层，而黏膜皱襞上皮常保持完好。但现在也有不少学者认为卵巢癌可能为输卵管癌灶转移而来，尚待进一步证明。

（4）输卵管腺癌合并子宫内膜癌是原发还是继发问题

1）两者病灶均较早，无转移可能性，应视两者均为原发性。

2）子宫内膜转移病灶是局灶性侵犯间质，并见有正常腺体夹杂其中，对四周组织常有压迫，无过渡形态。

（5）输卵管肿瘤合并妊娠问题：输卵管肿瘤是一种较罕见的女性生殖系统的肿瘤。输卵管良性肿瘤较恶性肿瘤更少见。输卵管肿瘤患者常伴有不孕史，故其合并妊娠仅见个案报道。由于常无临床症状，很少在术前做出诊断。

（周晓亮）

第七节　宫颈癌

近60年来，以宫颈脱落细胞涂片为主要内容的宫颈癌筛查的普及和推广使宫颈癌的发生率和死亡率在世界范围内普遍下降了70%，但近年来其稳居不降。与发达国家相比，发展中国家常因为缺乏经济有效的筛查，仅有少数妇女能够得到宫颈癌筛查服务。因此宫颈癌仍是一种严重危害妇女健康的恶性肿瘤，在发展中国家尤其如此。

一、宫颈癌的流行病学

宫颈癌（cervical cancer）是最常见的妇科恶性肿瘤。据世界范围统计，其发病率在女性恶性肿瘤中居第二位，仅次于乳腺癌。全世界每年估计有46.6万的新发宫颈癌病例，其中80%患者发生在发展中国家。在不同国家或地区宫颈癌的发病率和死亡率存在着显著差异。在已建立了宫颈癌筛查的发达国家和一些发展中国家的流行病学资料显示，宫颈浸润癌的发病率和死亡率均已大幅度下降。我国自20世纪50年代末期就积极开展了宫颈癌的防治工作，如上海市纺织系统和江西靖安县等均取得了显著成效。全国宫颈癌的死亡率（中国人口年龄调整率）由20世纪70年代的10.28/10万下降到20世纪90年代的3.25/10万，下降了69%。我国由于幅员辽阔、人口众多、经济发展和医疗水平尚不均衡，较难实施统一完善的普查计划，每年仍有新发宫颈癌病例约10万，占全球新发病例总数的1/5。

二、宫颈癌的病因学

宫颈癌的病因学研究历史悠久，也提出了许多可能的病因。概括来讲主要包括两个方面：其一是行为危险因素，如性生活过早、多个性伴侣、多孕多产、社会经济地位低下、营养不良和性混乱等；其二是生物学因素，包括细菌、病毒和衣原体等各种微生物的感染。近年来，在宫颈癌病因学研究方面取得了突破性进展，尤其在生物学病因方面成绩显著，其中最主要的发现是明确人乳头状瘤病毒（human papillomavirus，HPV）是宫颈癌发生的必要条件。

1. 宫颈癌发生的必要条件——HPV感染　与宫颈癌最为密切的相关因素是性行为，因而人们很早就怀疑某些感染因子的作用。在20世纪60～70年代，人们将主要的目光投向单纯疱疹病毒（herpes simplex virus，HSV）Ⅱ型，尽管HSV在体外被证实具有一定的致癌性，且在宫颈癌标本中有一定的检出率，但临床活体标本能检出HSV的始终仅占极小部分，流行病学调查也不支持HSV与宫颈癌的关系。而其他的因子，如巨细胞病毒、EB病毒、衣原体等迄今尚未发现有力证据。

1972年Zur Hansen提出，HPV可能是最终导致生殖道肿瘤的性传播致病因子，1976年德国研究者在子宫颈癌中发现有HPV特异序列，以后的大量流行病学和分子生物学研究肯定了HPV在子宫颈癌发生中的作用。1995年国际癌症研究中心（IARC）专门讨论有关性传播HPV在子宫颈癌发生中的作用，认为HPV 16和18亚型与子宫颈癌的发生有关。进一步的问题是HPV是否是子宫颈癌的必需和充足病因？最有代表性的研究是Walboomers等于

1999 年对 1995 年 IARC 收集来自美洲、非洲、欧洲和亚洲 22 个国家冻存的浸润性子宫颈癌组织重新进行 HPV 试验，应用 HPVL1MY09/MY11 引物检出率为 93%，对 HPV 阴性组织重新应用 L1GP5 +/GP6 + 引物，检出率为 95.7%，使用 14 种高危 HPV E7 引物，检出率为 98.1%，总检出率为 99.7%。实验动物和组织标本研究还表明，HPV – DNA 检测的负荷量与宫颈病变的程度呈正相关，而且 HPV 感染与宫颈癌的发生有时序关系，符合生物学致病机理。这些流行病学资料结合实验室的证据都强有力的支持 HPV 感染与宫颈癌发生的因果关系，均表明 HPV 感染是宫颈癌发生的必要条件。关于 HPV 在子宫颈癌发生中的作用或重要性，有研究者认为其重要性与乙型肝炎病毒与肝癌的关系相似，高于吸烟与肺癌的关系。

2. 宫颈癌发生的共刺激因子　事实证明，性活跃妇女一生感染 HPV 的机会大于 70%，但大多为一过性的，通常在感染的数月至两年内消退，仅少数呈持续感染状态，约占 15% 左右。已经证实，只有高危 HPV 持续感染才能导致宫颈癌及其前期病变的发生，但他们之中也仅有极少数最后才发展为宫颈癌。因此可认为 HPV 感染是宫颈癌发生的必要条件，但不是充足病因，还需要其他致病因素协同刺激。现已发现一些共刺激因子与子宫颈癌的发生有关，有研究者总结宫颈癌发生的共刺激因子为：①吸烟；②生殖道其他微生物的感染，如 HSV、淋球菌、衣原体和真菌等可提高生殖道对 HPV 感染的敏感性；③性激素影响：激素替代和口服避孕药等；④内源或外源性因素引起免疫功能低下。

国外有学者将宫颈癌的发生形象地用"种子 – 土壤"学说来解释，其中将 HPV 感染比喻为种子，共刺激因子为营养，宫颈移行带为土壤。

三、诊断

1. 临床表现

（1）症状：原位癌与微小浸润癌常无任何症状。宫颈癌患者主要症状是阴道分泌物增多、阴道流血，晚期患者可同时表现为疼痛等症状，其表现的形式和程度取决于临床期别、组织学类型、肿块大小和生长方式等。

1）阴道分泌物增多：是宫颈癌最早出现的症状，大多为稀薄、可混有淡血性的。若合并感染，可有特殊的气味。

2）阴道流血：是宫颈癌最常见的症状。早期患者大多表现为间歇性、无痛性阴道流血，或表现为性生活后及排便后少量阴道流血。晚期患者可表现长期反复的阴道流血，量也较前增多。若侵犯大血管，可引起致命性大出血。由于长期反复出血，患者常可合并贫血症状。

3）是晚期宫颈患者的症状。产生疼痛的主要原因主要是癌肿侵犯或压迫周围脏器、组织或神经所致。

4）其他症状：主要取决于癌灶的广泛程度及所侵犯脏器。癌肿压迫髂淋巴、髂血管使回流受阻，可出现下肢水肿。侵犯膀胱时，可引起尿频、尿痛或血尿，甚至发生膀胱阴道瘘。如两侧输尿管受压或侵犯，严重者可引起无尿及尿毒症，是宫颈癌死亡的原因之一。当癌肿压迫或侵犯直肠时，出现里急后重、便血或排便困难，甚至形成直肠阴道瘘。

（2）体征：宫颈原位癌、微小浸润癌和部分早期浸润癌患者局部可无明显病灶，宫颈光滑或为轻度糜烂。随宫颈浸润癌生长发展可出现不同体征，外生型者宫颈可见菜花状赘生物，组织脆易出血。内生型者由于癌细胞向周围组织生长，浸润宫颈管组织，使宫颈扩张，从而表现为宫颈肥大、质硬和颈管膨大。无论是外生型或内生型，当癌灶继续生长时，其根部血管被浸润，部分组织坏死脱落，形成溃疡或空洞。阴道壁受侵时可见赘生物生长。宫旁组织受侵时，盆腔三合诊检查可扪及宫旁组织增厚或结节状或形成冰冻骨盆。

晚期患者可扪及肿大的锁骨上和腹股沟淋巴结，也有患者肾区叩痛阳性。

2. 检查

（1）盆腔检查：不仅对诊断有帮助，还可决定患者的临床期别。

1）阴道检查：窥阴器检查以暴露宫颈及阴道穹隆及阴道壁时，应缓慢扩张并深入暴露宫颈和阴道，以免损伤病灶而导致大出血。阴道检查时应主要观察宫颈外形和病灶的位置、形态、大小及有无溃疡等。阴道指诊时应用手指触摸全部阴道壁至穹隆部及宫颈外口，进一步了解病灶的质地、形状、波及的范围等，并注意有无接触性出血。

2）双合诊：主要了解子宫体的位置、活动度、形状大小和质地，以及双附件区域、宫旁结缔组织有无包块和结节状增厚。

3）三合诊：是明确宫颈癌临床期别不可缺少的临床检查，主要了解阴道后壁有无肿瘤病灶的浸润、宫颈大小及形态、宫旁组织情况，应同时注意有无肿大的盆腔淋巴结可能。

（2）全身检查：注意患者的营养状况，有无贫血及全身浅表淋巴结的肿大和肝、脾肿大。

（3）实验室检查和诊断方法：极早期的宫颈癌大多无临床症状，需经宫颈癌筛查后最后根据病理组织学检查以确诊。

1）宫颈细胞学检查：是目前宫颈癌筛查的主要手段，取材应在宫颈的移行带处，此为宫颈鳞状上皮与柱状上皮交界处。

2）阴道镜检查：适用于宫颈细胞学异常者，主要观察宫颈阴道病变上皮血管及组织变化。对肉眼病灶不明显的病例，可通过阴道镜协助发现宫颈鳞－柱交界部位有无异型上皮变化，并根据检查结果进行定位活检行组织学检查，以提高宫颈活检的准确率。

3）宫颈活组织病理检查：是诊断宫颈癌最可靠的依据。适用于阴道镜检查可疑或阳性、临床表现可疑宫颈癌或宫颈其他疾病不易与子宫颈癌鉴别时。宫颈活检应注意在靠近宫颈鳞柱交界的区域（SCJ）和（或）未成熟化生的鳞状上皮区取活检可减少失误，因为这常常是病变最严重的区域。溃疡的活检测必须包括毗邻溃疡周边的异常上皮，因为坏死组织往往占据溃疡的中心。取活检的数量取决于病变面积的大小和严重程度，所谓多点活检通常需要 2~4 个活检标本。一般宫颈活检仅需 2~3mm 深，约绿豆大小，当怀疑浸润癌时，活检应更深些。

4）宫颈锥形切除术：宫颈锥形切除术（锥切）主要应用于宫颈细胞学检查多次异常而宫颈活组织学结果为阴性，或活组织学结果为原位癌但不能排除浸润癌的患者。其在宫颈病变的诊治中居于重要地位，很多情况下锥切既是明确诊断，同时亦达到了治疗目的。按照使用的切割器械不同，可分为传统手术刀锥切、冷刀锥切（cold knife conization，CKC）、激光锥切（laser conization，LC）和近年流行的环形电切术（loop electro－surgical excisional procedure，LEEP）。锥切术的手术范围应根据病变的大小和累及的部位决定。原则上锥切顶端达宫颈管内口水平稍下方，锥切底视子宫阴道部病变的范围而定，应达宫颈病灶外 0.5cm。在保证全部完整的切除宫颈病变的前提下，应尽可能多地保留宫颈管组织，这对未生育而又有强烈生育愿望的年轻患者尤为重要。术后标本的处理十分重要，应注意以下几方面：①锥切的宫颈标本应做解剖位点标记，可在宫颈 12 点处剪开或缝线作标记，并标明宫颈内外口；②锥切标本必须进行充分取材，可疑部位做亚连续或连续切片，全面地评价宫颈病变以免漏诊；③病理学报告应注明标本切缘是否受累、病变距切缘多少毫米、宫颈腺体是否受累及深度和病变是否为多中心等，均有助于宫颈病变的进一步治疗。

5）宫颈管搔刮术：是用于确定宫颈管内有无病变或癌灶是否已侵犯宫颈管的一种方法，其常与宫颈活检术同时进行从而及早发现宫颈癌。

6）影像学检查：宫颈癌临床分期通常不能准确地确定肿瘤范围，因此不同的影像学诊断方法，如 CT 扫描、MRI 及正电子发射断层扫描术（PET），用于更准确地确定病灶范围，用于确定治疗计划。但这些检查一般不是都有条件进行，而且结果多变，因而这些检查结果不能作为改变临床分期的依据。MRI 具有高对比度的分辨率和多方位的断层成像能力，对宫颈癌分期的准确率为 81%～92%；MRI 在宫颈癌的术前分期中极具价值：①可以通过宫颈本身信号改变直接观察肿瘤的有无及侵犯宫颈的深度；②可以判断宫旁侵犯的程度、宫颈周围器官（膀胱或直肠）是否受侵以及宫颈癌是否向上或向下侵及宫体或阴道；③可以提示肿大淋巴结的存在，进一步判断淋巴结转移的可能。

7）鳞状细胞癌抗原（squamous cell carcinoma antigen，SCCA）检测；SCCA 是从宫颈鳞状上皮中分离出来的鳞状上皮细胞相关抗原 TA－4 的亚单位，由 SCCA－1 和 SCCA－2 抗原组成，是宫颈鳞癌较特异的肿瘤标志物，现已被广泛应用于临床。

四、宫颈癌的分期

宫颈癌分期的历史可追溯到 1928 年，当时主要根据肿瘤生长的范围进行分期。在 1950 年国际妇科年会及第四届美国妇产科学年会上对宫颈癌的分类和分期进行了修正，并推荐命名为"宫颈癌分期的国际分类法"。自此之后，宫颈癌分期经过 8 次修正，最近一次修正于 2008 年由 FIGO 妇科肿瘤命名委员会提出并通过，随后经过国际抗癌联合会（International Union Against Cancer，UICC）、美国癌症分期联合委员会（American Joint commission for Cancer Staging，AJCC）及 FIGO 的认可。

宫颈癌的临床分期（FIGO，2008 年）：

Ⅰ期 病变局限于宫颈（扩展至宫体将被忽略）

ⅠA 期 仅在显微镜下可见浸润癌，浸润深度≤5mm，宽度≤7mm

ⅠA1 期 间质浸润深度≤3mm，宽度≤7mm

ⅠA2 期 间质浸润深度 >3mm 至 5mm，宽度≤7mm

ⅠB 期 临床可见癌灶局限于宫颈，显微镜下可见病灶大于ⅠA 期 *

ⅠB1 期 肉眼可见癌灶最大直径 4mm

ⅠB2 期 肉眼可见癌灶最大直径 >4mm

Ⅱ期 癌灶浸润超出子宫，但是未达盆壁，或浸润未达阴道下 1/3

ⅡA 期 无宫旁浸润

ⅡA1 期 临床可见癌灶最大直径≤－4cm

ⅡA2 期 临床可见癌灶最大直径 >4cm

ⅡB 期 有明显的宫旁浸润

Ⅲ期 肿瘤扩散至盆壁和（或）累及阴道下 1/3，和（或）引起肾盂积水，或无功能

肾＊＊

ⅢA期　癌累及阴道下 1/3，但未达盆壁

ⅢB期 癌已达盆壁，或有肾盂积水或无功能肾

Ⅳ期　肿瘤扩散超过真骨盆，或浸润（活检证实）膀胱黏膜或直肠黏膜，大疱性水肿的存在不应归于Ⅳ期

ⅣA期 邻近器官转移

ⅣB期　远处器官转移

＊所有大体可见病灶，即使为浅表浸润，都归于ⅠB期。浸润是指测量间质浸润，最深不超过 5mm，最宽不超过 7mm。浸润深度不超过 5mm 的测量是从原始组织的上皮基底层－表皮或腺体开始。即使在早期（微小）间质浸润的病例中（－1mm），浸润深度的报告也应该始终用 mm 表示。

＊＊在直肠检查中，肿瘤和盆壁之间没有无瘤区。除去已知的其他原因，所有肾盂积水或无功能肾的病例都包括在内。

此次修改主要有：

1. 去除 0 期　国际妇产科联合会认为 0 期是原位癌，决定在所有肿瘤分期中去除此期。

2. ⅡA期　FIGO 年报所示文献及资料一贯提示，在ⅡA期患者中，以病灶最大直径为准则提示癌灶大小对于预后有较大影响，同样结论也见于ⅠB期。因此，ⅡA期的再细分定义包括如下：ⅡA1 期：癌灶大小≤4cm，包括阴道上 2/3 浸润；ⅡA2 期：癌灶大小 >4cm，包括阴道上 2/3 浸润。

FIGO 妇科肿瘤命名委员会也考虑到临床调查研究，进一步推荐：

（1）宫颈癌保留临床分期，但鼓励关于手术分期的研究。

（2）虽然分期中并未包括，但所有手术－病理发现的阳性结果（如脉管浸润）需报告给 FIGO 年报编辑部办公室或其他科学出版物。

（3）推荐采用诊断性影像学技术帮助判断原发肿瘤病灶的大小，但非强制性的。对于有 MRI/CT 设备的机构，影像学评估肿瘤体积及宫旁浸润情况应记录，并送 FIGO 年报编辑部办公室作数据录入。

（4）其他检查如麻醉术前检查、膀胱镜检查、乙状结肠镜检查及静脉压检查等可选择进行，但不是强制性的。

宫颈癌采用临床还是手术分期是多年来一大重要争论要点：一方面，尽管随着近年来影像学技术的长足发展，判断肿瘤大小有更佳的评估方法，但临床分期仍没有手术分期精确；而另一方面，手术分期法不能广泛应用于全世界范围，特别在某些资源欠缺不能及早发现肿瘤的国家地区，不能手术的晚期患者比较普遍，而手术设施稀有，难以推广手术分期法。因此宫颈癌的分期仍建议采用 FIGO 的临床分期标准，临床分期在治疗前进行，治疗后不再更改，但 FIGO 妇科肿瘤命名委员会也仍鼓励关于手术分期的研究。

五、宫颈癌的转移途径

宫颈上皮内因缺乏淋巴管和血管，而且基底膜又是组织学屏障，可以阻止癌细胞的浸润，因此宫颈原位癌一般不易发生转移。一旦癌细胞突破基底膜侵入间质，病程即是不可逆，癌细胞可到处转移。宫颈癌的转移途径主要是直接蔓延和淋巴转移，少数经血循环

转移。

1. 直接蔓延　是最常见的转移途径，通过局部浸润或循淋巴管浸润而侵犯邻近的组织和器官。向下可侵犯阴道穹隆及阴道壁，因前穹隆较浅，所以前穹隆常常较后穹隆受侵早。癌细胞也可通过阴道壁黏膜下淋巴组织播散，而在离宫颈较远处出现孤立的病灶。向上可由颈管侵犯宫腔。癌灶向两侧可蔓延至宫旁和盆壁组织，由于宫旁组织疏松、淋巴管丰富，癌细胞一旦穿破宫颈，即可沿宫旁迅速蔓延，累及主韧带、骶韧带，甚至盆壁组织。当输尿管受到侵犯或压迫可造成梗阻，并引起肾盂、输尿管积水。晚期患者癌细胞可向前、后蔓延分别侵犯膀胱或直肠，形成癌性膀胱阴道瘘或直肠阴道瘘。

2. 淋巴转移　是宫颈癌最重要的转移途径。一般沿宫颈旁淋巴管先转移至闭孔、髂内及髂外等区域淋巴结，后再转移至髂总、骶前和腹主动脉旁淋巴结。晚期患者可远处转移至锁骨上及深、浅腹股沟淋巴结。

宫颈癌淋巴结转移率与其临床期别有关，研究表明 Ⅰ 期患者淋巴结转移率为 15% ~20%、Ⅱ 期为 25% ~40% 和Ⅲ期 50% 以上。20 世纪 40 年代末 Henriksen 对宫颈癌淋巴结转移进行详细的研究，其将宫颈癌的淋巴结转移根据转移时间的先后分为一级组和二级组。

(1) 一级组淋巴结

1) 宫旁淋巴结：横跨宫旁组织的一组小淋巴结。

2) 宫颈旁或输尿管旁淋巴结：位于输尿管周围横跨子宫动脉段附近淋巴结。

3) 闭孔或髂内淋巴结：围绕闭孔血管及神经的淋巴结。

4) 髂内淋巴结：沿髂内静脉近髂外静脉处淋巴结。

5) 髂外淋巴结：位于髂外动、静脉周围的 6~8 个淋巴结。

6) 骶前淋巴结。

(2) 二级组淋巴结。

1) 髂总淋巴结。

2) 腹股沟淋巴结：包括腹股沟深、浅淋巴结。

3) 腹主动脉旁淋巴结。

3. 血行转移　宫颈癌血行转移比较少见，大多发生在晚期患者，可转移至肺、肝、心、脑和皮肤。

六、治疗

浸润性宫颈癌诊断明确后，选择最佳的治疗方案是临床医师面临的首要问题。最佳治疗方案的选择通常取决于患者的年龄、全身健康状况、肿瘤的进展程度、有无并发症和并发症的具体情况以及治疗实施单位的条件。因此，有必要先对患者进行全面仔细的检查评估，再由放疗科医生和妇科肿瘤医生联合对治疗方案做出决定。

治疗方案的选择需要临床判断，除了少数患者的最佳方案只能是对症治疗以外，大多数患者的治疗选择主要是手术、放疗或放化疗。对于局部进展患者的初始治疗大多学者建议选择放化疗，包括腔内放疗（Cs 或 Ra）和外照射 X 线治疗。手术和放疗之间的争论已经存在了几十年，特别是围绕 Ⅰ 期和 ⅡA 期宫颈癌的治疗。对于 ⅡB 期及以上期别宫颈癌患者治疗，大多采取顺铂化疗和放疗联合的放化疗。手术 + 放疗组患者的严重并发症发生率（25%）大于放疗组（18%）和手术治疗组（10%）。

总体上讲，对于早期宫颈癌患者，手术和放疗的生存率是相似的。放疗的优点是几乎适用于所有期别的患者，而手术治疗则受限于临床期别，在国外的许多机构中，手术治疗被用于希望保留卵巢和阴道功能的Ⅰ、ⅡA期年轻宫颈癌患者。由于手术技巧提高和相关材料的改进，目前手术所导致的患者死亡率、术后尿道阴道瘘发生率均<1%，这使得选择手术治疗的患者明显增加。其他因素也可能导致选择手术而不是放疗，包括妊娠期宫颈癌、同时合并存在肠道炎性疾病、因其他疾病先前已行放疗、存在盆腔炎性疾病或同时存在附件肿瘤，还有患者的意愿。但在选择放疗时必须考虑到放疗对肿瘤周围正常器官的永久损伤和继发其他恶性肿瘤的可能。

1. 手术治疗　是早期宫颈浸润癌首选的治疗手段之一和晚期及某些复发性宫颈癌综合治疗的组成部分。宫颈癌手术治疗已有一百余年历史。随着对宫颈癌认识的不断深入，手术理论与实践的不断完善及宫颈癌其他治疗手段尤其是放疗和化疗的不断进展，宫颈癌手术治疗的术式及其适应证也几经变迁，日趋合理，但其中对手术治疗的发展最重要的贡献者当数Wertheim和Meigs两位学者。当今开展的宫颈癌各种手术方式均为他们当年所开创术式的演变与发展。

（1）宫颈癌手术类型及其适应证：宫颈癌手术治疗的目的是切除宫颈原发病灶及周围已经或可能受累的组织、减除并发症。其原则是既要彻底清除病灶，又要防止不适当地扩大手术范围，尽量减少手术并发症，提高生存质量。目前国外多采用Piver1974年提出的将宫颈癌手术分为五种类型。

1）筋膜外子宫切除术（Ⅰ型）：切除所有宫颈组织，不必游离输尿管。筋膜外全子宫切除的范围国内外不同学者在描述上尽管存在一定的差异，但不管如何，与适用于良性疾病的普通全子宫切除术的范围并不相同，主要差异在于普通全子宫切除术不需暴露宫旁段输尿管，而是沿子宫侧壁钳夹、切断宫颈旁组织及阴道旁组织，包括主韧带、宫骶韧带、宫颈膀胱韧带等，为避免损伤输尿管，须紧靠宫颈旁操作，这种操作方法必然会残留部分宫颈组织，而不能很完整地切除宫颈。筋膜外全子宫切除术主要适用于ⅠA1期宫颈癌。

2）改良根治性子宫切除术（Ⅱ型）：这一术式基本上是Wertheim手术，在子宫动脉与输尿管交叉处切断结扎子宫动脉。部分切除主韧带和宫骶韧带，当上段阴道受累时切除阴道上段1/3。选择性切除增大的盆腔淋巴结。这一术式主要适用于ⅠA2期宫颈癌。

3）根治性子宫切除术（Ⅲ型）：基本上为Meigs手术。在膀胱上动脉分出子宫动脉的起始部切断并结扎子宫动脉，切除全部主韧带、宫骶韧带及阴道上1/2。主要适用于ⅠB和ⅡA宫颈癌。

4）超根治性子宫切除术（Ⅳ型）：和Ⅲ型的主要区别是：a. 完整切除膀胱子宫韧带；b. 切断膀胱上动脉；c. 切除阴道上3/4。这一手术泌尿道瘘的发生率较高，主要用于放疗后较小的中心性复发癌。

5）部分脏器切除术（Ⅴ型）：适用于远端输尿管或膀胱的中心性复发。相应部分切除后，输尿管可重新种植于膀胱。当根治术时发现远端输尿管受累时，也可采用该手术，当然也可放弃手术治疗改行放疗。

国内治疗宫颈癌手术的术式与国外略有不同，基本根据上海张惜阴教授提出的四级手术。

Ⅰ级：筋膜外全子宫及附件切除术（年轻患者保留一侧卵巢）。

Ⅱ级：扩大全子宫切除，阴道和宫旁各切除1cm；

Ⅲ级：次广泛全子宫切除术，宫旁和阴道各切除2~3cm。适用ⅠA期宫颈癌，一般不行盆腔淋巴切除术．但特殊情况除外。

Ⅳ级：广泛性全子宫切除术及盆腔淋巴结清扫术．宫旁组织和阴道各切除至少3cm以上，适用于ⅠB~ⅡA期宫颈癌。

目前宫颈癌根治术通常经腹施行，但也可经阴道施行：事实上经阴道根治术的历史早于经腹。经阴道子宫根治术特别适用于肥胖，合并心、肺、肾重要脏器疾病难以耐受腹部手术等。但操作难度大，主要依靠术者触觉完成手术，要完成淋巴结切除较为困难，目前临床应用较少。随着腹腔镜手术技术的日益成熟，目前腹腔镜宫颈癌根治术也在蓬勃开展，并且已经显现出其微创效优的特点。

（2）并发症：宫颈癌手术并发症可分为术中、术后及晚期并发症。

1）术中并发症：主要包括术时出血和脏器损伤。

a. 术时出血：根治性全子宫切除术时出血最容易发生在两个步骤，第一为清扫淋巴结时损伤静脉或动脉，第二容易出血处是分离主韧带和游离输尿管隧道。对这类出血可看清出血点者，采用缝扎或结扎止血。对细小静脉或静脉壁细小破裂出血，最简单有效的方法是压迫止血。

b. 脏器损伤：容易损伤的脏器有输尿管、膀胱、直肠和闭孔神经：若操作仔细、技术和解剖熟悉，多能避免。一旦损伤发生可根据损伤部位和范围作修补术。闭孔神经损伤发生后应立即修补缝合。

2）术后并发症

a. 术后出血：多发生于术中出血漏扎或止血不严，若出血发生在阴道残端，可出现术后阴道出血。处理方法经阴道结扎或缝扎止血。若出血部位较高，或腹腔内出血，且出血量较多，则需开腹止血。对手术后数日发生的残端出血要考虑感染所致，治疗以抗感染为主。

b. 输尿管瘘：游离输尿管时损伤管壁或影响其局部血供加之术后感染、粘连排尿不畅等，可形成输尿管阴道瘘或腹膜外渗尿等。近年来发生率已降至1%以下，防治措施除不断改进技术外，最重要的是手术细致，尽量避免损伤及预防感染，避免排尿不畅。

c. 盆腔淋巴囊肿：手术后回流的淋巴液潴留于后腹膜间隙而形成囊肿，发生率达12%~24%。淋巴囊肿一般较小，并无症状可随访观察。但较大的囊肿可引起患侧下腹不适，甚至造成同侧输尿管梗阻。需要时可在超声引导下行穿刺抽吸。淋巴囊肿的预防主要靠尽量结扎切断的淋巴管，也有人提出不缝合反折腹膜可减少其发生。

d. 静脉血栓及肺栓塞：是宫颈癌围术期最可能致死的一个并发症，任何时候都应对此提高警惕，术中、术后应予特别的关注，以防发生这种可能致死的并发症。术中是腿部或盆腔静脉形成血栓的最危险时期，应注意确保术中腿部静脉没有被压迫，仔细分离盆腔静脉可减少在这些静脉中形成血栓。

e. 感染：其发生率已明显下降，主要取决于广谱抗生素的临床应用和手术条件及技巧的提高。

3）晚期并发症

a. 膀胱功能障碍：Seski、Carenza、Nobili和Giacobini等学者均认为术后膀胱功能障碍是支配膀胱逼尿肌的感觉神经和运动神经损伤的直接结果，手术做得越彻底，损伤的程度就越大，术后发生膀胱功能障碍的可能越大。膀胱功能障碍通常表现为术后排尿困难、尿潴留、尿道感染等，术后需长期给予持续的膀胱引流，但经对症治疗，几乎所有的患者都能恢复。通过控制手术范围和手术的彻底性，特别是对于早期宫颈癌患者，能够降低这个并发症。Bandy 及其同事报道了根治性子宫切除术（Ⅲ型）及术后是否予放疗对膀胱功能的远期影响，结果发现 30% 的患者术后需膀胱引流达到或超过 30 日，术后盆腔放疗者膀胱功能障碍的发生率明显高于未放疗者。

b. 淋巴囊肿：是较麻烦的并发症。在髂外静脉下方结扎进入闭孔窝的淋巴管有助于减少淋巴液流入这一最常形成淋巴囊肿的区域。腹膜后引流也可减少淋巴囊肿的发生，但避免盆腔腹膜的重新腹膜化就可以不再需要引流。如果出现淋巴囊肿，一般不会造成损害，而且如果时间足够长，淋巴囊肿通常会被吸收。Choo 及其同事报道认为直径 <4～5cm 的囊肿通常在 2 个月内吸收，处理上只需予以观察。当有证据表明存在明显的输尿管梗阻时需要手术治疗，手术需切除淋巴囊肿的顶，并将舌状下挂的网膜缝合到囊腔内面（内部造袋术），这样可以避免重新形成囊肿。经皮穿刺抽吸囊液常会继发感染，所以需谨慎使用。

2. 放射治疗　在过去的一个多世纪中，由于技术的进步，放疗已经成为与根治性手术一样重要的一种新治疗手段。对放疗耐受的宫颈癌病灶很少，已有大量的证据表明放疗能破坏原发病灶和淋巴结中的转移灶。近年来在许多中心仍保留根治性子宫切除术用于治疗相对比较年轻的、消瘦的、健康状况良好的患者。对于Ⅰ期和ⅡA期患者，手术和放疗这两种治疗手段都具有相对的安全性和较高的治愈率，这给了医生和患者一个真正的治疗选择。

1903 年，Margaret Cleaves 开始将放疗用于治疗宫颈癌。在 1913 年，Abbe 报道了 8 年的治愈情况。1914 年建立了放疗的斯德哥尔摩法，1919 年建立了巴黎法，1938 年建立了曼彻斯特法。在存在良好而完整的循环及充分的细胞氧合的情况下，可以获得电离辐射对肿瘤的最大效应。根治性放疗前对患者的准备应与子宫根治性手术一样仔细。应当予高蛋白、高维生素和高热量的饮食，尽可能使患者保持良好的全身状况。需控制过多的失血，血色素应维持在 10g 以上。

必须注意正常盆腔组织对放疗的耐受情况，在宫颈癌的治疗过程中，正常盆腔组织可能受到相对较高剂量的放射。穹隆部位的阴道黏膜可耐受的放射剂量为 20 000～25 000cGy，阴道直肠隔大约可耐受 4～6 周的 6 000cGy，膀胱黏膜可接受最大达 7 000cGy 的剂量，结肠和直肠可耐受约 5 000～6 000cGy，而盆腔内小肠的耐受性较差，可接受的最大剂量为 4 000～4 200cGy。全腹放疗时，小肠的耐受性限制在 2 500cGy，这样的剂量显然也适合盆腔内小肠。放疗的一个基本原则是：任何脏器中的正常组织对放疗的耐受性与该脏器所受到的放射剂量成反比。外放疗与腔内放疗必须以不同的方式结合使用。必须根据每个患者及其特殊的病灶情况制订个体化的治疗计划。需要考虑肿瘤的大小及其分布情况，而不是肿瘤的分期。宫颈癌的成功治疗有赖于临床医师在治疗过程中对病灶的评估能力（也包括对盆腔空间几何的了解），并在必要时对治疗做出调整。因为腔内放疗容易到达宫颈及宫颈管，所以很适合于治疗早期宫颈癌。可以将镭或铯放置到很接近病灶的部位，使病灶表面剂量达到约 15 000～20 000cGy，而且正常宫颈及阴道组织可以耐受特别高的放射剂量。

（1）放疗的适应证及禁忌证：宫颈癌各期别均可行放射治疗，但ⅠA、ⅠB及ⅡA期癌的患者可以手术方法治愈，手术治疗有保留卵巢，保持阴道弹性等优点，对于年轻患者，医生及患者均乐于选择手术治疗。单纯放疗常常只用于那些不具备手术条件及不愿意接受手术治疗的患者，ⅡB期以上的患者为放射治疗的适应证。孤立性远隔转移的病灶或手术后复发也为放疗适应证。另外，早期患者术后若发现具有高危因素，应接受辅助性放疗或放化疗。禁忌证包括：患者骨髓抑制，白细胞<3×10⁹/L，及血小板<70×10⁹/L者，急性或亚急性盆腔炎症未被控制者，已出现尿毒症或恶液质的晚期患者，肝炎急性期、精神病发作期及心血管疾病未被控制者。

（2）宫颈癌的放疗方法：宫颈癌的转移方式以直接蔓延及淋巴转移为主，其盆腔淋巴结受累的概率ⅠB期为15%左右，Ⅱ期为30%，Ⅲ期为45%左右。故放疗范围应包括原发灶及转移灶。由于宫颈所处的解剖位置，适合于腔内放射源容器的安置，放射源所给予组织的放射剂量与组织距放射源的距离的平方成反比，故腔内治疗所能给予宫颈的放射剂量远远超过体外放疗，但所给予盆腔淋巴结的剂量却不足，所以宫颈癌的放射治疗应包括体外与腔内放疗的综合治疗。单纯体外放疗难以做到既达到根治剂量又不产生严重的放射性损伤，治疗效果远不如综合放疗。

1）参考点及其意义：在宫颈癌的腔内治疗中，盆腔各点距放射源的距离不同，所获得的放射剂量各异，且差异梯度很大，计算困难，只能选择有实际临床意义的点作为评估剂量的参考点：称为A点和B点。A点定位于宫腔放射源的末端之上方2cm及放射源旁2cm的交叉点，代表宫旁血管区的正常组织受量。B点为A点线外侧3cm处，相当于闭孔区，代表盆壁淋巴结的受量。因受肿瘤形态及解剖变异的影响，定位不是十分确切，A、B两点的定义几经争议及修订，仍不完善，但尽管有不足之处，迄今仍沿用以评估及比较剂量。

2）后装腔内放射治疗：后装腔内放射治疗系统按A点的剂量率不同可分为3类：高剂量率指A点剂量率为12Gy/h以上；中剂量率指A点剂量率2~12Gy/h之间；低剂量率为A点剂量率0.4~2.0Gy/h之间。高剂量率后装腔内放疗的优点为治疗时间短、机器治疗能力大、患者在治疗中无需护理从而免除患者长时间被迫体位静卧的痛苦、源容器的固定位置易维持和不至于因患者活动而移位等。而低剂量率后装放射治疗系统的治疗时间以小时计算，患者较长时间被动体位卧床不舒服，放射源容器可因此而移位等是其缺点，但放射生物效应好。由于每台治疗机，每个工作日只能治疗1个患者，不适合繁忙的治疗中心的工作需求。

3）体外放疗：⁶⁰钴的γ线或加速器所产生的高能X线实施。体外放疗的目的是补充腔内放疗所给予的A点以外区域的剂量的不足。综合放疗时的体外照射以全盆大野开始，剂量20~30Gy，每周5次，每次1野，每次剂量2Gy，前后轮照，结束后中央挡铅成四野垂直照射，方法同前，体外放疗给予B点的总剂量40~50Gy。

单纯体外放疗作为宫颈癌的根治性治疗疗效不如综合放疗且并发症的发生率高，在有条件的医院已不再作为常规治疗，但作为晚期患者的姑息治疗，手术前后的补充治疗及对于阴道解剖不良而无法行腔内治疗者的唯一的放射治疗，以及手术后复发患者的挽救性治疗等有极其广泛的适应证。

体外照射的方法除垂直照射外，尚有四野交叉照射、六野交叉照射、钟摆照射及旋转照射等多种方法，这些方法的目的在于以体外放疗为主要治疗时尽可能增加肿瘤受量并减少膀胱和直肠的受量。

4）体外与腔内放疗的配合：合并感染、空洞型、宫旁侵犯或因肿瘤浸润而阴道狭窄的患者应以全盆大野照射开始治疗。随着放射的进行，肿瘤逐渐消退，阴道的伸展性可能改善，允许腔内治疗的进行。全盆照射的剂量可适当增加，但要相应调整腔内照射的剂量。腔内放疗与体外放疗所给予 A 点的总剂量在 70Gy 左右，根据患者及肿瘤情况个别化调整。

大菜花型宫颈癌，或局部呈现外突性大结节者则以腔内治疗开始，适当增加局部剂量或给予消除量，有条件者先给外突性肿瘤间质插植放疗，使肿瘤最大限度的脱落及消退，改善局部解剖，有利于腔内放疗的进行，改善治疗效果。

常规放疗结束后，可针对残余病灶适当补充三维适形照射。手术中发现不可切除的受累淋巴结，亦应银夹标记，常规治疗结束后，适当补充适形放射治疗。适形放疗为一种治疗技术，使得高剂量区分布的形状在三维方向上与靶区的形状一致，以物理手段改善靶区与周围正常组织和器官的剂量分布，有效地提高治疗增益。但三维适形照射是一种局部治疗措施，不能作为宫颈癌的常规治疗。

总之宫颈癌的放射治疗有其原则，但不应机械套用，而应根据患者及肿瘤情况，本着负责任的精神个别化的设计。

（3）放射治疗的效果及并发症

1）治疗效果：放射治疗效果受多种因素的影响，影响预后的因素包括肿瘤临床分期、局部肿瘤的大小、肿瘤生长方式、病理类型、肿瘤分化程度、淋巴结转移的有无、转移瘤的大小、是否合并不可控制的感染或贫血及患者的局部解剖等。不恰当的治疗方式当然也影响预后，同一期别的治疗效果各家报道有区别，5 年存活率大约 I 期为 90% 左右，II 期为 60%~80%，III 期为 50% 左右。

2）近期放疗副反应及晚期并发症：近期反应包括乏力、食欲缺乏、尿频和便次增多等，对症处理可缓解。少数患者反应较重，可出现黏液血便，严重尿频、尿急，甚至合并白细胞减少或血小板减少，须暂停放疗，适当处理，恢复后再重新开始放疗。

晚期肠道并发症包括放射性直肠炎、乙状结肠炎、直肠阴道瘘、肠粘连、肠梗阻和肠穿孔等。放射性直肠炎为最常见，按程度可分为轻、中、重 3 度。发生率因治疗方式及放射总剂量不同而有差别，约 10%~20%。轻度放射性直肠炎不必特殊处理，嘱患者注意休息，避免粗糙有刺激性的饮食，保持大便通畅即可。中度者则须消炎、止血、解痉等药物治疗，严重者甚至须手术干预。

晚期放射性泌尿系统并发症以放射性膀胱炎最常见，表现为反复发生的血尿，可造成严重的贫血，除消炎止血、解痉、矫正贫血等治疗外，可行局部止血处理，必要时行膀胱造瘘术。

3. 化疗　近年来对宫颈癌和化疗研究的进展，已成为各阶段宫颈癌重要的和不可缺少的治疗手段。化疗不仅作为晚期及复发癌的姑息治疗，而且有些化疗药物可作为放疗增敏剂与放疗同时应用或作为中、晚期患者综合治疗方法之一，以提高治疗效果。

（1）同步放化疗：1999—2000 年，美国新英格兰医学杂志及临床肿瘤杂志相继发表 5 个大样本随机对照临床研究，结果表明，同步放化疗提高了宫颈癌患者（包括 IB、IIA 期根治性手术后具有高危因素者）的生存率和局部控制率，减少了死亡的危险。从此，世界各地相继采用同步放化疗治疗宫颈癌。Green 等对 1981—2000 年间 19 项采用同步放化疗与单纯放疗治疗宫颈癌的随机对照临床研究中共 4580 例患者的临床资料进行 Meta 分析，其中同步放化疗患者根据化疗方案不同分为顺铂组和非顺铂组，结果表明，与单纯放疗比较，同步放化疗患者的总生存率明显提高，其危险比（HR）= 0.71，P < 0.01。其中，顺铂组 HR = 0.70，P < 0.01；非顺铂组 HR = 0.81，P = 0.201。临床 I、II 期宫颈癌患者所占比例

高的临床研究中,患者获益更大(P=0.009)。该 Meta 分析表明,与单纯放疗患者比较,同步放化疗患者的总生存率和肿瘤无进展生存率分别提高了 12%(95% CI=8~16)和 16%(95% CI=13~19);同步放化疗对肿瘤的局部控制(OR=0.61,P<0.01)和远处转移(OR=0.57,P<0.01)均有益处。2002 年,Lukka 等对 9 项采用同步放化疗治疗宫颈癌的随机对照临床研究进行 Meta 分析,结果与 Green 等的结果一致。但目前也有一些学者持不同意见,认为宫颈癌患者同步放化疗后的 5 年生存率和局部控制率与单纯放疗比较无明显提高。

宫颈癌同步放化疗的并发症分为早期与晚期两种,早期毒副反应有全身感乏力、食欲减退、厌食、恶心、呕吐,白细胞减少,甚至血红蛋白、血小板下降,早期放射性直肠炎者感里急后重、腹泻、腹痛。2003 年,Kirwan 等收集 19 项采用同步放化疗治疗宫颈癌患者的研究中共 1 766 例患者的临床资料进行 Meta 分析,结果显示,Ⅰ、Ⅱ度血液学毒副反应发生率,同步放化疗组高于单纯放疗组,差异有统计学意义;Ⅲ、Ⅳ度毒副反应发生率,同步放化疗组与单纯放疗组比较,白细胞减少症的发生率增加 2 倍(OR=2.15,P<0.001),血小板减少症增加 3 倍(OR=3.04,P=0.005),胃肠道反应增加 2 倍(OR=1.92,P<0.001)。19 项研究中,8 项研究有晚期并发症的记录,其中 7 组资料中同步放化疗组晚期并发症的发生率与单纯放疗组比较,差异无统计学意义。导致上述结果可能的原因:①评定并发症的标准不统一;②并发症资料不全;③近期并发症的定义不同;④并发症发生率的计算方法不同;⑤缺少远期并发症资料;⑥随访时间过短。

(2)新辅助化疗:从 20 世纪 80 年代开始,新辅助化疗(neoadjuvant chemotherapy,NACT)逐渐应用于局部晚期宫颈癌,NACT 指在主要治疗手段前给予的化疗,属辅助性化疗范畴。其主要意义:①缩小肿瘤体积,增加手术切除率和减少手术风险;②缩小肿瘤体积,提高放射治疗的敏感性;③消灭微转移,减少不良预后因素,降低复发风险,提高患者的生存率。根据 NACT 后主要治疗手段的不同,可分为 NACT+子宫根治术+/-辅助性放疗和 NACT+放射治疗两种治疗策略。

NACT 后可手术率为 48%~100%,且不增加手术并发症;9%~18% 患者术后病理证实达完全缓解,淋巴结转移率比相同临床期别和肿瘤大小的患者明显下降;更重要的发现是 NACT 后ⅠB2~ⅡB 和Ⅲ期患者的 5 年生存率分别为 83% 和 45%,明显高于单纯放疗。但是否所有期别的局部晚期宫颈癌均能从 NACT 中得到生存期延长的益处目前还存在不同的意见。2001 年 Hwang 等对 80 例ⅠB2~ⅡB 期局部晚期宫颈癌患者采用 VBP 方案化疗,3 个疗程后给予子宫根治术+后腹膜淋巴结切除术,并进行了 10 年随访,结果发现 NACT 有效率为 93.7%,5 年和 10 年无瘤生存率分别为 82.0% 和 79.4%,结果提示 NACT 似乎可提高ⅠB2~ⅡB 期局部晚期宫颈癌患者长期生存率。Aoki 等对 21 例年龄小于 50 岁且具有高危因素的ⅠB~ⅡA(MRI 提示宫颈深度浸润和肿块大小≥4cm)和ⅡB 期患者给予 PVP 方案化疗,2 个疗程后给予子宫根治术,18 例术后接受放疗。并选择具有高危因素和ⅡB 期、初次治疗接受子宫根治术和术后放疗的 21 例患者作为对照。结果 NACT 有效率为 86%,NACT 组 5 年生存率为 84.0%,明显高于对照组(58.9%)。2001 年 Benedetti-Panici 等报道了一组 441 例多中心、前瞻性、随机对照Ⅲ期临床研究,比较了ⅠB2~Ⅲ期患者 NACT+子宫根治术和单一放疗的疗效。结果发现 NACT 组 5 年总生存率和无瘤生存率分别为 58.9% 和 55.4%,明显高于对照组的 4.5% 和 41.3%;ⅠB2~ⅡB 期患者 NACT 组 5 年总生存率和无瘤生存率分别为 64.7% 和 59.7%，明显高于对照组的 46.4% 和 46.7%；而 III 期患者 NACT 组 5 年总生存率和无瘤生存率与对照组比较差异无统计学意义。因此作者认为 NACT + 子宫根治术疗效与传统放疗相比，只有 I B2 ~ II B 期患者才能得到生存期延长的益处。与单纯的放疗相比，目前多数文献认为，NACT + 子宫根治术能使 I B2 ~ II B 局部晚期宫颈癌患者长期生存率得到提高，但对于 III 期患者来说，尽管 NACT 可使手术率得到提高，但是否使其长期生存率得到提高目前尚有争论。

（3）早期宫颈癌术后的辅助性化疗：目前对具有高危因素的早期宫颈癌患者术后原则上推荐接受辅助性放疗，但由于放疗可导致患者卵巢、阴道等损伤，年轻患者往往难以接受。随着人们对化疗在宫颈癌治疗中地位的认识，近年来有学者对具有淋巴结转移、脉管内癌栓、间质浸润深度 ≥75%、手术切缘阳性、肿瘤细胞分化差，以及细胞学类型为非鳞状细胞癌等高危病例进行了术后化疗的临床研究，发现化疗可作为术后辅助治疗或补充治疗手段，有助于提高局部控制率，减少复发转移和改善患者的生存，特别是不愿接受盆腔放疗的年轻宫颈癌患者，采用术后化疗代替盆腔局部放疗，可有效保留阴道和卵巢的功能。

（4）姑息性化疗：VI 期宫颈癌和复发宫颈癌患者预后差，其中放疗后复发者预后更差。其对化疗的临床有效率在 10% ~20% 之间。初始是放疗抑或非放疗，其化疗有效率存在明显不同。导致这种现象的原因可能为：①放疗破坏了复发癌灶的血液供应，药物难于达到较高浓度；②交叉抗拒；③患者存在的相关并发症，如肾功能不全、尿路梗阻等导致患者对化疗药物的耐受性差。

4. 复发转移宫颈癌的治疗　大多数复发转移宫颈癌发生在初次治疗后的 2 年内，其治疗十分困难，预后极差，平均存活期为 7 个月。复发转移宫颈癌治疗方式的选择主要依据患者本身的身体状况、转移复发部位、范围及初次治疗方法决定。目前，国内外对转移复发宫颈癌的治疗趋势是采用多种手段的综合治疗。无论初次治疗的方法是手术还是放疗，均由于解剖变异、周围组织粘连及导致的并发症，给治疗带来了一定的困难．并易造成更严重的并发症。因此，在再次治疗前除详细询问病史外，还应做钡灌肠、全消化道造影、乙状结肠镜以及静脉肾盂造影等，以了解复发转移病灶与周围组织的关系，评价以前的放射损伤范围和正常组织的耐受程度等，从而在考虑以上特殊情况后，选择最适宜的个体化治疗。

（1）放疗后局部复发宫颈癌的治疗：大多数放疗后盆腔局部复发的宫颈癌患者并不适合再次放疗，对于这些患者来说盆腔脏器切除术（pelvic exenteration）是唯一的治疗方法。纵观几十年来的国外资料，由于手术不断改进如盆腔填充、回肠代膀胱以及阴道重建术等，使手术并发症及病死率明显下降，多数文献报道病死率小于 10%，5 年存活率明显改善，达 30% ~60%。影响手术后生存的主要因素有：初次治疗后无瘤生存期、复发病灶的大小和复发病灶是否累及盆侧壁，文献报道初次治疗后无瘤生存期大于 6 个月、复发病灶直径小于 3cm 和盆侧壁未累及的患者存活期明显延长。由于放疗后出现广泛纤维化，导致术前判断复发灶是否累及盆侧壁比较困难，有学者认为单侧下肢水肿、坐骨神经痛及尿路梗阻这三种临床表现预示复发病灶已累及盆侧壁，实行盆腔脏器切除术的失败率增加，建议施行姑息性治疗。另外，老年妇女并不是盆腔脏器切除术的反指征。尽管术前进行了严密的评估，但仍有 1/3 的患者术中发现有盆腔外转移、腹主动脉旁淋巴结转移，以及病灶已累及盆侧壁，因此临床医师应有充分的思想准备，并加强与患者及家属的沟通。也有作者建议对病灶直径小于 2cm 的中心性复发患者可采用子宫根治术（radical hysterectomy），但术后易发生泌尿系统的并发症。

（2）子宫根治术后局部复发宫颈癌的治疗：对于子宫根治术后局部复发的宫颈癌患者治疗方法有两种：一是选择盆腔脏器切除术，二是选择放射治疗。据文献报道其5年存活率为6%～77%。有关影响该类患者治疗后预后的因素主要为初次治疗后的无瘤生存期、复发灶的部位和大小。中心性复发患者的预后好于盆侧壁复发者，对于病灶不明显的中心性复发患者再次治疗后10年存活率可达77%，病灶直径小于3cm的中心性复发患者10年存活率为48%，而对于病灶直径大于3cm的中心性复发患者则预后很差。对于体积较小的复发患者往往可通过增加体外放射的剂量提高局部控制率，但对于体积较大的复发患者来说，增加放射剂量并不能改善其预后。因此，为提高子宫根治术后局部复发患者的存活率，关键是加强初次治疗后的随访，争取及早诊断其复发。

（3）转移性宫颈癌的治疗

1）全身化疗：对转移性宫颈癌患者而言，全身化疗可作为一种姑息性治疗措施。目前有许多有效的化疗方案，其中顺铂（DDP）是最有效的化疗药物。许多研究已证明以顺铂为基础的联合化疗治疗后其缓解率、未进展生存期均明显好于单一顺铂化疗者，但总的生存期两者则没有明显差异，因此目前对于转移性宫颈癌是选择联合化疗还是选择单一顺铂化疗尚有争论。另外，迄今尚无随机研究来比较化疗与最佳支持治疗（best supportive care）对此类宫颈癌患者生存期、症状缓解和生活质量（quality of life）影响的差异。

近来已有许多新药如紫杉醇（Taxol）、长春瑞滨（vinorelbine）、健择（Gemcitabine）、伊立替康（irinotecan）等与顺铂联合治疗局部晚期宫颈癌和（或）复发转移宫颈癌的II期研究发现有效率为40%～66%，其中局部晚期宫颈癌的疗效明显好于复发转移宫颈癌，但与既往报道的以顺铂为基础的化疗疗效相比无明显提高。2001年5月美国ASCO会议报道GOG的初步研究结果，该研究比较了顺铂单药（50mg/m²）与顺铂联合Taxol（顺铂50mg/m²，Taxol 135mg/m²）治疗28例复发和ⅣB期宫颈癌患者的有效率、无进展生存期和总的生存期，尽管最后结果提示顺铂+Taxol组有效率、无进展生存率明显高于单一顺铂者，但两者总的生存期无明显差异。

2）放疗：作为局部治疗手段对缓解转移部位疼痛及脑转移灶的治疗具有明显作用，Meta分析结果显示短疗程放疗与长疗程化疗疗效相似，因此对于预计生存期较短的转移性宫颈癌患者给予短疗程放疗可提高生活质量。

5. 正在发展中的生物治疗

（1）血管生成抑制剂：用于生物治疗在阻止肿瘤生长和进展、甚至清除较小体积残余病灶方面可能有效。近年来，积累了一些有关血管生成在局部进展型宫颈癌中发挥作用的证据。在一个对111例患者的研究中，Cooper等发现肿瘤的血管生成（可由肿瘤的微小血管密度MVD来反映）是COX多因素分析中的一个重要的预后因素，它与较差的肿瘤局部控制及较差的总生存率有关。相反的，在166例行根治性子宫切除术的IB期宫颈癌患者中，Obermair等发现当MVD<20/HPF时，患者的5年生存率得到改善，为90%，而当MVD>20/HPF，患者的5年生存率为63%。另外，已经发现VEGF受体的表达也与宫颈癌中的MVD成正比。

（2）治疗性HPV疫苗：至于预防性HPV疫苗，在2003年WHO召集了一群来自发展中国家和发达国家的专家来确定检测HPV疫苗效能的合适终点。普遍的共识是：效能终点应当是适合在公共健康机构开展 HPV 疫苗的、全球一致的、可测量的。因为从病毒感染到表现为浸润癌存在时间上的滞后，因此，一个替代终点应当可用来确定疫苗的效能。因为同一种高危型 HPV 病毒的持续感染是中度或者高度宫颈不典型增生和浸润性宫颈癌的易感因素，所以，决定将 CIN，而不是浸润癌，作为 HPV 疫苗的疗效终点。

七、预后

影响宫颈癌预后的因素很多，包括患者的全身状况、年龄、临床分期、组织学类型、生长方式，以及患者接受治疗的手段是否规范和治疗的并发症等。但临床分期、淋巴结转移和肿瘤细胞分化被认为是其独立的预后因素。

1. 临床分期　无论采用何种治疗手段，临床期别越早其治疗效果越好。国际年报第 21 期报道了 32 052 例宫颈癌的生存率，其中Ⅰ期患者的 5 年生存率为 81.6%；Ⅱ期为 61.3%；Ⅲ期为 36.7%；Ⅳ期仅为 12.1%。显示了随着宫颈癌临床分期的升高，其 5 年生存率明显下降。

2. 淋巴结转移　局部淋巴结浸润传统上被认为是宫颈癌预后不良的因素，是手术后患者需接受辅助性治疗的适应证。临床期别越高，盆腔淋巴结发生转移的可能性越大。目前的研究表明，无论是宫颈鳞癌还是腺癌，淋巴结转移对于患者总生存率、疾病特异性生存率（disease – specificsurvival）、局部复发率和无瘤生存期（disease – free interval）均是一个独立的预后因素。然而，有些学者报道淋巴结状态对于早期宫颈癌的预后无重要临床意义，淋巴结转移常与其他预后不良因素有关，如临床分期、肿块大小、脉管癌栓和宫旁浸润。

转移淋巴结的数目也与宫颈癌的复发率和无瘤生存期有关，并且许多研究发现它是Ⅰ、Ⅱ期宫颈鳞癌的一个独立预后指标。有研究表明，一个淋巴结转移和无淋巴结转移的ⅠB～ⅡA 期宫颈癌患者的 5 年生存率是相似的，分别为 85% 和 87%。但转移淋巴结数目超过 1 个后，则其 5 年生存率较低。在许多淋巴结转移的ⅠB 期宫颈癌患者中，如有 4 个以上的转移淋巴结，则其预后更差。但也有研究发现盆腔淋巴结转移的数目与其预后无关。

转移淋巴结的位置也与宫颈癌的预后有关。Kamura 等发现，ⅠB～ⅡB 期宫颈癌患者有 1 个部位或无淋巴结转移与 2 个及以上部位转移的生存率差异有显著性。

3. 组织学类型　迄今对于宫颈鳞癌、腺癌和腺鳞癌是否存在不同的预后和转归尚有争议。几项研究结果表明，ⅠB～Ⅱ期宫颈腺癌、腺鳞癌患者与鳞癌患者相比，前者局部复发率高、无瘤生存率和总生存率低。研究指出，腺癌患者的预后明显差于鳞癌，原因在于腺癌肿块体积大，增加了化疗的耐受及向腹腔内转移的倾向。有报道具有相同临床分期和大小相似的肿瘤的宫颈腺癌和鳞癌的淋巴结转移分别是 31.6% 和 14.8%、远处转移分别为 37% 和 21%、卵巢转移分别是 6.3% 和 1.3%。另外还发现，腺癌患者卵巢转移的发生与肿瘤的大小更有关，而与临床分期无关。鳞癌患者卵巢转移则与临床分期有关。但也有研究显示。宫颈腺癌和鳞癌患者在复发和生存率方面差异无显著性。有报道显示淋巴结转移和肿瘤浸润达到宫旁的腺癌患者预后较差，而无淋巴结转移的腺癌预后与鳞癌差异不明显。

4. 肿瘤细胞的分化　肿瘤细胞分化也是宫颈癌的一个重要预后因素，临床分期和治疗方法相同的患者，但由于其肿瘤细胞分化程度不一致，其治疗效果和预后也可不尽相同。Zamder 分析了 566 例宫颈鳞癌手术切除标本肿瘤细胞分化程度与其 5 年生存率的关系，若取材部位为肿瘤表面，则肿瘤细胞分化Ⅰ级 5 年生存率为 96%；Ⅱ级 84.0%；Ⅲ级为

72.3%；而取材部位为肿瘤中心，则肿瘤细胞分化Ⅰ级5年生存率为85.6%；Ⅱ级79.8%；Ⅲ级为71.6%。结果表明肿瘤细胞分化越差，其5年生存率愈低。

（张晓云）

第八节　绒毛膜癌

一、概述

绒毛膜癌（choriocarcinoma），简称绒癌，是一种高度恶性的滋养细胞肿瘤。其特点是滋养细胞失去了原来绒毛或葡萄胎的结构，散在地侵入子宫肌层，不仅造成局部严重破坏，并可转移至身体其他部位。绝大多数绒癌继发于正常或不正常的妊娠之后，称为"妊娠性绒癌"，主要发生于育龄妇女，是由妊娠滋养细胞恶变所致。

二、诊断

1. 临床表现

（1）前次妊娠史：绒癌可继发于正常或不正常妊娠之后，故前次妊娠史可认为葡萄胎，也可认为流产、足月产或异位妊娠，前次妊娠后至发病，其间隔时间不定，有的妊娠开始即可发生绒癌。中间无间隔期，也有报道间隔可长达18年者。

（2）临床症状和体征：常见症状为葡萄胎、流产或足月产后出现阴道持续不规则出血、有时也可出现一段时间正常月经之后再闭经，然后发生阴道出血。绒癌出现远处转移后，则因转移部位不同而发生不同的症状，如阴道转移瘤破裂可发生阴道大出血；发生肺转移者，可出现咯血、胸痛及憋气等症状；发生脑转移后可表现出头痛、呕吐、抽搐、偏瘫甚至昏迷等。长期阴道出血者可发生严重贫血，肿瘤在体内破坏及大量消耗，也可使患者极度衰弱，出现恶病质。妇科检查时可发现阴道有暗红色分泌物，子宫增大、柔软、形状不规则，有时可发现宫旁两侧子宫动脉有明显搏动，并可触到像猫喘样的血流漩涡感觉，这一征象是因为宫旁组织内有转移瘤或动静脉瘘的形成。

2. 辅助检查

（1）血hCG测定：一般足月产或流产后血hCG在1个月内转为阴性，葡萄胎完全排出后3个月hCG亦应转阴。如超过上述时间，血hCG仍未正常，或一度正常后又转为阳性，在除外胎盘残留、不全流产或残余葡萄胎的情况下，应考虑是否有绒癌的可能；

（2）上述临床病史的情况下，胸部X线检查发现肺部转移阴影或出现其他脏器转移；

（3）盆腔动脉造影常见的表现有：①子宫动脉扩张、扭曲，子宫肌壁血管丰富，病灶部位出现多血管区；②子宫肌层动静脉瘘出现；③造影剂大量溢出血管外，形成边缘整齐均匀的"肿瘤湖"征象；④造影剂滞留，呈头发团样充盈，又称肿瘤着色；

（4）彩色多普勒超声显像：由于滋养细胞肿瘤具有极强的亲血管特点，一旦病灶侵蚀子宫肌层，彩超检查常可发现广泛的肌层内肿瘤血管浸润及低阻性血流频谱。该技术不仅对早期确定滋养细胞疾病的性质，而且对判断化疗效果及预测病变转归均有十分重要的意义。

3. 绒癌的病理诊断标准　在子宫肌层或其他切除的器官可见有大片坏死和出血，在其周围可见大片生长活跃的滋养细胞，并且肉眼及镜下均找不到绒毛结构，并以此作为鉴别绒癌与侵蚀性葡萄胎的标准。

4. 在得不到子宫或其他转移器官的标本供病理检查时，临床上可根据以下两点初步鉴别绒癌和侵蚀性葡萄胎：

（1）根据末次妊娠性质：凡是继发于流产或足月产后发生恶变的，临床诊断为绒癌；

（2）根据葡萄胎排出的时间：凡葡萄胎排出后在 1 年之内者诊断为侵蚀性葡萄胎，超过 1 年者，均诊断为绒癌。

三、临床分期及预后评分标准

根据该肿瘤的发展过程，1962 年宋鸿钊教授提出了解剖临床分期法（表 10 - 3），并于 1985 年由 WHO 推荐给国际妇产科联盟（FIGO），经修改后于 1992 年正式采用为国际统一临床分期标准。FIGO 于 2000 年审定并通过的新的分期及预后评分标准（表 10 - 4 与表 10 - 5）中，其基本框架仍分为 Ⅰ、Ⅱ、Ⅲ、Ⅳ期，删除了原有的 a、b、c 亚期，但以修改后的 FIGO 评分替代。临床诊断时应结合解剖分期与预后记分，如一患者为绒癌脑转移，预后评分为 16 分，则诊断时应标注为绒癌Ⅳ：16。该分期与评分系统更加客观地反映了滋养细胞肿瘤患者的实际情况，在疾病诊断的同时更加简明地指出了患者除分期之外的病情轻重及预后危险因素。一些期别较早的患者可能存在较高的高危因素，而一些期别较晚的患者可能仍属于低危组。诊断时新的分期与评分系统的结合，更有利于患者治疗方案的选择及对预后的评估。

表 10 - 3　宋鸿钊教授提出的滋养细胞肿瘤临床分期

期别	定义
Ⅰ	病变局限于子宫
Ⅱ	病变超出子宫但局限于生殖器官
	Ⅱa 转移至宫旁组织或附件
	Ⅱb 转移至阴道
Ⅲ	病变转移至肺伴或不伴生殖道转移
	Ⅲa 转移瘤直径小于 3cm 或片状阴影不超过一侧肺之半
	Ⅲb 转移灶超过上述范围
Ⅳ	病变转移至脑肝肠肾等其他器官

表 10 - 4　滋养细胞肿瘤 FIGO 解剖分期标准（2000）

期别	定义
Ⅰ	病变局限于子宫
Ⅱ	病变超出子宫但局限于生殖器官（宫旁、附件及阴道）
Ⅲ	病变转移至肺伴或不伴有生殖道转移
Ⅳ	病变转移至脑肝肠肾等其他器官

表 10－5　滋养细胞肿瘤 FIGO 预后评分标准（2000）

预后因素	计分			
	0	1	2	4
年龄（岁）	<39	>39		
末次妊娠	葡萄胎	流产	足月产	
妊娠终止至化疗开始的间隔（月）	<4	4～6	7～12	>12
hCG（mIU/ml）	$<10^3$	$10^3 \sim 10^4$	$10^4 \sim 10^5$	$>10^5$
肿瘤最大直径（cm）	3～4	>5		
转移部位	脾、肾	胃肠道	脑、肝	
转移瘤数目	1～4	4～8	>8	
曾否化疗			单药化疗	多药化疗
总计分	0～6 低危；	≥7 高危		

四、治疗

在发现有效化疗药物之前，一旦诊断为绒癌均采用子宫切除的方法治疗，但疗效极差，除少数病变局限于子宫的患者能存活外，凡有转移者几乎全部难以治愈。自 20 世纪 50 年代首先证实大剂量甲氨蝶呤能有效治疗恶性滋养细胞肿瘤以及随后发现了一系列有效化疗药物后，其治愈率得到明显提高。并开创了以化疗为主，手术及放疗为辅治疗绒癌的新纪元。

1. 化学药物治疗

（1）常用化疗药物：自 50 年代后期，找到几种有效的化疗药物后，绒癌的治疗效果才有了明显的提高。国外最早试用成功的是甲氨蝶呤（methotrexate，MTX），我国最早试用成功的是 6－巯基嘌呤（6－mercaptopurine，6－MP）。为解决药物过量的毒副反应及耐药问题，又随后找到了 5－氟尿嘧啶（5－fluorouracil，5－FU）、更生霉素（kengshengmycin，KSM）、消瘤芥（nitrocaphane，AT－1258）等一系列化疗药物。单药或联合应用均可取得明显疗效。用于治疗恶性滋养细胞肿瘤常用化疗药物的作用机制及主要毒副反应见表 10－6。

表 10－6　常用化疗药物及主要毒副作用

类型	药名		作用机制	主要毒副反应	
烷化剂	环磷酰胺	（CTX）	通过与细胞内大分子呈共价结合而发挥作用，属于细胞周期非特异性药物（CCNSA）	骨髓抑制 出血性膀胱炎	
抗代谢药物	消瘤芥	（AT1258）		骨髓抑制 出血性膀胱炎	
	异环磷酰胺	（IFO）	为生理代谢物（嘌呤，嘧啶，叶酸等）的结构类似物，其作用是通过干扰正常代谢物的功能，影响核酸合成，作用机制是抑制与正常代谢物合成有关的酶类，属于细胞周期特异性药物（CCSA）	骨髓抑制	
	6－巯基嘌呤	（6－MP）		骨髓抑制	
	5－氟尿嘧啶	（5－FU）		胃肠道反应	
	甲氨蝶呤	（MTX）		骨髓抑制 肝肾毒性	

续　表

类型	药名	作用机制		主要毒副反应
抗癌抗生素	更生霉素	（KSM）	作用于 DNA－RNA－蛋白质合成过程的不同环节而起作用，为 CCNSA 作用于微管蛋白，破坏纺锤体的形成，干扰核分裂，为 CCSA	骨髓抑制尤以血小板为甚
	博来霉素	（BLM）		肺纤维化
植物碱类	长春新碱	（VCR）		神经毒性
	鬼臼乙叉甙	（VP16）		骨髓抑制
铂类化合物	顺铂	（DDP）	与 DNA 产生链间交联与链内交联，破坏 DNA 的模板信息复制，抑制 DNA 合成，大剂量时也可抑制 RNA 及蛋白质的合成，为 CCNSA	肾及神经系统毒性　骨髓抑制
紫杉醇	（paclitaxel）		与细胞微管蛋白结合，促进微管聚合，抑制解聚，阻断有丝分裂，抑制肿瘤生长	骨髓抑制　过敏反应　心血管反应

（2）单药化疗：主要用于病灶局限于子宫及低危转移性滋养细胞肿瘤患者。常用的方案如下：①5－氟尿嘧啶：按每天每公斤体重 28～30mg，溶于 5% 葡萄糖 500ml，均速静脉点滴 8 小时，8～10 天为 1 疗程，疗程间隔为 2 周；②更生霉素：按每天每公斤体重 10～13μg，溶于 5% 葡萄糖 500ml，静脉滴注，5 天为 1 疗程，疗程间隔为 12～14 天；③甲氨蝶呤．四氢叶酸方案：按每天每公斤体重 1.0～2.0mg，深部肌肉注射，第 1、3、5、7 天隔日用药 1 次。在 MTX 给药后 24 小时，第 2、4、6、8 天按每天每公斤体重 0.1～0.2mg 肌肉注射四氢叶酸，8 天为 1 个疗程，疗程间隔为 12～14 天。

（3）联合化疗：对肿瘤出现多处转移或 FIGO 预后评分为高危患者，应采用两种或两种以上的药物联合化疗。以 5－氟尿嘧啶或氟尿苷为主的联合化疗方案或者以甲氨蝶呤为主的 EMA/CO 方案（鬼臼乙叉甙、甲氨蝶呤、放线菌素 D、环磷酰胺及长春新碱）可作为首选联合方案。如果患者对以 5－FU 为主的联合化疗或 EMA/CO 发生耐药，亦可采用以顺铂等联合化疗方案治疗，以提高缓解率。近年来临床医师也在不断寻找一些新的化疗药物及方案治疗耐药性滋养细胞肿瘤患者，Van Besien 等报道采用超大剂量联合化疗方案（异环磷酰胺，卡铂，足叶乙苷）及自体造血干细胞移植治疗耐药患者取得满意效果。紫杉醇作为新一代植物碱类抗肿瘤药，对耐药患者的治疗也有成功的报道，但多为个案或少数病例，其确切疗效尚有待进一步临床验证。

2. 手术治疗　在进行有效化疗之前，恶性滋养细胞肿瘤的治疗主要为手术切除子宫，但效果极差。自证明大剂量化疗能有效地治疗该肿瘤后，手术就逐步居于治疗的次要地位。然而，在某些情况下，手术治疗仍有十分重要的价值。主要适应证如下：

（1）当原发病灶或转移瘤大出血（如子宫穿孔、肝脾转移瘤破裂出血等），如其他措施无效，常需立即手术切除出血器官，以挽救患者生命。

（2）对年龄较大且无生育要求的患者，为缩短治疗时间，经几个疗程化疗，病情稳定后，可考虑进行子宫切除术。

（3）对于子宫或肺部病灶较大，经多疗程化疗后，血 hCG 已正常，而病变消退不满意者，亦可考虑手术切除。

（4）对于一些耐药病灶，如果病灶局限（如局限于子宫或局限于一叶肺内），亦可考虑在化疗的同时辅以手术切除。

3. 放射治疗 在应用有效化疗药物之前，放射治疗也常用来治疗绒癌的肺或阴道转移。然而随着化疗药物治疗的长足进展，放射治疗对该肿瘤的应用价值已日渐局限。但在某些情况下，放射治疗仍有一定的作用，特别是对顽固性耐药病灶的治疗、预防转移灶出血及减轻疼痛等方面效果尚可。有文献报道，对脑转移及肝转移患者，采用全脑或全肝照射，约有50%的患者可获痊愈。

4. 选择性动脉插管介入治疗 随着介入性放射技术的不断发展，选择性动脉插管灌注化疗或动脉栓塞治疗已开始应用于滋养细胞肿瘤的治疗。

由动脉内注入化疗药物，药物直接进入肿瘤供血动脉，肿瘤内药物浓度比一般周围静脉给药高得多，从而可明显提高疗效，尤其是对于肿瘤细胞增殖周期较快的滋养细胞肿瘤，采用保留动脉插管持续灌注的方法，能有效提高时间依从性抗代谢药物的疗效。特别是对于需要保留生育功能的患者疗效显著。

选择性动脉栓塞术可用于治疗滋养细胞肿瘤导致的腹腔内出血或子宫出血。动脉造影能很快明确出血部位，选择性动脉栓塞术可准确地阻断出血部位血供，达到止血目的。该手术操作时间短、创伤小，对绒癌子宫出血患者在保守疗法无效时，可考虑进行子宫动脉栓塞术而达到保留生育功能的目的。对肝脾转移瘤破裂大出血患者也是一种有效的应急措施，使某些无法承受手术的患者可能获得治疗机会。

五、预后

自有效化学药物治疗开始后绒癌的预后发生了根本性改变，其死亡率由过去的90%以上逐步下降到不足10%，从而使其最早成为可治愈的癌瘤之一。虽然绒癌的治疗效果得到了极大的改善，但以下因素仍对其预后起到十分重要的影响：

1. 患者年龄 年龄对预后有一定的影响，年龄大于40岁者，其预后比小于40岁的患者差。

2. 末次妊娠性质 来自于葡萄胎者，其预后好于来自于流产及足月产的患者。

3. 发病至诊断明确的间隔时间 诊断越早，治疗越及时，其预后越好；反之则预后较差。

4. 血绒毛膜促性腺激素水平 该激素水平越高，说明肿瘤细胞增殖分裂越活跃、侵蚀能力越强、恶性程度越高。

5. 肿瘤病灶大小 无论原发灶还是转移灶，直径越大，预后越差。

6. 转移瘤部位及数目 发生脑肝转移者预后最差，其次是胃肠道及脾、肾的转移者，预后也较差。转移瘤数目越多，治疗效果越不令人满意。

7. 是否曾经进行过化疗 接受过化疗者，发生耐药的可能性较大，对患者的预后也将产生不良影响。

总之，为进一步提高恶性滋养细胞肿瘤的治疗效果，改善患者预后，就应做到对该疾病的早期诊断与及时正规的化疗。

（韩 爽）

第十一章 妊娠滋养细胞疾病

妊娠滋养细胞疾病（gestational trophoblastic disease，GTD）中葡萄胎为良性病变，它是由于胚胎外胚层的滋养细胞变性、异常增生所致，表现为绒毛水肿形成葡萄状串串水泡状物，病变局限于子宫腔内。侵袭性葡萄胎是葡萄胎组织侵入肌层或转移到机体其他组织器官，有一定的恶性行为。绒毛膜癌是恶性病变，恶性度高，由于恶变的滋养细胞失去绒毛或葡萄胎样结构而散在侵入子宫肌层或转移到其他器官。胎盘部位的滋养细胞肿瘤较少见，起源于胎盘种植部位的一种特殊类型的滋养细胞肿瘤，多数呈良性经过，一般不发生转移，预后好。

第一节 葡萄胎

一、病理

葡萄胎是一种以绒毛间质水肿导致体积增大为特征的异常胎盘病变。根据绒毛水肿和滋养细胞增生程度和浸润程度不同分为完全性、部分性两种类型。

1. 完全性葡萄胎（complete hydatidiform mole）

（1）大体标本为绒毛体积增大呈水泡样。

（2）镜下表现为大多数绒毛水肿，水肿的绒毛间质内有中央池形成，表面环绕以增生的滋养细胞，不见胚胎成分，通常为二倍体核型。增生的滋养细胞主要包括合体滋养细胞和中间滋养细胞，以合体滋养细胞为主，呈岛状、片状或环绕在水肿的绒毛表面，分布特点与正常绒毛不同。

2. 部分性葡萄胎（partial hydatidiform mole）　占葡萄胎的15%～35%。

（1）大体标本由不同比例的正常绒毛和水肿并伴有增生滋养细胞的绒毛结构，通常可辨认出胚胎成分，为三倍体核型。

（2）镜下可见由水肿和"正常"的绒毛构成。绒毛水肿轮廓不规则，呈贝扇样轮廓，间质常可见内陷的滋养细胞；中央池的发育不良，呈迷宫样；表面滋养细胞主要是合体滋养细胞的增生，多呈小灶性。胚胎成分分化为镜下可见胎囊、胚胎组织及绒毛间质的有核红细胞。

二、临床表现

凡停经后有不规则阴道流血、腹痛，妊娠呕吐严重且出现时间较早，体格检查示子宫大于停经月份、变软，子宫孕5个月大时尚不能触及胎体，不能听到胎心，无胎动，应怀疑葡萄胎可能。

较早出现子痫前期、子痫征象，尤其在孕28周前出现子痫前期，双侧卵巢囊肿及甲亢征象，均支持葡萄胎的诊断。如在阴道排出物中见到葡萄样水泡组织，诊断基本成立。

由于葡萄胎有长期出血史，宫口开放，可引起宫腔感染和贫血，有的患者血红蛋白可4～5g/L，甚至更低。葡萄胎患者有时有咯血或痰中带血，X线胸片常未见异常病变。葡萄胎排出后自然消失。20%完全性葡萄胎患者可以出现呼吸窘迫。呼吸困难通常出现在血清hCG水平高、子宫异常增大，以及有巨大的卵巢黄素化囊肿的患者。葡萄胎组织造成肺栓塞可能是引起呼吸窘迫的主要原因之一，呼吸窘迫也可能由妊娠高血压等心血管疾病、甲亢，以及大量液体输注引起。

三、诊断

凡停经后有不规则阴道流血、腹痛，妊娠呕吐严重且出现时间较早，体格检查示子宫大于停经月份、变软，子宫孕5个月大时尚不能触及胎体、不能听到胎心、无胎动者，应怀疑葡萄胎可能。较早出现子痫前期子痫征象，尤其在孕28周前出现子痫前期，双侧卵巢囊肿及甲亢征象，均支持葡萄胎的诊断。如在阴道排出物中见到葡萄样水泡组织，诊断基本成立。

1. 血绒毛膜促性腺激素（hCG）的测定　血内hCG含量和体内滋养细胞活动情况有关。正常妊娠情况下，血清hCG测定呈双峰曲线，至妊娠70～80d达到高峰，中位数多在10×10^4U/L以下，最高值可达20×10^4U/L。达高峰后迅速下降，34周时又略上升呈小高峰，至分娩后3周转为正常。葡萄胎时滋养细胞高度增生，产生大量hCG，血清中hCG滴度通常高于相应孕周的正常妊娠值，而且，在停经8～10周以后，随着子宫增大仍继续上升，利用这种差别可作为辅助诊断。但也有少数葡萄胎，尤其是部分性葡萄胎因绒毛退行性变，hCG升高不明显。常用的hCG测定方法是放射免疫测定和酶联免疫吸附试验。葡萄胎时血hCG多在20×10^4U/L以上，最高可达24×10^5U/L，且持续不降。但在正常妊娠血hCG处于峰值时较难鉴别，可根据动态变化或结合超声检查临床表现等做出诊断。

2. 超声检查　部分性葡萄胎宫腔内可见由水泡状胎块引起的超声图像改变及胎儿或羊膜腔，胎儿常合并畸形。B超下，在正常妊娠中可见胎体及胎盘放射，呈半圆形或椭圆形光点图像，而在典型的葡萄胎中，则见子宫内充满无数小的低回声及无回声，而不见胎体和胎盘的图像，这种弥漫性的混合回声图像是由绒毛和子宫内血凝块产生的，形如雪花纷飞，又称之为"雪花征"。无论纵型还是横型检查，均呈雪片飘落图像，即可与胎盘、胎体的半月形或椭圆形光点图像相区别。因此，超声诊断的准确性较高。

四、鉴别诊断

1. 先兆流产　先兆流产有停经、阴道出血及腹痛等症状，妊娠试验阳性，B型超声见胎囊及胎心搏动。但葡萄胎时多数子宫大于相应孕周的正常妊娠，hCG水平持续高值，B型超声显示葡萄胎特点。

2. 羊水过多　一般发生于妊娠晚期，若发生于妊娠中期时，因子宫迅速增大，需与葡萄胎相鉴别。羊水过多时无阴道出血，hCG水平在正常范围，B型超声检查可确诊。

3. 双胎妊娠　子宫大于相应孕周的正常单胎妊娠，hCG水平也略高于正常，容易与葡萄胎相混淆，但双胎妊娠无阴道流血，B型超声检查可确诊。

五、治疗

1. 清宫术　葡萄胎诊断一经成立，即应对患者状况做出评估，评估包括：全身一般情况评价和疾病进展评估，包括血常规、血型、凝血功能、肝肾功能、血清 hCG 定量和胸部 X 线片等。对子宫大于停经 16 周的葡萄胎患者，其发生内科并发症的概率为 25%，因此，对该类患者实施清宫术前必须迅速及时地稳定全身状况。清宫术应由有经验医生操作。一般选用吸刮术，其具有手术时间短、出血少、不易发生子宫穿孔等优点，比较安全。即使子宫增大至妊娠 6 个月大，仍可选用吸刮术。由于葡萄胎子宫大且软，清宫出血较多，也易穿孔，所以清宫术应在手术室内进行，做好输液、备血等准备后，充分扩张宫颈管，选用大号吸管吸引。待葡萄胎组织大部分吸出、子宫明显缩小后，改用刮匙轻柔刮宫。为减少出血和预防子宫穿孔，可在术中静脉滴注缩宫素，因缩宫素可能把滋养细胞压入子宫壁血窦，导致肺栓塞和转移，所以缩宫素一般在充分扩张宫颈管和开始吸宫后使用。子宫小于妊娠 12 周者可一次刮净，子宫大于妊娠 12 周或术中感到一次刮净有困难时，可于 1 周后行第二次刮宫。葡萄胎每次刮宫的刮出物，必须送组织学检查。

在清宫过程中，有极少数患者因子宫异常增大或缩宫素使用不当、操作不规范等致大量滋养细胞进入子宫血窦，并随血流进入肺动脉，发生肺栓塞，出现急性呼吸窘迫，甚至急性右心衰竭。若及时给予心血管及呼吸功能支持治疗，一般在 72h 内恢复。为安全起见，建议子宫大于妊娠 16 周的葡萄胎患者应转送至有治疗妊娠滋养细胞疾病经验的医院行清宫术治疗。

2. 卵巢黄素化囊肿的处理　一般不需处理。若发生急性扭转，可在 B 型超声或腹腔镜下做穿刺吸液，囊肿多能自然复位。如扭转时间较长发生坏死，则需行患侧附件切除术。

3. 预防性化疗　葡萄胎是否需要预防性化疗曾有争议。一般认为预防性化疗仅用于有高危因素和随访困难的葡萄胎患者。预防性化疗应在葡萄胎排空前或排空时开始，一般选用甲氨蝶呤、氟尿嘧啶或放线菌素－D 单一药物，化疗至 hCG 正常。部分性葡萄胎发生子宫局部侵犯的概率约为 4%，一般不发生转移，因此一般不作预防性化疗。

4. 子宫切除术　单纯子宫切除只能去除葡萄胎侵入子宫肌层局部的危险，不能预防子宫外转移的发生，所以不作为常规处理。年龄较大、无生育要求者可行伞子宫切除术，应保留两侧卵巢。子宫小于孕 14 周者，可直接切除子宫。术后仍需定期随访。

5. 部分性葡萄胎　复查 B 超，排除胎盘后血肿，胎盘发育异常，子宫肌瘤变性等可能，如果诊断仍未能明确而患者又迫切希望维持妊娠，则需进一步检查胎儿染色体、孕妇 X 线胸片及血 hCG 动态变化。若胎儿核型正常，超声排除明显的胎儿畸形，X 线胸片无转移灶迹象，可在严密监护下继续妊娠，但必须向孕妇强调可能发生阴道流血、早产、妊娠高血压综合征等问题，生产后一定要仔细检查胎盘，包括病理学检查，血清 hCG 动态监测。

6. 随访　是葡萄胎患者清宫后处理的主要内容。随访内容：①血 hCG 定量测定：葡萄胎清宫后每周测定 1 次，直至连续 3 次正常，然后每个月测定 1 次持续至少 6 个月。此后可每 6 个月 1 次，共随访 2 年，国外也推荐每 2 月测定 1 次，共随访 1 年。②月经是否规则，有无异常阴道流血，有无咳嗽、咯血及转移灶症状，并作妇科检查。③定期 B 型超声检查。④必要时行 X 线胸片或 CT 检查。

随访期间应避孕 1 年，但国外也有推荐 hCG 呈对数下降者阴性后 6 个月可妊娠，但对

hCG 下降缓慢者，须进行更长时间的随访。由于葡萄胎患者重复发生葡萄胎的概率可达 1%~2%，因此一旦停经，则应尽早行超声检查。

避孕方式首选避孕套，口服避孕药既不增加葡萄胎后持续性妊娠滋养细胞疾病的发生，也不影响 hCG 的消退，可以作为葡萄胎治疗后随访期间的避孕方式，一般不建议选用宫内节育器，以免穿孔或混淆子宫出血的原因。

（杨 勇）

第二节　妊娠滋养细胞肿瘤

妊娠滋养细胞肿瘤 60% 继发于葡萄胎，30% 继发于流产，10% 继发于足月妊娠或异位妊娠。继发于葡萄胎排空后 6 个月内的妊娠滋养细胞肿瘤的组织学诊断多数为侵蚀性葡萄胎（invasive mole），而 1 年以上者多数为绒癌（choriocarcinoma），6 个月至 1 年者，绒癌和侵蚀性葡萄胎均有可能，一般来说时间间隔越长，绒癌可能性越大。

一、病理

侵蚀性葡萄胎的大体检查可见子宫肌壁内有大小不等、深浅不一的水泡状组织，宫腔内可有原发病灶，也可以没有原发病灶。当侵蚀病灶接近子宫浆膜层时，子宫表面可见紫蓝色结节。侵蚀较深时可穿透子宫浆膜层或阔韧带。镜下可见侵入肌层的水泡状组织的形态与葡萄胎相似，可见绒毛结构及滋养细胞增生和分化不良，但绒毛结构也可退化，仅见绒毛阴影。

绝大多数绒癌原发于子宫，但也有极少数可原发于输卵管、宫颈等部位。肿瘤常位于子宫肌层内，也可突向宫腔或穿破浆膜，单个或多个，大小在 0.5~5cm，但无固定形态，和周围组织界限清楚，质地柔软而脆，海绵样，暗红色，伴有出血坏死。镜下见细胞滋养细胞和合体滋养细胞不形成绒毛或水泡样结构，成片高度增生，排列紊乱，并广泛侵入肌层并破坏血管，造成出血坏死。肿瘤中不含间质和自身血管，癌细胞靠侵蚀母体血管而获取营养物质。

二、临床表现

1. 侵蚀性葡萄胎　由于侵蚀性葡萄胎基本上均继发于良性葡萄胎，它的临床表现常在葡萄胎排出后。

（1）阴道不规则出血：检查可见子宫增大，阴道有紫蓝色结节，胸部 X 线片可见肺内有小圆形转移阴影。血清 hCG 明显增高。阴道出血可以在葡萄胎排出后持续不断或断续出现；也有部分患者无阴道出血，这常发生于持续性葡萄胎或肌层内病灶不大、表面有完整的内膜；如合并有阴道转移结节，破溃时可发生反复大出血。

（2）子宫大小：与肌层内病灶大小有关，但亦有子宫内病灶不大而子宫却明显增大的，这可能是大量雌激素刺激肌层增厚所知。

（3）腹痛：子宫内病灶如已接近子宫浆膜面，检查时可感到该处子宫向外突出且质软，并有明显压痛。如果病变穿破子宫浆膜，则可以引起腹腔内出血，患者可感觉腹痛。但在多数情况下，大网膜立即移行过来，附着于破口，因此多数病例出血缓慢，很少出现腹腔内出血症状。

（4）假孕症状及卵巢黄素化囊肿：由于 hCG 持续作用，表现为乳房增大，乳头及乳晕着色，甚至初乳样分泌，外阴、阴道、宫颈着色，生殖道质地变软。有 1/4 病例合并有黄素化囊肿，若囊肿发生扭转，则可引起急性腹痛。

（5）出现肺转移时，往往有咯血。侵蚀性葡萄胎合并妊娠高血压不如葡萄胎中多见。侵蚀性葡萄胎可合并脑转移，出现头痛、抽搐、昏迷等神经系统症状。侵蚀性葡萄胎不经治疗多数可以转成绒癌而死亡。

2. 绒毛膜癌　绒癌发生转移后，因转移部位不同而发生不同症状：如阴道转移灶破溃出血发生阴道大出血，检查阴道可见有一个或数个大小不一的转移结节，以阴道前壁或尿道下为多见。如发生肺转移，则有咯血、胸痛及憋气等，胸部 X 线片可发现肺内有转移阴影；脑转移可有头痛、喷射性呕吐、抽搐、偏瘫及昏迷等；肝和脾转移可出现肝脾大及上腹闷胀，或黄疸等，破溃时可出现腹腔内出血，发生急腹症；消化道转移可出现呕血及柏油样大便；肾转移可以出现血尿等。严重者一处出血即可致患者于死亡，但最常见的死亡原因是脑转移。

很多患者常主诉转移瘤症状，如果不注意，常易误诊为其他疾病，特别是原发灶可以消失而继发转移瘤发展时，更容易引起误诊。原发灶消失而继发转移瘤发展的原因目前尚不清楚，该类患者病死率很高。

三、诊断

根据葡萄胎排空后或流产、足月分娩、异位妊娠后出现阴道出血和（或）转移灶及其相应症状和体征，应考虑滋养细胞肿瘤的可能，结合必要的检查，可做出诊断。详细的病史、查体及血清 hCG 的测定是必需的诊断手段，超声、X 线胸片、CT、MRI 等可协助诊断。

1. 血绒毛膜促性腺激素（hCG）　葡萄胎排除后，如果能够定期随诊，监测血内 hCG，可以在症状出现前确诊恶变。葡萄胎后诊断为 GTN 具有下列条件之一即可诊断：①连续 3 周或 3 周以上（即在第 1，7，14，21 日）测定 hCG，其值处于平台（±10%）；每周测定一次 hCG，至少 2 周或 2 周以上（即在第 1，7，14 日），hCG 升高（10%）；hCG 水平在 6 个月或 6 个月后仍然升高；组织学诊断为绒毛膜癌。切记，上述情况应首先排除再次妊娠和葡萄胎残留的可能。应仔细做盆腔超声检查、X 线胸片和肺 CT 检查。如果疑有葡萄胎残留，可再次行清宫术，如刮出葡萄胎组织，血 hCG 下降，且不持续增高，则为葡萄胎残留，否则考虑侵蚀性葡萄胎，如影像学发现有转移结节或肺出现转移阴影，则可明确诊断。

2. 超声检查　超声对早期确定滋养细胞疾病的性质、判断化疗效果及预测病变转归均有十分重要的价值。侵蚀性葡萄胎具有亲血管性特点，一旦病灶侵蚀子宫肌层，超声检查常可发现广泛的肌层内肿瘤血管浸润及低阻抗性血流频谱，故虽然葡萄胎清宫术后未到 2 个月，而超声检查已出现子宫肌层病变时，即可早期做出恶变的诊断，对此超声影像并不特异。

3. 其他　转移灶常见于肺、阴道、肝和脑。X 线胸片、CT、MRI 等均有助于诊断。

4. 病理诊断与诊断性刮宫　子宫肌层内或子宫外转移灶组织中若见到绒毛或退化的绒毛阴影，诊断为侵蚀性葡萄胎；若仅见成片滋养细胞浸润及坏死出血，未见绒毛结构者，则诊断为绒癌；若原发病灶和转移病灶诊断不一致，只要在任一组织切片中有绒毛结构，均诊断为侵蚀性葡萄胎。

四、治疗

治疗原则是以化疗为主，结合手术、放疗等其他治疗的综合治疗。目前国内外大多数学者认为，GTN 应在治疗前评估的基础上，根据现有分期分类系统，实施分层或个体化治疗。

1. 实施治疗的标准　鉴于 GTN 对化疗的高敏感性和 hCG 作为肿瘤标志物的理想性，目前对是否应对每例 GTN 患者诊断成立后立即实施治疗，尚无统一意见。Schffield 滋养细胞疾病筛查中心滋养细胞疾病化疗标准见表 11 – 1。

表 11 – 1　Schffield 滋养细胞疾病筛查中心滋养细胞疾病化疗标准

葡萄胎第 2 次或第 3 次刮宫后 hCG > 20 000U/L

葡萄胎第 2 次或第 3 次刮宫后 hCG 升高或稳定

持续性子宫出血伴 hCG 升高

葡萄胎排空后 6 个月持续性 hCG 升高

肺转移伴 hCG 稳定或升高

肝、脑或胃肠道转移

组织学确诊为绒癌

2. 化疗　可用于滋养细胞肿瘤化疗的药物很多，目前常用的一线化疗药物有甲氨蝶呤（MTX）氟尿嘧啶（5 – FU）、放线菌素 – D（Act – D）或国产更生霉素（KSM）、环磷酰胺（CTX）、长春新碱（VCR）、依托泊苷（VP – 16）等，常见化疗药物、作用机制及主要不良反应见表 11 – 2。

表 11 – 2　常用化疗药物及主要不良反应

类型	药名	作用机制	不良反应
烷化剂	环磷酰胺（CTX）	通过与细胞内大分子呈共价结合而发挥作用，属于细胞周期非特异性药物（CCNSA）	骨髓抑制、出血性膀胱炎
	消卡芥（AT1258）		骨髓抑制
	异环磷酰胺（IFO）		出血性膀胱炎
抗代谢药物	巯嘌呤（6 – MP）	为生理代谢物（嘌呤，嘧啶，叶酸等）的结构类似物，其作用是通过干扰正常代谢物的功能，影响核酸合成，作用机制是抑制与正常代谢物合成有关的酶类，属于细胞周期特异性药物（CCSA）	骨髓抑制
	氟尿嘧啶（5 – FU）		骨髓抑制、胃肠道反应
	甲氨蝶呤（MTX）		骨髓抑制、肝肾毒性
抗生素类抗癌药	更生霉素（KSM）博来霉素（BLM）	作用于 DNA – RNA – 蛋白质合成过程的不同环节而起作用，为 CCNSA	骨髓抑制尤以血小板为甚肺纤维化
植物碱类	长春新碱（VCR）依托泊苷（VP16）	作用于微管蛋白，破坏纺锤体的形成，干扰核分裂，为 CCSA	神经毒性骨髓抑制
铂类化合物	顺铂（DDP）	与 DNA 产生链间交联与链内交联，破坏 DNA 的模板信息复制，抑制 DNA 合成，大剂量时也可抑制 RNA 及蛋白质的合成，为 CCNSA	肾及神经、系统毒性、骨髓抑制
紫杉醇（paclitaxel）		与细胞微管蛋白结合，促进微管聚合，抑制解聚，阻断有丝分裂，抑制肿瘤生长	骨髓抑制、过敏反应、心血管反应

化疗方案国内外基本一致，低危患者选择单一化疗药物，而高危患者选择联合化疗药物。

（1）单一药物化疗：目前常用的其中首选 MTX 和 Act – D，国内常用的一线单一化疗药物除 MTX 和 Act – D 外，更多选择 5 – FU（表 11 –3）。

表 11 – 3　单药化疗药物及其用法

药物	剂量、给药途径、疗程日数	疗程间隔
MTX	0.4mg/kg 每日，肌内注射，连用 5d	2 周
MTX	50mg/m² ，肌内注射	1 周
MTX 和四氢叶酸	第 1，3，5，7 日 MTX，1mg/（kg·d），肌内注射；	
	第 2，4，6，8 日四氢叶酸，0.1mg/（kg·d）（MTX 后 24h）	
5 – FU	28 ~ 30mg/kg，每日，静脉滴注，连续 8 ~ 10d	2 周
Act – D	10 ~ 12μg/kg，每日，静脉滴注，连用 5d	2 周
	1.25mg/m²，静脉注射	2 周

（2）联合化疗：国内普遍以氟尿嘧啶为主的联合化疗和 EMA – CO 方案，而国外多首选 EMA – CO（表 11 –4）

表 11 – 4　联合化疗方案及用法

药物	剂量、给药途径、疗程日数	疗程间隔
氟尿嘧啶 + KSM		3 周
氟尿嘧啶	26 ~ 28mg/kg，每日，静脉滴注，8d	
KSM	6μg/kg，每日，静脉滴注，连续 8d	
EMA – CO		2 周
EMA		
第 1 日	VP16 100mg/m²，静脉滴注	
	Act – D 0.5mg，静脉注射	
	MTX 100mg/m²，静脉注射	
	MTX 200mg/m²，静脉滴注 12h	
第 2 日	VP16 100mg/m²，静脉滴注	
	Act – D 0.5mg，静脉注射	
	四氢叶酸（CF）15mg，肌内注射	
	（从静脉注射 MTX 开始算起 24h 给 CF，每 12h 1 次，共 2 次）	
第 3 日	四氢叶酸 15mg，肌内注射，每 12h 1 次，共 2 次	
第 4 ~ 7 日	休息	
第二部分 CO		
第 8 日	VCR 1.0mg/m²，静脉注射；CTX 600mg/m²，静脉滴注	

（3）停药指征：目前我国多数医疗单位遵循的 GTN 停药指征为症状体征消失、原发和转移灶消失及 hCG 每周测定 1 次、连续 3 次阴性后再巩固 2 ~ 3 个疗程。由于 GTN 对化疗的高度敏感性和 hCG 作为肿瘤标志物的理想性，目前倾向于在确保疗效的前提下，尽可能地

减少不良反应。因此 FIGO 妇科肿瘤委员会推荐低危患者的停药指征为 hCG 阴性后至少给予 1 个疗程的化疗，而对化疗过程中 hCG 下降缓慢和病变广泛者通常化疗 2~3 个疗程，高危患者的停药指征为 hCG 阴性后需继续化疗 3 个疗程，且第 1 疗程必须为联合化疗。美国 ACOG 推荐低危患者的停药指征为在 hCG 第 1 次达到正常后再化疗 1 个疗程，高危患者的停药指征为 hCG 正常后至少再化疗 2~3 个疗程。国外推荐的停药指征不管是低危还是高危患者均不再考虑影像学的结果，但是否适合我国国情有着不同的见解，有待进一步探讨。

3. **手术治疗** 对经多个疗程化疗后，其他部位转移灶明显吸收的患者，如可疑子宫病灶耐药，在更改化疗方案的同时手术治疗，可改善治疗效果。若无生育要求，则以行子宫全切除术为宜；年轻尚无子女者可行保守性手术，将子宫病灶切除而保留子宫。对于多次化疗未能吸收的肺部孤立耐药病灶，可考虑肺叶切除。

4. **介入治疗** 介入治疗学指在医学影像设备指导下，结合临床治疗学原理，通过导管等器材对疾病进行诊断治疗的一系列技术。近年来介入治疗发展很快。其中动脉栓塞及动脉灌注化疗在治疗中均具有一定的应用价值。动脉灌注化疗不仅可提高抗癌药物疗效，而且降低了全身不良反应，这是因为：①药物直接进入肿瘤供血动脉，局部浓度高，作用集中；②避免药物首先经肝、肾等组织而被破坏、排泄；③减少了药物与血浆蛋白结合而失效的概率。动脉灌注化疗适于 GTN 的子宫耐药病灶及肝耐药病灶等。杨秀玉等用选择性动脉插管持续灌注合并全身静脉用药治疗绒癌耐药患者，取得了较满意的疗效。

5. **放疗** 滋养细胞肿瘤是对放射敏感的肿瘤，但放射治疗是局部治疗手段，因此，须与全身化疗配合才能提高疗效。由于放疗是局部治疗，且有一定的后遗症，因此，放疗适应证有限。原则上化疗能消除的病灶，尽量不用放疗。以下情况可考虑放疗：①在全身化疗的同时有肝、脑转移病灶；②肝、脑转移瘤耐药；③肺大块转移瘤耐药病灶。

五、随访

治疗结束后应严密随访，第 1 次在出院后 3 个月，然后每 6 个月 1 次，至 3 年，此后每年 1 次，直至 5 年，以后可每 2 年 1 次。随访内容同葡萄胎，随访期间应严格避孕，一般于化疗停止≥12 个月才可妊娠。由于 50% 的 GTN 在 3 个月内复发，85% 在 18 个月内复发，平均复发时间是 6 个月，因此，目前国外对滋养细胞肿瘤患者初次治疗后的随访相对简单，建议连续测定 hCG 3 周，待正常后，改为每月检测 1 次，对Ⅰ~Ⅲ期患者，随访至 1 2 个月，对Ⅳ期患者随访至 24 个月。

（杨　眉）

第三节　胎盘部位滋养细胞肿瘤

一、病理

大体标本发现肿瘤可为突向宫腔的息肉样组织，或局限于子宫肌层内，与肌层界限清楚；也可呈弥漫性浸润至深肌层，甚至达浆膜层或子宫外扩散，与子宫肌层界限不清。肿瘤切面呈黄褐色或黄色，有时见局限性出血和坏死。镜下见肿瘤几乎完全由中间型滋养细胞组成，无绒毛结构。肿瘤细胞呈单一或片状侵入子宫肌纤维之间，仅有灶性坏死和出血。免疫组化染色见部分肿瘤细胞 hCG 和人胎盘生乳素（HPL）阳性。

二、临床表现

发病年龄 31~35 岁，可继发于足月产、流产和葡萄胎，但后者相对少见，偶合并活胎妊娠。症状多表现闭经后不规则阴道流血或月经过多。体征为子宫均匀性或不规则增大。仅少数病例发生子宫外转移，受累部位包括肺、阴道、脑、肝、肾、盆腔和腹主动脉旁淋巴结。一旦发生转移，预后不良。

三、诊断

1. 血清 hCG 检测　大多数阴性或轻度升高，但血清 hCG 游离 β 亚单位常可升高。

2. HPL 测定　一般为轻度升高或阴性。

3. B 型超声检查　表现为类似于子宫肌瘤或其他滋养细胞肿瘤的声像图，彩色多普勒超声检查显示子宫血流丰富，肌壁间蜂窝状暗区内丰富血流呈"火球征"，舒张期成分占优势的低阻抗血流。但有部分痾例血流并不丰富。

4. 组织学诊断确诊依靠组织学检查　对部分肿瘤突向宫腔者通过刮宫标本可做出组织学诊断，但在多数情况下需靠手术切除的子宫标本做出准确的组织学诊断。

四、治疗

手术是首选的治疗方法，原则是切除一切病灶，手术范围为全子宫切除及双侧附件切除术。年轻妇女若病灶局限于子宫、卵巢外观正常，则可保留卵巢。对于高危 PSTT 患者术后应考虑给予辅助性化疗。因 PSTT 对化疗的敏感性不及其他部位的妊娠滋养细胞肿瘤，故应选择联合化疗，首选的化疗方案为 EMA-CO。对于年轻、希望保留生育功能、病灶局限并突向宫腔的低危患者，可用锐性刮匙全面反复刮宫，清除宫腔内全部病灶后，给予化疗。但需充分知情同意和严密随访，发现有异常时应及时手术。

五、随访

随访内容同滋养细胞肿瘤。由于缺乏肿瘤标志物，临床表现和影像学检查在随访中的意义很重要。

（张晓云）

第十二章　女性生殖内分泌疾病

第一节　女性性分化和性发育异常

一、女性生殖系统的分化

生殖系统的分化是一个复杂的过程，它包括三个方面：即性腺、生殖道和外生殖器的分化。下面介绍女性生殖系统的分化。

（一）卵巢的发生

女性的性腺是卵巢，它和睾丸一样均起源于原始性腺。在胚胎的第4周，卵黄囊后壁近尿囊处出现原始生殖细胞（primordial germ cell），原始生殖细胞体积较大，起源于内胚层。在胚胎的第5周，中肾内侧的体腔上皮及其下面的间充质细胞增殖，形成一对纵形的生殖腺嵴（gonadal ridge）。生殖腺嵴表面上皮向其下方的间充质内增生，形成许多不规则的细胞索，我们称为初级性腺索（primitive gonadal cord）。在胚胎的第6周原始生殖细胞经背侧肠系膜移行至初级性腺索内，这样就形成了原始性腺。原始性腺无性别差异，将来既可以分化成卵巢，也可以分化成睾丸，因此我们又称之为未分化性腺。

目前认为决定原始性腺分化方向的因子是位于Yp11.3的Y染色体性别决定区（sex - determining region of the Y，SRY）。在SRY不存在时，原始性腺自然向卵巢方向分化。DAX - 1（DSS - AHC critical region on the X gene 1）是卵巢发生的关键基因，DAX - 1编码的蛋白是核受体大家族中的一员，当该基因发生突变时，患者会发生性反转（与剂量有关，故称为剂量敏感性反转 dosage - sensitive reversal，DSS）和先天性肾上腺发育不良（adrenal hypoplasia congenita，AHC）。

在胚胎的第10周，初级性索向原始性腺的深部生长，形成不完善的卵巢网，以后初级性索与卵巢网均退化，被血管和间质所替代，形成卵巢的髓质。此后，原始性腺表面上皮再次增生形成新的细胞索，称为次级性索（secondary sex cord）。次级性索较短，分布于皮质内，故又被称为皮质索（cortical cord）。在胚胎的第16周，皮质索断裂成许多孤立的细胞团，这些细胞团就是原始卵泡（primordial follicle）。原始卵泡中央是一个由原始生殖细胞分化来的卵原细胞，周围是一层由皮质索细胞分化来的卵泡细胞（follicular cell）。胚胎期的卵原细胞可以分裂增生，它们最终分化成初级卵母细胞，初级卵母细胞不具备增生能力。卵泡之间的间充质形成卵巢的间质。在妊娠17~20周，卵巢分化结束。

（二）女性内生殖器的发生

女性内生殖器起源于副中肾管，副中肾管又称米勒管（müllerian duct）。男性内生殖器起源于中肾管，中肾管又称沃夫管（wolffian duct）。在胚胎期，胎儿体内同时存在中肾管和副中肾管。决定内生殖器分化的因子是睾丸支持细胞分泌的抗米勒管激素（anti – müllerian hormone，AMH）和睾丸间质细胞分泌的雄激素，AMH 抑制米勒管的分化，中肾管的分化依赖雄激素。

卵巢分泌的雄激素量不能满足中肾管发育的需要，因此中肾管逐渐退化。另外卵巢不分泌 AMH，米勒管便得以发育。米勒管的上段分化成输卵管，中段发育成子宫，下段发育成阴道的上 1/3。阴道的下 2/3 起源于尿生殖窦。

（三）外生殖器的发生

外生殖器起源于尿生殖窦。在胚胎的第 8 周，尿生殖窦的颅侧中央出现一个突起，称为生殖结节；尾侧有一对伸向原肛的皱褶，称为生殖皱褶，生殖皱褶的两侧还有一对隆起，称为生殖隆起。生殖结节、生殖皱褶和生殖隆起是男女两性外生殖器的始基，它们具有双相分化潜能。决定胎儿外阴分化方向的决定因子是雄激素。胎儿睾丸分泌的睾酮在 5α – 还原酶作用下转化成二氢睾酮，二氢睾酮使尿生殖窦向男性外生殖器方向分化。如果尿生殖窦未受雄激素的影响，则向女性外生殖器方向分化。

对女性胎儿来说，由于体内的雄激素水平较低，尿生殖窦将发育成女性外阴。生殖结节发育成阴蒂，生殖皱褶发育成小阴唇，生殖隆起发育成大阴唇。另外，阴道的下 2/3 也起源于尿生殖窦。

二、性发育异常

性发育异常（disorders of sex development，DSD）包括一大组疾病，这些疾病的患者在性染色体、性腺、外生殖器或性征方面存在一种或多种先天性异常或不一致，临床上最常见的表现是外生殖器模糊和青春期后性征发育异常。在诊断性发育异常时，既往使用的一些术语，如两性畸形、真两性畸形、假两性畸形、睾丸女性化综合征等，由于具有某种歧视性意味，现已废弃不用。

（一）分类

DSD 的分类较为复杂，目前倾向于首先根据染色体核型分成 3 大类，即染色体异常型 DSD、46，XX 型 DSD 和 46，XY 型 DSD，然后再根据性腺情况和激素作用情况进行具体诊断。

（二）诊断

性发育异常的诊断较为复杂，临床上根据体格检查、内分泌测定、影像学检查、染色体核型分析进行诊断，必要时可能需要腹腔镜检查或剖腹探查。

1. 体格检查　体格检查重点关注性征的发育和外阴情况。

（1）无性征发育：幼女型外阴、乳房无发育，说明体内雌激素水平低下，卵巢无分泌功能。这有两种可能：卵巢发育不全或者下丘脑或垂体病变导致卵巢无功能。

多数先天性性腺发育不全是由 Turner 综合征和单纯性性腺发育不全引起的。Turner 综合征除了有性幼稚外，往往还有体格异常，如身材矮小、蹼颈、后发际低、皮肤多黑痣、内眦赘皮、眼距宽、盾形胸、肘外翻、第四和第五掌（跖）骨短等表现。单纯性性腺发育不全患者没有体格异常。

先天性低促性腺激素性性腺功能低下也没有体格发育异常。极个别可伴有嗅觉的丧失，我们称之为 Kallmann 综合征。

（2）有性征发育，无月经来潮：提示有生殖道发育异常可能。青春期有第二性征的发育，说明卵巢正常，下丘脑－垂体－卵巢轴已启动。如生殖道发育正常，应该有月经的来潮；如无月经的来潮则提示有生殖道发育异常可能。当检查发现子宫大小正常，且第二性征发育后出现周期性腹痛，应考虑为处女膜或阴道发育异常如处女膜闭锁、先天性无阴道或阴道闭锁。子宫未发育或子宫发育不全时，往往无周期性腹痛，如先天性无子宫、始基子宫和实质性子宫等米勒管发育异常等。

（3）外生殖器异常：又称外阴模糊，提示可能有性腺发育异常、雄激素分泌或作用异常等。如果患者性腺为卵巢，有子宫和阴道，外阴有男性化表现，则可能为 46，XX 型 DSD 中的雄激素过多性性发育异常，如 21－羟化酶缺陷等。如果患者性腺为睾丸，没有子宫和阴道，外阴有女性化表现，则很可能是 46，XY 型 DSD，如雄激素不敏感综合征等。

临床上一般采用 Prader 方法对异常的外生殖器进行分型：Ⅰ型，阴蒂稍大，阴道与尿道口正常；Ⅱ型，阴蒂增大，阴道口变小，但阴道与尿道口仍分开；Ⅲ型，阴蒂显著增大，阴道与尿道开口于一个共同的尿生殖窦；Ⅳ型表现为尿道下裂；Ⅴ型，阴蒂似正常男性。

2. 影像学检查　包括超声、CT 和 MRI 等，通过影像学检查可了解性腺和生殖道的情况。

3. 内分泌测定　测定的激素包括 FSH、LH、PRL、雌二醇、孕烯醇酮、孕酮、17α－羟孕酮、睾酮、雄烯二酮、二氢睾酮、硫酸脱氢表雄酮和去氧皮质酮（DOC）等。

性腺发育不全时，FSH 和 LH 水平升高，先天性低促性腺激素性性腺功能低下者的促性腺激素水平较低，米勒管发育异常和尿生殖窦发育异常者的促性腺激素水平处于正常范围。

雄激素水平较高时应考虑 46，XX 型 DSD 中的 21－羟化酶缺陷和 11β－羟化酶缺陷、46，XY 型 DSD 和染色体异常型 DSD。孕酮、17－羟孕酮和 DOC 对诊断先天性肾上腺皮质增生症引起的 DSD 很有帮助。睾酮/二氢睾酮比值是诊断 5α－还原酶缺陷的重要依据，雄烯二酮/睾酮比值升高是诊断 17β－脱氢酶的依据之一。

4. 染色体检查　对所有怀疑 DSD 的患者均应做染色体检查。典型的 Turner 综合征的染色体为 45，X，其他核型有 45，X/46，XX、46，XXp－、46，XXq－、46，XXp－/46，XX、46，XXq－/46，XX 等。单纯性性腺发育不全的核型为 46，XX 或 46，XY。女性先天性肾上腺皮质增生症的染色体为 46，XX，雄激素不敏感综合征的染色体为 46，XY。卵睾型 DSD 的染色体核型有三种：46，XX、46，XX/46，XY 和 46，XY；其中最常见的是 46，XX。

5. 性腺探查　卵睾型 DSD 的诊断依赖性腺探查，只有组织学证实体内同时有卵巢组织和睾丸组织才能诊断。卵睾型 DSD 的性腺有三种：一侧为卵巢或睾丸，另一侧为卵睾；一侧为卵巢，另一侧为睾丸；两侧均为卵睾。其中最常见的为第一种。对含有 Y 染色体的 DSD 者来说，性腺探查往往是诊断或治疗中的一个必不可少的步骤。

（三）治疗

性发育异常处理的关键是性别决定。婴儿对性别角色还没有认识，因此在婴儿期改变性别产生的心理不良影响很小，甚至没有。较大的孩子在选择性别时应慎重，应根据外生殖器和性腺发育情况、患者的社会性别及患者及其家属的意愿选择性别。

1. 外阴整形　外阴模糊者选择做女性时往往需要做外阴整形。

手术的目的是使阴蒂缩小，阴道口扩大、通畅。阴蒂头有丰富的神经末梢，对保持性愉悦感非常重要，因此现在都做阴蒂体切除术，以保留阴蒂头及其血管和神经。

2. 性腺切除　体内存在睾丸组织或 Y 染色体的患者在选择做女性后，首要的治疗是切除双侧睾丸组织或性腺组织，因为性腺组织可能发生癌变。

3. 性激素治疗　包括雌激素治疗和孕激素治疗。原则是有子宫者需要雌孕激素治疗，无子宫者单用雌激素治疗。

性激素治疗的目的是促进并维持第二性征的发育、建立规律月经、防止骨质疏松的发生。常用的雌激素有戊酸雌二醇和妊马雌酮，孕激素有醋酸甲羟孕酮等。

4. 皮质激素治疗　先天性肾上腺皮质增生症者需要皮质激素治疗。

三、Turner 综合征

Turner 综合征（Turner syndrome）是最常见的先天性性腺发育不全，大约每 2 000 个女性活婴中有 1 例。1938 年 Turner 对 7 例具有女性表型，但有身材矮小、性幼稚、肘外翻和蹼颈的患者做了详细的描述，这是历史上第一次对该疾病的临床表现做详尽的描述，故该疾病后来被命名为 Turner 综合征。

（一）临床表现

Turner 综合征最典型的临床表现是身材矮小和性幼稚。另外部分患儿还可能有一些特殊的体征，如皮肤较多的黑痣、蹼颈、后发际低、盾状胸、肘外翻和第 4、5 掌（跖）骨短等。

1. 身材矮小　许多 Turner 综合征患儿出生身高就偏矮，儿童期身高增长较慢，比正常同龄人的平均身高低 2 个标准差以上。到青春期年龄后，无生长加速。典型的 Turner 综合征者的身高一般不超过 147cm。

以前认为 Turner 综合征者的身材矮小与生长激素缺乏有关，目前多数认为患儿体内不缺少生长激素。研究已证实 Turner 综合征者的身材矮小是由 X 染色体短臂上的身材矮小同源盒基因（short - stature homeobox - containing gene，SHOX）缺失所致。如果 SHOX 基因不受影响，患儿就不会出现身材矮小。

2. 骨骼发育异常　许多 Turner 综合征者存在骨骼发育异常，临床上表现为肘外翻、不成比例的腿短、盾状胸、颈椎发育不良导致的颈部较短、脊柱侧凸和第 4、5 掌（跖）骨短等。

Turner 综合征者异常的面部特征也是由骨骼发育异常造成的，这些异常特征包括：下颌过小、上腭弓高、内眦赘皮等。

Turner 综合征的骨骼发育异常是骨发育不全的结果，目前尚不清楚 Turner 综合征者骨发育不全的具体机制，推测可能与 X 染色体缺陷导致的结缔组织异常有关。

3. 淋巴水肿　Turner 综合征者存在淋巴管先天发育异常，从而发生淋巴水肿。有的患儿出生时就有手、足部的淋巴水肿，往往经过数日方可消退。颈部淋巴水肿消退后就表现为蹼颈，眼睑下垂和后发际低也是由淋巴水肿引起的。

4. 内脏器官畸形　20% ~40% 的 Turner 综合征患者有心脏畸形，其中最常见的是二叶式主动脉瓣、主动脉缩窄和室间隔缺损等。约 1/4 的患者有肾脏畸形，如马蹄肾以及肾脏结构异常等。许多研究提示 Turner 综合征者的心脏畸形和肾脏畸形可能与这些部位的淋巴管发育异常有关。

5. 生殖系统 患儿为女性外阴，有阴道、子宫。性腺位于正常卵巢所在的部位，呈条索状。典型的 Turner 综合征患者到青春期年龄后，没有乳房发育，外阴呈幼女型，但患者可以有阴毛。有些 Turner 综合征患者（染色体核型为嵌合型者）可以有第二性征的发育，但往往来过几次月经后就发生闭经。

条索状性腺由结缔组织组成，不含卵泡。在胚胎期，Turner 综合征患者的原始性腺分化为卵巢。但是由于没有两条完整的 X 染色体，结果在胎儿阶段卵巢内的卵泡就被耗竭，到出生时，两侧卵巢已被结缔组织所替代。

6. 其他内分泌系统异常 Turner 综合征患者甲状腺功能低下的发生率比正常人群高，一项对平均年龄为 15.5 岁的 Turner 综合征者的调查发现，约22%的患者体内有甲状腺自身抗体，其中约27%的患者有甲状腺功能减退。另外，胰岛素拮抗在 Turner 综合征患者中也常见，随着患者的年龄增加，她们发生糖尿病的风险也增加，肥胖和生长激素治疗会使糖尿病发病风险进一步增加。

7. 其他临床表现 许多患者的皮肤上有较多的黑痣，这些黑痣主要分布在面、颈胸和背部。大部分患儿智力发育正常，但也有部分患者有不同程度的智力低下。

肝功能异常较常见，有研究发现44%的患者有肝酶升高。儿童期患者常有中耳炎反复发作，这与有关骨骼发育异常有关，许多患者因此出现听力障碍。

（二）内分泌检查

常规测定血 FSH、LH、PRL、睾酮和雌二醇水平。

Turner 综合征患者的激素测定结果如下：

FSH ↑达到绝经后妇女水平

LH ↑达到绝经后妇女水平

PRL 正常范围

睾酮 比正常女性正常平均水平低

雌二醇 ↓比正常青春期女孩的卵泡早期水平低

（三）染色体核型分析

对疑似 Turner 综合征者，常规做染色体核型分析，目的有两个：①明确诊断；②了解有无 Y 染色体以指导治疗。

（四）治疗

Turner 综合征治疗的目的是治疗先天性畸形、改善最终身高、促进第二性征的发育、建立规律月经、减少各种并发症的发生。

1. 先天性畸形的治疗 有些先天性畸形，如心血管系统。患者如有心血管方面的畸形，需要外科医生进行评价和治疗。在外科医生认为不需要特殊治疗后，再给予相应的内分泌治疗。

2. 性激素治疗 目的是促进并维持第二性征的发育，维护正常的生理状况，避免骨质丢失。为最大限度改善患者的身高，一般在开始的 2～3 年采用小剂量的雌激素，这样可以避免骨骺过早愈合。以后再逐步加大雌激素剂量，一般要维持治疗二三十年。单用雌激素会导致子宫内膜增生症，增加子宫内膜癌的发病风险，加用孕激素可消除该风险。第一次加用孕激素往往在使用雌激素 6～12 个月以后或第一次有阴道出血（未使用孕激素）后。以后定期加用孕激素，每周期孕激素使用的天数为 7～14 天。

3. 生长激素治疗 虽然 Turner 综合征患者的身材矮小不是由生长激素缺乏引起，但是在骨骺愈合前及时给予生长激素治疗对改善身高还是有益的。一般说来，生长激素治疗可以使患者的最终身高增加 5～10cm。

4. 其他治疗 含 Y 染色体的 Turner 综合征患者的性腺容易恶变为性腺母细胞瘤和无性细胞瘤，恶变率为 20%～25%，恶变通常发生在儿童期和青春期。因此建议这些患者及时手术切除两侧的性腺组织。

四、45，X/46，XY 综合征

染色体核型为 45，X/46，XY 的性腺发育不全者最初被称为混合性性腺发育不全，因为这些患者体内的性腺一侧为条索状性腺，另一侧为发育不全的睾丸。后来发现染色体核型为 45，X/46，XY 患者的临床表现差别很大，从类似典型的 Turner 综合征到类似正常男性、从混合性性腺发育不全到真两性畸形都有可能出现，这些表现千差万别的疾病唯一的共同点是染色体核型，故它们被统称为 45，X/46，XY 综合征（一般不包括真两性畸形）。

（一）临床表现

染色体核型异常导致性腺发育异常。根据性腺发育情况，内生殖器可有不同表现。如果两侧均为条索状性腺，那么患者就表现为 Turner 综合征；如果只有发育不全的睾丸，就表现为两性畸形；如果有发育较好的睾丸，患者多数按男孩抚养，此类患者往往因男性不育而在男性科就诊。

（二）诊断和鉴别诊断

根据体格检查、影像学检查、内分泌测定和核型分析不难诊断。

（三）治疗

来妇产科就诊的患者往往从小按女性抚养，性腺为条索状性腺或发育不良的睾丸，因此治疗的目的是切除性腺，使患者按女性正常生活。

1. 切除性腺 无论是条索状性腺还是发育不全的睾丸均容易发生恶变，因此不管性腺发育程度，均予以切除。

2. 外阴矫形术 对外阴模糊者，予以整形，使之成为女性外阴。

3. 激素替代治疗 激素替代治疗的方案与 Turner 综合征类似。要强调的是如果患者体内没有子宫，就不需要补充孕激素。

五、卵睾型性腺发育异常

当体内同时有卵巢组织和睾丸组织时，称为卵睾型 DSD。

（一）发病机制

患者的染色体核型有 46，XX、46，XY 和 46，XX/46，XY，其中最常见的核型是 46，XX，其次是 46，XY 和 46，XX/46，XY。在睾丸分化过程中起重要作用的基因是 SRY，如果 X 染色体上携带 SRY 基因，就很容易解释发病机制。但是大多数核型为 46，XX 的卵睾型 DSD 患者体内并未找到 SRY 基因，目前认为可能的机制有：

（1）常染色体或 X 染色体上与性别决定有关的其他基因发生了突变。

（2）性腺局部存在染色体嵌合。

（3）SRY 基因调控的下游基因发生了突变。

46，XX/46，XY 嵌合型可能是双受精或两个受精卵融合的结果，46，XX 核型使部分原始性腺组织向卵巢组织方向分化，46，XY 核型使部分性腺组织向睾丸组织方向分化，因此患者表现为卵睾型 DSD。核型为 46，XY 的卵睾型 DSD 的卵巢发生机制还没有很满意的解释，有作者认为原始性腺组织的 SRY 突变是主要原因。SRY 突变导致了原始性腺组织上既有 SRY 正常的细胞，又有 SRY 突变的细胞，前者使部分原始性腺组织分化成睾丸组织，后者使部分原始性腺组织分化成卵巢组织。

（二）诊断和鉴别诊断

诊断卵睾型 DSD 需要有组织学证据，因此性腺探查是必需的手段。另外，一些辅助检查对诊断也有帮助。如超声发现卵泡样回声时，可以提示卵巢组织的存在。注射 HMG 后，如果雌激素水平升高，提示存在卵巢组织。注射 HCG 后，如果睾酮水平升高，提示存在睾丸组织。

染色体为 46，XX 的卵睾型 DSD 主要与先天性肾上腺皮质增生症相鉴别。由于 95% 的先天性肾上腺皮质增生症为 21 - 羟化酶缺陷，因此测定 17 - 羟孕酮可以鉴别。染色体为 46，XY 的卵睾型 DSD 主要与雄激素不敏感综合征和 5α - 还原酶缺陷等 46，XY 型 DSD 相鉴别。

（三）治疗

卵睾型 DSD 处理的关键是性别决定。从纯粹的生理学角度上来讲，染色体为 46，XX 者，多建议选择做女性。对选择做女性的卵睾型 DSD 者，需要手术切除体内所有的睾丸组织。如果性腺为睾丸，则行睾丸切除术。如果性腺为卵睾，则切除卵睾的睾丸部分，保留卵巢部分。在有的卵睾中，睾丸组织与卵巢组织混在一起，没有界限，此时需要行卵睾切除术。术后需要做 HCG 试验，以了解是否彻底切除睾丸组织。

按女性抚养的患者，还要做外阴整形术，使外生殖器接近正常女性的外生殖器。选择做男性的患者，应切除卵巢组织、子宫和阴道，使睾丸位于阴囊内。如果睾丸发育不全，可能需要切除所有的性腺，以后补充雄激素。

六、21 - 羟化酶缺陷

21 - 羟化酶缺陷（21 - hydroxylase deficiency）是最常见的先天性。肾上腺皮质增生症，约占 CAH 总数的 90% ~ 95%。21 - 羟化酶缺陷既影响皮质醇的合成，也影响醛固酮的合成。由于 21 - 羟化酶缺陷者的肾上腺皮质会分泌大量的雄激素，因此女性患者可出现性分化或性发育异常。根据临床表现 21 - 羟化酶缺陷可分为 3 种：失盐型肾上腺皮质增生症、单纯男性化型和非典型肾上腺皮质增生症，后者又被称为迟发性肾上腺皮质增生症。

（一）临床表现

21 - 羟化酶缺陷的临床表现差别很大，一般说来 21 - 羟化酶缺陷的表现与其基因异常有关，基因突变越严重，酶活性受损越大，临床表现也越重。

1. 失盐型　失盐型患者的酶缺陷非常严重，体内严重缺少糖皮质激素和盐皮质激素。出生时已有外阴男性化，可表现为尿道下裂。患儿在出生后不久就会出现脱水、体重下降、血钠降低和血钾升高，需要抢救。目前能在患儿出生后 1~2 天内明确诊断，进一步的治疗在儿科和内分泌科进行。

2. 单纯男性化型 21-羟化酶缺陷较轻的女性患者，如果在胎儿期发病，就表现为性发育异常，临床上称为单纯男性化型。另外，儿童期过高的雄激素水平可以促进骨骼迅速生长，骨骺提前闭合，因此患者的最终身高往往较矮。许多患者往往是因为原发闭经来妇产科就诊，此时她们的骨骺已经闭合，因此任何治疗对改善身高都没有意义。

3. 迟发型 迟发型 21-羟化酶缺陷在青春期启动后发病，临床表现不典型。患者在青春期启动前无异常表现。青春期启动后患者出现多毛、痤疮、肥胖、月经稀发、继发闭经和多囊卵巢等表现，易与多囊卵巢综合征相混淆。

（二）内分泌测定

患者典型的内分泌变化是血雄激素和 17-羟孕酮水平升高。

1. 单纯男性化型 患者的促性腺激素在正常卵泡早期范围。孕酮、睾酮、硫酸脱氢表雄酮（DHEAS）和 17-羟孕酮均升高。其中最有意义的是 17-羟孕酮的升高。正常女性血 17-羟孕酮水平不超过 2ng/ml，单纯男性化型 21-羟化酶缺陷者体内的血 17-羟孕酮水平往往升高数百倍，甚至数千倍。

2. 迟发型 FSH 水平正常、LH 水平升高、睾酮水平轻度升高、DHEAS 水平升高。部分患者的 17-羟孕酮水平明显升高，这对诊断有帮助。但是也有一些患者的 17-羟孕酮水平升高不明显（<10ng/ml），这就需要做 ACTH 试验。静脉注射 ACTH 60 分钟后，迟发型 21-OHD 患者体内的血 17-羟孕酮水平将超过 10ng/ml。

（三）单纯男性化型 21-羟化酶缺陷的治疗

应尽可能早地治疗单纯男性化型 21-羟化酶缺陷。肾上腺皮质分泌的过多的雄激素可加速骨骺愈合，因此治疗越晚，患者的最终身高越矮。另外，早治疗还可避免男性化体征加重。

1. 糖皮质激素 糖皮质激素是治疗 21-羟化酶缺陷的特效药。补充糖皮质激素可以负反馈地抑制 ACTH 的分泌，从而降低血 17-羟孕酮、DHEAS 和睾酮水平。

常用的糖皮质激素有氢化可的松、强的松和地塞米松。儿童一般使用氢化可的松，剂量为每天 10~20mg/m²，分 2~3 次服用，最大剂量一般不超过 25mg/（m²·d）。由于强的松和地塞米松抑制生长作用较强，因此一般不建议儿童使用。成人每天使用氢化可的松 37.5mg，分 2~3 次服用；强的松 7.5mg/d，分 2 次服用；或者地塞米松 0.40~0.75mg，每天睡觉前服用 1 次。

在应激情况下，需要把皮质醇的剂量增加 1~2 倍。在手术或外伤时，如果患者不能口服，就改为肌肉注射或静脉给药。

患者怀孕后应继续使用糖皮质激素，此时一般建议患者使用氢化可的松或强的松，根据患者的血雄激素水平进行剂量调整，一般把雄激素水平控制在正常范围的上限水平。如患者曾行外阴整形术，分娩时应选择剖宫产，这样可以避免外阴损伤。分娩前后应该按应激状态补充糖皮质激素。

需要终身服用糖皮质激素。开始治疗时可采用大剂量的药物，在 17-羟孕酮水平下降后逐步减量到最小维持量。不同的患者，最小维持量不同。

2. 手术治疗 外生殖器异常者可通过手术纠正。

3. 生育问题 绝大多数患者经糖皮质激素治疗后，可恢复正常排卵，因此可以正常受孕。对女性患者来说，需终身服药，怀孕期间也不可停药。因为如果孕期不治疗的话，即使怀孕的女性胎儿没有 21 – 羟化酶缺陷，依然会发生女性外阴男性化。

经糖皮质激素治疗后，如果患者没有恢复排卵，可以使用氯米芬、HMG 和 HCG 诱发排卵。

七、11β – 羟化酶缺陷

11β – 羟化酶（cytoehrome P450 11β – hydroxylase，CYP11B1）缺陷也会引起先天性肾上腺皮质增生症，但是其发病率很低，约为 210HD 发病率的 5% 。

CYP11B1 基因位于 8 号染色体的长臂上，与编码醛固酮合成酶的基因（CYP11B2）相邻。CYP11B1 的生理作用是把 11 – 脱氧皮质醇转化成皮质醇，把 11 – 去氧皮质酮转化威皮质酮。当 CYP11B1 存在缺陷时，皮质醇合成受阻，ACTH 分泌增加，结果肾上腺皮质增生，雄激素分泌增加。另外，醛固酮合成也受影响，但由于 11 – 去氧皮质酮在体内积聚，11 – 去氧皮质酮有盐皮质激素活性，因此患者不仅没有脱水症状，反而会出现高血压。

11β – 羟化酶缺陷的临床表现有雄激素水平升高、男性化和高血压等。11β – 羟化酶缺陷最容易与 21 – 羟化酶缺陷相混淆，两者的血 17 – 羟孕酮水平均升高。11β – 羟化酶缺陷患者体内的 11 – 脱氧皮质醇和去氧皮质酮水平升高，有高血压；而 21 – 羟化酶缺陷患者没有这些表现。

11β – 羟化酶缺陷的治疗与单纯男性化型 21 – 羟化酶缺陷的治疗相似，以糖皮质激素治疗为主。如果使用糖皮质激素后，血压还不正常，就需要加用抗高血压药。

八、雄激素不敏感综合征

雄激素不敏感综合征（androgen insensitivity syndrome，AIS）又被称为雄激素抵抗综合征（androgen resistance syndrome），其发生的根本原因是雄激素受体（androger receptor，AR）基因发生了突变。由于雄激素受体位于 X 染色体上，因此 AIS 为 X – 连锁隐性遗传病。

（一）临床表现

完全性雄激素不敏感综合征的临床表现较单一，不同患者间的差别不大。部分性雄激素不敏感综合征的临床表现与雄激素受体缺陷程度有关，个体间的差异很大。

1. 完全性雄激素不敏感综合征 由于 AR 基因异常，导致胚胎组织对雄激素不敏感。中肾管分化受阻，最后退化。缺少雄激素的影响，尿生殖窦发育成女性外阴，有大阴唇、小阴唇和阴道，外观与正常女性没有差别。许多患者伴有单侧或双侧腹股沟疝，仔细检查疝囊时可发现睾丸。完全性雄激素不敏感综合征者的睾丸可位于腹腔、腹股沟管或阴唇内，病理学检查常可见大量无生精功能的曲细精管。无附睾和输精管，无子宫和输卵管，阴道为盲端。极少数患者有发育不良的输卵管和子宫，可能是睾丸功能不足造成的。

由于完全性雄激素不敏感综合征者为女性外阴，因此出生后按女孩抚养。进入青春期后，患者与正常女性的差异开始显现出来。完全性雄激素不敏感综合征者有正常发育的乳房，但没有阴毛、腋毛和月经。另外，患者的身高可能较一般女性高。

内分泌测定发现患者的血 FSH 水平正常，LH 水平升高，睾酮水平达到正常男性水平，雌激素水平可达到卵泡早、中期水平。雄激素不敏感综合征者体内的雌激素是由睾酮在周围组织转化而来的。雄激素不敏感综合征患者的睾丸分泌的大量睾酮虽然不能通过 AR 发挥生物学效应，但是它却可通过周围组织的芳香化酶转化为雌激素，在雌激素的作用下，患者表型为女性。

2. 部分性雄激素不敏感症　部分性雄激素不敏感综合征的临床表现差异非常大。外阴可以从类似于正常女性的外生殖器到类似于正常男性的外生殖器，跨度很大。与完全性雄激素不敏感综合征相比，部分性雄激素不敏感综合征最大的特点是有不同程度的男性化。男性化程度差的患者可表现为尿道下裂、阴蒂增大，甚至可有带盲端的阴道。男性化程度好的患者可仅表现为男性不育或男性乳房发育。

男性化程度差的 PAIS 患者出生后一般按女孩抚养，而男性化程度好的部分性雄激素不敏感症患者出生后一般按男孩抚养。因此前者一般来妇产科就诊，而后者则去泌尿外科就诊。按女孩抚养的部分性雄激素不敏感综合征患者进入到青春期以后，可有乳房发育，但没有月经来潮。此时患者男性化体征往往更明显，如声音较粗、可有喉结、皮肤较粗、体毛呈男性分布和阴蒂肥大等。

部分性雄激素不敏感综合征患者的激素水平与完全性雄激素不敏感综合征患者相似。

（二）治疗

雄激素不敏感综合征的治疗关键是性别选择。完全性雄激素不敏感综合征和男性化程度差的部分性雄激素不敏感综合征患者，从小按女孩抚养，社会和患者都认为她们是女孩（即社会性别和心理性别均为女性），因此她们中的绝大多数都选择将来做女性。完全性雄激素不敏感综合征患者在选择性别时一般不会遇到的心理障碍，而部分性雄激素不敏感症患者在选择性别时应注意其心理变化，尽量避免不良心理影响。

1. 手术治疗　在部分性雄激素不敏感症患者选择做女性后，首要的治疗是切除双侧睾丸，因为异位的睾丸尤其是位于腹腔内的睾丸由于长期受到体内相对较高的体温的作用可能发生癌变。

对完全性雄激素不敏感综合征患者来说，由于睾丸分泌的激素对青春期体格发育和女性第二性征发育均有重要意义，因此建议在青春期第二性征发育后再行睾丸切除术。

完全性雄激素不敏感综合征患者不存在外阴畸形，不需要做外阴整形术。部分性雄激素不敏感综合征患者往往有明显的外阴畸形，因此在切除性腺的同时还需要做外阴整形术。

2. 雌激素治疗　性腺切除后应给予雌激素替代治疗以维持女性第二性征。由于患者没有子宫，因此只需要补充雌激素，不需要补充孕激素。如戊酸雌二醇 1~2mg，每天 1 次，连续服用；或者结合雌激素 0.625mg，每天 1 次，连续服用。在使用雌激素期间，应注意定期检查乳房和骨密度。

九、5α-还原酶缺陷

5α-还原酶位于细胞的内质网膜上，其生理作用是催化类固醇激素 $\triangle^{4,5}$-双键的加氢还原反应。睾酮（testosterone，T）在 5α-还原酶的作用下转化成二氢睾酮（dihydrotestosterone，DHT），二氢睾酮是人体内活性最强的雄激素。在胚胎期，尿生殖窦在二氢睾酮的作用下发育成男性外生殖器。对男性胎儿来说，如果 5α-还原酶有缺陷，二氢睾酮生成不足，那么就会出现两性畸形，临床上表现为外阴模糊，该疾病称为 5α - 还原酶缺陷（5α - reductase deficiency）。

（一）临床表现

患者染色体均为 46，XY，有正常或基本正常的睾丸。患者没有子宫和卵巢。由于缺乏二氢睾酮，外阴发育异常。出生时阴茎很小，类似增大的阴蒂。阴囊呈分叉状，尿道开口于会阴，阴道呈一浅凹。睾丸位于腹股沟或分叉的阴囊内。

出生前绝大多数患者按男孩抚养，这些患者将来会去泌尿科就医，因此本文对这些患者将不多赘述。少数按女孩抚养的患者在青春期由于睾酮分泌增加，将出现男性的第二性征，如男性体毛生长、男性体态、阴蒂增大呈正常阴茎及无乳房发育等。

内分泌测定会发现患者的血促性腺激素水平和睾酮水平与正常男性相似。但是双氢睾酮水平明显下降，因此 T/DHT 比值升高。在青春期后，正常男性的 T/DHT 比值约为 10 左右，而 5α - 还原酶缺陷者可高达 30 以上。hCG 刺激后，T 明显升高，但 DHT 无改变，因此 T/DHT 比值将进一步升高，该试验对诊断有帮助。

（二）诊断与鉴别诊断

男性化程度差的、按女孩抚养的 5α - 还原酶缺陷患者主要与部分性雄激素不敏感综合征患者相鉴别。测定 DHT 和 HCG 试验可以鉴别。

（三）处理

早期诊断最为重要。早期诊断可以避免按女孩抚养，因为患者在青春期后可发育为基本正常的男性。有许多按女孩抚养的患者在青春期后被迫改变社会性别为男性。

对选择社会性别为女性的患者，最好在青春期前切除睾丸，以免将来出现男性第二性征。青春期给予雌激素替代治疗。成年后如性生活有困难，可以做阴道成形术。

（禹　彬）

第二节　经前期综合征

经前期综合征（premenstrual syndromes，PMS）又称经前紧张症（premenstrual tension，PMS）或经前紧张综合征（premenstrual tension syndrome，PMTS），是育龄妇女常见的问题。PMS 是指月经来潮前 7~14 天（即在月经周期的黄体期），周期性出现的躯体症状（如乳房胀痛、头痛、小腹胀痛、水肿等）和心理症状（如烦躁、紧张、焦虑、嗜睡、失眠等）的总称。PMS 症状多样，除上述典型症状外，自杀倾向、行为退化、嗜酒、工作状态差甚至无法工作等也常出现于 PMS。由于 PMS 临床表现复杂且个体差异巨大，因此诊断的关键是症状出现的时间及严重程度。PMS 发生于黄体期，随月经的结束而完全消失，具有明显的周期性，这是区分 PMS 和心理性疾病的重要依据；上述心理及躯体症状只有达到影响女性正常的工作、生活、人际交往的程度才称为 PMS。

一、病因与发病机制

近年研究表明，PMS 病因涉及诸多因素的联合，如社会心理因素、内分泌因素及神经递质的调节等。但 PMS 的准确机制仍不明，一些研究结果尚有矛盾之处，进一步的深入研究是必要的。

（一）社会心理因素

情绪不稳定及神经质、特质焦虑者容易体验到严重的 PMS 症状。应激或负性生活事件可加重经前症状，而休息或放松可减轻之，均说明社会心理因素在 PMS 的发生或延续上发挥作用。

（二）内分泌因素

1. 孕激素　英国妇产科学家 Dalton（1984）推断 PMS 是由于经前孕酮不足或缺陷，而且应用黄体酮治疗可以获得明显效果。然而相反的报道则发现 PMS 妇女孕酮水平升高（Backstrom 等，1983；Halbreich 等，1986）。Hammarback 等（1989）对 18 例 PMS 妇女连续二月逐日测定血清雌二醇和孕酮，发现严重 PMS 症状与黄体期血清这两种激素水平高相关。孕酮常见的副反应如心境恶劣和焦虑等。

这一疾病仅出现于育龄女性，青春期前、妊娠期、绝经后期均不会出现，且仅发生于排卵周期的黄体期。给予外源性孕激素可诱发此病，在激素替代治疗（hormone replace thera-py，HRT）中使用孕激素建立周期引发的抑郁情绪和生理症状同 PMS 相似；曾患有严重PMS 的女性，行子宫加双附件切除术后给予 HRT，单独使用雌激素不会诱发 PMS，而在联合使用雌孕激素时 PMS 复发。相反，卵巢内分泌激素周期消失，如双卵巢切除或给予促性腺激素释放激素激动剂（GnRHa）均可抑制原有的 PMS 症状。因此，卵巢激素尤其是孕激素可能与 PMS 的病理机制有关，孕激素可增加女性对甾体类激素的敏感性，使中枢神经系统受激素波动的影响增加。

2. 雌激素

（1）雌激素降低学说：正常情况下雌激素有抗抑郁效果（Klaiber 等，1979），经前雌激素水平下降可能与 PMS，特别是经前心境恶劣的发生有关。Janowsky（1984）强调雌激素波动（中期雌激素明显上升，继之降低）的作用。

（2）雌激素过多学说：持此说者认为雌激素水平绝对或相对高，或者对雌激素的特异敏感性可招致 PMS。Morton（1950）报告给妇女注入雌激素可产生 PMS 样症状。Backstrom和 cartenson（1974）指出，具有经前焦虑的妇女，雌激素/黄体酮比值较高。雌孕激素比例异常可能与 PMS 发生有关。

3. 雄激素　Lahmeyer（1984）指出，妇女雄激素来自卵巢和肾上腺。在排卵前后，血中睾酮水平随雌激素水平的增高而上升，且由于大部分来自肾上腺，故围月经期并不下降，其时睾酮/雌激素及睾酮/孕激素之比处于高值。睾酮作用于脑可增强两性的性驱力和攻击行为，而雌激素和孕酮可对抗之。经前期雌激素和孕酮水平下降，脑中睾酮失去对抗物，这至少与一些人 PMS 的发生有关，特别是心境改变和其他精神病理表现。

（三）神经递质

研究表明在 PMS 女性中血清性激素的浓度表现为正常，这表明除性激素外还可能有其他因素作用。PMS 患者常伴有中枢神经系统某些神经递质及其受体活性的改变，这种改变可能与中枢对激素的敏感性有关。一些神经递质可受卵巢甾体激素调节，如 5 - 羟色胺（5 - HT）、乙酰胆碱、去甲肾上腺素、多巴胺等。

1. 乙酰胆碱（Ach）　Janowsky（1982）推测 Ach 单独作用或与其他机制联合作用与

PMS 的发生有关。在人类 Ach 是抑郁和应激的主要调节物，引起脉搏加快和血压上升，负性情绪，肾上腺交感胺释放和止痛效应。Rausch（1982）发现经前胆碱能占优势。

2.5－HT 与 γ－氨基丁酸　经前 5－HT 缺乏或胆碱能占优势可能在 PMS 的形成上发挥作用。选择性 5－HT 再摄取阻断剂（SSRLS）如氟西汀、舍曲林问世后证明它对 PMS 有效，而那些主要作用于去甲肾上腺素能的三环抗抑郁剂的效果较差，进一步支持 5－HT 在 PMS 病理生物学中的重要作用。PMDD 患者与患 PMS 但无情绪障碍者及正常对照组相比，5－HT 在卵泡期增高，黄体期下降，波动明显增大，因此 Inoue 等认为，5－HT 与 PMS、PMDD 出现的心理症状密切相关。5－羟色胺能系统对情绪、睡眠、性欲、食欲和认知具有调节功能，在抑郁的发生发展中起到重要作用。雌激素可增加 5－HT 受体的数量及突触后膜对 5－HT 的敏感性，并增加 5－HT 的合成及其代谢产物 5－羟吲哚乙酸的水平。有临床研究显示选择性 5－HT 再摄取抑制剂（SSRIs）可增加血液中 5－HT 的浓度，对治疗 PMS/PMDD 有较好的疗效。

另外，有研究认为在抑郁、PMS、PMDD 的患者中 γ－氨基丁酸（GABA）活性下降，Epperson 等用磁共振质谱分析法测定 PMDD 及正常女性枕叶皮质部的 GABA、雌激素、孕激素等水平发现，PMDD 者卵泡期 GABA 水平明显低于对照组；同时 Epperson 等认为 PMDD 患者可能存在 GABA 受体功能的异常。PMS 女性黄体期异孕烷醇酮水平较低，而异孕烷醇酮有 GABA 激活作用，因此低水平的异孕烷醇酮使 PMS 女性 GABA 活性降低，产生抑郁。此外，雌激素兼具增加 GABA 的功能及 GABA 受体拮抗剂的双重功能。

3. 类鸦片物质与单胺氧化酶　Halbreich 和 Endicott（1981）认为内啡肽水平变化与 PMS 的发生有关。他们推测 PMS 的许多症状类似类鸦片物质撤出。目前认为在性腺类固醇激素影响下，过多暴露于内源性鸦片肽并继之脱离接触可能参与 PMS 的发生（Reiser 等，1985）。持单胺氧化酶（MAO）说则认为 PMS 的发生与血小板 MAO 活性改变有关，而这一改变是受孕酮影响的（Klaiber 等，1971）。正常情况下，雌激素对 MAO 活性有抑制效应，而黄体酮对组织中 MAO 活性有促进作用。MAO 活性增强被认为是经前抑郁和雌激素/孕激素不平衡发生的中介。MAO 活性增加可以减少有效的去甲肾上腺素，导致中枢神经元活动降低和减慢。MAO 学说可解释经前抑郁和嗜睡，但无法说明其他众多的症状。

4. 其他　前列腺素可影响钠潴留，以及精神、行为、体温调节及许多 PMS 症状，前列腺素合成抑制剂能改善 PMS 躯体症状。一般认为此类非甾体抗炎药物可降低引起 PMS 症状的中介物质的组织浓度起到治疗作用。维生素 B$_6$ 是合成多巴胺与五羟色胺的辅酶，维生素 B$_6$ 缺乏与 PMS 可能有关，一些研究发现维生素 B$_6$ 治疗似乎比安慰剂效果好，但结果并非一致。

二、临床表现

历来提出的症状甚为分散，可达 200 项之多，近年研究提出大约 20 类症状是常见的，包括躯体、心理和行为三个方面。其中恒定出现的是头痛、疼痛、肿胀、嗜睡、易激惹和抑郁，行为笨拙，渴望食物。但表现有较大的个体差异，取决于躯体健康状态，人格特征和环境影响。

（一）躯体症状

1. 水潴留　经前水潴留一般多见于踝、小腿、手指、腹部和乳房，可导致乳房胀痛、体重增加、面部虚肿和水肿，腹部不适或胀满或疼痛，排尿量减少。这些症状往往在清晨起床时明显。

2. 疼痛　头痛较为常见，背痛、关节痛、肌肉痛、乳房痛发生率亦较高。

3. 自主神经功能障碍　常见恶心、呕吐、头晕、潮热、出汗等。可出现低血糖，许多妇女渴望摄入甜食。

（二）心理症状

主要为负性情绪或心境恶劣：

1. 抑郁　心境低落、郁郁不乐、消极悲观、空虚孤独，甚至有自杀意念。

2. 焦虑、激动　烦躁不安，似感到处于应激之下。

3. 运动共济和认知功能改变　可出现行动笨拙、运动共济不良、记忆力差、自感思路混乱。

（三）行为改变

可表现为社会退缩，回避社交活动；社会功能减低，判断力下降，工作时失误；性功能减退或亢进等改变。

三、诊断与鉴别诊断

（一）诊断标准

PMS 具有三项属性（经前期出现；在此以前无同类表现；经至消失），诊断一般不难。

美国国立精神卫生研究院的工作定义如下：一种周期性的障碍，其严重程度是以影响一个妇女生活的一些方面（如为负性心境，经前一周心境障碍的平均严重程度较之经后一周加重30%），而症状的出现与月经有一致的和可以预期的关系。这一定义规定了 PMS 的症状出现与月经有关，对症状的严重程度做出定量化标准。

（二）诊断方法

前瞻性每日评定计分法目前获得广泛应用，它在确定 PMS 症状的周期性方面是最为可信的，评定周期需患者每天记录症状，至少记录 2 至 3 个周期。

（三）鉴别诊断

1. 月经周期性精神病　PMS 可能是在内分泌改变和心理社会因素作用下起病的，而月经周期性精神病则有着更为深刻的原因和发病机理。PMS 的临床表现是以心境不良和众多躯体不适组成，不致发展为重性精神病形式，可与月经周期性精神病区别。

2. 抑郁症　PMS 妇女有较高的抑郁症发生风险以及抑郁症患者较之非情感性障碍患者有较高的 PMS 发生率已如上述。根据 PMS 和抑郁症的诊断标准，可做出鉴别。

3. 其他精神疾病经前恶化　根据 PMS 的诊断标准与其他精神疾病经前恶化进行区别。

须注意疑难病例诊断过程中妇科、心理、精神病专家协作的重要性。

四、治疗

PMS 的治疗应针对躯体、心理症状、内在病理机制和改变正常排卵性月经周期等方面。此外，心理治疗和家庭治疗亦受到较多的重视。轻症 PMS 病例采取环境调整、适当膳食、身体锻炼、改善生活方式、应激处理和社会支持等措施即可，重症患者则需实施以下治疗。

（一）调整生活方式

包括合理的饮食与营养、适当的身体锻炼、戒烟、限制盐和咖啡的摄入。可改变饮食习惯，增加钙、镁、维生素 B_6、维生素 E 的摄入等，但尚没有确切，一致的研究表明以上维生素和微量元素治疗的有效性。体育锻炼可改善血液循环，但其对 PMS 的预防作用尚不明确，多数临床专家认为每日锻炼 20~30 分钟有助于加强药物治疗和心理治疗。

（二）心理治疗

心理因素在 PMS 发生中所起的作用是不容忽视的。精神刺激可诱发和加重 PMS。要求患者日常保持乐观情绪，生活有规律，参加运动锻炼，增强体质，行为疗法曾用以治疗 PMS，放松技术有助于改善疼痛症状。生活在经前综合征妇女身边的人，如父母、丈夫、子女等，要多关心患者，对她们在经前出现的心境烦躁，易激惹等给以容忍和同情。工作周围的人也应体谅她们经前发生的情绪症状，在各方面予以照顾，避免在此期间从事驾驶或其他具有危险性的作业。

（三）药物治疗

1. 精神药物

（1）抗抑郁药：5－羟色胺再摄取抑制剂（selective serotonergic reuptake inhibitors，SS-RIs）对 PMS 有明显疗效，达 60%~70% 且耐受性较好，目前认为是一线药物。如氟西汀（百忧解）20mg 每日一次，经前口服至月经第 3 天。减轻情感症状优于躯体症状。

舍曲林（sertraline）剂量为每日 50~150mg。三环类抗抑郁药氯丙咪嗪（clomipramine）是一种三环类抑制 5－羟色胺和去甲肾上腺素再摄取的药物，每天 25~75mg 对控制 PMS 有效，黄体期服药即可。SSRIs 与三环类抗抑郁药物相比，无抗胆碱能、低血压及镇静等副作用，并具有无依赖性和无特殊的心血管及其他严重毒性作用的优点。SSRIs 除抗抑郁外也有改善焦虑的效应，目前应用明显多于三环类。

（2）抗焦虑药：苯二氮䓬类用于治疗 PMS 已有很长时间，如阿普唑仑为抗焦虑药，也有抗抑郁性质，用于 PMS 获得成功，起始剂量为 0.25mg，1 天 2~3 次，逐渐递增，每日剂量可达 2.4mg 或 4mg，在黄体期用药，经至即停药，停药后一般不出现戒断症状。

2. 抑制排卵周期

（1）口服避孕药：作用于 H－P－O 轴可导致不排卵，常用以治疗周期性精神病和各种躯体症状。口服避孕药对 PMS 的效果不是绝对的，因为一些亚型用本剂后症状不仅未见好转反而恶化。就一般病例而论复方短效单相口服避孕药均有效。国内多选用复方炔诺酮或复方甲地孕酮。

（2）达那唑：一种人工合 17α－乙炔睾酮的衍生物，对下丘脑－垂体促性腺激素有抑制作用。100~400mg/d 对消极情绪、疼痛及行为改变有效，200mg/d 能有效减轻乳房疼痛。但其雄激素活性及致肝功能损害作用，限制了其在 PMS 治疗中的临床应用。

（3）促性腺激素释放激素激动剂（GnRHa）：GnRHa 在垂体水平通过降调节抑制垂体促性腺激素分泌，造成低促性腺激素水平及低雌激素水平，达到药物切除卵巢的疗效。有随机双育安慰剂对照研究证明 GnRHa 治疗 PMS 有效。单独应用 GnRHa 应注意低雌激素血症及骨量丢失，故治疗第 3 个月应采用反加疗法（add－back therapy）克服其副作用。

（4）手术切除卵巢或放射破坏卵巢功能：虽然此方法对重症 PMS 治疗有效，但卵巢功能破坏导致绝经综合征及骨质疏松性骨折、心血管疾病等风险增加，应在其他治疗均无效时酌情考虑。对中、青年女性患者不宜采用。

3. 其他

（1）利尿剂：PMS 的主要症状与组织和器官水肿有关。醛固酮受体拮抗剂螺内酯不仅有利尿作用，对血管紧张素功能亦有抑制作用。剂量为 25mg 每天 2～3 次，可减轻水潴留，并对精神症状亦有效。

（2）抗前列腺素制剂：经前子宫内膜释放前列腺素，改变平滑肌张力，免疫功能及神经递质代谢。抗前列腺素如甲芬那酸 250mg 每天 3 次，于经前 12 天起服用。餐中服可减少胃刺激。如果疼痛是 PMS 的标志，抗前列腺素有效。除对痛经、乳胀、头痛、痉挛痛、腰骶痛有效，对紧张易怒症状也有报告有效。

（3）多巴胺拮抗剂：高催乳素血症与 PMS 关系已有研究报道。溴隐亭为多巴胺拮抗剂，可降低 PRL 水平并改善经前乳房胀痛。剂量为 2.5mg，每日 2 次，餐中服药可减轻副反应。

（禹　彬）

第三节　功能失调性子宫出血

调节女性生殖的神经内分泌功能紊乱引起的异常子宫出血称为功能失调性子宫出血（dysfunctional uterine bleeding，DUB），简称功血。根据有无排卵功血可分为两类：有排卵的称为排卵型功血，无排卵的称为无排卵型功血。临床上以无排卵型功血为主，约占总数的85%，而排卵型功血只占 15%。排卵型功血包括黄体功能不足、子宫内膜不规则脱落和排卵期出血等。本节主要介绍无排卵型功血和黄体功能不足。

一、无排卵型功能失调性子宫出血

（一）病理生理机制

无排卵功血多发生在青春期和围绝经期，前者称为青春期功血，后者称为围绝经期功血。虽然青春期功血与围绝经期功血均为无排卵型功血，但它们的发病机制不同。青春期功血不排卵的原因在于患者体内的下丘脑－垂体－卵巢轴尚未成熟；围绝经期功血不排卵的原因是衰老的卵巢对促性腺激素不敏感，卵泡发育不良，卵泡分泌的雌激素达不到诱发雌激素正反馈的阈值水平。

由于不排卵，卵巢只分泌雌激素，不分泌孕激素。在无孕激素对抗的雌激素长期作用下，子宫内膜增生变厚。当雌激素水平急遽下降时，大量子宫内膜脱落，子宫出血很多，这种情况称为雌激素撤退性出血。在雌激素水平下降幅度小时，脱落的子宫内膜量少，子宫出血也少，这种出血称为雌激素突破性出血。另外，当增生的内膜需要更多的雌激素而卵巢分泌的雌激素却未增加时也会出现子宫出血，这种出血也属于雌激素突破性出血。

由于没有孕激素的作用，子宫螺旋动脉比较直，当子宫内膜脱落时螺旋动脉也不发生节律性收缩，血窦不容易关闭，因此无排卵型功血不容易止住。雌激素水平升高时，子宫内膜增生覆盖创面，出血才会停止。孕激素可以使增生的内膜发生分泌反应，子宫内膜间质呈蜕膜样改变，这是孕激素止血的机制。

（二）临床表现

临床上主要表现为月经失调，即月经周期、经期和月经量的异常变化。

1. 症状　无排卵型功血多见于青春期及围绝经期妇女，临床上表现为月经周期紊乱，经期长短不一，出血量时多时少。出血少时患者可以没有任何自觉症状，出血多时会出现头晕、乏力、心悸等贫血症状。

2. 体征　体征与出血量多少有关，大量出血导致继发贫血时，患者皮肤、黏膜苍白，心率加快；少量出血时无上述体征。妇科检查无异常发现。

（三）诊断

无排卵型功血为功能性疾病，因此只有在排除了器质性疾病时才能诊断。超声检查在功血的诊断中具有重要意义，如果超声发现有引起异常出血的器质性病变，则可排除功血。另外，超声检查对治疗也有指导意义。如果超声提示子宫内膜厚，那么孕激素止血的效果可能较好；如果内膜薄，雌激素治疗的效果可能较好。

（四）处理

1. 一般治疗　功血患者往往体质较差，因此应补充营养，改善全身情况。严重贫血者（Hb < 6g/dl）往往需要输血治疗。

2. 药物止血　药物治疗以激素治疗为主，青春期功血的治疗原则是止血、调整周期和促进排卵。更年期功血的治疗原则是止血、调整周期和减少出血。

激素止血治疗的方案有多种，应根据具体情况如患者年龄、出血时间、出血量和子宫内膜厚度等来选择激素的种类和剂量。在开始激素治疗前必须明确诊断，排除器质性疾病，尤其是绝经前妇女更是如此。诊刮术和分段诊刮术既可以迅速止血，又可进行病理检查以了解有无内膜病变。对年龄较大的女性来说，建议选择诊刮术和分段诊刮术进行治疗。

（1）雌激素止血：机制是使子宫内膜继续增生，覆盖子宫内膜脱落后的创面，起到修复作用。另外雌激素还可以升高纤维蛋白原水平，增加凝血因子，促进血小板凝集，使毛细血管通透性降低，从而起到止血作用。雌激素止血适用于内膜较薄的大出血患者。

1）己烯雌酚（diethylstibestrol，DES）：开始用量为 1 ~ 2mg/次，每 8 小时一次，血止 3 天后开始减量，每 3 天减一次，每次减量不超过原剂量的 1/3。维持量为 0.5 ~ 1mg/d。止血后维持治疗 20 天左右，在停药前 5 ~ 10 天加用孕激素，如醋酸甲羟孕酮 10mg/d。停用己烯雌酚和醋酸甲羟孕酮 3 ~ 7 天后会出现撤药性出血。由于己烯雌酚胃肠道反应大，许多患者无法耐受，因此现在多改用戊酸雌二醇或结合雌激素。

2）戊酸雌二醇（estradiol valerate）：出血多时口服 2 ~ 6mg/次，每 6 ~ 8 小时一次。血止 3 天后开始减量，维持量为 2mg/d。具体用法同己烯雌酚。

3）苯甲酸雌二醇（estradiol benzoate）：为针剂，2mg/支。出血多时每次注射 1 支，每 6 ~ 8 小时肌肉注射一次。血止 3 天后开始减量，具体用法同己烯雌酚，减至 2mg/d 时，可改口服戊酸雌二醇。由于肌肉注射不方便，因此目前较少使用苯甲酸雌二醇止血。

4）结合雌激素片剂：出血多时采用 1.25 ~ 2.5mg/次，每 6 ~ 8 小时一次。血止后减量，维持量为 0.625 ~ 1.25mg/d。具体用法同己烯雌酚。

在使用雌激素止血时，停用雌激素前一定要加孕激素。如果不加孕激素，停用雌激素就相当于人为地造成了雌激素撤退性出血。围绝经期妇女是子宫内膜病变的高危人群，因此在排除子宫内膜病变之前应慎用雌激素止血。子宫内膜比较厚时，需要的雌激素量较大，使用孕激素或复方口服避孕药治疗可能更好。

（2）孕激素止血：孕激素的作用机制主要是转化内膜，其次是抗雌激素。临床上根据病情，采用不同方法进行止血。孕激素止血既可以用于青春期功血的治疗，也可以用于围绝经期功血的治疗。少量出血和中量出血时多选用孕激素；大量出血时既可以选择雌激素，也可以选择孕激素，它们的疗效相当。一般来讲内膜较厚时，多选用孕激素，内膜较薄时多选雌激素。

临床上常用的孕激素有醋酸炔诺酮、醋酸甲羟孕酮、醋酸甲地孕酮和黄体酮，止血效果最好的是醋酸炔诺酮，其次是醋酸甲羟孕酮和醋酸甲地孕酮，最差的是黄体酮，因此大出血时不选用黄体酮。

1）少量子宫出血时的止血：孕激素使增殖期子宫内膜发生分泌反应后，子宫内膜可以完全脱落。通常用药后阴道流血减少或停止，停药后产生撤药性阴道流血，7~10 天后出血自行停止。该法称为"药物性刮宫"，适用于少量长期子宫出血者。方法：黄体酮 10mg/d，连用 5 天；或用甲羟孕酮（甲羟孕酮）10~12mg/d，连用 7~10 天；或甲地孕酮（妇宁片）5mg/d，连用 7~10 天。

2）中多量子宫出血时的止血：炔诺酮（norethindrone，norethisteron，noilutin）属 19 - 去甲基睾酮类衍生物，止血效果较好，临床上常用。每片剂量为 0.625mg，每次服 5mg，每 6~12 小时一次（大出血每 6~8 小时 1 次，中量出血每 12 小时 1 次）。阴道流血多在半天内减少，3 天内血止。血止 3 天后开始减量，每 3 天减一次，每次减量不超过原剂量的 1/3，维持量为 5mg/d，血止 20 天左右停药。如果出血很多，开始可用 5~10mg/次，每 3 小时一次，用药 2~3 次后改 8 小时一次。治疗时应叮嘱患者按时、按量用药，并告知停药后会有撤药性出血，不是症状复发，用药期间注意肝功能。

甲地孕酮（megestrol acetate）：属孕酮类衍生物，1mg/片，中多量出血时每次口服 10mg，每 6~12 小时一次，血止后逐步减量，减量原则同上。与炔诺酮相比，甲地孕酮的止血效果差，对肝功能的影响小。

醋酸甲羟孕酮（medroxyprogesterone acetate）：属孕酮衍生物，对子宫内膜的止血作用逊于炔诺酮，但对肝功能影响小。中多量出血时每次口服 10~12mg，每 6~12 小时一次，血止后逐渐减量，递减原则同上，维持量为 10~12mg/d。

（3）复方口服避孕药：是以孕激素为主的雌孕激素联合方案。大出血时每次口服复方口服避孕药 1~2 片，每 8 小时一次。血止 2~3 天后开始减量，每 2~3 天减一次，每次减量不超过原剂量的 1/3，维持量为 1~2 片/天。

大出血时国外最常用的是复方口服避孕药，24 小时内多数出血会停止。

（4）激素止血时停药时机的选择：一般在出血停止 20 天左右停药，主要根据患者的一般情况决定停药时机。如果患者一般情况好、恢复快，就可以提前停药，停药后 2~5 天，会出现撤药性出血。如果出血停止 20 天后，贫血还没有得到很好的纠正，可以适当延长使用激素时间，以便患者得到更好的恢复。

（5）雄激素：既不能使子宫内膜增殖，也不能使增生的内膜发生分泌反应，因此它不能止血。虽然如此，可是雄激素可以减少出血量。雄激素不可单独用于无排卵型功血的治疗，它需要与雌激素或（和）孕激素联合使用。临床上常用丙酸睾酮（testosterone propionate），25mg/支，在出血量多时每天25～50mg肌肉注射，连用2～3天，出血明显减少时停止使用。注意为防止发生男性化和肝功能损害，每月总量不宜超过300mg。

（6）其他止血剂：如巴曲酶、6－氨基己酸、氨甲苯酸、氨甲环酸（止血环酸）和非甾体类抗炎药等。由于这些药不能改变子宫内膜的结构，因此他们只能减少出血量，不能从根本上止血。

大出血时静脉注射巴曲酶1kU后的30分钟内，阴道出血会显著减少，因此巴曲酶适于激素止血的辅助治疗。6－氨基己酸、氨甲苯酸和氨甲环酸属于抗纤维蛋白溶解药，它们也可减少出血。

3. 手术治疗　围绝经期妇女首选诊刮术，一方面可以止血，另一方面可用于明确有无子宫内膜病变。怀疑有子宫内膜病变的妇女也应做诊断性刮宫。

少数青春期功血患者药物止血效果不佳时，也需要刮宫。止血时要求刮净，刮不干净就起不到止血的作用。刮宫后7天左右，一些患者会有阴道流血，出血不多时可使用抗纤维蛋白溶解药，出血多时使用雌激素治疗。

由于刮宫不彻底造成的出血则建议使用复方口服避孕药治疗，或者选择再次刮宫。

4. 调整周期　对无排卵型功血来说，止血只是治疗的第一步，几乎所有的患者都还需要调整周期。青春期功血发生的根本原因是下丘脑－垂体－卵巢轴功能紊乱，正常的下丘脑－垂体－卵巢轴调节机制的建立可能需要很长的时间。在正常调节机制未建立之前，如果不予随访、调整周期，患者还会发生大出血。

围绝经期功血发生的原因是卵巢功能衰退，随着年龄的增加，卵巢功能只能越来越差。因此，理论上讲围绝经期功血不可能恢复正常，这些患者需要长期随访、调整周期，直到绝经。

二、黄体期缺陷

排卵后，在黄体分泌的孕激素的作用下子宫内膜发生分泌反应。在整个黄体期，子宫内膜的组织学形态（子宫内膜分泌反应）是持续变化的；分泌期时相不同，子宫内膜组织学形态也不同。若排卵后子宫内膜组织学变化比黄体发育晚2天以上，则称为黄体期缺陷（luteal phase deficiency or luteal phase defect，LPD）。目前，国内常把黄体期缺陷称为黄体功能不足或黄体功能不全。导致黄体期缺陷的原因有两个：黄体内分泌功能不足和子宫内膜对孕激素的反应性下降。前者是名副其实的黄体功能不足，后者又被称为孕激素抵抗。

（一）发病机制

目前认为黄体期缺陷的发病机制如下：

1. 卵泡发育不良　黄体是由卵泡排卵后演化而来的，卵泡的颗粒细胞演变成黄体颗粒细胞，卵泡膜细胞演变成黄体卵泡膜细胞。当促性腺激素分泌失调或卵泡对促性腺激素的敏感性下降时，卵泡发育不良，颗粒细胞的数量和质量下降。由发育不良的卵泡生成的黄体质量也差，其分泌孕激素的能力下降。

2. 黄体功能不良　黄体的形成和维持与LH有关。当LH峰和黄体期LH分泌减少时，会发生黄体功能不足。另外，如前所述即使LH峰和LH分泌正常，如果卵泡发育不良也会出现黄体功能不足。黄体功能不足体现在两个方面：

（1）黄体内分泌功能低下，分泌的孕酮减少。

（2）黄体生存时间缩短，正常的黄体生存时间为 12~16 天，黄体功能不足时≤11 天。

3. 子宫内膜分泌反应不良　黄体功能不足时孕激素分泌减少，子宫内膜分泌反应不良，子宫内膜形态学变化比应有的组织学变化落后 2 天以上。子宫内膜存在孕激素抵抗时，虽然孕激素水平正常，但由于子宫内膜对孕激素的反应性下降，因此也将出现子宫内膜分泌反应不良。

（二）临床表现

黄体期缺陷属于亚临床疾病，其对患者的健康危害不大。患者往往因为不孕不育来就诊。

1. 月经紊乱　由于黄体生存期缩短，黄体期缩短，所以表现为月经周期缩短、月经频发。如果卵泡期延长，月经周期也可在正常范围。

2. 不孕或流产　由于黄体功能不足，患者不容易受孕。即使怀孕，也容易发生早期流产。据报道约 3%~20% 的不育症与黄体期缺陷有关，另外诱发排卵时常出现黄体功能不足。

（三）辅助检查

临床表现只能为黄体期缺陷的诊断提供线索，明确诊断需要一些辅助检查。

1. 子宫内膜活检　是诊断黄体期缺陷的金标准。Noyes 和 Shangold 对排卵后每日的子宫内膜特征进行了描述，如果活检的内膜比其应有的组织学变化落后 2 天以上，即可诊断。活检的关键是确定排卵日，有条件者可通过 B 超监测和 LH 峰测定确定排卵日。临床上多选择月经来潮前 1~3 天活检，但该方法的误差较大。

2. 基础体温（BBT）测定　孕激素可以上调体温调定点，使基础体温升高。一般认为基础体温升高天数≤11 天、上升幅度≤3℃或上升速度缓慢时，应考虑黄体功能不足。需要注意的是，单单测定基础体温对诊断黄体功能不足是不够的。

3. 孕酮测定　孕酮是黄体分泌的主要因素，因此孕酮水平可反映黄体功能。黄体中期血孕酮水平 <10ng/ml 时，可以诊断黄体功能不足。由于孕酮分泌变化很大，因此单靠一次孕酮测定进行诊断很不可靠。

4. B 超检查　可以从形态学上了解卵泡的发育、排卵情况和子宫内膜的情况，对判断黄体功能有一定的帮助。

（四）诊断和鉴别诊断

明确诊断需要子宫内膜活检。另外，根据常规检查很难明确诊断子宫内膜对孕激素的反应性下降。

（五）处理

目前的处理仅仅针对黄体功能不足。如果子宫内膜对孕激素的反应性下降，则没有有效的治疗方法。

1. 黄体支持　因为人绒毛膜促性腺激素（HCG）和 LH 的生物学作用相似，因此可用于黄体支持治疗。用法：黄体早期开始肌肉注射 HCG，1 000IU/次，每天 1 次，连用 5~7 天；或 HCG 2 000IU/次，每 2 天 1 次，连用 3~4 次。

在诱发排卵时，如果有发生卵巢过度刺激综合征（OHSS）的风险，则应禁用 HCG，因为 HCG 可以引起 OHSS 或使 OHSS 病情加重。

2. 补充孕酮 治疗不孕症时选用黄体酮制剂，因为天然孕激素对胎儿最安全。如果不考虑生育，而是因为月经紊乱来治疗，可以选择人工合成的口服孕激素，如醋酸甲羟孕酮和醋酸甲地孕酮等。

（1）黄体酮针剂：在自然周期或诱发排卵时，每日肌肉注射黄体酮 10～20mg；在使用 GnRH 激动剂和拮抗剂的周期中，需要加大黄体酮剂量至 40～80mg/d。

（2）微粒化黄体酮：口服利用度低，因此所需剂量大，根据情况每天口服 200～600mg。

（3）醋酸甲羟孕酮：下次月经来潮前 7～10 天开始用药，每天 8～10mg，连用 7～10 天。

（4）醋酸甲地孕酮：下次月经来潮前 7～10 天开始用药，每天 6～8mg，连用 7～10 天。

3. 促进卵泡发育 首选氯米芬，从月经的第 3～5 天开始，每天口服 25～100mg，连用 5 天，停药后监测卵泡发育情况。氯米芬疗效不佳者，可联合使用 HMG 和 HCG 治疗。

（禹　彬）

第四节　痛经

痛经（dysmenorrhea）是指伴随着月经的疼痛，疼痛可以出现在行经前后或经期，主要集中在下腹部，常呈痉挛性，通常还伴有其他症状，包括腰腿疼、头痛、头晕、乏力、恶心、呕吐、腹泻、腹胀等。痛经是育龄期妇女常见的疾病，发生率很高，文献报道为 30%～80% 不等，每个人的疼痛阈值差异及临床上缺乏客观的评价指标使得人们对确切的发病率难以评估。我国 1980 年全国抽样调查结果表明：痛经发生率为 33.19%，其中原发性痛经占 36.06%，其余为继发性痛经。不同年龄段痛经发生率不同，初潮时发生率较低，随后逐渐升高，16～18 岁达顶峰，30～35 岁时下降，生育期稳定在 40% 左右，以后更低，50 岁时约为 20% 左右。

痛经分为原发性和继发性两种。原发性痛经（primary dysmenorrhea）是指不伴有其他明显盆腔疾病的单纯性功能性痛经；继发性痛经（secondary dysmenorrhea）是指因盆腔器质性疾病导致的痛经。

一、原发性痛经

青春期和年轻的成年女性的痛经大多数是原发性痛经，是功能性的，与正常排卵有关，没有盆腔疾患；但有大约 10% 的严重痛经患者可能会查出有盆腔疾患，如子宫内膜异位症或先天性生殖道发育异常。原发性痛经的发病原因和机制尚不完全清楚，研究发现原发性痛经发作时有子宫收缩的异常，而造成收缩异常的原因有局部前列腺素、白三烯类物质、血管加压素、催产素的增高等。

（一）病因和病理生理

1. 子宫收缩异常 正常月经期子宫的基础张力 <1.33kPa，宫缩时可达 16kPa，收缩频率为 3～4 次/分钟。痛经时宫腔的基础压力提高，收缩频率增高且不协调。因此原发性痛经可能是子宫肌肉活动增强、过渡收缩所致。

2. 前列腺素（PG）的合成和释放过多 子宫内膜是合成前列腺素的主要场所，子宫合成和释放前列腺素过多可能是导致痛经的主要原因。PG 的增多不仅可以刺激子宫肌肉过度收缩，导致子宫缺血，并且使神经末梢对痛觉刺激敏感化，使痛觉阈值降低。

3. 血管紧张素和催产素过高 原发性痛经患者体内的血管紧张素增高，血管紧张素可以引起子宫肌层和血管的平滑肌收缩加强，因此，被认为是引起痛经的另一重要因素。催产素是引起痛经的另一原因，临床上应用催产素拮抗剂可以缓解痛经。

4. 其他因素 主要是精神因素，紧张、压抑、焦虑、抑郁等都会影响对疼痛的反应和主观感受。

（二）临床表现

原发性痛经主要发生在年轻女性身上，初潮或初潮后数月开始，疼痛发生在月经来潮前或来潮后，在月经期的 48～72 小时持续存在，疼痛呈痉挛性，集中在下腹部，有时伴有腰痛，严重时伴有恶心、呕吐、面色苍白、出冷汗等，影响日常生活和工作。

（三）诊断与鉴别诊断

诊断原发性痛经，首先要排除器质性盆腔疾病的存在。全面采集病史，进行全面的体格检查，必要时结合辅助检查，如 B 超、腹腔镜、宫腔镜、子宫输卵管碘油造影等，排除子宫器质性疾病。鉴别诊断主要排除子宫内膜异位症、子宫腺肌症、盆腔炎等疾病，并区别于继发性痛经，还要与慢性盆腔痛相区别。

（四）治疗

1. 一般治疗 对痛经患者，尤其是青春期少女，必须进行有关月经的生理知识教育，消除其对月经的心理恐惧。痛经时可卧床休息，热敷下腹部，还可服用非特异性的止痛药。研究表明，对痛经患者施行精神心理干预可以有效减轻症状。

2. 药物治疗

（1）前列腺素合成酶抑制剂：非甾体类抗炎药是前列腺素合成酶抑制剂，通过阻断环氧化酶通路，抑制前列腺素合成，使子宫张力和收缩力下降，达到止痛的效果。有效率 60%～90%，服用简单，副作用小，还可以缓解其他相关症状，如恶心、呕吐、头痛、腹泻等。用法：一般于月经来潮、痛经出现前开始服用，连续服用 2～3 天，因为前列腺素在月经来潮的最初 48 小时释放最多，连续服药的目的是减少前列腺素的合成和释放。因此疼痛时临时间断给药效果不佳，难以控制疼痛。

（2）避孕药具：短效口服避孕药和含左炔诺孕酮的宫内节育器（曼月乐）适用于需要采用避孕措施的痛经患者，可以有效地治疗原发性痛经。口服避孕药可以使 50% 的患者疼痛完全缓解，40% 明显减轻。曼月乐对痛经的缓解的有效率也高达 90% 左右。避孕药的主要作用是抑制子宫内膜生长、抑制排卵、降低前列腺素和血管加压素的水平。各类雌、孕激素的复合避孕药均可以减少痛经的发生，它们减轻痛经的程度无显著差异。

（3）中药治疗：中医认为痛经是由于气血运行不畅引起，因此一般以通调气血为主，治疗原发性痛经一般用当归、川芎、茯苓、白术、泽泻等组成的当归芍药散，效果明显。

3. 手术治疗 以往对原发性痛经药物治疗无效者的顽固性病例，可以采用骶前神经节切除术，效果良好，但有一定的并发症。近年来主要用子宫神经部分切除术。无生育要求者，可进行子宫切除术。

二、继发性痛经

继发性痛经是指与盆腔器官的器质性病变有关的周期性疼痛。常在初潮后数年发生。

（一）病因

有许多妇科疾病可能引起继发性痛经，它们包括：

1. 典型周期性痛经的原因　处女膜闭锁、阴道横膈、宫颈狭窄、子宫异常（先天畸形、双角子宫）、子宫腔粘连（Asherman 综合征）、子宫内膜息肉、子宫平滑肌瘤、子宫腺肌病、盆腔淤血综合征、子宫内膜异位症、IUD 等。

2. 不典型的周期性痛经的原因　子宫内膜异位症、子宫腺肌病、残留卵巢综合征、慢性功能性囊肿形成、慢性盆腔炎等。

（二）病理生理

研究表明，子宫内膜异位症和子宫腺肌症患者体内产生过多的前列腺素，可能是痛经的主要原因之一。前列腺素合成抑制制剂可以缓解该类疾病的痛经症状。环氧化酶（COX）是前列腺素合成的限速酶，在子宫内膜异位症和子宫腺肌症患者体内表达量过度增高。这些均说明前列腺素合成代谢异常与继发性痛经的疼痛有关。

宫内节育器（IUD）的副作用主要是月经过多和继发痛经，其痛经的主要原因可能是子宫的局部损伤和 IUD 局部的白细胞浸润导致的前列腺素合成增加。

（三）临床表现

痛经一般发生在初潮后数年，生育年龄妇女较多见。疼痛多发生在月经来潮之前，月经前半期达到高峰，此后逐渐减轻，直到结束。继发性痛经症状常有不同，伴有腹胀、下腹坠痛、肛门坠痛等。但子宫内膜异位症的痛经也有可能发生在初潮后不久。

（四）诊断和鉴别诊断

诊断继发性痛经，除了详细询问病史外，主要通过盆腔检查，相关的辅助检查，如 B 超、腹腔镜、宫腔镜及生化指标的化验等，找出相应的病因。

（禹　彬）

第五节　闭经

闭经（amenorrhea）为月经从未来潮或异常停止。闭经可分为生理性闭经和病理性闭经。本节仅介绍病理性闭经。

一、概述

闭经分为原发性和继发性闭经两种。

1. 原发性闭经（primary amenorrhea）　是指女性年满 16 岁尚无月经来潮，或 14 岁尚无第二性征发育，或第二性征发育已过两年而月经仍未来潮者为原发性闭经。此定义以正常青春期应出现第二性征发育和月经初潮的年龄退后两个标准差年龄为依据。

2. 继发性闭经（secondary amenorrhea）　是指月经建立后月经停止，停经持续时间相当于既往 3 个月经周期以上的总时间或月经停止六个月者。

二、诊断

闭经的原因很多，是许多疾病的一种表现，其诊断要根据病史、体格检查和相关的辅助检查找出导致闭经的原发病因，才能最终诊断其类型、发生部位。因此，详细了解闭经患者的发病史、月经史、生育史、个人史十分重要。

1. 病史

（1）现病史：了解末次月经时间，并区分是自然月经或激素治疗后的撤退性出血。了解发病前有无诱因，如环境改变、精神刺激、过度劳累、寒冷刺激等，精神心理因素、节制饮食或厌食所致的明显体重下降，消耗性疾病引起的严重营养不良等。

（2）月经史：原发性闭经患者应询问有无自然的乳房发育、性毛生长、身高增长；继发性闭经者应询问初潮年龄、周期、经期、经量等。闭经以来有无伴发症状，如早孕样反应、腹痛、溢乳、视力改变、体重增加、围绝经症状等。曾做过什么检查，用过哪些药物等。最近的两次月经日期要问清楚。

（3）婚育史：包括婚姻状况、结婚年龄、避孕方法、使用时间等。妊娠生育史包括妊娠次数、分娩次数，有无难产、大出血和手术产情况、有无产后并发症；流产次数、方法、有无并发症等；有无人流、取环等可能造成子宫内膜损伤的病史。

（4）既往史：幼年有无腮腺炎、结核、脑炎、脑部创伤史、生殖器官感染史。有无垂体肿瘤、垂体手术、垂体外伤等病史。有无其他内分泌疾病史，如甲状腺、肾上腺和胰腺等异常病史。

（5）个人史：个人生活习惯、学习工作压力、环境改变、运动强度、家庭关系等。

（6）家族史：母亲、姐妹有无早绝经的病史，父母是否近亲结婚等。

2. 临床表现和体格检查

（1）临床表现：16 岁月经从未来潮，为原发闭经；原来月经正常，排除妊娠和哺乳，月经停止 6 个月以上，为继发闭经。

（2）体格检查

1）全身检查：包括全身发育状况、有无畸形；测量身高、体重、四肢与躯干的比例，五官特征，观察精神状态、智力发育、营养状等，对毛发分布和浓密程度进行评分，评估乳房发育情况并检查是否溢乳，腹股沟和小腹部有无肿块等。

2）妇科检查：观察外生殖器发育情况，有无先天性畸形；检查子宫和卵巢的大小，有无肿块和结节，输卵管有无增粗和肿块等。

3. 辅助检查

（1）激素试验

1）孕激素试验：根据孕激素试验将闭经分为Ⅰ度闭经和Ⅱ度闭经，反映闭经的严重程度：卵巢具有分泌雌激素功能，有一定雌激素水平，用孕激素有撤退出血称Ⅰ度闭经；卵巢分泌雌激素功能缺陷或停止，雌激素水平低落，用孕激素无撤退出血，称Ⅱ度闭经。方法为黄体酮 20mg，肌注，共 3～5 天；或甲羟孕酮 8～10mg，每日一次，共 5～7 天；或达芙通 10mg，每日两次，5～7 天。停药后 2～7 日内有撤退性出血为阳性，即Ⅰ度闭经，表示生殖道完整，体内有一定水平的内源性雌激素，但有排卵障碍；如本试验为阴性，则为Ⅱ度闭经。

2）雌激素试验：孕激素试验阴性者行雌激素试验以排除子宫性闭经。口服雌激素（己烯雌酚 1mg，或炔雌醇 0.05mg，或倍美力 0.625mg，或补佳乐 1mg）每日一次，共 20 天，于用药第 16 天开始用孕激素制剂（黄体酮 20mg，肌注，每日一次；或甲羟孕酮 8～10mg，每日一次；或达芙通 10mg，每日两次）共 5 天。停药后 2～7 天内有撤退性出血者为阳性，表示子宫内膜正常，下生殖道无梗阻，病变系内源性雌激素缺乏引起；试验阴性表示病变在子宫，重复两个周期仍无出血，子宫或下生殖道梗阻可诊断。

3）垂体兴奋试验：对于 FSH 低于正常者，需用此试验确定病变在垂体还是下丘脑。方法是静脉注射 GnRH 50μg，于注射前及注射后 15、30、60、120 分钟分别采血测定 LH，峰值为注射前 2 倍以上为阳性，说明病变可能在下丘脑。阴性者人工周期治疗 1～3 个月后重复试验仍无反应者表示病变在垂体。若 FSH 升高不明显，LH 较基础值明显升高，伴有 LH/FSH＞3，提示可能是 PCOS。

（2）靶器官功能检查

1）子宫功能检查：诊断性刮宫或内膜活检适用于已婚妇女，用以了解宫腔深度、颈管和宫腔有无粘连。刮取内膜活检可以了解子宫内膜对卵巢激素的反应，诊断内膜结核、内膜息肉等疾病。

2）卵巢功能检查：包括基础体温测定、宫颈评分、宫颈脱落细胞检查等。

a. 基础体温测定：孕酮通过体温调节中枢使体温升高，正常有排卵的月经周期后半周期体温较前半周期升高 0.3℃～0.5℃，因此体温呈双相型提示卵巢有排卵和黄体形成。

b. 宫颈黏液检查：宫颈受雌、孕激素的影响会发生形态、宫颈黏液物理性状的改变。分为宫颈黏液评分和宫颈黏液结晶检查两种，前者是根据宫颈黏液的量、拉丝度、宫颈口张合的程度进行评分；后者根据黏液的结晶判断受雌激素影响的程度及是否受孕激素的影响。

c. 阴道脱落细胞检查：通过观察阴道脱落中表、中、底层细胞的比例，判断雌激素水平，一般表层细胞的比例越高反映雌激素水平越高。卵巢早衰患者出现不同程度的雌激素低落状态。

（3）内分泌测定

1）生殖激素测定：促性腺激素 FSH、LH 测定适用于雌激素试验阳性者，以区别雌激素缺乏是卵巢性或中枢性。高促性腺激素性腺功能低落（hypergoadotropic hypogonadism）：FSH≥30IU/L，病变在卵巢；低促性腺激素性腺功能低落（hypogoadotropic hypogonadism）：FSH 或 LH＜5IU/L，病变在中枢（下丘脑或垂体）。LH/FSH 比值增大可能患有 PCOS。E_2 测定可反映卵巢激素的水平，E≤50pg 卵巢功能低下，P≥15.9nmo/L 说明有排卵，T 高提示有 PCOS、卵巢男性化肿瘤、睾丸女性化疾病、肾上腺皮质疾病等可能。PRL 测定要在上午 9～11 时，空腹、安静状态下，避免应激因素影响。PRL＞25～30ng/ml 为高泌乳素血症，要根据病史寻找相应的病因。

2）其他激素：甲状腺激素、肾上腺激素、胰岛素等的测定可以确定闭经的原发病因。

（4）其他辅助检查

1）B 超：可了解盆腔有无肿块，了解子宫大小、内膜情况、宫腔内有无占位病变，卵巢的大小形态、卵泡大小数目、有无肿块，有无腹腔积液等。

2）子宫输卵管造影（HSG）：对于怀疑子宫疾病、结核、粘连者应行 HSG 检查，了解子宫是否有粘连、输卵管是否通畅等。

3）宫腔镜检查：有助于明确子宫性闭经的病变性质，了解宫腔粘连的部位、程度、范围等，估计月经恢复的可能性；腹腔镜检查可以在直视下观察卵巢的外观、大小、形状等，明确闭经的病因，腔镜下可以行活检，卵巢活检有利于明确两性畸形的病因。

4）电子计算机断层扫描（CT）或磁共振成像（MRI）：可用于头部蝶鞍区的检查，有利于分析肿瘤的大小和性质，诊断空蝶鞍、垂体瘤等疾病。

5）染色体检查：对于原发性闭经应常规进行外周血染色体检查，对鉴别先天性性腺发育不全的病因、两性畸形的病因有重要意义。

6）自身免疫性抗体检测：与闭经有关的自身免疫性抗体包括抗肾上腺抗体、抗甲状腺微粒体抗体、抗卵巢抗体、抗胰岛细胞抗体等。

7）其他：疑为结核者测定血沉、结核菌素试验、胸片；怀疑妊娠或相关疾病者应查 HCG。

三、治疗

引起闭经的原因复杂多样，有先天和后天因素，更有功能失调和器质性因素之分，因此治疗上要按照患病病因制定出不同的治疗方案，全身治疗和病因治疗相结合。

1. 一般治疗 月经正常来潮受神经内分泌调节，精神心理、社会环境、饮食营养对其有重大影响。另外闭经本身也会影响患者的身心健康。因此，全身治疗和心理调节对闭经患者十分必要。对于因精神创伤、学习和工作压力导致的精神应激性闭经要进行耐心的心理疏导；对于盲目节食减肥或服药减肥导致的闭经要指导其正确认识和利用适当途径进行体重控制，并告知过度节食减肥的弊端；对于偏食引起的营养不良要纠正饮食习惯；慢性疾病导致的营养不良要针对病因进行治疗，并适当增加营养。若闭经患者伴有自卑、消极的心理问题，要鼓励其树立信心，配合治疗，有助于月经早日恢复。

2. 激素治疗 对于原发性闭经患者，激素应用的目的是促进生长和第二性征发育，诱导人工月经来潮；对于继发性闭经患者，激素应用的目的是补充性激素，诱导正常月经，防止激素水平低下造成的生殖器官萎缩、骨质疏松等影响。

（1）单纯雌激素应用

1）促进身高生长：Turner 综合征患者及性腺发育不良患者缺乏青春期雌激素刺激产生的身高突增阶段，因此，这类患者在骨龄达到 13 岁以后，可以开始小剂量应用雌激素，如孕马雌酮（倍美力）0.300~0.625mg/d，戊酸雌二醇 1mg/d，可增快生长速度。也可使用生长激素，剂量为每周 0.5~1.0 IU/kg，应用时间可早至 5~6 岁，但价格昂贵。

2）促进第二性征和生殖器官发育：原发性闭经患者为低雌激素水平者，第二性征往往发育不良或完全不发育，应用小剂量雌激素模拟正常青春期水平，刺激女性第二性征和生殖器官发育，如孕马雌酮（倍美力）0.300~0.625mg/d，戊酸雌二醇 1mg/d，使用过程中定期检测子宫内膜厚度，当子宫内膜厚度超过 6mm 时，开始定期加用孕激素，造成撤退性出血——人工月经。

3）激素替代：当患者雌激素水平低下，而缺乏子宫或子宫因手术切除时，可单纯应用雌激素进行激素替代治疗，如孕马雌酮（倍美力）0.625mg/d、戊酸雌二醇 1~2mg/d、炔雌醇 0.0125mg/d 等。

（2）雌、孕激素联合：雌、孕激素序贯治疗：孕马雌酮（倍美力）0.625mg/d，或戊酸雌二醇 1～2mg/d，从出血第 5 天开始应用，连续 21～28 天，最后 10～14 天加用孕激素，如甲羟孕酮 8～10mg/d，或地屈孕酮 10～20mg/d。

（3）单纯应用孕激素：对于有一定雌激素水平的Ⅰ度闭经，可以应用孕激素后半周期治疗，避免长期雌激素刺激缺乏孕激素抵抗造成子宫内膜过度增生。用药方法为，甲羟孕酮 8～10mg/d，或地屈孕酮 10～20mg/d，从出血第 16 天开始，连续应用 10～14 天。

3. 促孕治疗 对于有生育要求的妇女，有些闭经患者在进行数个周期的激素治疗后，排卵恢复，可自然孕育；但有些患者无法恢复自发排卵，要在周期治疗诱导生殖器官发育正常后，进行促排卵治疗。

（1）小剂量雌激素：对于卵巢早衰患者，卵巢内尚有少量残余卵泡，这类患者不论对氯米芬或尿促性素都不敏感，可以用小剂量雌激素期待治疗，孕马雌酮（倍美力）0.625mg/d，或戊酸雌二醇 1mg/d，定期监测卵泡生长情况，当卵泡成熟时可用 hCG 5 000～10 000IU 促排卵。

（2）氯米芬（CC）：适应于有一定雌激素水平的闭经妇女。从撤退性出血第 3～5 天开始，50～200mg/d，连续 5 天，从最低剂量开始试用，若无效，下一周期可逐步增加剂量。使用促排卵药物过程中要严密监测卵巢大小和卵泡生长情况。

（3）尿促性素（HMG）：适应于中枢性闭经。自撤退出血 3～5 天开始，每天 75IU，连续 7 天，若无反应可逐渐增加剂量，每次增加 37.5～75IU，用药期间必需利用 B 超、宫颈评分、雌激素水平监测卵泡发育情况，随时调整剂量。当宫颈评分 >8，优势卵泡 >18mm 时，可以注射 hCG 促排卵，hCG 的注射剂量要根据卵泡的数量和卵巢的大小决定，以防引起卵巢过激反应。

（4）纯促卵泡激素（FSH）：每支含纯化的 FSH 75IU，该制剂主要适应于 LH 不低的患者，如 PCOS 患者，使用方法同 HMG，在撤退性出血 3～5 天开始使用，每天 75IU，连续 7 天，之后通过定期监测卵泡发育情况调整用药量，直至卵泡成熟，停止应用 FSH。

（5）hCG：促卵泡治疗过程中观察到卵泡直径 >18mm，或宫颈评分连续 2 天大于 8 分时，可以注射 hCG 2 000～10 000IU/d，诱使卵泡排出。hCG 的使用量要根据成熟卵泡的数量、卵巢的大小慎重选用，避免剂量使用不当造成卵巢过度刺激。

4. 对因治疗 引起闭经的原因很多，因此治疗闭经要结合其病因诊断，针对发病原因进行治疗。

（1）子宫及下生殖道因素闭经

1）下生殖道因素闭经：无孔处女膜可手术切开处女膜，有经血者进行引流，并用抗生素预防感染；小阴唇粘连者一经确诊应立即行钝性分离术，术后抗感染、局部应用雌激素预防术后再次粘连；阴道闭锁和阴道完全横膈需手术打通阴道，术后适当应用阴道模具避免粘连；阴道不全横膈可在孕育成功，分娩时予以切开；先天性无阴道无子宫者，可在婚前 3 个月进行阴道成形术，术后放置模具。

2）宫腔粘连：宫腔粘连的处理要根据粘连的部位、面积、程度、有无生育要求决定是否处理。宫腔完全粘连或虽部分粘连但不影响经血外流者，若患者无生育要求者，无需处理；如有生育要求，宫腔部分粘连、或宫颈粘连影响经血流出有周期性腹痛，应分解粘连。方法有：用宫腔探针或宫颈扩张器分离粘连，或在宫腔镜直视下分离粘连。粘连分离后放置 IUD 3～6 个月，同时应用雌孕激素序贯治疗支持内膜的修复和生长，预防再粘连。

（2）卵巢性闭经：不论是先天性卵巢发育不良，或是后天因素导致卵巢功能衰退、卵泡耗竭，均表现为促性腺激素增高，雌、孕激素水平低下。

1）原发性卵巢性闭经：这类患者第二性征发育不良或不发育，因此，在骨龄达到 13 岁时应用小剂量雌激素促进生长和第二性征发育，当子宫内膜发育到一定程度开始使用雌、孕激素联合治疗诱发月经。该类患者由于卵巢内缺乏生殖细胞和卵泡，因此，不能孕育自己的孩子，如子宫发育正常，婚后可以借助他人供卵生育。

2）继发性卵巢性闭经：这类闭经引起的原因不详，治疗上亦无法针对病因。对于无生育要求的，应进行雌孕激素联合替代治疗，维持月经、避免生殖器官萎缩、预防骨质疏松等疾病。对于有生育要求，而卵巢内又有残存卵泡者，雌孕激素序贯治疗数周期后，有部分患者可恢复排卵而受孕；若不能自发恢复可试用促排卵治疗，但这类患者的卵巢对促排卵药物的敏感性差，生育希望较小。继发性卵巢性闭经患者，闭经时间越短，治疗后排卵恢复率越高，反之，排卵恢复率极低。

（3）垂体性闭经：多为器质性原因引起的闭经，如垂体瘤、空蝶鞍综合征、希汉综合征，要针对病因治疗。

1）垂体瘤：如前文所述，垂体瘤种类很多，各具不同的分泌功能，因此除了瘤体增大时的神经压迫症状外，对健康产生的影响依据其分泌的激素而不同。一般而言，垂体肿瘤通过手术切除可以根治，但近年来的研究和医学发展使垂体肿瘤的药物治疗成为可能。垂体催乳素瘤是引起闭经的主要原因之一，该病可以手术治疗，如开颅术、经蝶鞍术等，但垂体催乳素瘤手术常常造成肿瘤切除不全或正常垂体组织损伤，近年来药物治疗获得了巨大的进展，逐渐替代手术成为首选治疗方法。目前垂体催乳素瘤的首选治疗药物是溴隐亭，为多巴胺受体激动剂，每片 2.5mg，可从 1.25mg 开始给药，2 次/d，餐时或餐后给药，3 天无不适可逐渐加量，最大剂量 10mg/d。该药的主要副反应是胃肠道刺激症状，如不能适应，也可改用阴道给药，资料报道与口服生物利用度相似。另外，还有长效溴隐亭，每 28 天注射一次，一次 50～100mg，最大剂量 200mg，副作用小，疗效好，可用于对口服溴隐亭不能耐受的患者。还有一种是诺果宁，是非麦角碱类多巴胺受体 D，激动剂，为新一代高效抗 PRL 药，治疗初始剂量为 25μg/d，第二、第三天为 50μg/d，维持量为 75～150μg/d，该药副反应小、使用安全，但目前国内市场尚无销售。由于 PRL 降为正常后可以立即恢复自发排卵，因此对于已婚妇女，如不避孕可能很快怀孕，但建议如果是垂体瘤患者，最好是 PRL 控制正常一年后怀孕。尽管目前尚无任何资料证明溴隐亭对胚胎有害，但慎重起见，推荐妊娠期，特别是三个月以内停用溴隐亭。妊娠过程中定期观察 PRL 变化，有无头痛、视力下降等症状，如有催乳素瘤复发或加重，可立即使用溴隐亭，能迅速控制症状，控制不住可以立即手术。

2）希汉综合征：由于希汉综合征通常造成垂体分泌促性腺激素、促甲状腺素、促肾上腺素功能的损伤，因此根据患者的具体情况，需进行雌、孕激素、甲状腺素和肾上腺皮质激素三方面的补充替代治疗。雌、孕激素采用序贯治疗；肾上腺皮质激素采用泼尼松 5～10mg/d 或醋酸可的松 25mg/d，晨服 2/3，下午服 1/3；甲状腺素片 30～60mg/d。该病如果没有子宫和输卵管的损伤，如有生育要求，轻型者可用 CC 促排卵，重者可以用 HMG/hCG 促排卵治疗，排卵后建议使用黄体酮维持黄体功能。

（4）中枢性闭经：中枢性闭经的病因多为精神心理、应激相关因素，因此针对诱因进行治疗十分重要；部分为先天性下丘脑神经元发育异常导致，主要是进行激素替代，有生育要求者进行促排卵助孕。

1）Kallmann 综合征：由于这种先天性的中枢异常无法纠正，因此，需用激素替代方法补充治疗及诱导月经来潮。而卵巢本身并无异常，只是缺乏促性腺激素的刺激使其功能处于静止状态，给予外源性促性腺激素可以诱导卵巢内卵泡的发育和成熟。因此，该病的治疗分两个阶段，首先是激素替代治疗，用小剂量雌激素治疗促进第二性征的发育和生殖器官的发育，到生殖器官发育到一定阶段时，单纯雌激素治疗改为雌、孕激素联合治疗诱导月经来潮；当患者结婚有生育要求时，可用 HMG 和 hCG 诱导排卵，或用 GnRH 脉冲法诱导排卵，后者由于操作困难使用较少。

2）特发性低促性腺素性腺功能低下（IHH）：治疗同 Kallmann 综合征，用激素替代方法补充治疗及诱导月经来潮，有生育要求时，给予外源性促性腺激素诱导卵巢内卵泡的发育成熟和排卵。

3）继发性低促性腺素性腺功能低下：用周期性治疗诱导月经来潮，连续 3～6 个月。

（禹　彬）

第六节　多囊卵巢综合征

多囊卵巢综合征（polycystic ovary syndrome，PCOS）是常见的妇科内分泌疾病，以长期无排卵和高雄激素血症为基本特征，普遍存在胰岛素抵抗，临床表现异质性，越 50% 的 PCOS患者超重或肥胖。育龄妇女中 PCOS 的患病率是 5%～10%，而在无排卵性不育症患者中的发病率高达 30%～60%。近年来的研究发现该疾病的功能紊乱远超出生殖轴，由于存在胰岛素抵抗，常发展为 2 型糖尿病、脂代谢紊乱及心血管疾病等；且 PCOS 患者的代谢综合征的患病率为正常人群的 4～11 倍。

一、病因

PCOS 的确切病因至今尚不是很清楚，现有的研究表明，PCOS 发病与遗传因素，如肥胖、2 型糖尿病、脂溢性脱发、高血压等家族史，以及宫内环境、出生后的饮食结构、生活方式等密切相关，提示 PCOS 可能是遗传与环境因素共同作用的结果。

1. 遗传学因素　研究发现 PCOS 患者有明显的家族聚集性，如具有肥胖、2 型糖尿病、脂溢性脱发、高血压等家族史者，其 PCOS 的发生率较高。

目前发现可能与 PCOS 发生有关的基因主要有以下几类：①与甾体激素合成和作用相关的基因，如胆固醇侧链裂解酶 CYP11A、CYP17、CYP21 等；②与促性腺激素作用和调节相关的基因，如 LH 受体基因、卵泡抑素基因、β－FSH 基因等；③与糖代谢和能量平衡相关的基因，如胰岛素基因、胰岛素受体基因、IRS 基因、钙激活酶基因等；④主要组织相容性位点。

这些基因可出现表达水平或单核苷酸多态性变化。另外，研究还发现 PCOS 也存在某些基因 DNA 甲基化的异常，2002 年 Hickey 等首次对雄激素受体（AR）的 CAG 重复序列多态性、甲基化和 X 染色体失活进行了研究，认为 AR（CAG）n 位点甲基化类型可能影响PCOS 的发生、发展。

2. PCOS 的环境因素　近年来发现 PCOS 患者的高胰岛素或高血糖血症可能通过影响胎儿宫内环境导致子代出生后生长发育及代谢异常；并且出生后饮食结构、生活方式也可以影响 PCOS 的发生、发展。

二、临床表现

1. 月经失调　见于 75% ~85% 的 PCOS 患者。可表现为：月经稀发（每年月经次数≤6次）、闭经或不规则子宫出血。

2. 不育症　一对夫妇结婚后同居、有正常性生活（未避孕）1 年尚未怀孕者称为不育。须检查排除男方和输卵管异常，并确认无排卵或稀发排卵。

3. 雄激素过多症

（1）痤疮：PCOS 患者中约 15% ~25% 有痤疮，病变多见于面部，前额、双颊等，胸背、肩部也可出现。痤疮的分级为：轻 - 中度者以粉刺、红斑丘疹、丘脓疱疹为主；重度者以脓疱结节、囊肿、结疤炎症状态为主。

（2）多毛症（hirsutism）：性毛过多指雄激素依赖性体毛过度生长，PCOS 患者中患多毛症者约 65% ~75%。

4. 肥胖（obesity）　以腹型肥胖为主，临床上以腰围（WR）或腰臀比（腰围 cm/臀围 cm，WHR）表示肥胖的类型。若女性 WHRI >0.8，或腰围≥85cm 可诊断为腹型肥胖。

5. 黑棘皮症（acanthosis nigricans）　是严重胰岛素抵抗的一种皮肤表现，常在外阴、腹股沟、腋下、颈后等皮肤皱折处呈灰棕色、天鹅绒样片状角化过度，有时呈疣状。分为轻、中、重度：0. 无黑棘皮症；1 +. 颈部 & 腋窝有细小的疣状斑块，伴/不伴有受累皮肤色素沉着；2 +. 颈部 & 腋窝有粗糙的疣状斑块，伴/不伴有受累皮肤色素沉着；3 +. 颈部 & 腋窝及躯干有粗糙的疣状斑块，伴/不伴有受累皮肤色素沉着。

三、诊断

1. PCOS 临床表现异质性

（1）不论症状还是生化异常都呈现种族和个体差异：多年来对 PCOS 的诊断一直存在争议，近二十年国际上陆续推出 3 个标准，1990 年美国国立卫生研究院（National institute health，MH）对 PCOS 诊断标准包括以下两项（按重要性排序）：①雄激素过多症及（或）高雄激素血症；②稀发排卵。但需排除以下高雄激素疾病，如先天性 21 羟化酶缺乏、库欣综合征、高泌乳素及分泌雄激素的肿瘤等；使标准化诊断迈出了重要的一步。该标准包括了三种基本表现型：①多毛、高雄血症及稀发排卵；②多毛及稀发排卵；③高雄血症及稀发排卵。

（2）随着诊断技术的进展、阴道超声的广泛应用，许多学者报道超过 50%，的 PCOS 患者具有卵巢多囊改变特征，2003 年由美国生殖医学会（American Society for Reproductive Medicine，ASRM）及欧洲人类生殖与胚胎协会（European society of human reproduction and embryology，ESHRE）在鹿特丹举办专家会对 PCOS 诊断达成新的共识，加入了关于卵巢多囊改变的标准，并提出 PCOS 需具备以下三项中两项：①稀发排卵及（或）无排卵；②雄激素过多的临床体征及（或）生化指标；③卵巢多囊改变。同样需排除其他雄激素过多的疾病或相关疾病；此标准较 NIH 标准增加了两个新的表型：①多囊卵巢、多毛和（或）高雄血症，但排卵功能正常；②多囊卵巢、排卵不规则，但没有雄激素增多症。此标准的提出引起医学界广泛争论，支持该标准的一方认为该标准提出新表型，对病因和异质性的认识有帮助；反对的一方则认为，该标准提出的新表型尚缺乏资料，且两种新表型的临床重要性不确定。

（3）2006 年美国雄激素过多协会（Androgen Excess Society，AES）对 PCOS 又提出如下标准，必须具备以下两项：①多毛及（或）高雄激素血症；②稀发排卵及（或）多囊卵巢。此标准同样需排除其他雄激素过多或相关疾病，与鹿特丹标准不同的是此标准强调必须具备第一条。中华医学会妇产科分会内分泌学组通过多次专家扩大会议确定推荐我国采纳鹿特丹诊断标准，一方面是可与国际接轨，另一方面采用此标准可在我们自己的多中心调研中筛查和确定 PCOS 在我国人群的表型分布。另外，鹿特丹标准未包含青春期及 IR 的诊断内容，因此在中国范围内通过在正常人群按年龄分层对 PCOS 诊断的相关指标的生理值的流行病学调查，并建立相应的评估体系，对 PCOS 及其代谢并发症的早期诊断具有重要意义。

2. 实验室测定

（1）雄激素的测定：正常妇女循环中雄激素有睾酮、雄烯二酮、去氢表雄酮及其硫酸盐 4 种。临床上常规检查项目为血清总睾酮及硫酸脱氢表雄酮。目前尚缺乏我国女性高雄激素的实验室诊断标准。

（2）促性腺激素的测定（LH、FSH）：研究显示 PCOS 患者 LH，FSH 比值 >2 ~ 3，但这一特点仅见于无肥胖的 PCOS 患者。由于肥胖可抑制 GnRH/LH 脉冲分泌振幅，使肥胖 PCOS患者 LH 水平及 LH/FSH 比值不升高，故此比值不作为 PCOS 的诊断依据。

3. 盆腔超声检查　多囊卵巢（PCO）是超声检查对卵巢形态的一种描述。根据鹿特丹专家共识 PCO 超声相的定义为：一个或多个切面可见一侧或双侧卵巢内直径 2 ~ 9mm 的卵泡≥12 个，和（或）卵巢体积≥10ml（卵巢体积按 0.5 × 长径 × 横径 × 前后径计算）。

注意：超声检查前应停用口服避孕药至少 1 个月，在规则月经患者中应选择在周期第 3 ~ 5 天检查。稀发排卵患者若有卵泡直径 >10mm 或有黄体出现，应在下个周期进行复查。除未婚患者外，应选择经阴道超声检查；青春期女孩应采用经直肠超声检查。

4. 基础体温（BBT）测定　PCOS 患者应于每天早晨醒后立即测试舌下体温（舌下放置 5 分钟），至少一个月经周期，并记录在坐标纸上。测试前禁止起床、说话、大小便、进食、吸烟等活动。根据体温曲线的形状可以了解有无排卵，并估计排卵日期，早期诊断妊娠。

四、鉴别诊断

1. 迟发型肾上腺皮质增生（21 - 羟化酶缺陷）　测定 17α - 羟孕酮水平以排除肾上腺皮质增生（CAH）。

2. 分泌雄激素的肾上腺、卵巢肿瘤　肾上腺素瘤和癌可引起男性化、高雄激素血症和不排卵。分泌雄激素的卵巢肿瘤也引起相似的临床表现，B 超可鉴别。

3. Cushing 综合征　可继发于垂体肿瘤、异位肾上腺皮质激素分泌肿瘤、肾上腺肿瘤或癌，Cushing 综合征患者中近半数有低促性腺激素（Gn）血症，可表现出高雄激素血症临床症状和体征，但雄激素水平可在正常范围，而皮质醇异常升高。

五、治疗

按有无生育要求及有无并发症分为基础治疗、并发症治疗及促孕治疗三方面。基础治疗是指针对 PCOS 患者月经失调、雄激素过多症、胰岛素抵抗及肥胖的治疗，包括控制月经周期治疗、降雄激素治疗、降胰岛素治疗及控制体重治疗四方面。治疗目的：促进排卵功能恢复，改善雄激素过多体征，阻止子宫内膜增生病变和癌变，以及阻止代谢综合征的发生。以上治疗可根据患者的情况，采用单一或两种及以上治疗方法联合应用。并发症的治疗指对已发生子宫内膜增生病变或代谢综合征，包括糖耐量受损、2 型糖尿病、高血压等的治疗。促孕治疗包括药物促排卵、卵巢手术促排卵及生殖辅助技术，一般用于基础治疗后仍未受孕者；但任何促孕治疗应在纠正孕前健康问题后进行，以降低孕时并发症。

1. 基础治疗

(1) 降体重疗法：肥胖型 PCOS 患者调整生活方式（饮食控制和适当运动量）是一线治疗。早在 1935 年，Stein 和 leventhal 就发现肥胖是该综合征的常见症状，但长期以来未将降体重作为该综合征肥胖患者的常规治疗方法。近年很多观察性研究资料发现减重能促进 PCOS 患者恢复自发排卵。一项为期 15 年的对照前瞻性的研究发现，减重能降低 10 年内糖尿病及 8 年内高血压的发病率；并有研究表明限制能量摄入是减重和改善生殖功能最有效的方法，甚至有时在体重仍未见明显下降时，生殖功能已得到了明显的改善，这可能与能量摄入减少有关。最早的一项关于低卡路里饮食摄入的观察性研究发现，20 例肥胖的患者（14 例 PCOS，6 个为高雄激素血症 – 胰岛素抵抗 – 黑棘皮综合征患者）予低卡路里饮食 8 个月，明显降低了胰岛素及雄激素水平，随后的多项研究也进一步证实此结果。有证据指出，肥胖患者予低糖饮食有益于改善其高胰岛素血症。2008 年的欧洲生殖与胚胎学会/美国生殖医学会（ESHRM/ASRM）共识建议肥胖型 PCOS 患者首选低糖饮食。2009 年国外学者对 14 项随机对照研究的荟萃分析的资料显示（其中仅 2 项研究为 PCOS 患者），对于肥胖者，不论是否为 PCOS 患者，生活方式的改变（生活习惯及饮食控制）是其一线治疗的方法。但是对不同食物结构组成对减重疗效的评估目前尚缺乏大样本研究，故不同的食物结构对控制体重的效果仍不明确。

运动也是控制体重的方法之一，它可提高骨骼肌对胰岛素的敏感性，但关于单纯运动对 PCOS 生殖功能恢复的作用的研究很少。在一项临床小样本研究中未证实单独运动对减重有效。另外，也有采用药物减重的报道，如采用胰岛素增敏剂——二甲双胍抑制食欲的作用；研究证实二甲双胍治疗肥胖型 PCOS 时，能使体重有一定程度的下降，并能改善生殖功能。一项应用大剂量的二甲双胍（大于 1 500mg/d）或服用时间大于 8 周治疗肥胖患者的临床研究表明，二甲双胍组比安慰剂组能明显减轻体重。但是改善生活方式联合大剂量的二甲双胍能否达到更好的协同作用尚缺乏大样本的研究。此外，对饮食运动控制饮食效果并不明显者，美国国家心肺循环研究中心及 Cochrane 系统综述建议如下：对于 BMI 大于 $30kg/m^2$ 且无并发症的肥胖患者或 BMI 大于 $27kg/m^2$ 并伴并发症的患者可给予西布他明食欲抑制剂治疗；而对于 BMI 大于 $40kg/m^2$ 的患者可采用手术抽脂减重。但上述方式对生殖功能的影响未见报道。

(2) 控制月经周期疗法：由于 PCOS 患者长期无排卵，子宫内膜长期受雌激素的持续作用，而缺乏孕激素拮抗作用，其发生子宫内膜增生性病变，甚至子宫内膜癌的几率明显增高。定期应用孕激素或给予含低剂量雌激素的雌孕激素联合的口服避孕药（oral contraceptive pills，OCPs）能很好地控制月经周期，起到保护子宫内膜，阻止子宫内膜增生性病变的作用。并且定期应用孕激素及周期性应用 COC 能抑制中枢性 LH 的分泌，故停用口服避孕药后，对恢复自发排卵可能有益。因此对于无排卵 PCOS 患者应定期采用孕激素或口服避孕药疗法以保护子宫内膜及控制月经周期，阻止功能失调性子宫出血及子宫内膜增生性病变，并对自发排卵功能的恢复起到促进作用。

1）单孕激素用药方法：适合于月经频发、月经稀发或闭经的患者，可采用孕激素后半周期疗法控制月经周期。

用药方法：醋酸甲羟孕酮 10mg/d，每次服药 8～10 天，总量 80～100mg/周期；地屈孕酮 10～20mg/d，每次服药 8～10 天，总量 100～200mg/周期；微粒黄体酮 200m/d，每次服药 8～10 天，总量 1 600～2 000mg/周期。

用药时间和剂量的选择根据患者失调的月经情况而定，月经频发的患者一般在下次月经前 3～5 天用药；月经稀发、闭经的患者应至少 60 天用药一次。

2）口服避孕药疗法：雌孕激素联合的口服避孕药（OCPs），如妈富隆（炔雌醇 30μg + 去氧孕烯 150μg）、达英 - 35（炔雌醇 35μg + 环丙孕酮 2mg）、优思明（炔雌醇 30gμg + 屈螺酮 3mg）等。适用于单孕激素控制周期撤药出血较多者，或月经不规则者及功能失调性子宫出血（功血）患者需先用 OCPs 止血者。

用药方法：调整周期用药方法：在采用孕激素撤药月经第 5 天起服用，每天 1 片，共服 21 天；撤药月经的第 5 天重复使用，共 3～6 个周期为 1 疗程。

注意事项：OCPs 不会增加 PCOS 患代谢性疾病的风险，但可能加重伴糖耐量受损的 PCOS 患者糖耐量损害程度。因此对有严重胰岛素抵抗或已存在糖代谢异常的 PCOS 患者应慎用 OCPs；必须要用时应与胰岛素增敏剂联合使用。有口服避孕药禁忌证者禁用。

（3）降雄激素疗法：适用于有中重度痤疮、多毛及油脂皮肤等严重高雄激素体征需治疗的患者及循环中雄激素水平过高者。目前 PCOS 患者常用的降雄药物主要为 OCPs、胰岛素增敏剂、螺内酯及氟他胺。

1）OCPs：除用于 PCOS 患者调整月经周期，保护子宫内膜，还能通过抑制垂体 LH 的合成和分泌，从而有效降低卵巢雄激素的产生，所含的雌激素成分（炔雌醇）可有效地促进肝脏合成 SHBG，进而降低循环中雄激素的活性。某些 OCPs 所含的孕激素成分，如含环丙孕酮的达英 - 35 及含屈螺酮的优思明，由于这些孕激素还能抑制卵巢和肾上腺雄激素合成酶的活性及在外周与雄激素竞争受体，因此不仅能有效降低卵巢雄激素的生成，而且也能抑制肾上腺雄激素的产生，并可阻止雄激素的外周作用，从而有效改善高雄激素体征。另外，OCPs 还通过抑制 LH 和雄激素水平缩小卵巢体积。

用药方法：撤药月经的第 5 天起服用，每天 1 片，共服 21 天。用药 3～6 个月，50%～90% 的患者痤疮可减少 30%～60%，对部位深的痤疮尤为有效，服药 6～9 个月后能改善多毛。

2）胰岛素增敏剂——二甲双胍：胰岛素增敏剂能降低循环中的胰岛素水平，进而降低 LH 水平，减少卵巢及肾上腺来源的雄激素的合成，并能解除高胰岛素对肝脏合成 SHBG 的抑制作用，故能有效的降低循环中雄激素水平及其活性，但其降低雄激素的作用治疗效果不如 OCPs 迅速。

用药方法：见下述降胰岛素疗法。

3) 螺内酯及氟他胺：螺内酯通过抑制 17 - 羟化酶和 17，20 裂解酶（雄激素合成所需的酶），以减少雄激素的合成和分泌；在外周与雄激素竞争受体，并能抑制 5α - 还原酶而阻断雄激素作用。单独使用螺内酯可使 50% 的 PCOS 患者多毛症状减少 40%，亦可增加胰岛素敏感性。氟他胺则由于其抑制外周 5α - 还原酶而具抗雄激素作用。

用药方法：螺内酯：100mg/d，应用 6 个月可抑制毛发生长。氟他胺：250mg，每日 2 次，连续使用 6~12 个月。

副作用及用药监测：螺内酯是排钠保钾利尿药，易造成高血钾，使用时应定期监测电解质。螺内酯和氟他胺这两种药物均有致畸作用，因此应用时一般与 OCPs 联合应用，或用药期间避孕。另外，由于氟他胺有肝脏毒性已较少使用。

关于以上药物的降雄作用及安全性的研究有 3 项大的荟萃分析。2008 年的一项荟萃分析发现，胰岛素增敏剂与 OCPs 在改善多毛方面的效力相当，但效果不如螺内酯及氟他胺。与此同时，另一项对 12 个 RCT 研究所做的荟萃分析发现，螺内酯联合 OCPs 的作用明显优于单独应用 OCPs，而氟他胺联合二甲双胍的作用明显优于单独应用二甲双胍。另外，2009 年的一项荟萃分析表明，在调节月经周期和降低雄激素水平上，OCPs 优于二甲双胍，但二甲双胍能明显降低胰岛素和甘油三酯水平；两者对 PCOS 患者空腹血糖及胆固醇的影响无统计学差异。

(4) 胰岛素抵抗的治疗：有胰岛素抵抗的患者采用胰岛素增敏剂治疗。可降低胰岛素，从而降低循环中的雄激素水平，从而有利于排卵功能的建立及恢复，并可阻止 2 型糖尿病等代谢综合征的发生。在 PCOS 患者中常选用二甲双胍，对二甲双胍治疗不满意或已发生糖耐量损害、糖尿病者可加用噻唑烷二酮类药物（TZDs）。

1) 二甲双胍：能明显改善有胰岛素拮抗的 PCOS 患者的排卵功能，使月经周期恢复运转和具有规律性。一项随机对照双盲临床试验证实 IR 是二甲双胍治疗后排卵功能恢复的预测指标。另外，二甲双胍可明显增加非肥胖型 PCOS 和青春期 PCOS 患者排卵率（A 级证据）及妊娠率（B 级证据），早孕期应用二甲双胍对胎儿无致畸作用（A 级证据）。

用法：850~1 500mg/d，胰岛素抵抗改善后逐步减至维持量 850mg/d。

副作用及用药监测：胃肠道反应最常见，餐中服用可减轻症状。乳酸性酸中毒为罕见的严重副作用；用药期间每 3 个月监测肝肾功。

2) 噻唑烷二酮类药物（TZDs）：TZDs 为 PPARγ 受体激动剂，能增强外周靶细胞（肝细胞、骨骼肌细胞、脂肪细胞）对胰岛素的敏感性，改善高胰岛素血症。罗格列酮是常用的 TZDs，但罗格列酮改善月经状况的作用较二甲双胍弱，而增加胰岛素敏感性的作用与二甲双胍相同。对于不能耐受二甲双胍的患者，可考虑罗格列酮。但由于其肝脏毒性及胚胎毒性，在服用期间应监测肝功能并注意避孕。

2. 并发症治疗

(1) 子宫内膜增生病变的治疗：子宫内膜增生病变的 PCOS 患者应选用孕激素转化子宫内膜。对于已发生子宫内膜癌的患者应考虑手术治疗。

(2) 代谢综合征的治疗：对于已出现高血压、高脂血症、糖尿病的患者，建议同时内科就诊。

3. 促孕治疗　由于 PCOS 患者存在胰岛素抵抗，故在妊娠期发生妊娠糖尿病或妊娠期合并糖尿病、妊娠高血压、先兆子痫、妊娠糖尿病、早产及围产期胎儿死亡率的风险明显增高，故也应引起重视。2008 年，ESHRM/ASRM 关于 PCOS 不孕的治疗已达成共识，认为对 PCOS 患者采用助孕干预开始之前应该首先改善孕前状况，包括通过改善生活方式、控制饮食及适当运动降体重，以及降雄激素、降胰岛素和控制月经周期等医疗干预。部分患者可能在上述措施及医疗干预过程中恢复排卵。多数患者在纠正高雄激素血症及胰岛素抵抗后仍未恢复排卵，此时应该药物诱发排卵。

（1）一线促排卵药物——氯米芬：氯米芬为 PCOS 的一线促排卵治疗药物，价格低廉，口服途径给药，副作用相对小，用药监测要求不高。其机制是与雌激素竞争受体，阻断雌激素的负反馈作用，从而促进垂体 FSH 的释放。该药排卵率约为 75%～80%，周期妊娠率约 22%，6 个周期累积活产率达 50%～60%。肥胖、高雄激素血症、胰岛素抵抗是发生氯米芬抵抗的高危因素。

用药方法及剂量：自然月经或药物撤退出血的第 5 天开始，初始口服剂量为 50mg/d，共 5 天；若此剂量无效则于下一周期加量，每次增加 50mg/d；最高剂量可用至 150mg/d 共 5 天，仍无排卵者为氯米芬抵抗。氯米芬抵抗的 PCOS 患者，可采用二甲双胍联合氯米芬治疗；7 个关于二甲双胍联合氯米芬的观察性研究的荟萃分析表明，二甲双胍联合氯米芬的排卵率较单用氯米芬增加 4.41 倍（B 级证据）。如果氯米芬在子宫和宫颈管部位有明显的抗雌激素样作用，则可采用芳香化酶抑制剂——来曲唑来进行促排卵治疗。来曲唑治疗的排卵率可达 60%～70%，妊娠率达 20%～27%；目前的观察性研究未见来曲唑对胚胎有不良作用，但仍需大样本研究来进一步证实来曲唑对胚胎的安全性。

治疗期限：采用氯米芬治疗一般不超过 6 个周期。氯米芬治疗无效时，可考虑二线促排卵治疗，包括促性腺激素治疗或腹腔镜下卵巢打孔术。

（2）促性腺激素：促性腺激素促排卵治疗适用于氯米芬抵抗者，列为 PCOS 促排卵的二线治疗。促性腺激素促排卵分为低剂量递增方案及高剂量递减方案。较早的研究报道，上述两种方案获得单卵泡发育的成功率均较高，但是目前一项大样本的研究资料显示低剂量递增方案更为安全。低剂量递增方案促单卵泡发育排卵率可达到 70%，妊娠率为 20%，活产率为 5.7%，而多胎妊娠率小于 6%，OHSS 发生率低于 1%。

（3）卵巢手术：早在 1935 年，Stein 和 Leventhal 首先报道了在无排卵 PCOS 女性采用卵巢楔形切除，术后患者的排卵率、妊娠率分别为 80% 和 50%，但之后不少报道术后可引起盆腔粘连及卵巢功能减退，使开腹卵巢手术用于 PCOS 促排卵一度被废弃。随着腹腔镜微创手术的出现，腹腔镜下卵巢打孔手术（LOD）开始应用于促排卵；多项文献的研究结果认为，每侧卵巢以 30～40W 功率打孔，持续 5 秒，共 4～5 个孔，可获得满意排卵率及妊娠率。5 项 RCT 的研究资料显示，对于氯米芬抵抗的 PCOS 患者 LOD 与促性腺激素两项方案对妊娠率及活产率的影响差异无统计学意义，且 LOD 组 OHSS 及多胎妊娠的发生率小于促性腺激素组。之前的研究认为，对于 CC 抵抗或高 LH 的 PCOS 患者可应用 LOD；但是，近期的研究发现，并不是所有的 CC 抵抗或高 LH 的患者均适用于该手术。日本学者对 40 例 PCOS 不孕患者进行回顾性队列研究发现，睾酮水平高于 4.5nmol/L 或雄激素活性指数（free androgen index，FAI）高于 15、LH 低于 8IU/L 或 BMI 大于 35kg/m^2 的 PCOS 患者因其可能有其他致无排卵因素，故不宜采用卵巢手术诱发排卵。另外，较多的文献研究发现，LOD 对胰岛素水平及胰岛素敏感性的改善无效，故卵巢手术并不适用于显著胰岛素抵抗的

PCOS 患者。

（4）体外受精－胚胎移植（IVF－ET）：IVF－ET 适用于以上方法促排卵失败或有排卵但仍未成功妊娠，或合并有盆腔因素不育的患者，为 PCOS 三线促孕治疗。近期的一项荟萃分析发现，在 PCOS 患者中采用促性腺激素超促排卵取消周期的发生率较非 PCOS 患者明显增高，且用药持续时间也明显增加，临床妊娠率可达 35%。有一项对 8 个 RCT 的荟萃分析发现，联合应用二甲双胍能明显增加 IVF 的妊娠率，并减少 OHSS 的发生率。

（禹　彬）

第十三章 女性不孕不育症

第一节 概述

不孕症（sterility），指由于内分泌功能障碍、生殖器官异常，卵子、精子的质、量缺陷，导致胚胎在女性体内无法形成。不育症（infertility）指女性虽有妊娠，但未能有正常分娩。由此可见，对女性而言，有女性不孕症、女性不育症之分。因各种男性原因引起的女方不孕、不育，均称为男性不育症。

不孕症与不育症（简称不孕不育症），可进一步区分为原发性与继发性：原发性指从未有妊娠或流产，继发性指患者曾有过妊娠或分娩，如宫外孕、人流、早产或正常分娩。

（一）发病率

统计表明，正常性生活、未避孕的夫妇，60%左右可在半年内受孕，85%左右可在1年内受孕，另有4%～5%可在第2年内受孕。WHO在1995年版《不育夫妇检查与诊断手册》中将不孕不育症的诊断时间推荐为1年。如以1年为界，不孕不育症的发生率为10%～20%。

（二）病因

导致不孕不育症的病因很多，其中单纯男性因素、单纯女性因素及男女双方共同因素所致不孕不育各占1/3左右。在女方有卵巢性不孕（排卵障碍）、子宫性不孕（宫体、宫颈因素）、输卵管性不孕（不通或功能不全）、免疫性不孕、习惯流产性不育等；在男方有精子生成障碍、输精管道阻塞、精液异常及性功能障碍等。由于对疾病的认识及设备条件的限制，临床上还将少部分找不到明确原因的不孕不育症统称为"原因不明性"不孕不育症。

（三）辅助检查

在明确月经、性生活、孕产、遗传及全身病史等情况，并进行全身及妇科检查后，可选择性进行下列辅助检查：

1. 精液常规　以手淫取精为佳，检查前应禁欲3～5天。正常值：精液总量≥2.0ml，pH 7.2～7.8，计数≥2 000万/ml，A级（快速直线运动）及B级（慢速前进）比例（A+B）>50%（2小时内），正常形态>70%，抗精子抗体阴性，高倍镜下白细胞<10个/视野。

2. 血液生殖内分泌激素测定　相关激素包括尿促卵泡素（FSH）、黄体生成素（LH）、雌二醇（E_2）、黄体酮（P）、睾酮（T）、泌乳素（PRL）等。其诊断意义请参阅相关章节。值得提出的是上述大部分激素随月经周期出现周期性变化，故一般应在月经周期第2～4天采血。部分患者还应考虑做甲状腺及肾上腺功能检测。

除上述激素外，目前认为卵泡抑制素（inhibin）、卵泡激活素（activin）、卵泡成熟抑制素（follistatin）、上皮生长因子（epidermalgrouth factor，EGF）、转化生长因子-α（transforming grouth facfor-α，TGF-α）、转化生长因子-β（TGF-β）、胰岛素样生长因子（insulin grouth factor，IGF）等多种多肽对卵泡的生长、发育均有一定的调节作用。但限于试剂及技术原因，尚未能作为常规生殖检测项目。

3. 临床观察　基础体温（BBT）、宫颈黏液、阴道涂片、诊断性刮宫等检查简单易行，有助于通过靶器官了解雌、孕激素的水平及节律。但不能完全预测排卵，更不能代表卵子的质量及子宫内膜的受容性。

4. 输卵管通畅试验　包括输卵管通气试验、通液试验、子宫输卵管造影（hysterosalpingography，HSG）、子宫输卵管超声造影（hys-terosalpingoultrasonography，HSUG）、子宫输卵管放射性核素造影（radionuclide hyste-rosalpingography，RNHSG）等检查。其中，除RNHSG 能较为可靠提示输卵管的定向输送功能外，其他试验均注重于输卵管的机械通畅性，且易受术者影响，较为主观。

5. 宫腔镜、腹腔镜　有条件者应尽可能做宫腔镜、腹腔镜检查，有助于明确诊断，找到"不明原因不孕不育"的病因，如卵巢状况、输卵管通畅情况、盆腔粘连、宫腔粘连、息肉、内膜异位症等，同时还能做治疗性手术。

6. 性交后试验（post coital test，PCT）　简单易行，有助于了解性生活是否成功、宫颈黏液情况，尤其精子在宫颈黏液中的质量及数量。

7. 免疫检查　如抗精子抗体（antispermantibody，AsAb）、抗卵巢抗体（antiovarianantibody，AOA）、抗心磷脂抗体（anticardio-lipin antibody，ACA）等。其中心磷脂是细胞膜的组成部分之一，ACA 多见于免疫损害、组织炎症后，检测 ACA 可了解胚胎的种植、生长，以及胎盘功能状况。

（四）治疗

1. 药物治疗　如抗炎、促排卵、生精等。

2. 手术治疗　包括宫腔镜、腹腔镜助孕手术。

3. 子宫腔内人工授精（IUI）　将丈夫或供者的精子经洗涤筛选等方法优化处理后注入宫腔。

4. 配子输卵管内移植（GIFT）　将精子及卵子取出，经处理后再注入输卵管内。

5. 合子输卵管内移植（ZIFT）　取出精子及卵子，在实验室混合培养 20 小时左右，将受精卵注入输卵管内。

6. 体外受精及胚胎移植（IVF-ET）　取出精子及卵子，在实验室混合培养 48 小时后，将胚胎注入子宫腔内。这就是我们平常所说的试管婴儿技术，又称第一类试管婴儿技术。显而易见，试管婴儿意味着在体外实验室条件下，模拟母体环境，进行生命开始的最初2~4 天，并不是指在试管内完成"十月怀胎"。

7. 卵子内单精子直接注射（ICSI）　将单个精子直接注射到卵细胞质内，简称第二类试管婴儿技术。主要用于男性极端少精及弱精所致不育。

8. 胚胎种植前遗传学诊断（PGD）　主要用于携带遗传疾患夫妇，即先行上述第一类（IVF-ET）或者第二类试管婴儿（ICSI），在胚胎发育至 4~8 个细胞时，利用显微操作系统在其内取 1~2 个细胞，进行遗传疾病诊断。根据遗传诊断结果，仅将正常胚胎植入子宫。该项技术又简称第三类试管婴儿技术。

（五）注意事项

（1）结婚 3~6 个月内未能怀孕不必过于着急，切勿乱投医。

（2）不孕并非都是女方原因，男女双方应同时就诊检查。

（3）首先要明确不孕原因。

（4）在明确不孕原因后，应该有针对性地进行治疗，切勿滥服中、西药及偏方。

（5）最好固定医院及医师，就近治疗，并且仔细保存病历及检查结果。

（王静芳）

第二节　卵巢性不孕

排卵系女性下丘脑 - 垂体 - 卵巢轴（hypothalamo - pituitary - ovarian axis，HPOA）各环节间相互调节及制约的结果。HPOA 中任何环节异常，均可因无排卵或卵细胞的质量异常而致不孕，简称卵巢性不孕。卵巢性不孕是女性不孕症的首要原因，占 20%~40%。其中包括下丘脑性不排卵、垂体性不排卵、多囊卵巢综合征（PCOS）、黄素化未破裂卵泡综合征（luteinized unruptured follicle，LUF）、黄体功能不足等。

一、下丘脑性不排卵

除局部肿瘤、外伤及全身疾患外，多见于应激（如疲劳、环境改变等）、精神因素（如神经性厌食症、精神创伤等）、药物（氯丙嗪、避孕药）引起的继发性闭经。实验室检查见 FSH、LH、E_2 均低于正常，而垂体兴奋试验为阳性。大多在消除诱因、治疗原发疾患后即恢复正常。必要时给予 GnRH 治疗，或直接使用 hMG/FSH + HCG 治疗。患者对药物反应好，预后佳。

二、垂体性不排卵

（一）高催乳素血症

催乳激素（prolactin，PRL）分泌异常是一种常见的生殖内分泌障碍性疾病。无论是男性还是女性，成人还是儿童，非妊娠、非哺乳状态下血中 PRL 持续增高，超过 25µg/L，就称为高催乳激素血症（hyperprolactinemia）。缺氧锻炼、性生活、进食、麻醉、疼痛、低血糖、手术、乳头刺激等可以使 PRL 一过性增高，并非异常。但非妊娠和非哺乳状态下，慢性持续的高催乳激素血症，即认为是病理状态。PRL 分泌异常的重要原因是垂体和下丘脑功能异常。在不排卵的患者中，15%~23% 有高 PRL 血症，其中近半数高 PRL 血症患者为垂体微腺瘤。在继发闭经患者中，10%~15% 有高 PRL 血症。高催乳素血症常可致月经周期延长、继发闭经、溢乳、不孕等症状。高泌乳素血症的治疗包括：①药物治疗。选用的药物如溴隐亭、诺果宁（quinaglide）等。②手术治疗。如患者出现压迫症状、垂体卒中可手术治疗。手术方式首选经蝶窦选择性垂体肿瘤切除术。

（二）席汉综合征（Sheehan syndrome）

本征因产后大出血、休克而导致腺垂体出血性坏死。主要表现为下丘脑释放激素不足，如排卵障碍、闭经、生殖器萎缩等，还可出现甲状腺、肾上腺功能不足等表现。除其他对症治疗外，可采用 hMG + HCG 治疗，一方面可恢复排卵及月经，另外还能避免生殖器官的萎缩。

三、多囊卵巢综合征

多囊卵巢综合征（polycystic ovary syndrome，PCOS）是育龄女性最常见的内分泌紊乱性疾病，临床表现为闭经、肥胖、多毛、不孕和双侧卵巢呈多囊性增大的综合征，患病率为育龄妇女的 5% ~ 10%，是引起不排卵性不孕的主要原因，占神经内分泌不排卵患者的半数以上，其病理生理十分复杂，至今仍然有许多环节没有研究清楚。近年来，关于 PCOS 的病因、病理生理，以及 PCOS 不孕的治疗，PCOS 的远期并发症的预防越来越引起广泛关注。

早在 1935 年，Stein 和 Levehthal 首先报道一组 7 例患者具有下列表现：月经紊乱、闭经、多毛、肥胖、不孕，查有双侧卵巢增大及多囊性变、不排卵。上述临床表现曾一度作为 PCOS 的诊断标准。由于组织学、激素测定、阴道超声及腹腔镜等技术的广泛应用，人们对之有了较为全面的认识，目前研究发现，胰岛素抵抗、高胰岛素血症及高雄激素血症在 PCOS 的发病中起重要作用。

（一）临床表现

1. 不排卵、月经失调与不孕　不排卵是 PCOS 内分泌障碍产生的最为常见的表现之一，也是导致不孕的原因；患者月经失调表现为月经量少、月经稀发、功能性子宫出血、闭经等。月经失调多由于无排卵所致，但部分 PCOS 患者也可有排卵。

2. 多毛、痤疮　多毛主要是指性毛的异常生长，表现为耻骨联合与脐间的腹中线上阴毛生长，为异常的雄激素作用的结果。有时，异常阴毛的生长可以延至肛周和腹股沟。

3. 卵巢的多囊化　LH/FSH 的异常比值，导致了卵巢的增大和多囊化表现。卵巢增大明显时，盆腔检查有时可触及一侧或双侧卵巢。但多数卵巢的多囊性变是通过 B 超检查发现的。B 超显示卵巢内有多个直径在 1cm 以内的囊性区，一侧卵巢上常超过 10 个以上。患者卵巢间质/卵巢体积 > 25%，有时在非高雄激素血症月经正常妇女中卵巢也可能发生类似的改变，称为多囊状卵巢，其中有部分患者发展成为 PCOS。

4. 肥胖与代谢紊乱　50% ~ 60% 的 PCOS 患者有肥胖表现。虽然肥胖不是每个患者的必然表现，但经过体重指数（bodymass index，MBI）校正后，多数患者受到了肥胖的危害。另外，黑棘皮症，可发生在颈背部、腋下及阴唇，呈灰褐色，皮肤增厚。

5. 高催乳激素血症　有些 PCOS 的患者伴有 PRL 的增高。

值得一提的是，PCOS 的患者应当注意子宫内膜癌、非胰岛素依赖型糖尿病（NIDDM）、心肌梗死和动脉粥样硬化等远期危害。

（二）诊断

PCOS 的诊断需要结合临床、超声、激素测定和其他生物化学检查。包括：①月经减少、月经稀发和（或）闭经。②超声检查卵巢多囊化改变。③高雄激素血症和（或）多毛。④MBI < 30kg/m² 时，LH/FSH 比率 > 1 ~ 1.5。⑤在青春期前后发病。另外注意与卵巢男性化肿瘤、先天性肾上腺皮质增生、甲状腺功能亢进或减低相鉴别。

（三）治疗

PCOS 对于受孕的不利影响不是导致绝对的不孕，而是受孕概率低下，应当帮助患者树立信心。在治疗前，需要常规地进行精液分析，输卵管检查、生殖免疫学检查。对于肥胖的妇女（BMI > 30kg/m²）降低体重有利于改善内分泌状态、受孕和正常妊娠。

1. 纠正内分泌紊乱　常用的方法如下：①短效口服避孕药。短效口服避孕药是雌孕激素合剂，通过其对下丘脑的负反馈作用，可降低垂体的 LH 和 FSH 的分泌，使卵泡停止生长。复方醋酸环丙黄体酮中，环丙黄体酮不但对垂体的抑制作用较强，而且具有抗雄激素作用，对多毛、痤疮及高雄激素血症有较好的效果，并且在停药后有一定的受孕率，更适合用于 PCOS 的治疗。一般用药 3~6 个周期后，可促排卵或自然受孕。常用的有达英 - 35、去氧孕烯（妈富隆）、敏定偶等，于月经的第 4~5 天服用，共用 21 天。②孕激替代。应用激素替代治疗也可通过抑制 LH 的分泌，降低卵巢的雄激素的产生。在应用孕激时注意补充雌激素，可给予补佳乐 1mg/d 或炔雌醇 0.05mg/d，共用 21 天。最后 7~10 天加孕激素。③促性腺激素释放激素激动药（gonadotrophinreleasing hormone agonist，GnRHa），如长效达菲林、长效达必佳；GnRHa 的作用是双方面的。在用药的初期短暂的几天内表现为促进垂体的 LH 和 FSH 的分泌。随后，表现为十分强的 LH 和 FSH 分泌的抑制作用，称为药物去垂体作用。由于 PCOS 高雄激素血症是 LH 依赖性的，GnRHa 的去垂体作用对于多毛和高雄激素血症有良好的效果。一般用药后可产生良好的降低 LH 和 FSH、降低雄激素、减轻痤疮和多毛的作用，但不能改善抗胰岛素作用。④胰岛素增敏剂，如二甲双胍等。⑤抗雄激素治疗。糖皮质激素、螺内酯都可有效地降低雄激素。⑥溴隐亭。对于 PRL 增高患者，需要给予溴隐亭治疗。

2. 药物促排卵　首选氯米芬（clomiphene citrate，CC）。在 PCOS 治疗中，氯米芬作用于下丘脑，抑制雌激素对于下丘脑的负反馈作用，从而阻断持续的单一雌激素对于下丘脑产生的不正常反馈，阻断 PCOS 高雄激素血症产生的内分泌恶性循环，使 FSH 增高，卵泡生长。氯米芬的用法：从月经第 3~5 天应用氯米芬 50mg/d，每天晚上睡前半小时服用，连用 5 天。在氯米芬促排卵中，其雌激素的拮抗作用对受孕率有一定的影响，但由于方法简单，费用低廉，患者方便，且效果良好，仍为广大医师和患者接受。可以在应用氯米芬后注意补充雌激素，如补佳乐 1mg/d，共用 5 天。

外源性的促性腺激素（GnH），如人绝经期促性腺激素（human menopausal gonado - tropin，hMG）、人绒毛膜促性腺激素（humanchorionic gonadotropin，HCG）、纯化的 FSH 和基因重组的人 FSH（recombinant humanFSH，r - hFSH）、重组的人 LH（recombinanthuman LH，r - hLH）。常用法分为两种，一种是应用 CC + hMG + HCG 方案。即月经第 3~5 天，睡前半小时口服氯米芬 50mg，连用 5 天。于月经第 10 天起加用 hMG；另一种方法是 hMG + HCG 方案，从月经第 3~5 天开始，每天注射 hMG 37.5~75U，每 3~4 天检测卵泡后再调整用量。PCOS 的卵巢对 GnH 的反应性较为特殊，或是敏感，或是不敏感，安全范围较小，用药应当特别谨慎，避免卵巢过度刺激综合征（ovary hyperstimulation syndrome，OHSS）的发生。如果卵巢对药物反应不良，可加用生长激素，一般 2~4U/d，可以使卵泡生长速度加快，雌激素水平增高，子宫内膜改善，促排卵时间缩短。

在 PCOS 应用 GnH 促排卵多卵泡生长的情况下，较其他患者更容易出现卵泡成熟前的 LH 峰，应当特别注意检测尿中的 LH。为了避免这种情况的发生，可以使用降调长方案递增给药（step up）促超排卵，以避免 OHSS 发生。

PCOS 患者用 GnH 促排卵受孕率、多胎率、OHSS 等高于氯米芬促排卵。选择治疗方案时，应当充分考虑受孕机会、年龄、卵泡监测条件和经验、是否同时实施辅助生殖技术、患者的经济状况等多方面的因素。

如多次的诱发排卵治疗未能受孕和同时伴有其他的实施人工辅助生殖技术的指征，如输卵管因素、免疫因素、男方因素等，可实施人类辅助生殖技术。

3. 手术治疗

（1）卵巢楔形切除术：PCOS 患者实施卵巢楔形切除术后，雄激素明显下降，排卵恢复。其治疗效果的机制不十分清楚，可能与切除了产生雄激素的部分组织有关，或者与卵泡产生的抑制素减少有关。手术有恢复排卵的可能，但也有产生盆腔粘连的机会。如切除组织过多，有继发卵巢功能衰退的可能。

（2）卵巢穿刺：腹腔镜下对 PCOS 卵巢的卵泡穿刺、电凝或激光灼烧打孔都有一定的疗效，其效果与卵巢楔形切除术相似。

4. 其他　如患者已生育或无妊娠愿望，对月经稀发和闭经的患者，建议口服避孕药、促排卵药等，至少每 3 个月有一次子宫内膜脱落。当患者年龄超过 35 岁，或月经持续达到 10 天以上及淋漓出血时，也应积极进行诊断性刮宫，以排除子宫内膜病变。

四、卵泡黄素未破裂综合征

卵泡黄素未破裂综合征（luteinized un - ruptured follicle syndome，LUFS）在不孕患者中有较高的发病率，常无明确的临床症状。往往有正常的月经周期，BBT 亦为双相，B 超亦提示有正常的卵泡生长、发育。但卵泡透声差、直径偏大、卵泡壁明显增厚。常规使用 HCG 后，复查阴道 B 超，见卵泡未能排出。该综合征尤其多见于使用 CC 促排卵，其发病机制不清。未排出卵泡往往在随后的 1～2 个月经周期内自行吸收，否则可行阴道 B 超导引下穿刺治疗。穿刺后可使用妈富隆或达英 - 35，使卵巢处于相对"静息"状态。2～3 个月经周期后首先 hMG/FSH + HCG 促排卵。

五、黄体功能不足

正常情况下，子宫内膜在雌、孕激素（P）的作用下形成周期性月经。黄体功能不足（luteal phase defect，LPD）指由于卵泡发育异常，致排卵后黄体分泌的 P 减少，或由于子宫内膜孕激素受体（PR）降低，导致子宫内膜发育迟缓，继而引起不孕症或反复流产。其临床表现除不孕、反复流产外，还可查有 BBT 温差 <0.3℃，高温期持续时间 <12 天，相对月经周期，黄体早期子宫内膜活检提示子宫内膜发育迟缓或提前（Noyes 分期）。

LPD 的治疗以补充黄体酮，维持黄体功能为主，常用方法：于排卵后每日肌内注射黄体酮 20mg，第 14 天查尿 HCG，如妊娠，继续用药至排卵后 70 天；如无受孕则停药。或排卵后每 3 天肌内注射 HCG，2 000U，共 5 次，停药 5 天查是否妊娠，应当注意动态观察 HCG，以区分药物 HCG。鉴于卵泡发育不良常可导致 LPD，应选择适宜的促排卵药物及方法。

（王静芳）

第三节　子宫性不孕不育

子宫和宫颈的形态及功能障碍，不但可导致受精、着床障碍，还可引起流产及早产。

一、先天性无子宫、阴道缺如或发育异常

常常首先表现为原发性闭经或性生活障碍。治疗方法根据病因而论。往往先予以矫形，恢复阴道、子宫的形态后，再考虑治疗不孕、不育。

对不孕、不育伴子宫畸形者，可考虑先进行手术治疗，一旦妊娠，给予保胎及重点产前监护，放宽剖宫产手术指征，预防早产及母婴并发症。

二、子宫肌瘤

目前认为，子宫肌瘤的发生常与性激素（E_2、P、T、PRL）、胰岛素、生长激素紊乱，并与遗传因素及某些细胞因子有关。多见于生育期妇女，可发生于宫颈、宫体、阔韧带内。在宫体又可区分为浆膜下、壁间及黏膜下子宫肌瘤。

子宫肌瘤导致不孕的原因是多方面的，除引起内膜发育不良，影响胚胎种植，导致流产外，肌瘤发生的内在因素本身常常导致排卵障碍、内膜发育不良或子宫及内膜微循环功能失调。根据症状、妇检，尤其是阴道B超、宫腔镜和腹腔镜检查，子宫肌瘤的诊断并不困难。但应同时明确子宫肌瘤的大小、部位、数目、有无变性及生长速度等。一旦确诊，大部分子宫肌瘤患者可行观察、随访。子宫肌瘤合并无排卵可考虑CC，CC + hMG/FSH + HCG 或 hMG/FSH + HCG 治疗。子宫肌瘤合并月经过多、痛经者可适当选择他莫昔芬（三苯氧胺，tamoxifen）、米非司酮（mifepriston，RU486）、达那唑（danazol）及促性腺激素释放激素、激动药等治疗。

对药物治疗无效、要求生育、明显影响到子宫内膜的完整性及功能（如黏膜下肌瘤），或有变性、生长加速、局部不适时，应首选肌瘤挖除术。术中尽可能完整挖除所有肌瘤，但注意尽量不要涉及子宫内膜。术后常规避孕两年，以避免过早妊娠后子宫破裂的风险。考虑欧美学者认为妊娠是愈合子宫切口的最佳方法，并不要求术后常规避孕，目前国内部分学者建议患者避孕6～12个月。

三、宫腔粘连性不孕

宫腔粘连（intrauterine adhesion，IUA）是由于宫腔手术（如刮宫）、炎症而形成的子宫内膜形态及功能变化，严重时可导致宫腔闭锁。轻度IUA常常漏诊。由于IUA影响了胚胎的着床及生长，即使是轻度IUA即可引起原发或继发不孕不育。

宫腔镜检查是诊治IUA的最佳方法，术中可在明视下完全分离粘连。无条件者可行HSG或做子宫探针探查及探针子宫粘连分解，但手术不易彻底。术毕放置IUD，同时给予雌/孕激素促进子宫内膜生长3个月，防止再次粘连。

四、宫颈性不孕

子宫颈在女性生殖系统的解剖及功能上有着十分重要的意义。它既是女性内生殖器的机械保护屏障，又是卵巢性激素的靶器官（分泌宫颈黏液）。子宫颈疾患，如宫颈畸形、宫颈炎症、宫颈黏液质量异常，包括宫颈免疫异常等均可导致不孕症。

宫颈畸形常伴有子宫畸形，治疗方法应综合子宫畸形情况而定。宫颈炎症如宫颈糜烂、肥大可引起宫颈黏液的质、量异常及局部免疫功能失调而影响精子的通过，造成不孕。在排

除癌变，养成良好的卫生习惯基础上，应予局部抗感染治疗。鉴于物理治疗可引起局部瘢痕及宫颈黏液分泌障碍，必要时考虑物理治疗，如射频、激光等治疗。

另外，全身内分泌失调，局部宫颈瘢痕（手术、分娩创伤、物理治疗后）亦可导致宫颈黏液质量及数量下降而致不孕。为此应针对病因进行治疗，必要时行宫腔内人工授精。

（韩　爽）

第四节　输卵管性不孕

正常受孕过程中，输卵管必须通畅，其平滑肌及上皮纤毛的定向运动功能必须完好。由于炎症、外伤或手术引起双侧输卵管阻塞或功能不全而导致的不孕，简称为输卵管性不孕。输卵管性不孕约占女性不孕的 1/3，近年来，主要由于附件炎的增加，其发病率有上升的趋势。

（一）病因

输卵管性不孕常见于慢性输卵管炎（包括结核性输卵管炎）、宫外孕术后或输卵管结扎术后。慢性输卵管炎多见于人工流产、不全流产、产褥感染、性病（如淋病、沙眼衣原体）、盆腔结核之后，常因急性输卵管炎、急性盆腔炎、化脓性阑尾炎治疗不及时引起，有时可伴有明显的输卵管积水或积脓。

输卵管结核常继发于全身结核之后，同时可以伴有子宫内膜结核，除全身症状及慢性输卵管炎外，还表现为月经减少、痛经及内膜钙化、粘连等。

慢性输卵管炎常表现为下腹部、腰骶部酸痛、下坠感，常因劳累而加剧。可伴有白带增多、性交疼痛等。由于盆腔粘连，可能有膀胱、直肠充盈痛或排空时疼痛，或其他膀胱直肠刺激症状，如尿频、里急后重等。有时无明显症状，或无明显急性盆腔炎症病史。妇科检查可见双侧或单侧附件增厚或条索状轻压痛，可无明显包块。

（二）辅助检查

首先要尽可能找出炎症的病因，以选择有效的抗感染、抗结核治疗。在急性炎症缓解后，为了解输卵管阻塞的部位及程度，可选择做子宫输卵管碘油造影（HSG）、子宫输卵管超声造影，有条件者可做宫腔镜、腹腔镜及放射性核素子宫输卵管造影（RNHSG），了解宫腔、盆腹腔状况及输卵管的功能。

（三）治疗

首先在于预防，养成良好的个人卫生习惯，注意经期、人工流产后及产褥期卫生保健，避免生殖道感染，包括性传播疾病（STD）的感染。一旦炎症发生，应积极抗感染治疗。遗留轻度输卵管阻塞或功能障碍者，可考虑行中药活血化瘀、理疗及输卵管通液治疗，有条件者可行经宫颈输卵管导管疏通术。

对于双侧输卵管绝育术后，或明显输卵管阻塞者，可考虑手术复通。对明显的输卵管粘连、包裹及积水，可在腹腔镜下进行粘连分解、积水切开引流、造口。

经过上述药物、物理及手术等综合治疗无效者，应考虑体外受精 - 胚胎移植（in vitro-fertilization and embryo transfer，IVF - ET），其治疗的效果令人满意，6 周左右为 1 个疗程，每疗程的临床妊娠率可达 30% ~50%，费用为 2 万 ~3 万人民币。值得提醒的是，"输卵管通而不畅"或"一侧输卵管明显阻塞、积水",往往提示对侧或双侧输卵管蠕动功能不良及定向纤毛运动功能丧失,且这一功能是难以经任何物理或药物治疗恢复的。类似输卵管性不孕,在有条件时应用 hMG/FSH + HCG 正规促排卵治疗 3 个周期左右,若能如愿获得高质量的卵子及子宫内膜,同时精液正常,而未能获得任何生化妊娠,应积极推荐 IVF 治疗。切忌执意追求物理或药物治疗,避免患者经济及时间的损失。

（四）注意事项

1. 输卵管积水患者　由于积水对胚胎的毒性作用,IVF – ET 前可在腹腔镜下行输卵管近端结扎、远端造口。术中应尽量减少对卵巢血供的影响。在胚胎移植日应常规做阴道 B 超,以了解子宫腔内有无积液反流或宫腔内膜性分离,若有,应放弃移植,并将胚胎冷冻保存,在行输卵管积水解除术后行胚胎移植。取卵手术前一周期,可行穿刺抽液术,术前、术后常规应用抗生素 5 天。当取净卵子后同时行输卵管积水穿刺抽液,但可能诱发感染,应予注意。取卵术后常规应用抗生素 2~3 天,预防感染。

2. IVF – ET 后的输卵管妊娠患者　再次 IVF – ET 前是否应行输卵管结扎术,目前尚有争议。有学者认为,输卵管结扎并不能减少输卵管妊娠尤其是间质部妊娠的可能,而且结扎术可能影响卵巢血供,降低卵巢对 IVF – ET 促排卵的反应。

（韩　爽）

第五节　排卵障碍

排卵是成熟女性最基本的生殖生理活动,在成年妇女中,偶可出现无排卵周期,但如果无排卵持续发生或出现其他类型排卵障碍,则可导致不孕。

一、病因

女性正常的排卵过程是由下丘脑 – 垂体前叶 – 卵巢性腺轴控制的。它们之间存在自上而下的调节和自下而上的反馈调节。下丘脑脉冲式分泌促性腺激素释放激素（GnRH）,作用于垂体,刺激垂体前叶促性腺细胞分泌 FSH、LH,FSH、LH 又作用于卵巢,在卵泡的发育、成熟、排卵、黄体形成和卵巢类固醇激素的分泌中起调控作用。卵巢分泌的雌、孕激素又对其上一级中枢起反馈性调节作用。下丘脑 – 垂体 – 卵巢这三个环节中任何一个环节功能异常,均可导致排卵障碍。引起排卵障碍的因素涉及精神性因素,全身性疾病,下丘脑 – 垂体 – 卵巢轴病变或功能失调,肾上腺或甲状腺功能异常等。下面只介绍性腺轴功能失调引起的排卵障碍。

1. 下丘脑功能障碍　除了先天异常、发育不全,主要为精神因素引起的下丘脑功能障碍,紧张、压力、环境改变导致下丘脑功能失调,GnRH 脉冲式分泌的振幅和频率改变,引起垂体促性腺激素的分泌明显低下,出现排卵障碍。神经性厌食症和长期服用避孕药造成排卵障碍均与下丘脑功能失调有关。PCOS 的发生也与下丘脑调控机制失调有关。

2. 垂体功能障碍　主要表现为垂体促性腺激素分泌低下,长期缺乏足够的下丘脑 GnRH 的刺激,可导致垂体功能低下。其他如空泡蝶鞍、垂体肿瘤（最常见为垂体催乳素瘤）、席汉综合征是比较常见的引起排卵障碍的垂体病变。高催乳素血症时,垂体分泌过高的 PRL,由于旁分泌作用常导致垂体促性腺激素分泌功能减退,影响排卵。

3. 卵巢功能障碍　PCOS 是最常见的引起排卵障碍的因素。卵巢早衰、卵巢对性激素不敏感综合征、卵巢发育不全、卵巢肿瘤均是引起排卵障碍的疾病。卵巢早衰和卵巢不敏感综合征都表现为高促性腺激素性闭经，但前者的卵巢萎缩，基本上没有卵泡，E_2 极度低下；而后者卵巢外观可表现正常，组织学检查见多数始基卵泡及少数初级卵泡，E_2 呈低水平或正常低值。一些轻度的卵巢性排卵障碍，如卵泡发育不良、黄素化未破裂卵泡综合征（LUFS）、黄体功能不全等也是导致不孕的原因。

二、诊断

对排卵障碍的患者应做系统的检查和评估。先排除全身性因素或疾病的影响，此外，还要考虑肾上腺皮质、甲状腺功能有无异常及对生殖功能的影响。对于排卵障碍要明确其病变部位、程度，从而有针对性地进行治疗。从以下几方面进行诊断。

1. 病史　不孕和月经改变的病史对诊断很有帮助。月经周期少于 21 天、不规则阴道流血、月经稀发、闭经均提示排卵障碍。从初潮即开始的月经稀发并逐渐加重或闭经，提示可能为 PCOS。月经失调伴有泌乳，可以考虑高催乳素血症或闭经溢乳综合征或垂体肿瘤所致。

2. 体格检查　需要做全面的体格检查。注意体形、体态、是否肥胖、第二性征发育情况；有无高雄激素的表现，如痤疮、多毛；有无溢乳。妇科检查应注意阴毛分布的形态和密度、阴蒂有无肥大、有无外生殖器和子宫畸形、子宫发育情况、卵巢有无增大或肿瘤、有无生殖道或盆腔炎症。

3. 下丘脑 - 垂体 - 卵巢性腺轴及其相关的内分泌功能检查

（1）性腺轴内分泌激素测定：主要测定雌二醇（E_2）、黄体酮（P）、尿促卵泡素（FSH）、黄体生成素（LH）、睾酮（T）、催乳素（PRL）六项。激素水平随卵泡的发育在整个月经周期中呈现周期性变化。每个实验室采用不同的检测方法及试剂，各有其正常范围。月经周期第 1~3 天取血测定基础值，月经周期第 22 天即月经前 7 天，取血测定 E_2 及 P，了解排卵和黄体功能。

1）E_2：卵泡早期 E_2 < 184pmol/L（50pg/ml），随卵泡发育 E_2 迅速上升，排卵前 1~2 天达到峰值，自然周期为 918~1 835pmol/L（250~500pg/ml），每个成熟卵泡分泌 E_2 水平为 918~1 101pmol/L（250~300pg/ml）排卵后 E_2 水平迅速下降，黄体形成后再次上升形成第二次峰值 459~918pmol/L（125~250pg/ml），黄体萎缩后逐渐下降到卵泡早期水平。

2）P：在黄体期的范围为 16~95nmol/L（5~30ng/ml），黄体期 P > 16nmol/L（5ng/ml）可断定有黄体形成，黄体中期即排卵后 7d 左右 P > 32nmol/L（10ng/ml），足以证明功能性黄体的存在，说明黄体功能正常。

3）FSH：基础值为 5~15IU/L，排卵前峰值为基础值的 2 倍以上。

4）LH：基础值为 5~15IU/L，排卵前升高至 2 倍以上。

5）PRL：正常范围为 10~25μg/L。

6）睾酮：正常范围为 0.7~2.8nmoL/L（20~80ng/dl）。

必要时应行甲状腺、肾上腺皮质功能测定，以明确是否是由于甲状腺或肾上腺皮质功能异常引起排卵障碍。

（2）孕激素试验、雌孕激素试验：孕激素试验用于闭经的诊断，可初步鉴别闭经的类型。方法：每天注射黄体酮10mg，连用 5 天，或每天注射黄体酮20mg，连用 3 天，停药后观察5～10天，有撤退性出血者为试验阳性，无出血为阴性。试验阳性者，说明体内有一定雌激素水平，称为Ⅰ度闭经。试验阴性，说明体内雌激素不足，子宫内膜增生不良，或子宫内膜破坏，以至于对孕激素无反应。

对于孕激素试验阴性的患者，应进一步做雌孕激素试验。方法：每天口服己烯雌酚0.5～1.0mg，连用22天，也可服用其他雌激素制剂，于最后3天每天注射黄体酮20mg，停药后观察5～10天，有撤退性出血为雌孕激素试验阳性，称为Ⅱ度闭经，无撤退性出血为试验阴性。试验阳性说明内源性雌激素水平低下，不足以刺激子宫内膜增生，因而对孕激素的作用无反应，外源性雌激素的作用使子宫内膜增生良好，恢复对孕激素刺激的反应。试验阴性者可诊断为子宫性闭经。

（3）氯米芬（clomiphene citrate，CC）试验

1）方法：月经周期第5天开始，每天口服氯米芬50～100mg，连服5天，以促发排卵，在服药3天后LH可增加85%，FSH增加50%，停药后LH、FSH即下降。如果以后再出现LH、FSH上升达到高峰，诱发排卵，表示为排卵型反应，如果停药后不再出现LH、FSH上升，即无反应。在服药第1、第3、第5天测LH、FSH，服药第3周测P、E_2，确定有无服药后LH、FSH升高及排卵。

2）意义：目的是评估下丘脑－垂体－卵巢轴的功能。正常情况下，氯米芬作用于下丘脑－垂体，与内源性雌激素竞争受体，减弱体内E_2与受体的结合，解除雌激素对下丘脑及垂体的抑制作用，使血中FSH、LH升高，出现E_2高峰后，由于正反馈机制促发下丘脑释放GnRH，垂体出现LH高峰促发排卵。排卵后黄体形成，血中E_2、P升高。对GnRH兴奋试验有反应CC试验无反应，提示病变在下丘脑，CC试验有反应的患者促排卵效果好。

（4）GnRH兴奋试验：对于闭经患者行GnRH兴奋试验，目的是测定垂体对GnRH刺激的反应性及分泌FSH、LH的功能，从而鉴别闭经或排卵障碍的病因。

1）方法：常在卵泡期进行，早晨空腹，将50～100μg GnRH溶于5ml生理盐水中，静脉推注。于30秒内注完，在注射前及注射后15分钟、30分钟、60分钟、120分钟各取血2ml，用放射免疫或酶联免疫法测定FSH、LH值。也可用GnRH增效剂（GnRH－a）做兴奋试验，因为GnRH－a的生物效价比GnRH强10余倍，故作兴奋试验时只需5μg，它的半衰期较长，采血观察时间也应延长，可在注射后30分钟、60分钟、120分钟、180分钟取血观察。

2）结果判定：①正常反应：注射GnRH或GnRH－a后，LH峰值比基值升高2～3倍，高峰出现在给药后15～30分钟（GnRH）或60～120分钟（GnRH－a）；FSH峰值在注药后15分钟出现，为基值的1.5倍以上。②活跃反应：LH峰值比基值升高超过5倍。③延迟反应：峰值出现较晚，约在注射后60～90分钟（GnRH）或120分钟（GnRH－a）后才出现，其他标准同正常反应。④无反应或低弱反应：注射GnRH或GnRH－a后，LH无上升或峰值比基值升高不足2倍。

3）临床意义：①正常反应：说明垂体对GnRH的刺激反应良好，垂体功能正常，闭经的病因可能在下丘脑。②活跃反应：说明垂体促性腺细胞对外源性GnRH的刺激反应强烈，垂体分泌LH的功能良好。③延迟反应：外源性GnRH刺激后不能在正常时间内引起LH峰，说明垂体反应较差，也可能存在下丘脑功能低下。④低弱反应或无反应：垂体对GnRH的刺激反应差或无反应。表示垂体功能低下，病变部位可能在垂体。但应排除垂体"惰性状

态"，即垂体由于长期缺乏下丘脑 GnRH 刺激，可表现为功能低下，重复 GnRH 刺激后可以产生正常或较好的反应，说明垂体功能低下是继发于下丘脑功能障碍，如果重复试验仍无反应，表明病变在垂体。

（5）小剂量地塞米松抑制试验：对于高雄激素血症的患者做此试验，可以鉴别雄激素的来源，从而有针对性进行治疗。雄激素是由肾上腺皮质和卵巢共同产生的，地塞米松可反馈性抑制垂体分泌 ACTH，从而使肾上腺皮质分泌皮质醇和雄激素等减少，进行小剂量地塞米松抑制试验，可以鉴别雄激素升高的来源。方法：进行试验前取血测定睾酮、雄烯二酮、17 羟类固醇和皮质醇基础值，当晚给予地塞米松 2mg 口服，第二天取血重复测定上述激素水平，若它们的血浆水平仅部分减少（减少小于 50%），则雄激素主要来源于卵巢，相反则来源于肾上腺，在这种情况下应进一步做 ACTH 兴奋试验等其他内分泌试验，以排除库欣综合征、肾上腺腺瘤、酶缺乏或罕见的自主分泌雄激素的卵巢和肾上腺肿瘤。

4. 其他检测有无排卵的方法

（1）基础体温测定（BBT）：BBT 是一种最简单的检测有无排卵的手段。BBT 呈双相，说明体内有孕激素的作用，除外 LUFS，即说明有排卵。典型的双相 BBT 表现为：高温期比低温期上升 $0.4℃ \sim 0.5℃$，高温期持续 12 天或以上。不典型双相表现为：黄体期短于 12 天，基础体温呈梯形上升或梯形下降，可能为黄体功能不全的一种表现。BBT 单相说明无排卵。排卵可发生在体温转变前后 1～3 天。有时体温上升前出现一最低点，可能是最接近排卵的时间。值得注意的是，发生 LUFS 时，因为有孕激素分泌，所以 BBT 呈双相，但没有发生排卵。

（2）子宫内膜检查：在月经前或月经来潮 12 小时内进行子宫内膜活检，将子宫内膜送病理检查，病理结果可分为三种类型：正常分泌期或月经期子宫内膜提示有排卵，黄体功能正常；如果为增生期子宫内膜，说明无孕激素作用，即无排卵；分泌期子宫内膜伴有间质反应差，可能为黄体功能不全的一种子宫内膜的表现。应注意 LUFS 时，虽然子宫内膜呈现分泌期改变，但并无排卵。子宫内膜活检可以对子宫内膜结核做出诊断。

（3）宫颈黏液检查：随卵泡的发育，分泌雌激素增加，受雌激素的作用，宫颈黏液分泌逐渐增加，变稀薄，清亮而透明，能拉成细丝，至排卵前，宫颈黏液涂片干燥后镜检出现典型的羊齿状结晶。排卵后，宫颈黏液变稠，不能拉成细丝，结晶变为不典型而逐渐消失，至排卵后 7 天左右出现椭圆体。宫颈黏液检查只能粗略地反映体内雌激素水平及雌孕激素作用的转变，并且需要做动态观察。

（4）阴道细胞学检查：受体内雌孕激素水平的影响，阴道上皮细胞呈现周期性变化，雌激素水平越高，阴道细胞越成熟。正常月经周期中，排卵前受高水平雌激素的影响，阴道涂片中出现大量核致密、固缩而胞浆嗜酸的表层上皮细胞，细胞平铺、排列均匀、背景清洁。排卵后，受孕激素影响阴道涂片中出现多量核呈网状而胞浆嗜碱性的中层细胞，细胞呈梭形排列成堆，背景不清洁。但应注意，阴道细胞学检查结果可受炎症的影响。LUFS 时也出现孕激素作用的表现，因此应结合其他检测手段判断有无排卵。

（5）B 超监测排卵：B 超连续监测，可以直观地观察卵泡发育及排卵情况，卵泡逐渐发育，至成熟后直径达到 18～25mm，卵泡消失或突然缩小，表明排卵。发生 LUFS 时，成熟卵泡不消失或继续增大。

5. 引起排卵障碍常见疾病的诊断标准

（1）闭经：闭经分为原发闭经和继发闭经。对于闭经患者应进行孕激素试验或雌孕激素试验，了解闭经的程度，并排除子宫性闭经。对于排卵障碍导致的闭经，为便于治疗，常根据促性腺激素水平分为三种类型。

1）正常促性腺激素：FSH、LH 均为 5～15IU/L，常为下丘脑功能障碍所致。

2）低促性腺激素：FSH、LH 均＜5IU/L，可能为下丘脑－垂体功能障碍所致，应进一步做 GnRH 兴奋试验。

3）高促性腺激素：FSH、LH 均＞30IU/L，为卵巢功能障碍所致。

（2）高催乳素血症：血清催乳素（PRL）＞25μg/L，诊断为高 PRL 血症，应排除药物和生理性因素所致。PRL＞100μg/L 时，应做垂体 CT 或核磁共振检查，诊断有无垂体肿瘤。

（3）多囊卵巢综合征：以下几项作为多囊卵巢综合征（PEOS）的诊断依据。

1）临床表现：月经稀发、闭经或功血，常合并不孕，可能有多毛、肥胖、痤疮等高雄激素血症的表现。

2）激素测定：血清 LH 升高，睾酮（T）升高，LH/FSH≥3。

3）B 超：双侧卵巢增大，每平面有 10 个以上 2～6mm 直径的小囊泡，主要分布在卵巢皮质的周边，少数散在于间质内。

4）腹腔镜：见卵巢增大，表面苍白，包膜厚，表面多个凸出的囊状卵泡。

（4）黄素化未破裂卵泡综合征（LUFS）：月经周期基本正常，BBT 呈双相，子宫内膜有分泌期改变，但 B 超监测卵泡增大至 18～20mm，72 小时仍不缩小或继续增大，宫颈黏液显示黄体期改变，血清 P＞3ng/ml，即可诊断 LUFS。血清 FSH、LH、E_2 水平与正常排卵周期无明显差别。

（5）黄体功能不全：有以下几项诊断指标：

1）子宫内膜组织学检查能反映雌孕激素的生物学效应，在预计月经来潮前 1～3 天做子宫内膜活检，如组织学特征迟于正常周期的组织学特征 2 天，可结合其他指标诊断黄体功能不全，但必须准确判断子宫内膜活检日是月经周期的第几天。

2）BBT：一般认为黄体期少于 10 天为黄体期过短，只能作为黄体功能不全的参考指标。

3）黄体酮测定：黄体中期（排卵后 7 天）血清黄体酮水平达高峰，若 P＜48nmol/L（15ng/ml），为黄体功能不全。

（6）高雄激素血症：一般认为血清 T＞3.12nmol/L（90ng/dl），为高雄激素血症。女性体内雄激素主要来源于卵巢和肾上腺，可进行小剂量地塞米松实验，鉴别雄激素的来源。避孕药可抑制卵巢雄激素的分泌，口服避孕药后睾酮水平降低，说明过高的雄激素主要来源于卵巢。

三、治疗

1. 常用促排卵药物的应用及促排卵方案

（1）枸橼酸氯米芬（clomiphene citrate，CC）：CC 是最基本的促排卵药物。它具有抗雌激素作用，主要作用部位在下丘脑，与内源性雌激素竞争受体，使下丘脑对雌激素的正反馈作用敏感，促使下丘脑 GnRH 释放，刺激垂体分泌 FSH、LH，促进卵泡发育排卵。使用 CC

的条件是体内要有一定的雌激素水平，垂体功能良好。适应证为：下丘脑性闭经，服用避孕药引起的闭经，PCOS，高催乳素血症引起的排卵障碍。基本用法是：月经周期第 5 天开始，每天口服 CC 50～100mg，连用 5 天。

联合用药方案。

1）E＋CC＋HCG：于月经周期第 5 天开始，服用小剂量雌激素，如己烯雌酚 0.25mg/d 或补佳乐 0.5mg/d，连用 20 天，接着服 CC 50～100mg/d，连用 5 天，停用 CC 3 天后，每天肌注 HCG 3 000IU，连续 3 天，也可 B 超监测卵泡发育，当主卵泡直径达到 18mm 以上时，肌肉注射 HCG 10 000IU。此方案用于原发闭经、继发闭经、月经稀发的患者。

2）CC＋E＋HCG：于月经周期的第 5～9 天口服氯米芬，每日 1 次，每次 50～100mg，接着服小剂量雌激素，如己烯雌酚 0.25mg/d 或补佳乐 0.5mg/d，连用 7～15 天。在月经周期的第 11 天开始监测卵泡发育，主卵泡直径达到 18mm 以上时，肌肉注射 HCG 10 000IU。此方案用于月经稀发、卵泡期过长、无排卵患者。

3）CC＋HMG＋HCG：月经周期第 3～7 天口服氯米芬，每日 1 次，每次 50mg，月经周期第 8 天、第 10 天每天肌注 HMG 150IU，第 11 天开始监测卵泡发育，根据卵泡发育情况，隔日肌肉注射 HMG 150IU，至卵泡成熟，肌肉注射 HCG 5 000～10 000IU。

（2）促性腺激素：促性腺激素包括垂体前叶分泌的 FSH、LH 以及胎盘合体滋养层细胞分泌的人绒毛膜促性腺激素（HCG）。常用的促性腺激素制剂有人绝经期促性腺激素（HMG）、纯化的 FSH、高纯度 FSH（FSH－HP）、基因重组 FSH（r－FSH）、HCG。

FSH、LH 的作用是促进卵泡的发育和成熟，HCG 具有类似 LH 作用，可以激发成熟卵泡排卵和促进黄体形成。促性腺激素应用的适应证为下丘脑－垂体功能障碍所导致的闭经或排卵障碍；CC 治疗无效的排卵障碍；辅助生殖技术中的超促排卵；不明原因性不孕。基本用药方法：于月经周期或撤退性出血的第 3～5 天开始用药，每天肌注 HMG 或：FSH 75～150IU，月经周期第 10 天开始 B 超监测卵泡发育情况，如卵泡发育良好则维持原剂量，如无优势卵泡发育，可每隔 5～7 天增加 75IU，至卵泡成熟。制剂的选择及起始剂量根据患者的具体情况而定。对低促性腺激素的闭经患者可用 HMG，起始剂量为 2 支/d；促性腺激素水平基本正常的闭经患者，一般采用 HMG 1 支/d 起步。PCOS 患者宜用 FSH 制剂，且应从小剂量起步，每天用 FSH 52.5～75IU。用促性腺激素促排卵的过程中，应严密监测，防止 OHSS 的发生。

联合用药方案：

1）CC＋HMG＋HCG：同氯米芬的联合用药。

2）HMG/FSH＋HCG：于月经周期或撤退性出血的第 2～5 天开始用药，HMG 或 FSH 的起始剂量为 75～150IU，月经周期第 10 天开始 B 超监测卵泡发育，如无优势卵泡发育，可每隔 5～7 天增加 75IU HMG 或 FSH，至卵泡成熟，主卵泡直径≥18mm 时，肌肉注射 HCG 5 000～10 000IU。对促性腺激素水平正常的患者，起始量可用 75IU，促性腺激素低下时起始剂量可用 150IU。

3）FSH＋HMG＋HCG：HMG 中含有 75IU FSH 和 75 IU LH，FSH 是纯尿促卵泡素，可以在前 3～5 天用 FSH，以后用 HMG，特别是 PCOS 患者，血中 LH 水平高于正常，采用 FSH 制剂效果更好。

（3）促性腺激素释放激素及其类似物：促性腺激素释放激素（GnRH）是由下丘脑分泌

的多肽类激素，它呈脉冲式分泌，每 90 ~ 120 分钟释放 1 次，促进垂体 FSH、LH 的分泌。因为 GnRH 促进 LH 分泌的作用强于促进 FSH 分泌的作用，所以又称为黄体生成素释放激素（LHRH）。GnRH 已经人工合成，化学名为（gonodorelin）。促性腺激素释放激素类似物（GnRH - a）是 GnRH 的高效类似物，它的作用比 GnRH 强 10 ~ 20 倍，给药初期促进垂体的促性腺激素分泌，持续给药可造成垂体降调节，即抑制垂体促性腺激素的分泌，由此可治疗一些雌激素依赖性疾病。常用的制剂有布舍瑞林（buserelin）、组氨瑞林（histerelin）、亮丙瑞林（leuprorelin）、那法瑞林（nafalrelin）、高舍瑞林（caoserelin）。可以滴鼻、皮下或静脉给药。GnRH 治疗的适应证是下丘脑功能障碍所致的闭经或排卵障碍。

用药方案。

1）GnRH 脉冲治疗：月经周期或撤退性出血第 5 天开始，用微量注射泵静脉或皮下给药，静脉给药效果好，剂量为每次脉冲 5 ~ 20μg，频率为每 60 ~ 120 分钟给药 1 次，用药过程中监测卵泡发育，在确定排卵后，基础体温上升第 2 天时停用 GnRH，改用 HCG 2 000IU 肌肉注射，每 3 天 1 次，共 4 次。也可黄体期继续用 GnRH 脉冲给药刺激黄体功能。GnRH 脉冲治疗适用于下丘脑性闭经或排卵障碍的患者。

2）GnRH 诱发排卵：HMG 或 CC 促进卵泡发育成熟后，给予 GnRH 可以刺激垂体分泌 LH 和 FSH，诱导排卵。方法为在卵泡成熟后，每天肌注 GnRH 100 ~ 200μg，或 GnRH - a 5 ~ 10μg，连用 3 天，也可一次冲击给药。给予 GnRH 后，LH 的分泌仍在正常范围内，可以避免由于大剂量给予 HCG 诱导排卵而导致或加重 OHSS。

3）GnRH - a 可用于治疗雌激素依赖性疾病，用于辅助生殖技术中的超促排卵方案，还可以用于 PCOS 治疗的联合用药。

2. 对于不同排卵障碍的特殊治疗

（1）闭经：闭经患者应首先明确其程度和病因。雌激素水平极度低下的 Ⅱ 度闭经患者，应先用人工周期治疗 3 个月，使卵巢恢复对促性腺激素的敏感性，然后再用促排卵治疗。对于下丘脑性闭经和排卵障碍，氯米芬是首选和最简单的治疗方案，也可以用 GnRH 脉冲治疗。下丘脑 - 垂体功能障碍所致闭经和排卵障碍可以用 HMG 或纯 FSH 促排卵。

（2）高 PRL 血症：高 PRL 血症可导致无排卵和黄体功能不全。溴隐亭是特效药物。对于特发性高 PRL 血症或闭经溢乳综合征合并不孕的患者，可用溴隐亭治疗，开始为每天 2 次，每次口服 1.25mg，连用 7 天，若无严重不良反应，可改为每天 2 次，每次 2.5mg，与餐同服可以减少胃肠道刺激症状。服药 1 周后 PRL 开始下降，服药 2 周后可停止溢乳，服药 4 周常可恢复月经和排卵。服药过程中应监测血清 PRL 水平来调整用药量，当 PRL 水平正常后，可逐渐减至维持量，即能维持 PRL 水平正常的最小用药量：溴隐亭每天最大剂量为 10mg，最小维持量为 2.5mg，PRL 恢复正常后 3 个月内多能自然排卵并妊娠，仍无排卵者可加用 CC、HMG 等促排卵药。溴隐亭可抑制垂体催乳素瘤的生长，长期应用可使垂体催乳素瘤逐渐萎缩。对微腺瘤合并不孕患者，首选溴隐亭治疗；腺瘤或巨腺瘤可以考虑手术切除。我们曾用溴隐亭治疗数例失去手术机会（骨质浸润又有鞍上扩展）又迫切要求生育的患者，获得妊娠。但整个孕期应严密监测、随访。

（3）PCOS：PCOS 患者的内分泌特征为血中 LH 和 T 升高。氯米芬促排卵是一种安全有效的方法。氯米芬无效时可用促性腺激素。因为促性腺激素直接刺激卵巢，可以使多个卵泡同时发育，极易发生卵巢过度刺激综合征（OHSS），应特别谨慎，初始剂量要小，并且严密监测。PCOS 患者本身内源性 LH 过高，所以用纯 FSH 制剂促排卵效果优于 HMG。FSH 或 HMG 的初始剂量为每天肌注 37.5 ~ 75IU。PCOS 患者体内过高的雄激素影响卵泡的发育，可先用肾上腺皮质激素或孕激素抑制雄激素的分泌，再促排卵效果更好，具体用法见高雄激素血症的促排卵治疗。

（4）黄素化未破裂卵泡综合征（LUFS）：LUFS 常在进行卵泡监测时发现，可能是某一周期偶然发生，若连续 2 个月经周期出现并且影响受孕，则应治疗。有 2 种治疗方法：①促发排卵：当 B 超监测卵泡成熟，直径达到 18 ~ 24mm 时，肌注 HCG 5 000 ~ 10 000IU，也可在用 HCG 的同时，加用 HMG 150IU 或 FSH 150IU。②促进卵泡发育：对于卵泡未达成熟大小即发生黄素化者，可用 CC + HCG 或 HMG/FSH + HCG 促排卵方案。

（5）黄体功能不全：治疗方法有如下。

1）补充黄体功能：外源性给予孕激素支持子宫内膜的发育，以利于受精卵的种植和发育，排卵后每日肌注黄体酮 10 ~ 20mg，至妊娠 8 周后逐渐减量，国外采用黄体酮阴道栓剂，使用更方便，每日 50 ~ 100mg。

2）促进黄体功能：HCG 能促进和维持黄体功能，排卵后每日肌注 HCG 1 000IU 或隔日肌注 2 000IU。

3）促进卵泡发育和黄体功能：因为卵泡发育不良可导致黄体功能不足，因此对于卵泡发育不良者用促排卵治疗效果好，可用 CC + E + HCG 或 HMG/FSH + HCG 方案。

（6）高雄激素血症。肾上腺来源的高雄激素血症，可以用肾上腺皮质激素抑制，如月经周期第 2 天开始，每天口服地塞米松 0.375mg，连用 22 天，同时加用促排卵治疗。卵巢来源的高雄激素血症，如 PCOS 患者，可用孕激素制剂对抗，常用有孕激素类短效口服避孕药和醋酸环丙黄体酮（达英 - 35）等，连用 1 ~ 3 个周期，待雄激素降到正常水平后，开始促排卵治疗。

3. 卵泡发育的监测

（1）B 超监测：用药前常规检查子宫、卵巢及盆腔状况，自月经周期第 10 天开始，隔日或每天监测卵泡的发育情况和子宫内膜的厚度。卵泡成熟的征象：卵泡直径 ≥18mm，部分卵泡内壁可见半月形的突起，称"卵丘征"，提示 24 小时内将发生排卵。排卵征象：成熟卵泡消失或明显缩小、内部结构模糊，有时子宫直肠陷凹内可见游离液体。子宫内膜类型：A 型，呈三线型，即在子宫中心纵切面有三条线型强回声；B 型，内膜与周围肌层等回声，中线回声可见但不强；C 型，内膜与周围肌层相比为均匀的强回声。A 型、B 型内膜，达到 8 分钟以上，妊娠率较高，子宫内膜成熟延迟可能与激素水平不足或子宫内膜雌、孕激素受体缺乏有关。

（2）激素监测

1）雌二醇（E_2）：卵泡发育过程主要合成及分泌雌二醇，循环中 95% 的 E_2 来自优势卵泡，在卵泡早期 E_2 处于低水平，随着卵泡的发育，E_2 的分泌增加，排卵前 24 ~ 36 小时 E_2 达高峰，排卵后，循环中 E_2 水平迅速下降，3 天降到最低值，约为峰值的 50%，排卵后 7 天左右黄体形成，E_2 再度上升形成第二峰。在 LH 峰启动时，每个直径大于 17mm 的卵泡最高 E_2 水平约为 250 ~ 500pg/ml。由于排卵前 E_2 上升经历 6 天时间，并且血中 E_2 测定不能很快得出结果，因此不易准确掌握 E_2 峰值的出现时间，应结合 B 超和其他方法来预计排卵时间。

2）LH 测定：卵泡成熟，血中 E_2 达高峰诱导 LH 峰出现，血 LH 起始峰在排卵前 32 小时，顶峰在排卵前 16.5 小时左右出现，须连续测定才能测得 LH 峰值。尿 LH 峰比血 LH 峰晚出现 6~7 小时，与血 LH 水平有很好的相关性，尿 LH 定性测定方法简便快速，预计卵泡近成熟时，每 8 小时测定一次，一般在尿 LH 峰出现后的 14~28 小时内排卵。

（3）宫颈评分：宫颈及分泌的黏液随 E_2 水平的变化呈现周期性变化，随卵泡发育，分泌 E_2 增加，宫颈口松弛张开，黏液量增多，清澈透明似蛋清样，拉丝度渐增，出现羊齿状结晶，排卵后在孕激素作用下黏液分泌量迅速减少、变稠，宫颈口闭合。宫颈评分（cervical score，CS）可反映卵巢的反应性和卵泡的发育情况，当 CS≥9 分时，结合 B 超监测，可判断卵泡成熟（表 13-1）。

表 13-1 宫颈评分法

宫颈因子	0 分	1 分	2 分	3 分
宫颈黏液	无	少量黏液，从宫颈管内取出	宫颈外口见光亮黏液滴	多量黏液，可从宫颈外口溢出
拉丝性	无	从宫颈口能拉丝到外阴 1/4 长度	从宫颈口能拉丝到外阴 1/2 长度	从宫颈口能拉丝到外阴全长
羊齿结晶	不定型物质	仅在某些部位有线形结晶，无侧支	有些部位有良好的结晶，另一些部位仅有线形结晶或无定形物	整个涂片表现羊齿结晶
宫颈	关闭		部分开放	充分开放，呈瞳孔样改变

4. 卵巢过度刺激综合征的处理 卵巢过度刺激综合征（ovarine hyperstimulation syndrome，OHSS）是卵巢对促性腺激素超生理反应而导致的一种严重医源性并发症，其病理生理特点为大量血管内体液外渗导致血容量极度耗竭及血液浓缩，严重者可危及生命。在辅助生殖技术（assisted reproductive technique，ART）中，由于广泛应用超促排卵，轻度 OHSS 经常发生，并无危险，但对于中、重度 OHSS 应十分重视。近年来，由于促性腺激素释放激素激动剂（GnRH-a）在控制性超促排卵中的合理应用、取卵技术的提高及对 OHSS 的进一步了解和预防，使 OHSS 的发生率明显下降。

（1）OHSS 发生机制：OHSS 的发生机制尚不十分明确，可能的机制为卵巢受促性腺激素过度刺激后导致多数卵泡同时发育，产生过多的雌激素，使肾素—血管紧张素—醛固酮系统被激活，前列腺素（PG）合成增加，并产生大量的组织胺、5 羟色胺类活性物质，与炎性介质及血管通透因子的共同作用，使毛细血管损害，促进血管通透性增加，血管内体液大量渗漏，导致腹水、胸水、弥漫性水肿、蛋白丢失。而血管内循环血量减少，血容量降低、血液浓缩，肾灌注量减少，导致少尿或无尿、氮质血症、酸中毒、肝脏损害，同时伴有水电解质失调、低血容量休克。血液浓缩后，血黏稠度增加，血凝亢进可引起血栓形成，严重者危及生命。卵巢多囊状增大，有发生蒂扭转、破裂或出血致急腹症的危险。

（2）OHSS 的高危因素

1）大剂量外源性促性腺激素的使用：在 IVF-ET、GIFT 及 IUI 等辅助生殖技术中，为了获取更多的卵母细胞及较多高质量的胚胎，卵泡期一开始即使用大剂量的促性腺激素，来募集大批卵泡，多数卵泡同时发育，分泌过量的雌激素，诱发 OHSS 的发生。

2）HCG 的触发作用：辅助生殖技术中需要应用大剂量的 HCG 促进卵泡的最后成熟和诱发排卵，排卵后应用 HCG 支持黄体。外源性 HCG 刺激 PG 的产生，使 5 - 羟色胺等活性物质被激活，触发 OHSS 的发生。如果妊娠，持续内源性 HCG 共同作用，更加重 OHSS，症状可持续 2~3 个月。

3）卵巢过度敏感的高危人群：多囊卵巢综合征患者卵巢内有许多囊状小卵泡，在促性腺激素刺激下同时发育，易发生 OHSS。年轻瘦弱的妇女对促性腺激素的耐受性差，很容易发生过度反应。因此，治疗应个体化，对这两种人群应减少促性腺激素的用量，避免发生中、重度 OHSS。

（3）OHSS 的临床表现和诊断：OHSS 一般在排卵后 3~10 天出现，临床上表现为胃肠道不适、恶心、呕吐、腹水、胸水、少尿、胸闷、卵巢增大等症状。此综合征为自限性，若未妊娠，在 20~40 天内症状消失，一旦妊娠可持续 6~8 周，若症状一度缓解后再次加重，妊娠可能性极大，排卵后第 9 天症状加重多数与妊娠有关。根据临床表现和实验室检查，OHSS 的诊断并不困难，为了指导治疗和评估预后，常将 OHSS 分为轻、中、重三度。

1）轻度：胃部不适，轻微腹胀或下腹痛、恶心。B 超检查卵泡数多于 10 个，卵巢直径 <5 cm，少量腹腔积液，血 E_2 >1 500pg/ml。

2）中度：恶心、呕吐、腹痛、腹胀加重。B 超检查卵巢直径 5~10cm，黄素化囊肿，中等量腹水。血清 E_2 >3 000pg/ml。

3）重度：腹胀加重，体重增加，严重少尿，心肺功能障碍，呼吸困难，大量腹水，严重者可有胸水，甚至心包腔积液，深部静脉血栓。B 超检查卵巢直径 >10cm。实验室检查血液浓缩，血液黏稠度增加，血球压积 HCT >50%，低蛋白血症，血液高凝状态，水电解质紊乱，肝肾功能损害。

（4）OHSS 的治疗

1）轻度：不需治疗，可自然缓解。鼓励患者多饮水、多小便，多进高蛋白饮食，适当限制活动。

2）中度：卧床休息，适量进水和补充体液，对症处理，尽早确诊妊娠，观察病情变化，对于有病情加重倾向者，及早给予扩容和白蛋白治疗。

3）重度：入院治疗，防止严重的并发症。治疗包括以下几方面。①卧床休息，每日测腹围、体重、血压，记出入量。尽早确诊妊娠，检查血、尿常规，血液黏稠度，电解质，肝肾功能，血浆蛋白水平和凝血机制。B 超检查卵巢和胸、腹水情况。②保持胶体渗透压，静脉滴注白蛋白、新鲜血浆或血浆代用品，白蛋白每天给予 10~20g。③补充液体，维持有效循环血量，防止血液浓缩及肾衰，保持水电解质平衡。可用低分子右旋糖酐 500~1 000ml，生理盐水，葡萄糖液。对于体液大量潴留者，限制盐分及液体入量。酸中毒者可给予 5% 碳酸氢钠纠正。④降低毛细血管渗透性，阻止液体渗漏，可给予糖皮质激素，如泼尼松 5mg，每日三次，或前列腺素拮抗剂，吲哚美辛 25mg，每日三次，妊娠期慎用。近年来提出，马来酸氯苯那敏（扑尔敏），一种 H_1 受体阻断剂，对维持膜通透性的稳定性有一定作用。⑤严重胸腹水，伴心肺功能障碍，可于 B 超引导下穿刺放液，以改善症状。每次腹水引流量一般为 2 000~3 000ml，应缓慢放液。可同时穿刺卵泡囊内液，减少血雌激素量，但要防止流产。⑥少尿处理，发病早期的少尿属肾前性，及时扩充血容量一般能维持正常尿量，病情严重有肾功损害而发生少尿者，可采用甘露醇利尿。多巴胺可以增加肾灌注量而增加尿量。在未充分扩容前，禁用利尿剂。⑦若血液呈高凝状态时，适当给予肝素化治疗有利。注意下肢活动，防止深部静脉血栓形成。⑧保守治疗无效时，可考虑终止妊娠。⑨若出现卵巢黄体囊肿破裂、出血或蒂扭转等急腹症，应剖腹探查，尽量保留卵巢组织。⑩全身情况不良者应预防感染。

（5）OHSS 预防措施

1）合理应用促排卵药物，促排卵药物起始剂量不能太大，刺激排卵数目不宜太多。警惕可能发生 OHSS 的高危因素，对氯米芬敏感者容易发生 OHSS，年轻、瘦弱的妇女及 PCOS 患者促排卵时要特别小心控制用药量。

2）在超促排卵过程中，加强 B 超和血 E_2 监测，根据卵泡数目和 E_2 水平调整 HMG 或 FSH 剂量，若排卵前 $E_2 \geq 1\,500pg/ml$、B 超监测卵巢直径≥5cm、3 个或更多卵泡直径≥17mm，应慎用 HCG 诱发排卵；若 $E_2 \geq 2\,000pg/ml$、B 超监测卵巢直径≥6cm、4 个或更多卵泡直径≥17mm，则放弃用 HCG 诱发排卵。

3）在超促排卵周期，不用或慎用 HCG 支持黄体功能，采用黄体酮更合适。

4）对于 LH 水平增高或 PCOS 患者，先用 GnRH-a 造成垂体降调节后再使用 FSH 或 FSH-HP 促排卵，可以减少 OHSS 的发生，提高妊娠率。

5）有学者报道，于 HCG 给药后 36 小时静脉滴注白蛋白 5~10g，可以减少 OHSS 的发生和严重程度。

（张晓云）

第六节　免疫性不孕症

（一）发病机制

正常生理情况下，男性自身或女性对精子或精浆并不发生明显的免疫反应。当血睾屏障受到破坏如创伤、手术、炎症时，男性可产生抗精予抗体（antispermeantibody，AsAb）。男性自身抗精子抗体导致精子的凝集及运动障碍。精子抗原通过破损的女性生殖道黏膜，如黏膜损伤、经期性生活后可产生 AsAb，女性 AsAb，除在宫颈水平，影响精子穿透宫颈黏液外，还可阻碍精子、卵子的识别、融合等受精过程。

在女性，自身免疫性卵巢炎（autoimmune ophoritis，AO），可引起卵巢的内分泌及排卵障碍而致不孕。另外，女性体内的抗心磷脂抗体（anticardiolipin antibody，ACA）亦可导致不育。ACA 多见于组织损伤及炎症后，易致小血管内血栓形成而影响蜕膜及胎盘的生长及功能，继而导致不育。

（二）诊断

在男性，精液液化后常可见精子头-头、头-尾或尾-尾相互凝集，甚至呈大片状凝集。同时精子活动能力明显降低，血清 AsAb 呈阳性。

在女性，可见血清 AsAb 阳性。性交后试验（PCT）提示宫颈黏液中精子数量少，活动差，典型者可见精子呈"颤抖"样运动。有条件者，可做血清 AsAb 检测定量测定，并在精子表面进行抗体定位。同时做抗心磷脂抗体（ACA）及抗卵巢抗体（antiovarian antibody，AOA）测定。值得注意的是，以上抗体的效价并不完全代表不孕的治疗难度。另外，在部分正常妊娠者中，亦可查见部分抗体阳性。

（三）治疗

对 AsAb 阳性女性可采用下列治疗：避孕套避孕 6～12 个月，或同时加用小剂量泼尼松 5mg，3 次/d，持续半年左右。考虑上述治疗周期长，应用激素又有不良反应，有条件者应考虑精液洗涤加宫腔内人工授精。如同时合并其他男、女不孕因素，可选择其他相应的辅助生殖技术。

对抗心磷脂抗体（ACA）阳性者，可试用小剂量阿司匹林或肝素进行治疗。

对明确的卵巢自身免疫不孕，应在进行肾上腺皮质激素治疗的同时，补充雌、孕激素，间隙使用促排卵治疗，以获得排卵及妊娠。

（张晓云）

妇产科急症
与常见病治疗学

（下）

张晓云等◎主编

吉林科学技术出版社

第十四章　生殖辅助技术

第一节　辅助生殖的伦理问题

一、不孕症与 ART 带来的伦理冲击

人类在自然选择和社会进化的历史长河中，实现了生育方式的两次飞跃。第一次是从原始的动物界进化到人类的原始社会，形成了群体性母系社会。第二次是个体婚姻家庭形成取代原始的群婚，人类的两性关系与生育繁衍及婚姻家庭不可割裂地联系在一起。而进入 20 世纪中后叶的科学技术突破了又一个禁区，划时代的人工生殖技术开始从根本意义上改变着人类的自然生育方式，"人工授精"、"试管婴儿"、"代理母亲" 3 种类型，数十种操作组合形式，把性与生殖分离开来，它们既是一类技术手段，又是一种新的生殖方式。在其意义上，我们不能否认，人工生殖技术既具有科学史上的空前创新价值，也引发其多方面积极的社会价值。

WHO 最新定义的是 "夫妻有正常性生活一年，仍未怀孕，可诊断为不孕症"。许多因素包括公众态度，到患者与医学专业人员的个人道德取向，都会影响不孕症的诊断与治疗。法律、法规为临床专业人士制定了必须遵循的标准，这影响到提供哪些助孕服务及如何服务，还规定了不孕症夫妇和社会对于日后出生孩子的权利与义务。早在 1942 年，美国最高法院就宣布 "生孩子与抚养孩子的权利比私有财产更珍贵"。

不孕不育是一个影响家庭幸福和夫妇健康的问题，给许多家庭带来痛苦，留下阴影，甚至造成家庭破裂，以致产生一系列的社会影响。他们往往得不到同情，却要面临来自家庭、社会多方面的压力，加之中国人传宗接代的影响，求子心切，极易进入不明诊断、滥用药物的求医误区。因此，生殖医学专家竭力保护人类生殖资源，将患者引入正确的医疗导向中，首先进行必要检查，给予明确诊断，并选择最有效和最适宜的治疗方案，这是最符合生命伦理学要求的。生殖医学已由单纯治疗不孕症，发展到涉及妇科内分泌学、男科学、胚胎学、遗传学乃至伦理与法律学等多个领域的新兴学科，并为克服遗传病和人类的再生医学研究奠定了有力的基础。

ART（assisted reproductive technology）作为不孕症治疗的首要方法之一，首当其冲引起了一些复杂的伦理问题，这是由于生殖比其他任何生物医学问题都更深刻地触及到道德、文化、法律、宗教、个人和家庭等诸多因素。ART 商业化带来的巨额利润，对于传统道德和价值观带来的挑战引发了利益冲突。生育方式的选择、胚胎的归属等问题，向医务人员和研究者提出了严峻的职业挑战，同时，这一高新技术的服务方向和医疗资源的公平分配受到社会政策、管理机制及经济发展状况的影响。

二、知情同意

包括两部分，即"知情"和"同意"，它体现了伦理学基本原则的第一项首要原则——"尊重人"。尊重人就是要尊重人的尊严和人的自主性。首先是"知情"，有足够的信息和真正的理解；"同意"，必须是自愿的，是出于患者不受诱导情况下自由的意志和选择。同时，患者具有正常的自主行为能力。只有全面、真正地做到了这三条，才算达到知情同意的实质性伦理学标准。

制定知情同意书的信条，要求医务工作者提供足够的信息，在法律和道义上都有义务与患者沟通，以帮助他们对治疗方案完全了解，以便作出正确的判断及是否开展有针对性的治疗。研究表明患者无论是在生理还是心理上都在知情同意的过程中获益。这些益处包括医疗知识的增加、提高自主能力、减少医疗过程中不必要和不适当的医疗操作。帮助医生作决定，避免医疗纠纷、改善医患关系。采用何种助孕方法的最终决定权取决于患者夫妇。夫妇双方在一起咨询的同时，也应单独与医生讨论，以确保任何一方不会产生不必要的压力。

ART 知情同意书包括以下内容。

·告知可行的助孕方案及适应证。

·简述助孕过程与步骤。

·告知患者可能出现的不良反应及并发症，包括药物、麻醉的反应，手术损伤出血，多胎妊娠的可能性和对母婴健康的影响及其应对措施。

·对于某些尚未确定和难以预测的远期风险，诸如肿瘤的发生、子代有出生缺陷的可能性，尤其高龄妇女妊娠后胎儿畸形率、妊娠合并症和并发症增加的风险，均需说明。

·告知需承担的费用及项目用途。

·告知国内外及本中心的妊娠率。

·告知患者的权利和义务：充分知情，双方自愿同意，要求夫妇提供真实有效的证明和法律文件，实施过程中可随时提出疑问或终止治疗，讲解配合随访的必要性。

·如果涉及使用第三者的精子、卵子或胚胎，则必须取得夫妻双方充分和完全一致的知情同意。必要时签署相关的公证书，强调夫妇对子代的义务和子代所具有的同等权益。

·关于胚胎的丢弃、保存和研究取向，乃至费用问题，均要做到充分知情和自主选择。还必须说明研究所收集的生物标本的处理方式。

·提醒双方选择如发生离婚或死亡等意外情况，对剩余胚胎的归属和处置。

随着生殖医学的进展和新助孕技术的涌现，我们会不断遇到新问题和挑战，知情同意事项和条款需要不断补充和更新。总之，贵在充分知情，从伦理学角度最大限度地体现对人性和生命的尊重。

三、助孕技术中的争议焦点

（一）胚胎移植数

为了减少助孕技术造成多胎妊娠和减胎术带来的负面影响，大多数国家限制了移植胚胎的数目，例如，英国规定最多移植 3 个胚胎，违者将被吊销诊所执照；瑞典规定移植 1～2 个胚胎。我国卫生部在《人类辅助生殖技术规范》中规定"每周期移植胚胎总数不得超过 3 个，其中 35 岁以下妇女第一次助孕周期移植胚胎数不得超过 2 个"，但在管理办法中未设定具体的处罚条款。在 ART 中，有效的方法是选择性移植 2 个胚胎或 1~2 个囊胚。

(二) 冷冻保存与配子捐赠

Trounson 和 Mohr 等于 1983 年首次报道了用冷冻保存的人类早期胚胎做官腔内移植并获得成功。在 IVF－ET 中广泛采用超促排卵技术，42% 治疗周期有剩余的胚胎需要冻存。目前条件下，胚胎冻融后存活率平均为 70%，高者达 80%，其移植妊娠率在 25% 左右，高者可至 40%。因此，胚胎冷冻技术已成为辅助生殖技术中不可缺少的组成部分，其意义在于提高妊娠率的同时，降低了多胎妊娠率，避免卵巢过度刺激综合征的发生，对 PGD 及干细胞的研究亦有利。

配子冷冻技术更大限度地扩展了人类生殖资源的保存与再运用，大大增加了现代人自由选择生育时机的权利，是人权和现代科技的充分体现，也可避免捐赠带来的伦理和法律问题。在我国，国家卫生部法规对配子捐赠是允许的。其中，卵子捐赠只能使用 IVF 治疗周期中剩余的卵子，精子来源于国家审核的精子库。

一部分国家有冷冻时间限制的立法，多在 5 年以内，匈牙利和英国最长可达 10 年。60% 的国家没有相关立法。在澳大利亚，冻存时限取决于伦理委员会的意见。日本、美国分别规定将冻存与移植的年限限制在供者与女性受者的可生育年龄之内。

(三) 多胎妊娠与减胎

据美国疾病控制与预防中心提供的数据，辅助生殖技术妊娠多胎妊娠率超过 30%，IVF－ET 引起的多胎妊娠率亦达到 22%。其引起的多胎、妊娠合并症及并发症不言而喻。减胎术已渐渐被接受，并成为防治的一种措施，但仍存在严重的伦理问题，主要涉及人权和胚胎的选择，首先是终止妊娠本身的问题，一直是整个社会群体的争论，在允许人流的国家里，减胎无疑是合法的。但在禁止堕胎的国家，近年来也对此表现出现代的宽容态度。另一方面和减胎有关的争议是，它关系到父母和胎儿及其兄弟姐妹之间的利益冲突，对于具有同样生命活力的健康胚胎，哪个该减，哪个该留，同样要体现公正性和合理性。总之，对于多胎的问题是"预防重于治疗"。

(四) 高龄生育

现代生殖技术的应用冲破了传统的生育年龄界限，高龄生育、老年得子已不再是可望而不可即的奢望，从技术上来讲．是完全可行的。然而，从社会伦理角度来看，当代人的生育愿望是得到了满足，相对子代而言，每个人的出生是无从选择的，但他们一出生就面临年龄跨度如此之大的父母，从孩子的生长环境和心理来讲，都受到影响。甚至面对未成年就遭遇丧父、丧母的不幸。

就我们所知，高龄妇女生育还将合并更多的高危因素和产科并发症，其子女先天畸形、染色体异常的发病率极大增高。50 岁以上的男子婚育，由于遗传性基因突变概率增加，对后代带来的不利影响也是显而易见的，包括马凡氏综合征、软骨发育不全及神经系统疾患等。从优生学分析，自然界有"优胜劣汰"的规律，但是，现代科技对这一规律进行的人为干预是不利的。因此，对助孕年龄限制是必要的。

(五) 代孕

主要解决因妇女子宫不能怀孕而引起的不孕问题，又称为代理母亲，它所引起的伦理问题较多。英国有规定禁止商业性的代理母亲，但协议性代孕可接受，规定医生不要介入代孕的安排。法庭承认孩子属于扶养一方。1997 年国际妇产科联合会（FIGO）对于代理母亲的施行采取强烈的保留态度，担心其可能违反某些家庭价值，指出必须特别重视保护代理母亲的权益。因为她们的社会经济情况可能受到剥削。应该尊重代理母亲的自主权，应有伦理委员会批准，并在严格的医疗监督下施行。

由此出生的子代身份和法律地位是世人关注的重要方面，也涉及权益保障，此外，他们在生理和心理上可能受到影响甚至伤害也不容忽视。2001 年 3 月中国卫生部关于"人类辅助生殖技术管理方法技术规范"，伦理原则中明确强调禁止实施代孕技术。诚然，在医学界和法学界肯定卫生部管理办法积极意义的同时，也有学者对禁止实施代孕技术持保留意见。

（六）费用

迄今为止，ART 还是一种花费昂贵的技术，不是任何人都能享用的。在美国，每个 ART 周期约需 2.0 万 ~ 2.1 万美元，一般要 3 个周期左右获得成功。在我国，每个 ART 周期约需 2 万 ~ 3 万元人民币。ART 无论在世界任何地方无疑都是一种"奢侈的治疗"，通常被认为是富人的专利。因其带来的巨额利润，使某些辅助生殖机构和公司在利益驱使下，进行大肆炒作和滥用，仅近 10 年来，神州大地就雨后春笋般地建起了各种规模的生殖助孕机构近 200 所。

值得我们思考的是，WHO 虽提出每个人都有权享有最高科技的医疗，但是否每个人都应该享有 ART 服务呢？有人认为，对导致不育的疾病进行治疗即已履行了医疗公平的原则，但 ART 不属于该范畴。也有人主张，应由公共资金对 ART 给予适当的资助或补贴。在我国 ART 技术是属于非基本的医疗项目，只能根据个人的支付能力来分配，确切地说，尚未解决利益分配不公的问题。

由此可见，ART 的高治疗费用对医疗服务和政策也提出了挑战，社会是否应该分配一定的资源，解决他们的不育病因和没有孩子的问题，当辅助生育服务可以得到时，是否供给所有有要求的人，还是应该有所限制等伦理问题。

（七）子代权益

目前世界范围内还没有对子代权益实现真正意义上的重视。有两个国家已经对这一情况有所考虑，澳大利亚认为子代权益很重要，英国认为需认真对待。我们应该明确这也是一个社会心理学的重要问题，在施行 ART 同时，需考虑接受助孕家庭的和谐程度，是否能为子代提供良好的物质与教育条件。若为供精或供卵，瑞典规定在孩子成年后可有权得知其血缘父母的身份。

（周晓景）

第二节 超促排卵

一、概述

超排卵（superovulation）又称 COH，或控制性卵巢刺激（controlled ovarian stimulation, COS），指用药物手段在可控制范围内诱发多卵泡的发育和成熟。此项技术是辅助生殖技术的基础和常规技术之一。

二、治疗

随着辅助生育技术应用的广泛开展，人们对卵巢功能的调控、卵泡发育的生理了解越来越多，相应的药物发展也非常迅猛，这样就出现了多种卵巢刺激方案，范围从无刺激（自然周期），到小量刺激（氯米芬，CC），到温和刺激（CC 和小剂量 Gn 序贯治疗），到强刺激（大剂量 Gn，或结合 GnRH 激动剂或拮抗剂）方案。每一种方案都有各自的优缺点，刺激方案的选择应根据每个患者的年龄、既往对刺激的反应、以及卵巢的储备功能等进行选择。理想的 IVF 卵巢刺激应该是取消率低、用药量小、风险和不良反应少，简便的监测，单胎妊娠率高，但到目前为止，这样的治疗方案还没有。

表 14 - 1 对临床常用的一些治疗方案作一概括和总结。但需要注意的是，超促排卵方案并非一成不变，实际工作中应根据患者的具体情况加以调整，以实现个体化的治疗。

表 14 - 1　常用超促排卵方案

方案	GnRH 类似物类型及用法	Gn 给药时间	特点	适用范围
常规降调节方案	激动剂，经前 7 ~ 10 天至 hCG 日	月经 3 ~ 5 天，150IU	适用范围广	常规超排卵患者
强刺激降调节方案	激动剂，经前 7 ~ 10 天至 hCG 日	月经 3 ~ 5 天，225 ~ 450IU	强化卵泡的募集，加速卵泡的发育	卵巢反应不良患者
强降调节方案	长效激动剂月经第 2 天始	月经 29 天始	加强降调节	PCOS、反应过度患者
超强降调节方案	长效激动剂 3 疗程	末次 GnRH - a 第 29 天始	加强降调节	PCOS、子宫内膜异位症患者
短方案	激动剂，月经第 2 天始至 hCG 日	与 GnRH - a 同时给药，150IU/d	刺激作用强，特别是强化卵泡的募集	反应不良、卵泡数少的患者
超短方案	激动剂月经第 2 天始，仅用 3 天停	与 GnRH - a 同时给药，150IU/d	强化卵泡募集，减少 Gn 用量	反应不良、卵泡数少的患者
多剂量拮抗剂方案	拮抗剂，卵泡 ≥ 14mm 始，每天 0.25mg	月经 3 ~ 5 天，150IU	抑制早发 LH 峰	常规超排卵
单次拮抗剂方案	拮抗剂，卵泡 ≥ 14mm，单次 3mg	月经 3 ~ 5 天，Gn150IU	抑制早发 LH 峰，使用方便	常规超排卵

三、超排卵前的评估及处理

超排卵治疗前需对患者的情况进行全面的了解，根据患者的年龄、基础内分泌激素状态 [基础 FSH 水平、基础 FSH/LH 比值、基础 E_2、抑制素 B (inhibin B) 水平] 和卵巢基础状态（卵巢体积和窦卵泡数）对卵巢储备状态进行充分的评估，选择恰当的促排卵方案。多囊卵巢综合征 (polycystic ovarian syndrome, PCOS) 患者对外源性促性腺激素 (gonadotrophin, Gn) 可能异常敏感，其卵泡发育很难调控。而月经第三天 FSH 和 E_2 水平升高是对 Gn 低反应的一个指标，这种患者可能需要加大 Gn 的用量。因此，若存在内分泌异常（如多囊卵巢综合征）的情况，需在治疗前进行纠正，以改善 COH 效果。

四、超促排卵方案

（一）自然周期

第一个体外受精出生的婴儿就是来自于自然周期。目前，自然周期仍然有其应用价值，但周期取消率高（25%~75%），相对于刺激周期，每启动周期的成功率非常低。自然周期即使得到了成熟卵子并成功受精，也只有单胚胎可供移植，没有可供选择的移植胚胎或冷冻胚胎，因此，种植率非常低，总的成功率相应也很低。但自然周期仍是反应低下及因为医学原因不能进行卵巢刺激的患者的一种选择。自然周期的监测较简单，自估计排卵日（根据既往月经周期）的前 3 天开始超声监测，当卵泡直径达 15mm 以上，开始每日监测，同时取血测 E_2、P 和 LH，当主导卵泡达 18mm，血清 E_2 水平达 500pmol/L 可注射 hCG 5 000IU，34 小时后取卵。注射 hCG 前若出现 LH 峰则取消周期。应用 GnRH 拮抗剂辅助治疗可抑制早发 LH 峰，可帮助提高自然周期的成功率。

（二）氯米芬周期

氯米芬弱刺激方案较自然周期可增加发育卵泡数。最常用的方法是月经第 3 天开始 CC 100mg/d，连用 5~8 天。对大部分正常排卵患者可诱导 2 个以上卵泡发育，获卵数（1~3 个），略高于自然周期，但较 Gn 刺激周期明显少。周期取消率低于自然周期，而获卵数、胚胎移植及妊娠率较之高。hCG 应用同自然周期，GnRH 拮抗剂也可用以抑制早发 LH 峰。对 CC 刺激周期和自然周期的随机对照研究表明 CC 治疗对内膜的生长发育没有明显副作用。近年来，因为此种方案花费少，需要的监测少，CC 刺激方案重新引起了人们的兴趣，可能是一种更"友好"的 IVF 治疗方法。

（三）氯米芬和促性腺激素序贯治疗周期

CC（100mg 连用 5 天）联合小剂量 Gn（75IU）序贯治疗较单用 CC 更有效，可以刺激多个卵泡发育。药物及监测需要的花费相对较高一些，但较标准的 GnRH-a 降调后 Gn 治疗的"长方案"（见后述）明显低。尽管获卵数可能低一些，可供移植或冷冻的胚胎少一些，但"新鲜"移植周期的妊娠率并没有明显降低，并且 OHSS 的风险较低。这种 CC/低剂量 Gn 治疗方案的主要缺点是生殖潜能（单次刺激的新鲜胚胎加解冻胚胎的总妊娠结局）较低。加用 GnRH 拮抗剂可有效减少早发 LH 峰的风险，但同时费用也会增加。

（四）长方案-长效 GnRH 激动剂下调后 Gn 刺激

长方案的优点：80 年代末期引入的 GnRH 激动剂使 ART 技术中的卵巢刺激方法发生了革命性的改变。长方案通过下调内源性的垂体 Gn 的分泌，抑制外源 Gn 刺激过程中早发的 LH 峰。在应用 GnRH 激动剂降调节后仅有不到 2% 患者会出现早发的 LH 峰。因此，用 GnRH 激动剂后不再需要频繁测定血清 LH，不再害怕过早黄素化（既往 IVF 周期取卵前约有近 20% 患者因为过早黄素化而取消周期）。实践证明长方案的获卵率和妊娠率较单用 Gn 显著升高。此方案的另一个更吸引人的优点就是使治疗程序灵活化，可以通过改变 GnRH 激动剂抑制的时间长短将一组患者调整在一定时间启动治疗，便于工作安排。因此，长方案是 ART 技术中所有治疗方案中最受欢迎的一种。GnRH 激动剂治疗的唯一缺点就是有时会减弱随后的 Gn 刺激的作用，使刺激卵泡生成的药物剂量加大、治疗周期延长。长方案联合应用了 Gn 和 GnRH 激动剂，总的治疗费用增加，但优点大于缺点，其作为经典的卵巢刺激方案已有十多年的历史。长方案的经典用法：黄体中期（排卵后 1 周）开始应用 GnRH－a 此时内源 Gn 达到或接近最低，在 GnRH 激动剂作用下垂体反应性地急剧释放储存的 Gn（即骤发作用），促使新一波卵泡的发育。一般在早期激发作用后，垂体 GnRH 受体逐渐被占据直至耗竭，约用药 5~7 天 FSH 和 LH 分泌开始下降，约在 14 天内降到基础值以下，达到药物去垂体作用。因此，在约降调节后 14 天，约达下一周期的 3~5 天，开始给予外源 Gn 开始超排卵，直到 hCG 注射日停用 GnRH－a。

当然，也可以从卵泡早期开始 GnRH 激动剂治疗，但达到垂体降调的时间较长、卵巢囊肿发生率较高。黄体期启动 GnRH 激动剂治疗可使更多卵泡发育，得到更多卵子，可能因为卵泡发生过程中 LH 刺激的雄激素水平和循环中的雄激素水平均得到了更有效抑制。由于获卵数增加，相应、有效的胚胎移植数也增加，并且可冷冻的胚胎数也增加。GnRH 激动剂一般定在周期的 21 天（假设月经周期为 28 天），监测 BBT 或尿 LH 可以更准确确定排卵时间，从而保证治疗起始在黄体中期（约 LH 峰或 BBT 升高后的第 8 天）。

可见有肌注的、皮下注射的、鼻喷等多种 GnRH－a 制剂，以及长效和短效制剂。一般情况下，在月经 21 天开始应用，短效制剂每天应用，单剂量的长效制剂则只用一次，使治疗更为方便、患者依从性更好，但长效制剂应用后 Gn 刺激的用药剂量加大及治疗时间延长。对于标准的 GnRH－a 反应差的患者，减半或更多（2/3）GnRH－a 用量，或在 Gn 刺激 5 天后停用 GnRH－a，或直接在刺激开始时就停 GnRH－a，可提高反应性和最终结果。

（五）短方案－GnRH 激动剂和 Gn 的序贯治疗

短方案应用方法：短方案既利用了 GnRH－a 的骤发作用（促进内源 Gn 分泌），又利用了 GnRH－a 的垂体降调（抑制内源 Gn 分泌）作用。经典的短方案一般于月经的第 2~4 天开始应用短效 GnRH－a，以后减半量用至 hCG 日。于月经第 3 天开始给予 Gn 超排卵(150~450IU/d)，以后根据卵巢的反应性调整 Gn 用量，根据卵泡发育情况决定 hCG 使用的时机（同长方案）。

与长方案比较：一项包括 7 个临床研究的荟萃分析对长方案和短方案进行比较后认为两者周期取消率和妊娠率相似。另一项对 22 个系统回顾分析认为长方案的总的妊娠率略高于短方案（OR＝1.27，CI＝1.04~1.56）。但这项研究没有对诊断及其他预后因素进行很好的控制，结论不宜推广，尤其是低反应患者。实际上，标准的短方案一般情况下提高了低反应患者卵巢的反应性，降低了她们的周期取消率，虽然妊娠和出生率仍较低。短方案的最大缺点就是缺乏用药的灵活性，除非用 OC 预治疗控制月经来潮时间。标准的短方案常会显著增加血清黄体酮和雄激素水平，这可能影响卵子质量、受精率以及妊娠率。

超短方案：超短方案利用 GnRH－a 对垂体最初的激发作用，使内源 Gn 分泌增加，从而强化了卵泡的募集，同时给予外源性 Gn 促进卵泡发育。一般于治疗周期的第 2~4 天给予 GnRH－a，第 3 天开始给予 Gn 超排卵。因为应用时间短没有发挥 GnRH－a 的垂体降调作用，因此，其较短方案或长方案易于发生早发 LH 峰。超短方案治疗效果差于短方案和长方案，因此，很少选用。

OC/微量 GnRH－a 激发刺激方案：OC/微量 GnRH－a 激发刺激方案是短方案的另一种变化形式。即在刺激周期的前一周期应用 OC 14~21 天（1 片/天），停药后的第 3 天开始用微量 GnRH－a（醋酸亮丙瑞林，40μg，每天 2 次），GnRH－a 用药后的第 3 天开始大剂量的 Gn 刺激（300~450IU/d）。Gn 剂量调整及 hCG 应用同前。

OC/微量 GnRH-a 激发方案较标准短方案有明显的优势，尤其是不会导致血清黄体酮和雄激素浓度升高，可能因为应用 GnRH-a 剂量非常低，也可能是前期应用了 OC。OC/微量 GnRH-a 激发方案对既往低反应患者有着尤其重要的价值，已观察到这些患者应用后血清 FSH 显著升高、周期取消率低、雌二醇峰值和移植率高、尤其是临床和继续妊娠率令人鼓舞。

（六）GnRH 拮抗剂方案

20 世纪 90 年代末 GnRH 拮抗剂开始用于 IVF 临床研究其为 ART 提供了卵巢刺激的又一选择。长效的激动剂主要通过受体下调使性腺对 GnRH 脱敏，对垂体 Gn 分泌产生先刺激后抑制的作用，而拮抗剂则是竞争性结合垂体细胞表面的 GnRH 受体，并不引起受体耗竭，使用后可迅速有效地抑制垂体 Gn 的分泌，对 LH 的抑制呈剂量依赖性，不存在用药初期的激发作用，并且其抑制作用可被 GnRH-a 逆转。

1. 拮抗剂方案的优点　和 GnRH 激动剂比较，拮抗剂方案有以下几个优点：①用药时间较激动剂短。因为其唯一目的就是抑制内源性 LH 峰，且作用迅速，可直到卵泡发育的晚期（Gn 刺激后 5~7 天）才开始应用，或可根据卵泡生长情况进行相应的调节，有利于治疗方案的个体化。②因为应用时雌激素水平已升高，可消除激动剂应用时可能出现的雌激素缺乏的症状。③没有激动剂对卵巢的可能抑制作用，使 Gn 刺激总剂量减少，刺激时间缩短。因此，拮抗剂方案可能有利于低反应患者，减少周期取消率。④由于没有激动剂的激发作用，拮抗剂避免了卵巢囊肿的形成。⑤拮抗剂方案的卵巢过度刺激的风险较小。

2. 拮抗剂方案的缺点　当然，拮抗剂也有一些潜在的缺点。因为拮抗剂同时对内源 Gn 也有抑制作用并且可能更彻底，因此，当每日小剂量应用时，需严格遵医嘱用。但拮抗剂方案的 LH 不会降到比激动剂降调节更低，激动剂方案中的低 LH 水平常足以支持卵泡的类固醇激素合成。血清雌二醇在拮抗剂治疗时可能发生波动或降低，但卵泡的发育看似正常，很多人喜欢同时加用或改用 hMG（75IU）。研究显示拮抗剂方案的妊娠率较激动剂的长方案略低一些，可能因为拮抗剂影响了卵泡发育、囊胚形成过程中细胞的减数分裂，以及内膜的发育。

3. 拮抗剂方案应用方法　目前有两种拮抗剂可用于临床，醋酸加尼瑞克（ganirelix）和醋酸西曲瑞克（cetrorelix），两药效果相当。两者的最低抑制早发 LH 峰的有效剂量为 0.25mg/d，皮下注射。拮抗剂的应用方案有"连续用药"方案和"单剂量"方案。连续用药方案可以固定在 Gn 刺激 5~6 天后，也可以根据患者的反应灵活应用，当主导卵泡接近 13~14mm 时开始每天注射拮抗剂。研究表明个体化的治疗方法需要药物总量小、总体效果好。单剂量西曲瑞克可有效抑制 LH 峰达 96 小时。如果在月经 6~7 天应用，到 hCG 注射日有 75%~90% 患者仍在有效的抑制作用下，超过用药时限的患者可每日加用 0.25mg/d 到 hCG 日。单剂量方案也可在主导卵泡达 13~14mm 应用。

4. 与其他治疗方案的比较　早期的临床随机对照研究比较了固定拮抗剂治疗方案和标准的长方案，提示两种刺激方案妊娠率相似。但一项对 5 个临床实践的荟萃分析发现拮抗剂方案的临床妊娠率较激动剂方案低 5%。总之，拮抗剂周期的 Gn 刺激的总量、刺激时间、雌二醇峰值、卵泡数和卵子数均较低。在拮抗剂方案中大剂量 Gn 可增加卵泡数和获卵数。另一种方法是前一周期口服微粒化雌激素（4.0mg/d，周期 20 天开始，直到 Gn 刺激前）。

黄体期雌激素预治疗可减慢卵泡生长速度，使 Gn 刺激开始时卵泡大小一致，增加拮抗剂周期成熟卵泡数、卵子数和胚胎数。所提高的卵泡活力类似于 GnRH 激动剂长方案的效果，可使成功率提高到同样水平。外源雌激素反馈性使内源 FSH 水平升高，然后停止雌激素治疗，协同外源 Gn 促进多个卵泡的同步发育作用。

拮抗剂方案相对较低的妊娠率的原因还不清楚。不太可能的原因是拮抗剂对卵子、胚胎以及内膜有不良影响。可能的原因是早期应用经验不足，随着时间的推进，进一步修正治疗方法可能会有所提高。拮抗剂的许多预想的优点已经显现。拮抗剂是否最终能取代激动剂成为标准的 ART 刺激方案还不清楚，但拮抗剂方案对 PCOS 患者和对激动剂反应差的患者尤其有好处。

（1）PCOS 患者的应用优点：PCOS 患者的特点是 LH 异常升高，因此在标准的排卵诱导方法中易于出现早发的 LH 峰，尤其是肥胖患者。PCOS 患者的另一个特点是用外源 Gn 刺激时卵巢过度刺激的风险较高。激动剂和拮抗剂均可抑制循环中 LH 浓度升高，但拮抗剂方案小卵泡数少，这可能降低有高反应趋势的 PCOS 患者卵巢过度刺激的风险。拮抗剂方案的应用还可选用激动剂代替 hCG 诱导卵母细胞的最后成熟，从而进一步降低卵巢过度刺激的风险。单次注射激动剂（醋酸亮丙瑞林，0.5mg，曲普瑞林，0.2mg）可激发内源 LH 峰并持续近 24 小时，使血清 FSH、hCG 水平快速升高并维持几天，还使雌二醇和黄体酮浓度显著升高。

（2）PCOS 患者的应用缺点：拮抗剂方案对 PCOS 患者也有潜在的缺点。由于在主导卵泡达到 14mm 甚至以上才开始应用，患者异常升高的 LH 水平直到开始应用拮抗剂才得到控制，因此，发生 LH 过早升高的机会非常高。研究表明，早卵泡期发育过程中过早暴露在高 LH 环境下可降低妊娠率。理论上，Gn 刺激前 OC 预治疗可有效降低早卵泡期的 LH 暴露时间和拮抗剂治疗前 LH 的升高。OC 预治疗抑制以后再用拮抗剂治疗可能会减少 Gn 刺激反应的卵泡数，还可以加用激动剂来激发最后的卵母细胞成熟，这些均利于 OHSS 的预防。较早启动拮抗剂治疗可能也有同样的益处。

低反应患者的应用：拮抗剂应用极有价值的另一组人群是低反应患者，因为其去除了激动剂可能对卵巢反应的抑制作用，同时也抑制了单用 Gn 所引起的早发 LH 峰。较早的临床经验提示 Gn 刺激后加用拮抗剂的方案并不会减少卵泡数、获卵数和受精率，并且可增加妊娠率。对低反应患者应用标准长方案和拮抗剂方案的随机对照研究显示两组的妊娠率相似，但拮抗剂组 Gn 总量和用药时间均明显减少。另一项对标准长方案治疗失败的低反应患者改用拮抗剂治疗后，增加了可移植胚胎数，取得较好每移植周期的持续妊娠率（11/46，24%）。对既往低反应患者选用拮抗剂方案以改善治疗结局的期望值虽然不是很高，但应用拮抗剂的经验提示其至少和其他更为复杂而且花费较大的治疗方法同样有效。

总之，人们在临床实践中不断地寻求着最佳的 COH 方案，在募集到最多的可受精卵母细胞的同时，将治疗的风险降到最低，同时具有最佳的成本效益比，用药方便、监测简便、患者依从性高的方法。

（周晓景）

第三节　人工授精技术

人工授精是人类生殖工程领域中实施较早的技术之一。

一、人工授精的定义、分类

（一）定义

人工授精（artificial insemination，AI）技术是通过非性交的方法将丈夫或供精者精子置于女性生殖道内，使精子与卵子自然结合形成受精卵而达到妊娠目的一种辅助生殖新技术，是治疗不孕症的方法之一。

（二）分类

1. 按精子来源分类

（1）夫精人工授精（AIH）：使用丈夫精液进行的人工授精。

（2）供精人工授精（AID）：使用自愿供精者精液的人工授精。

2. 按人工授精部位分类

（1）直接阴道内授精（intravaginal insemination，IVI）：直接将液化后的精液或洗涤、上游等处理后的精子悬液注入阴道后穹窿处和宫颈外口。此法多用于女方生育无障碍，男方精液检查正常，因某种原因（如严重早泄、阳痿或畸形）不能性交者。这类患者人工授精的成功率比较高。

（2）宫颈内人工授精（intracervieal insemination，ICI）：直接将液化后的精液或经洗涤上游等处理后的精子悬液注入宫颈管内、宫颈周围及阴道后穹窿处。主要适用于精液不液化患者、性交困难或性交不射精而手淫或按摩器能排精者。实施 ICI 时，前向运动精子总数应不低于 $20 \times 10^6/\text{ml}$。

（3）宫腔内人工授精（intrauterine insemination，IUI）：将洗涤处理过的精子悬液通过导管直接注入宫腔内，注入精子悬液限于 $0.1 \sim 1\text{ml}$（平均为 0.5ml）。IUI 是最常用的一种人工授精方法，适应证广泛，如宫颈因素不孕，少、弱、畸形精子症，精液不液化症，免疫性不孕症，原因不明不孕症等。施行 IUI 时前向运动精子总数应不低于 10×10^6 个。

（4）直接腹腔内授精（direct intraperitoneal insemination，DIPI）：主要用于原因不明的不育、男性因素不育及宫颈因素不孕而女方输卵管通畅、子宫正常的治疗方法。受精时阴道消毒后，用19号蝶形针无菌条件下将处理过的精子悬液调节到一定密度穿过后穹窿注入子宫直肠陷凹，精子和卵子由输卵管伞端拾捡至输卵管内受精。理论上 DIPI 应优于 IUI，但临床观察发现，DIPI 并不比 IUI 增加妊娠机会。

（5）直接卵泡内授精（direct intrafollicle insemination，DIFI）：将洗涤处理过的精子悬液在阴道超声引导下，直接穿刺注入卵泡内的人工授精技术。适用于严重少、弱精子症，宫颈因素不孕症，排卵障碍性不孕症。

（6）经阴道输卵管内授精（transvaginal intratubal insemination，TITI）：适用于输卵管一侧正常而对侧有解剖或功能改变，宫颈因素不孕者，也可用于轻～中度子宫内膜异位症的不孕症、男性因素不孕及不明原因不孕症经常规人工授精失败者。经阴道插管通过宫腔至输卵管的一种人工授精技术。包括：①超声引导下输卵管插管；②腹腔镜监测下输卵管插管；③徒手输卵管插管，插管成功后直接通过导管将已准备好的精子悬液注入输卵管壶腹部与峡部交界处；④封闭子宫颈法，即利用宫腔压力使输卵管内口张开，精液进入输卵管中。

二、丈夫精液人工授精

丈夫精液人工授精系指使用丈夫精液进行的人工授精，简称夫精人工授精（artificial insemination with husband semen，AIH）。

（一）适应证

（1）男方精液正常但因性功能障碍、生殖器畸形或心理因素等导致性交困难或精液不能射入阴道，如男方尿道上、下裂、严重早泄、阳痿、逆行射精或不射精、截瘫、阴茎屈曲畸形、严重阴茎海绵体硬结等。

（2）女性因宫颈黏液异常、生殖道畸形或心理因素导致性交困难或精子在女性生殖道中运行障碍，如子宫颈管狭窄、粘连、宫颈黏液与精子不相容、宫颈黏液少而黏稠、阴道炎、阴道畸形、阴道口狭窄或痉挛、子宫颈肌瘤、子宫位置异常（过度前屈或后屈）等妨碍精子进入阴道或精子由阴道经宫颈向子宫腔的正常上行游走。

（3）男方精液分析质量参数轻度异常，如精子数量减少（精子密度 $< 20 \times 10^6/ml$），精液量减少（总量 $<2ml$），精子活动力减弱（前向运动精子 $<40\%$），精子活动率 $<70\%$，精液不液化或液化不全等。

（4）免疫性因素如夫妇一方或双方抗精子抗体阳性，精子不能穿透宫颈黏液屏障顺利进入子宫腔，性交后试验阴性。

（5）不明原因的不孕症。

（二）禁忌证

（1）女方因输卵管因素造成精子和卵子结合障碍。如双侧输卵管阻塞或切除等。

（2）女方有严重躯体性疾病或传染病不宜妊娠或妊娠后导致疾病加重，严重者威胁生命安全，如严重的心脏病、肾炎、肝炎等。

（3）女方生殖器官严重发育不全或畸形　如子宫发育不全、严重的子宫畸形或子宫畸形曾反复导致流产者，应先行子宫矫形手术后方可试行人工授精。

（4）女方和（或）男方有急性泌尿生殖道感染或性传播性疾病如急性盆腔炎、重度宫颈炎或各种阴道炎症、艾滋病、梅毒等。

（5）夫妇双方任何一方接触致畸量的射线、毒物、药品并处于作用期或者任何一方患有严重的遗传病或精神疾患不宜妊娠者。

（三）术前准备

实施人工授精治疗前必须详细询问男女双方病史，并进行体格检查包括必要的特殊检查，以保证男女双方身体健康，排除人工授精治疗的禁忌证。

1. 男方准备

（1）精液常规分析：能在体外收集到精液，并有精子。一次射出的精液量不少于 0.5ml，精液密度 $>5 \times 10^6/ml$，活动率 $>30\%$，精液常规检查指标越趋正常，其受精成功率越高。

（2）排除生殖道感染和免疫性不孕因素，如抗精子抗体阳性。

（3）受精手术前5~7天排精1次。

（4）常规手术前检查如传染性疾病包括艾滋病、梅毒、乙肝及丙肝抗体等检测、血常规、凝血功能、肝肾功能等。

2. 女方准备　人工授精的成功率与女方生殖功能状态有很大的关系，因此，女方接受人工授精手术治疗前需进行不孕症常规检查，以排除影响受孕的潜在的不利因素。

（1）妇科B超检查：了解子宫附件发育情况，排除子宫附件占位性病变。

（2）不孕症常规检查如生殖道感染（包括宫颈防癌检查）、免疫性不孕因素等。必要时进行性激素六项或孕前优生检查如染色体核型分析、TORCH感染等，发现可能影响妊娠的不利因素，及时加以治疗。

（3）子宫输卵管造影（hystero - salpingography，HSG）或B超监视下子宫输卵管通液。了解输卵管功能及通畅情况，排除生殖道畸形。输卵管通畅是人工授精治疗的首要前提，接受人工授精治疗的患者至少有一侧输卵管必须保持通畅。近期有文献报道，输卵管伞端与子宫角水平（及与卵巢的相对解剖位置关系）的距离是影响人工授精成功率的重要因素之一。B超监视下输卵管通液检查很难了解输卵管伞端与子宫角水平的相对位置关系，不易发现输卵管上举，因此，最好进行HSG检查。

（4）监测排卵：自然周期或促排卵药物治疗后B超监测有直径 >18mm 的卵泡，子宫内膜厚度不小于0.8cm。

（5）常规手术前检查如传染性疾病包括艾滋病、梅毒、乙肝及丙肝抗体等检测、血常规、凝血功能、肝肾功能等。

3. 知情同意过程　接受人工授精的夫妇必须符合我国现行的计划生育政策及相关法律法规，正式AIH手术前需出示夫妇双方结婚证、身份证或护照及准生证。人工授精前，医师必须与接受人工授精治疗的夫妇进行认真详细的谈话，就人工授精的操作流程、治疗费用、成功率、所生后代的安全性、手术后妊娠包括孕期和新生儿随访以及有关他们人工授精治疗的过程及病历资料的保密性等问题与他们进行充分的交流，使他们充分知情，取得他们的同意并签署相关知情同意书后方可进行人工授精助孕治疗。

（四）受精时机的选择

精子体外优化处理后活精子回收率以及受精时机的选择是AI成功的关键所在。一般认为，精子在女性生殖道内能存活2~3天，在阴道内能存活2.5小时，宫颈管内存活48小时，宫腔存活24小时，输卵管内存活48小时。相对于精子而言，卵母细胞的受精时间则较短，一般在24小时内尤其12小时内受精能力较强。因而选择人工授精的时机对于提高人工授精的周期妊娠率非常重要，以即将排卵时进行最为合适，而合适受精时机的选择有赖于正确的预测排卵时间。

1. 排卵监测　判断排卵时间的方法有多种，包括月经周期、BBT曲线、宫颈黏液评分，结合血或尿 E_2、LH的水平及阴道B超监测卵泡发育等，各生殖中心可根据本中心的具体条件加以选择。

（1）月经周期推算法：正常育龄妇女月经周期一般为28~30天，排卵一般发生于下次月经来潮前的14天左右，人工授精应选择在此时进行。但月经周期容易受精神情绪、身体健康状况以及环境气候变化等诸多因素的影响而导致排卵延迟甚至卵泡黄素化不排卵，因此单纯依靠月经周期来推测排卵是一种很粗略的方法。目前临床上主要用于指导没有排卵监测条件的患者自行同房尝试怀孕或指导自然避孕。

（2）基础体温监测：基础体温（basal body temperature，BBT）是机体处于最基本代谢情况下的体温，反映机体静息状态下的能量代谢水平。人体的基础体温在月经周期的不同时期由于雌、孕激素水平的不同呈现出周期性变化的特点，表现为：在月经期及卵泡期基础体温较低，排卵前日基础体温最低，排卵后卵巢黄体分泌的孕激素作用于下丘脑的体温调节中枢，使体温上升 $0.3\text{℃} \sim 0.5\text{℃}$ ，一直持续到经前 $1 \sim 2$ 日或月经第一日，体温又下降至原来水平。将每日测得的基础体温画成连线即为基础体温曲线。

（3）宫颈黏液评分法：宫颈黏液（cervical mucus，CM）即宫颈腺体的分泌物。正常育龄妇女宫颈黏液的理化性状随卵巢性激素变化而呈周期性变化。月经期和增殖早期黏液量最少，此后伴随着卵泡的不断生长发育，雌激素水平逐渐升高，宫颈腺体分泌作用逐渐增强，近排卵期时雌激素分泌达高峰，宫颈黏液分泌亦达高峰，黏液量最多而溢出宫颈外口，此时宫口开放，宫颈黏液稀薄呈蛋清样，拉丝度可达 10cm 以上，显微镜下观察可见典型的羊齿状结晶。此外，宫颈黏液呈碱性，对精子有保护作用，因而最有利于精子穿透黏液而进入宫腔，为授精提供了最好的条件；排卵后随孕激素的分泌，宫颈黏液分泌减少，变得黏稠，拉丝度降低，仅为 $1 \sim 2\text{cm}$ 。羊齿状结晶断裂成小块，呈椭圆体。

（4）激素测定监测排卵：排卵前 LH 会出现一分泌高峰，同时雌激素（E_2）分泌亦达高峰，通过监测捕捉 LH 或 E_2 峰即可预测排卵时间。

（5）B超监测排卵：B超可动态观察卵泡的生长发育过程和子宫内膜的发育，是监测排卵指导 IUI 最直观的方法，也是辅助生殖临床常规采用的方法。

一般从月经来潮第 $7 \sim 8$ 天或超促排卵治疗 5 天后开始 B 超监测，多采用阴道探头。卵泡直径 <10mm 时，每 3 天监测 1 次；卵泡直径达 $10 \sim 15\text{mm}$ 时，隔天监测 1 次；当卵泡直径 >16mm 时，则每天监测 1 次直到排卵。每次 B 超监测时间尽可能一致，最好在注射促性腺激素之前。若能结合系统宫颈黏液评分，可于宫颈黏液评分 >8 分，即宫颈黏液多、稀薄、拉丝长度达阴道全长及宫口开张时开始 B 超观察，既可减少 B 超监测的次数，又不致遗漏成熟卵泡的观察。

已排卵的 B 超征象为：①成熟卵泡骤然消失：成熟卵泡直径可达 20mm 左右，凸向卵巢表面，卵泡内可见卵丘光点；②成熟卵泡明显缩小且卵泡内透声减弱：排卵后的卵泡直径缩小应超过 5mm，排卵后卵泡内由于血液的积聚，卵泡内光点较多，形成早期黄体的表现；③子宫直肠窝出现液体积聚。不排卵的征象：①B 超监测卵泡直径 >14mm，却不见增长，或达到 $15 \sim 17\text{mm}$ 后不但不再增长反而渐渐缩小、自行消退，为不成熟卵泡黄素化。②卵泡直径达 18mm 不破裂，而且继续增大，BBT、血黄体酮值等却呈排卵样改变，则为黄素化未破裂卵泡综合征（LUFS）。

从排卵到卵泡完全消失大约 10 分钟，因此预测排卵时间非常重要。出现 LH 峰值后，在 LH 作用下卵泡膜细胞层血流增加，呈水肿状，故 B 超可见卵泡周围回声低，卵泡壁不甚规则或似乎与颗粒细胞层分开或部分剥离但仍可辨认出卵丘的回声，形态上变圆，趋向卵巢表面，出现上述特征性显像时，66% 于第 2 天排卵，86.5% 在 $24 \sim 48$ 小时内排卵。

2. 授精时间的选择 宫颈黏液评分法简便经济，但需到医院经医师检查方能了解，尿 LH 测定法可由患者自行操作观察，不需到医院往返奔波，但不能了解优势卵泡在哪一侧以及有几个成熟卵泡。超声监测卵泡方法可靠、准确、并能获得成熟卵泡的信息，尤其对使用促排卵药的妇女可以观察卵巢增大及腹腔积液情况，了解及掌握卵巢过度刺激综合征的发生与发展情况，做好相应的防治措施。授精前使用 hCG 可以促使卵泡最后成熟及触发排卵，有助于选择合适的人工授精时机，提高人工授精的成功率。因此，注射 hCG 时间的选择是 IUI 成功的重要环节。临床上通常结合 B 超监测和尿 LH 峰值来判断 hCG 注射时间。当优势卵泡直径达 18～20mm 或长、宽、厚三径线中有两个径线均 >20mm 者，尿 LH 峰阳性则应立刻注射 hCG 10 000U 后，于当天下午作 IUI；若优势卵泡最大直径为 18mm，长、宽、厚三径线只有两个径线达 18mm，尿 LH 峰阴性则可在当天晚 10 时注射 hCG 10 000U，于第二天上午做 IUI，若尿 LH 峰阳性则当日上午注射 hCG，下午即行 IUI 手术。也有学者认为注射 hCG 24 小时和 36 小时后行 IUI 妊娠率没有差异。

（五）精液处理

精液处理亦称精液优化是人工授精技术最为关键的环节之一，直接影响着人工授精的成功与否。IUI 时，注入子宫腔内精子悬液中的前向运动精子（快速前向运动精子与慢速前向运动精子之和，即 a 级 + b 级精子）总数不宜低于 $1 \times 10^6/ml$。精液处理的目的是：①达到符合要求的精子密度或精子悬液体积；②减少或去除精浆内的前列腺素、免疫活性细胞、抗精子抗体、致病菌等，防止精液中的前列腺素进入子宫后引起子宫痉挛性收缩，产生剧烈腹痛、恶心、甚至低血压等反应；③降低精液的黏稠度；④促进精子获能，增强精子的穿卵能力。精液处理方法有多种，如直接洗涤、下游、上游、Percoll 非连续密度梯度离心和 Isolate 密度梯度离心、肝素孵育冷冻、玻纤过滤、葡聚糖过柱和跨膜迁移等。目前临床上常用的精液处理方法有洗涤上游、Percoll 非连续密度梯度离心和 Isolate 密度梯度离心。方法的选择取决于精液量、精子计数与活力以及白细胞、抗精子抗体、细胞碎片等情况。

（六）IUI 操作

AIH 的受精方式主要是 IUI，其应用非常广，几乎可应用于各类不孕患者的助孕治疗。IUI 的操作并不复杂，但术前必须排除生殖道感染，查清子宫的位置，了解宫颈管的通畅情况。

1. IUI 临床操作　患者取膀胱截石位，生理盐水清洗外阴、阴道，常规铺巾，窥阴器充分暴露宫颈，消毒干棉球拭净阴道、宫颈。仔细核对患者精子悬液后用 1ml 注射器连接导管，小心抽吸经体外优化处理后的精子悬液 0.3～0.8ml，将导管轻缓插入宫腔，缓慢注入优化的精子悬液，一般无阻力、无外溢，如有阻力或外溢明显，提示导管顶端可能尚未进入宫腔，应重新调整导管方向后再试，切忌强行粗暴。受精完毕，患者适当抬高臀部，平卧 30 分钟，术后用 hCG 或黄体酮支持黄体，注意观察有无出血或下腹痛。14～16 天后查尿妊娠试验。

2. IUI 术后并发症及预防

（1）出血：一般无明显的出血，少数患者可有少量出血。主要与 IUI 前未查清子宫位置或宫颈情况导致宫腔内插管方向不正确且动作粗暴，或导管粗糙，损伤子宫内膜或反复插管损伤颈管内膜所致。宫腔内出血会影响精子获能，使精子凝集，影响精子活动力，从而降低 IUI 成功率。因此 IUI 宜选择柔软适度的导管，动作要轻柔，忌粗暴，尽量不用宫颈钳，以防止出血和刺激子宫。

（2）腹痛：少数患者出现下腹胀痛，多与注入宫腔内的精子悬液过多或推注速度过快导致子宫收缩有关，一般不需处理。控制精子悬液宫腔内注射的体积和速度可预防腹痛。

（3）感染：IUI 后偶有急性盆腔炎症发生，多由操作不慎或生殖道本身存在急性炎症等引起。因此，IUI 时应严格掌握手术适应证，术中应严格无菌操作。术前用生理盐水局部清洗，术后 3 天用抗生素可预防感染。

（4）休克：极少数患者可由于过度紧张、恐惧或腹痛剧烈而诱发，术前心理疏导和充分知情同意可消除。

（七）影响 IUI 成功率的因素

优化后的精子质量、IUI 时机的选择以及子宫内膜的容受性等直接影响着 IUI 的结局，从而影响 IUI 的成功率。此外，以下因素也会影响 IUI 的成功率。

1. 输卵管条件　输卵管通畅且具良好的拾卵功能是影响 IUI 成功率的决定因素之一。研究表明，输卵管通畅，其壶腹部直径为 2～3mm，且输卵管伞端距子宫角水平距离 <2cm 时，IUI 成功率明显增高，而当输卵管壶腹部直径 >6mm，伞端距子宫角水平距离 >6cm 时，IUI 成功率明显下降。

2. 年龄　妇女的生殖能力随着年龄的增长而逐渐下降，尤其在 35 岁后卵巢功能开始减退，卵子的质量下降，子宫容受性下降，卵子染色体异常率亦增加，从而降低 IUI 成功率，COH＋IUI 多数学者认为有较高的妊娠率，但对年龄大的妇女自然周期的 IUI 可能更好。男性精液质量虽与年龄增长无明显负性相关性，但随着男性年龄的增长，精子染色体异常的发生率有上升趋势，因而男性年龄增长对 IUI 亦显示出不利的影响。

3. 卵巢储备功能　卵巢是产生雌性配子的器官，卵巢储备功能减退或卵巢功能早衰势必影响卵泡的生长发育及成熟，导致 IUI 失败。

4. 不孕年限　不孕年限越长，年龄也越大，患者的心理压力及精神紧张日趋严重，因此 IUI 成功率随之下降。

5. 不孕原因

（1）原因不明不孕症：原因不明不孕症是指通过目前检测手段未找到任何原因的不孕者。占不孕症的 15%～25%。实际上，不明原因的不孕症可能存在细微的异常，如排卵、配子运输、受精或着床等的细微缺陷等。目前对原因不明的不孕症治疗，多数作者认为超排卵与 IUI 联合使用能明显改善妊娠率。Zafar 等认为对不孕年限短的年轻的不明原因不孕 IUI 是有价值的选择，205 个 IUI 周期，31 例妊娠，其中 21 例发生在年龄在 35 岁以下者，周期妊娠率达 23.3%（21/90）。有学者报道超排卵治疗加 IUI 使原因不明不孕症的周期妊娠率达 8%～33%，接近正常夫妇的周期自然妊娠率（22%～27%）。

（2）子宫内膜异位症：内异症患者人工授精后的成功率低的原因还不清楚，轻度内异症患者试用促排卵治疗联合 IUI 有所改善。

（3）男性因素不孕：男性因素占不孕症的 40%。精子活动率 >30% 和活动精子总数 >10×10^6/ml 是进行 IUI 最基本的条件。精液质量越趋正常，IUI 的成功率越高，Bensdrop 等认为对男性亚临床不育的患者卵巢刺激后是否行 IUI 或适时指导同房其妊娠率、OHSS、多胎妊娠、流产率和宫外孕发生率无明显差异。

（4）排卵障碍：在各种不同原因的不孕症患者中，促排卵治疗和宫腔内人工授精联合治疗排卵障碍患者的成功率最高，周期妊娠率可达 30%，远高于其他不孕症。Vlahos 等认为对排卵障碍的妇女，IUI 前给予 hCG 注射是必要的。

IUI 联合促排卵治疗助孕的应用日益广泛，促排卵药物以及促排卵方案的选择，Goverde 等认为对排卵正常的妇女促排卵药物的应用并不增加其妊娠率，且多胎妊娠不可避免。

三、供精人工授精

供精人工授精（artificial insemination with donor semen，AID）自 1884 年 Pancoast 第一次报道成功，由于其使用了第三者精子，在某种程度上打破了社会的家庭概念和生物学上的父子亲缘关系，一直是颇受争议的技术。但对那些无法治疗的特发性无精子症夫妇来说，却是维系家庭唯一的治疗方法。从另一个角度看，AID 用经选择为正常的个体的正常精子来产生后代，在一定程度上减少了部分致病基因的垂直传递，显然是积极的优生学手段，有益于人类遗传素质的提高和后代的健康。随着社会的发展，人类文明的进步，目前，AID 已经成为被广泛接受而成功的治疗方法。

从技术层面讲，AID 与 AIH 基本上是共通的，且相对简单易行。目前，AID 作为限制性使用技术，其实施中重点在于管理，如适应证的掌握、并发症和可能近亲结婚的预防、后代的随访等。因此，除了有严谨的管理体系外，还应接受伦理委员会和卫生行政部门的监督管理。在我国，AID 是必须获卫生部批准才允许开展的技术。

（一）AID 的适应证

适应证列出六项指征：①男方无精症、严重少精症或明显的精子或精液异常；②男方有已知的遗传性疾病如血友病及染色体异常；③男方患不能矫治的射精障碍，无论其原因为创伤、手术、药物或精神异常造成者；④女方为 Rh 血型且已被 Rh 因子致敏，而男方为 Rh$^+$；⑤在应用辅助生殖技术，如 IVF – ET、GIFT 或 ZIFT 过程中，发现明显的男方原因导致失败，如不受精、明显的少精及畸形精子症男方免疫性不育，而又不能再行 ICSI 者；⑥单身女子要求生育者。美国生殖医学会还规定接诊的医师及其实施 AID 的工作人员不得为患者提供自己的精液。

我国的《人类辅助生殖技术规范》对 AID 的适应范围作了更加明确的规定，同样也是六条：①不可逆的无精子症、严重的少精症、弱精症和畸精症（包含先天性睾丸发育不全、双侧隐睾等）；②输精管复通失败；③射精障碍；④适应证①②③中，除不可逆的无精子症外，其他需行供精人工授精技术的患者，医务人员必须向其交代清楚：通过卵胞浆内单精子显微注射技术也可能使其有自己血亲关系的后代，如果患者本人仍坚持放弃通过卵胞浆内单精子显微注射技术助孕的权益，则必须与其签署知情同意书后，方可采用供精人工授精技术助孕；⑤男方和（或）家族有不宜生育的严重遗传性疾病（如精神病、癫痫病、严重的家族性遗传病如黑矇性痴呆等，或男方患显性常染色体病，或者男女双方均是同一常染色体隐性杂合体）；⑥母儿血型不合不能得到存活新生儿（如男方为 Rh$^+$，女方为 Rh$^-$ 而出生患先天性溶血性贫血婴儿（第二胎起）。

（二）AID 的术前准备与治疗

医师在使用 AID 时必须十分慎重，事先必须与接受 AID 治疗的夫妇进行严肃认真的谈话，把 AID 的方法向他们明确阐述，告知夫妇这是用他人精子进行的非性交方式受精受孕，后代在遗传学上跟父亲没有关系。要确定夫妇双方是否真正要求采取 AID 技术治疗，特别是丈夫在行为上和精神情绪上是否对接受 AID 治疗形成了稳定的看法，对夫妇任何一方都不能劝诱勉强，在夫妻双方欣然同意的情况下，签署知情同意书，才能进行 AID 治疗，同时医师必须为他们绝对保密。

根据我国《人类辅助生殖技术管理办法》的规定，接受 AID 治疗的夫妇必须符合国家计划生育政策，即必须具有计划生育管理部门开具的允许生育证明。

1. AID 的禁忌证　类同于 AIH，但主要与女方有关。因此，进入 AID 治疗的前提是明确男女双方的适应证，排除女方的禁忌证。女方的术前检查与 ATH 相同，对男方主要要求至少两次近期精液常规报告，无精子症的患者应有附睾、睾丸穿刺报告或睾丸活检报告，以明确是否已经失去生殖能力。对患有不宜生育疾病，如遗传性疾病的患者，应要求有符合要求的遗传学疾病诊断证明。特别是患有严重精神病寻求 AID 治疗的患者，必须在患者未发病期间，经精神科医师证明其具有自主决断能力的时候签署知情同意书，才能接受 AID 治疗。

AID 治疗通常可选择自然周期或促排卵周期：月经周期规则、排卵正常者一般选用自然周期，排卵不正常者可用药物控制性促排卵

2. 受精方式选择　ICI 更加接近自然的生育过程，对宫颈条件好，排卵正常的患者应优先考虑采用 ICI 方式受精。

3. 选择供精者的原则　应按丈夫 ABO-Rh 血型、身高、形态特征选择合适的供者精液。国外许多专家还要求供者与受者丈夫在肤色、发式、眼睛的颜色、学历上相似，种族相同，甚至可以提供供者婴儿时期的照片，值得我们参考。

4. AID 治疗的副作用　AID 带来的并发症除了感染及痉挛性下腹痛外，还可带来：①性病的传播；②遗传性疾病的传播；③不留意的血缘结婚；④对家庭关系的有害影响。

从上述分析充分表明，只要严格选择供精者和受精者对象，受精过程中做到无菌操作，遵循操作程序，一般来说人工授精的副作用是很少的。有报道人工授精后引起附件炎及盆腔腹膜炎，这可能采用有生殖道感染的供者精液，或受者原来生殖道也隐伏感染灶之故，因此现在冷冻精液中均添加了一定量的抗生素。

5. 影响 AID 成功的因素　AID 的成功率受多种因素的影响，其中供精者的优选、受者的选择、正确选择受精日期、受精前做好各项准备工作都至关重要，综合各家报道，影响人工授精怀孕率的因素主要有：①男方的因素可预示供者精液人工授精（AID）受孕率，少精症男性配偶的 AID 成功率 56%，比无精子症者怀孕率（65%）低，这可能在少精子症一组中女配偶存在不育因素的发病率较高，因为生育力好的妇女，即使丈夫少精子症，仍可能获怀孕；②不同精液类型（新鲜精液或冷藏精液），不同的人工授精方法，以及不同的排卵时间，似乎与怀孕率影响不大，Cochrane 等认为应用新鲜精子时 ICI 妊娠率较低时，IUI 也没有多大的改善；③人工授精的频率，每个周期作多次人工授精似乎可提高怀孕率，一般认为每周期在精确估计排卵时间作 2 次受精；④供者精液的质量对怀孕率至关重要，特别对冷藏精液更应选择质量好的精液作冷贮，在冷贮和冻融过程中，约半数精子可能失去受孕能力。作者的研究证明，当解冻后前向运动的精子（A + B）绝对数大于或等于 3 千万时，AID 的临床妊娠率可超过 30%；⑤输卵管因素，接受人工授精的妇女若过去有盆腔手术史，则人工授精成功率低。因此，假如经多个周期人工授精，仍未怀孕者，应作子宫输卵管造影，甚至腹腔镜检查，特别怀疑有盆腔疾病存在者更应作检查；⑥排卵功能，据报道接受人工授精的妇女，在决定作 AID 前后，仅约 60% 的受者有持续排卵。即使作基础体温（BBT）测定，

宫颈黏液改变以及激素估计有排卵妇女，实际上仍可不排卵，其原因可能是存在如黄体不破裂卵泡综合征，或卵母细胞缺陷等。有人证明卵泡期的长短，正常为 12 ~ 14 天，与异常组（ >18 天或 <10 天）比较，其怀孕成功率并无区别，由此证明生育力与卵泡期的长短没有关系；⑦宫颈黏液因素，良好的宫颈黏液对精子运行有利，假如宫颈得分少于正常一半者，其怀孕率仅为 9%；⑧据研究，若接受人工授精的妇女超过 30 岁，社会地位低又缺乏男方支持配合者成功率低；另外，对原发不育和继发不育者，其怀孕成功率无区别。

（三）AID 的管理要点

（1）安全的精液来源：由于新鲜精液行人工授精的不安全性，包括我国在内的美、英、法等国已禁止使用新鲜精液行 AID，同时，冷冻精液应有安全可靠的来源（经卫生部验收批准的人类精子库提供）。

（2）建立严格的精液使用与追访制度。根据《人类辅助生殖技术规范》的要求，开展 AID 技术项目的医疗机构，应建立合理、有效的措施以保证每一位供精者的冷冻精液最多只使 5 名妇女受孕，保证对每一位受者都进行随访，以避免今后出生儿女近亲结婚的可能。

（3）禁止以多胎为目的的药物诱导排卵。

（4）加强伦理管理，严格执行知情同意。

（周晓景）

第四节　常规体外受精 – 胚胎移植技术

体外受精 – 胚胎移植（in vitro fertilization and embryotransfer，IVF – ET）是将不孕症患者夫妇的卵子与精子取出体外，在体外培养系统中受精并发育成胚胎后将优质胚胎移植入患者宫腔内，让其种植以实现妊娠的技术。这个过程中有几天是在试管内进行的，又名试管婴儿。

一、体外受精 – 移植技术适应证与禁忌证

（一）适应证

近年来，IVF 已被越来越多地应用于各种不孕症的治疗中，主要包括：

1. 女方各种因素导致的配子运输障碍　输卵管性不孕是不孕症常见原因之一。输卵管机械梗阻或功能障碍影响输卵管运送精子、拾取卵子、精子与卵子在输卵管受精及把受精卵运送到子宫腔等作用。常见原因有输卵管病变（炎症）、输卵管周围病变、输卵管妊娠术后、输卵管结扎或化学药物粘堵绝育后和输卵管发育不良。另外，输卵管积液所产生的细胞因子直接或间接影响精子和（或）卵子质量、受精环境及胚胎发育等也导致不孕。

2. 排卵障碍　多囊卵巢综合征患者经其他规范治疗后和反复（ >3 次）促排卵治疗，尤其是促排卵 + 宫腔内人工授精未成功者，可行 IVF – ET 治疗。

3. 子宫内膜异位症　子宫内膜异位症（endometriosis）简称内异症。中或重度内异症患者中往往存在粘连或卵巢囊肿，致输卵管扭曲或阻塞。一般内异症很少侵犯输卵管的肌层和黏膜，因此，与输卵管炎症致病情况不同，输卵管多保持通畅，但卵巢及输卵管周围粘连，输卵管粘连变硬变僵直，影响输卵管的蠕动，从而影响卵子和精子结合或受精卵的运送。如

周围病变严重还可导致输卵管伞端闭锁。无论轻度或中重度内异症，腹腔镜手术是首选。轻微内异症行病灶切除术，可以改变腹腔的环境，提高受孕能力。如果为轻微病变，行病灶电灼术，术后等待6个月或超声监测卵泡指导同房，此期间有30%的受孕机会。如合并排卵障碍可行促排卵治疗。6个月后如不妊娠，根据夫妇的愿望、妇女的年龄、经济条件和其他因素，行促排卵/宫腔内人工授精（intrauterine insemination，IUI）或IVF。

4. 男性少、弱畸精症　男方因素如少、弱、畸形精子或复合因素的男性原因的不育症，经精子洗涤富集后的宫腔内人工授精或结合使用促排卵技术后仍未能获得妊娠的患者，可行IVF-ET治疗。由于体外受精时所需的精子悬液浓度较低（100万~2 000万/毫升）和所需的精子总数较少，故IVF对提高受精的机率有所帮助。但严重少弱精症或无精症、输精管阻塞者可能需要单精子卵浆内显微注射技术。

5. 原因不明的不孕　原因不明性不孕症经其他治疗无效者，特别是经精子洗涤富集后的宫腔内人工授精或结合使用促超排卵技术后仍未能获得妊娠的患者，可行IVF-ET治疗。此外，IVF在作为治疗手段的同时，对某些患者而言也有诊断的意义。IVF的过程可以发现患者可能存在的配子内在缺陷或受精障碍，表现为不受精或反复的低受精率、形态学方面的低质量的卵子或者异常的胚胎发育如分裂减慢和过多的碎片等。

6. 免疫性不育　妇女血清中有抗精子抗体可影响精子在女性生殖道中运行、精卵结合及生殖道内吞噬精子作用。经避孕套避孕、药物及宫腔人工授精后仍未能获得妊娠的患者，可行IVF-ET治疗。同样，IVF的过程可以发现患者可能存在的配子内在的缺陷或受精障碍。

（二）禁忌证

（1）男女任何一方患有严重的精神疾患、泌尿生殖系统急性感染、性传播疾病。

（2）患有《母婴保健法》规定的不宜生育的、目前无法进行胚胎植入前遗传学诊断的遗传性疾病。

（3）任何一方具有吸毒等严重不良嗜好。

（4）任何一方接触致畸量的射线、毒物、药品并处于作用期。

（5）女方子宫不具备妊娠功能或严重躯体疾病不能妊娠。

二、体外受精和胚胎移植技术前患者的准备

为了保障辅助生育技术的安全性和有效性，对要求进行IVF的不育夫妇在进入IVF-ET治疗程序之前，必须进行系统的不孕症检查、常规的体格检查及病原体的检查，同时排除不能耐受促超排卵及妊娠的内、外科疾病，肿瘤等。当确认患者具备恰当的IVF、ICSI适应证而无禁忌证，结果均达到要求者才能进行IVF治疗。

（一）女方检查

1. 妇科盆腔检查　妇科检查主要评估女方生殖道的近况，外阴、阴道是否有急性炎症、肿块、纵横隔等；宫颈有否中重度糜烂或肿物、松弛等；双合诊检查子宫的位置、大小，是否存在畸形、子宫肌瘤、异常增大等；宫旁的情况，双附件是否有肿块、大小、位置，明确不孕的原因，确定治疗方案。

2. 女性内分泌功能检查　血清内分泌激素测定：包括垂体促卵胞激素（FSH）、黄体生

成激素（LH）、雌二醇（E_2）、黄体酮（P）、睾酮（T）、催乳素（PRL），前四种激素水平的周期性变化明显，LH 及 FSH 峰在排卵前 24 小时出现，LH 峰前 24 小时左右有 E_2 峰。排卵后黄体酮才明显升高，黄体中期查血清 E_2、P 可了解黄体功能。要检查卵巢的基本状态或其储备能力，应当在月经周期第 2~5 天采血测定基础内分泌功能如 FSH、LH、PRL、T、E_2，以了解卵巢功能，为 IVF-ET 促超排卵中选择方案做准备。血清基础 FSH 水平、FSFH/LH 比值、E_2 水平升高表明卵巢储备能力降低。必要时测定甲状腺、肾上腺皮质功能及其他内分泌功能。

3. B 超检查　IVF-ET 治疗前，至少行盆腔 B 超检查一次，了解子宫情况、双侧输卵管及卵巢有无肿瘤等器质性病变，还可以了解双侧卵巢大小、基础窦卵泡的数目。在妇科检查的基础上对将进行控制促排卵方案的患者必须进行常规的阴道 B 超检查，进一步了解子宫及双附件的情况：

（1）子宫的位置形态，是否有畸形，是否合并子宫肌瘤，其大小、位置、数量，子宫肌腺瘤等，对 IVF 的结局是否会造成影响等做全面的评估；

（2）子宫内膜情况：子宫内膜长度（宫腔的长度），若子宫位置过度前或后屈、侧屈必要时需要行宫腔探查，了解子宫的深度，进入宫腔的难易程度等并做记录，以备在胚胎移植（ET 术）时的查询。如存在与月经周期内膜厚度不相吻合的情况，必须除外子宫内膜息肉、黏膜下肌瘤、增生性病变、宫腔内的异常积液及子宫内膜瘢痕等。

（3）双侧卵巢：要了解双卵巢的大小（是否有手术史及术后卵巢组织残留情况），B 超下基础卵泡数的多少及大小。并要注意排除卵巢功能性或器质性肿物。

（4）双侧输卵管：是否存在明显的积水、积液，与周围组织的关系，以便积极处理，改善 IVF 的预后。

4. 宫腔镜检查

（1）对 B 超发现宫腔内异常回声者，应行宫腔镜检查，以进一步确诊，如有子宫内膜息肉，可行切除术。若宫腔镜下发现子宫肌瘤（黏膜下），据肌瘤的大小、位置决定是否行切除术。

（2）对要求 IVF 患者，有反复的宫腔操作史，如反复的诊刮、清宫、人工流产术等，尽可能在进行 IVF 前行宫腔镜检查，以排除异常宫腔继发性疾患，如内膜粘连、瘢痕形成等。对有明显的进行性月经量减少、子宫内膜过薄（B 超）、月经淋漓、继发性闭经、内分泌检查不能做出合理解释的患者需进行宫腔镜检查，以排除子宫内膜的感染性疾病，如内膜结核、增生性病变如前述息肉、黏膜下肌瘤、继发性损伤、宫腔粘连、缺如等。宫腔镜检查的患者都应行内膜或切除物的病理学检查，以对临床治疗提供依据。内膜结核的患者必须经过系统的抗结核治疗，治愈后，再次宫腔镜检查，若内膜恢复正常才能考虑施行 IVF 治疗。

5. 传染病等的检查　因女方在施行 IVF 成功后，将进入妊娠期，由于药物的副作用，一般不再进行抗病原体的治疗。因此在接受 IVF 前必须排除明显对胚胎发育生长及对母亲妊娠有危害的病原体感染性疾病，如各种病毒性肝炎、生殖器官的支原体、衣原体、感染五项（TORCH 综合征，包括弓形虫、风疹病毒、巨细胞病毒、单纯疱疹 I、II 型病毒）、梅毒筛查（如 RPR）、艾滋病筛查（如抗 HIV）等。

6. 重要器官功能的检查　为保证使用药物的安全性及妇女妊娠后的健康，在行 IVF 治疗前需常规进行如下的检查：血常规、尿常规、肝功能、肾功能检查、胸透或胸部 X 光照片、子宫颈涂片等检查。

7. 其他检查

（1）子宫腔碘油造影检查（HSG）：子宫腔碘油造影检查对已决定进行 IVF 治疗的患者主要的意义在于对以前有严重痛经、反复流产、早产史的患者已排除染色体异常所致，应考虑子宫腔畸形、占位性病变、子宫纵隔等需要行宫腔碘油造影，以期进一步判断。

（2）腹腔镜检查与治疗：腹腔镜在不孕症女性因素的诊断中有很重要的作用。腹腔镜检查属微创手术，损伤小、恢复快，能迅速明确不孕原因。对原发性和继发性不孕症，经各种方法诊治较长时间无效者，而男方检查正常者可行腹腔镜检查。腹腔镜直视下观察盆腔可发现子宫、卵巢、输卵管和盆腔腹膜的病变；如子宫内膜异位症、盆腔粘连、输卵管病变、盆腔 TB、卵巢肿瘤、子宫肌瘤、子宫腺肌症、畸形子宫、多囊卵巢等。同时对腹腔的疾病如子宫内膜异位症可以进行处理，对严重的输卵管积水的治疗也是非常必要的。

（3）遗传学检查：对有反复流产患者还需要行双方染色体检查、血型检查及免疫学的检查。少弱精患者要求 ICSI 者建议行 Y 染色体缺失的分析。

（4）免疫学的检查：对反复流产或反复 IV－ET 失败者，还需考虑行相关检查，双方抗精子抗体检查，女方抗心磷脂抗体检查、抗丈夫淋巴细胞抗体检查、抗核抗体检查、B 淋巴细胞分类检查等。

（二）男方检查

1. 男方至少检查精液常规一次　因精液的各项指标受许多因素的影响，如射精时间、劳累、疾病等，波动甚大，为更好地对精液质量做出判断有时需复查。少弱精症患者连续检查三次（间隔一周复查），以确定拟行 IVF 的方案及是否有必要行药物治疗。精液检查项目及常规需严格按照 WHO 规定的指标进行。

2. 男方睾丸内分泌功能的检查及染色体的检查　当反复多次精液分析确定为少精症和弱精症或畸形精比例过高时需行睾丸内分泌功能的检查。血清检查 FSH、LH、PRL、T、E_2，对于前两项偏低的患者，可考虑促性腺激素的治疗，以期提高精子数量。外周血染色体的检查是必须的，除外因染色体异常而致的生精功能障碍，如有条件，行 Y 染色体基因缺失的分析，以判断是否可以使用此精子行 ICSI 治疗及对后代的影响。

3. 精子功能的检查　主要是针对原发不孕及反复流产的夫妇，但精子数量及活动力正常的夫妇，反复 IUI 失败，在施行 IVF 前进行精子功能检查，如精子穿透试验、精子的顶体反应，以便确定是否行 ICSI 治疗。

4. 男方病原体的检查　对于男方相关病原体的检查仍是有必要的，如查血 RPR，抗HIV，乙肝两对半及肝炎系列。

5. 睾丸穿刺或活检　无精者到泌尿外科检查及行睾丸活检，如有成熟精子，可按精子来源的不同而采取附睾内抽取精子行单精子卵胞浆内显微注射（PESA－ICSI）或睾丸内抽取精子行单精子卵胞浆内显微注射（TESA－ICSI）。

（三）知情同意

治疗开始之前应向夫妇双方详细解释治疗的全过程、可能发生的并发症及其治疗方案及其 IVF－ET 妊娠率，预先告知体外受精技术可能出现的女方对促排卵无反应、取卵失败及不受精等导致的治疗失败，应向夫妇双方详细说明需要配合的各个方面以及治疗费用等。征求患者夫妇意见，如患者夫妇要求，行 IVF 术前检查。夫妇双方需具备身份证、结婚证、计划生育服务证明。准备接受治疗的夫妇双方签署"体外受精与胚胎移植知情同意书"才进入治疗周期。

三、卵巢基础状态（储备功能）判断

IVF - ET 的控制性促排卵（COS）是以促排卵药物在可控制的范围内诱导多个卵泡的发育和成熟。IVF - ET 前应评价卵巢对 COS 的可能反应，以制定适当的 COS 方案。目前卵巢基础状态（储备功能）判断指标主要有以下几种：

（一）年龄

随着年龄的增长，卵母细胞的数量逐渐下降，同时卵母细胞的质量也开始下降。这个过程在 35 岁后开始加速，38 岁以后卵泡的闭锁明显加速，年龄≥40 岁的患者为反应不良的对象。随着年龄增长，卵子的染色体变异率明显增高，不受精率增加。因此，卵母细胞的数量和质量，即卵巢储备，与妇女年龄及生殖潜能密切相关。

（二）内分泌激素测定

内分泌激素测定是预测卵巢储备的重要指标，月经周期第 2 ~ 3 天采血测定血清内分泌激素：①基础 FSH 水平；②基础 FSH/LH 比值；③基础 E_2 水平；④血抑制素（inhibin A、B）。如卵巢储备功能下降则基础 FSH、基础 FSH/LH、E_2 升高，血抑制素（inhibin A、B）水平下降。

（三）卵巢基础状态

卵巢基础状态包括窦卵泡数及卵泡体积，也是卵巢储备的预测指标。应用高敏感度阴道 B 超检查：①双侧卵巢窦卵泡数目多少，如双卵巢窦卵泡数总和过少，则提示储备功能不良；②双卵巢的体积，如明显减小，提示储备功能不良。过去人们担心卵巢体积缩小即卵巢功能下降。随着超声技术的进步发展，有学者认为双卵巢窦卵泡的多少更能代表卵巢功能，窦卵泡数是预测低反应的最好的单独指标。若基础卵巢体积 > 3cm。则 COS 时卵巢反应性好，受精率、妊娠率高，周期取消率低。卵巢间质的血流速度减慢，对基础 FSH 水平正常的反应不良患者可能有预测价值，并与 IVF 的结局相关。三维超声的应用增加了检查的准确性，提高了其应用价值。

（四）卵巢输卵管病变手术后

卵巢囊肿、卵巢子宫内膜异位囊肿患者经手术治疗后，对正常卵巢组织有不同程度的损伤。有学者认为手术剥离卵巢囊肿时，也可能将含有卵泡的卵巢皮质剥除。在腹腔镜下使用双极电凝止血时，对卵巢产生热损伤。有研究提示子宫内膜异位症患者行卵巢内膜异位囊肿切除术将引起卵巢储备功能下降，导致 IVF 治疗获卵数减少。输卵管病变严重如双侧输卵管阻塞、严重的盆腔粘连或输卵管手术史的患者行反复手术治疗，或输卵管及卵巢周围的纤维化使其局部血液循环不良，影响卵巢血液供应将引起卵巢储备功能下降。

（五）动力学试验

基础内分泌激素在正常范围也可能发生卵巢低反应。因此已提出各类动力学试验以间接估计卵巢储备，包括氯米芬刺激试验、hMG 刺激试验、GnRH - a 刺激试验。

1. 氯米芬刺激试验（CCCT） 于月经第 5 ~ 9 天每日服用 CC 100mg，测定服药前（月经周期第 3 天）和服药后（月经周期第 10 天）的血 FSH 水平，服药后血 FSH 水平升高 > 10IU/L 或两次 FSH 之和超过一定上限（如 26.03IU/L）提示卵巢对超排卵反应不良。

2. hMG 刺激试验 在注射 hMG 后主要观察 E_2 变化。

3. 促性腺激素释放激素（GnRH - a）刺激试验 在月经期第 2 或第 3 天给予 GnRH - a，测定用药前后 E_2 水平，用药后升高未达到 2 倍者提示反应不良，但其预测价值尚存在争议。

当然，年龄及各项内分泌激素指标相结合可提高卵巢反应性及 IVF 结局的预测率，但没有一个单独的指标能全面、非常准确地评估卵巢储备、预测卵巢反应及 ART 结局，各项指标结合可提供多元化的信息，达到更精确的结果。

四、促排卵药物的应用

（一）控制性促排卵（controlled ovarian stimulation，COS）

体外受精与胚胎移植术（IVF - ET）的妊娠成功有两项基本要素，一是有适当数量的、高质量的胚胎可供移植；二是具有与胚胎发育同步的、允许种植的子宫内膜。要培养出适当数量高质量的胚胎与获取高质量的适量数目的卵母细胞有关。在 IVF - ET 中控制约 10 ~ 15 个卵泡同时生长发育，目的能回收约 10 个成熟卵子较为理想。

为了控制早发的 LH 峰从而避免卵泡及其中的卵母细胞发生过早黄素化，学者们在促排卵方案中引入了垂体降调节的概念。1984 年 Porter 首先报道，在体外受精的控制性超排卵周期中，应用促性腺激素释放激素激动剂（GnRH - a）获得较高妊娠率。

（二）卵泡发育的监测

1. 超声监测 1981 年 Portuondo 曾用腹腔镜观察排卵过程，但不宜连续多次检查。近年来随着 B 型实时超声技术的发展，B 超不仅用于观察卵巢及子宫或盆腔中的病变，还应用于月经周期动态观察卵泡的发育及子宫内膜的改变，直接显示卵泡的数目和大小。B 超监测可用腹部探头或阴道探头。腹部探头检查时需充盈膀胱，患者不易耐受。腹壁脂肪及以往手术遗留下的瘢痕中的胶原组织可减弱声波造成假象，特别是在有盆腔粘连的情况下，深在盆腔内的卵巢不易发现。阴道探头更接近盆腔组织，观察到的卵巢和子宫影像更为清晰。

随着卵泡发育，其直径增大，内壁逐渐清晰，卵泡形状更接近圆形，向卵巢表面突出，卵泡外形饱满。在自然周期时，只有一个优势卵泡发育成熟，而用药物刺激超排卵时，可同时有多个卵泡发育。由于多个卵泡压挤，使卵巢形状不一。从自然周期或刺激周期第 8 天开始，通过阴道 B 超连续观察，探测卵巢位置、大小、有无囊肿存在及发育的卵泡数；卵巢及卵泡大小的测量取其最大断面相互垂直的最大长、横二径线并取其平均值。刺激周期第 8 天，卵泡大小为直径 10mm，以后每日增加 1 ~ 3mm，但也偶有突然增大者。B 超下子宫内膜的厚度是指子宫前后壁的子宫内膜加上宫腔间隙。在雌激素的刺激下，内膜呈"三线征"，即子宫肌层、内膜交界面及宫腔间隙。最外层是肌层血管网，质地较密，在基底层形成强回声线，低回声区为内膜的功能层，另一个强回声区为宫腔。月经周期第 8 天内膜厚度为 0.6 ~ 0.8cm，注射 hCG 日一般可达 0.9 ~ 1.1cm。受黄体酮影响后，"三线征"图像消失，内膜回声变强，中心为低回声带。中心回声线断续不清，内膜层次不清，估计是由于腺体及分泌物增多所致。

2. 血清 LH、E_2、P 水平　血 E_2 水平与卵泡（直径 > 1cm）数及卵泡液的量，与卵泡大小呈正相关。E_2 的水平反映卵泡的分泌功能，代表卵巢对控制性超排卵的反应程度，间接了解卵母细胞的质量。LH 的监测是为了发现早发的 LH 峰。多个卵泡持续发育到达卵泡成熟时可分泌黄体酮。血黄体酮水平升高可能影响卵母细胞质量和子宫内膜容受性。

3. 其他监测方法　宫颈黏液、基础体温测定、阴道液甚至唾液酶的测定均可作为排卵预测的方法。

（三）hCG 的使用时机

hCG 可以模仿人体内的 LH 峰，诱导卵泡的最后成熟。正确掌握注射 hCG 的时机是获取高质量卵子的关键。决定 hCG 使用的时机主要参考卵泡直径、数量、E_2 水平、LH 水平、黄体酮水平、宫颈黏液、子宫内膜及促排卵方案。一般 2 个以上卵泡直径达 18mm 时，结合血清 E_2、LH、P 水平决定皮下或肌肉注射 hCG 5 000 ~ 10 000IU 诱发排卵，于注射 hCG 34 ~ 36 小时后取卵。

一般注射 hCG 时间为晚间 10 时，取卵时间安排在第 3 天清晨 8 时。如出现 LH 峰，结合 B 超观察卵泡发育情况，提前 hCG 注射时间及取卵时间，仍会有妊娠成功的机会。

（四）阴道 B 超引导下卵泡穿刺取卵术

世界上第一例试管婴儿就是通过腹腔镜取卵获得的。Lens 等报道了 B 超引导下采卵，通过不同途径，如经腹壁并通过膀胱或经尿道通过膀胱。1986 年 Feictinger 及 Kemeter 报道用阴道 B 超探头，固定针导经阴道取卵。目前均采用阴道 B 超指引下进行。少数卵巢位置不佳、不易穿刺的患者，可以考虑经腹部进行。

取卵步骤：

（1）术前排空膀胱，可选择静脉麻醉或仅予镇静剂。

（2）膀胱截石位，常规清洁外阴，窥器暴露阴道、宫颈，用生理盐水棉球擦洗清洁阴道。

（3）采用 16G 或 17G 取卵专用针，阴道 B 超引导下，通过针导架沿引导线方向，选择距卵泡最近距离进针，注意避开血管、膀胱、肠管等；压力为 16kPa（120mmHg）；卵子对温度、光和 pH 的改变很敏感，因此取卵应在较暗的环境中进行。如卵泡已成熟，先是草黄色卵泡液被吸出，随后为血性液体（表明颗粒细胞层大多脱落，卵泡膜细胞间血管破裂）。通常一次穿刺抽吸一侧卵巢所有的卵泡。将抽吸的卵泡穿刺液收集在无菌容器中，保温并迅速送至实验室。

（4）取卵手术时的注意事项：穿刺时辨清卵巢的界限。注意辨别输卵管积水、肠管及髂内血管。偶有交感神经兴奋引起的反应，表现为晕厥、出汗、面色苍白及脉搏减慢、血压下降等。也可发生由于组织胺释放引起的过敏反应，表现为血压急速下降和皮疹，需即刻皮下注射 1 : 1 000 肾上腺素（adrenalin）1 支，必要时可重复，开放静脉。此情况也很少见。取卵结束时超声观察盆腔内液体量；了解阴道内出血情况，并作相应处理。

（5）术后观察 1 ~ 2 小时，观察患者主诉、血压脉搏等生命体征及阴道出血情况和排尿情况。

五、卵母细胞的获取和培养

详细、清楚的实验室操作规范是保证 IVF 实验室成功的基础。质量控制体系（温度、

pH、无菌等控制）是保证培养系统最优化的核心，例如迅速、仔细地操作卵或胚胎以尽可能地减少温度、pH 等培养条件发生变化。

（一）准备

准备受精及胚胎培养所需的受精液、胚胎培养液、冲洗液、精子处理液等；根据卵泡数量准备培养皿，培养皿均写好患者姓名、血号；每个培养皿用培养液冲洗后，加入培养液，放入 5% 二氧化碳、37℃ 培养箱内平衡 4 小时以上。

（二）拾卵

卵泡液及冲洗液收集到无菌试管内，传递至 IVF 实验室，将混合液轻轻倒入一个大的培养皿中，在 10 倍解剖显微镜下观察。成熟的卵泡液（follictalar fluid，FF）为亮黄色，后一段抽出的卵泡液有血染，表明卵泡中的颗粒细胞已经脱落，卵泡内膜细胞及其中的血管已经暴露。肉眼可辨认直径约 3~5mm 的黏液团，黏液团中一个针尖大小的白点，即卵-冠-丘复合物（oocyte corona cumulus complex，OCCC），显微镜下确认 OCCC，卵母细胞约 100~150/μm 直径大小，透明带 8~10μm 厚，紧紧围绕在卵母细胞周围的颗粒细胞称之为放射冠。当 OCCC 不够成熟时卵母细胞没有充分分散，OCCC 较小。在抽吸过程中可能有部分卵丘脱落，使 OCCC 变小，有时黏液团只含大片的颗粒细胞。当抽出的卵泡内容物暴露在外界环境中，环境因素如温度变化、pH 值改变或光线照射等对卵母细胞均有损害，影响 IVF-ET 的成功。一般在室内空气中暴露 2 分钟，pH 可上升到非生理状态。CO_2 丢失与表面积有关，在培养碟中较在试管中丢失要快，因此找卵过程的关键是要"快"。为了能迅速发现 OCCC，将吸出的液体倒入平皿中，其厚度以不超过 0.5cm 为宜。有时一管抽吸液或冲洗液会同时找到 2~3 个卵-冠-丘复合物，这也许是针刺时经过了两个卵泡，或带有前一个卵泡中的 OCCC。在实体显微镜下进一步判断其成熟度。将找到的 OCCC 用培养液清洗两遍，去掉黏附的血细胞或颗粒细胞，转入四孔培养皿中培养。培养皿的每个孔中加入 1ml 预先在培养箱中（37℃，5% CO_2）平衡过夜的生长液，每孔中可放 1~3 个 OCCC。应尽量少开培养箱的门，以避免 CO_2 及温度的改变。

六、精子的准备与评估

在超净工作台（class II 生物安全柜）内进行精液操作；观察精液外观、液化、黏稠度、pH 值，并取一滴在显微镜下检查精子密度、形态和活力，记录于病历上。对精液正常者，取 1ml 液化后的精液，加 2ml 培养液混匀，200g 离心 10 分钟，倒掉上清液，保留沉淀，沿管壁缓慢加入培养液 2ml 培养液，混匀后 200g 离心 10 分钟，倒掉上清液，沉淀上缓缓加入 1ml 培养液，置 37℃5% CO_2 培养箱中静置上游 30~60 分钟。吸取上游液至另一离心管中，混匀，计数精子密度、活力，待受精用。

对少、弱、畸精标本及冷冻精子样本，将全部液化后精液与 5ml 培养液充分混合，置入 15ml 离心管内，300g 离心 10 分钟；弃上层悬液，吸出沉淀，重新用 1ml 培养液悬浮沉淀，500g 离心 5 分钟；倒掉上清液，小心地加入 100μl 培养液，置入 CO_2 培养箱，37℃ 培养，备用；受精之前，取上层悬液一滴镜检；必要时可重新离心，倒掉上清液后，取沉淀进行 ICSI。

七、卵母细胞体外受精

卵母细胞体外受精在取卵 4~6 小时后进行。如果卵不成熟，受精时间可以延迟数小时。受精浓度为每个 OCCC 约（1~2）×10^5 条前向运动精子；根据精子的活动力及形态以及是否有精子聚集现象等调整受精浓度。受精时将合适数目的精子加入到含有 OCCC 的培养皿中，然后放入培养箱。

受精检查：受精后 16~20 小时检查受精情况，机械法去除卵母细胞周围的颗粒细胞，将受精卵移至胚胎培养液微滴中，显微镜下观察，检查每个受精卵的原核数量和极体；正常受精应为两个原核、两个极体。

八、胚胎发育与评估

卵裂检查：受精卵继续培养 48 小时，检查胚胎发育情况。通常在 200 倍的倒置显微镜下，观察分裂球的数目、是否均匀以及细胞碎片的多少，并进行评分。通常受精后 22~24 小时受精卵分裂为 2 细胞，有时受精后 44 小时仍为 2 细胞。受精后 36~50 小时分裂为 4 细胞，48~72 小时可以观察到 8 细胞。也可看到 3、5 或 7 细胞的胚胎，尤其是在细胞有丝分裂进行中。一般受精后至移植的培养时间为 64~68 小时。

目前用于评估胚胎质量的形态学参数有卵裂球的数目、大小、形状、对称性，胞浆的形态、有无碎片和透明带的厚度和变异等。尽管通过形态学评估胚胎的质量不够客观，个体差异大，但这种评估方式简单、迅速、无创伤性，因而容易开展。另外也有报道运用生化指标对胚胎进行评估，如测量丙酮酸的摄取量以预测胚胎的发育潜能，但这些方法不易开展，且准确性尚有争议。

九、胚胎移植

（一）胚胎移植的时间

在正常的生理情况下，胚胎将在排卵后 4~5 天发育成桑葚胚至囊胚阶段时进入子宫。此阶段胚胎一般有 60 个细胞。但在 IVF 中，由于培养条件的限制，移植胚胎的时间差异很大，包括原核期、卵裂球期及囊胚期。目前最常见的是取卵后第二、三天移植，同时不少中心在第五、六天移植囊胚。

原核期移植可提供更多的受精卵进行冷冻保存，并可避免某些国家的伦理限制。但通过原核期评分来选择受精卵进行移植的研究尚不成熟，对原核以后的发育潜能很难预测。第二、三天移植的优点是体外培养的时间短，但胚胎的形态学不一定能反映胚胎的活力，而且胚胎在种植之前需在宫腔内悬浮一段时间，因此需选择多个胚胎进行移植。相比于第二天移植而言，第三天移植可为胚胎的选择提供胚胎更多的信息，因为第三天的胚胎为 8 细胞期的胚胎，胚胎基因组已开始激活。囊胚培养的时间长，需要较高的条件，但囊胚的植入率最高，因此可进行单胚胎移植，避免多胎妊娠的危险。但囊胚的冷冻效果仍不及卵裂期胚胎。

（二）胚胎移植的数目

多胎妊娠对母婴所造成的危害是众所周知的。在辅助生育技术领域中如何选择移植胚胎的数目并在保证成功率的基础上降低多胎妊娠率一直有争议。英国生育学会建议最多只能移植 2 个胚胎来避免多胎妊娠。美国生殖医学会则建议可根据患者的年龄、胚胎质量和冷冻成功率等具体条件来定移植的胚胎数目，如果患者预后好可移植不超过 3 个胚胎，患者预后一般可移植不超过 4 个胚胎，40 岁以上或有多次失败史估计预后差的患者可移植不超过 5 个胚胎。我国卫生部的规定 35 岁以下第一周期的患者移植 2 个胚胎，其余患者移植 3 个胚胎。

（三）胚胎移植的步骤

胚胎移植的目的是将胚胎安全地运送到宫腔内。尽管移植的步骤相对简单，但也非常重要。移植胚胎前医师、护士和实验室工作人员必须核对患者的姓名以避免可导致严重后果的疏忽。具体步骤如下：

（1）向夫妇双方详细解释胚胎移植的全过程，避免紧张情绪；每位患者在胚胎移植前签署胚胎、未受精卵及精子去向知情同意书。

（2）患者取膀胱截石位，覆以无菌孔巾，按手术要求无菌操作，动作轻柔以免刺激宫颈、子宫等；窥器充分暴露宫颈，干棉球拭净阴道、宫颈分泌物，再以培养液拭净宫颈口的分泌物，尽量清除宫颈管内的分泌物，轻轻置入测量好的移植外管（可在 B 超监测下放置），一般根据子宫位置、宫腔的深度将内芯尖端置于距宫底 1.0～1.5cm 处；若在 B 超监测下最好置于子宫上中 1/3 交界处，当外管置入困难时，可考虑使用金属内芯协助置入。

对于困难放置的患者，需再次检查子宫的位置或使用金属探针，若因操作次数过多明显的损伤颈管或出血多时，考虑放弃本次胚胎移植，冷冻胚胎。

（3）外套管置入后，实验室人员开始胚胎装管。预先已准备好待移植胚胎的培养皿放在培养箱内。将移植内管接上 1ml 注射器，打出注射器内的气体，接口不能漏气；用注射器反复吸取和打出新鲜的以 CO_2 平衡的培养液约 1ml，以排出气泡和润滑管腔，必须保证管腔的通畅、无阻力；回吸约 10μl 的液体，再吸约 1cm 的气体；吸取待移植的全部胚胎，吸取的液体量应控制在 1cm；管口离开液面后再依次吸取 1cm 的气体和液体；液体量大约为 15～20μl；再次核对患者姓名后将装有胚胎的移植管交给医师进行移植。

（4）从外套管置入内导管，将胚胎与移植液（约 20μl）注入宫腔内。应注意固定注射器的活塞以免回抽导致移植失败；移植后实验室人员取回移植管，回吸液体再将液体全部打出，并观察是否有胚胎残留。如果有胚胎残留须再进行移植。记录进入宫腔情况、移植胚胎数目、术者和移植日期。

（5）剩余的、有发育潜能的胚胎冷冻保存。

（6）胚胎移植后的处理和监护　胚胎移植后患者卧床休息 2 小时，无确切的证据证明绝对卧床休息可以提高体外受精与胚胎移植的植入率，但应嘱咐病者减少重体力活动。

胚胎移植中最关键的是将胚胎置于宫腔最适宜的部位。多数学者报道胚胎放置位置应距宫底 1.0～1.5cm，临床妊娠率最高。Pope 等报道，放置胚胎位置距离宫底每增加 1mm，临床妊娠率可增加 11%。

十、黄体支持

由于在超促排卵下多使用降调节，停药后垂体分泌促性腺激素的能力未能迅速恢复，而且超排卵周期，多卵泡的发育导致高雌激素水平，而吸取卵泡的时候可能使颗粒黄体细胞减少，一方面导致黄体功能不足，另一方面高雌激素导致雌/孕激素的比例失调，可能不利于胚胎的植入和发育。

常用的黄体期支持方法如下：

（一）hCG 与黄体酮联合用药

卵泡数适当时，可于取卵当天、取卵后第 3 天、6 天、9 天注射 hCG 2 000IU；注意外源性 hCG 可影响妊娠试验结果，但一般停药 8 天后这种机会大大降低；使用 hCG 可诱发卵巢过度刺激综合征（OHSS）。黄体支持亦可采用每日肌肉注射黄体酮 40~80mg，从取卵日开始持续应用 17 天。确定妊娠后，应依据具体情况继续黄体支持。在控制性超排卵中出现反应不良（发育卵泡数≤3 个或取卵数≤3 个，促排卵中注射 hCG 日雌二醇水平不足 500ng/L），则妊娠率明显降低，可考虑 hCG 与黄体酮联合用药。

（二）单独黄体酮支持

卵泡数多时，应考虑只用黄体酮，每日肌肉注射黄体酮 40~80mg；亦可采用黄体酮凝胶剂阴道用药每日一次，每次 90~180mg。严密监测患者腹部及双卵巢情况，并向患者交待注意事项。

（三）黄体酮与雌激素联合用药

在 GnRH 拮抗剂方案中用 GnRH 激动剂促卵子成熟时建议联合使用雌激素；

黄体酮用于黄体支持是被人们公认的，与无黄体支持相比，可明显提高种植率与妊娠率，使内膜种植窗提前关闭，所以黄体酮在排卵机制启动时再使用，否则导致内膜与胚胎发育的不同步。据资料统计，肌肉注射黄体酮吸收最好，但黄体酮为油剂，有报道可以引起局部严重的变态反应，也可选用阴道栓剂，其次为口服黄体酮。上述黄体支持的方法中目前仍无足够的资料说明孰优孰劣。应结合患者情况采用个体化方案。

十一、IVF-ET 妊娠后的监护

于胚胎移植术后的第 14 天，留晨尿查 hCG 以判断是否妊娠，或于胚胎移植后的 14 天、16 天抽血测定血清 β-hCG 冰平及其上升情况以判断妊娠。如阴性则等候月经来潮，如阳性可于 2~3 周后进行超声检查以确定临床妊娠。要注意出现少量的阴道流血应继续追踪观察。

自取卵术起，应注意各种并发症的可能，包括卵巢过度刺激综合征、感染、出血、多胎妊娠和警惕异位妊娠的发生等，特别要注意宫内外同时妊娠。多胎妊娠如果是三胎及以上妊娠，必须进行选择性减胎术。

体外受精与胚胎移植后妊娠的自然流产率约为 10%~15%。因此妊娠后应适当休息，避免过多活动，可以适当补充叶酸、维生素类。

所有体外受精与胚胎移植术后妊娠建议均视为高危妊娠，孕产期应加强检查，及时做出相应处理。

十二、影响 IVF 临床妊娠率的因素

（一）年龄对 IVF-ET 妊娠的影响

随年龄的增长，IVF 的种植率及临床妊娠率渐下降，其可能原因包括：①卵子质量下降：随年龄增大，患者的卵子染色体异常的产生增多、卵子的线粒体数量减少、卵胞浆 ATP 含量下降和卵子的细胞凋亡改变增加，因而卵子质量降低；②子宫内膜容受性降低：随年龄

增加，子宫内膜在形态上和功能上发生一系列的改变。在形态上出现胶原含量增加，内膜细胞中雌激素受体减少。在功能上即使有排卵，子宫血流量和可产生蜕膜的容积可能减少。有多位学者通过对卵子赠送治疗的研究显示高龄组的妊娠率明显降低，认为与子宫内膜容受性降低有关。

（二）移植胚胎数目和质量对 IVF－ET 妊娠的影响

IVF 临床妊娠率与移植胚胎的数目、质量以及总评分和移植胚胎的平均评分呈正相关。随移植胚胎数的增加，高序多胎妊娠的机会也增多。有资料提示植入的胚胎数目太多如超过 6 个时，妊娠率并不一定相应提高，相反妊娠的结局却因多胎妊娠明显地受到影响。移植胚胎的数目 2～3 个为宜。移植过程的创伤而导致出血可明显地影响胚胎移植的效果。近来报道在 B 超引导下移植的胚胎可提高临床妊娠率。

（三）输卵管积水对 IVF－ET 妊娠的影响

输卵管积水的潴留液体可流至宫腔，造成宫腔积液，能机械性干扰胚胎与子宫内膜的接触。在超排卵时输卵管积水可能增大，流入宫腔体量随之增多；输卵管积水含有的微生物、碎屑和毒性物质可直接进入宫腔，输卵管积水的存在使组织释放出细胞因子、前列腺素、白细胞趋化因子和其他炎性复合物，直接或通过血液、淋巴管转运而作用于子宫内膜。这些物质参与调节输卵管和子宫运动，对移入宫腔的胚胎产生毒素作用，影响其发育，减低其着床能力，降低胚胎种植率及妊娠率，增加流产率。输卵管积水常由感染引起，且多为上行感染，造成子宫内膜损伤，留下永久性的对胚胎种植容受性的影响。

（四）子宫内膜异位症对 IVF－ET 妊娠的影响

子宫内膜异位症患者行 IVF－ET 治疗时，卵巢反应性下降，随病情加重，获卵数减少，卵子质量下降。但有部分学者的结果提示无论子宫内膜异位症的严重程度如何，与其他不育因素相比，IVF－ET 治疗各参数无显著性差异。

IVF 前延长的垂体降调节有助于提高中重度内异症患者的 IVF 结局。直径大于 5cm 或有症状的卵巢子宫内膜异位囊肿应行腹腔镜保守手术，术中注意保护卵巢功能。卵巢的重复手术并不提倡。检查和治疗必须考虑年龄因素，实现个体化治疗。

（周晓景）

第十五章 体外受精－胚胎移植衍生技术

第一节 卵胞浆内单精子注射技术

卵胞浆内单精子注射（intracytoplasmic sperm injection，ICSI）技术是指将单个精子通过显微注射的方法注入到卵母细胞胞浆内，从而使精子和卵母细胞被动结合受精，形成受精卵并进行胚胎移植，达到妊娠目的。至今，已成为治疗男性不育的重要手段，大大提高了人类辅助生育的成功率。ICSI 技术具有以下优点：①避免了自然受精过程中精子穿过透明带与胞浆融合等生物反应，提高了受精率，从而有更多可供移植胚胎，提高了妊娠率；②将单精子直接注入卵胞浆内，降低了多精受精；③精子的来源、数量、活动度及形态对受精无影响，增加男性生育的机会。

（一）适应证

由于男性原因导致不育的比例占整个不育因素的 40% ~ 50%。利用 ICSI 技术仅需一条活精子即可使一个卵母细胞受精，能够有效地治疗男性少精、死精、畸形精子所引起的生殖障碍（本节主要阐述射出精子）。主要适应证有：

1. 少、弱、畸精症　目前尚无统一而明确的需行 ICSI 治疗标准，一般认为以下精子异常需行 ICSI：严重少精症：一次射精的精子浓度 $<2 \times 10^6/ml$；精子密度 $>2 \times 10^6/ml$，但活动率 $<40\%$；精子密度 $>2 \times 10^6/ml$，但畸形率 $>85\%$，特别是圆头（顶体缺乏）精子，无自然受精能力，ICSI 虽能使其受精，但是其常无法激活卵母细胞，受精率较低。

2. 前次 IVF 不受精或低受精　IVF 失败可能是精子穿过透明带与胞浆融合等生物反应、存在高浓度的抗精子抗体等免疫性不孕原因。目前认为前次 IVF 不受精或受精率 $<50\%$，下周期可用 ICSI。

3. 补救 ICSI　国内报道大约 3% ~ 5% 的 IVF 治疗周期发生完全受精失败。对于因为取卵日的不成熟卵母细胞（MI 期或 GV 期）在培养液中培养了 18 ~ 19 小时，可以进一步成熟，对这些卵母细胞进行 ICSI 补救受精，有报道可以获得临床妊娠。但是对于取卵当天已经成熟的卵母细胞，可能由于体外培养时间过长而导致卵母细胞老化；长时间暴露于培养液内的毒性物质，增加卵母细胞内遗传物质及染色体异常的几率，影响胚胎发育潜能，降低妊娠率及增加流产率。成功几率极低。

4. 体外成熟（in vitro maturation，IVM）技术　卵母细胞的体外成熟技术对人类是一种挑战，因为卵泡的发生是个相当长的过程，此过程包含了在卵母细胞内发生的许多复杂的变化。虽然已有 IVM 结合 IVM 或 ICSI 技术成功应用于临床的报道，但是目前采用较多的受精方式是 ICSI。

5. 卵母细胞冷冻保存　冻融过程易使卵母细胞的透明带变硬，行常规体外受精，受精率极低。直到 1997 年 Porcu 等行 ICSI 后受精率明显提高，获得了一例妊娠后，实现了新的突破。

6. PGD　需行胚胎植入前遗传学诊断的胚胎，为避免透明带上黏附精子对聚合酶链式反应（polymerase chain reaction，PCR）结果的影响，通常采用 ICSI 受精。

7. 肿瘤　有生育要求的男性肿瘤患者，在接受放疗和化疗前，可先将精液冷冻保存。冷冻可能对精子有损伤，降低受精率，有时可行 ICSI 辅助受精。

8. 部分 ICSI　适用于多年原发不孕的患者，可能出现全部 IVF 受精失败，为了减少患者的经济负担和身体的痛苦。精子计数在 $1 \times 10^6 \sim 5 \times 10^6/ml$，或活动率在 20%～30%，或活动精子为 $1 \times 10^6 \sim 5 \times 10^6/ml$，可将卵母细胞一部分行 ICSI，另一部分行 IVF 受精。移植原则是如果有常规胚胎移植，将 ICSI 胚胎冷冻保存。

（二）禁忌证

染色体异常、严重先天性畸形者；女方不具备妊娠功能或严重躯体畸形不能承受妊娠者。

（三）ICSI 的基本步骤

1. 临床准备

（1）充分让患者双方了解 ICSI 的基本过程、费用、并发症及可能的风险，并签署知情同意书。

（2）女方常规在月经周期第 3 天测基础内分泌：促卵泡生成素，黄体生成素（luteinizing hormone，LH），雌二醇（estradiol，E_2）、催乳素（prolactin，PRL）等，结合基础卵泡、年龄、月经情况及既往超排卵情况等，制定合适的超促排卵方案；完成血常规、肝功能、肾功能及 HIV 等常规检查；排除超促排卵方案患者的卵巢病变。

（3）接受 ICSI 治疗的男性患者常规进行染色体核型及精子形态学分析。

2. 取卵方案　目前常用的主要有以下方案

（1）常规促超排卵方案：长方案：用促性腺激素释放激素激动剂（gonadotropin releasing hormone agonist，GnRH – agonist）降调节，用 FSH/人绝经期促性腺激素（hMG/人绒毛膜促性腺激素（hCG）或 FSH/hCG 促卵泡生长。于前次月经周期黄体期（一般第 21 天）开始 GnRH – agonist，于月经第 2 天测血内分泌，当卵巢达到抑制标时（FSH、LH < 5mU/ml，E_2 < 50pg/ml）。月经第 3～5 天开始肌注 FSH 或 hMG，维持 GnRH – agonist 用量 3～5 天后根据 B 超监测卵泡发育情况及血内分泌情况调整药物剂量，至主导卵泡直径达 18～20mm 时，肌注 hCG 5 000～10 000U，34～36 小时内经阴道 B 超引导下取卵。短方案：于月经第 1～2 天开始用 GnRH – agonist，月经第 3～5 天开始肌注 FSH 或 hMG，以后步骤同前。

（2）减量促超排卵方案：GnRH – agonist 起始时间、剂量同常规促超排卵方案组，区别之处在于：GnRH – agonist 使用 7 天后减半量如达必佳（0.05mg/d 或 0.1mg 隔日 1 次），维持至肌注 hCG 日。FSH 的用法与监测同常规方案。有报道短效达必佳减量方案不但可以增加取卵数，而且可减少促性腺激素（gonadotropin，Gn）用量和用药时间，减轻患者的经济和身体负担，是安全的促超排卵方案。

（3）自然周期 IVM 方案：月经第 8 天开始阴道超声监测卵泡发育，月经第 12 天测得一侧卵巢优势卵泡直径达 12～14mm，内膜 ≥8mm，呈三线性，双侧卵巢可见多个小卵泡时，肌注 hCG 10 000IU。注射后 36 小时在阴道超声引导下取卵。将得到的卵母细胞在解剖显微镜下机械法去除卵母细胞周围包裹紧密的卵丘细胞，确认其成熟程度后，成熟卵母细胞取卵当天行 ICSI，未成熟卵移入 IVM 培养液中培养，成熟后再行 ICSI 受精。

3. 实验室准备

（1）实验室要进行严格的质量控制，如空气洁净程度达万级层流标准，卵母细胞、胚胎操作和胚胎培养要严格控制温度、pH 值等。

（2）培养皿的准备：将获得的卵母细胞在体外培养 4~6 小时，进行去颗粒细胞时，先准备 6 个培养皿：去卵丘细胞皿（含 80IU/ml 的透明质酸酶）；三个 HEPES 皿（含 10% SPS + HEPES）；生长培养皿（10% SPS + HTF）；显微注射皿（中央两个 15μl 的 10% 聚乙烯 – 氯五环酮（polyvinylpyro – lidone，PVP），一滴用于放精子，另一滴用于冲洗、平衡注射针及精子制动），周围是 4 个 HEPES 10μl 微滴。除了去卵丘细胞皿，其他各皿加入矿物油覆盖，置入 5% CO$_2$、37℃ 培养箱中平衡至少 1 小时，待用。

（3）卵母细胞准备：用管口光滑的巴斯德吸管将卵母细胞置于去卵丘细胞皿的透明质酸酶中，连续吹打，尽快将大部分卵丘细胞脱去（30 秒）；将卵丘细胞移到第一个 HEPES 皿中冲洗，至少 5 次（洗去多余的透明质酸酶）；再将卵丘细胞移到第二个 HEPES 皿中冲洗，用另外拉制的内径约 120~150μm 巴斯德吸管反复吹吸，直到将颗粒细胞去除干净，暴露裸卵。将去除颗粒细胞的卵母细胞移到生长培养皿中，在 200× 倒置显微镜下观察透明带、卵浆、生发泡和第一极体的情况以评估成熟度。放到 5% CO$_2$、37℃ 培养箱中孵育备用。

（4）精子准备：取精前开始预温精子分离液和精子洗涤液。

1）新鲜射出精液：对少弱精者采用 PureSperm 梯度离心法处理精子。首先配制 PureSperm 梯度（上层为 3.0ml 的 40% PureSperm 分离液；下层为 3.0ml 的 80% PureSperm 分离液），其上加 2.5ml 液化后的精液离心（300g×15min）。去上清液，沉淀加入精子洗涤液洗涤 2 次（200g×15min），记录处理后的精子密度和活动率，置于 5% CO$_2$、37℃ 培养箱内备用。对严重少弱精者可将液化后的精液加入 1~2 倍的培养液混匀后离心（200g×10min）留沉淀待用。

2）冷冻保存的精液：准备受精前，从液氮中取出冷冻管，在室温中停留 2~3 分钟，放入 37℃ 水浴 5 分钟解冻后，采用以上 Percoll 梯度离心法处理精子。

4. 显微操作 显微操作在显微操纵系统（目前已有商品化的显微操纵系统）、恒温台（37℃）上完成。

（1）显微操作的准备

1）打开载物加热台，使台面温度升至 37℃。

2）打开显微电源，依次根据需要按 4\10\20\40 的顺序调节放大倍数，调节 Hoffman 调制反差光学系统效果。

3）通过粗细调节镜头高度，调至目的物观察最清晰。

（2）显微操作的步骤和方法

1）注射针连接在显微操纵系统的右侧，固定针接在左侧，相应的控制装置放置于对侧。

2）专门的金属丝清理管道。新鲜的 IVF 专用轻质油代替管道原有的油，将显微注射仪的气泡排净。

3）将注射针和固定针分别装入它们的金属固定器上在低倍镜下（4×）调节注射针和

固定针，使两者在同一液面同一直线上。

4）在显微注射皿的一个 PVP 微滴中加入已处理好的精液，将已去除颗粒细胞的卵母细胞在第三个 HEPES 皿中冲洗后移入显微注射皿其他 4 个 HEPES 微滴。将显微注射皿放到显微操作台上。

5）在放大倍数为 200×（目镜 10×，物镜 20×）的显微镜下，现将视野调到到精子—PVP 微滴边缘，选择一条活动的形态正常的尾部做波浪运动的精子，移入另一个 PVP 微滴，将注射针稍微调高后，垂直放于仍在活动的精子尾部的中点，慢慢下压。随即注射针快速拉过精子尾部，精子立即被制动（破坏精子鞘膜，释放激活卵细胞信号）。被制动的精子先尾部后头部吸入注射针，然后将注射针移入一个加有卵母细胞的 HEPES 微滴。

6）选择已释放第一极体的、完成第 2 次减数分裂的中期成熟卵母细胞（M Ⅱ）注射，固定针固定卵母细胞，极体位于 12 点或 6 点位置。将显微注射针与卵母细胞调节至最清晰状态，使显微注射针对准卵母细胞的 3 点钟方向，精子推到注射针尖端处，于 3 点钟位置垂直穿越卵母细胞透明带及卵母细胞胞浆膜入胞浆内，回吸至部分卵母细胞胞膜破裂（见注射针内回吸胞浆突然较快速度流动），将回吸的胞浆、精子及尽量少的 PVP 一起小心地注入胞浆，退出显微注射针，精子留在胞浆内。注射后卵母细胞膜将缓慢恢复正常形态，如果精子被注射到卵周间隙，需重新注射（有学者认为回吸胞浆不是激活卵子所必需，且有增加损伤细胞质超微结构和纺锤体功能的风险；不回吸胞浆，确认胞膜破裂后注入精子可提高优质胚胎率，对胚胎发育更安全）。

7）操作结束，放松固定针，释放卵母细胞，抬高注射针，取下显微注射皿，将已注射的卵母细胞用 HTF 洗涤，在 37℃ 5%、CO_2 培养箱做微滴培养。

8）重复 5～7 步骤对其他卵母细胞进行操作。

9）所有操作结束后，关闭显微镜及加热台电源。

5. 受精及胚胎移植　ICSI 后 16～18 小时见两原核或两极体为正常受精。48 小时观察受精卵分裂的情况，卵裂速度正常、卵裂球大小均一或大致均一、卵裂球数目均等或大致均等、碎片≤20%、胞浆饱满，质地均匀或大致均匀的胚胎定为优质胚胎。选择优质胚胎移植，剩余的优质胚胎行常规胚胎冷冻。移植后 14 天测尿和血清 hCG 阳性为生化妊娠，35 天 B 超检查妊娠囊和胎心搏动情况，确定临床妊娠。

6. 补救 ICSI 的方法　IVF 受精后 18～19 小时观察，完全未受精通知患者，经患者同意立即行补救 ICSI 受精，ICSI 受精后 18～19 小时观察见双原核及第二极体排出为正常受精。ICSI 受精后 48 小时观察受精卵分裂的情况，在补救后第 2 天行胚胎移植。补救 ICSI 后仍未受精，可能是卵子过度老化错过最佳的受精窗口期。补救 ICSI 后胚胎的发育与子宫内膜发育不同步，也是影响妊娠结局的一个因素，但进行胚胎冷冻后，等下一月经周期复苏移植即可解决这个问题。已有报道冷冻复苏的补救 ICSI 胚胎获得健康的后代。在进行胚胎移植时，尽可能避免常规 IVF 胚胎与补救 ICSI 胚胎混合移植，目前补救 ICSI 仍是一个有争议的方法。

7. 注意事项

（1）显微注射系统由技术人员操作，未经培训人员不得上机，使用前先检查管道的密封性。

（2）必须保持设备的清洁，每日对设备表面用乙醇擦洗消毒，操作结束后必须关闭电源。

（3）液体不能推进：可能为管道堵塞引起，用专门的金属丝清理管道，并用液压油冲洗管道，使其通畅。

（4）滞后现象：由于管道密闭性差，或管道有空气引起检查管道密闭性及排出管道内空气，使操作顺利。

（5）应对这些患者进行遗传学筛查并提供遗传咨询，治疗前应常规检查染色体核型，在显微操作过程中严格按常规操作，避免污染。

（四）ICSI 影响因素

ICSI 后的受精情况受多方面因素的影响，其机制复杂，主要有：

1. 精子因素

（1）精子 DNA：精子 DNA 的完整性对于受精非常重要。ICSI 对精子的选择仅仅基于其存活率和精子的大体形态，而越过了自然选择的过程，可能会介入受损的父代基因。严重的少、弱畸精症患者，精子染色体非整倍体危险性增加，将对卵母细胞的受精造成严重影响。另外，随着男性年龄的增长和吸烟，都会对精子 DNA 造成破坏。

（2）精核的完整性：对精子保持遗传物质的稳定性具有重要的意义。ICSI 过程中，常常对精子有一些前期处理（如对精子的制动和洗涤剂的处理都使精子膜发生了不可逆的损伤），这些过程彻底改变了精子核周围的微环境，对核物质的稳定性造成一定威胁。

（3）精子的顶体功能：顶体反应是精子穿透卵子透明带、并且调整功能蛋白分布和基团的关键过程，必须在穿透明带时发生。有报道电镜研究发现，人类 ICSI 过程中，精子被注入卵母细胞 15～30 分钟内，就观察到顶体囊泡化的发生，4 小时后，顶体完全消失。这也部分消除了人们对精子顶体及其内容物对 ICSI 胚胎发育影响的担忧。

（4）卵母细胞激活因子（SOAF）：卵母细胞的激活是 ICSI 技术最关键因素。Ca^{2+} 浓度瞬间升高是保证卵母细胞激活的必要条件。而 ICSI 后精子生成的 SOAF、能导致内源性的 Ca^{2+} 释放，从而激活卵母细胞。但是精液质量很差的患者中常常获得的精子的 SOAF 活性不足，不能引起卵母细胞内源性 Ca^{2+} 释放，也是其 ICSI 后受精率较低的原因之一。

（5）氧化反应产物（ROS）：精子氧化反应产物易造成精子膜脂质过氧化反应，降低受精能力。ROS 的产生和清除之间的不平衡使精子细胞造成破坏，精浆中的 ROS 参数和 ICSI 的受精率呈负相关。因此，ICSI 前让患者用抗氧化剂治疗，可以保护精子免于 ROS 的破坏，能较好改善受精率和妊娠率。

2. 精子制动　ICSI 技术中受精的关键因素是精子制动和精子注入卵母细胞。ICSI 前精子的制动对于受精的有效性很重要，精子制动后精子的质膜受到破坏，增加精子的质膜通透性，有利于 SOAF 的释放，诱导卵母细胞的激活。

3. 卵母细胞因素

（1）纺锤体：由微管组成，在卵母细胞减数分裂染色体排列和分离过程中起重要作用。纺锤体的结构与双折射性可以预测卵胞浆的成熟程度和卵母细胞质量。双折射性的纺锤体预示着卵母细胞质量较高，ICSI 后可以获得较好的胚胎发育，而无双折射性纺锤体的卵母细胞有可能存在染色体异常，质量较差，发育缓慢。

（2）线粒体 DNA：线粒体的功能成熟是卵浆成熟的一个重要指标，卵母细胞的成熟涉及线粒体 DNA（mtDNA）的复制，是分子水平研究卵细胞胞浆成熟机制的工具。May－Panloup 等用定量 PCR 的方法发现卵巢功能不足患者的卵母细胞 mtDNA 拷贝数明显低于正常卵巢功能患者。精子正常但受精失败的卵母细胞的 mtDNA 明显少于由于严重精子缺陷导致的受精失败。不明原因的受精失败的卵母细胞内 mtDNA 较受精正常的卵母细胞内 mtdNA 少。

（3）颗粒化胞浆：卵子胞浆颗粒化是一个较差的因素，代表着卵浆的不成熟，但是何种因素影响胞浆颗粒尚不清楚。

（4）卵泡液的成分：在超促排卵过程中卵泡液的成分直接或间接地影响卵母细胞的变化和发展潜能，卵泡液中的 P、GH、PRL、LH、IL-1、TNF-α 等浓度与卵泡成熟度呈正相关，这些物质的浓度对于判断卵母细胞成熟及质量有重要价值。ICSI 的受精结果与卵泡液中的细胞因子（FSH、P、E_2、GH、PRL、IL-1、TNF-α、LH）有关。

（五）ICSI 的安全性

ICSI 技术是否会对胚胎发育产生不利影响或有致畸作用，至今尚无确切定论。尽管近年来 ICSI 结果是令人乐观的，然而随着 ICSI 技术的发展，人们开始对其可能带来的遗传危害越来越担忧，因为 ICSI 本身毕竟是一种侵袭性操作，且有可能将患有少、弱、畸形精和非阻塞性无精症的父亲携带的生殖方面的遗传缺陷传给下一代。研究表明 Y 染色体微小片段缺失是通过 ICSI 技术传递给子代，同时也证实微小片段缺失也可以通过这种传递扩展。另外有研究发现，ICSI 技术易引起儿童的 Beckwith-Wiedemann 综合征（BWS），试管婴儿中 BWS 的患者多于普通人群的患者，说明 ICSI 易引起表观遗传调控的异常。因此，ICSI 治疗时应对这些患者进行遗传学筛查并提供遗传咨询，治疗前应常规检查染色体核型。

传统的 ICSI 操作传统的穿刺部位选择有可能引起纺锤体的破坏。另外，显微操作过程中温度的波动会损伤纺锤体。近年来，通过 Polscope 和 Spindle View 影像系统对纺锤体成像，显微注射过程中可以直接看到纺锤体，便于显微注射点的位置和精子沉积位置的选择，从而避免在 ICSI 过程中损伤纺锤体，使 ICSI 更加安全可靠，获得更高的受精率。

另外 ICSI 注射过程中可能将 PVP、气泡、纤维素等杂质成分注入卵母细胞，它们对卵母细胞的长期影响还需要进一步研究。因此，在显微操作过程中严格按常规操作，尽量避免污染。

（周晓景）

第二节 睾丸、附睾采集精子卵胞浆内注射助孕技术

睾丸、附睾采集精子卵胞浆内注射助孕技术是指从睾丸或附睾获取精子结合 ICSI 治疗因男性无精子症而导致的不育症的助孕技术。

无精子症（azoospermia）是男性不育症中最严重的一种，病因复杂，发病率约 10%。可分为三类：下丘脑和垂体病变所致的睾丸前性、睾丸生精功能障碍为主的睾丸性和输精管梗阻等睾丸后性。以后两者最多见，无精子症的治疗是临床上的难题之一。1988 年 Siller 等首先利用显微外科手术从先天性输精管缺如的无精子症患者的附睾头部获取精子，进行常规体外受精－胚胎移植（IVF-ET）并获得妊娠，但是由于获取的附睾精子数量少且活动力差，常规体外受精率很低。直到 1993 年 Craft 等报道了采集睾丸精子结合 ICSI，不仅成功地辅助睾丸性无精子症患者生育，而且受精率有了明显提高。此后应用睾丸、附睾采集精子结合 ICSI 有了快速发展，至今已成为治疗男性无精子症的有效方法之一。

（一）适应证

1. 附睾采集精子卵胞浆内注射　附睾是精子成熟的主要场所，同时 ICSI 大大降低了对精子的需要量，理论上每一个成熟的卵母细胞仅需一个精子就能完成，获取略多量的精子可以确保选择有活力者进行显微注射，提高成功率。因此能从附睾中获取活精子的不育症患者，都有生育的机会。适应证主要有：

（1）梗阻性无精子症：有多种表现，常见的有以下三种：①输精管梗阻性：输精管不仅是精子的通路，而且具有使精子成熟和获得活动力的功能，输精管梗阻的原因有先天性畸变、炎症、肿瘤、手术或非手术创伤。这些因素导致精子从曲细精管至射精管道路多处发生梗阻，引起输精管道梗阻性不育，此类患者可从附睾获取精子；②先天性双侧输精管缺如（congenital bilateral absence of the vas deferens，CBAVD），是男性梗阻性无精子症及不育的重要原因，而且 CBAVD 常合并肾发育缺陷或囊性纤维病（cystic fibrosis，CF），是近年来临床和基础研究中的重点，但是目前尚无明确的治疗方法。此类患者睾丸组织检查及血清促卵泡生成素（FSH）均正常，附睾头部穿刺液中有活精子，可以通过附睾采集精子；③Yong 综合征：主要特点是附睾上皮分泌液逐步减少，黏度增加，导致附睾通道的梗阻，造成梗阻性无精子症。Yong 综合征在男性不育症中占 3.5%，在梗阻性无精子症中约占 21%～67%。目前尚无良好的药物治疗方法，而从附睾采集精子则有妊娠的机会。

（2）附睾体、尾部发育不全或缺如：是附睾发育异常的主要表现，目前病因尚不清楚。与睾丸相邻的中肾小管及中肾管不发育或发育不良，形成各种附睾畸形，同时由于输精管是由中肾管远端发育而来，故附睾体、尾部发育不全或缺如常伴有输精管先天性异常。此类患者从附睾头部可能获取精子。

（3）逆行射精：性生活时有性高潮和射精感，但精液未射出尿道口外，而逆向射入膀胱。目前对此类患者采用较多的是碱性处理逆行射入膀胱尿中的精子，并进行受精。但是如果从逆行射入膀胱尿中获取的精子质量差，影响受精效果者，可采集附睾精子。

（4）勃起功能障碍（erectile dysfunction，ED）：是指阴茎不能达到和维持足以进行满意性交的勃起，无法射精者。分为心理性、器质性和混合性三类。各类顽固性 ED，经其他治疗失败而且睾丸生精功能良好者，可以附睾采集精子。

（5）不射精功能障碍：临床特点是勃起功能正常，但性交时无射精感，性交时间延长，至体力衰竭仍然未能射精。分为心理性和器质性，其中心理性不射精占 90%，是由于心理障碍、行为方法不当，可使神经末梢或大脑皮层不能产生足够的冲动，或这些冲动不能达到射精中枢，导致射精中枢障碍不能射精。经各种治疗均无效者，特别是对于在女方取卵日不射精者，为了减少卵母细胞的浪费和患者的经济负担，可以附睾采集精子。

2. 睾丸采集精子卵胞浆内注射　睾丸采集精子可以获取到各期生精细胞及精子。睾丸成熟精子和精子细胞均可应用于 ICSI 获得妊娠。适应证主要有：

（1）睾丸性无精子症：常见病因有精索静脉曲张、睾丸炎、睾丸损伤、隐睾等原因导致睾丸生精功能低下，精液常规检查无精子。此类患者睾丸活检曲细精管内有成熟精子，可行睾丸精子卵胞浆内注射。

对于睾丸活检未见成熟精子的患者，随着一些新技术和研究的出现，也为他们提供了生育的可能。1989 年 Bernabeu 等报道，从睾丸活检获取的精子细胞与射出精液中的圆形精子细胞受精能力相似，而 ICSI 前对睾丸中的精子细胞进行体外培养 24 小时，可以提高受精率。由于无精子症患者生精细胞停滞于第一次减数分裂之前的比率很高，目前有报道可将初级精母细胞体外培养到成熟精子，但难度极大，此项技术也有待进一步成熟。近年来发展起来的还有圆形精子细胞质内注射（round spematid injections，ROSI）、圆形精子细胞核细胞质内注射（round spermatidnuclear injections，ROSNI），这些技术现已应用于人类，但其受精率、妊娠率很低，仍有很多问题尚待解决。

（2）附睾采集精子不成功，睾丸活检见成熟精子：由于附睾发育异常等原因，导致附睾采集过程中未见到精子或活精子，则进一步行睾丸采集。

（3）附睾性死精子症及精子变性：死精子症的原因尚不清楚，有学者认为附睾性死精子症及精子变性是附睾生殖病理的重要表现，可能是死精子症的重要原因。其主要特点是：从睾丸活检的精子是存活的，精子的细胞结构完整，无任何坏死和变性的病理变化。此类患者精子活动力甚低，如经过肿胀试验等无法证实有活精子存在，可睾丸采集精子。

（4）非嵌和型 Klinefelter 综合征：即睾丸曲细精管发育不良症，其典型的遗传学特点是由一条多余的 X 染色体。临床特点是：小而硬的睾丸，男性乳房发育，尿中促性腺激素升高，无精子症，血清 FSH 升高。发病率占男性不育症的 10%。睾丸组织学表现为曲细精管硬化，偶可见支持细胞和精子。目前尚无治疗方法，对于病情较轻的非嵌和型 Klinefelter 综合征，有学者尝试采用睾丸采集精子卵胞浆内注射，尚未获得成功。

（二）睾丸、附睾采集精子的方法

外科获取附睾、睾丸精子已逐渐弃用沿用已久的切开法，而采用钳穿法、细针穿刺法等取代。

1. 术前准备

（1）常规抽血检查血清 FSH、LH、睾酮（testosterone，T）、E_2、PRL，了解垂体、睾丸功能状态。

（2）行睾丸活检，确认有生精细胞及精子；建议备供精一份。

（3）检查夫妇双方染色体，排除先天性、遗传性疾病。

（4）术前 1 天将加肝素的精子培养液 5ml、无菌培养皿 3～4 个置于37℃培养箱中复温，1ml 无菌注射器 3～4 支。

（5）检查倒置显微镜是否完好。

（6）告知患者手术可能出现的并发症，术前签署知情同意书。

（7）患者仰卧位，充分暴露外阴；消毒阴茎、阴囊及其周围皮肤，铺好洞巾，准备手术。

2. 附睾采集精子的方法

（1）附睾切开取精术：分为①直视下附睾切开取精术：全麻、局麻或硬膜外麻醉。采用阴囊正中切口，将一侧睾丸牵引到切口外，切开睾丸鞘膜，暴露睾丸、附睾。直视下切开附睾被膜吸引附睾液。1984 年 Temple－Smith 报道采用全麻下切开附睾取精的方法，通过常规体外受精后获得妊娠；②显微外科附睾精子抽吸术（microsurgical epididymal sperm，aspiration，MESA）：阴囊及睾丸鞘膜的切开方法同直视法，随后在放大 25～40 倍的手术显微镜下，纵行切开附睾头部的近端附睾管吸引附睾液。附睾液立即用精子培养液稀释，倒置显微镜下观察：计数精子浓度、活动率、形态及计数血细胞的含量。如果发现有足够的活动精子，便结束手术，以 1 号丝线间断缝合附睾、睾丸鞘膜及阴囊皮肤，伤口留置胶片引流，将阴囊托起，术后应用抗生素预防感染。一侧附睾吸引不到活动精子时，应采用同样方法吸引对侧或睾丸穿刺。

附睾切开取精术的优点：对阴囊检查全面，获取精子的同时，还可能明确诊断病因；充分暴露阴囊的条件下，能同时施行附睾输精管成形术。缺点：手术创伤较大，术后有一定并发症，如疼痛、血肿、感染，进一步可纤维化、粘连及附睾输精管结构改变，再次手术难度大；要求医师掌握附睾解剖学和显微外科知识；此方法获取精子的失败率为3%~55%。

（2）经皮附睾精子抽吸术（percutaneous epididymal aspiration，PESA）：是目前采用较多的方法。以2%利多卡因7ml行精索浸润局部麻醉，用20ml注射器抽吸精子培养液2ml，连接22~25号穿刺针。术者一只手固定附睾，穿刺前轻柔按摩附睾，消除患者的紧张情绪。另一只手用穿刺针经皮直接行附睾头部或体部穿刺，保持针头沿针道运行，避免针头脱出或刺穿附睾，负压吸引不宜过高，然后缓慢回抽连接穿刺针的注射器，直到看到少量浑浊液体被抽出。然后拔出注射针，将附睾液和精子培养液置于培养皿中，并用培养液冲净针头。观察同附睾切开取精法。如果发现有足够的活动精子，便结束手术，压迫穿刺点，嘱患者平卧并托起阴囊休息；如未获得活动精子，可再行另一侧附睾或睾丸穿刺。

PESA的优点：创伤性小是其最大优点；操作简单、费用较低且可以重复穿刺而不增加术后并发症的发生；所需设备材料经济，门诊患者易施行。缺点：PESA是一种盲法穿刺，可能引起附睾损伤、瘢痕形成及引起出血症状；无法对附睾行合适的诊断和显微重建术，并有一定的失败率。

3. 睾丸采集精子　睾丸组织活检从以前单纯的病理学诊断逐渐向诊断和治疗方向发展，对睾丸活检技术要求也越来越高。主要方法有：

（1）开放性睾丸精子分离术（testicutar sperm extraction，TESE）：全麻、局麻或硬膜外麻醉。术者一手紧握固定睾丸，取阴囊横切口，长约2cm，切开各层，在睾丸表面无血管区沿睾丸长轴纵行切开白膜后，随机选择不同部位10根黄色饱满的曲细精管，置入精子培养液中备找精子。若获取组织不理想，可剖开睾丸内组织获取，但深度不超过0.5cm，以免术后睾丸萎缩或坏死。2支1ml无菌注射器针头对曲细精管进行分离后倒置显微镜下观察，如有足够的活动精子，便结束手术。如无精子或活动精子，则改变采集部位，3~5处均证实无精子或活动精子时，同法采取对侧。双侧均不能采取到精子时，应留取组织标本，日后观察精子形成的组织学改变。以1号丝线间断缝合睾丸白膜，缝合各层，伤口留置胶片引流，将阴囊托起，术后应用抗生素预防感染。

近年来多点活检的方法应用较多。其取得的睾丸小块组织较易分离获得精子，但也易造成睾丸本身的损伤，因为睾丸血供穿过包绕睾丸实质的白膜，进入每一段曲细精管，这些被膜下的血管均为终末支血供，这种损伤会导致该区域萎缩。目前对最多活检次数和最佳取材数量尚无严格规定。而采用放大镜下多点微活检（microbiopsy）可进一步减少损害，放大22倍时能够观察到扩张的曲细精管节段且明显区别于硬化小管，避免了被膜血管的损伤。微活检技术有可能成为非梗阻性无精子症（nonobstructive azoospermia，NOA）患者获取精子的主要方法之一。

TESE的优点：获取精子的成功率较高：在精子生成正常的不育患者约为100%；在非嵌和型Klinefeltet。综合征患者约为45%；睾丸异常者根据精子成熟障碍程度，获取率约为50%。对于组织病理学确诊为原发性睾丸异常患者，TESE更易发现精子；如果在显微镜下进行更安全高效。缺点：超声诊断已证实，TESE 是一种创伤性手术，可能会有血肿、感染、睾丸纤维化、甚至发生睾丸萎缩等并发症；术中血管损伤使获取的标本中常含有很高浓度的红细胞而精子较少，不易寻找收集精子，而且血液是否对精子标本有污染，也有待进一步观察。

（2）经皮睾丸精子抽吸术（testicular sperm aspiration，TESA）：即经皮穿刺抽吸睾丸组织。穿刺可用活检枪，19 号、21 号或更细的穿刺针，活检枪无需麻醉，其余方法需局麻。以 2% 利多卡因 7ml 行精索浸润局部麻醉后，术者一只手提起睾丸并固定，另一只手持配以 21 号针头的 20ml 注射器，经皮直接刺入睾丸组织，立即回抽针管并保持负压状态，并在 2～3 个方向反复抽吸以获得不同部位的组织。接下来的处理方法同 TESE。术后不缝合，压迫穿刺点，嘱患者平卧并托起阴囊休息。

早期经皮睾丸活检是将前列腺穿刺枪改进后的活检枪，现在临床应用较多的是损伤比开放性活检和活检枪更小的细针抽吸术（fine needle aspiration，FNA）。首次应用 FNA 获取睾丸精子结合 ICSI 的是 1993 年 Watkins 等的报道。因为精子发生呈异质性分布，所以单次睾丸活检不能在所有 NOA 发现精子，而 FNA 可用来确定 NOA 患者睾丸内精子发生的区域（testis mapping），定位曲细精管中的精子，发现精子几率为 85%。今后尚需深入研究睾丸精子的分布特征，以便更准确、高效地获取睾丸精子。近年来又有一种经皮睾丸深部抽吸活检方法，其临床应用有更多优点。主要是应用 18 号带针芯的套管针穿刺至睾丸深部，边抽吸边将套管针反复缓慢后退和插入，由于质软的套管针保存了曲细精管的组织形态，并以最小损伤获取了包括部分髓质在内的较多睾丸组织。

TESA 的优点：该技术快速、简便、组织损伤小，无睾丸萎缩及其他并发症；患者痛苦小，多乐意接受检查和治疗。如果采用经皮睾丸深部抽吸活检方法，只要保留套针、改变针芯方向和深度，可以一次穿刺获取足够组织，避免再次穿刺。此方法具有与 PESA 相似的优点，是目前最常用的睾丸取精方法。

4. 精子的分离及准备　附睾精子的准备：如果从附睾获取的精子混有大量的血细胞及组织碎片，如不能将活动的精子与杂质及死精子分离，显微注射针容易阻塞，还可能将杂质及其他染色质或 DNA 成分随显微注射带入卵母细胞，使流产率增高。一般采用微量密度梯度式离心法处理。如果从附睾获取的精子混有的血细胞及组织碎片少，且活力好，可采用上游洗涤等方法或完全不加处理。

睾丸精子的准备：将获取的睾丸组织倒入含精子培养液的组织培养皿中，置于解剖显微镜下，使用 2 支 1ml 无菌注射器的针头对曲细精管进行分离，去除黏附的血块、杂质，然后划破并挤压曲细精管，使精子被分离出来，最后收集含精子的洗涤液，室温孵育 40～60 分钟，待大块组织沉淀，吸取上层液离心 1 000rpm 10 分钟，离心取沉淀，寻找成熟活动精子加入 0.1ml 的培养液待用。

多余的附睾、睾丸精子及组织需冷冻保存。

5. ICSI 操作　按常规方法进行卵胞浆内单精子显微注射，但应注意选择有活力（前向运动或尾部轻微摆动）且形态正常的精子用于 ICSI 注射。Palermo 等报道 ICSI 时猛烈制动精子尾部可以明显提高附睾精子的受精率（51% 对 84%），妊娠率也提高，但是对射出精子的受精率无明显影响。

不动精子的处理方法：在用不活动射精精子或睾丸不活动精子行 ICSI 治疗过程中，应用低渗肿胀实验（HOST）选择活精子是方便而可靠的方法。具体方法如下：将 Hepes 液 1ml 与 2ml 纯水混合后，在显微注射皿上做 10μl 微滴。首先将洗涤后的睾丸生精小管分离获得的精子沉淀物加入到 Hepes 液微滴中，倒置显微镜 200 倍视野选择形态正常的精子，用 ICSI 穿刺针吸取精子移入低渗液滴中 1 分钟后观察精子在低渗环境中的变化，选择尾部有弯曲改变的精子移到另一新鲜 Hepes 微滴中，常规注射。

（三）安全性评估

已证实无精子症可能是由于遗传缺陷引起的。研究表明，NOA 或严重少精症患者失去生精功能与 Y 染色体长臂特异性微缺失相关，提示基因指标可能预测睾丸组织中精子的完全缺乏。而且 Y 染色体上存在三个区域的成群缺失，被称为无精症相关因子（azoospermia factor，AZF），每一区域似乎与某种睾丸组织学特征相关。AZFa 缺失与唯支持细胞综合征相关；AZFb 缺失与减数分裂期生精阻滞相关，这是一个较明确的精子完全缺失的基因标记物；AZFc 缺失与精细胞期发育阻滞相关。这些 Y 染色体 AZF 基因缺陷的无精子症患者产生的男孩可能会遗传其父亲的异常 Y 染色体，将来仍发生严重的男性不育。

另外先天性双侧输精管缺失（CBAVD）约占整个男性不育的 1%~2%，其发病机制主要是第 7 条染色体上的纤维囊腺病膜转导基因群突变引起囊性纤维变。近年还发现多 T 等位变异体与突变等位基因结合可能影响 CBAVD 的表型，后代中 1/80 可能发生囊性纤维变。若女方也携带此基因，后代患 CF 的可能性更大。还有研究认为 CBAVD 也可能与中肾管发育缺陷或与原始生殖管道分泌缺陷导致的中肾管再通障碍有关；CBAVD 患者合并隐睾的概率明显增高。另外染色体结构异常如：平衡易位，倒位和环形染色体也可能传给下一代。因此 ICSI 之前夫妇双方应作突变基因的筛查。

研究表明体外培养初级精母细胞和圆形精子细胞，均可形成形态不正常但有功能的精子，应用于 ICSI 后已获得正常妊娠，这一结果进一步拓展了睾丸取精的应用前景。但有研究者对体外培养中细胞快速分裂是否影响 DNA 以及基因缺陷，是否遗传给子代表示担忧。因此 ICSI 之前对此类患者必须进行染色体和遗传咨询，结合胚胎植入前遗传学诊断（PGD）和产前诊断，尽量避免严重畸形的出生，其安全性和远期疗效还有待探讨。

关于附睾和睾丸精子对妊娠并发症的影响，文献较少且有争议。Wang 等报道用附睾、睾丸的精子与用射出精子行 ICSI 治疗相比，前者妊娠后发生前置胎盘和妊娠期高血压疾病的危险性显著增加。但也有报道来源于附睾、睾丸精子并未增加妊娠期高血压疾病和前置胎盘的发生。另外有报道从附睾或睾丸中获取精子进行辅助生育自然流产的比率较高，这可能与所获精子的活力差有关。而且对新生儿的评价也是有限的。因此，长期大量的评价附睾及睾丸精子对妊娠及婴儿结局的影响是必要的。

总之，睾丸、附睾采集精子卵胞浆内注射助孕技术是解决无精子症男性不育的一个有效方法，但是它的遗传风险要高于常规 IVF，因此遗传安全性问题，有待于深入研究及对其后代作长期随访。而且随着男性不育 DNA 筛选及 PGD 技术的开展与普及，此项技术的安全性将得到更准确更全面的评价。

（周晓景）

第三节　囊胚培养

囊胚培养（blastocyst culture）是指将胚胎在特定的培养液中培养至囊胚阶段再进行宫腔内移植的一种辅助生殖技术。

目前多数体外受精 - 胚胎移植周期中，胚胎在取卵受精体外培养至第 2 天或第 3 天的卵裂期移植入子宫腔内。4 ~ 8 细胞期胚胎移植存在明显不足：①较自然生理情况胚胎提前进入子宫腔，宫腔环境并不适合卵裂期胚胎的发育；②卵裂早期胚胎还不能充分预测其最终的发育潜能，为了保证合理的成功率，一般移植 2 ~ 3 个胚胎，因而无法解决提高妊娠率和减少多胎妊娠发生率两者间的矛盾。

随着序贯培养基的应用和改进，胚胎在体外发育至囊胚期已成为可能。囊胚培养的优点：①延长体外培养时间，可自然淘汰无发育潜能的胚胎；②取卵后第 5 天移植，胚胎的发育与子宫内膜发育同步，子宫收缩明显减少，减少胚胎排出体外的机会；③为进行着床前遗传学诊断提供了时间。人类囊胚培养和移植技术已被证明可提高胚胎种植率，因而可以减少胚胎移植的数目。选择高质量的单囊胚移植，既保证了合理的妊娠率，更有效地预防了多胎妊娠。

（一）囊胚培养的适应证

（1）第 3 天 6 ~ 8 细胞胚胎数目是囊胚培养的关键指标，即有 3 个或 3 个以上 6 ~ 8 细胞的优质胚胎时可继续囊胚培养。

（2）可从囊胚移植获益或有多胎妊娠风险的患者，如年轻患者（年龄≤35 岁）、基础 FSH≤10IU/L、对促性腺激素反应良好（获卵数超过 10 个）。

（3）反复 IVF - ET 失败，尤其是移植了高质量的卵裂期胚胎后失败的患者，采用囊胚移植可能提高胚胎种植率和妊娠率。

（4）在解冻胚胎移植或植入前遗传学诊断的治疗周期中，为了胚胎获得更长时间的愈复，或等待实验室遗传学检测的过程，也可进行囊胚培养。

Pantos 等的研究结果表明囊胚移植不增加胚胎的着床率和妊娠率，反而使流产率增加，建议只对有多次 IVF 失败史或需要 PGD 的患者行囊胚移植。对于卵和胚胎较多预后较好的病例，进行囊胚培养和单胚胎移植，不但可以提高妊娠率和着床率，而且可以明显减少多胎妊娠发生的风险，应是囊胚培养的主要适应病例。因为囊胚培养可能存在囊胚期无胚胎移植的情况，故应针对不同患者，灵活选用卵裂期胚胎和囊胚移植，权衡两者的利弊，并让患者充分知情。

（二）囊胚培养的方法

1. 囊胚培养基系统　随着人们对胚胎发育的环境需求及自身的代谢特征的认识不断深入，囊胚培养系统的发展经历了 3 个阶段。

（1）单一的培养基培养法：最初阶段，从受精卵到囊胚阶段的胚胎都被放在单纯一种培养基中培养。这种培养系统的囊胚形成率和移植后的胚胎着床率均较低。

（2）共培养（co - culture）系统：以人输卵管上皮细胞、颗粒细胞、子宫内膜细胞或非洲绿猴细胞等作为辅助细胞（helper cell）或饲养细胞（feeder cell）与人胚胎在体外共培养。共培养的细胞层被认为可以调节体外培养胚胎的代谢系统，释放出特异性促进胚胎生长的各种因子，同时帮助清除某些对胚胎有害的代谢产物；还可向胚胎提供氨基酸，使培养环境中的氨基酸达到平衡，从而有效改善早期胚胎发育。运用共培养可使囊胚形成率明显提高。Mercader 等将子宫内膜上皮细胞与胚胎共培养，囊胚形成率达 50.8%，妊娠率和胚胎着床率分别为 33.9% 和 19.2%。但共培养存在一些缺点：如操作程序繁琐复杂，可能存在传播未知疾病的潜在风险，可能产生细菌、念珠菌等污染胚胎，因此其应用的有效性也颇受争议，难以在 IVF 临床普遍应用。

（3）序贯培养（sequential culture）：理论基础是胚胎在 8 细胞期紧密化前后的代谢需求是不同的，因此应采用不同的培养基分阶段培养。研究发现，胚胎从受精卵至 2~4 细胞阶段，以消耗丙酮酸和乳酸为主，在无糖及磷酸盐培养液中发育更好；卵裂球紧密化以后，其代谢模式由三羧酸循环转变为糖酵解，需要培养液中有足够的糖浓度。在此基础上，Gardner 等设计了不含血清的 G 系列序贯生长培养基 G1/G2，和随后推出 G3 系列培养基。G1 含有与人输卵管液水平相当的碳水化合物以及早期分裂期胚胎必需的非必需氨基酸、谷氨酰胺、EDTA，用于受精卵至 8 细胞期胚胎的体外培养。G2 中去除了抑制糖酵解的 EDTA 成分，增加碳水化合物的含量与子宫腔环境相同，同时含有必需与非必需氨基酸及维生素等，从而满足 8 细胞至囊胚期胚胎生长发育的需求。G3 在 G2 的基础上增加了透明质酸，并调整了氨基酸和维生素的组成。

其他常用的商品化序贯培养液还有 S1、S2，Q1、Q2、Q3，P1、P2 等系列培养液。序贯培养液成分明确，囊胚形成率高，操作相对简单，也不存在与其他细胞共培养所潜在的风险，因此在 IVF 临床上广泛应用。

此外，有多个研究小组通过动物实验探讨添加各种生长因子对胚胎发育的影响。Cheung 等利用小鼠的胚胎研究结果显示，在单一培养体系中添加白血病抑制因子（LIF）或表皮生长因子（EGF）能够增加囊胚形成率和提高囊胚质量，在胚胎细胞总数方面，单一培养体系和序贯培养体系相比无差别，但添加了 LIF 或 EGF 的序贯培养体系能明显增加胚胎细胞总数。Penkov 等研究结果显示外源性 LIF 能提高植入前后单性繁殖鼠胚胎的发育。Lin 等用鼠的胚胎做实验，发现胰岛素样生长因子 - 1（IGF - 1）和脱磷酸结合蛋白 - 1（IGFBP - 1）在胚胎发育早期有明显的抗凋亡作用，能有效提高囊胚形成率。胰岛素可促进哺乳动物植入前胚胎的发育，调节葡萄糖的转运，具有促进有丝分裂和抗凋亡的活性。添加维生素、激素、微量元素等对胚胎发育的影响也在研究中。囊胚培养基的改进并不是将诸多营养成分简单叠加，而是要清楚孰轻孰重及其相互关系，因此还需要不断探索。

2. 影响囊胚培养的其他因素　培养基只是胚胎培养系统的一部分，而这个系统中的每一部分都应被密切关注从而使胚胎更好地发育。培养系统中对培养基产生直接影响的是气体、胚胎培养容积和胚胎群大小以及添加的大分子物质。目前对低氧环境培养系统是否影响囊胚形成仍存在争议。动物试验提示空气中 20% 的氧浓度不是胚胎最适宜的环境，胚胎在低氧环境下种植率增高。多数学者认为 5% CO_2、5% O_2、90% N_2。培养系统中的低氧环境可使氧自由基产物减少，并可破坏或结合培养液中的某些毒素，囊胚形成率有增高的趋势。

3. 序贯培养法的操作步骤：

（1）常规 IVF 或 ICSI 受精，16~18 小时后观察受精情况。

（2）将受精卵移入第一步（卵裂期）培养液中，每天记录胚胎评分。

（3）第 3 天时，根据胚胎评分和数量，决定是否采用囊胚培养技术。可以有三种选择：①胚胎数量少或质量差的患者进行第 3 天胚胎移植；②达到标准（6~8 细胞的优质胚胎多于 3 个）的胚胎于第 3 天中午移入第二步（囊胚期）培养液中继续培养，移入前用囊胚期培养液充分洗涤；③对部分第 3 天的胚胎进行移植，剩余的优质胚胎可以按步骤②移入囊胚培养液中培养，最后冷冻囊胚。

（4）第 5 天（120 小时后）进行囊胚评分，挑选 1~2 枚发育速度快、胚胎的卵裂期和囊胚期形态均较好的囊胚用于移植。

（5）如果第 5 天尚没有发育至桑葚胚或囊胚，则延长培养至第 6 天，选择 1~2 个评分最高的胚胎移植。

（6）冷冻其余囊胚。

4. 操作注意事项　序贯培养体外时间长、换液次数多、受外界环境影响较大，污染的机会相对增多。因此，必须严格实验室质控程序和无菌操作，确保培养环境符合要求。同时，应尽量减少胚胎在培养箱以外的时间，以降低外界环境如光照、pH 改变等对胚胎的损伤；操作轻柔迅速，将对胚胎的影响降至最低。

（三）安全性评估

1. 选择囊胚期移植有以下优点

（1）更符合生理状态：生理情况下，胚胎在输卵管内发育至第 5 天或第 6 天，成为桑葚胚或囊胚后移行入宫腔。在受精后第 5~6 天进行囊胚移植，此时子宫环境从之前的促排卵刺激（E_2 过高）环境中逐渐恢复，孕激素（黄体酮）的作用使子宫收缩活动减弱，内膜与胚胎同步，利于胚胎的进一步发育和着床。

（2）淘汰染色体或基因组异常的胚胎，有助于挑选发育潜能高的胚胎。①2~8 细胞期的胚胎基因组尚未开始转录，难以从中选择高发育潜能的胚胎。在较长时间的囊胚培养过程中，染色体和基因异常的胚胎在受精后 2~3 天可出现发育阻滞，而遗传物质正常的胚胎的基因组开始转录并继续发育，使移植胚胎更具有选择性；②ICSI 后获得的胚胎，由于可能遗传缺陷的精子被选择，或注射过程中对卵母细胞 DNA 的损伤，都有可能使胚胎不能发育至囊胚期；③囊胚培养使解冻后的原核或卵裂期胚胎以及接受了显微操作（如胚胎活检、辅助孵化）的胚胎获得了更长时间的恢复，也为植入前遗传学诊断提供了充裕的时间；

（3）降低多胎妊娠的风险：细致全面的囊胚评分系统为挑选高质量胚胎提供了量化指标，选择移植高发育潜能的胚胎，减少移植的胚胎数，既能保证良好的妊娠率和种植率，又可降低多胎妊娠率，降低与多胎有关的并发症和经济费用。

2. 囊胚培养和移植的争议

（1）单卵双胎（mono-zygote twin，MZT）：目前对囊胚移植是否增加单卵双胎的发生率仍存在争议。支持者认为，发生该现象的原因可能是：延长胚胎体外培养时间使透明带更加硬化，囊胚自然孵化或辅助孵出时更易嵌顿，使 ICM 分裂；序贯培养液可能影响 ICM 细胞间的黏附，使 ICM 更易分裂；但也可能与囊胚移植技术有关。随着囊胚移植尤其是单个囊胚移植在多中心的开展，通过大样本的分析，可能得出准确的结论。

（2）性别选择：一些研究发现囊胚移植后男婴的出生率偏高，可能是因为在体外培养时男性胚胎的发育速度比女性胚胎快，在优先选择最早发育的囊胚进行移植时，可能造成了潜在的性别选择。

（3）无胚胎移植：目前的胚胎体外培养系统尚不完善，还不能完全模拟体内情况，延长体外培养时间可能影响胚胎存活，导致可移植的囊胚数减少，甚至无胚胎移植。IVF 周期中无胚胎移植是对患者精神上的巨大打击。此外，也使她们失去了早期胚胎种植的机会，因为目前尚不明确体外不能发育到囊胚的胚胎，移植到体内时是否可继续发育到囊胚，甚至妊娠。

（4）卵裂期胚胎冷冻及解冻方法成熟可靠、胚胎复苏率、妊娠率稳定，而目前尚无多中心、大样本的囊胚冷冻复苏的资料。

（5）其他：与其他辅助生殖技术一样，囊胚培养过于依赖培养液的成分，这些成分对胚胎发育是否有潜在的影响，对后代是否有长远作用，还需要进一步探讨。

囊胚移植的主要优势在于高种植率，因此对于可从囊胚移植获益的患者（反应好的患者），可采用囊胚移植；而对部分反应差、胚胎数量少的患者，为防止胚胎体外发育阻滞，无胚胎移植，应采用 D2/D3 移植。即针对不同患者，灵活选用卵裂期胚胎移植和囊胚移植，使两者优势互补。此外，为避免多胎引起的风险，单个高质量的囊胚移植是一个较好的选择，这也使得囊胚移植可能成为 IVF 的主要发展趋势之一。

（周晓景）

第四节　冻融胚胎

冻融胚胎是将胚胎放入冷冻保护剂中，在超低温环境中保存，需要时再将胚胎融解复苏。人类冻融胚胎技术已是辅助生殖中心的常规技术之一，在体外受精 – 胚胎移植（IVF – ET）周期的治疗中，由于外源性促性腺激素的广泛使用，每个周期可获得多于移植所需的 2 ~ 3 只胚胎。冻存新鲜移植周期中没有使用的优质胚胎，能减少胚胎浪费；降低多胎妊娠和卵巢过度刺激综合征（OHSS）的发生；减少患者多次超促排卵带来的痛苦及经济负担，同时增加妊娠机会；容许选择适当的时间移植，有助于胚胎移植与月经周期同步化和胚胎着床前诊断。胚胎冷冻一般在原核期、卵裂早期及囊胚期进行。

（一）适应证

（1）新鲜胚胎移植后剩余胚胎符合冷冻标准者：原核期冷冻标准：有完整的透明带和两个清晰的原核（2 pronucleus，2PN）。一般在受精后 20 ~ 22 小时内进行。卵裂早期胚胎冷冻标准：Ⅰ ~ Ⅱ级的优质胚胎。囊胚期冷冻标准：内细胞团和滋养外胚层完整的囊胚。

（2）严重卵巢过度刺激综合征者：可危及患者生命，而且妊娠将加重症状，为了避免病情进一步加重，取消新鲜移植周期，可将胚胎冻存待以后移植。

（3）子宫腔积液者：移植日 B 超发现子宫腔内有明显积液时，可取消新鲜移植周期，冻存胚胎。子宫腔积液是输卵管积水的潴留液体逆流至宫腔所致。主要机制有：①能机械性干扰胚胎与子宫内膜的接触；②积液中含有微生物、碎屑及其他炎性复合物，直接或间接通过血液、淋巴管转运而作用于子宫内膜，影响胚胎着床；③输卵管积水对胚胎有毒性作用，阻滞胚胎发育。

（4）新鲜周期移植困难者：对于移植时胚胎移植管插入宫腔相对困难的患者，若因操作次数过多导致明显宫颈管损伤或出血多时，可考虑取消新鲜移植周期，冻存胚胎。

（5）活检后的胚胎：胚胎植入前遗传学诊断（PGD）活检后等待诊断结果或移植后剩

余的 PGD 诊断正常的胚胎。目前这种冻融胚胎的妊娠率极低。

（6）须排除捐赠配子人类免疫缺陷病毒（human immunodeficiency virus，HIV）：感染者 HIV 的潜伏期是 6 个月。为避免 HIV 感染，可将捐卵受精胚胎进行冻存，6 个月后供卵者 HIV 检查持续为阴性，可将胚胎解冻移植。

（7）子宫内膜薄者：子宫内膜厚度是决定否能移植的主要条件之一。移植日 B 超发现子宫内膜过薄（≤5mm）常导致子宫对胚胎的容受性降低和流产率增加，该周期不适于移植。

（8）其他特殊原因：移植日患者生病或不能及时赶到等特殊原因，不能在新鲜周期移植者。

（二）冷冻方法

胚胎冷冻方法主要有三种：程序化慢速冷冻、玻璃化冷冻、超快速冷冻。

（1）程序化慢速冷冻：室温下，胚胎在低浓度的冷冻保护剂（cryoprotectants，CPA）中预平衡，然后放入中浓度的冷冻液中，在电脑控制的冷冻程序下降温标本的冷冻方法（目前已有商品化的冷冻仪）。是目前原核期及卵裂早期胚胎冷冻最常用的方法。

原理：胚胎冷冻的原理与精子冷冻的原理基本相同，实际上就是一个细胞脱水的过程，即随着温度的不断下降，细胞外冰晶形成产生的渗透压梯度，吸引细胞内的水分不断外移，导致细胞脱水、皱缩，以防止或减少冷冻损伤。

胚胎冷冻与精子冷冻的差别有：①胚胎的细胞体积较大，含有的胞浆和水分也多，其在冷冻过程中细胞脱水、皱缩所需的时间长；②胚胎细胞在冷冻时还会出现一些特有的损伤，例如胞浆内气泡等。因此，对冷冻速率、冷冻保护剂的选择有不同要求。

影响因素：

1）冷冻保护剂：采用添加冷冻保护剂，延长细胞脱水过程，使细胞充分脱水，可以避免冰晶的形成，减少冷冻损伤。分为两类：①细胞膜渗透性：低分子量，即是水溶性又具有一定脂溶性；可以自由通过细胞膜，降低溶液的冰点，增加溶液的黏性，稀释溶液中的溶质浓度，也称为细胞内冷冻保护剂。另外在冷冻过程中细胞膜变硬，能与细胞膜相互作用，起到一定保护作用。用于程序化慢速冷冻的主要有：丙二醇（1，2 propandiol，PROH）、甘油等；②细胞膜非渗透性：多为低分子量，水溶性；细胞膜功能完整时不能自由通过细胞膜，但能增加细胞外溶质浓度，吸引细胞内水分外流，使细胞脱水，也称为细胞外冷冻保护剂。主要有蔗糖、葡萄糖和脂蛋白等。还有正处于研究阶段的聚合物，如葡聚糖、聚丙烯吡咯酮（polyvinylpyrrolidone，PVP）和 Ficoll 等，它们可以降低透明带（zona pelltlcida，ZP）受到的物理性损伤。

2）冷冻前的平衡：细胞冷冻前的平衡直接关系到细胞的脱水情况，包括平衡时间和温度。平衡时间过短，脱水不充分，容易形成细胞内冰晶。通常平衡时间为：5～30 分钟（取决于不同的试剂），温度为：4℃～5℃。

3）冰晶形成：温度下降到一定数值，液体将开始形成冰晶，这个温度数值称为冰点（freezing point）。冰晶由纯水构成，不含溶质。冰晶形成后释放出大量热量而引起温度的波动，影响胚胎的存活。

在 −5℃～−15℃，温度已降至冰点以下，而细胞外溶液仍未结冰的现象称超冷现象，此时细胞外渗透压不能随之升高，细胞不能脱水。为防止这种现象发生需要诱导冰晶形成：

①向液体中加入微量冰晶，较少采用。②较常用的植冰（seeding）：自动或人工用预冷的金属棒在标本溶液冰点以下2℃~3℃时，瞬间地接触标本，可以激发溶液中许多小冰晶形成，随着冰晶的蔓延，热量得以缓慢释放，保证了冷冻时温度的线性下降，细胞也进入脱水阶段。常用的植冰温度为：-6℃~-8℃，主要采用人工植冰。

4）降温速率：是最常见的引起细胞损伤的因素，它决定了细胞受损的程度及方式。细胞内冰晶形成主要是降温速率过快或复温速率过慢引起的；溶液效应主要是过慢降温产生的。

程序化慢速冷冻在温度休克期以-2℃/min的速率下降可获得很好的效果。植冰后的降温速率：一般是-0.3℃/min。过快，细胞来不及脱水，细胞内形成冰晶；过慢，细胞与胞外溶液中的水珠结冰，导致溶质浓度越来越高，细胞长时间地处于剧烈变化的外界pH和高渗透压中，导致脂蛋白变性而引起细胞质膜的僵硬、收缩和受损，这称为溶液效应（solution effect）。

（2）玻璃化冷冻（vitrification）：通过高浓度的冷冻保护剂，结合快速的冷冻速率导致细胞凝固而无冰晶形成达到玻璃化的效果。

最早由Rail和Fahy于1985年成功运用于小鼠胚胎冻存。目前已有玻璃化冷冻人类胚胎或卵母细胞妊娠成功的报道，但是它还处于刚刚起步阶段，还不能作为胚胎冷冻的常规方法应用于临床。

原理：根据物理学原理，胚胎在冻结过程中没有冰晶形成，黏度增加，细胞内外均以一种玻璃的固态形式存在，保持了细胞液态时的正常分子与离子分布。

影响因素：

1）降温速率：玻璃化冷冻需急剧降温，目的是降低细胞在冷冻保护剂中的接触时间，降低对寒冷的敏感性。有报道通过真空泵抽吸后得到-210℃的液氮，降温速度高达-135 000℃/min，冷冻效果更佳。

2）冷冻载体：普通麦管（straw）：管壁厚，导温慢，降温速率为-2 000℃/min，适合于程序化慢速冷冻。微型工具，如冷冻环（cryoloop）：它的尼龙环极微观（宽20μm、直径0.5~0.7mm），细胞置于其上以<1μl的体积，降温速率高达-20 000℃/min；减少玻璃化溶液的体积和暴露时间，降低高浓度CPA的细胞毒性，适合于玻璃化冷冻。但是胚胎直接暴露于液氮有被污染的危险。其他微型工具如电镜光栅（electromicroscopy grids）、开放式拉长麦管（open-pulled plastic straw，OPS）、cryotop（玻璃化冷冻卵子）及闭合式拉长麦管（close-pulled plastic straw，CPS），与冷冻环原理相同。

3）冷冻保护剂：用于玻璃化冷冻的细胞膜渗透性保护剂主要有：二甲亚砜（dimethyl sulfoxide，DMSO）、乙二醇（ethylene glycol，EG）、聚乙烯甘醇、乙酰胺等。这些高浓度的冷冻保护剂对细胞有毒性损害作用，所以保护剂必须严格筛选和配制，缩短平衡时间和降低平衡时的温度。

（3）超快速冷冻（ultrarapid freezing）：是Trouson于1987年提出，将胚胎直接投入液氮，但超快速冷冻所需的保护剂浓度低于玻璃化所需的浓度。应用于人类的报道极少，广泛用于家畜胚胎的冷冻。但在这种情况下细胞如何脱水、结晶的机制仍不十分清楚。

（三）胚胎融解方法

胚胎融解过程是整个冷冻操作过程的逆转，主要目的是细胞再水合及移去渗透到细胞内的冷冻保护剂。主要有：逐步稀释法、蔗糖稀释法。

（1）程序化慢速冷冻的融解方法：一般采用与冷冻保护剂成分一致的逐步稀释法。胚胎融解时需要将细胞内的冷冻保护剂用水分子重新置换出来，称为再水化（rehydration）。再水化过程必须逐步进行，以避免胚胎细胞内渗透压过高，水分子迅速进入而肿胀、崩解。经过一定时间达到平衡后，再把胚胎移入浓度更低的液体中，能使细胞每一次所处的环境变化和受到的应激足够小，从而保持细胞的结构和功能。

影响因素：

1）冰晶重新形成：复温过程中，细胞内可能会再冰晶化而造成损伤。太快容易发生透明带破坏，过慢就会形成细胞内冰晶。快慢之间的界限很窄，细胞内冰晶重新形成开始于 $-85 \sim -70℃$，所以把麦管在空气中气化一定时间，当其温度接近 $-80℃$ 时，就要立即换成快速复温法：通常将冷冻样本直接放到 $30℃ \sim 31℃$ 水浴中，速率约为 $275℃/min$。快速复温可使细胞很快通过再结晶阶段，从而减少冷冻损伤。

2）复温速率：胚胎投入液氮前的温度对复温后的胚胎存活影响极大。采用 PROH 方案时，在相对较高的温度（$-30℃$）结束程序冷冻后投入液氮，细胞内冰晶的量要高于相对于较低的温度（$-80℃ \sim -150℃$）。前者复温速度应较快，冰晶融化同时防止再次形成；后者脱水程度较高，复温速度应较慢，使水分重新进入细胞。

3）胞内气泡：Shwood Smith 在 1988 年观察发现：胚胎在解冻过程中可出现胞内气泡。解冻时气泡可在短时间内汇集成多个胞内大空泡，导致卵裂球的炸裂。在含有碳酸氢盐的冷冻培养基中，气泡的形成较常见。现在的冷冻培养基一般采用简单的磷酸缓冲盐（PBS）。

（2）玻璃化冷冻的融解方法：一般采用放入蔗糖稀释法。解冻时，将胚胎放入浓度递减的只含等渗甚至是高渗蔗糖中，蔗糖在吸水时也能有效地避免细胞过度膨胀及渗透性休克死亡。通常采用快速复温法：室温下，复温速率在 $300℃/min$ 以上。因为 $>30℃$ 时，蔗糖也从室温下的非渗透性变成能通过细胞膜而造成细胞肿胀。

（四）不同发育阶段胚胎的冷冻

胚胎从单细胞阶段发育到囊胚阶段，体积大小、形态及膜的特性不同，对冷冻保护剂敏感性也有差异。因此，它们的冷冻方案可能会有不同。

（1）原核期：原核期的卵母细胞仍处于受精过程中，合子尚未形成，此时尚未被视为胚胎。在某些国家，冷冻已卵裂的胚胎是被禁止的，而冷冻原核期卵母细胞可以避免这些法律问题；单细胞形态及未形成纺锤体，更利于保持染色体完整性。但是必须在配子配合前冷冻，一般在受精后 $20 \sim 22$ 小时内，时间选择较困难；另外也无法进行形态学选择，根据现有的原核期卵母细胞形态分级方法，结果不理想。

原核期卵母细胞质膜流动性高，冷冻保护剂易于渗透，理论上适用于玻璃化冷冻，但是文献报道较少。目前一般采用程序化慢速冷冻－快速复温法，各生殖中心有所不同，胚胎继续发育率为 $50\% \sim 80\%$。冷冻方案与卵裂早期胚胎相近。

（2）卵裂早期胚胎：是最常用的冷冻保存阶段。虽然已有玻璃化冷冻人类卵裂早期胚胎妊娠成功的报道，但是其安全性尚需进一步研究。目前全世界 IVF 中心广泛采用的是程序化慢速冷冻－快速复温法，解冻后胚胎的存活率可达 $60\% \sim 70\%$。

（3）囊胚冷冻：近年来，采用序贯培养体系，使囊胚培养变得更加容易，囊胚移植被认为是提高胚胎种植率，降低多胎妊娠的有效方法。采用程序化慢速冷冻－快速复温法，其复苏率和妊娠率很不稳定。但是采用玻璃化冷冻人类囊胚获得了较理想的临床结果。

（五）冻融胚胎移植

（1）胚胎选择：解冻后原核期的存活标准：卵母细胞形态无明显改变，透明带完整无损，胞浆透亮，可以恢复到冷冻前的体积；解冻后培养约 40 小时后移植。卵裂早期胚胎存活标准：至少一半卵裂球存活（存活指数 =50%）；尽量选择卵裂球完整和继续分裂的胚胎移植。囊胚存活标准：内细胞团和滋养层完整以及有重新扩张的囊胚腔。移植胚胎数 ≤ 3 只。

（2）胚胎辅助孵化（assisted hatching，AH）：是指在胚胎透明带上人工产生一个小孔或将透明带削薄，有助于囊胚克服孵化前的机械性阻力，使囊胚及时充分孵出；有助于增加胚胎移植后的胚胎着床率，尤其对于高龄妇女以及有辅助受孕失败史的妇女。辅助孵化包括激光、机械、酸或酶消化等，采用较多的是激光辅助孵化。但是辅助孵化对胚胎是否有负面影响还存有争议，今后如何优化此项技术，使之更符合生理的孵化机制尚待探讨。

（3）子宫内膜的准备：胚胎发育与子宫内膜的同步化是融解胚胎移植成功的重要条件。子宫内膜准备的方法主要有：自然周期法、激素替代法和促排卵法。

1）自然周期（natural cycle）：适用于年轻月经周期规律且排卵正常者，是采用最多的方法。月经第 10 日开始就诊，B 超监测卵泡发育和排卵情况，同时测血清雌二醇（estradiol，E_2）、黄体生成素（LH）及孕激素值。自发 LH 峰后，原核期于尿 LH 峰后的第 2 日；受精第 2 天胚胎于尿 LH 峰后的第 3 日；受精第 3 天胚胎于尿 LH 峰后的第 4 日为最佳移植时机。移植后一般不采用黄体支持。

2）激素替代疗法（hormone replacement therapy，HRT）：适用于体内雌激素水平低或排卵障碍的无排卵患者。激素替代周期包括两种：①最先在国外普遍用于临床的人工周期方案，先用促性腺激素释放激素类（gonadotropin releasing hormone analogue，GnRH - a）造成垂体的降调节，以避免自发性排卵，接着开始用外源性雌、孕激素以促进内膜的生长和成熟。此方案周期用药量大、费用高，有可能在降调节后出现低雌激素症状；②雌激素水平低下的无排卵患者不用 GnRH - a 降调节，直接在早卵泡期开始用雌激素替代，后期孕激素来准备内膜。常用的方案：从月经周期或撤退性出血的第 2 ~ 3 日起，戊酸雌二醇 2 ~ 8mg/d，10 ~ 14 日后 B 超监测子宫内膜厚度，当子宫内膜厚度 ≥8mm 时，开始加用黄体酮 60 ~ 100mg/d。原核期应用黄体酮第 3 日；受精第 2 天胚胎应用黄体酮第 3 ~ 4 日；受精第 3 天胚胎应用黄体酮第 5 日，为最佳移植时机。移植后黄体支持。此方案较方便、费用低，是目前广泛应用于冻融胚胎移植周期的内膜准备方案之一。

3）促排卵周期（ovary stimulation cycle）：适用于月经稀发或月经不规律的排卵障碍患者。可给予氯米芬（clomiphene citrate，CC）或人绝经期促性腺激素（human menopausal gonadot, ropin，hMG）促排卵治疗，阴道 B 超监测卵泡发育，当主导卵泡直径 ≥18mm 时给予 hCG 5 000 ~ 10 000U 以诱发排卵，排卵后 2 ~ 3 日或注射 hCG 后 84 小时行解冻移植。由于氯米芬有抗雌激素作用，使子宫内膜过薄，黄体功能不足等缺点而影响妊娠的成功，临床较少采用。

（4）随访：胚胎移植后第 14 日，测血 β - hCG 水平，如妊娠则继续黄体支持至妊娠 12 周，在胚胎移植后第 35 日 B 超见到妊娠囊为临床妊娠。

（六）安全性评估

目前对胚胎冻存过程中发生的变化仍然缺乏全面的了解，且对冻融后出生的婴儿缺乏终生追踪资料，因此人们对胚胎冻存的安全性和期限广泛关注。

冻融胚胎妊娠后与自然妊娠一样会出现：宫外孕、流产、胎儿畸形、妊娠并发症、多胎妊娠及相关并发症。其出生婴儿远期有无与自然妊娠不同的并发症和异常，尚无定论。虽然有报道认为短期内冻融胚胎出生后畸形率的发生无明显增加，但是根据目前医疗水平，不能保证每一个出生的冻融胚胎婴儿都是健康的。近来，法国有报道冻融小鼠胚胎出生后有腭裂增加及智力减弱的趋势，在人类尚无此类报道，其安全性尚待探讨。

冻存设备和材料的安全性主要有以下三方面：①标本载体的选择：既要使标本均匀制冷，又要有良好的安全性。有研究表明离子聚合树脂（IR）麦管、能够有效地防止 HIV 病毒和人类丙型肝炎病毒（hepatitis C virus，HCV）的交叉污染，而且可以通过加热的方法封口，具有更高的安全性。微型工具如 CPS 可以避免胚胎直接暴露于液氮的危险；②液氮和气态氮冻存标本的安全性尚存争议：液氮是一个微生物污染源，有人认为气态氮冻存可以避免标本浸于液氮中，减少了微生物污染的机会。英国国家血液中心已经改用气态氮冻存标本的方法储存血液，生殖领域也已有人效仿；③液氮罐的安全使用：液氮罐的夹层会随着使用时间的延长逐渐失去有效的真空，这样液氮就会很快耗尽，数小时内就可能复温，造成标本的损坏。因此需采取措施（如：小心移动或运输液氮罐；有备用的应急液氮罐；建立预警系统等）尽量减少损失。

冻融胚胎的安全性是生殖领域不可忽视的问题。目前，许多国家都出台了相关的法律法规，要求医务人员尽最大努力提高冷冻保存技术的安全性。只要各中心充分重视并且采取一系列综合的措施，冻融胚胎技术将会更好地服务于人类。

（周晓景）

第五节　辅助孵化

体外受精-胚胎移植（IVF-ET）的低种植率一直是困扰人们的一个问题。动物实验表明，体外培养可使胚胎透明带变硬、增厚或失去弹性，这在一定程度上是由于体外与体内不完全一致的培养条件导致胚胎透明带变硬，并因冷冻和复苏过程而加剧，导致胚胎孵出困难。研究表明，胚胎孵化是种植过程中一系列生理事件的关键，由于透明带异常导致的孵化失败可能是限制人类生殖效能的原因之一。1990 年 Cohen 等发现透明带经历过显微操作的胚胎有稍高一点的种植率，于是首次提出胚胎从透明带中孵出困难影响种植率的假说，并提出在透明带上打孔辅助孵化（assisted hatching，AH）的设想。在随后进行的 RCT 研究中，他们又根据透明带厚度、卵裂球数目、碎片率、患者年龄等因素预测预后，选择预后不良者于取卵后 72 小时行 AH，结果发现胚胎种植率提高。2004 年，Cabrielsen 等使用酸化法对冻融胚胎实施 AH，结果发现胚胎种植率提高，但 AH 组和对照组妊娠率比较差异无显著性意义。Mansour 等前瞻性随机对照研究也发现在移植前用 Tyrode 酸将透明带完全去除，可显著提高妊娠预后不良患者的妊娠率。因此，近年来有些辅助生殖中心应用 AH 技术提高辅助生殖技术（assisted reproductive technology，ART）的成功率。

辅助孵化是通过显微操作技术利用化学、激光或切割的方法对移植前胚胎透明带施行人工开口或削减其厚度，使透明带失去完整性，有助于使自然孵化困难的胚胎在囊胚完全扩张期顺利孵出，完成植入子宫内膜的过程。该技术是近 10 年来 IVF 领域中的又一新技术。其作用机制是通过局部蛋白基质的光吸收作用，使胚胎透明带气化、溶解。但也有研究认为对所有寻求辅助生育的患者进行 AH 并不提高成功率，而且可增加单卵双胎风险，建议应慎重使用辅助孵化技术。

（一）AH 原理

透明带是包绕卵母细胞和胚胎的无细胞结构，在卵泡早期发展阶段产生，由糖蛋白、糖类、透明带特异蛋白组成，在卵母细胞受精时促进精卵结合并阻止多精受精，在种植前阶段保护卵母细胞和胚胎免受病菌及免疫细胞侵害并维持其三维结构完整性。人透明带分为内外两层，其生物物理特性不同。外层较厚，但容易被酸消化，内层富有弹性不易薄化和扩张，是胚胎孵出的主要障碍。受精后透明带自然变硬，随第一次受精卵分裂的开始，在胚胎内部压力和透明带分泌的溶解素作用下，透明带开始变薄直至破裂，随之囊胚孵出。在体外培养过程中，培养时间延长、培养基不合适会导致透明带硬化，胚胎溶解素分泌不足会减弱透明带溶解薄化，造成胚胎孵出困难。AH 即在胚胎移植前，借助显微操作技术在透明带上形成一个开口或削减透明带厚度，促使胚胎从透明带中孵出。其作用机制主要有：克服由透明带变厚变硬而造成对孵出的机械障碍；冻融过程中胚胎部分细胞受损导致活力下降，产生的能量减少不能满足孵出需要，AH 可降低其对能量的需求；与生理周期相比，接受卵巢刺激的患者子宫内膜种植窗提前，而体外培养胚胎发育落后于体内培养胚胎，AH 允许胚胎较早孵出，就可能在种植窗关闭前种植；卵裂球通过透明带上的孔与子宫内膜相互作用，可促进胚胎发育、种植。

（二）AH 方法及其优缺点

目前研究使用的孵化方法大体分为透明带打孔（openning）、透明带薄化（thinning）、透明带去除。可通过在透明带上机械打孔或者用 Tyrode 液酸化，透明带部分分离术（partial zona dissection，PZD）用玻璃显微操作针，激光或者用 Piezo 显微操作器进行透明带打孔或透明带去除，虽然可以提高胚胎孵出率，但破坏了透明带对胚胎的支持、防御及保护功能，胚胎可能会受到移植过程中或宫内微生物及免疫细胞的侵害，一般采用在移植前给予患者免疫抑制剂如氢化可的松和广谱抗生素加以预防。而透明带薄化既保存了透明带对早期胚胎的支持、防御、保护作用，又使胚胎易于自然扩张后孵出，因此，透明带薄化是目前研究的热点。

传统的 PZD 是用显微操作针在透明带上作一条 $30 \sim 40 \mu m$ 的裂隙，但研究表明狭窄的裂隙容易引起胚胎孵出时嵌顿，且当卵周隙小时，很难切割 $30 \sim 40 \mu m$ 的裂隙而不伤及卵裂球；Cieslak 等采用的三维透明带切割在传统 PZD 基础上再做一条与其垂直的裂隙，结果透明带上形成一活瓣样开口，这种打孔法不受卵周隙的限制，不需特殊设备，熟练者可在 1 分钟内完成一个胚胎的操作，与其他消化透明带的方法相比，十字形活瓣增加对胚胎的保护。但机械法对技术要求较高，需短时间内操作，并且易损伤胚胎组织。

采用蛋白酶（protease）可以消化透明带使其变薄，对第 $2 \sim 5$ 日的胚胎进行 AH。酸性 Tyrode 液因能使透明带溶解而被引入 AH，选择卵周隙大或无核碎片多的透明带区域，用 Tyrode 酸使透明带变薄或在其上打孔。化学酸化法可引起局部 pH 改变，cieslak 等报道

Tyrode溶液对分裂中期胚胎细胞的纺锤丝有毒害作用而使其应用受到限制。因 Tyrode 酸具有胚胎毒性故应避免过多的酸聚集在一个地方，并应在操作结束后连续漂洗胚胎。

1996 年首次应用 1.48μm 非接触式激光在小鼠胚胎透明带上打孔，建立了安全有效的辅助孵化程序，随后，许多研究证实，激光辅助孵化法是一种安全、有效、操作简便的辅助孵化方法。有几种不同来源的激光在被研究使用，主要分为两种不同的激光传送方式：一是"接触"方式，激光通过一个光学纤维传导，如铒：钇－铝－石榴石激光器（Er：YAG）。这种"接触"方式的激光器因需要通过玻璃管和光学纤维的辅助传导，需手工操作及反复消毒玻璃管与纤维。另一为无接触方式，激光通过光学镜头聚焦于生物标本上，不需要把持和切割工具。如 1.48μm 二极管激光可以使透明带快速、精确溶解，易于控制，激光照射到透明带上使其产生一个开口，调节照射时间可调节径的大小。尽管激光 AH 被认为是一种安全的途径，但因激光在 AH 过程中会产生热量，可能影响到胚胎发育，目前尚无研究证明激光 AH 对胚胎是否构成影响，有待进一步研究证实。因此在操作时应尽量缩短 AH 时间，提高 AH 控制精度，及时转移 AH 胚胎的培养环境，尽可能减少培养液 pH 值及温度的变化，对胚胎发育和着床至关重要。

Piezo 显微操作装置（piezo micromaniplulator）似乎是用于 AH 最有前途的方法。它利用压电脉冲带动显微针快速震动在透明带上凿出一个直径 30μm 圆锥形的孔，每个胚胎仅需 2 秒，操作简便，对胚胎无机械损伤，对胚胎的发育也无不良影响。

Palmstiema 等研究认为透明带变化率大的胚胎种植率明显提高，于是尝试使透明带部分区域变薄来帮助囊胚扩张孵出，认为这样更接近生理过程，且避免了打孔后病菌与抗原对胚胎的侵害。透明带可通过应用蛋白水解酶、Tyrode 酸溶液或者激光变薄。用 Tyrode 酸在透明带上作薄化而不穿透，这同时也避免了 Tyrode 酸对胚胎的毒性作用；激光法将激光口标位于透明带外缘，围绕透明带作连续不超过 6 次的照射，在透明带上产生一个长约 80μm，厚约为透明带总厚度 50%～80% 的薄化区；Piezo 压电脉冲法可在 15 秒内在透明带产生一个长约为透明带总周长 1/3、厚约为透明带总厚度 75% 的薄化区。研究结果发现局部薄化处理的胚胎发生了自然薄化，囊胚孵出率明显高于未处理组。

目前不同 AH 方法孰优孰劣至今仍无定论，Balaban 比较了 PZD、酸化法、激光辅助孵化法、酶薄化法透明带 4 种方法的胚胎种植率，结果 4 种方法的种植率和妊娠率基本相似。Hsieh 等的研究认为，激光辅助孵化法在提高高龄妇女妊娠率和种植率方面优于酸化法，激光辅助孵化法为透明带辅助孵化提供了一种简便、快速、安全的方法。

（三）AH 适应证

AH 非适用于所有 IVF 周期。先期曾有 RCT 研究，对所有进行 IVF－ET 的患者行 AH，结果发现并未发现 AH 有益。Cohen 等最初对所有待移植胚胎都进行 AH，即所谓非选择性 AH，结果与对照组相比种植率仅稍高，而无统计学意义。随后的研究认为对一些经过选择的患者进行 AH 可获得更明显稳定的效果。选择标准为辅助生育预后不良者，包括年龄≥38 岁、IVF 失败≥2 次、冷冻胚胎移植、卵巢反应性差及基础 FSH 值≥15IU/ml、透明带厚度≥15μm，胚胎发育迟缓。研究认为年龄偏大的女性往往卵质量较差，胚胎透明带相对变硬，弹性较差，透明带薄化能力减弱使胚胎孵出失败；月经周期第 3 天基础 FSH 升高者提示卵巢储备不良，卵透明带可出现异常改变，这些改变可影响卵泡内卵母细胞和透明带形成，已证明基础 FSH 升高行 AH 者与未行 AH 者相比种植率可高出 1 倍。透明带本身存在异常，包括透明带形态、颜色、厚度异常或某种功能上缺陷；胚胎出现较多碎片或胚胎生长速度缓慢，冷冻胚胎透明带变硬、失去弹性，这些均可导致孵出困难。许多反复 IVF 失败的女性在治疗周期中产生相似胚胎，这可预见随后周期的胚胎质量。对于有两次以上妊娠失败史的患者，即使是年轻妇女也可从 AH 中获益。透明带在暴露于极低的温度后会变硬影响孵出，故对经过冻融的胚胎可考虑给予 AH。Chao 等研究发现 AH 对体外培养—宫腔移植者有效，而对体外培养—输卵管移植者则无明显效果。这可能是因为输卵管本身能分泌一些生长因子促进胚胎发育和溶解素分泌，且输卵管移植打孔后的胚胎易在输卵管收缩下造成胚胎过早孵出受到损害。近期一项前瞻性随机临床试验研究发现，AH 可提高卵母细胞单精子显微注射（intracytoplasmic sperm injection，ICSI）周期的种植率，特别是对于年龄≥35 岁的女性患者。AH 并不影响活产儿染色体异常的发生率，关于 AH 是否提高婴儿抱回家率（take baby home rate）还需要进一步的大样本研究证实。

目前发表的证据还不能证实有必要对所有进行 IVF 周期的患者常规进行 AH。AH 可能对下述患者有效：两次以上 IVF 失败，胚胎质量不好，年龄在 38 岁以上的妇女。由于辅助孵化会造成大约 1% 胚胎损伤，仅有 1 个胚胎时，不主张进行辅助孵化。AH 后有较高的临床妊娠率及胚胎种植率，然而，分娩率并未明显提高，可能与报道的涉及分娩率的研究的样本例数少有关。

（四）AH 应用时间及范围

通常在体外培养第 3 天移植前进行透明带打孔辅助孵出，也有尝试第 5 天移植，还有人将第 3 天胚胎辅助孵化后冻存，解冻后培养至囊胚进行移植。在体外培养 3 天阶段的胚胎卵裂球间结构上的连接已形成，而紧密化过程的开始能帮助维持胚胎的完整性。受精后第 4 天，胚胎达到桑葚胚期。这是整个培养过程中可观察到的卵周隙最大的时期，有利于 AH 操作，且此时整个胚胎已建立广泛的细胞间连接，可避免卵裂球的丢失。胚胎在体内正常孵化位于囊胚期，此期进行 AH 更符合生理，囊胚的滋养细胞数目较多且已分化，打孔部位有外滋养层保护，不会损伤到内细胞团，故对胚胎影响不大；囊胚期移植比常规 4~8 细胞期移植妊娠率有显著提高。随囊胚培养技术的发展，对于有囊胚期孵出困难者可在此期进行 AH。难点在于由于体积的扩张，滋养层与透明带结合较紧，两者间几乎无卵周隙，同时扩张的囊胚不能耐受外界挤压。机械法易造成囊胚破裂，化学法要严格控制喷酸量，激光法是否最佳尚有待进一步研究。Craham 等认为对卵巢储备好的年长女性和卵巢储备好但有两次妊娠失败史的年轻女性，第 3 天 AH、第 5 天囊胚移植可使这类患者同时从 AH 和囊胚移植中获益。

透明带薄化的厚度不够，不能提高胚胎种植率；透明带薄化的宽度过小易导致胚胎嵌顿，过大易导致单卵双胎。因此，透明带薄化的适宜范围，对提高种植率和减少辅助孵化并发症（如单卵双胎）的发生，是至关重要的。Palmstierna 等研究认为透明带变化率大的胚胎种植率明显提高，于是尝试使透明带部分区域变薄来帮助囊胚扩张孵出，这样更接近生理过程，且避免了打孔后病菌与抗原对胚胎的侵害。Blake 等采用激光辅助孵化法并探讨了薄化的范围，实施了宽度为 80μm，深度为透明带总厚度的 50%~80% 的薄化范围，结果囊胚孵出率明显高于对照组。Mantoudis 等采用激光辅助孵化法，对比分析了实施完全薄化、薄化 1/2、薄化 1/4 范围的效果，结果提示，薄化 1/4 范围的临床妊娠率高于完全薄化及薄化 1/2 范围者。Kung 等采用激光辅助孵化法，对薄化后第 3 天的囊胚进行冻融移植，取得了理想的效果，结果临床妊娠率、种植率分别为 31.4% 和 16.9%。综上所述，激光辅助孵化区域的深度应达致密层，即相当于透明带厚度的 60%~80%；宽度应相当于透明带总长度的 1/4 左右。

（五）AH 问题及处理

AH 过程可能伴随与 IVF－ET 过程无关的特殊并发症，包括胚胎致死性损伤和损伤卵裂球而致胚胎活力减低，另外，单卵双胎发生率升高已受到重视，这将增加患者围产期风险，如早产、低体重儿、先天畸形儿。进行 AH 的患者移植后通常要服用抗生素及类固醇激素，由此也可能带来一些潜在的风险。通常在体外培养第 3 天移植前进行透明带打孔辅助孵出，但研究发现这样处理的胚胎无正常胚胎发育过程中的透明带薄化过程，可能由于胚胎内部作用于透明带上的压力通过孔得到释放，且胚胎孵出很慢，这个过程也许会有胚胎受损或分裂，当卵裂球间未形成紧密连接时，胚胎在移植过程中或生殖道收缩时卵裂球有从孔中排出的危险。这可能是透明带打孔辅助孵出单羊膜囊双胎率增加及一部分胚胎孵出困难的原因。目前透明带薄化法由于薄化既保存了透明带对早期胚胎的支持、防御、保护作用，又削薄了透明带使其易于自然扩张后孵出。适宜的薄化程度对提高种植率和减低 AH 并发症（如单卵双胎）的发生是至关重要的。不合适的 AH 会导致单卵双胎发生率增加，近来资料表明，当采用 ICSI 受精形成的胚胎，经 AH 后发生种植，单卵双胎发生率显著增长。可能与由显微操作制造的开口过小及内细胞团一分为二有关。原因可能有两点：①AH 时孔径小尤其当使用 PZD 时胚胎无自然薄化过程可能会使胚胎孵出时囊胚呈"8"字形被分割；而孔径过大，囊胚未成熟前卵裂球孵出，也会形成另一个相同的胚胎。应用激光及 Pizeo 压电脉冲薄化透明带进行 AH 有望解决这个问题。②由于人胚胎在致密化过程中不表达极性，透明带上胚胎自然孵出的位置不能确定，因此如何选择人工打孔的最佳位置或这个位置是否有重要性尚需进一步研究确定。

（六）前景与展望

AH 技术自 1990 年建立至今仍充满争议，也许是由于使用不同的方法、孔径大小无法一致，以及患者是否可根据自己意愿选择 AH 可能是这些争议的主要来源，值得注意的是许多争议和无结论性结果均来自非随机的回顾性研究，而最终结论只能从控制的随机性研究中获得随激光、Piezo 及更新设备的研制应用、更多的临床实践总结及在同时应用共同培养及胚胎碎片去除会让该项技术日益完善，更好地促进胚胎种植。

（周晓景）

第六节　卵子、胚胎赠送以及代孕技术

（一）卵子赠送体外受精胚胎移植技术

卵子赠送是随着辅助生育技术的发展而建立的一项新技术，1983 年英国学者通过应用外源性激素替代和卵子赠送使摘除了卵巢的猴子获得妊娠，1984 年 Lutjen 报道了世界首例卵巢早衰采用类固醇激素替代治疗（HRT）和卵子赠送获得健康成活新生儿，此后该技术在全球范围内得到了迅速发展和普遍应用，不仅成功地解决了部分顽固女性不孕患者的生育问题，拓宽了助孕技术的应用范围，而且证实了单纯采用外源性激素替代可以人工建立子宫内膜和维持妊娠，为分别研究胚胎、子宫内膜和类固醇激素相互作用建立了唯一的人类模型。但目前我国人类辅助生殖技术法规对赠卵作了严格限制。

1. 接受卵子赠送的指征

（1）无卵巢功能

1）卵巢功能早衰（POF）指 40 岁以前闭经，伴有高促性腺激素和低性腺激素血症（FSH > 40IU/L，LH > 20IU/L，E_2 < 100pmol/L）。大约 50% 受卵者为卵巢早衰。主要包括特发性、遗传、自身免疫性、医源性 POF。特发性 POF 的病理学表现为卵巢萎缩、卵子/卵泡耗竭，合并生殖器萎缩、多数存在染色体异常。免疫性 POF 往往存在或伴随免疫性疾病，外周血检查存在多项抗体和（或）补体异常。

2）伴有或不伴染色体畸变的性腺发育异常：染色体异常导致性腺发育不全、畸形甚至卵巢组织严重变性，缺乏分泌类固醇激素和产生卵子的功能。

3）卵巢缺失或功能衰竭：手术切除、化学药物治疗、放射治疗所导致的卵巢功能衰竭。

4）卵巢抵抗综合征（ORS）、半乳糖血症、严重感染和自身免疫性疾病导致的卵巢功能衰竭 ORS 发病与卵巢细胞对 FSH 受体缺乏敏感和腺苷酸环化酶系统缺陷所导致卵泡处于休眠状态、不能发育成熟相关。患者染色体正常，不存在明显的生殖器萎缩。临床上偶有自然妊娠的个例报道，提示卵巢对 FSH 受体不敏感状态存在可逆性。

5）绝经前及绝经后妇女。

（2）有卵巢功能

1）反复体外受精失败：包括：促排卵反应低下［常见于年龄增大和（或）卵巢储备低下者，激素测定基础 FSH > 15mU/L，甚至超过 20mU/L，口服氯米芬 5 天后（CCT）FSH > 26mU/L，基础 E_2 > 75pg/ml，基础抑制素 B 超过 45pg/ml］，获卵率低及卵子异常造成的体外受精失败。

2）患有可遗传性疾病。

3）卵巢解剖位置异常，无法取卵。

4）绝经期妇女。

我国人类辅助生殖技术规范规定：接受卵子赠送适应证：①丧失产生卵子的能力；②女方是严重的遗传性疾病基因携带者或患者；③具有明显的影响卵子数量和质量的因素。

2. 赠卵者的来源、条件及赠卵前准备、赠卵方案

（1）赠卵者来源、需具备的条件及赠卵前的准备：大多数中心中卵子的最初来源既有已知的供卵者也有匿名被募集的作为卵子基本来源的赠卵者，匿名的供者多是被广告的煽动而来，根据其生物学特征如种族、身高、肤色和受者的其他具体要求进行匹配（如教育背景、信仰等等）。已知的供者一般是关系较近的朋友或家人包括同胞姐妹、堂姐妹，甚至有的是其先前婚姻中所生育的子女。合法的供者年龄应当在 21～35 岁之间。供者的年龄与妊娠率似乎呈负相关，许多 IVF 中心更欢迎 32 岁以下的患者成为匿名的供者。受者应用 35 岁以上的已知供者的卵子应当告知除较低的妊娠率外其后代发生染色体非整倍体的危险性增加，妊娠后应行产前检查（羊膜腔穿刺术）。

在开始医学治疗之前签署知情同意书是必须的，由于许多人不情愿或不能投入时间完成治疗周期，因此在开始就应该把赠卵的总体情况告诉供卵者。对赠卵相关的危险性进行讨论

也可能劝阻想参与的潜在供卵者，而且最好在花时间和金钱进行复杂的实验室检查之前就应把这些告知她们。已经证实供卵者的危险性很小，与常规 IVF 的患者一样，这些危险包括麻醉意外、卵巢过度刺激综合征、细针穿刺后阴道或腹腔内出血、穿刺后尿潴留/膀胱张力弛缓以及感染。虽然美国对供卵者参与次数几乎没有明确的指导方针，但 ASRM 建议供卵者最多做 6 个周期以限制所累积的危险。虽然用促性腺激素控制性超促排卵与将来卵巢癌的发生的相关性仍不明确，但赠卵过程对将来的生育没有损害。医师开始治疗前应告知供者和受者，是否把所得的卵子给多个患者，由于所得的卵子数目有限，卵子的共享是很常见的。

卵子捐赠可能危及赠卵者的健康，采用卵子共享方案，不增加赠卵者额外促排卵和取卵及由此而产生的危险，因此共享卵子是最有效的宝贵的人类卵子的来源。如果赠者的分娩率不因赠卵而降低，可以说完全不增加其风险；但如果因赠卵而影响分娩率，需要实施新的 ART 周期治疗以获得妊娠，那么将导致供者总的风险性增加。Kolibianakis 等的研究表明即使将共享卵子总数从 12 个减至 8 个，赠者和受者平均分配所获得的卵，可以显著减少受者的取卵周期，而且不影响供者和受者每取卵周期的分娩率。所有的医学花费包括一些可能发生的并发症在治疗前都应详细说明和知情同意，美国多数中心另外还对供者的误工、不便、身体和感情的需求以及赠卵的危险性进行补偿。由于对供者的补偿没有限制，不同的地方偿付差别很大，取决于那个区域供需如何，在超促排卵前金钱补偿应协商好。有些国家，尤其是美国，捐卵可以得到巨额回报，许多美国捐卵者是以金钱为目的，每个治疗周期的补偿可达 2 000～3 000 美元，即使这样，真正捐卵者仍是少数，一些中心采用广告方式募集生育过的自愿赠卵的育龄妇女，经过医学检查，进行供卵，但筛选卵子提供者的过程需要大量的时间、精力和金钱，大多数最初愿意提供卵子的妇女在筛选过程中淘汰或自愿退出，Gorrill 等通过广告的方式召集了 315 例愿意作为卵子提供方的妇女，其中 223 例（71%）在医学检查的过程中自行退出，54 名（17%）因为疾病或心理因素被拒绝，仅 38 名（12%）成为卵子赠送的提供者，而且每位卵子提供者所花费的费用近 1 869 美元。

已有接受经体外成熟培养的未成熟卵获得妊娠的报道，但成功率较低，Hwang 等报道了 1 例子宫内膜异位症术后卵巢功能早衰的患者，接受另一名妇女剖宫产时取出的卵子经未成熟卵体外培养后，用其丈夫精子进行显微注射受精后获得妊娠，认为未成熟卵体外成熟培养后进行单精子显微注射可以提高受卵者的妊娠率。未成熟卵的应用扩大了卵子来源，并降低了赠卵的成本及风险，但其技术有待进一步完善，而且，未成熟卵体外成熟培养后受精对后代发育有无影响尚有待进一步观察研究。此外，对由于遗传因素、放疗或化疗而有卵巢早衰风险的患者保持生育能力的另一个选择就是活检卵巢组织的冷冻，窦前卵泡比成熟卵子（MⅡ期卵）更耐受冷冻和融解，最近已有冷冻组织或再植的活检组织体外成熟培养重新获得生育能力的报道。

冷冻卵子作为供卵，慢速冷冻快速融冻入卵母细胞是一种可行的卵母细胞的冻融方法，并获得赠卵临床妊娠成功。目前常用的卵母细胞冷冻方法主要有慢速冷冻和超快速冷冻法（即玻璃化法）。为需要接受赠卵的妇女提供了一卵子来源的途径。

然而卵子共享的供者在卵子赠送后可以冷冻保存的冷冻减少，因此愿意参加卵子共享的患者并不多。多数国家主张配子捐赠是无偿的，许多国家，如丹麦、法国、以色列、西班牙及英国法律规定捐赠必须是无偿的，不得给捐赠者钱和任何其他益处，但对捐卵过程中的费用进行合理的补偿是允许的，我国 2001 年颁布的《人类辅助生育技术实施规范》亦做了类似的规定。

供者的筛查应遵循 ASRM 最近公布的指导方针，全面的病史和体格检查是必须的，供者进行传染性疾病和遗传性疾病的筛查（表 15 – 1）。与供精不同，传染性疾病必须有检疫期，但由于受卵子冷冻技术的限制使得卵子的检疫目前不能进行。因此，为了把对受者的感染危险性降到最小，了解包括性生活史、避孕和毒品使用、身体注射或文身以及其他已知的与传染性疾病有关的因素如肝炎、人类免疫缺陷病毒（HIV）等详尽的行为危险因素史是必要的。最近，有疯牛病（TSE）的家族史或之前接触过 TSE 如 Creu – tzfeld – Jakob 病也被 ASRM 列为危险因素而不能作为供卵者。就像上面对受者的筛查，适当的遗传学检查主要是依据供卵者和受者配偶的种族背景，供卵者必须被仔细询问有无孟德尔遗传疾病的病史，是显性还是隐性遗传，据此再进一步检查。供者还必须没有任何将来的后代有可能发生多因素来源的严重畸形（如脊柱裂、唇裂/腭裂、先天性心脏病等等）。像糖尿病、动脉硬化和一些癌症（乳腺癌、卵巢癌、前列腺癌、克罗恩病）有明显的家族倾向的也不能进入赠卵周期。然而由于赠卵者的相对缺乏会促使某些受者去接受存在的危险，尤其是当赠者不是理想的赠卵者时。在这种情况下，合理的咨询和告知其详情是必须的。

表 15 – 1　供卵者的医学筛查

全血的血小板计数
血型
肝炎的筛查
VDRL
HIV – 1、HTLV – 1、HIV – 2、HTLV – 2
淋球菌和衣原体的宫颈分泌物的培养
宫颈涂片
经阴道盆腔的超声检查
适当的遗传学检查

（2）赠卵方案：根据赠者卵巢储备，决定长方案或短方案，个别直接采用 hMG/hCG 促排卵。同 IVF – ET 技术。

3. 受者的条件及准备

（1）受者的条件

1）具备接受赠卵的指征。

2）受者的筛查：为了确保夫妇及其将来的后代的体格和社会心理健康，必须对预期的受者进行全面的检测。首先临床医师需要得到患者以前的医学和生育病史，然后进行包括巴氏试验和阴道分泌物培养在内的全面体格检查。除了标准的生化检查和传染性疾病的筛查，超过 40 岁以上的妇女还应当具备包括乳房 X 线照相、胸部 X 片、心电图、血脂、糖耐量试验和促甲状腺激素（TSH）的水平在内的资料，对于 50 岁和超过 50 岁的受者心血管的储备能力测试最好通过踏板紧张试验来评估。根据这些基本检查的结果做进一步的检查也是允许的，例如如果发现有心肺损害的病史或体征就需要咨询心血管专家，如果发现高血压、糖尿病和其他医学状况，建议临床医师咨询围产专家更好地明确与妊娠有关的危险和结局。

（2）子宫内膜的准备：动物实验证明，胚胎种植仅在子宫内膜特定的时间内植入，即

"胚胎植入窗"，人类自然周期中子宫内膜仅在很短的时期内具有接受胚胎的能力，因此受卵者子宫内膜与接受赠卵获得的胚胎的同步发育是决定该技术是否成功的关键因素。以不同浓度的外源性雌、孕激素模拟正常周期卵巢激素变化，即激素替代治疗，可以促使内膜发育及分化，具备接受胚胎着床的能力。针对受者的卵巢功能状况，有两种激素替代治疗方案，即直接替代方案和降调节替代方案。在预治疗周期可以通过连续监测雌、孕激素浓度及第21天内膜活检评价替代治疗的效果。虽然各中心使用的雌、孕激素及 GnRH－a 的制剂、用量及用药时间均不尽相同，但基本方法一致，即雌激素模拟自然周期、递增及恒量三种方法。

1）直接替代方案：适合于卵巢功能衰竭者或卵巢功能低下者。

雌激素制剂：可采用口服、经皮透贴剂、阴道环。口服制剂经过小肠黏膜大约30%的生物活性被降解，国外一些中心采用经皮透贴剂，国内仍以口服制剂为主（戊酸雌二醇—补佳乐，或微粒化17β雌二醇—诺坤复）。①模拟自然周期法：戊酸雌二醇月经第1天开始1mg 持续5天，改为2mg，月经第10天6mg，第14天减为2mg，18天4mg，27天减为1mg。②递增法：雌二醇自2mg 开始，根据 B 超监测内膜厚度，每3～5天增量1次（每次增量2～4mg），至厚度≥8mm 时，保持该剂量，等待供者取卵时机，确定加用孕激素的时间。③恒量法：雌二醇固定剂量4～6mg/d。

孕激素制剂：口服片剂、阴道栓剂、片剂或凝胶，以及肌肉注射的油剂，以阴道放置和肌肉注射吸收效果好，可达到可靠浓度，而口服片剂需在肝脏羟化及结合，不容易达到有效浓度，阴道放置虽然血清孕激素浓度比肌肉注射低6～10倍，但由于"子宫首过效应"，子宫内膜组织孕激素的浓度要比油剂高10倍。一般在供者取卵日或取卵前开始用孕激素①黄体酮油剂：D15，16：25mg，肌肉注射，每天1次；D17～26：50mg，肌肉注射，每天1次。亦有报道自供者取卵日开始持续100mg/d。②微粒化黄体酮栓：D14：100mg/d，D15～26：300mg/d，亦有报道自供者取卵日开始持续600mg/d 或800mg/d。阴道内放置。③黄体酮凝胶（Crinon 8%）阴道内持续缓释剂，含微粒化黄体酮90 毫克/粒，于赠者取卵日每晚（8～11PM）放置一次。每日一次或两次。直至移植后两周，妊娠者维持至移植后8周。

2）降调节替代方案：适合于仍有卵巢功能的受者。应用 GnRH－a 抑制受者卵巢功能，以避免替代过程中出现内源性 LH 峰及自发卵泡发育，而不能控制其内膜与供者卵的发育同步化，或使内膜过早黄素化。在卵巢功能正常的患者中必须使供者和受者有限的"种植窗"同步化，因此应检测受者和供者 LH，避免子宫－胚胎不同步超过1.75 天。一般在受卵周期前一周期的中黄体期开始用 GnRH－a（长效、短效制剂均可），个别文献报道在受卵前一周期的月经第2天开始用 GnRH－a，达到垂体降调节标准后、月经来潮第一天开始用雌激素替代，亦有报道自受者月经来潮前5天开始替代者。

激素替代周期前一周期的黄体期开始亮丙瑞林（leuproide）1mg/d，皮下注射，或长效亮普瑞林3.75mg，单次皮下注射。为了防止用戊酸雌二醇期间点滴出血，可在替代周期前一周期口服甲羟孕酮10mg/d，连续10天，停药后出现撤药性出血，即开始新的月经周期，月经第一天开始激素替代治疗，戊酸雌二醇（EV）第1～8天2mg/d；第9～11天4mg/d；第12天起6mg/d，应用：EV 第13天起，即已做好接受赠卵的准备，等待供者卵泡发育成熟，在供者取卵日，肌肉注射天然黄体酮100mg/d，或放置黄体酮栓剂800mg/d，取卵后48小时经阴道实施胚胎移植，EV 6mg/d 和黄体酮100mg/d 持续应用15天后测尿 hCG，如阳性结果，E 和 P 剂量不变，至妊娠 80 ~ 100 天停药。

（二）胚胎赠送技术

1983 年 Leeton 等报道了世界首例卵巢早衰患者通过胚胎赠送技术获得妊娠。目前，胚胎赠送已成功地应用于因夫妇双方因素引起的不孕。

多数 IVF 治疗周期中可以产生 6 个及 6 个以上的胚胎，为了减少多胎的发生，1990 年英国人类生殖与胚胎学组织规定一次 IVF 治疗周期移植的胚胎数不能超过 3 个，我国也于 2001 年做出了相应规定。多余的胚胎的去向有四种选择：丢弃、用于医学研究、赠送胚胎或冷冻保存。部分不孕夫妇 IVF 治疗成功分娩后，不愿将胚胎丢弃或供于医学研究，而希望将多余的胚胎捐赠给其他不孕夫妇。赠胚移植后妊娠率、活产率与卵子赠送相似，而且花费少，不涉及超促排卵和取卵，故医学风险小，而且目前卵子冷冻技术尚不成熟，卵子来源相对困难，而胚胎冷冻技术已成熟，胚胎的来源不但多，而且方便。与其他辅助生育治疗手段比较，不同的是胚胎赠送出生的新生儿和受者夫妇完全无遗传关系，因此供者和受者都必须充分意识到胚胎赠送的心理、法律和道德含义，所有提供胚胎赠送治疗的机构都应遵守保密和匿名的原则。

胚胎赠送的程序包括选择、咨询和供受双方的筛选，以及身体状况匹配、受者内膜准备和胚胎移植。

1. 胚胎捐赠者的筛选、确定及准备

（1）胚胎捐赠者的来源：①通过 IVF 治疗已妊娠分娩的夫妇，自愿赠送剩余的冷冻胚胎。如无特殊情况供者的年龄应超过 18 岁，小于 36 岁。是胚胎赠送的主要来源。但真正愿意进行捐赠者仍占少数，Newton 等对 105 例冻胚 3 ~ 8 年的夫妇进行调查发现，只随访到 51 对夫妇，其中 49 对同意参与调查，只有 73% 寄回了问卷，其中 61% 通过 IVF 至少获得了 1 个孩子，85% 家中有 1 个或 2 个健康孩子，只有 73% 的夫妇在"原则上"支持赠胚，只有 12% 对赠胚有"一定"兴趣，18% 认为可以根据操作程序考虑赠胚。不孕夫妇提供的胚胎移植后成功率低于有生育能力的志愿者提供的卵子和精子形成的胚胎；②自愿提供卵子者和精子者。此种方式花费高、麻烦，较少采用。

（2）与捐赠者的协商及捐赠者的知情同意：①必须与所有可能赠送胚胎的夫妇充分协商，但是他们没有的义务。任何条件下，所有参与人员必须确保那些能够提供胚胎的供者充分了解情况，自己做出决定。自愿赠送他们剩余的胚胎，放弃他们对胚胎的所有权利。英国人类生育和胚胎学管理规范 1990 年规定，分娩胎儿的妇女是该孩子的母亲，其配偶是孩子的父亲，胚胎赠送方式分娩的孩子 18 岁时有权利获取有关供者的信息，如果在 18 岁之前考虑结婚，可以更早；②供者必须意识到他们的身份和受者的身份将不能公开；③必须告知赠胚夫妇在社会、心理和法律方面存在的问题，以及同时存在供胚失败的风险。

英国 1990 年人类生育和胚胎学管理规范规定所有供者和受者的姓名和详细资料必须登记在人类生育和胚胎学权威机构（HFEA）；未经授权公布这些详细资料是非法的。

（3）捐赠者的准备：供者筛查遗传性和传染性疾病是非常必要的，防止将疾病传至后代和受者。如果供者知道有遗传性疾病家族史，而不愿透露，造成受者分娩先天性疾病的新生儿，受者可向供者或院方索赔。HFEA 和美国生殖医学协会要求必须严格筛查供者的卵子和精子。此外，院方必须采用经过检验的冷冻的精子，直到供者 6 个月后再次检验 HIV。

如供胚是 IVF 治疗后剩余的一部分，那么提供胚胎的夫妇已经检测 HIV、HBsAg 和

HCAb。如果夫妇愿意提供胚胎，但不愿筛查以上疾病，受方必须充分意识到此问题并且签署知情同意书，表示已接受供方没有充分经过化验的事实。供者除了检验 HIV、HBsAg 和丙肝外，有的还需要检验染色体核型、纤维囊性膀胱炎、性病实验室检查、血型，某些种族筛查镰性红细胞性贫血或重度地中海贫血等。

2. 接受胚胎赠送者的适应证和准备

（1）适应证：①夫妻双方同时丧失产生配子的能力。亚临床男性不育主要指睾丸早衰或男性遗传性疾病导致的男性不育；绝经状态还包括卵巢功能早衰、性腺发育不良或化疗、放疗后继发卵巢衰竭，或卵巢切除后引起绝经。是接受胚胎赠送的主要人群。由于大部分受者年龄较大，发生与年龄相关的妊娠并发症的危险高，增加了对孩子未来幸福的关注。②反复 IVF 失败，即不能产生功能正常的配子，不能获得发育潜能正常的胚胎。必须向接受 IVF治疗的年龄大的患者充分介绍其分娩活婴的几率，这些患者卵巢储备能力差、卵子质量差，可能需要接受赠卵或赠胚治疗。③遗传病或染色体病的携带者，即夫妻双方有严重的遗传性疾病或携带导致遗传性疾病的基因，有生育严重的先天性疾病的新生儿风险的夫妇，如 X连锁遗传病、纤维囊性膀胱炎、染色体异常造成的反复性流产。然而，尽管产前诊断能够解决越来越多的先天性疾病，但是对许多夫妇难以接受终止妊娠。近年来种植前遗传学诊断的发展，使体外受精、种植前胚胎活检和移植正常的胚胎。然而，其费用高，程序复杂，许多夫妇不能采取此种方式。此类人群仅占要求胚胎赠送的人群的最小部分。

（2）受者的知情同意：接受胚胎赠送的妇女和配偶应该意识到他们是孩子的合法父母。他们有责任负担所有的抚养费用，包括如果新生儿先天性残疾他们所必须承担的费用。如果将来夫妇离婚，丈夫不能推脱协助抚养孩子的义务。必须充分向接受胚胎赠送的夫妇交代有关治疗的局限性和可能出现的后果、赠胚移植后不成功的可能性、药物的副作用，以及治疗的风险如多胎妊娠，遗传性和感染性指标筛查的程度，治疗费用，以及对后代的幸福承担一定的法定责任。为了后代幸福，他们的父母可能会告知他们是另一对夫妇的胚胎赠送产生的，或者是由不同来源的配子结合产生的。如果这样，最终孩子可能会寻找和他们有遗传关系的夫妇。在 18 岁时，或 18 岁前考虑结婚，后代有权利寻找他们的遗传父母。关于是否告诉孩子真实情况，由他们的父母做决定。但我国目前尚无此方面的有关规定。

（3）受者的准备：充分评估接收胚胎赠送的夫妇双方，包括既往疾病史和家族史，对女方进行全身查体和盆腔检查。盆腔超声波检查观察子宫形态和内膜厚度，排除任何盆腔疾患如内膜息肉、卵巢囊肿，宫颈涂片，风疹病毒免疫学检查，血红蛋白，血型和血型抗体检测。夫妇双方排除 HIV 携带和 HIV 感染，以及乙肝、丙肝。

（4）供受方物理特征的匹配：供者的物理特征如皮肤颜色、眼睛颜色、发色、和体型尽可能地和受者相近。此外，民族和血型要尽可能相配。这要求有大量的且持续的胚胎提供来源。遗憾的是，目前胚胎来源极有限，很难达到上述要求，可能很难提供合适的符合受者物理特征的胚胎来源。

（5）胚胎移植方案：胚胎移植的方案取决于受者卵巢功能。多数赠送胚胎是冷冻的，因此，移植方案同冻胚移植，即卵巢功能丧失的受者必须激素替代治疗后移植胚胎，有卵巢功能者可以在自然周期或激素替代周期胚胎移植。

3. 胚胎赠送治疗的结局及影响因素 关于胚胎赠送的结局方面的资料较少。Asch 报道在 17 例胚胎赠送受者中 13 例妊娠，妊娠率 77%，胚胎着床率 30.9%，高于自身的胚胎移植后着床率，以及赠卵累积着床率。1995 年，英国有 131 例冷冻的赠胚移植周期和 115 例新鲜胚胎移植周期，冷冻的赠胚移植平均妊娠率和活产率分别为 19.1% 和 16.8%，新鲜胚胎移植的平均妊娠率和活产率分别是 32.3% 和 27.3%。MarCUS 等报道临床妊娠率 31.9%，总结了英国 1994—1997 年所有冻胚移植周期的结局。同一时间胚胎提供者妊娠史和分娩史不影响受者的妊娠结局，同样，单亲受者的妊娠结局不会受影响。研究表明赠胚移植入妊娠结局和供者或受者的平均年龄相关性无显著差别。移植胚胎周期数增加对妊娠率无不良影响。分别来自两个来源的配子受精后移植着床率明显高于那些不孕夫妇赠送的胚胎移植后的着床率（41.7% 对 13.2%，P = 0.001）。

受胚孕妇的产科并发症主要与孕妇年龄大、多胎妊娠及选择性减胎有关。接受的胚胎对于孕妇而言是完全的异源基因个体，孕妇接受的异体抗原更多，受胚孕妇因免疫因素造成的先兆子痫和胎儿宫内发育迟缓的发生率是否增加呢？Porreco 等比较了 35 例接受赠胚妊娠的孕妇与同年龄组常规 IVF 后妊娠的 34 例孕妇的产科结局，发现两组的自然流产率（前者34%，后者25%）、先兆子痫发生率（前者26%，后者29%）及早产率和分娩时的孕龄、以及新生儿体重均无显著差别。随着年龄的增长妊娠风险性增加，英国 1991—1993 年 20 ~ 24 岁的妊娠妇女死亡率 5.5/100 000，大于 40 岁的妇女妊娠后死亡率 20.6/100 000。

（三）代孕技术

代孕是指将患者的卵子体外受精后所得胚胎移入代母子宫建立妊娠的方法。代孕母亲将出生的孩子交还给遗传学上的父母，这对夫妇得到了带有他们自己遗传特征的孩子。1985年在美国出生了世界上首例 IVF 代孕婴儿。代孕不存在技术上的困难，然而其较赠卵、赠胚更为复杂的伦理、道德、法律问题，是否允许开展代孕技术一直是争论的热点，1990 年英国医学协会（BMA）发表的一个报告，如果不孕妇女存在明确的适应证可以通过代孕技术生育后代，仅能作为一种最后的选择，在其他欧洲国家代孕仍被禁止，美国是开展体外受精代孕技术最多的国家，我国卫生部 2001 年出台的《人类辅助生殖技术管理办法》规定：医疗机构和医务人员不得实施任何形式的代孕技术。

（周晓景）

第三篇

产科篇

第十六章　产前咨询与处理以及遗传学诊断

第一节　孕前咨询

预防出生缺陷、提高出生人口素质将是计划生育和生殖健康服务的重要内容。孕前－围孕保健就是为计划妊娠做好准备，使每一对夫妇以良好的健康状态孕育下一代，在孕前和围孕期主动消除和避免接触各种危险因素，为胎儿的生长发育和迎接新生命提供一个良好的内外部环境。由于接受婚前医学检查人数迅速下降，使出生缺陷预防工作失去了一个宣传咨询和检测感染性疾病、遗传性疾病的重要环节，因此孕前保健工作的实施对于弥补婚前检查的功能起到重要作用。

一、孕前卫生指导

（一）身体生理条件的准备计划

受孕应该在双方都处于精力旺盛、体格强壮、身心放松的条件下进行。疾病活动时期如患有活动性肝炎、活动性肺结核、急性肾炎、心肌炎，病情控制不稳定的甲状腺功能亢进症（甲亢）、糖尿病、高血压等疾病，应暂时避孕，待疾病治愈或稳定后，在专科医师指导下怀孕。心功能二级以上，慢性肾功能不全等不宜妊娠。对于患有性病未经过诊治或尚未治愈者，应该等待疾病治愈再受孕。月经不调者应监测有无正常排卵；对于有家族遗传病史者，应进一步进行遗传咨询。

（二）健康的生活方式

1. 重视合理营养、维持膳食平衡　对于体重指数低于正常标准的瘦弱女性，增加体重指数与胎儿出生体重的增加有明显的相关性。孕前就应养成良好的饮食习惯，合理搭配，注意蛋白质、维生素和微量元素的摄入，不偏食，食用加碘盐。孕前补充叶酸对预防神经管畸形有重要意义。培养良好的饮食习惯，注意饮食卫生，食物应洗净烹饪后食用，避免食用变质食物。

2. 戒烟戒酒　主动吸烟和被动吸烟都会影响胎儿的生长发育。烟草中含有尼古丁、氢氰酸、一氧化碳等有害物质，不仅危害身体健康，而且对生殖细胞和胚胎发育也有不良影响。被动吸烟也会危及生殖细胞的质量。有研究乙醇对生殖细胞也有不良影响，酒后受孕及男性大量饮酒，会增加胎儿乙醇综合征的发生率。

3. 猫狗可能传染弓形虫病　孕妇感染弓形虫病往往没有明显症状，可能会引起流产或严重的胎儿畸形，但是缺乏主动免疫方法及有效的治疗。因此应以预防为主。家有宠物者，在计划受孕时，应将宠物寄养出去。

4. 避免环境及职业暴露　对胎儿有害的污染物质包括：有机汞、铅、砷、镉等重金属；多环芳香烃、亚硝基、烷基、苯类、酚类、四氯乙烯等化合物；黄曲霉素；一氧化碳、高浓度二氧化碳等有害气体；有机磷等农药。高温作业环境及接触放射性核素环境亦可能对胎儿产生有害影响。计划怀孕的妇女应安排脱离有害的职业环境。计划做父亲的男子也应该避免接触环境致畸物质，戒烟酒。

5. 养成合理的作息制度、保持心情愉快　良好的生活习惯和心理状态对于生活节律的形成和维持有着非常密切的关系，正常而有规律的生活，对人体性激素的正常分泌有促进作用。较为理想的受孕时间应当选择男女双方，尤其是女方的身体、精神心理、社会环境等方面均最佳的时期。

（三）计划免疫

孕前检查 TORCH ［toxoplasmosis, other (viruses), rubella cytomegalovirus, herpes (simplex viruses)］，没有感染过风疹病毒和乙肝病毒表面抗体阴性者，应在怀孕前 3 个月至半年接种风疹疫苗和乙肝疫苗。

（四）调整避孕方法

计划怀孕决定后，要调整避孕方法。如果用口服避孕药避孕的应停药；如用宫内节育器避孕的，应取出节育器。一般都要在停药和取器后半年再受孕。在此半年内需采用其他避孕方法，如屏障避孕法，避免使用紧急避孕药。剖宫产术后避孕两年，葡萄胎、侵蚀性葡萄胎患者应严格随访避孕。

（五）选择受孕年龄

要避免 18 岁以前及 35 岁以后的过早和过晚生育。过早生育，母体发育不成熟，妊娠并发症发病概率增加。妇女在 35 岁以后所生子女中先天愚型患儿明显增高。

（六）孕前实验室检查

（1）血常规及血型（ABO 及 Rh 系统），尿常规，全套生化（包括肝肾功能、血糖、脂代谢指标、电解质等），甲乙丙型肝抗原和抗体，人类免疫缺陷病毒（HIV），梅毒血清筛查（RPR），TORCH。

（2）性生殖道感染病原体，如滴虫、真菌、支原体、衣原体、细菌，可疑时查淋病双球菌。

（3）宫颈刮片组织细胞学检查。

（4）男性生殖道感染检查根据症状与体征而定。

（5）影像学检查，必要时做 B 超了解子宫及卵巢情况。

二、遗传咨询

在孕前卫生保健的基础上，孕前咨询的服务对象主要是针对曾经生育过出生缺陷或是有过异常妊娠史的家庭，目的是评估本次妊娠发生出生缺陷可能的风险。

（一）造成出生缺陷的因素

1. 遗传性因素

（1）染色体病：先天染色体数目异常或结构畸变而发生的疾病。可来自父母遗传或胚胎发育过程中发生突变。

1）染色体数目异常：①常染色体数目异常：包括三体综合征、单体综合征及多倍体、嵌和体。例如21－三体综合征，核型包括典型型（游离型）即47＋21约占95%；嵌合型即46/47＋21约占1%~2%；易位型约占3%~4%。游离型患者几乎都是新发生的，与父母核型无关，是减数分裂时不分离的结果。不分离常发生在母方生殖细胞，约占95%，发生在父方生殖细胞约占5%。游离型21－三体仅有极少部分来源于遗传，例如母亲是表型正常的嵌合体，只是异常细胞的比例少或仅见于某些组织和卵巢。游离型再发风险与年龄特异风险相近，如果家庭中有多于一个以上的21－三体出现，应警惕母亲为嵌合体。嵌合型21－三体患者，是发生在合子后有丝分裂不分离的结果，复发的可能性很小。易位型21－三体患者，在Dq21q易位中，55%是新发生的，复发的可能性很小。45%来源于双亲之一有平衡易位，理论上讲双亲之一为携带者，再发风险为33.3%，但是实际风险要低于这个值，而且如果携带者是母亲则再发风险为10%~15%，如果携带者是父亲，则再发风险为5%。21%几乎全部是新发生的，由遗传而来的仅占4%，但是这种平衡易位携带者的后代几乎全是患者，不宜生育。②性染色体数目异常：如克氏综合征（先天性睾丸发育不全、原发小睾丸征），患者核型47，XXY，但约有15%患者为两个或更多细胞系的嵌合体，常见的有46，XY/47，XXY；46，XY/48，XXXY。克氏综合征多余的X染色体来源于亲代减数分裂时X染色体不分离。

2）染色体结构异常：包括染色体缺失，移位，倒位等。①常染色体结构异常：如猫叫综合征，患者染色体缺失片段大小不一，症状主要是由5P15的缺失引起的。染色体畸变大多是新发生的，由染色体片段单纯缺失约占80%，不平衡易位引起的约占10%，环状染色体或嵌合体则比较少见。②性染色体结构异常：如X染色体短臂缺失，远端缺失的患者，有诸如Turner综合征身材矮小的表现，但性腺功能正常；整个短臂缺失，则同时具有Turner综合征体征及性腺发育不全。X染色体长臂等臂染色体因为也缺失了整个短臂，亦有此临床表现。③脆性X染色体综合征：在所有男性智力低下患者中约有9%~20%为本病引起，在Xq27处具有脆性部位的X染色体成为脆性染色体，X脆性部位有致病基因FMR－1，基因5'编码区含有（CGG）n三核苷酸重复序列，在正常人约为30拷贝，而在男性传递者和女性携带者增多到150~500bp，相邻的CpG岛未被甲基化，称为前突变（没有或仅有轻微临床症状）。女性CGG区不稳定，在向受累后代传递过程中扩增，以致男性患者和脆性部位高表达的女性达到1 000~3 000bp，相邻的CpG岛被甲基化，从而出现临床症状。由前突变转化为完全突变，通常只发生在母亲向后代传递过程中。有研究发现叶酸对于治疗患者有效，但尚未得到认可。

（2）单基因病：符合孟德尔遗传规律。

1）常染色体显性遗传：致病基因在常染色体上，遗传与性别无关。患者双亲之一常常是患者，一般为杂合子发病。具有连续性，家族史中每代均可出现患者。再发风险为50%，如短指（趾）症，成人型多囊肾。

2）常染色体隐性遗传病：致病基因在常染色体上，遗传与性别无关。患者双亲往往表型正常，但是双亲均有致病基因携带，多为散发或隔代遗传，系谱中一般看不到连续传递。再发风险为25%，如苯丙酮尿症。

3）性染色体连锁遗传疾病：①X连锁隐性遗传病：群体中男性患者多于女性患者。②X连锁显性遗传病：女性患者多于男性患者，但女性患者病情常较轻；患者双亲中必有一方为本病患者；女性患者的子女中，50%发病概率；男性患者后代中，女儿都患病，儿子都正常。③Y连锁遗传病：可见明显男性到男性的遗传，所有女性均无症状。大多与睾丸形成性别分化有密切关系。④单基因病的遗传风险：首先要确定遗传方式，许多显性遗传病由于外显不全或发病较晚而不易致病基因携带者，隐性遗传病也常因表型正常而难以辨识，这些都是造成家系分析困难的原因。

即使已经确定遗传方式，按照孟德尔遗传规律计算出的前风险也常常偏离实际，因为有一些信息在依照孟德尔遗传规律计算时未被考虑在内，如：已出生患病子女数等，为了使计算更接近实际，把Bayes定理应用于风险率的计算，把孟德尔定律推演来的前风险与家系调查和临床检验所获的其他补充资料（即条件风险）结合起来，可以使风险估算更接近实际。

（3）多基因病：由遗传和环境多种因素共同决定。遗传基础不是一对等位基因，而是多对基因，各基因之间呈共显性并受环境因素影响，在疾病的发生过程中，环境因素通常具有重要意义。包括一些常见病和常见的先天畸形以及许多成年人常见的慢性病。如唇腭裂、神经管缺陷、高血压、糖尿病、胃溃疡、精神分裂症等。有一系列因素能影响多基因病风险率的大小，在估算多基因病的再发风险时应予以考虑。

1）遗传率：多基因疾病的特点是环境和遗传因素共同起作用，但针对不同的疾病，两种因素所起作用的大小是不同的。遗传因素在某一疾病发病中作用的大小称为该疾病的遗传率，以百分比表示。遗传率是决定多基因疾病风险大小的重要因素，在相同情况下，遗传率越高，风险率越大。例如：唇腭裂的遗传率高达87%，风湿病的遗传率55%，即唇腭裂的遗传风险大于风湿病。

2）与先症者的血缘关系：血缘关系越近，风险率越高。表16-1为神经管缺陷患者各级亲属的复发风险。

表16-1　神经管缺陷患者各级亲属复发风险

与先症者血缘关系	风险率
一级亲属	5%
二级亲属	2%
三级亲属	1%

3）群体发病率：群体中该病的发病率是影响复发风险的因素之一，对于一些多基因疾病，当没有经验风险可供参考时，可以用下面这种粗略的方法估算复发风险，该病在群体中发病率的平方根近似于一级亲属的复发风险率：$f = p^{1/2}$，f 为一级亲属的复发风险率，p 为该病在群体中的发病率。该公式适用于遗传率在70%~80%之间的多基因病（表16-2）。

表 16 - 2　多基因遗传病的复发风险

一般群体发病率%	遗传率%	双亲患病人数								
		0			1			2		
		同胞患病人数			同胞患病人数			同胞患病人数		
		0	1	2	0	1	2	0	1	2
1.0	80	1.0	6.5	14.2	8.3	18.3	27.8	40.9	46.6	57.6
	50	1.0	3.9	8.4	4.3	9.3	15.1	14.6	20.6	26.3
	20	1.0	2.0	3.3	2.0	3.3	4.8	3.7	5.3	7.1
0.1	80	0.1	2.5	8.2	2.9	9.8	17.8	31.7	37.4	42.4
	50	0.1	1.0	3.2	1.0	3.4	6.9	6.6	10.9	15.3
	20	0.1	0.3	0.7	0.3	0.7	1.3	0.8	1.4	2.3

4）疾病的严重程度：先症者病情越严重，复发风险率越高。病情重意味着先症者及其双亲携带的致病基因越多，因此复发风险越高。例如双侧唇裂并发腭裂的复发风险为5.7%，一侧唇裂并发腭裂的复发风险为4.2%，一侧单纯唇裂的复发风险为2.56%。

5）家系中患病成员数：家庭中出现的患者越多，复发风险越高，这意味着携带更多致病基因或具有更多累计效应。

多基因疾病的一般风险估算：咨询医师可以依靠文献中的经验风险估算，但不是所有的疾病都有可以参考的资料，对于这样的多基因疾病提出理论模型（一般群体发病率和遗传率）来计算其复发风险。

2. 胚胎、胎儿期有害因素

（1）生物致畸：主要为 TORCH 感染。

（2）非生物因素：指一些理化因素，包括药物、电离辐射、射线、重金属、吸烟、乙醇等。

（二）造成自然流产的因素

1. 母体因素

（1）内分泌功能异常：如黄体功能不足、甲状腺功能亢进、甲状腺功能低下、糖尿病等都可影响蜕膜、胎盘甚至胎儿发育而导致流产。

（2）生殖器官疾病：如子宫畸形（双角子宫、纵隔子宫、子宫发育不良等），子宫颈内口松弛、宫颈深撕裂、盆腔肿瘤（子宫肌瘤、卵巢肿瘤等）。

（3）全身性疾病：孕妇患严重心脏病、严重贫血、高血压、肾炎等以及孕期患急性传染病均可危害胎儿导致流产。

2. 遗传因素　染色体异常是自然流产最常见的原因，包括胚胎染色体异常和流产夫妇的染色体异常。现有观点认为早期自然流产中约50%存在胚胎染色体异常，包括染色体数目及结构异常，习惯性自然流产与夫妇的染色体异常有关。常染色体平衡易位（包括罗伯逊易位），倒位，性染色体数目异常，小的衍生染色体。自然流产的风险率与受影响的具体染色体和涉及的部位多少有关。

3. 免疫因素　在自然流产中约有40%～80%临床上找不到明确病因，称为不明原因自然流产。近年研究主要与免疫因素有关，主要包括有：

（1）自身免疫因素：患者体内可能存在的自身免疫性抗体包括抗磷脂抗体（APA）、抗核抗体、抗精子抗体（AsAb）、抗卵巢抗体、抗子宫内膜抗体（EmAb）、抗人绒毛膜促性腺激素抗体、抗胚胎抗体等，导致流产的确切机制可能与影响受精卵着床、损伤血管内皮细胞、胎盘发生病理改变、引起内膜产生细胞毒作用等机制有关。

（2）封闭抗体（blocking antibody，BA）：最初发现于肿瘤免疫中，因血清中一种 IgG 成分能阻抑自身淋巴细胞对癌细胞的杀伤而得名。BA 存在于正常孕产妇的血清中，主要作用是使胎儿免受母体免疫系统的攻击，妊娠得以维持。有研究发现复发性自然流产夫妇间缺乏适宜的同种免疫反应，产生封闭抗体少，从而胚胎组织难以逃避母体免疫系统的攻击。

（3）辅助性 T 细胞因子失衡：Th1 型细胞因子具有胚胎毒作用，能妨碍早期胚胎的发育，而 Th2 型细胞因子对正常妊娠的维持起重要作用。正常妊娠 Th1、Th2 两型细胞因子互为抑制，处于动态平衡，维持正常的细胞免疫和体液免疫功能。但这种细胞因子的变化是导致流产的原因，还是流产导致的结果，其具体机制尚不清楚。

4. 环境因素　妊娠时机体对环境有害因素的敏感性增高，有害因素导致胎儿在关键发育时期受到物理或化学、生物因素刺激或损伤，可对机体产生持久的或终身的影响导致胚胎发育不良易发生流产。孕妇接触有毒有害物质有苯、镉、汞、铅、放射性物质等，自然环境的影响（地质条件缺碘）室内环境生活接触（装修材料不合格、甲醛超标材料的放射物质，长期工作在娱乐场所噪声超过 70 分贝），高温、电磁场、水源的污染、病原微生物感染、农药、重金属等。与自然流产相关的原因目前研究还有很多，包括 X 染色体非随机失活、遗传性血栓形成倾向、高同型半胱氨酸血症等，但是能作为临床开展的检查手段有限。

（杨　勇）

第二节　孕期检查

妊娠是自然生理现象，孕期检查及时发现异常病理情况，对于降低母婴死亡率，改善妊娠结局有重要意义，因此孕期检查是产科咨询的重要环节。随着人们健康意识的提高、孕期保健模式的转变以及保健技术的不断改进，孕期检查的内容亦逐渐丰富。

一、产前保健的次数

传统的产前保健次数要求在孕 28 周之前每 4 周检查 1 次，28 周之后每两周检查 1 次，36 周之后每周检查 1 次。有系统评价对于早产、子痫前期、剖宫产、过期引产、产前出血、产后出血、低体重儿、小于孕龄儿、产后贫血、新生儿进监护室、胎儿宫内死亡、孕妇死亡、尿路感染以及对保健服务的满意度等方面进行比较分析，并不认为两组之间在病理生理结果上有显著差异，来自于发达国家的研究报告认为减少产检次数孕妇满意度下降。在发展中国家产检次数减少 4~6 次，并没有发现对母亲及胎儿负面的影响增加。在传统产前检查的次数上，适当减少产前检查的次数并不会增加妊娠的不良结局，对于没有妊娠并发症的孕妇可以适当减少产检次数。有经济效益评价对于没有妊娠特殊风险的孕妇，适当减少产前检查次数，不仅不会增加妊娠风险，还可以减少孕妇的费用支出。而且能使医务人员为有特殊风险的孕妇提供更多的服务。

在我国，尚没有在此方面的系统评价。回顾调查了 1999—2001 年广州市海珠区辖区内各产科医院上报《围产儿死亡评审报表》所提供的 265 例围产儿死亡情况及死亡原因，围产儿死亡率与产检次数关系的比较孕期产检次数≥3 次的围产儿死亡率明显低于产检次数 < 3 次组。我国目前研究并未对适当减少产前检查进行探讨，但是可以看出产前检查减少至 3~5 次以下，会增加不良妊娠结局。

英国皇家妇产医师学会（RCOG）推荐对于没有并发症的初产妇，10 次产前检查足够了。对于没有妊娠并发症的经产妇安排 7 次产前检查即可。早孕期间，孕妇应该了解孕期合适需要检查的次数、时间及产前检查内容，并给予机会与医师讨论安排孕期检查的日程。

由于我国目前尚无此方面的循证评价依据，可以参照 RCOG 的推荐意见。由于我国的特殊情况，针对农村条件相对局限，其产检次数应在 5 次以上，不应低于 3 次。其实关键的是并不在于检查次数的多少，而是告知妊娠保健程序的有效性及其应达到的效果，而产前检查的次数可以根据情况具体调节。

二、孕周的确定

传统的孕期保健根据末次月经推算孕周，但是受很多因素影响：孕妇回忆的正确性以及月经周期的规律性、周期长短等，有报道依据末次月经判断孕周有 11%~42% 的不准确率。在 10~13 周超声检查是通过顶臀长来判断孕周，孕中期孕妇，可以通过双顶径、胸围。腹围来推断孕周。超声双顶径比末次月经确定预产期更准确。

在孕 24 周之前确定孕周减少了诊断为早产及过期妊娠的比率，减少了妊娠不恰当人为干预。而且可以早期发现多胎妊娠，目前研究没有认为孕期超声的暴露，会对胎儿神经生理功能造成负面影响，而且孕周的确定，有利于在最佳时机进行唐氏综合征筛查以及发现胎儿结构异常。有随机对照研究在早孕期做过超声检查的孕妇对妊娠更有信心。

孕妇应在早孕期做 1 次超声检查，以便结合末次月经核实孕周，诊断多胎妊娠。这有助于核实孕周以及确定唐氏综合征血清学筛查时间，理想的是，超声检查应该在孕 10~13 周进行，测量顶臀长了解孕周。超过 14 周的孕妇还应测量胎儿头围及腹围。

三、孕妇的临床检查

（一）心理筛查

最近值得注意，孕期的心理状态压抑，会对子代的性格、认知能力有影响，从 1997 年到 1999 年约有 640 000 名新生儿在英格兰和威尔士出生，在同一时期，有报道 11 名孕妇因为心理原因抑郁死亡。

有系统评价产后抑郁症的发生与孕期抑郁的关系，结论认为产后抑郁症的发生与产前经历的抑郁有显著关联，有研究表明产后抑郁症的发生与产科并发症无关，而早产的焦虑和产后抑郁症的发病有关。

孕期经历抑郁、情绪低落母亲的新生儿与未经历过抑郁的母亲的新生儿比较，评估测试反应不佳（包括定位、反射、应激性）等均较差。爱丁堡产后抑郁评分量表作为筛查产后抑郁症的工具。

产前抑郁与产后抑郁症的发生的关系在队列研究及病例对照研究均有报道，并且有大量的研究评估产前抑郁，以期预防产后抑郁症的发生。用产前筛查来预测产后抑郁症的发生，有系统评价包括 16 项研究，其中有两个较大的研究实验，分别预测有 16%、52% 的孕妇可能发生产后抑郁症，结果仅有 8%、35% 的孕妇在产后发生产后抑郁症。在一项随机对照实验中评估产前教育干预对于产后抑郁的影响，结论认为产前教育并不能减少产后抑郁症的发生率。在另一项随机对照研究了解"准备做好父母亲"的产前教育课程对产后抑郁症产生的影响，对 209 名有发生产后抑郁症的高危孕妇进行研究，发现干预组较对照组的产后抑郁症发生率并无减低，因此通过产前筛查来预测发生产后抑郁症敏感性不高，而且进行产前教育干预并不能减少产后抑郁症的发生。

然而虽然产前评估对于整体孕妇人群而言缺乏预测产后抑郁症的敏感性，但是对于在产褥期曾经有过心理障碍的孕妇，预测有 30%～50% 的再发可能性，并且有自杀的危险性。因此，对于曾经或现在有精神疾病的孕妇在产前进行问卷调查是有必要的。

在我国目前尚缺乏此方面研究，RCOG 不主张产前常规用爱丁堡量表等来预测产后抑郁症的发生，应该在早孕期询问孕妇是否有精神病患史，对于曾有过严重精神症状的孕妇应在产前提供精神状态评估。而且目前循证评价表明产前教育对于预防产后抑郁症并无疗效。

（二）胎儿生长及健康

1. 确定胎位　利用四部手法检查判断胎先露以及胎先露入盆、衔接情况，研究发现有 53% 的异常胎先露可以明确被发现。Leopold 四步手法判断胎先露的方法，其敏感性为 28%，特异性为 94%。有一项调查报告，孕妇对于触诊手法感到不适。

RCOG 推荐应在 36 周或以后通过四步手法了解胎儿先露，但是在 36 周以前不应做该检查，因为准确率不高，而且会令孕妇不适。如果对胎儿先露不确切，应做超声检查。美国妇产科学会（ACOG）传统推荐用 Leopold 四步手法了解胎儿先露，从中孕期当胎儿身体各部分可以较清楚区分时开始。Leopold 四步手法在我国目前的产前保健门诊，仍然是了解胎方位的主要手法，推荐在 30 周后进行。

2. 自数胎动　ACOG 数胎动长期以来被认为是了解胎儿宫内状况的可靠指标，胎动的急剧减少提示可能胎儿宫内窘迫而需要进一步的监护。许多门诊推荐常规计数胎动，尤其是有高危因素者。常用的方法是计数 1 小时胎动大于 10 次正常，如果小于 10 次，再数 1 小时，如果 2 小时胎动少于 10 次，应警惕。尽管有对照实验显示在低危人群中正式地自数胎动并没有显著统计学意义，另一项非同步对照研究提示在正规数胎动组胎儿死亡率降低，产科干预率增加。胎动计数是一种价格低廉的而且孕妇自身参与的方法，对于常规产前保健可能有一定价值。

我国目前认为孕妇自数胎动是最经济和简便的评价胎儿宫内情况的方法，是早期发现胎儿宫内窘迫的方法，晚孕期推荐孕妇自数胎动。

RCOG 认为，有研究认为母亲自数胎动的减少对于预测胎儿宫内窘迫的阳性预测值很低，只有 2%～7%。一项随机对照研究随机将 68 000 名孕妇分成两组评价自数胎动对于减少胎儿死亡率的意义，并未发现自数胎动可以减少胎儿宫内死亡的概率。因此 RCOG 不推荐常规正规地数胎动。

3. 听胎心　听诊胎心是传统标准产前检查的一个重要部分。RCOG 认为尽管胎心听诊可以证明胎儿存活，但是并没有其他临床意义或预测价值。因为胎心的变异或减速并不能通过听诊反映出来。有医师认为胎心听诊可以让孕妇愉快并确诊胎儿存活，因此认为胎心听诊是有必要的，但是并没有统计学依据来证实。RCOG 推荐孕期不常规推荐胎心听诊，但是如果孕妇要求，可以提供胎心听诊。RCOG 有研究报道部分孕妇在做胎心监护时，有腹部不适感。ACOG 及我国目前仍推荐产前检查常规听诊胎心。

对于胎心监护，ACOG 认为胎心监护是特别为有发生胎儿或新生儿疾病或死亡风险高的孕妇提供的，如内科并发症（糖尿病、慢性高血压、系统性红斑狼疮）Rh 溶血、胎儿生长迟缓妊娠并发症、多胎妊娠、羊水过少等。衡量胎心监护的有效性指标有：假阴性率（在监护正常，而一周内发生胎儿死亡的概率），最近有研究报道假阴性率为 0.4/1 000 ~ 1.9/1 000。另一个指标是假阳性率（胎心监护异常但是胎儿并无羊水粪染、胎儿宫内窘迫、Apgar 评分低、胎儿宫内发育迟缓等异常），有报道假阳性率为 30% ~ 90%。孕期胎心监护用于有可能增加胎儿宫内缺氧或窒息的高危妊娠，希望孕期胎心监护可以减少胎儿、新生儿的患病率或死亡率。但是开展胎心监护的合适孕周目前尚无研究，在美国大部分诊所在妊娠 32 ~ 34 周开始。考虑到假阳性较高，太早开始胎心监护会增加不必要的干预以及医源性早产发生概率。

我国对高危妊娠者从 28 周起，正常妊娠者自 36 周始开始胎心监护的研究发现，妊娠期胎心监护具有简单经济、快捷方便、母儿无害的优势，能比较迅速准确地提供胎儿宫内健康状况的信息，及早发现胎儿缺氧情况并及时处理，改善围产儿预后，建议将其推广使用于妊娠期胎儿管理，以降低围产儿死亡率，并将高危妊娠者的胎儿管理作为其特别适应证。有研究发现临产胎心监护可以及早发现胎心异常，并早期予以高压氧预防治疗，新生儿缺血缺氧性脑病发生率明显降低。但是，对于何时进行胎心监护尚缺乏研究，是否应常规进行胎心监护尚无循证评价依据。

四、血液学状态筛查

（一）贫血

在全世界范围，孕期贫血的主要是缺铁性贫血，孕期母体的需要量增加。血红蛋白浓度是判断贫血的标准，孕期贫血的判断标准目前尚缺乏对照实验，因此存在争议。尽管大部分观点认同孕期平均血红蛋白浓度为 110 ~ 120g/L，但是随着孕周的不同血红蛋白浓度亦发生变化，因此判断孕期贫血的标准也应随之变化。贫血的原因除了缺铁性贫血，还有地中海贫血、巨幼红细胞贫血、镰状细胞性贫血，当诊断不确定时，可以做确诊实验诊断缺铁性贫血，如血清铁蛋白浓度等。

血红蛋白浓度在 85 ~ 105g/L 时，低体重儿和早产发生的危险性轻度增加，当孕妇血红蛋白浓度显著降低或明显升高时，胎儿结局不良的危险性明显增加。

贫血危害母儿健康，那是否应该对正常血红蛋白浓度的孕妇常规补铁呢？一项包括 20 个随机对照研究的系统评价，对于血红蛋白大于 100g/L 的 28 周前的孕妇，常规铁剂补充，可以提高或保持血清铁蛋白浓度在 10μg/dl，晚孕期血红蛋白浓度小于 100 ~ 105g/L 的孕妇人数减少，但是并无证据证明对母体及胎儿结局利弊的影响。

另一项系统评价观察对于血红蛋白正常的孕妇常规补充铁剂和叶酸，有 8 个实验包括 5 449 名孕妇，常规补充铁剂和叶酸可以维持或升高血清铁蛋白浓度及红细胞叶酸水平，结果减少了晚孕期血红蛋白小于 100 ~ 105g/L 的孕妇。但是对于剖宫产、早产、低体重儿等的发生率并没有影响。

有研究比较不同的治疗方法，口服、肌肉注射、静脉给药对治疗孕期贫血的效果及对胎儿的影响。5 个实验包括 1 234 名孕妇，作者得出结论，目前因为缺乏缺铁性贫血治疗高质量的循证评价依据，对于治疗指征、治疗时间及治疗方式尚不明确。

因此孕期可以做贫血的筛查实验，应该在妊娠早期筛查，不推荐常规补充铁剂治疗，对于血红蛋白小于110g/L，晚孕期小于105g/L可以予以铁剂治疗。

（二）地中海贫血筛查

地中海贫血是常染色体共显性遗传疾病，是导致新生儿贫血的主要原因，也是导致儿童死亡的重要原因。早期筛查地中海贫血的目的是尽早进行基因诊断，为孕妇提供是否继续妊娠的选择。

筛查实验应在高危人群中开展，流行病学调查加勒比及美洲黑人群患病率为0.9%，印第安人为3.5%，巴基斯坦人为4.5%，塞浦路斯为16%，北欧为0.1%，中国人为3.0%，在我国又以广西、广东为高发地区。广西地中海贫血的携带率为17.9%。

由于筛查实验异常面临胎儿可能终止妊娠的影响，因此应尽快做基因诊断。

（三）血型及抗红细胞抗体筛查

确定ABO血型、Rh血型以及红细胞抗体非常重要，对于预防新生儿溶血的发生非常重要，并且预测新生儿出生时换血的可能性。对于产前了解母亲的Rh血型是非常重要的，并在产前对Rh阴性的母亲采取特殊的保健及产后及时抗D免疫球蛋白治疗以预防在以后的妊娠发生RHD同种抗体反应。

其他红细胞抗体的检测可以预防新生儿溶血的发生，新生儿溶血会导致新生儿出现黄疸、严重贫血、心脏功能衰竭甚至死亡。在RHD阴性或RHD阳性均可能发生新生儿溶血。在英国有相当数量的妇女有红细胞抗体，可能导致严重胎儿同种免疫贫血的抗体有抗D、抗C、抗Kell，相对较轻但是仍然可能导致新生儿溶血的红细胞抗体有抗e、抗Ce、抗Fya、抗jka、抗Cw，有研究发现抗Lea、抗Leb、抗Lua、抗P、抗N、抗Xga及抗Kna与新生儿溶血的发生无关。

孕妇应在早孕期（通常在孕8~12周）进行ABO血型及Rh血型筛查以及红细胞抗体的筛查，并且在妊娠28周对第1次没有发现红细胞抗体的孕妇再进行1次筛查。但是这种方法并没有循证评价依据。

在我国目前早孕期进行ABO血型及Rh血型筛查，在孕16周进行红细胞抗体筛查，到孕28周再次做红细胞抗体筛查。这种方法亦无循证评价。对于RHD阴性的孕妇，如果其配偶也是RHD阴性，则不需要用抗D球蛋白。如果配偶是RHD阳性，则需要用抗D球蛋白。

五、孕期感染筛查

（一）无症状性菌尿

无症状性菌尿是指泌尿道持续性有菌群存在，而无尿道症状。有报道在美国其在孕妇中发生率为2%~10%，英国为2%~5%，在经济不发达国家，其发生率更高。随机对照研究显示未经治疗的无症状性菌尿会增加孕妇及胎儿不良结局发生的概率，例如早产、肾盂肾炎、清洁中段尿尿培养是诊断无症状性的标准，但是尿培养作为无菌性尿道炎的筛查实验的主要缺点是时间较长。培养至少需要24小时，并且成本较高。但是其优点在于可以了解致病细菌并且做药敏实验。

1. 无症状性菌尿筛查方法　现在除了尿培养，还有一些快速实验用于评价无菌性尿道炎，包括：试剂条测试：亚硝酸盐、尿蛋白、血尿、白细胞酯酶；镜检尿液分析；尿液革兰染色分析；快速酶筛查实验（检测过氧化氢酶活性）及生物发光分析等。

（1）试剂条实验：其优点在于快速、价格便宜且不需要特别高的操作技能。有两种检测试剂条，一种包括两项，检测亚硝酸盐和白细胞酯酶，一种包括四项检测尿蛋白、血尿、亚硝酸盐和白细胞酯酶，对于试剂条实验的敏感性，如果两项或四项均为阳性，其诊断敏感性为 8.18%~50.0%，如果以亚硝酸盐和白细胞酯酶其中任意一项阳性，敏感性为 45%~50%，特异性为 92%，以尿蛋白为单独诊断依据，其敏感性为 50%，这提示试剂条筛查最多能检测出 50% 的无症状性菌尿。

我国有研究认为单纯革兰阳性细胞感染总体尿亚硝酸盐试验阳性比例为 11%，革兰阴性菌为 46%。单纯大肠杆菌感染时 49% 尿亚硝酸盐试验阳性，单纯肠球菌感染仅有 2.3%，但是肠球菌混合其他细菌感染时，可有 46% 的标本阳性，而且不同革兰阴性菌间的尿亚硝酸盐实验结果也不同，普罗威登斯菌及凝固酶阴性葡萄球菌尿亚硝酸盐试验阳性比例明显高于其他细菌。但是仍需进一步扩大样本量研究。

（2）显微镜检尿液分析：显微镜分析尿沉渣，每个高倍镜视野大于等于 10 个细胞诊断为脓尿，其敏感性为 25%，意味着有 75% 的无症状性菌尿会漏诊。

（3）尿液革兰染色分析：尿液革兰染色分析较尿液细菌培养而言，其特异性不高，约有 90% 没有无症状性菌尿的孕妇会误诊。

（4）我国有报道采用未离心尿液直接涂片，经自然干燥后要充分固定，再经革兰染色镜检，涂片镜检每个油镜视野菌数 ≥2 作为诊断有意义菌尿的标准。细菌培养的阳性标准定为 ≥10^5 cfu/ml，根据这个标准，涂片显微镜检查法的灵敏度为 98.10%，特异性为 99.14%。

（5）其他检测方法：尿液白介素 -8 检测及快速过氧化氢酶检测，两者的敏感性为 70%，会有 30% 漏诊。生物发光分析敏感性为 93%，特异性为 78%。

2. 治疗 有一项包含 14 项随机对照研究的系统评价，认为孕期抗生素治疗可减少持续性的菌尿，减少了发生早产及低体重儿的风险，降低了发展为肾盂肾炎的风险。抗生素治疗 4~7 天有效，单次抗生素治疗无症状性菌尿对于早产及肾盂肾炎的发生无预防作用。而更长时间的用药，会增加药物不良反应的发生概率。

未经治疗的无症状性菌尿约有 25% 在孕期发展为急性泌尿系感染，由于无症状性菌尿，无症状，只有产前常规性尿培养才能筛出。但是首次尿培养阴性者仍有接近 1% 的机会发生感染，因此对于常规开展产前尿培养筛查无症状性菌尿尚存在争议。

推荐孕期应常规做无症状性菌尿的筛查，在早孕期间使用中段尿做尿培养，早期诊断和治疗无症状性菌尿可以减少早产及肾盂肾炎的发病风险。

（二）无症状性细菌性阴道病

妊娠期间有 50% 孕妇细菌性阴道病（bacterial vaginosis，BV）可以没有症状，阴道病发生的概率与种族以及筛查的频率时间有关，在美国白种人孕妇有 8.8% 患阴道病，黑人孕妇为 22.7%，西班牙孕妇为 15.9%，在伦敦西北地区，在孕 28 周前筛查，阴道病的患病率为 12%。我国妊娠合并 BV 的发病率为 17.16%。妊娠 20 周以前阳性率 18.12%，20~27 周孕妇 BV 阳性率 18.17%，28 周以上孕妇 BV 阳性率 16.10%。

细菌性阴道病与早产的发生有关，有病例对照研究和队列研究表明，有细菌性阴道炎的孕妇早产发生概率的较正常孕妇高 1.85 倍。我国有研究妊娠合并细菌性阴道病的孕妇，其胎膜早破、早产、产褥感染和新生儿感染的发生率分别为 13.51%、16.22%、10.81%、5.41%，均明显高于非细菌性阴道病合并妊娠者。

1. 诊断　细菌性阴道病的诊断可以采用 Amsel 标准。

(1) 阴道分泌物增多、变稀薄、白灰色。

(2) 阴道 pH 值 >4.5。

(3) 阴道分泌物加入 10% 氢氧化钾出现氨味（即胺试验阳性）。

(4) 阴道分泌物镜检可见线索细胞。凡同时具备第 4 项及前 3 项中任意两项，即可诊断 BV 感染。

近年有研究发现通过检测细菌的某些代谢产物来诊断 BV 更快速可靠，其中具有代表性的有唾液酸酶，Myziuk 等研究认为，唾液酸酶法与传统的 Amsel 标准相比，敏感性、特异性较高。唾液酸酶法已成为检测 BV 的常用方法。

以往有检测加德纳菌作为细菌性阴道病的诊断标准，但是加德纳菌属条件致病菌，且只是引起细菌性阴道病的厌氧菌中的一种。资料显示，40% 健康女性和 40% 治疗后的女性患者也可检出加德纳菌，因此加德纳菌检测对于 BV 诊断并非必要，并非细菌性阴道病就是阴道加德纳菌感染。

2. 治疗　有研究孕周在 12～22 周的 485 名孕妇诊断为细菌性阴道炎，口服克林霉素 300mg，每天两次，用药 5 天可以显著减少自发早产的风险。尽管口服克林霉素对妊娠造成的危害目前尚不明确，但是作为广谱抗生素有可能导致严重的不良反应，尤其是有可能会导致肠道菌群失调。

我国有研究显示用乳酸菌素阴道胶囊治疗细菌性阴道病有效率 86.10%，甲硝唑有效率 88.10%。一项包括 10 个随机对照研究的系统评价显示口服或阴道局部使用抗生素对于治疗细菌性阴道炎缓解症状有显著效果。抗生素的使用包括口服甲硝唑、甲硝唑加红霉素或阿莫西林、阴道使用甲硝唑或克林霉素膏剂等。

3. 筛查推荐　RCOG 认为治疗对于无症状性细菌性阴道炎对早产、死产的影响并无统计学意义，显示对于筛查无症状性的细菌性阴道病并不会降低早产、胎膜早破的发病风险。RCOG 不推荐没有症状的孕妇常规筛查细菌性阴道病。

ACOG 认为细菌性阴道病经常是无症状的，有研究显示筛查实验及治疗并不能降低早产发生率，所以不常规推荐筛查细菌性阴道病。对于有症状的孕妇，宫颈环扎术孕妇及在足月前有宫颈扩张的孕妇应进行筛查并治疗。筛查时间在中孕晚期，治疗可以使用甲硝唑或克林霉素。

但是我国有研究 358 例细菌性阴道病孕妇，其中 123 例治愈，产后 42 天内复查阴性；235 例整个围生期未治愈。未愈组胎膜早破发生率为 19.16%；治愈组胎膜早破发生率为 8.19%，无细菌性阴道病组胎膜早破发生率为 9.18%。细菌性阴道病可以导致胎膜早破，是早产的潜在危险因素，有效治疗可以降低胎膜早破的发生率。我国部分学者认为为了有效地减少并控制妊娠合并细菌性阴道病的发生，在孕期对孕妇进行常规细菌性阴道病筛查，细菌性阴道病阳性者及时给予有效治疗，降低妊娠不良结局的发生。

（三）衣原体

衣原体感染是常见的性传播疾病，现在英格兰、威尔士、北爱尔兰 16～24 岁人群中衣原体感染率较高。英联邦卫生部开始对 25 岁以下人群开展了普查，待普查结束就可以了解

25 岁以下孕妇的感染衣原体的比例。我国国内对于衣原体感染率缺乏大样本统计结果。

有研究母亲衣原体培养阳性，约有 25% 的新生儿衣原体培养为阳性，并且这些新生儿发生呼吸道感染、肺炎及新生儿结膜炎的发病概率增加。

但是目前尚无简单经济的检查方法诊断衣原体的存在，而且不同筛查实验需要取自不同解剖组织的标本。组织培养价格不菲，虽然有较好的特异性，但是其敏感性不高，范围 75% ~85%。因为取材技术问题，例如取材时没有贴紧取材组织旋转 15 ~30 秒，从宫颈内口取走拭子时不能接触阴道分泌物，使用润滑剂会降低检出率。核酸扩增检测法敏感性 70% ~95%，特异性 97% ~99%，而且可用于检测侵入性标本及非侵入性标本，包括尿液。但是该方法价格贵，很难普遍推广。

有研究报道孕期衣原体感染与胎儿宫内发育迟缓及早产的发生有关，未经治疗还可以增加低体重儿发生率及胎儿发病率。另有研究认为使用抗生素治疗可以使衣原体培养阳性的孕妇减少约 90%，但是并不能改变早产发生率。治疗对于改善妊娠结局尚缺乏有效循证评价证据。RCOG 不推荐在孕期常规进行无症状性的衣原体筛查，因为该项检查价格贵，敏感性不高，目前尚无足够证据证明其性价比，不过随着新的价格适宜的检验方法的采用，可能会改变这个现状。

（四）巨细胞病毒

巨细胞病毒属于疱疹病毒类，在最初感染后，可在宿主体内潜伏，并且可以再次活跃，尤其是在免疫力降低时。孕妇 CMV 感染易复发，孕妇 CMV 复发率远较原发性感染高，为 1% ~14%，但对胎儿、新生儿感染率低，为 0.2% ~2%。我国 90% 以上成年人体内已有 CMV 抗体。妊娠期原发巨细胞病毒感染容易发生垂直传播，妊娠前 3 个月宫内感染率低，但严重；妊娠后期感染率高，但是对胎儿损害轻。

CMV 病毒培养是目前诊断 CMV 感染的最可靠方法，检测血清 CMV SIgM 抗体出现阳性，表明可能有 CMV 近期感染，体内有活动性感染。检测 CMV SIgG 抗体阳性，表明曾经感染过 CMV。但是妊娠期内 CMV SIgM 抗体、SIgG 抗体不是直接检测病毒的手段，不能用于确诊胎儿 CMV 感染。宫内感染的确诊，需在孕早期取绒毛或孕中期取羊水或脐血检测病原体，同时应结合超声检查。利用核酸扩增法检测羊水巨细胞病毒，应在妊娠 21 周之后。

CMV 感染后不能终身免疫，可以复发，绝大多数的母亲属于孕期复发感染，对胎儿感染率较低。外周血筛查巨细胞病毒抗体并不能证明胎儿发生了宫内感染，确诊巨细胞宫内感染价格较贵，羊水穿刺、脐带血穿刺亦增加流产概率。而且没有方法可以了解什么样的感染胎儿会产生严重影响的预后，而且目前没有疫苗可接种或者可以预防的治疗去阻止传播。因此不推荐孕期常规筛查。

（五）风疹病毒

具有局限性流行的特点，得过风疹的患者将终身免疫。日本在 1964—1982 年发生过 3 次风疹大流行，美国在 1963—1964 年发生风疹大流行，我国目前至今尚无风疹大流行的报道，1981 年，有调查研究报道（20 个省，1.7 万人），育龄妇女的易感率平均为 4.5%；1988 年，吉林省长春市孕妇风疹易感率为 8.89%。风疹感染临床表现为特征性的疹子，但是有 20% ~50% 没有症状，妊娠期感染风疹没有治疗及减少母胎传播的方法。

孕妇血中检测出风疹 SIgM 抗体，可以确诊孕妇在近期患风疹，检测出 SIgG 抗体，提示孕妇对风疹病毒已有免疫力，孕妇血清中无 SIgM 抗体、SIgG 抗体，提示孕妇对风疹病毒无免疫力，应为监视对象。

一项队列研究孕妇在不同的孕周确诊为风疹感染，在所产活婴中，有 43% 新生儿有先天畸形，母亲在 12 周前出现症状，胎儿先天感染率为 80%，母亲在中孕后期出现症状的，胎儿的先天感染率降至 25%。在早孕期感染风疹病毒的胎儿 100% 均合并风疹缺陷。

另一项研究发现在妊娠 9 ~ 16 周发生风疹感染的概率为 57% ~ 70%，孕 17 ~ 20 周为 22%，孕 21 ~ 24 周为 17%。母亲在孕 17 ~ 24 周感染风疹病毒的新生儿发生耳聋的风险性相对较小。风疹儿的发病率因孕妇患风疹的孕周有关，妊娠第一个月为 11% ~ 60%，第二个月为 12% ~ 81%，第三个月为 8% ~ 34%，第四个月为 17% 以下，第 5 个月以后仅偶有发生。三个月内感染可能致胎儿畸形。确诊胎儿是否发生风疹病毒宫内感染，需做宫内诊断，通过绒毛活检/抽取羊水脐带血分离病毒或者风疹 SIgM 抗体。

曾经孕期禁止接种风疹疫苗，因为担心有致畸可能性。但是在美国、英国、瑞士、德国的检测资料表明有 680 名孕妇在早孕期无意接种了风疹疫苗，没有一名新生儿有先天性风疹综合征。ACOG 过去规定接种疫苗后 3 个月方可妊娠，目前已经将这一时间缩短为 1 个月。风疹病毒的易感性筛查应在早孕期筛查，风疹病毒的筛查并不是确诊是否现症感染，筛查风疹病毒的目的是筛查易感人群，在分娩之后进行预防接种，从而保护下次妊娠不受风疹病毒的威胁。对风疹病毒的检测，并不能预防母胎传播的发生，目的是保护避免下次妊娠可能感染风疹病毒而发生的母胎传播，减少因为风疹病毒感染导致的死胎、流产。

（六）乙肝病毒

对于 e 抗原阳性的母亲，约有 85% 的孩子会成为病毒携带者而且会成为慢性携带者，e 抗原阴性的母亲概率为 31%。

乙肝病毒的母胎传播可以通过乙肝疫苗接种及乙肝免疫球蛋白被动免疫减少 95%，预防母胎的乙肝传播，应常规查乙肝表面抗原及 e 抗原，并决定对新生儿采用主动加被动免疫。因为大部分的母胎乙肝病毒传播可以通过主动加被动免疫明显减少，因此 RCOG、ACOG 及我国均推荐乙肝病毒的筛查应作为孕期检查常规。

（七）艾滋病病毒

人类免疫缺陷病毒感染之初并无症状，随着进行性的免疫功能下降，最终导致获得性免疫缺陷综合征。人类免疫缺陷病毒感染的潜伏期可以从数月至 17 年不等。到 2001 年，调查 1 036 名艾滋病感染儿童，其中 70% 是因为母胎传播。

如果有干预措施，母胎传播发生率为 25.5%，使用抗病毒药齐多夫定治疗后可以降低至 8%，联合预防措施，包括抗病毒治疗、剖宫产、停止母乳喂养等可进一步将风险降至 1%。

目前检测 HIV 抗体的检验方法敏感性超过 99%，而且特异性高。包括 EIA 和 WESTERN 杂交以及 two - ELISA 法其敏感性及特异性均超过 99%。最初用 EIA 法，如果阳性需做进一步检测，如果两项确诊实验均为阴性，则报告为阴性。如果确证试验为阳性需重新取标本再做 1 次检查，以避免误诊。

艾滋病的母胎传播的概率可以通过产前筛查并加以阻断措施，而明显降低。阻断干预措施包括抗病毒药物齐多夫定的使用，选择性剖宫产、产后避免哺乳等。齐多夫定治疗可以降低新生儿病率及母亲死亡率，但是对于死产、早产、低体重儿、对孕妇及胎儿的不良反应等方面的比较并没有统计学意义的差异。目前在发达国家一些新的抗病毒药物开始使用，但尚缺乏妊娠使用的循证依据。

抗病毒药物的使用可以降低母胎传播概率，但是可能导致耐药变异，随着使用时间的延长，其治疗作用下降。有研究报道，15%的孕妇在分娩后6周出现 nevirapine 的耐药性。在另一项研究中，尽管有17.3%的孕妇和8.3%艾滋病感染新生儿出现齐多夫定或核苷酸逆转率酶抑制剂耐药突变，但是目前没有发现耐药突变的存在与母胎传播之间存在有统计学意义的差异。推荐应常规提供艾滋病的产前诊断，而且应在早孕期进行筛查，以便及时采取阻断措施。

（八）丙肝病毒

现在丙肝感染已越来越为社会重视，病毒可以通过输血、文身、注射、穿刺及母胎传播等途径感染。在英国伦敦丙肝的感染率为0.8%。

大多数研究并未发现患丙肝的孕妇经阴道分娩与剖宫产的新生儿感染丙肝的机会有统计学差异。104名通过母胎传播途径感染丙肝的胎儿，其中2名肝脏肿大，未出现丙肝感染的临床症状。而且有部分感染丙肝的儿童，可能丙肝 RNA 会转阴。一项研究包括23名胎儿，其中5名在出生48小时检测 HCV - RNA 阳性，但是6月后这5名新生儿 HCV - RNA 转阴，并且丙肝抗体消失。尽管丙肝在胎儿期感染可能是良性的。因为丙肝感染在成人潜伏期较长，亦有可能受感染的儿童在远期会表现出临床症状。RCOG 认为孕期不推荐常规筛查丙肝，因为目前没有疫苗以及阻断母胎传播的措施。

我国有研究认为无论怎样，抗 HCV 阳性的新生儿均属 HCV 感染的高危儿，将来的转归可能有：①婴儿肝炎发病率增高；②成为人群中重要的 HCV 传染源；③使肝硬化、肝癌的发生年龄提前。故从优生及提高人口素质的角度考虑，加强围生期保健，普及孕妇的 HCV 检测十分必要，发现抗体阳性者及时治疗以阻断母婴垂直传播。有人认为干扰素是当今治疗慢性 HCV 的有效药物，它具有抗病毒、防止病毒增殖及免疫调节作用，可减轻甚至消除孕妇病毒血症，降低母婴传播的危险性。但干扰素能否彻底阻断母婴垂直传播，尚有待于进一步探讨。

（九）B 族链球菌感染

在英国，B 族链球菌（group B streptococcus，GBS）是导致严重新生儿感染的主要原因。尽管 GBS 会影响孕妇及胎儿，但是它也可以存在于正常孕妇的生殖道、胃肠道，而不造成任何损害。

在美国约有6.6% ~20%的孕妇可发现 GBS，在英国，其发现率为28%，与母亲年龄或是否有分娩史无关。母亲孕期 GBS 感染是新生儿发生早发疾病（出生1周内发生）的危险因素，可能导致包括脓血症、肺炎、脑膜炎。英格兰、威尔士活产新生儿 GBS 感染发生率为0.4/1 000 ~1.4/1 000，约平均340名新生儿每年。2001年英国监测中心调查发现在376名感染 GBS 的新生儿中，39名死亡。

在孕35 ~37周进行细菌培养对于了解孕妇在分娩时 GBS 的寄居敏感性及特异性较高，同时取阴道和直肠棉拭子对于孕妇的 GBS 寄居预测价值较高。

随机对照研究的系统评价，孕期母亲使用抗生素可以减少新生儿 GBS 的寄居率以及新生儿感染 GBS 的概率，但是并没有减少死亡率。有两项研究报道在孕期使用抗生素，可以减少分娩时母体 GBS 的寄居率，有五项研究显示新生儿早发 GBS 的发生率可以降低80%。

在关于 GBS 筛查的经济学评价的综述中，共25项研究均是在美国进行，但是其研究结果不能普遍适用，因为该病在美国的流行病学模式并不适用于其他国家。经济学评价模式主要是了解对 GBS 进行筛查的假阳性率、有多少需要治疗，有多少早发性 GBS 是通过筛查可以预防的，但是目前对于孕期进行 GBS 筛查尚缺乏经济学评价的证据。

RCOG 推荐孕期不常规进行 GBS 筛查，因为其临床效果与经济投入之间的关系尚缺乏证据。对于产前筛查 B 族链球菌的经济评价尚待进一步研究。

ACOG 观点，在正常情况下，约有30%正常妇女的阴道、泌尿道、直肠有 B 族链球菌寄居，但是在妊娠、分娩期间可能通过垂直传播引起羊膜炎、子宫内膜炎，而且分娩可能导致新生儿感染，新生儿死亡或增加新生儿病率。预防的关键在于检测出母亲的带菌状况，从而预防新生儿早发性 B 族链球菌感染。推荐在孕30~37周对所有孕妇常规进行 B 族链球菌培养，标本取材于阴道下1/3以及肛周。没有必要用窥器取宫颈分泌物。培养阳性的孕妇应在分娩时抗生素治疗预防新生儿 B 族链球菌感染。尿培养阳性的孕妇也应在分娩时使用抗生素，不用再进行阴道肛周的细菌培养。

我国目前 B 族链球菌研究尚少，尚缺乏相关保健意见。

（十）梅毒

梅毒是由于梅毒螺旋体感染所导致，机体的免疫反应产生非特异性梅毒抗体和特异性梅毒抗体。首先主要的反应是产生特异的抗梅毒螺旋体免疫球蛋白 M，在感染两周后就可以检测出来，当出现症状时大多数可以同时检测出 IgG 抗体和 IgM 抗体。梅毒也可以无症状潜伏很多年。在美国，先天性梅毒的发生率从1982年的4.3/100 000增加到1992年的97.4/100 000。1994—1997年，英格兰和威尔士先天性梅毒的发生率为6.8/100 000，泰晤士东北区为30/100 000。

早期梅毒未经治疗的孕妇，大部分会经胎盘传播感染胎儿，并且可能发生死胎或死产。

梅毒的母胎传播可以造成新生儿死亡、先天梅毒（可以导致远期的残疾）、死产或早产。实际上，自从20世纪50年代以来青霉素已经广泛使用，从美国观察性研究以及最近来自发展中国家的资料，早期未治疗的梅毒孕妇胎儿宫内死亡的发生率为25%，新生儿死亡率为14%，先天性缺陷率为41%；而未患梅毒的孕妇上述概率分别为3%、2.2%、0%。

梅毒血清学检查包括非特异性抗体检查，包括：性病研究实验室检测（venereal disease research laboratory，VDRL）和快速血浆反应素实验（rapid plasma regain tests，RPR）；特异性抗体检查，包括 EIAs，T. pallidum 血凝集反应分析（T. pallidum haemagglutination assay，TPHA）和荧光螺旋体抗体吸附实验（fluorescent treponemal antibody - absorbed test，FTA - abs），并不是筛查实验阳性的妇女都是梅毒患者，这些实验并不能区别梅毒螺旋体感染雅司病、品他病或是非性病梅毒，所以阳性结果需谨慎对待，需要进一步确诊实验。如果确证试验结果不同，还需进一步采用不同的方法进行实验。

EIA 实验检测 IgG、IgM 比较快速，因此英国在筛查实验中用 EIA 取代了 VDRL 和 TPHA 联合筛查。EIA 敏感性大于98%，特异性大于99%，但是非螺旋体实验，从另一个角度而言，可能导致假阴性率，尤其是极早期梅毒或晚期梅毒。在发病率较低的人群单独使用非螺旋体检测实验的阳性预测值较差。通常螺旋体实验在梅毒感染的任何阶段其敏感性为98%

（除早期梅毒以外），而且较非螺旋体检验其特异性更高。但是没有一种检验方法能在梅毒潜伏发育的阶段检测出来。

在南部非洲，142名梅毒阳性孕妇，99名足量苄星青霉素正规治疗，其死胎发生率为4%，而43名使用苄星青霉素不足两针的孕妇其死胎发生率为26%。孕期青霉素的使用可以有效预防梅毒的母胎传播，但是目前尚无证据证明现在英联邦所采用的治疗方案是最佳选择。在美国有研究认为孕期使用青霉素治疗对于预防先天性梅毒有98.2%的有效率。尽管对于非妊娠期梅毒妇女对青霉素过敏者采用红霉素治疗有效，但是对于妊娠期梅毒而言，部分病例使用红霉素治疗无效。

推荐在早孕期进行梅毒筛查实验，因为及早治疗对于母亲和胎儿均有益。

（十一）弓形虫

在德马克，有报道在活产新生儿中先天性弓形虫感染率为0.3/1 000，先天性弓形虫感染的临床表现包括脑部和视网膜炎性溃疡，会导致永久的神经系统损害和视力障碍。当在妊娠初次感染弓形虫，发生弓形虫母胎传播的风险随着母亲弓形虫的孕周增加而增加。早孕期为6%，到15周为26%，到了29~34周感染，其发生母胎传播的风险增加到32%以上。

孕妇感染弓形虫通常是没有症状的，尽管10%~20%感染母亲有淋巴结病，感染还可以导致单核细胞增多样症状，倦怠无力。大多数急性感染弓形虫的孕妇是没有症状的，因为没有症状，妊娠期弓形虫的诊断需依赖实验室的检查。妊娠期弓形虫原发感染的诊断需要在两个不同时间母体血浆中抗体滴度的明显升高或者特异性弓形虫IgM抗体的检测，成人首发感染弓形虫后两周可产生IgG抗体，6~8周达高峰，在以后的数月逐渐下降并持续终身。感染后10天就可以产生弓形虫特异性IgM抗体，并且升高持续6个月或6年以上。有学者认为高浓度滴度的IgG抗体的存在提示3个月内的急性感染。因为IgM持续数月升高，因此，对于孕妇近期原发感染不能提供有用信息。酶联免疫吸附试验（ELISA）检测IgM抗体高浓度滴度可以持续数年，间接免疫荧光法（IFA）检测弓形虫特异性IgM抗体高浓度滴度仅持续至感染后6个月，而且随后迅速下降。因此对于判断远期还是近期感染，IFA法较ELISA法更有意义。IgG存在而IgM阴性提示弓形虫感染在一年以上，IgM检测阳性需由专门实验室确诊。大约有50%先天感染弓形虫胎儿的胎盘组织病理切片可以发现弓形虫包囊，而且弓形虫包囊的出现可以诊断妊娠期母亲的急性感染。脐带血发现弓形虫包囊亦可诊断宫内感染。

胎儿弓形虫的诊断需要羊水培养或脐带血培养，培养技术的主要困难是一些分析需要花费数周时间，非常少的实验室可以做这项分析。弓形虫特异性IgM阳性脐带血，可以用于诊断胎儿产前感染。但是胎儿特异性弓形虫抗体直到妊娠21~24周才出现，而且只有50%的感染病例会出现，而且脐带血穿刺亦会带来一定风险。最近，PCR技术有效运用于诊断胎儿宫内感染。在一项大型研究中，PCR敏感性及特异性均高于传统检测方法（敏感性97.4%对89.5%；特异性99.7%对98.7%），PCR检测胎儿弓形虫感染采用羊水标本即可，无需进行脐血穿刺。

对于急性弓形虫感染，主张进行治疗，大多数经过治疗的急性弓形虫感染的预后较好，除了严重免疫抑制者。在妊娠期的治疗相对复杂，在欧洲，螺旋霉素是一线药，事实上该药不能穿透胎盘，如果宫内感染发生，还应加用乙胺嘧啶、叶酸、磺胺，尽管目前还不肯定这些治疗是否可以阻止母胎传播或者改善预后，来自法国的一项研究，163名母亲在28周以前诊断患有弓形虫并且接受螺旋霉素治疗（23 名加用乙胺嘧啶和磺胺），3 名胎儿宫内死亡，27 名被诊断先天性弓形虫感染，全部 27 名新生儿没有症状，而且至 15 ~ 71 个月后神经系统发育正常。许多研究表明孕期治疗并不能显著改变胎盘传播概率，但是可以改善新生儿后遗症程度。标准治疗方案口服乙胺嘧啶 25mg 及口服磺胺 1g，每天四次，治疗一年。乙氨嘧啶是叶酸拮抗剂，因此在早孕期给药时应注意补充 6mg 叶酸隔天 1 次肌肉注射或口服。螺旋霉素治疗的疗效尚缺乏对照研究，目前在动物实验及人类尚未发现其致畸性。

在人类，弓形虫感染的主要途径有以下 4 种：①进食未经烹煮或没有煮熟的肉食中的能自己发育的组织囊孢子以及感染中间宿主的乳汁中的速殖子；②进食未经清洗的被猫粪便等排泄物污染的水果或蔬菜；③移植器官或血液制品被弓形虫污染；④当首发感染发生在妊娠期间，通过母胎传播，感染胎儿。对于弓形虫易感孕妇应避免食用生的或未经烹熟的肉类，水果应削皮吃，蔬菜要清洗干净。从事园艺工作时应戴手套。

在法国，因为弓形虫感染率高，进行常规血清学筛查诊断近期感染，并提供产前诊断。孕期治疗或终止妊娠。但是在发病率低的国家亦不推荐在孕期常规筛查弓形虫，要以宣传预防弓形虫感染为主。

六、内科并发症筛查

（一）妊娠期糖尿病筛查

1. 概述　目前对于妊娠期糖尿病（gestational diabetes mellitus，GDM）的定义、治疗及管理尚无一致意见。按照 WHO 标准，GDM 的定义为在妊娠期间首次出现的碳水化合物耐量异常导致血糖升高。这种定义包括了在妊娠期诊断为糖尿病或者糖耐量受损的妇女，用与非妊娠期同样的界点值。在孕期，血糖水平通常较非孕期的正常水平高，因此，GDM 根据 WHO 定义，包括所有糖耐量受损的所有孕妇（按照非孕期标准没有考虑孕期血糖升高的生理因素）。这样的包括了一部分诊断为妊娠期糖尿病，但是与妊娠风险增加无关的孕妇，现在对于妊娠期糖尿病的定义仍存在争议，目前没有充足的证据证明诊断妊娠期糖尿病及糖耐量受损的界限值和标准。

妊娠期糖尿病的发生率随着诊断标准不同而变化，在发达国家其发生率为 3% ~ 10%，在英国约为 2%，有研究发现妊娠期糖尿病的孕妇有可能在以后发展为Ⅱ型糖尿病。事实上，尚无充足证据证明妊娠期糖尿病筛查对于延缓或预防继发糖尿病发生的关系以及糖筛查与产科干预等异常产科情况增加的关系。因此，RCOG 认为孕期糖筛查对母亲没有特殊的益处，妊娠期不是理想的时间进行人群糖筛查。

2. 诊断方法　全球糖筛查的方法：血液学检查包括血液或血浆中糖的测定，果糖胺及糖化血红蛋白浓度的测定。空腹血糖，口服糖后血糖，但是对于诊断的阈值水平尚有争议。

随机血糖，测定非空腹血糖水平，不需给负荷糖，没有餐后时间的限制，可用全血或血浆分析。有报道这种检查敏感性差异较大，与采血时间以及诊断阈值有关。有研究报道孕妇在进食两小时后抽取随机血糖，阈值采用 6.1mmol/L 敏感性为 46%，特异性为 86%，另有研究当阈值下调至 5.6mmol/L 敏感性为 29% ~ 80%，特异性为 74% ~ 80%；阈值为 6.1mmol/L 敏感性范围为 41% ~ 58%，特异性为 74% ~ 96%，这两种阈值标准在下午 3 点特异性最高。

空腹血糖应该在空腹一段时间后采血，通常是一晚，目前尚没有研究报道敏感性和特异性与禁食时间的关系。在巴西研究一系列阈值对于诊断糖尿病的敏感性特异性比较，阈值为4.9mmol/L时，诊断敏感性（88%）、特异性（78%）相对较高；在瑞士敏感性、特异性相对较高（敏感性81%、特异性76%）的诊断阈值为4.8mmol/L。

糖筛查实验：口服50g葡萄糖1小时后抽血检查血糖浓度，通常在妊娠24~28周，敏感性为79%，特异性为87%。尽管通常糖筛查实验不要求禁食，有研究提示饭后时间可以影响血糖浓度。一项实验评价合并或不合并妊娠糖尿病的妇女，在三种情况下做糖耐量实验，一种在空腹时口服50g葡萄糖，一种在餐后1小时口服50g葡萄糖，一种在餐后2小时口服50g葡萄糖。在对照组空腹后糖筛查实验血糖浓度明显高于餐后1小时、2小时做糖筛查实验的血糖浓度，空腹糖筛查实验会导致假阳性率增高。

有研究讨论关于何时是进行糖筛查最佳时机，有报道认为在晚孕期进行糖筛查是最佳时机。事实上有研究证明在晚孕期间重复筛查效果较好。仅在筛查实验阳性的孕妇需继续做确诊实验，妊娠期间可以做3次糖筛查。有研究认为，如果不在28周以后继续做糖筛查实验可能会漏诊11%。另有研究认为如果不在妊娠31周后继续筛查，有33%的妊娠期糖尿病可能被漏诊。

筛查实验阳性以后，口服糖耐量实验被认为是诊断糖尿病的金标准，但是采用糖负荷量或诊断阈值仍缺乏一致统一的意见。

3. 治疗 对于妊娠期糖尿病首要的治疗措施是饮食控制，大部分仅需饮食控制，少数15%~20%需要胰岛素治疗。虽然有报道加强血糖检测，并对血糖高的孕妇予以胰岛素治疗，可以使巨大儿的发生率从24%降至9%。事实上，对于经过糖筛查发现妊娠期糖尿病孕妇而言，随机对照研究的系统评价并未发现接受饮食治疗在出生巨大儿、剖宫产率、早产、孕妇高血压发生率上存在统计学意义。有一项随机对照研究单纯饮食控制或饮食控制加胰岛素治疗，两组妊娠结局并未发现统计学差异，但是该实验其中14%孕妇是因为饮食控制不良改用胰岛素控制的，因此该项研究缺乏可靠性。另有研究发现经过糖筛查诊断为妊娠期糖尿病的妇女经治疗后，剖宫产率仍高于非糖尿病妇女。

4. 筛查意见 对于妊娠期糖尿病是否筛查或是采用何种标准筛查，不同国家有不同的意见，采用标准亦不同。

1998年，第四届国际妊娠期糖尿病工作会议指出，有相当一部分属于糖尿病低危妇女（年龄小于25岁，一级亲属没有糖尿病，体重指数正常）而言，常规筛查妊娠期糖尿病是不必要的消费。由于缺少统一的诊断依据，而对妊娠期糖尿病的筛查造成困难。尽管据报道空腹血糖及糖筛查有较高的敏感性及特异性，但是现在对于采取什么样的筛查实验仍存在争议。RCOG认为目前没有证据推荐在孕期常规进行糖筛查。

ACOG观点妊娠期口服葡萄糖50g后1小时检测孕期糖耐量，如果异常还应做OGTT实验空腹血糖，口服100g葡萄糖后3小时血糖，两项或两项以上指标异常诊断为妊娠期糖尿病。但是目前常规筛查仍有争议，有观点推荐常规进行筛查高危人群：孕妇年龄大于30岁；巨大儿、畸形儿或胎死宫内的病史；妊娠期糖尿病史；家族有糖尿病史；肥胖孕妇；持续性尿糖阳性；长期使用β拟交感神经药或糖皮质激素。但是另有研究认为仅在高危因素人群中筛查只能检测出50%的糖耐量异常者，反对观点认为对于没有危险因素的人群进行这样复杂不方便的检查，而且需要花费财力，因为在这些人群众发病率低。由于尚存在争论，ACOG没有推荐意见。如果选择常规筛查则需在妊娠26~28周进行，如果选择在高危人群中筛查需在早孕期进行，如果阴性则需要重复。需在空腹及不空腹两种状态下进行糖筛查。

我国中华医学会推荐，对有高危因素的非糖尿病孕妇进行糖筛查实验。高危因素包括：孕妇年龄大于 30 岁；肥胖孕妇；孕前患有多囊卵巢；家族有糖尿病史；孕早期空腹尿糖阳性；巨大儿分娩史；无原因反复自然流产史；死胎死产史；足月新生儿呼吸窘迫史；畸形儿或胎死宫内的病史；本次妊娠胎儿偏大或羊水过多。

（二）子痫前期筛查

子痫前期是导致母婴病率及死亡率的主要原因之一，子痫前期的发病率为 2% ~10%。大部分妊娠期血压升高的孕妇并没有临床症状，血压是预测子痫前期的唯一早期征象，因此孕期应常规测量血压。原来水肿亦作为子痫前期的一个症状，但是在 80% 的孕妇均可发生水肿，因此现在已不再用做分类子痫前期的依据。有研究证明诊断界限值为 90mmHg 或升高 25mmHg，而不是 ACOG 曾经推荐的诊断标准（较早孕期，收缩压升高 30mmHg，舒张压升高 15mmHg），这个标准包含了不会增加妊娠不良结局的孕妇，随后的美国联邦卫生组织建议取消 ACOG 的诊断标准。

在正常妊娠早孕期血压会下降，以后至妊娠晚期会恢复至与正常非妊娠妇女相当水平，对于合并有慢性高血压的孕妇，在早孕 10 ~13 周时血压可能正常。传统的诊断妊娠期血压升高的指标是在间隔至少 4 小时，血压大于 140/90mmHg。当超过这个标准时围生期病率将升高。事实上在英国大约有 20% 的孕妇在妊娠 20 周后，会有 1 次或 1 次以上血压达到这个数值，这会导致对约 10% 的孕妇进行孕期干预，而子痫前期的发病率仅为 2% ~4%。在妊娠 24 ~35 周按照收缩压大于 140mmHg 或舒张压大于 90mmHg 诊断为妊娠高血压的 748 名孕妇中，有 46% 至少两次蛋白尿（＋）或更高，9.6% 进展为重度子痫前期。一项大型队列研究（n＝14 833）发现在中孕期平均动脉压大于 85mmHg、晚孕期大于 95mmHg 的孕妇，发生胎死宫内、小于胎龄儿、新生儿病死率均升高。

评价子痫前期的高危因素，发生子痫前期的高危因素被认为有：高龄、初产妇、子痫前期病史、体重指数高、糖尿病、高血压。

血压检测的频率，目前尚无证据提示什么频率监测测量血压的合适。比较标准产前检查次数和减少产前检查次数，子痫前期的发生率并无统计学差异。

子痫前期的诊断依据包括蛋白尿以及升高的血压，利用试剂条检测尿蛋白，随机尿蛋白（＋）的假阳性率为 6%，因此只能作为筛查实验，蛋白尿（＋）应进一步检测 24 小时尿蛋白或尿蛋白/肌酐比值，24 小时蛋白尿大于 300mg 或尿蛋白/肌酐比值大于 30mg/mmol 即为阳性。但是 24 小时蛋白尿大于 500mg 对于妊娠不良结局具有预测性。

RCOG 推荐，在第 1 次就诊时需评价子痫前期的高危因素，每次产科检查均应检测血压及蛋白尿。血压检测的最佳时机及频率还需进一步的研究。

在过去的几十年，有许多研究寻找预防子痫前期的方法，包括低盐饮食、利尿剂、卧床休息、限制体重增长等，但是均未证明有效性，有研究使用小剂量阿司匹林、补充钙剂、镁剂以及鱼油等，均未发现可以降低子痫前期的发病率。有一项实验发现补充抗氧化剂，如维生素 C、维生素 E 有意义，但是需进一步大样本量研究。

（张晓云）

第三节　营养指导

在胎盘产生的激素参与下，孕妇体内各器官系统发生一系列适应性生理变化，对蛋白质和多种矿物质等需求量增高。孕妇在妊娠期间，不仅要维持自身的营养需要，还要保证胎儿的生长发育和乳房、子宫及胎盘等的发育需要，同时为分娩和产后哺乳做好营养储备，因此孕期有特殊的营养需要。妊娠期合理的营养对于孕妇健康和胎儿的生长发育是至关重要的，全面均衡摄入营养是保证胎儿正常生长的关键。有研究发现在孕期进食不规则与妊娠近期远期并发症有相关性，饮食对于预防和治疗妊娠期糖尿病、妊娠期高血压疾病有相关性，而且对于改善妊娠的预后是有必要的。应特别重视孕妇的营养补充，以保证胎儿的生长发育和母亲的健康。

一、能量

妊娠能量储备的消耗加大，而且器官组织（包括血液、子宫、胎盘及胎儿等）的质量增加，因此需要较非妊娠更多的能量摄入来满足身体变化得需要，达到适宜的体重增长，即使是孕前体重超重的妇女，亦需适当增加能量的摄入，以保证胎儿正常的体重增长。能量的增加主要依靠食物的摄入量的增加。

（一）碳水化合物

妊娠期空腹血糖降低，而且胰岛素分泌对于进食的反应波动更大。尤其在中孕期以后，表现为饥饿感更快，较非妊娠而言，空腹血糖浓度更低，而脂代谢产物 β - 羟丁酸浓度升高，妊娠期在空腹时糖原储备的消耗加快从而导致脂肪分解代谢。有研究发现空腹尿酮体的出现与早产的发生有相关性，在动物试验发现在糖原耗竭饥饿状态下血清前列腺素浓度增加，而后者会诱发子宫收缩，亦会增加早产的危险。

由蛋白质类食物供能占总需能量的 30%，碳水化合物占总需能量的 40%、脂类占 30%，少食多餐（分为三正餐、三加餐），而且使用生糖指数较低的碳水化合物对于预防妊娠血糖指数的大幅度波动是有意义的。

（二）蛋白质

从母体获得充足的氨基酸对于胎儿的正常生长发育是至关重要的，氨基酸是通过主动转运从母体通过胎盘转运的，胎儿体内可以利用必需氨基酸合成非必需氨基酸。例如：丝氨酸是在胎儿肝脏利用谷氨酸盐、丙氨酸、甘氨酸等合成的。有研究报道母体优质蛋白摄入、热量摄入不足会影响胎盘的生长，胎盘转运功能下降，胎儿体内其他非必需氨基酸的合成及蛋白质合成所需的必需氨基酸供应不足，会影响胎儿体内的生化合成反应及胎儿正常的生长发育。

肉类、禽蛋类、牛奶含蛋白质丰富，是优质的蛋白质来源。鱼类及海产品不仅含蛋白质丰富而且含有必须不饱和脂肪酸，推荐在孕期多食用鱼类及海产品。有研究发现母亲在妊娠及母乳喂养期间食用鱼肉，可以减少婴儿过敏性疾病的发生率。但是有观点认为几乎所有的鱼类贝壳类等海产品含有甲基汞，对于胎儿神经系统发育存在影响，而由此造成的负面影响远大于使用这类产品带来的好处。FDA 意见海产品提供优质蛋白质及必须不饱和脂肪酸的作用不能忽视，推荐不要食用鲨鱼、箭鱼、青花鱼以及含甲基汞较高的鱼类。建议每周两次食用含汞量较低的海产品，如小虾、鳟鱼、鲶鱼、金枪鱼罐头，总量不超过340g（或食用1次金枪鱼，总量不超过170g）。应检测当地湖泊、池塘等养鱼场所含汞量，避免食用含汞量高的鱼。

（三）脂类

目前对于妊娠孕期脂类摄入推荐量尚无研究，理论上脂肪摄入量不超过总热量30%。饱和脂肪应低于总脂肪摄入的30%应该是合理的。有研究认为妊娠期摄入过多高能量或高脂食物与增加婴儿过敏性疾病发生有关。

（四）必需不饱和脂肪酸

孕期对于必需不饱和脂肪酸的需要量增加，必需不饱和脂肪酸的缺乏，可能会影响胎儿神经功能及视觉的发育。含不饱和脂肪酸丰富的食物包括葵花子、坚果类、大豆油、谷物油、鱼虾、鸡蛋黄、肉等。不饱和脂肪酸在海鱼、橄榄油等中含量高，可以降低白细胞内皮黏附分子的表达，改善内皮依赖的血管舒张功能以及与内皮功能相关的血液流变学状态。

二、矿物质

（一）铁剂补充

铁缺乏会影响胎儿生长发育，并且新生儿发生早产风险亦增高。母亲缺铁性贫血与早产发生率呈正相关，孕期母体的铁营养状况与胎儿的生长发育及慢性疾病的发生有关，母体血红蛋白浓度低与发生巨大胎盘、胎盘重量/胎儿重量比例升高显著相关，而巨大胎盘、胎盘重量/胎儿重量比例升高的现象，与将来高血压或是心血管疾病的发生有相关性。含铁丰富的食物包括红色肉类、猪肉、家禽、鱼、蛋等，这些食物不仅含有丰富的血红素铁，易于吸收，可以提高非血红素铁的生物利用度，而且蛋白质含量高。另外含非血红素铁丰富的食物，如强化铁面包、蔬菜、坚果等亦鼓励食用。我国营养学会推荐早孕期铁摄入量不超过25mg每天，怀孕中晚期最大补充量30mg/d。

（二）钙及维生素D的补充

孕期钙及维生素D需要量更高，补充钙剂可以降低早产发生率。但是维生素D属于脂溶性维生素，补充过量亦会导致中毒，我国营养协会推荐孕期维生素D最大补充剂量不超过400IU/d，钙每天摄入量不超过2g。

（三）锌的补充

锌对于维持血管内皮的完整性是必不可少的，锌缺乏会导致内皮屏障功能受损。有研究发现对于血中锌水平低于平均值的孕妇，补充锌可以增加新生儿体重。母体锌的营养状况与过期妊娠、胎膜早破、孕期感染的发生相关。有研究发现孕期锌摄入量不足（小于6mg/d），与孕期母体体重增长不足、早产以及低体重儿发生相关。

三、维生素

（一）维生素C和维生素E

有维生素C和维生素E的补充，可以减少氧化应激、细胞黏附因子的表达及单核细胞黏附，改善内皮细胞和胎盘功能，降低子痫前期发病率。

（二）维生素 A

维生素 A 及其活性代谢产物作为人类一种必需的营养物质，参与体内的许多生理过程，包括视力、生殖、生长、细胞分化、免疫功能以及胚胎发育等。维生素 A 类物质不足与过量具有致畸性已经得到认可。20 世纪 40 年代起，大量动物实验（大鼠、猪）证明由于维生素 A 缺乏导致的先天畸形并且最终被描述为维生素 A 缺乏综合征。据统计这些畸形种类包括眼部畸形（75%）以及泌尿生殖道（42%）、肾脏（38%）、膈肌（31%）、肺脏（4%）、主动脉弓（9%）以及心脏（4%）等的畸形。过量维生素 A 刺激脉络膜分泌，脑脊液生成过多，同时还可刺激导水管上皮细胞增殖，使导水管狭窄，造成脑积水、脑室扩大而引起颅高压，可以造成自由基产生增加导致头痛、恶心、呕吐、烦躁或嗜睡、球结膜充血及视神经乳头水肿等，可有低热表现。在动物试验中，孕期大剂量维生素 A 会使所有器官系统畸形，有研究发现过量维生素 A 可以致心脏发育畸形，可以致神经管畸形、肛门直肠畸形以及马蹄足。

在我国以素食为主，营养学会推荐孕妇维生素 A 摄入量每天不超过 3 300 国际单位。

（三）叶酸

血清叶酸水平低会增加早产。低体重儿以及胎儿宫内生长受限的发病概率，研究发现叶酸可以降低血浆高半胱氨酸浓度，高半胱氨酸可以增加黏附因子的表达、血小板的聚集以及抑制一氧化氮的生成。妊娠期服用叶酸 $400\mu g/d$。

四、水及纤维素

妊娠激素水平升高会导致肠道蠕动减慢，对水分的吸收增加，孕妇胃肠道功能亦发生改变。痔、便秘、肠胀气、肛裂等发生率增加，含纤维素丰富、水分充足的食物可以缓解这些消化道症状。健康组织（The Department of Health，DH）推荐成人每天最少摄入非淀粉多聚糖 12g，平均 18g，不超过 24g。孕妇每天应摄入 18~24g 非淀粉多聚糖，但是过多的纤维素会影响钙、铁、锌的吸收。非淀粉多聚糖来源于全谷、水果（新鲜或干制品）、蔬菜、燕麦、豆科植物、扁豆、坚果等食物。由于妊娠期血容量增大，孕妇水分摄入量亦增加，推荐每天从食物和饮料摄入 3 000ml 水分。

五、孕妇体重增加

国内有推荐意见孕前体重指数 <16.75 的孕妇，孕期体重增加值应是 8.07×（身高 m）^{2}。体重指数在 16.75~23.71 者，孕期体重增加值 5.37×（身高 m）^{2}。体重指数 >23.71 者，孕期体重增加值 3.82×（身高 m）^{2}。美国妇产科学会有关孕期体重增加推荐：孕前体重指数 <19 的孕妇，孕期体重增加值应是 12.5~18kg。孕前体重指数在 19.8~26 者，孕期体重增加 11.5~16kg。孕前体重指数 26~29 者，孕期体重增加 7~11.5kg 值。孕前体重指数在 >26 者，孕期体重增加 8~7kg。

（杜亚萍）

第四节 产前筛查与诊断

产前筛查（prenatal screening）实验的目的在于通过 B 超检查，血清学检查（唐氏筛查、开放性神经管畸形筛查）等技术手段，尽早在妊娠期发现胎儿结构异常或染色体异常、导致不能正常生活的缺陷以及致死率高或造成远期严重并发症的异常，及早发现需要进行宫内治疗的胎儿以及在出生后需要治疗的胎儿。在做这些筛查之前，应让孕妇了解筛查的意义以及风险，并给予其选择的权利。

目的在于发现特殊的结构异常，从而帮助提供妊娠所需要的特殊的适当的监护与保健或作出终止妊娠的决定。但是取决于系统解剖结构，孕周以及操作者的技术水平及设备精度。

一、超声筛查胎儿结构异常

从 1988 年至 1996 年，分别在欧洲、韩国、美国所做的 11 项关于超声在筛查胎儿异常中的意义的系统评价（其中有 1 项是随机对照研究、6 项回顾性队列研究、4 项前瞻性队列研究），总共有 96 633 名胎儿接受筛查。总的胎儿异常率为 2.09%（包括显著畸形及小的异常），孕期检出率不仅与超声医师的技术有关，还与设备的精密程度有关。

有随机对照研究对常规超声筛查与选择性筛查进行比较，常规筛查比选择性筛查发现胎儿大畸形的概率高，并且可以明显降低新生儿死亡率。胎儿结构异常的筛出还与孕周有关。有研究报道在孕 12～13 周可以筛查出 84% 的无脑儿。在威尔士全部的产前保健机构都在孕 18～20 周常规进行胎儿结构异常的筛查，推荐在孕 20 周进行超声筛查的最低标准（参照 RCOG 制订标准，最佳标准包括额外筛查心脏流出道及唇腭裂缺陷）。筛查出结构异常后，需要进一步复查或更仔细核实诊断。

RCOG（表 16-3）推荐孕妇在中孕期应进行超声筛查，最好尽量早发现结构异常，通常在 18～20 周，应由经过专业训练的超声医师操作，并且所使用的超声仪器应达到一定要求。

表 16-3 RCOG 超声筛查项目标准项目

22 周超声筛查最低标准项目
常规胎儿检查项目
胎头形状、大小及内部结构
脊柱：纵向及横向
腹部形状及内容（在肾平面、脐平面）
肾盂
腹部长轴
胸骨四腔心平面
手臂：肱骨，尺骨，桡骨（不用数手指）
腿：股骨，胫骨，腓骨（不用数脚趾）
最佳标准检查项目
心脏流出道
面部及唇腭裂

我国目前主张在中孕期进行结构异常筛查，我国卫生部文件《产前诊断技术管理办

法》，对超声产前技术规范做了明文规定，要求在妊娠 16～24 周应能诊断出 6 种致命畸形，其中包括单腔心。胎儿心脏超声检查适宜在妊娠 16～28 周时进行，最佳时间为孕 20～24 周。

二、唐氏综合征筛查

唐氏综合征（Down's syndrome），又称 21 - 三体综合征，主要临床表现为智力障碍，而且合并其他先天性疾病的发生率增加，如：心脏异常的概率较高，白血病、甲状腺疾病、癫痫、Alzheimer 病的发生率亦增加。据统计唐氏综合征患儿有 80% 为严重智力低下，20% 为轻、中度智力低下，其中 46% 合并先天性心脏病，需要外科治疗。产前诊断明显降低了因为先天性畸形而发生的新生儿死亡。

（一）唐氏筛查的原则

任何先天性异常的筛查应该对孕妇提供公平、无倾向性、证据充足的依据及信息，并且由孕妇本人自主决定是否接受筛查。应该向孕妇解释唐氏综合征筛查的特点以及筛查结果的意义。筛查实验存在一定假阳性或者假阴性概率，可能有一系列原因导致筛查结果的差异：关于母亲的年龄风险和生化指标计算风险的统计方法不同；分析所采用的生化指标不同；所采用的风险值不同；上队列研究或病例对照研究设计等研究方法的选择所导致的偏倚；机会变异等。

唐氏综合征筛查可以在早孕期或者中孕期进行。在早孕期可以检查颈后透明层厚度，是测量皮肤到颈椎之间皮下组织间隙，在 10～14 周测量值增高可增加患唐氏综合征的风险。在中孕早期，可以进行血清学生化检查，评价唐氏综合征的患病风险需结合孕妇年龄、孕周以及生化指标的水平综合考虑，如果结果高于临界值就是高风险，如果筛查结果是高风险，则需进行羊水穿刺，羊水细胞培养，羊水穿刺可能会增加 1% 的流产率。

（二）唐氏综合征筛查的方法

随着母亲年龄的增大，唐氏综合征的风险亦增加。20 岁的母亲唐氏综合征患儿的患病风险为 1：1 440；35 岁的母亲其胎儿患病率增加到 1：338，在 45 岁增加到 1：32。因此在使用生化筛查及超声筛查之前应先考虑母亲的年龄，母亲年龄在 35～37 岁的应予以羊水穿刺诊断实验。

侵入性诊断实验及核型分析是确诊的金标准，但是与没有进行侵入性诊断的孕妇相比，流产率增加 1%。1998 年，一项调查报道，在 3 年时间里，单纯以母亲年龄为筛查指征就查出 53% 的唐氏综合征患儿，但是有观点认为这个数据言过其实，因为没有准确唐氏综合征患儿的总数。

20 世纪 80 年代，一些与唐氏综合征相关的生化标记被发现，这标志着 35 岁以下的孕妇也可以进行唐氏筛查。这是非常重要的，因为尽管唐氏综合征的风险随着孕妇年龄的增加而增加，但是年轻妇女占孕妇的绝大多数，因此也是分娩唐氏综合征患儿的主体。早孕期筛查指标有 HCG、PAPP - A，中孕期筛查指标有 HCG、AFP、uE$_3$、D - D 二聚体、抑制素 A。

特殊的超声筛查标志与唐氏综合征的关系亦有研究，一项 meta 分析认为在中孕期进行超声筛查枕背部皮肤厚度是最有意义的指标，其他 6 个标志意义相对较小。事实上综述总结在实际操作中枕背部皮肤厚度对于筛查唐氏综合征的敏感性并不高。颈后透明层的测量主要在孕 11~14 周进行，但是检测率较低。胎儿鼻骨及其他超声标记正在探索之中。

（三）现行的唐氏筛查

在早孕期（10~12 周）用 HCG，PAPP-A 和颈后透明层厚度进行筛查，这个通常被称作结合实验；在孕 14~20 周用 HCG、AFP 筛查，称为双重实验；如果再加上游离雌三醇，称为三重实验；再加上抑制素 A，成为四项筛查。联合筛查是指早孕期 HCG，PAPP-A 和颈后透明层厚度筛查，中孕期 HCG、AFP、游离雌三醇、抑制素 A 筛查，要求孕妇在早孕期及中孕期均进行筛查。尽管目前认为这种联合筛查有效，但是在临床上，孕妇对这种筛查的接受程度不明确。

筛查方案的选择、超声医师诊断技术的差异、风险值的确定以及筛查实验进行的孕周，这些因素都可能影响筛查结果。2001 年，一项对英格兰所有孕妇保健中心和主要的保健机构的调查显示，大多数的机构都提供了对唐氏综合征的筛查。但是采取的形式有所不同，单纯筛查早孕期颈部透明层，或者中孕期生化筛查，或者早孕期筛查与中孕期筛查相结合，但是所选择的生化指标不同。在我国大多数在 10~20 周采用三重或双重实验进行筛查。见表 16-4。

表 16-4　唐氏综合征筛查的检测率以及假阳性率

	假阳性率	检出率
颈后透明层厚度（9~14 周）	4.7%	77%
颈后透明层厚度 + HCG + PAPP	5%	85%~89%
双重实验	无报道	66%
三重试验　风险值 1∶190~1∶200	4%	67%
风险值 1∶250~1∶295	6%	71%
风险值 1∶350~1∶380	8%	73%
四联实验	5%	75%
血清联合筛查	2.7%	85%
联合筛查	1.35%	85%

应向孕妇提供唐氏综合征的筛查实验，筛查实验的检出率应大于 60%，假阳性率应小于 5%，并向孕妇告知筛查实验的检出率以及假阳性率，并且当筛查实验阳性时，需进一步做诊断实验。筛查方案如下：

11~14 周：检测颈后透明层厚度；

结合筛查：颈后透明层厚度 + HCG + PAPP-A。

14~20 周：三联试验（HCG + AFP + inhibinA）；

四联实验（HCG + AFP + uE$_3$ + inhibinA）。

早孕期 + 中孕期筛查：联合筛查（NT + HCG + PAPP-A + AFP + uE$_3$ + inhibinA）；

血清联合筛查（HCG + PAPP-A + AFP + uE$_3$ + inhibinA）。

（四）阳性筛查结果后的诊断

筛查出高危孕妇后，需进行诊断实验。现在诊断实验是通过培养胎儿细胞进行的，胎儿细胞目前是通过侵入性操作方式获得的：羊水穿刺、绒毛活检、脐血穿刺。这些方式均有可能增加流产的风险，羊水穿刺导致流产率增加 1%。

绒毛活检通常在孕 11～13 周进行，羊水穿刺在孕 15 周后进行。实际上，绒毛活检较孕中期羊水穿刺而言，其取材失败率相对较大，而且流产率亦较大。但是早孕期进行羊水穿刺检查，取材失败率比早孕绒毛活检更大，而两者的流产率无显著差异。早孕期羊水穿刺较中孕期羊水穿刺而言，其取材失败率及流产率显著高于后者，因此羊水穿刺应在孕 15 周后进行。

（杜亚萍）

第五节 产前诊断技术

遗传缺陷的产前诊断通常需要对胎儿组织进行分析，20 多年以来，最常用的侵袭性产前诊断技术是≥妊娠 15 周时的羊膜腔穿刺术，时至今日仍是如此。不过，最近几年来，一些其他的侵袭性技术被引入，包括：绒毛取样（chorionic villus sampling，CVS），早期羊膜腔穿刺术（≤妊娠 15 周），胎血取样，胎儿肝脏取样，胎儿肌肉活检和胚外体腔穿刺术。非侵袭性技术被证明是没有价值的，无论是单独使用（如高分辨超声检查），或作为一种侵袭性方法的辅助筛查。在这一节中我们对这些技术的应用性、安全性进行讨论。

一、羊膜腔穿刺术

（一）技术性羊膜腔穿刺术（≥妊娠 15 周）

1. 技术 传统的羊膜腔穿刺术是在根据末次月经计算的妊娠 15～17 周时进行的，在妊娠的这一时期，羊水量约为 200ml，羊水中可成活的细胞与不可成活的细胞的比值相对较高。

在行羊膜腔穿刺术之前，应常规做超声检查以评估胎儿的数目和存活能力，通过胎儿生物统计学测量来确认孕周，确定胎盘位置，并估计羊水量，在我们单位还常规进行胎儿解剖学检查以便对大的胎儿畸形进行筛查。

根据超声检查，选择穿刺位点。总的来说，我们倾向于在中线位置上进针，但是，这并不总是最佳的羊水池所在位置；在少数情况下，可能必须选择子宫下段或外侧。如果有可能，应避开胎盘，如果在最佳羊水池处穿刺需要穿透胎盘，我们尽可能选择在胎盘最薄的位置进针。穿过胎盘的羊膜腔穿刺术并不增加操作的风险。应辨认并避开脐带穿过的位置，还应避开母亲的肠道和膀胱。

局麻（如 2～3ml 1% 利多卡因）可用可不用，不过，局麻并不影响操作时患者的痛苦程度。用含碘溶液消毒孕妇的皮肤，将消毒巾铺在穿刺点周围。采用 22 号腰穿针，在操作过程中应用超声持续监测并观察穿刺针，由操作者或其助手将一个实时探头放在穿刺位点附近，这样超声波就和计划进针的径线相平行或有一个轻度的成角。应连续进针直到针头位于羊膜腔内。羊膜嵌顿在中孕期羊膜腔穿刺时是很罕见的问题。遇到任何问题通常都可以通过旋转穿刺针和继续进针来解决。理论上，最初的几毫升羊水可能含有来自血管、腹壁或子宫肌层的母体细胞，因此，最初的羊水应被废弃或用于甲胎蛋白（alpha - feto - protein，AFP）检测。在妊娠 17～20 周进行的羊膜腔穿刺术，通常可以抽吸 20～30ml 羊水。标本必须明确标记并在室温下送到实验室。

· 421 ·

有时会抽吸到血性羊水，血液几乎总是母源性的，但不会影响羊水细胞的生长。棕色、深红色或葡萄酒样颜色的羊水往往伴有不良妊娠结局。这种颜色提示以前有过羊膜腔内出血，血红蛋白的降解产物是形成这种颜色的原因。在这些病例中，最终有 1/3 的妊娠丢失。如果这种异常颜色的羊水合并有羊水 AFP 水平升高，则妊娠结局几乎总是不好的（胎儿死亡、无脑儿、自然流产或胎儿畸形）。绿色羊水可能是由于胎粪染色所致，且显然与不良妊娠结局无关。据报道棕色羊水与胎儿非整倍体风险增加有关。

羊水与尿液在外观上无法区别。当选择耻骨上为穿刺位点时有抽出母亲尿液的风险。对母亲尿液中的细胞进行分析显然会导致诊断错误。如果对抽出液体的来源有疑问，可以作结晶分枝试验，将液体置于酸洗的玻片上，晾干后，在低倍（放大 11 倍）显微镜下观察，羊水会显示"厥类植物"特征。不过，只有在很罕见的情况下才需要作这种试验。

破坏胎儿胎盘循环造成的母胎输血可能会产生免疫效应，但这种风险的重要性尚未确定。给怀有 Rh 阳性胎儿的未致敏的妇女使用 Rh 免疫球蛋白（RhIG）以预防 Rh 免疫反应，现已被广泛应用，但尚未完全证明这样做是有效的。用药的剂量也不一致，在英国，在妊娠 20 周以前 RhIG 的推荐剂量为 50μg，妊娠 20 周以后的剂量为 100μg。美国妇产科医师学会推荐在母血循环中每 1ml 胎儿血液给予 300μgRhIG。我们常规在遗传性羊膜腔穿刺术后给予 300μgRhIG，而不论穿刺针是否穿过胎盘。

在羊膜腔穿刺术后应在超声下观察胎心活动情况，之后简要观察患者的情况，嘱其如有阴道流血或排液、子宫痉挛或发热应汇报。我们建议在术后 1~2 天要避免剧烈运动（如慢跑或无氧运动）和性交，不过，术后可以做正常的步行活动。

2. 多胎妊娠　如果羊水量足够多，通常也可以对多胎妊娠行羊膜腔穿刺。从第一个羊膜腔内抽吸出羊水后，将 2~3ml 的靛胭脂按 1：10 稀释于无菌水中，在拔针之前将其注射入羊膜腔内，之后再进行第二个羊膜腔穿刺。将第二根针穿刺入第二个羊膜腔内，最好是在事先看清分隔开两个羊膜腔的膜之后再确定穿刺点，如抽吸出清亮的羊水，则证实是真正进入了第二个羊膜腔。应避免使用美蓝，因为美蓝羊膜腔内注射后会造成胎儿空肠回肠闭锁。尽管这尚未被很好地证明，但大家一致认为双胎的羊膜腔穿刺术不会比单胎羊膜腔穿刺术造成更多的风险。Anderson 及其同事报道在羊膜腔穿刺术后的 28 周内，双胎丢失率为 3.57%，这一概率不比双胎丢失率再加上羊膜腔穿刺术相关的单胎丢失率高。但是，其他作者对同一研究进行了解释，基于高的绝对胎儿丢失率，他们认为胎儿丢失率是增高的。Pruggmayer 及其合作者也报道绝对胎儿丢失率高。Ghidini 及其同事将 101 例双胎妊娠与 108 例单胎妊娠对照进行对比，认为两组的胎儿丢失率相似。Yukohowich 及其合作者对 476 例于妊娠 17~18 周行羊膜腔穿刺术的双胎妊娠、489 例于妊娠 17~18 周行羊膜腔穿刺术的单胎妊娠和 477 例未在妊娠 17~18 周行羊膜腔穿刺术的双胎妊娠进行回顾性对比，发现术后 4 周的胎儿丢失率分别为 2.7%、0.6% 和 0.6%。这一研究和其他研究的问题在于没有将孕妇的年龄、羊膜腔穿刺的指征以及其他变量纳入到 Logistic 回归分析中去。

有些作者提倡在超声引导下对双胎妊娠进行单针穿刺，而勿需注射入染料以区分两个羊膜囊，但我们仍倾向于前述的使用染料的方法。Yukobowich 及其助手在前述的研究中采用的就是超声引导方法。

三胎以及其他多胎妊娠也可以采用类似的序贯性地将染料注射入已成功穿刺过的羊膜腔内的方法。只要抽吸出的是清亮的羊水，就证明已经进入到一个新的羊膜腔内。

3. 安全性　羊膜腔穿刺术会给母亲和胎儿带来潜在的危险，母亲的风险相当低，有症状的羊膜炎很罕见。微小的母亲并发症，如一过性阴道点滴出血或微小的羊水渗漏发生于1%或更少的病例中，但几乎总是自限性的。

有一些大样本的合作研究证明了传统羊膜腔穿刺术的安全性。但是，咨询所依据的这些研究是在几十年前进行的。第一个大型的遗传性羊膜腔穿刺术的前瞻性研究是由美国国家儿童健康和人类发展研究所进行的，包括1 040名研究对象和992名适配对照。在1 040名行羊膜腔穿刺术的妇女中，950名（91.3%）是做细胞遗传学分析，90名（8.7%）是为了评估有无先天性代谢异常。在所有行羊膜腔穿刺术的妇女中，有3.5%的人在从羊膜腔穿刺术到分娩这段时间内发生胎儿丢失，对照组为3.2%。这一细小的差异没有统计学意义，当用母亲年龄校正后，两者之间的差异完全消失。加拿大的一个合作小组做了一项队列研究，他们对900名妇女的1 020次妊娠中所行的1 223次羊膜腔穿刺术进行分析，但没有设置对照组，妊娠丢失率为3.2%，和美国的合作研究所报道的相似。

英国的一项合作研究发现羊膜腔穿刺术后的胎儿丢失率较对照组显著升高（2.6%比1%），不过，在这项研究中，羊膜腔穿刺术的一个常见适应证是母血清AFP（MSAFP）升高，现在认识到这一点本身就和胎儿丢失率升高和不良围产结局有关。在排除了根据这一适应证所行的羊膜腔穿刺术之后，研究组和对照组之间的胎儿丢失率的差别缩小至不到1%，但该差别仍然具有统计学意义。

上述合作性研究的相关性受到质疑，因为他们没有进行现今标准所规定的高质量的超声检查，也没有和穿刺术同期进行的超声检查。这一批评在20世纪80年代丹麦的一个随机对照试验中部分地表达出来，该试验对4 606名25～34岁的没有已知的胎儿遗传学异常的妇女进行研究，有三次以上自然流产史、糖尿病、多胎妊娠、子宫畸形或佩带宫内节育器的妇女被排除。将研究对象和对照组的母亲年龄、社会群体、吸烟史、既往人工或自然流产、死产、活产和低出生体重儿的数目以及入组时的孕龄进行对比。在实时超声引导下，由有经验的医生用20号穿刺针进行羊膜腔穿刺，除了三名妇女，对所有妇女都进行随访，术后16周后的自然流产率在羊膜腔穿刺组为1.7%，对照组为0.7%（P<0.01），如果穿过胎盘，自然流产的相对风险升高2.6倍，研究组中呼吸窘迫综合征更加常见（相对风险2.1），有更多的婴儿因为肺炎而接受治疗（相对风险2.5），后尿道畸形的几率在两组之间没有差别。

在一个来自英属哥伦比亚的研究中，Baird及其合作者考虑能否用一个以人群为基础的先天畸形和无能的数据库，根据不同的几率将做过中孕期羊膜腔穿刺术的妇女所分娩的儿童与适配对照（即没有做过羊膜腔穿刺术的妇女的后代）相鉴别。作者对1972—1983年间健康监测登记中所收集到的活产儿资料（到1990年止随访了7～18年）进行了研究，包括1 296例病例（651名男性，645名女性）和3 704名对照病例（1 867名男性，1 937名女性）。活产儿的母亲为由于高龄（≥35岁）而行羊膜腔穿刺术且染色体检查和神经管缺损检查结果都正常者。根据地方出生登记，每例都根据母亲年龄、儿童的性别、出生日期和健康状况配对3个对照；病例组中有128例（9.9%），对照组中有308例（8.3%）（相对风险1.23），这一相对风险没有显著差异。对病例组儿童残疾的可能性进行检查并与对照组对比，除了与羊膜腔穿刺术有关的ABO同型免疫增加以外，没有发现有差异。总的来说，这一研究对进行中孕期羊膜腔穿刺术的患者的远期结果提供了可靠的资料。

泰国的Tongsong及其合作者进行了一个大样本队列研究，以妊娠15～24周进行羊膜腔穿刺的单胎妊娠的孕妇为研究对象，并根据母亲年龄、产次和社会经济状况设置对照组（1：1配对）。研究对象共包括 2 256 对孕妇，在排除了失随访、胎儿畸形和有主要染色体异常的配对之后，他们对 2 045 对配对孕妇的妊娠结局进行对比，两组之间的胎儿丢失率、早产或胎盘早剥率没有差异（P > 0.5）。但是，这一研究报道不能区别低于 1% 的差别。

另外一组对 28 613 例羊膜腔穿刺的随访资料表明胎儿丢失率很低。术后 30 天的总胎儿丢失率（背景丢失率加上操作相关性的）为 1：362，在围产医生和其他产科医生之间是相似的。

目前急需的是由熟练的操作者采用现代超声设备进行监测。研究所需的样本量需很大（n = 5 000 或 10 000），目的是为了区别出增加了 0.5%（如通常所述）和 0.2% 左右的胎儿丢失率。当然，在传统羊膜腔穿刺术之后胎儿丢失率增加 0.5% 就已经很高了。

总之，由有经验的医师进行操作，继发于羊膜腔穿刺的妊娠丢失的风险大约为 0.2% ~ 0.3%，严重的母亲合并症和胎儿损伤"很少见"。

（二）早期羊膜腔穿刺术（妊娠 14 周以前）

在 CVS 被引进之后，出现了在妊娠 15 周之前进行羊膜腔穿刺的趋势。在有些情况下，对于那些希望在传统羊膜腔穿刺术的时间（即妊娠 15 周以后）之前做产前诊断的病人，推荐采用早期羊膜腔穿刺术替代 CVS。早期羊膜腔穿刺术也用于防止再次预约做 CVS 的患者的不便。早期羊膜腔穿刺的时间在妊娠 12 ~ 15 周之间。

1. 技术 早期羊膜腔穿刺采用和传统羊膜腔穿刺基本相同的技术，所不同的是所取羊水量较少，通常是每一个完整的孕周取 1ml 羊水。考虑到可穿刺的面积相对较小，并需要避开肠道和膀胱，超声引导是绝对必需的。肠道和膀胱可能会对选定的穿刺针进入子宫的途径造成干扰，同时还有必要监测进针时的羊膜嵌顿现象，后者是导致早期羊膜腔穿刺时获取羊水失败的最常见的原因。由于绒毛膜和羊膜的融合尚不完全，行羊膜腔穿刺时的孕周较早，羊膜嵌顿的问题比较突出。

有人提出早期羊膜腔穿刺时将羊水过滤和再循环可以增加细胞的数量并减少核型分析所需的培养时间，不过，这种做法可能并没有必要。在 Hanson 及其合作者对 936 例妊娠 12.8 周之前进行的羊膜腔穿刺的系列报道中，平均培养时间为 8.8 天（SD 1.5 天）；只有一个患者由于细胞数量不足而需要重新穿刺。Lockwood 和 Neu 报道在 1 375 例早期（≤妊娠 14 周）羊水标本中，有 1 356 例（98.6%）被成功培养并获得细胞遗传学结果。

另一个值得关注的问题是：对妊娠 12 周之前羊水 AFP 和乙酰胆碱酯酶（AchE）结果的解释是否与中孕期时对神经管缺陷（NTD）检测的敏感性和特异性相一致。在 7 440 例 11 ~ 15 周妊娠行早期羊膜腔穿刺的病例中发现了 42 例开放性 NTD，采用羊水 AFP ≥ 2.0MOM 和 AchE 阳性的指标，对无脑儿的检出率为 100%，脊柱裂的检出率为 100%，脑膨出的检出率为 78%。排除胎儿死亡和其他严重异常，采用单一 AFP 指标有 43 例假阳性（0.6%），而采用 AchE 指标的假阳性结果只有 0.1%。在妊娠 13 周之前获得的羊水标本中，AchE 的假阳性率为 6.3%。几乎在所有的假阳性病例中都显示有两条非常微弱的带，后者可与开放性 NTD 中见到的真正的 AchE 带区别开来。但是，关于妊娠 12 周之前这些试验敏感性的资料仍然不足。

2. 安全性 起初，有一些研究报道早期羊膜腔穿刺术有应用前景。Hanson 及其同事报道了 936 例妊娠 12.8 周之前的羊膜腔穿刺术，术后 2 周内的胎儿丢失率为 0.7%（7/936），术后 28 周之前的丢失率增加 2.2%，并有 0.5% 的死产或新生儿死亡。总的胎儿丢失率为 3.4%（32/936），这一结果与超声检查正常的未行羊膜腔穿刺的正常妊娠的 2.1% ~ 3.2% 的胎儿丢失率之间有可比性。但是，缺乏对母亲年龄和孕龄的校正使这一可比性不够准确。Henry 和 Miller 也报道了在妊娠 12、13、14 周时羊膜腔穿刺的良好结果，在术后 28 周之前的妊娠丢失率分别为 5/193（2.6%）、5/426（1.2%）和 11/1 172（1.5%）。其他报道也是如此。

　　Nicolaides 及其同事对 731 名在妊娠 10 ~ 13 周时实施早期羊膜腔穿刺术的患者（其中 493 例是选择性的，238 例是随机性的）与 570 名行 CVS 的患者（其中 320 名为选择性的，250 名为随机性的）的结果进行对比。所有操作都是用 20 号穿刺针在超声引导下经腹穿刺。早期羊膜腔穿刺组的自然丢失率（胎死宫内或新生儿死亡）要显著高于 CVS 组（总平均为 2.3%，CI 1.2 ~ 3.9；随机组平均为 1.2%，CI 0.3 ~ 3.5）。Vandenbussche 及其同事采用了和 Nicolaides 及其合作者相似的方法，在 192 名术后随访至少 6 周的妇女中，有 102 例为随机选择的，66 例为选择性早期羊膜腔穿刺，24 名为选择性 CVS 患者，在 120 例早期羊膜腔穿刺的患者中有 8 例非意愿性胎儿丢失，而在 64 名 CVS 患者中无一例非意愿性胎儿丢失，两者的结果正相反，其差别为 6.7%（95% CI 2.2 ~ 11.1）。这些研究者认为，早期羊膜腔穿刺术的风险如此之高，以至于继续他们的试验在伦理道德上是不公正的。

　　Brunfield 及其合作者将 314 名进行早期羊膜腔穿刺术（妊娠 11 ~ 14 周）的妇女与 628 名进行传统羊膜腔穿刺术（妊娠 16 ~ 19 周）的对照组妇女进行配对。与行传统羊膜腔穿刺术的妇女相比，行早期羊膜腔穿刺术的妇女在术后 30 天内羊水渗漏（2.9% 比 0.2%）、阴道流血（1.9% 比 0.2%）和胎儿丢失（2.2% 比 0.2%）的几率更高。

　　最具结论性的是加拿大早期和中孕期羊膜腔穿刺试验报道的一个多中心随机试验。这个加拿大小组中的一个成员做的前期研究最初看来是很有希望的。Johnson 及其同事对早期羊膜腔穿刺术（妊娠 11 ~ 12^{+6} 周）和中孕期羊膜腔穿刺术（妊娠 15 ~ 16^{+6} 周）进行比较，在 638 名随机的并继续妊娠的妇女中，两组的胎儿丢失（自然流产）率分别为 27/344（7.8%）和 25/399（7.4%），他们总结得出：早期羊膜腔穿刺术和中孕期羊膜腔穿刺术是一样安全和准确的。但是，整个加拿大小组的研究结果却并非如此。早期羊膜腔穿刺术（n = 2 183）在妊娠 11^{+0} ~ 12^{+6} 周时进行，中孕期羊膜腔穿刺术在妊娠 15^{+0} ~ 16^{+6} 周进行，在早期羊膜腔穿刺组（n = 2 185）中，有 1 916 名妇女（87.8%）在妊娠 13 周之前行羊膜腔穿刺术。首先，早期羊膜腔穿刺组的总胎儿丢失率与中孕期羊膜腔穿刺组相比是有差异的（7.6% 比 5.9%），两组相差 1.7%（单侧 CI 2.98%，P = 0.012）；与中孕羊膜腔穿刺组相比，早期羊膜腔穿刺组中马蹄内翻足的发生率显著增加（1.3% 比 0.1%，P = 0.000 1）；更糟糕的是，术后羊水渗漏也有很大的差别（早期羊膜腔穿刺组为 3.5%，中孕期羊膜腔穿刺组为 1.7%，P = 0.000 7）。早期羊膜腔穿刺组的操作失败、多次进针、培养失败也更常见。最近，Nikkila 等报道了一组 3 469 例妊娠 15 周之前行遗传性羊膜腔穿刺术的病例，他们发现随孕周的增加，胎儿足部的畸形有明显的下降趋势。

　　我们的经验也和加拿大的经验一致。我们小组早期羊膜腔穿刺术的经验较少，我们将最初的 250 例早期羊膜腔穿刺术（≤ 妊娠 14 周）和最初的 250 例经腹 CVS（妊娠 9.5 ~ 12.9 周）病例进行对比，尽管早期羊膜腔穿刺术是在相对较晚的孕周时进行的，早期羊膜腔穿刺组和 CVS 组的胎儿丢失率分别为 3.8% 和 2.1%。穿刺针穿透胎盘看来并不增加妊娠丢失率。

总之，我们和 ACOG 认为 CVS 比早期羊膜腔穿刺术更安全，早期羊膜腔穿刺术的安全性也不如传统羊膜腔穿刺术。我们不主张行早期羊膜腔穿刺术。

二、绒毛取样

行传统的中孕期羊膜腔穿刺术（妊娠 15～16 周）通常不可能在妊娠 17～18 周时获得对胎儿的诊断，即使是早期羊膜腔穿刺术（妊娠 12～14 周），在孕周方面也没有实质性的优势。要在中孕期终止妊娠，需要等到 2～3 周的培养和分析之后才能进行。CVS 是一项可以在早孕期就实施的技术，因此可以减少等待结果直到中孕期的心理压力，而且如果发现胎儿畸形，可以有更加安全的终止妊娠的方法。

绒毛可以提供和羊水细胞一样的信息，可以做细胞遗传学、DNA 和生化分析。只有那些需要通过羊水做的分析，如 AFP，才需要行羊膜腔穿刺术，而无法行 CVS。

（一）技术

1. 经宫颈 CVS 现在通常是在妊娠 10～12 周进行（根据末次月经计算）。经宫颈 CVS 的绝对禁忌证包括活动性宫颈或阴道病变（如疱疹、衣原体感染或淋病）或母亲血型致敏；相对禁忌证包括阻塞宫颈管的平滑肌瘤，在近两周内有阴道流血，显著后倾后屈的子宫。在行 CVS 之前，必须通过超声检查证实胎儿的存活能力和正常的胎儿生长。采用一根直径约 1.5mm 的导管进行操作，CVS 导管包括一根含有一个金属塞的塑料套管，金属塞正好位于导管尖的后面。

行经宫颈 CVS 时，患者取膀胱截石位，用含碘溶液清洗阴道，会阴部铺无菌巾，置入消毒的阴道窥具，宫颈钳钳夹宫颈前唇以纠正子宫前屈或后屈，在超声引导下经宫颈插入 CVS 导管，使导管与胎盘长轴相平行，拔掉金属塞，将 20 或 30ml 路厄（Luer-Lok）注射器接在导管上，利用 20～30ml 注射器负压多次、快速地抽吸绒毛，在持续最大负压下抽出导管。至少需要 5mg 绒毛，如果能取出 10～25mg 则更好。我们在 95% 的病例中一次取材成功。通常一天取材不能超过两次。

取材后用超声观察胎心活动情况，至少观察患者 30 分钟，看有无任何不良反应，未致敏的 Rh（-）患者给予 300μgRh 免疫球蛋白。术后数日内禁性交，可以做正常的活动。母血清 AFP 筛查在妊娠 16～18 周进行，用来检查胎儿神经管是否存在缺陷。

2. 经腹 CVS 也在妊娠 10～12 周进行，但这一操作也可在此之后直至妊娠终末期时进行。当子宫前屈、胎盘位于宫底或前壁时，经腹 CVS 特别有利。当经宫颈 CVS 有禁忌时（如活动性疱疹或宫颈损伤），经腹 CVS 也是一种选择。

根据超声检查选择进针位点。皮肤用局麻浸润，用碘剂消毒，铺无菌巾。在连续超声引导下用 19 或 20 号穿刺针经皮肤穿过母亲腹壁和子宫肌层，针尖穿入绒毛盘下的胎盘内，拔掉针芯，接上带抽吸装置的注射器。

在 20ml 注射器负压下反复、快速地抽吸以获取绒毛，然后在持续负压下拔出穿刺针。和经宫颈 CVS 一样，几乎所有病例我们都做到了一次操作成功，一天以内不能有两次以上的操作。术后处理同经宫颈 CVS。

有些操作者使用"引导针"或双针装置，这样只需要穿过子宫壁一次就可以多次抽吸绒毛，但是，大多数医生采用前述的"徒手"技术行经腹 CVS。

3. 有些妇女只能进行经阴道 CVS，这对于子宫后倾、后屈，胎盘位于子宫后壁的妇女可能是必需的。患者体位和术前准备同经宫颈 CVS 类似，局麻浸润宫颈后方的阴道壁，用 35cm 长的 18 号穿刺针抽吸绒毛，经腹超声引导穿刺针穿过阴道粘膜、子宫肌层并进入胎盘，一旦已穿入胎盘，拔掉针芯，采用和经腹 CVS 类似的方法抽吸绒毛。

根据临床判断和患者个体化原则来选择最佳的取材方法可以增加 CVS 的安全性。例如，如为后倾子宫、胎盘位于后壁，则经宫颈 CVS 优于经腹 CFS，有时为了有利于在较晚孕期时行羊膜腔穿刺，应避开 CVS，用保守方法进行处理，胎儿丢失率会更低。

（二）CVS 的安全性

1. CVS 后的妊娠丢失 在美国 CVS 和羊膜腔穿刺术的合作临床比较研究和加拿大 CVS - 羊膜腔穿刺合作试验小组的研究中，经宫颈 CVS 后的妊娠丢失率并不显著高于传统的羊膜腔穿刺术。在美国的研究中，2 278 名妇女自行选择经宫颈 CVS，671 名早孕期妇女自行选择行羊膜腔穿刺术。要做到随机化是不可能的。CVS 组的胎儿丢失率高 0.8%，但不显著（下面的随访研究结果）。加拿大的研究是随机的，1 391 名研究对象被分配到经宫颈 CVS 组，1 396 名研究对象被分配到羊膜腔穿刺组，CVS 组的胎儿丢失率高 0.6%。影响胎儿丢失率的不利因素包括胎盘位于宫底、插入导管的次数、取材量少、取材前有阴道流血。上述几乎所有的变量都反映了技术的难度。CVS 组的其他产科并发症（如胎儿宫内生长受限、胎盘早剥、早产）并不比未行 CVS 的妇女增加。

在美国 NICHD 合作研究的后期，1 944 名妇女被随机分配到经宫颈 CVS 组，1 929 名妇女被随机分配到经腹 CVS 组。在术后 28 周中，在细胞遗传学结果正常的妊娠中，两组的胎儿丢失率分别为 2.5% 和 2.3%。因此，早孕期经宫颈 CVS 和经腹 CVS 是同样安全的。而且，与 1985—1987 年患者自行选择的经宫颈 CVS 相对羊膜腔穿刺术的研究相比，在 1980—1990 年的随机试验中，总的胎儿丢失率（基础丢失率加上操作相关性丢失率）还下降了 0.8%，这种操作相关性胎儿丢失率的下降反映了操作者经验的增加，以及经宫颈和经腹 CVS 方法的可靠性。在意大利的一项随机试验中，Brambati 及其合作者也发现经宫颈和经腹 CVS 没有差别。相反，丹麦 Smidt - Jensen 及其同事在一项关于羊膜腔穿刺术、经宫颈 CVS 和经腹 CVS 的随机对照试验中发现，羊膜腔穿刺组和经腹 CVS 组的胎儿丢失率相似，但经宫颈 CVS 组的胎儿丢失率显著升高。但是，丹麦研究者经腹 CVS 的经验要比经宫颈 CVS 的经验多得多。

医学研究委员会（医学研究委员会 CVS 评估工作小组）的一项主要研究结果与上述研究的结果大不相同。在这个多中心随机试验中，采用产科医生认为合适的早孕期 CVS 的方式，并将其与中孕期羊膜腔穿刺术比较；结果以完整妊娠，包括非意愿性的和意愿性的妊娠终止来衡量。CVS 组的完整妊娠减少 4.4%。MRC 研究中操作者的经验要比美国的研究中操作者的经验要少，例如，参加 MRC 研究的惟一要求是做过 30 次 CVS 操作，而在一些中心只有很少的病例。

没有有关经阴道 CVS 安全性的正式研究，根据 Shulman 及其合作者和 Sidransky 及其合作者的经验，既没有观察到较大的并发症也没有发现明显增加的胎儿丢失率。

2. 多胎妊娠的 CVS 由于辅助生育技术的开展，多胎妊娠的 CVS 也越来越常见。目前的资料证实了多胎妊娠 CVS 的安全性。多胎妊娠 CVS 的技术包括经腹 CVS、经宫颈 CVS 或两者的结合。在美国的一项包括 4 个中心的研究中，在染色体正常的胎儿中，总的胎儿丢失率（自然流产、死产、新生儿死亡）为 5%，比在单胎妊娠中所观察到的 4% 略高。Wapner 及其同事比较了 81 名行羊膜腔穿刺的双胎妊娠妇女和 161 名行 CVS 的双胎妊娠妇女的情况，发现羊膜腔穿刺组的胎儿丢失率为 2.9%，CVS 组的胎儿丢失率为 3.2%。有三例双胎的绒毛污染，其中一例导致性别判断错误。Van der Berg 及其合作者报道了多胎妊娠妇女行羊膜腔穿刺术或 CVS 的回顾性分析，与羊膜腔穿刺组相比，CVS 组病例中由于对一份或两份标本的结果不确定，从而需要做进一步分析的现象更加常见（CVS 组 8/163 对标本，5%；羊膜腔穿刺组 1/298 对标本，0.3%），在 163 例 CVS 中，只有一例对同一胎儿取材两次。现在我们对能用超声准确区分各个胎盘的多胎妊娠实施 CVS，如果无法对各个胎盘分别取材的话，则采用中孕期羊膜腔穿刺术。

3. 肢体缺损　对 CVS 安全性的关注焦点已经从胎儿丢失的风险转移到了 CVS 可能是导致胎儿肢体缺损（LRDS）的原因上来。第一个有关胎儿肢体缺损的报道是由 Firth 及其同事在 1991 年报道的，在 289 例于孕 56～66 天（即受精后 42～50 天）时接受过 CVS 的婴儿中，有 5 例（1.7%）出现了严重的肢体缺损。在这 5 个婴儿中，有 4 个是口腔下颌 - 肢体发育不全，其母亲都接受过经腹 CVS；第 5 例是经宫颈 CVS 后的单一性末端肢体横断性缺损。在此之后，有许多报道对 CVS 与 LRDS 之间的关联表示支持或反对。在美国，Burton 及其合作者报道了一组 394 例母亲接受过 CVS 的婴儿，有 13 例（3.3%）有较大的先天畸形，包括 4 例横断性 LRDS（10/1 000 或 1%），所有这 4 例都是横断性远端肢体缺损，手指或脚趾发育不全或缺如，其中三例的母亲接受过经宫颈 CVS。当时给她们实施 CVS 的医生 CVS 相关性的胎儿丢失率为 11%。

CVS 可能导致 LRDS 的致畸学机制似乎是有道理的，对其的解释包括：①由于破坏绒毛或绒毛膜，造成母胎出血或加压物质释放，从而导致灌注不足；②绒毛膜绒毛栓塞或母亲的血凝块进入胎儿循环；③羊膜破裂，胎儿肢体陷入胚外体腔中。Los 及其合作者认为，有些 CVS 之后发生的母胎输血可能是在免疫学基础上引起先天畸形。

在 Firth 及其合作者以及 Bruton 及其合作者的报道之后，不同的登记处对 CVS 和 LRDS 之间潜在的关联进行调查。Mastroiacovo 及其同事采用意大利多中心出生缺陷登记的资料，报道了 8 例在 1988 年 1 月到 1991 年 12 月之间的口腔下颌 - 肢体发育不全综合征。在那些单一性横断性肢体缺损的病例中，有 4 例曾暴露于 CVS，而在对照组的 8 445 例中有 36 例横断性肢体缺损。仍然采用这个登记处的资料，到 1994 年，他们发现了 11 例曾暴露于 CVS 的横断性肢体缺损，这继续显示横断性肢体缺损与 CVS 之间的关联性。最高的相关性风险发生于孕 70 天之前的 CVS 中（OR 23.2；95% CI 1.31～41.0）；孕 70～76 天 CVS 的相关风险低一些，但仍增加（OR 17.1；95% CI 6.7～44.0）；孕 84 天之后没有暴露于 CVS 的病例。因此，他们认为相关风险很低。与意大利登记处的资料形成对比的是，对欧洲其他登记处的 600 000 多例出生资料的分析显示，在 336 例有肢体缺损的病例中，只有 4 例（1.2%）曾暴露于 CVS，而在 11 883 例其他畸形中，有 78 例（0.66%）曾暴露于 CVS（OR 1.8；95% CI 0.7～5.0）。

Firth 及其同事将他们自己的病例和文献报道的病例相结合，总结了有 75 例曾暴露于 CVS 的 LRDS 婴儿，缺陷最严重的病例在行 CVS 时的平均孕龄为停经 56 天（49～65 天），缺陷最轻的病例在行 CVS 时的平均孕龄为停经 72 天（51～98 天），他们认为行 CVS 时的孕龄与肢体缺陷的严重程度之间有相关性。

　　Olney 及其合作者报道了一个美国多个州的病例对照研究的结果，他们试图量化 CVS 与 LRDS 的相关风险。病例对象是 131 例非综合征性的肢体缺陷婴儿，是在 1988—1992 年间由 7 个以人群为基础的出生缺陷监测计划中的 34 岁以上妇女所生育；对照组包括 131 例有其他出生缺陷的婴儿，并与病例组婴儿的出生年限、母亲年龄、人种、所居住的州相适配。在孕 8 ~ 12 周时行 CVS 的肢体缺陷的比值比（odds ratio）为 1.7（85% CI 0.4 ~ 6.3），无显著性意义。当对 LRDS 的特异性解剖亚型进行分析时，发现横断性指（趾）缺陷与 CVS 有关联（OR 6.4；95% CI 1.1 ~ 38.6），这种缺陷的绝对风险约为 1/3 000。

　　世界卫生组织绒毛取样委员会继续对通过国际性自发登记所收集到的资料进行分析。在 63 个登记中心中，138 996 例 CVS 后出生的婴儿中有 77 例 LRDS。他们将肢体缺损的类型以及特异性 LRDS 的总发生率与来自英属哥伦比亚的背景人群研究资料进行对比，缺损类型显示上肢受累占 65%，下肢受累占 13%，四肢同时受累占 23%，而在普通人群中的发生率分别为 68%、23% 和 9%；曾暴露于 CVS 组的婴儿中横断性肢体缺损占 41%，在普通人群中的发生率为 43%；病例组中纵性肢体缺陷占 59%，在普通人群中的发生率为 57%。对肢体缺损的类型分析以及对总发生率的计算没有发现 CVS 组和普通人群有差异。最新的 WHO 报告也有相同的结果。

　　1995 年，美国妇产科学会遗传委员会的总结如下：

　　（1）孕 10 ~ 12 周行经宫颈和经腹 CVS 相对安全，操作准确，可作为中孕期羊膜腔穿刺术的替代。

　　（2）禁止在孕 10 周之前行 CVS。

　　（3）要求在行 CVS 前有适当的遗传咨询，操作者应有经验，实验室人员有处理绒毛标本的经验并能够对结果进行解释，遗传咨询应包括对羊膜腔穿刺术和 CVS 的风险和益处的对比。

　　（4）尽管对孕 10 ~ 12 周行 CVS 和横断性指（趾）缺损的风险增高之间尚需进一步研究，在对患者进行咨询时应慎重，告其这种结果是有可能的，且估计其风险约为 1/3 000。

　　我们认为如由有经验的医师进行操作，传统羊膜腔穿刺术和 CVS 的胎儿丢失率相同。并且在此予以声明，肢体缺损的发生率可高达 1/3 000，而背景发生率为 6/10 000。但同 ACOG 一样，我们相信孕 9 周以后行 CVS "风险很低，且并不比普通人群的风险更高"。

三、胎血取样

　　胎血取样最初是通过胎儿镜来完成的，后者是一项利用内镜仪器直接观察胎儿、脐带和胎盘的绒毛表面的技术。用于这一目的的胎儿镜现在已被超声引导下的经皮脐血取样（PUBS）所取代，后者也称为脐带穿刺术，或肝内静脉（IHV）胎血取样。

　　胎血染色体分析能帮助阐明羊水细胞培养或绒毛细胞培养中发现的不明确的染色体嵌合。全胎儿染色体的快速评估也可以通过对未培养的有核血细胞的"直接"细胞遗传学分析来获得。胎儿淋巴细胞快速培养可在 72 小时内提供细胞遗传学结果。对自发分裂的胎儿细胞（很可能是有核红细胞）的直接分析可在 24 小时内提供核型结果；这对于已处于中孕期晚期而等待羊膜腔穿刺结果的患者而言，有助于确定选择终止妊娠是否太晚。对在晚孕期才发现的胎儿结构异常或宫内生长迟缓，快速分析可以为决定妊娠处理方式或分娩方式提供有用的决策信息。近来，对羊水细胞进行采用染色体特异性 DNA 探针的荧光原位杂交已经取代了上述针对脐血细胞的非整倍体快速产前诊断；但是，中期分裂象分析对于结构异常的分析仍然是必需的。

对镰状细胞病、α-或β地中海贫血，或其他血红蛋白病的产前诊断，以往只能通过胎血取样来进行，现在则可以通过对绒毛或羊水细胞的 DNA 分析来诊断。对于评估血小板的数量和功能，或血液病标志物的检测，胎血取样仍然是必需的。对于 PLA2（血小板抗原）同型免疫，PUBS 不仅有利于诊断，而且还能对宫内输血小板或用 γ 球蛋白或类固醇对母亲的免疫治疗的效果进行评估。

对于凝血因子异常，如甲型血友病、乙型血友病或 von Willebrand 病的产前诊断也始于胎血取样。在分子前时代，胎血取样用于诊断常染色体隐性的或 X 连锁的免疫缺陷性疾病，如严重联合免疫缺陷病、Chediak - Higashi 综合征、Wiskott - Aldrich 综合征和慢性肉芽肿病，通过证实胎血的低血小板计数，可以诊断血小板减少 - 桡骨缺失综合征（thrombocytopenia - absentradius，TAR）。Blackfan - Diamond 综合征是以由于红系干细胞缺陷导致的巨细胞性贫血、各种肢体畸形（如桡骨发育不全、拇指畸形）、身材矮小和心脏畸形为特征的常染色体显性或常染色体隐性疾病，PUBS 可用于确认这种情况下的胎儿贫血，并用于宫内输血治疗。PUBS 也可用于处理由于母亲甲状腺功能减退所致的胎儿甲状腺肿。

胎血取样的真正前景可能是宫内输注血液制品，也可用于宫内给药，例如，胎儿心律失常可以通过直接给予抗心律失常药物来治疗，也可以诱导胎儿麻痹从而有利于胎儿输血或磁共振检查。

（一）技术

妊娠 18 周以后进行 PUBS 或 IHV 是安全的，尽管有在妊娠 12 周之前成功进行胎血取样的报道。术前超声检查以评估胎儿的存活能力、胎盘和脐带位置，有无胎儿或胎盘异常，以及胎儿的体位。通常不需要给母亲镇静剂，但对于焦虑的患者，术前口服苯二氮䓬类药物是有益的。选择合适的进针位置，进针点周围的皮肤用 5ml 1% 利多卡因麻醉。确定消毒范围，皮肤用含碘溶液消毒并铺无菌巾。超声探头置于消毒后的进针点以外但能观察到穿刺针经皮肤到胎儿血管的完整路径的位置上。

有几种不同的取材位点。由于胎盘的脐带根部位置固定，只要能清楚地观察到，通常选择其为取材位点。另外，也可选择游离的脐带环或肝内静脉为取材位点。在直接超声引导下，穿刺针经皮下穿入胎儿血管，抽吸少量血液。最初的标本用 Coulter 计数器和疏导器（channelizer）来进一步证实其为胎儿血液，后者可通过红细胞体积来鉴别胎血和母血。所抽吸血液的量取决于 IHV、PUBS 或胎血取样的指征，很少需要超过 5ml。

完成胎血取样后，拔出穿刺针，超声检查以评估胎儿的状态，有 Rh 免疫风险的妇女在术后给予 300μg Rh 免疫球蛋白。术后观察孕妇及其胎儿 1 小时。

（二）安全性

行 PUBS 和 IHV 的母亲的并发症很罕见，包括羊膜炎和胎盘出血，大的围产中心的资料显示 PUBS 术后胎死宫内或自然流产的风险不到 3%。北美 14 个中心的 1 600 例在不同孕周、由于不同适应证而进行的 PUBS 的合作资料显示，未经校正的胎儿丢失率为 1.6%，Weiner 和 Okamura 报道的胎儿丢失率则低得多。在美国（有 10 个操作者）和日本（有 15 个操作者）的两个胎儿诊断和治疗的单位中，在 1 260 例病例中操作相关性的胎儿丢失率为

0.9%；在除了染色体异常和严重胎儿生长受限以外的所有诊断目的的 PUBS 中，操作相关性的胎儿丢失率为 2/1 021（0.2%）。Chinnaiya 及其合作者在 7 年时间内对 382 名妊娠 13 周以后的妇女实施胎血取样，有 292 例（76.4%）通过脐静脉的肝内部分取样，70 例（18.3%）通过 PUBS，20 例（5.2%）通过心脏穿刺，多因素分析显示与 IHV 胎血取样相比，PUBS 和心脏穿刺组胎儿丢失率增加，但仅在心脏穿刺组术后两周内的胎儿丢失率有统计学意义（P < 0.01）。

有 4 项研究对对照组和治疗组的胎儿丢失率进行直接对比，但其中没有一项是随机研究。Tongsong 及其合作者的研究是惟一的队列对比研究，他们对 1 281 名妊娠 16 ~ 24 周、接受过徒手脐带穿刺的泰国妇女进行随访，以没有明显胎儿异常的妇女作为对照，最主要的适应证是地中海贫血（61%）、快速核型分析（21%）或两者兼有（8.7%）。在排除了一些配对之后还剩余 1 029 对，两组的胎儿丢失率分别为 3.2% 和 1.8%，产科并发症没有差异。一个总体的混淆因素是接受 IHV 或 PUBS 胎血取样的患者的基础胎儿丢失率是因手术适应证不同而大不相同的，由于超声发现胎儿异常而行胎血取样的胎儿丢失率，要比以评估继发于母亲血型致敏的胎儿溶血性疾病或以明确羊膜腔穿刺时的嵌合体为目的的胎儿丢失率要高得多，因此必需有另外的关于配对对照和治疗组的胎儿丢失率的资料来确定 PUBS 和 IHV 胎血取样的真正安全性。总体而言，如果认为操作相关性的胎儿丢失率不到 1.5% 的话，则至少为 1%。

潜在的导致胎儿死亡或医源性早产的胎儿并发症包括感染、胎膜早破、出血、严重的心动过缓、脐带压塞或血栓形成以及胎盘早剥。对 PUBS 或 IHV 胎血取样的相关风险的评估不仅要包括胎儿和新生儿死亡，还应包括由于胎儿窘迫而行剖宫产的风险、低 Apgar 评分、胎儿贫血以及其他胎儿和新生儿病率。

四、胎儿皮肤取样

对严重遗传性皮肤病的产前诊断有时需要获得胎儿皮肤标本。起初，这是惟一能够用于检测无汗性外胚层发育不良、大疱型先天性鱼鳞病样营养不良（表皮松解性角化过度症）、表皮松解性大疱样营养不良（Hallopean - Siemens）、花斑眼镜蛇样鱼鳞病、少汗性外胚层发育不良、致死性大疱性表皮松解症、非大疱性鱼鳞病样红皮病以及 Sjogren - Larsson 综合征的方法。在大多数家族中，这些疾病可以通过对绒毛、羊水细胞，甚至分裂球或极体的 DNA 分析来检测。

（一）技术

胎儿皮肤取样最初是在胎儿镜直视下进行的，操作相关性的胎儿丢失率约为 2%。之后，超声引导下用于胎儿皮肤取样的活检钳开始应用，这使得进入子宫的仪器的口径更小，推测后一项技术与孕妇及其胎儿相关的风险比胎儿镜更低，但可靠的资料有限。

胎儿皮肤取样最好是在妊娠 17 ~ 20 周时进行。超声检查确认胎儿的存活性、诊断多胎妊娠、做确定孕龄的生化指标测量、确定胎盘和脐带穿入胎盘的位置、检查胎儿有无异常。腹部用含碘消毒液准备并正确铺巾。给产妇静脉注射 10mg 安定以起到镇静作用，安定是能够通过胎盘的小分子制剂，可减少胎儿的活动。母亲皮肤用 1% 盐酸利多卡因局麻，用 11 号手术刀片做一个 5mm 切口，将带针芯的 14 号血管导管（如 Deseret Medical Inc, Sand, UT）通过切口直接穿入羊膜腔。所有的操作都在超声监测下进行，拔掉针芯，将 20ml 注射器连接在导管上，抽吸羊水用于染色体和 AFP 检查。取走注射器，将活检钳插入导管后进入羊膜腔，将活检钳置于胎儿体表，通常活检胸部、背部、臀部皮肤。每个活检标本约 $1mm \times 1mm$ 大小。应避开脐带穿入胎盘的位置、外生殖器、头颈部区域。多次活检（2~5次）以增加取材到受累胎儿皮肤的可能性。

操作完成后拔出导管，在穿刺部位加压数分钟以止血，有 Rh 免疫风险的妇女给予 $300\mu g$ Rh 免疫球蛋白。术后观察母亲生命体征和胎儿心率 1 个小时，嘱患者术后数日不要做剧烈运动（如慢跑）。

（二）安全性

采用上述方式进行的胎儿皮肤取样还太少，从而无法得出其与胎儿镜方法相比较的安全性的结论。我们报道了 17 例超声引导下胎儿皮肤取样的病例，有 5 例诊断出了胎儿皮肤疾病并终止妊娠，其余 12 例均在妊娠 37 周之后分娩，没有发生并发症。使用活检钳偶尔可以发现婴儿皮肤上有浅表疤痕。

五、胎儿肝脏活检

和胎儿皮肤取样一样，用于产前诊断的胎儿肝脏活检现在也为 DNA 分析所取代。但是，在很罕见的情况下，胎儿肝脏活检对于目前还无法通过 DNA 分析进行诊断的、限于肝实质酶异常所致的先天性代谢异常仍然是必需的。氨甲酰基转移酶缺陷是最常见的尿素循环中的酶缺陷，是一种 X 连锁隐性疾病，起初是通过胎儿肝脏活检来诊断的。现在，可以对任何胎儿有核细胞（羊水细胞、绒毛）进行 DNA 分析以检测氨甲酰基转移酶基因突变，来对该病做出产前诊断。胎儿肝脏活检对于缺乏基因突变信息的家族也是必需的。除了氨甲酰基转移酶缺陷，胎儿肝脏活检可用于诊断葡萄糖-6-磷酸酶缺陷、IA 型糖原贮积症、非酮症性高糖血症、氨甲酰-磷酸合成酶缺陷和原发性 I 型高草酸尿症。现在通过对羊水细胞或绒毛的 DNA 分析也可以诊断这些疾病。

（一）技术

胎儿肝脏活检最好是在妊娠 17~20 周时进行。术前超声检查和母亲的准备同胎儿皮肤取样。将一次性的、薄壁的 16.5 号活检针（如 Becton - Dickinson, Rutherford, NT）在连续超声引导下穿入羊膜腔中，在超声引导下将活检针穿入胎儿的右肋缘下，一旦活检针进入肝实质，就连接上 10~20ml 注射器并给予持续负压，用生理盐水将活检针和注射器内的肝脏标本冲出来。术后立即用超声检查以评估胎儿的存活性，同时也要监测母亲的生命体征，Rh 阴性未致敏的孕妇术后给予 $300\mu g$ Rh 免疫球蛋白。术后数日患者应避免剧烈的运动。

（二）安全性

大约只做过 20 余例胎儿肝脏活检，没有发生胎儿丢失，但仍应强调这一操作的研究性质，潜在的并发症包括：①自然流产；②胎儿或母亲出血；③胎儿损伤；④母亲感染；⑤羊水渗漏；⑥早产；⑦取材失败或酶检测不准确所致的无法准确进行产前诊断。

六、胎儿肌肉取样

通常对贝克 - 杜兴（Becker - Duchenne）肌营养不良的产前诊断可以通过对绒毛或羊水细胞进行 DNA 分析来获得。但是，在一些家族中，所有可检查的多态性 DNA 变量都是纯合性的,从而无法通过 DNA 分析来诊断。在这种情况下,必需做胎儿肌肉活检,采用荧光抗－抗肌萎缩蛋白(dystrophin)抗体的免疫组化分析来进行诊断。男性贝克－杜兴患者缺乏抗肌萎缩蛋白染色,而未受累的男性胎儿的肌肉活检则显示有丰富的抗肌萎缩蛋白。

(一)技术

胎儿肌肉取样通常在妊娠 18 周以后进行,技术同胎儿肝脏活检,在超声引导下,将 Klear Kut(Baxter, Los Angeles, CA)肾活检钳经皮肤穿入宫腔,活检钳指向胎儿臀部,从臀部区域获取活检肌肉。

(二)安全性

关于胎儿肌肉取样的报道很少,因此,无法对其安全性做出确切描述。Evans 及其同事报道了 2 个中心和一个参考实验室对 10 例有杜兴肌营养不良风险、1 例有贝克肌营养不良风险和 1 例有线粒体肌病风险的病例进行胎儿肌肉活检的经验,在 12 例中有 11 例获得标本(92%),有 2 例(17%)发生自然流产。

七、胚胎镜

胚胎镜是一项相对较新的诊断技术,可以在早孕期对胎儿直接进行观察。起初,是将一根硬的光学纤维内镜通过宫颈进入胚外体腔中,可对胎儿解剖结构进行检查,用这种方法也可以进行胎血取样。但是,光学纤维内镜技术的改进和进步使得可以采用细的经腹和经宫颈胚胎镜,在受孕后 4 周即对胚胎进行观察。

采用胚胎镜技术可对胎儿解剖结构进行检查。例如,Dommergues 及其合作者采用胚胎镜在妊娠 11 周诊断 van der Woube 综合征(lip－pit 综合征),也有对胎血取样、胎儿膀胱镜和后尿道瓣膜内镜电灼的报道。

起初只是对选择性终止妊娠的妇女做胚胎镜检查,不过,以后就对那些继续妊娠的妇女也进行胚胎镜检查。Ville 及其同事报道,早孕期胚胎镜检查的操作相关性胎儿丢失率为 12%。胚胎镜也用于检测忽略性流产者的神经管畸形,这可能对再次妊娠的遗传咨询有帮助。

在胚胎镜成为常规产前诊断工具之前还需要关于其安全性、精确性和这一新技术应用的研究。但是,进入胚胎循环可能在诸如药物、基因和细胞治疗的治疗性干预方面有重要的应用价值。

八、其他胎儿组织取样技术

(一)胚外体腔穿刺术

Jurkovic 及其合作者报道了一项被称为胚外体腔穿刺的技术,可在妊娠 6～12 周时进行。在超声引导下将一根 20 号穿刺针经阴道穿入胚外体腔并抽吸其中的液体。在 100 名终止妊娠的妇女中,有 96% 成功抽出胚外体腔液。胚外体腔液无法进行中期分裂象分析,但可以做荧光原位杂交(fluorescent insitu hybridization, FISH)和聚合酶链式反应(polymerase chain reaction, PCR)分析。之后,同一研究小组又证明该技术可用于镰状细胞病的产前诊断。没有人类在胚外体腔穿刺术后继续妊娠的报道。

Santolya－Forgas 及其同事的工作很有趣,他们对狒狒实施胚外体腔穿刺术以明确这项技术对胎儿治疗方面的潜在应用价值。在一组中，他们对 9 只狒狒实施了胚外体腔穿刺术，有 8 例成功地抽出了液体（1~5ml），在这 8 例中有 7 例在术后继续妊娠 140 天；之后，他们又对 6 只狒狒成功地实施了胚外体腔穿刺术，对这 6 例的胚外体腔液的渗透压测定和电解质成分分析显示绒毛膜在妊娠 40 天时是一个半渗透性的膜，提示这对那些用于胎儿治疗的物质的母胎转运可能有用。

九、宫颈内取样

Kingdom 及其助手描述了两个收集宫颈管内滋养细胞的方法：无菌生理盐水灌洗和用细胞刷刷宫颈管。在 22 例病例中，在终止妊娠之前采用这些技术可以有效地获得细胞，并用 FISH 和 PCR 技术来确定胎儿性别。作者总结这两种方法均适合于产前分子诊断。Cirigliago 及其合作者在 10 例妇女中于 CVS 之前做宫颈管内胎儿细胞抽吸，每一例的父母都是血红蛋白病的携带者（地中海贫血或 HbS），对滋养细胞团用荧光 PCR 分析可对这些疾病进行检测，但标本的精子污染可能是这一技术应用于临床的主要限制因素。

十、超声检查

超声检查在产前遗传学诊断和胎儿畸形检测中起关键作用，其适应证和技术已经很可靠，在此勿需再叙述。相关证据表明超声检查是安全的，在诊断仪器通常所产生的超声强度下，尚未发现超声对操作者、孕妇、胎儿或其他患者产生不良效应。

超声对于胎儿异常的评估究竟有多准确？有许多较小的甚至是微小的胎儿结构异常通常都可以被检测到，不过，即使是最权威的专家和最完美的仪器，也不可能有 100% 的胎儿畸形检测准确性。有些畸形比其他畸形更容易诊断，无脑儿和显著的脑积水很少误诊，而其他畸形，如心脏缺陷、面裂、膈疝、骨骼异常、小的神经管畸形的诊断就困难得多。

对胎儿畸形诊断的精确性反映了超声医生的经验、超声设备的优劣、检查时的孕龄以及医生对所怀疑异常的风险度的了解。必须认识到诊断性超声检查的局限性并对其进行讨论。例如，Platt 及其同事对在加利福尼亚州母血清 AFP 筛查计划中检出的 161 例脊柱裂胎儿的超声检查所见进行回顾性分析，在该计划中只有区域性相关中心才做超声检查。在检查者没有获得母血清 AFP 水平升高的信息之前，在 161 例病例中有 13 例没有被发现脊柱裂；之后，在这 13 例病例中有 10 例被发现有脊柱裂；在剩余的 3 例中，患者拒绝行羊膜腔穿刺术，而脊柱裂直到出生时才被诊断出来。不仅超声检查的准确性达不到 100% 或接近 100%，而且对于一个特定的单位，除非他们对自己的经验加以分析，否则宣布其诊断的准确性也是不合适的，通常得不到关于诊断性超声检查的敏感性、特异性和预测价值的资料。

是否所有的产科患者都应常规做超声检查以对胎儿结构畸形做出产前诊断？这样，可以让夫妇双方对那些致死性的或严重的缺陷做出终止妊娠的选择，并可能会提高那些虽然有危及生命的情况但如果在一个有治疗条件的三级医疗中心分娩就有可能获救的婴儿的存活率。这些结果都发表在 RADIUS（常规产前超声影像诊断研究，Routine Antenatal DiagnosticImaging with Ultrasound Study）中。采用一些参考文献，低危的没有超声检查指征的孕妇很少做两次超声检查（妊娠 15~22 周和妊娠 31~35 周），或传统的只是由医生做临床判断的决定时才做的超声产科检查。在这一研究中的 15 281 名胎儿中，只有 2.3% 的胎儿发生了较大的先天畸形。产前超声检查在筛查组中检出了 35% 的畸形胎儿，而在对照组中只检出了 11%

的畸形胎儿（相对检出率 3.1%，CI 2.0 ~ 5.1）。不过，令人惊讶的是，超声检查并没有显著地影响对这些胎儿有先天畸形的妊娠的处理和结局，而且，超声筛查对这些有可治疗的、危及生命的畸形婴儿的存活率也没有显著的影响，尽管这些孕妇选择在三级中心分娩。据估计，常规超声筛查的公众健康政策将会使美国的卫生保健费用至少增加 5 亿美元。这一研究的结论是："鉴于过多的费用且缺乏可见的价值，超声筛查胎儿畸形不可行"。RADIUS 研究也对一些产科超声检查的内容和局限性提出一些看法，例如，通过四腔心的检查可检出 43% 的有复杂心脏病的胎儿，而只有 30% 的唇腭裂胎儿被检出。

很多研究小组和中心对 RADIUS 的发现和他们自己的经验进行再次评估后得出了相反的结论。Devore 认为 RADIUS 研究实际上证明了可以以一种经济的方式向低危妊娠的妇女提供中孕期超声检查；Skupski 及其同事报道了他们自己的低危人群超声检查的经验，发现对主要的和微小的畸形的检查有较深切的正面影响；欧洲胎儿研究集中了欧洲 61 个中心 3 年中的超声检查和临床结局的资料，发现孕期系统性的超声检查可以检出很大一部分胎儿畸形。不管孕妇的风险有多高，对所有孕妇都提供超声检查服务，仍将是一个有争议的问题。

对产前诊断有重要作用的其他超声的新应用是三维和四维超声检查，这种尚处于研究中的技术只在过去 2 ~ 3 年中在选定的中心中被应用。单个中心的报道证明三维和四维超声检查在整个孕期都能检出主要的和微小的胎儿畸形，尤其是对胎儿面部、心脏和骨骼畸形的检测。尽管三维和四维超声检查可以提高产前胎儿面部畸形诊断的能力，但仍需有进一步的和重要的研究以评估这一技术的敏感性和特异性，以及对将这一技术应用于高危和低危人群中的可行性和成本效益进行评估。

十一、超声检测唐氏综合征

（一）中孕期

1987 年，Benacerraf 及其同事报道唐氏综合征胎儿在中孕期超声检查时颈部皮肤增厚（≥6mm）、股骨相对较短（与正常股骨长度的比值为 0.91）。在受检的 5 500 多个胎儿中，有 28 例在后来被诊断为唐氏综合征，超声检查的敏感性（检出率）为 75%，特异性为 98%。如果在这两个标准上再加上其他异常，如房室管、胎粪性腹膜炎，则敏感性上升到 80%。尽管这些胎儿唐氏综合征的超声"标志"也为其他人所证实，但这些关联并没有被普遍地观察到。在对 10 个研究进行荟萃分析之后，Vintzileos 和 Egan 提出有经验的超声检查者可利用这些超声标志在高危和低危妊娠中鉴别胎儿唐氏综合征的风险。不过，Palomaki 及 Haddow 提出这一建议尚不成熟，因为：①联合研究的统计学方法不适当；②存在不可解释的不均一性，分析也不准确；③大多数研究针对的是高危妊娠，但结论却用于低危妊娠中。因此，中孕期超声检查不能作为母血清筛查或侵袭性诊断性操作的补充。Smith - Bindman 及其合作者对 56 篇关于中孕期超声检测唐氏综合征的文章进行荟萃分析，用来评估的标志包括：肠道回声增强，股骨或肱骨短，颈部增厚，肾积水和心脏局部回声增强。除了颈部皮肤增厚，在没有明显异常的时候，这些标志的敏感性都很低（1% ~ 16%）。到目前为止，颈部皮肤增厚是敏感性最好的中孕期标志，但只有一小部分胎儿有这种表现。考虑到设备和超声检查者的不同，荟萃分析可能是也可能不是评估超声检查敏感性的合适方法，但是，其结论却和大多数个案报道一致。对于有高危唐氏综合征风险的妊娠，采用超声检查来修正其风险时要特别提高警惕，如果校正风险之后可以避免侵袭性试验，将孕妇重新归于低危人群中，则有利于降低假阳性率，但同时检出率也会下降，后者可能对患者具有重要意义。

（二）早孕期

早孕期超声检查看起来更有应用前景。1994年，Nicolaides及其同事提出了一个新的结合孕妇年龄和妊娠10～13周胎儿颈部透明区（nuchal translucency，NT）厚度来筛查胎儿三体病的方法。第一个研究包括1 273名由于高龄、父母焦虑和有多发染色体异常家族史而行早孕期细胞遗传学检查的单胎孕妇，采用在这一孕期与孕妇年龄相关性的胎儿21、18、13三体的风险来推论，预计当NT≥3mm时胎儿三体病的发生率，并计算所观察到的病例与预计病例数的比值。在所有三体病（n=36）病例中，有86%的病例NT≥3mm，21-三体胎儿（n=20）中85%的病例NT≥3mm，在染色体正常胎儿中有4.5%的病例NT≥3mm。可以预测，对40岁以下孕妇进行胎儿核型分析可以检出85%以上的三体胎儿，假阳性率约5%。

为了对这一方法进行标准化，伦敦胎儿医学基金会（一个注册的慈善机构）对正确应用妊娠10～14周时的超声检查建立了一套综合性的训练、支持和检查计划。到1996年1月，在英国20个被批准的中心中对66 600例单胎妊娠的活胎儿进行了检查，在42 619例已完成的妊娠中有147例21-三体，结合孕妇年龄和NT厚度，采用1/300的切割点，检出21-三体的敏感性为84%。这些资料是有益的，现在很多美国的中心也进行超声NT测量。

目前，有两项大的试验正在进行，这可能有助于阐明早孕期筛查在临床中的作用。英国的SURUSS（血清、尿液和超声筛查研究，Serum Urine and Ultrasound Screening Study）试验是由医学研究委员会提供资金的，北美的一项研究——FASTER（早孕期和中孕期非整倍体风险评估，First and Second Trimester Evaluation for Risk of Aneuploidy）是由国家儿童健康和人类发展研究所提供资金的。Malone及其合作者认为直到有这些主要的多中心研究的可靠结果时，才应当考虑研究早孕期非整倍体的筛查方法，而且不应将其作为中孕期血清筛查的替代而成为当前的保健标准。但是，Krantz及其同事的研究结果显示，有能力进行超声检查和分析的医疗中心早孕期筛查的敏感性达80%～85%，这一结果富有鼓舞性。

（王静芳）

第六节　产前细胞遗传学诊断和母血清筛查

最常用于产前细胞遗传学诊断的胎儿组织类型包括羊水、绒毛、胎血和胎儿皮肤。获取这些组织的技术已在第一节中叙述。如能获得这些组织，所有的染色体非整倍体（aneuploidies）（三体、单体、三倍体、四倍体）和大多数染色体结构异常（异位、倒位、复制、缺失）均可在产前得以诊断。在这一节我们将讨论目前普遍认可的产前细胞遗传学诊断的适应证和准确性；同时也讨论了一种强有力的新技术——荧光原位杂交（FISH），将其与细胞学和分子学技术相结合。

一、产前细胞遗传学诊断的常见适应证

（一）母亲高龄

到目前为止，产前细胞遗传学诊断的最普遍的适应证是母亲高龄。在美国，唐氏综合征

(Down Sydrome) 的总体发生率是每 800 个活产婴儿中有一例，但众所周知，随母亲年龄的升高，其发生率也增加。21 三体、18 三体、47，XXX 和 47，XXY 的发生也随母龄升高而增加，而 47，XYY，45，X 和异位并非如此。

孕期行绒毛活检（CVS）或羊水穿刺时异常的发生率明显高于足月时。例如，对于一位 35 岁的妇女，胎儿染色体异常的风险于绒毛活检时（早孕期）为 1/118，羊水穿刺时（中孕期）为 1/141，而新生儿出生时为 1/202。活产新生婴儿中染色体异常的发生率低于早孕和中孕期的胎儿，反映了不成比例性（disproportionate likelihood），即从产前检查（孕 9～16 周）至妊娠足月（孕 40 周）间染色体异常的胎儿倾向于自然流产。事实上，存活的胎儿中 5% 仍有染色体异常。由此可知，如果在中孕期不进行医源性干预（如羊水穿刺），一些异常的胎儿也会胎死宫内。

母龄效应的内在机制不明。染色体交叉（chiasma）减少，因而再结合（recombination）减少，可能最终导致染色体不分离。应用多态性标志物的基因分析表明 90%～95% 的 21 三体是由于母卵减数分裂不分离；其中大部分错误发生于减数分裂 I 期。

在多大年龄以上应进行有创操作？这一年龄阈值的选择大多是任意的。因为随年龄的增长，异常染色体孩子的发生是每年逐步升高的，Simpson 对有关资料加以总结后在 20 世纪 60 年代和 70 年代初提出以 35 岁为截断值（cutoff）。在美国，"高龄产妇"仍接受为在预产期时达到或超过 35 岁。达 35 岁后（分娩时），美国妇产科联盟建议该妇女应被告知有行产前细胞遗传学诊断的必要性。在双胎妊娠，ACOG 建议 33 岁应行羊水穿刺，因为有累积性，即该年龄双胎之一受影响的可能性类似于 35 岁的单胎妊娠。一些年龄小于 35 岁的妇女对流产风险的关注程度较对活产染色体异常新生儿的关注程度低，尽管表面上风险/益处比值不合适，也可能希望进行诊断性操作。

与母亲高龄不同的是，父龄升高并不增加 21 三体的风险。一些研究提示精子二倍体的发生在父龄升高时可能增加约 1 倍（由 -0.2% 至 0.4%），但并无实际的干预意义。有大量证据表明父龄增加更倾向于形成新的突变，导致常染色体显性遗传病（autosomal dominant disease）；如软骨发育不全（achondroplasia）、神经纤维瘤病（neurofibromatosis）、马方综合征（Marfansyndrome）。但是，新的常染色体显性突变为个体化，很罕见，没有特异的产前检查能确保检出。我们提议出于夫妻对风险增加的顾虑，对父龄大于等于 55 岁者，建议于 18 周时进行全面的 B 超评价。

（二）既往子代有非整倍体染色体病

对于既往有一个孩子有常染色体三体或性染色体异常者，尽管父母染色体正常，再次生育染色体异常子代的风险增加。

Hook 总结了有一个 21 三体活婴的父母再次遭遇该情况的机会的数据。如果处于这种高危妊娠状态下的母亲年龄小于 30 岁，再发的风险为 1.4%。如其年龄达到或超过 30 岁，其再发风险为 0.5%，矛盾的是，并不像所预期的那样风险随年龄升高而增加。在由颈部半透明区（nuchal translucency）测定确诊的病例中，Snijders 及其同事认为，已有一个 21 三体子女的夫妇再次生出 21 三体活婴的风险增加 0.75%。出于咨询的目的，综合来看，21 三体再发的风险比母龄特异性的风险高出 1%。这表明除了母龄特异性风险以外，该风险在 35 岁以下妇女中更显著，而在 35 岁及以上妇女中就相对不太显著。

对已有一个非 21 三体而其他染色体异常的活婴的父母来说，有关其再发风险的信息很少，但有 4 项合作研究的数据显示再次发生同样或其他染色体异常的风险为 1% ~ 2%。Snijders 及其同事报道，以颈部半透明区确诊的 18 三体再发的风险增加 0.75%。因此，这些夫妇也应行产前诊断。

以上再发风险的数据大多来源予以前有异常活婴后的产前诊断率，近期则共同通过颈部半透明区厚度增加检出。常染色体异常流产后再发的风险与获得一个异常的活婴后再发的风险相同吗？Warburton 及其同事提出三体核型流产后是否预示这一核型会再次发生流产的问题，他们认为考虑了母龄因素的影响后这一趋势不存在。保守的建议是假定三体流产和出生活产的三体婴儿后再发的风险相同，也就是说，比母龄特异的和妊娠特异的风险高出 1%。对再发没有普遍接受的一元的生物学解释。隐性的父母性腺嵌合体是一种有吸引力的假说；基因倾向于形成非整倍体配子是另一假说。

(三) 染色体结构重排

1. **罗伯逊异位** 在罗伯逊（robetsonian）平衡异位中，两个近端着丝粒染色体进行着丝点融合，即两个染色体丢失短臂，长臂融合。在多数病例，在短臂的重复部分会进行交换，其结果是形成一个大的双着丝点染色体和一个小的无着丝点片断（具有 rRNA，但无其他翻译片断）。无着丝点片断在再次细胞分裂时丢失；因此，罗伯逊平衡异位携带者仅有 45 条染色体，不能表现丢失短臂的表型（推测在其他近端着丝粒染色体中有足够的 rRNA 基因）。

最常见的罗伯逊平衡异位累及 14 和 21 号染色体，导致唐氏综合征风险增加（图 16 - 1）。理论上，平衡的携带者有三分之一的风险获得异常的子代，但实际上，经验数据表明女性携带者获得唐氏综合征子代的风险为 10% ~ 15%，男性携带者风险为 2% ~ 4%。这一差异可能反映了两性之间在染色体配对和分离上的不一致。

六种可能的配子中的三种不可能生存。理论上该异位个体获得唐氏综合征孩子的可能性是 33%。但是，经验风险低得多。

总体来说，仅有约 5% 的唐氏综合征病例是因为非平衡罗伯逊异位。在这些病例中，40% 是遗传于其平衡异位携带者的父母。在这些遗传性病例中，其母亲是携带者的超过 90%。对所有新发的包括 14 和 21 号染色体的罗伯逊异位进行研究，发现其根源均为母亲的生殖细胞。这些病例中母亲平均年龄（29.2 岁），仅略高于同一人群平均年龄（27 岁）。

不包括整条 21 号染色体的罗伯逊异位的风险低，如 t［13q；21q］，t［15q；21q］，t［21q；22q］。但不幸的是，即使其一个父辈为平衡的 t（21；21），但其所有的子代均为 21 单体或三体，这种情况较罕见。所有的单体和大部分三体受孕体将自然流产，所有剩余的受孕体为含有异位的唐氏综合征。罗伯逊异位如不包括 21 号染色体，生出活的非平衡的子代的可能性很小。事实上，t（13q；14q）是正常人群中最常见的罗伯逊异位，活产婴儿或中孕期胎儿异常的风险小于 1%。

2. **相互异位** 相互异位（reciprocal translocation）包括两条或有时多条非同源染色体之间物质的交换。它们并不包括着丝点融合，因此通常不包括近端着丝粒染色体。如果父亲或母亲有一个平衡异位，羊水穿刺时非平衡子代的风险是 10% ~ 15%，但依赖于确认的方式。大多数相互异位无经验性数据。概括性的结论只能以许多不同类型的异位的数据综合得出。出生一个活产的异常婴儿还是自然流产取决于受累染色体节段的大小以及这一节段中包含的基因。产生短的非平衡异位节段的异位较产生长的异位节段的异位更容易产生异常子代。

确认的方式很重要。如果一个平衡的相互异位是通过一个不平衡的孩子或其他活的亲戚证实，出生不平衡活产子代的可能性为 20%。如果平衡异位是通过反复自然流产史确认，出生异常活产子代的风险则低得多（1%～5%）。其异常活产子代的低经验风险可能反映了对不平衡的产物有选择地自然流产或不平衡的配子不能受孕。

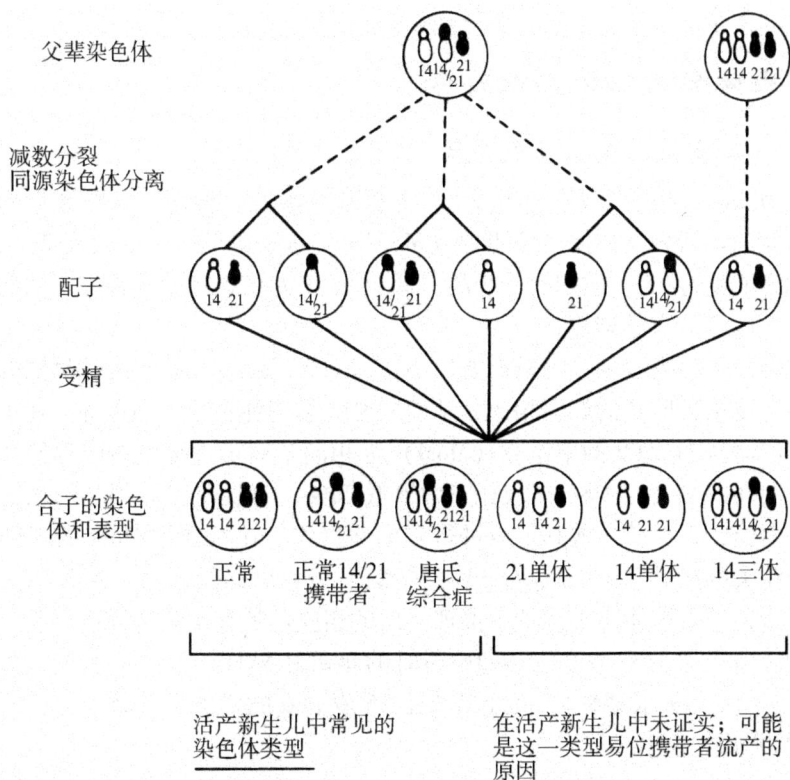

图 16 - 1　正常个体和表型正常的 14 和 21 号染色体之间的罗伯逊异位的可能配子和后裔的示意图

3. 倒位　倒位（inversions）指重排的染色体节段倒转了 180°。染色体节段颠倒方向，改变了染色体上基因的位置和顺序。如果着丝点在倒转的节段内，倒位为围中心（pericentric）的，如不是，倒位为旁中心的（paracentric）。

尽管包含倒位的个体在表型上是正常的，但如果减数分裂时互换（crossing-over）（再结合）的部位包含在倒位的片断中，他们就有可能产生不平衡的配子。互换发生在围中心倒位中产生两个复制缺失的产物和两个正常产物。互换发生在旁中心倒位环中产生一个双着丝点、一个无着丝点和两个正常产物。因为无着丝点和双着丝点产物常常丢失，所有旁中心倒位的畸形产物均是致死性的。异常的活产婴儿就很罕见。但是，含有旁中心倒位的个体可能反复自然流产，偶尔也会有活的异常子代。

尽管针对倒位的经验性风险数据很少，但综合数据提示后代的风险很大。女性倒位与男性相比获得异常非平衡后裔的风险更大（8% 比 4%）。风险也和性别及包含的倒位片断的染色体长度有关。与围中心倒位包含更短或更长片断者比较，包含较长倒位片断（整个染色体长度的 30%～60%）的个体更容易获得非正常的子代。相对短的围中心倒位片断使在片断内互换的可能性减少。无论互换发生在较短或较长的倒位片断中，如导致严重的不平衡，结果均是致死性的。

值得特别提出的是9号染色体的倒位，断裂点为p11和q11。这一畸变在整体人群中很普遍，可以认为是正常变异。9号染色体的这种倒位是否会倾向于不分离还有争议。如果风险确实存在也非常小。

二、染色体异常的无创性筛查

（一）根据母血清筛查修正的风险

1984年，Merkatz及其同事第一次报道，与正常妊娠妇女相比，怀有染色体异常特别是唐氏综合征胎儿的妊娠妇女血清甲胎蛋白（MSAFP）水平偏低。因为仅有25%的唐氏综合征婴儿是由达到或超过35岁的妇女分娩的，低的MSAFP值提示较年轻妇女的胎儿染色体异常的风险增加，应行羊水穿刺检查。

对唐氏综合征的筛查较神经管畸形要复杂，因为唐氏综合征是年龄特异性的，而且孕唐氏综合征胎儿与孕正常胎儿的妇女相比，她们的血清学指标有很大的重叠。在中孕期唐氏综合征胎儿孕妇的血清MSAFP的中位数（MoM）为相同孕周正常孕妇中位数的0.8倍。因此孕唐氏综合征胎儿的妇女的MSAFP仅比正常值低20%。这提供了有用的信息，但是并没有一个简单的截断值，即在其上或其下应进行有创性操作。在特异的MoM的基础上，必须调整患者的年龄相关的唐氏综合征风险，使用拟然比（likelihood ratio）。对各种标志物的风险相乘得到总风险，后者可能高于或低于推理得出的相应母龄和孕龄特异性风险。一位孕妇对唐氏综合征的风险如果≥35岁妇女孕16周时的年龄特异性风险（1/270）即为"筛查阳性"，应进一步评价（羊水穿刺）。在年龄小于35岁妇女的妊娠中，25%～35%的唐氏综合征可仅用MSAFP筛查检出。

如果超声检查不能解释阳性筛查结果（例如小于相应孕周），患者应行遗传咨询并行羊水穿刺来除外唐氏综合征和其他染色体异常。如果羊水穿刺结果正常，异常的血清学结果仍可能提示妊娠结局预后不良（如自然流产、死产）。但是即使综合晚孕期的值共同考虑，其预测价值也太低而不能应用。

使用MSAFP作为单一的血清学标志物仅适度地提高了唐氏综合征的检出能力。表16-5显示了7种有用的指标的中位数。使用多于一个血清学指标可进一步提高检出率。最有信息量的指标为人绒毛膜促性腺激素（hCG），其包含一个α亚单位，在四种糖蛋白是相同的，一个β亚单位对每种激素是特异的。β亚单位具有激素活性的特异性。hCG自着床至孕8周渐升高，孕8～12周为平台期，孕12～18周略下降，孕18周至足月再次达平台。在20世纪80年代，研究发现孕唐氏综合征胎儿者血清hCG常常≥2.5MoM。对于是否hCG的游离β亚单位比整分子hCG在唐氏综合征的筛查更可取还有争议。一些作者认为游离的β亚单位可提高胎儿唐氏综合征的检出率并降低假阳性率。另一些作者认为如果标本能很好地采集及运输，hCG和游离β亚单位测定结果相似。

表16-5　几种不同的血清学指标在唐氏综合征的平均值

标志物	有效的筛查范围（周）	唐氏综合征	平均值（MoM）	95% CI	Mahalanobus 距离 *
NT	11～13	326	2.02	1.93～2.12	1.72
PAPP-A	6～8	31	0.35	0.25～0.49	1.52

标志物	有效的筛查范围（周）	唐氏综合征	平均值（MoM）	95% CI	Mahalanobus 距离*
	9 ~ 11	197	0.40	0.35 ~ 0.46	1.33
	12 ~ 14	113	0.62	0.52 ~ 0.74	0.69
Free β hCG	<14	579	1.98	1.83 ~ 2.10	1.05
	14 +	477	2.30	2.13 ~ 2.49	1.29
hCG	14 +	850	2.02	1.91 ~ 2.13	1.15
抑制素	13 +	585	1.84	1.73 ~ 1.95	1.12
AFP	<14	542	0.79	0.75 ~ 0.84	0.49
	14 +	1 140	0.73	0.71 ~ 0.75	0.86
uE_3	<14	226	0.74	0.67 ~ 0.82	0.56
	14 +	613	0.73	0.70 ~ 0.76	0.86

注：AFP：甲胎蛋白；CI：可信限区间；hCG：人绒毛膜促性腺激素；MoM：正常孕周对应中位值的倍数；NT：颈部半透明区；uE_3：非结合雌三醇。

* 在标准偏离值中距离 MoM 的平均偏离值（唐氏综合征和正常妊娠的平均值）。

另一个被广泛应用的指标是游离雌三醇（uE_3）。此激素由硫酸脱氢表雄酮（DHEAS）在胎肝内被转化成 16αOH – DHEAS 然后在胎盘中转化成 uE_3。像 MSAFP 一样，孕唐氏综合征胎儿的孕妇血清 uE_3 的水平与未受影响的孕妇相比更低（约25%）。也就是说，测定值在唐氏综合征妊娠中左移（降低）。一些学者认为 uE_3 的测定可有可无，因为其对唐氏综合征检测的作用不如 MSAFP 或 hCG；另一些研究者认为 uE_3 测定中错误的范围大于 MSAFP 和 hCG 。在美国的大部分程序中，为降低假阳性率 uE_3 仍被包括在筛查的三个指标中。

第四个中孕期有用的指标是抑制素 A，像 hCG 一样在唐氏综合征妊娠中升高。抑制素 A 可被加入上述三联筛查中进行四联检验。抑制素 A 是一种二聚糖蛋白，有一个 α 亚单位和一个 β 亚单位以双硫键连接。在妊娠期，抑制素由黄体及随后由胎盘产生。Wald 及其同事比较了 77 例唐氏综合征妊娠妇女与 1 355 例正常妊娠妇女的血清值。孕有唐氏综合征胎儿妇女的血清抑制素 A 水平的中位数在 5% 假阳性时为 1.79MoM，结合 AFP、hCG、uE_3 和抑制素 A，唐氏综合征的检出率达 70% 。但是，Lam 和 Tang 认为抑制素 A 水平与 hCG 水平高度相关，因此在已有 hCG 和 AFP 后再加入抑制素 A 的筛查作用有限。

（二）唐氏综合征筛查程序（中孕期）

在 20 世纪 90 年代早期，在美国最先进行了两项关于血清 MSAFP、hCG 和 uE_3 检测对胎儿唐氏综合征筛查功效的前瞻性研究。Haddow 及其同事前瞻性检测了中孕期孕妇的血清 MSAFP、hCG 和 uE_3 来筛查唐氏综合征。在 25 207 位被筛查的妇女中，1 661 例（6.6%）的胎儿为高危唐氏综合征患者（≥1∶190），并以超声核对了孕周。在这些妇女中，760 位进行了羊水穿刺；20 例唐氏综合征和 7 例其他染色体异常被检出。唐氏综合征的检出率为 58%（21/36），假阳性率为 3.8%。同时，我们小组检测了 35 岁以下无染色体异常风险的妇女的血清 MSAFP、hCG 和 uE_3。在 9 530 名孕 15 ~ 20 周的妇女中，其新计算的风险（血清 MSAFP、hCG 和 uE_3 的拟然比的乘积）达到或超过 35 岁妇女的进行羊水穿刺的风险。57%（4/7）的胎儿唐氏综合征病例被检出。单独使用 MSAFP 没有病例被检出。使用三联

（MSAFP、hCG 和 uE₃）比单用 MSAFP 时假阳性率略高但唐氏综合征的检出率增加了 2.3 倍。许多其他研究也证实采用母亲年龄和三联可加强唐氏综合征的检出率。

和发现 MSAFP 升高后的处理不同，对唐氏综合征筛查阳性不需重复。超声核对孕周应采用双顶径（BPD）而不是股骨长作为观察指标，因为唐氏综合征胎儿的股骨比平均值短。

Bahado‐Singh 及其同事比较了使用三联筛查和四联筛查，后者包括超声测定肱骨长度和颈部厚度、AFP、hCG 和母亲年龄。在所研究的中心中有 46 例唐氏综合征（1.9%）和 2 391 例正常妊娠。在 10% 假阳性率水平，对唐氏综合征的检出率三联筛查为 45.7%，四联筛查为 80.4%。在英国，Howe 及其同事检出了 68% 的病例（考虑胎儿死亡的可能性后校正为 61%）。

另一方面，包括 56 篇文献的 Simithbindman 及其同事的 meta 分析发现仅颈部厚度可能有预测意义，但因为过低不能作为唐氏综合征的可行性筛查。目前，颈部厚度仍很有效（唐氏综合征增加 17 倍），但仅少数唐氏综合征胎儿有这一征象。其敏感性甚至比其他超声指标单独或联合应用更低。Bricker 及其同事得出结论，仅 16% 的唐氏综合征胎儿可由超声检出，Jorgensen 及其同事仅检出 32 例中的 2 例。ACOG 建议如在 ≥32 岁的妇女中发现脉络膜丛囊肿，应行羊水穿刺，但这仍有争议。

（三）程序化建议（ACOG）

美国妇产科联盟提出如下建议来筛查唐氏综合征：

（1）35 岁以下妇女应在停经 15~18 周行血清筛查，评价唐氏综合征的风险。

（2）筛查应在知情同意的基础上进行：应提供现有的各种筛查选择并与患者讨论预测的检出率。在筛查之前，患者应被告知有关检测的现状和目的、预测值、筛查局限性的信息，筛查不是诊断性检查。

（3）没有特异的指标可被除外：但每个实验室都应确保检测的特定组合或实行的特异性检测对唐氏综合征的检出与报道的预测值相当（也就是说，单用 MSAFP 达 20%~25%，使用 MSAFP、hCG 和非结合雌三醇至少达 55%~60%）。经超声核对孕周后假阳性率为 5% 或更低。

（4）实验室应提供经超声核对后阳性筛查确切值的信息。对新的项目，对唐氏综合征的检出最初应根据对回顾性标本的检测进行。大的前瞻性筛查项目可提供其实际唐氏综合征的检出率。

（5）筛查项目应包括对解释检测结果有用的信息：患者的末次月经、年龄、体重、人种和相应的产科历史和家族史。

（6）产科医师应熟悉实验室的报告方法：报告应包括如下信息：①患者年龄相关风险，②患者的校对后风险，③指示患者的校对后风险是否位于正常值以外（如大于或小于 35 岁妇女的值）。对咨询截断值的选择应与产科医师常规采用的仅根据母龄进行产前细胞遗传学诊断的唐氏综合征的风险一致。

（7）所有唐氏综合征风险高于选定的截断值的患者在进行羊水穿刺之前应行超声核对孕期，如孕期有误应重新修正风险。孕期的修正应根据双顶径而不是股骨长进行，因为某些唐氏综合征胎儿的股骨较短。

（8）对大于 35 岁的妇女不推荐用多重指标检测来代替常规的有创的产前细胞遗传学诊断（并非所有国家均同意美国的政策）。血清学筛查在如下情况可作为选择，即不接受羊水穿刺风险的妇女或希望在决定是否行羊水穿刺之前获得血清学信息的妇女。如果 35 岁以上妇女要求行唐氏综合征的血清学筛查，应告知患者在这一年龄组有更高的阳性率。也应告知患者与诊断性检测（如绒毛活检和羊水穿刺）相比，筛查对唐氏综合征和其他染色体异常（如 47，XXX 和 47，XXY）的检出能力低。

（四）18 三体的筛查

18 三体也可经三联筛查检出。18 三体妊娠者血 hCG、AFP 和 uE₃ 均处于低水平。这三个值中任何一个降到域值以下（AFP ≤ 0.75MoM；hCG ≤ 0.55MoM；非结合雌三醇 ≤ 0.60MoM）就应进行产前诊断，最简单的是羊水穿刺。使用这些域值可检出 60% ~ 80% 的 18 三体，假阳性率为 0.4%（羊水穿刺）。由三个指标的特定检测值可计算出每一个体风险估计值，Palomaki 及其同事报道假阳性率为 0.4% 时 60% 的 18 三体可被检出。所确认的 18 三体风险增高的妊娠中九分之一可能的确有问题。Benn 及其同事总结了 41 565 名妇女的中孕期筛查结果，比较了使用固定的域值（AFP ≤ 0.75MoM，hCG ≤ 0.55MoM，uE₃ ≤ 0.60MoM）和使用患者特异性风险的方法对 18 三体的筛查结果。使用固定域值的检出率为 23%，假阳性率为 0.19%；使用患者特异性风险的方法检出率为 69%，假阳性率为 0.45%。显然后者更有效。

Brumfield 及其同事发现 18 三体者采用超声检查比多种血清学指标筛查更容易发现异常（70%）（95% CI 54.86 对 43% CI 25.61）。将超声和血清学筛查结合起来时检出率最高（80%［CI 60%，94%］）。

（五）尿和其他母血清指标筛查唐氏综合征

尿的代谢产物可用于检测唐氏综合征。Canick 及其同事比较了 14 名孕唐氏综合征胎儿妇女与 91 名对照妊娠妇女的尿促性腺激素肽（UGP）水平。唐氏综合征病例的中位 UGP 水平为 5.34MoM。可进行一个小的预试验，即使用尿样标本中 hCG 的 β 核心片断（UGP 的另一个叫法）、总尿雌激素（tE）和 hCG 的 α 亚单位作为检测胎儿唐氏综合征的方法。检测了 24 例唐氏综合征胎儿妊娠和 294 例对照妊娠的水平。唐氏综合征妊娠的中位值为 β 核心 - hCG 6.02MoM，tE 0.74MoM，α - hCG 1.08MoM。α - hCG 的结果在二组中无显著性差异。固定假阳性率为 5%，使用 β 核心 - hCG 对胎儿唐氏综合征的检出率为 79.6%，使用 β 核心 - hCG 和 tE 检出率为 82.3%。在一项 1016 例单胎妊娠（包括 23 例胎儿唐氏综合征）的前瞻性研究中，Bahado - Singh 及其同事使用尿高糖基化 hCG（hyperglycosylated hCG）结合超声测量在中孕期筛查。在假阳性率 3.2% 时唐氏综合征的检出率为 91.3%，假阳性率 10.7% 时检出率为 100%。

其他可用于中孕期唐氏综合征筛查的母血清指标包括 hCG 的各种糖基化形式、超氧化物歧化酶、嗜伊红主要碱性蛋白、前列腺特异抗原、活化素 A、follistatin。

（六）母血清筛查的干扰因素

母体重升高因稀释的效应降低血清 AFP、uE₃ 和 hCG 值。也存在种族特异性因素。AFP 水平通常在亚裔和黑人妇女中较西班牙和白人妇女中高；hCG 和 uE₃ 在亚裔妇女中最高。hCG 水平在非洲裔美国人中升高。胰岛素依赖性糖尿病轻度降低 uE₃ 和 hCG 水平。母亲吸烟 MSAFP 升高约 3%，分别降低血清 uE₃ 和 hCG 水平的 3% 和 23%。Ribbert 及其同事发现体外受精者与自然妊娠者相比血清 hCG 明显升高而 MSAFP 明显降低。Maymon 及其同事总结了这一问题，认为缺乏一致意见。最近，Bar - Hava 及其同事发现中孕期母血清 hCG 比自然妊娠者高。Liao 发现早孕期游离 βhCG 升高而 PAPPA 降低；NT 无变化。这些改变如不校正将使假阳性率增加 1%。总体来说，建议对体重和人种加以校正而对母亲吸烟、体外受精（IVF）和母亲患病不予以校正。

（七）多胎妊娠的筛查

唐氏综合征在双胎中较单胎妊娠常见。这反映了双胎妊娠和唐氏综合征都与母亲高龄有关。这种升高可用双卵双胎来解释，如存在 21 三体双胎通常是不一致的。这增加了利用母血清筛查唐氏综合征的难度，正因为如此，多年来无创性筛查仅局限于单胎妊娠。事实上，Neveux 及其同事进行了计算，其基础为单卵双胎截断值的 73% 相当于单胎妊娠，但仅能检出 43% 的唐氏综合征，假阳性率为 5%。利用游离 βhCG 和 AFP 在 420 例双胎和 6 661 例单胎妊娠中的分布，Spencer 及其同事显示双胎经过中位数倍数的校正后，这两个指标在假阳性率为 5% 时的检出率是 51%。O'Brien 及其同事比较了 4 443 例双胎妊娠和 258 885 例单胎妊娠中孕 14～21 周 AFP、hCG 和 uE₃ 的分布，发现双胎妊娠中 AFP 的中位数大约增加了一倍，而 hCG 和 uE₃ 增加了不到一倍。因此，从单胎妊娠的风险进行纯粹的数学转换不能对双胎妊娠提供准确的风险值。可告知双胎妊娠的夫妇检出率比单胎妊娠低。但是，多数实验室仍采用多重血清指标筛查双胎妊娠的唐氏综合征。

另一选择是直接行有创的操作。因为双卵双胎的每一个胎儿为 21 三体的风险是独立的，附加的风险使 32 岁妇女的双胎妊娠与 35 岁妇女单胎妊娠获唐氏综合征的风险相当。正因为如此，ACOG 建议对 33 岁双胎妊娠者行羊水穿刺。但是，这种算法假定双胎妊娠中三分之一的单卵双胎与双卵双胎无区别。如果此二重性得到校验，31 岁的风险为 1∶315，与 35 岁接近。

（八）早孕期的母血清指标

血清学筛查如能在早孕期进行则更理想，一方面私密性更强，同时终止妊娠也更安全。处于高危的妇女可在孕 14 或 15 周进行绒毛活检或羊水穿刺，避免发现胎儿异常后更晚期再终止妊娠。在孕早期筛查可确保异常妊娠妇女的私密性得到保护。早期的证据也高度提示在早孕期也可检出唐氏综合征。注意，由于在孕 15 周以前母血清 AFP 不是有用的鉴别指标，在早孕期不能检出开放性神经管畸形。因此，如果在孕早期进行唐氏综合征的血清学筛查，就需要在中孕期进行神经管畸形的筛查。

有许多胎儿胎盘产物被研究用于早孕期唐氏综合征的筛查：AFP、uE₃、hCG、游离 β - hCG、游离 α - hCG、妊娠相关血浆蛋白 A（PAPP - A）、CA₁₂₅、二聚体抑制素 A、抑制素 A、孕酮和胎盘碱性磷酸酶。最终，研究者认为 PAPP - A 和游离 β - hCG 对早孕期筛查唐氏综合征最有用。在早孕期（8～14 周），唐氏综合征与母血清 PAPP - A 降低相关；42% 受影响的妊娠其 PAPP - A 在正常妊娠的第 5 百分位以下。母血清游离 β - hCG 在唐氏综合征者升高，18% 受影响妊娠的游离 β - hCG 在正常妊娠的第 95 百分位以上。使用 PAPP - A 和游离 β - hCG 在假阳性率 5% 时的中位检出率为 60%（55%～63%）。在双胎妊娠中，Spencer 计算出 hCG 几乎是单胎妊娠的 2 倍；假阳性率是 5% 时 PAPP - A 是 1.86 倍。唐氏综合征的检出率 52% 不符合，55% 是符合的。

（九）早孕期超声筛查（颈部半透明区）

在第一节中我们第一次讨论了颈部半透明区（NT）作为胎儿唐氏综合征孕早期筛查的

指标。在八项研究中，Malone 及其同事发现在总体人群中筛查 NT 的唐氏综合征检出率为 29% ~91%。其范围的变异主要是由于定义异常 NT 的方法不同造成的。例如，使用绝对的截断值（例如 2.5mm）和根据胎儿顶臀长设定第 95 百分位的 NT 值比较得到不同的结果。超声测量方法的不同也能解释一些差异。

最佳的数据是胎儿医学基金会的 Snijder 及其同事提供的。在那项研究中，在英国 22 个鉴定中心中对 96 127 例高危或低危妊娠妇女筛查了胎儿 NT。根据胎儿顶臀长设定的 NT 测量值大于第 95 百分位时，唐氏综合征的检出率是 75%。经过将母龄加入风险计算时，截断值的危险度为 1/30 时 82% 的唐氏综合征病例将被检出，假阳性率为 8%；在假阳性率为 5% 时检出率为 77%。在双胎妊娠和单胎妊娠一样，NT 的测量也可信赖。

（十）将早孕期母血清指标和颈部半透明区结合起来

将早孕期母血清游离 β – hCG 和 PAPP – A 结合起来会提高唐氏综合征的检出率。Spencer 及其同事将 β – hCG 和 PAPP – A 用于 210 例 21 三体单胎妊娠和 946 染色体正常的妊娠作对照，配伍母亲年龄、孕周和样本储存时间。在所有病例中，在 10 ~ 14 周用超声测量了顶臀长和 NT；超声检查的同时留取母血。结合 β – hCG、PAPP – A 和 NT 的 MoM 值，固定假阳性率为 5%，21 三体的检出率估计为 89%。固定检出率为 70%，假阳性率（羊水穿刺）估计为 1%。母亲年龄小时检出率更低。在双胎妊娠，Spencer 认为检出率为 80%，相对单胎妊娠为 90%。

继小样本数据研究或完全根据统计学模型得出结论后，Krantz 及其同事发表了第一个大规模前瞻性研究结果。美国各个年龄的 10 251 名妇女使用干血点法进行 PAPP – A 和 hCG 的筛查；5 809 例同时进行 NT 的测量，采用胎儿医学基金会的数据。样本包括 50 例唐氏综合征和 20 例 18 三体病例。采用超声和血清学筛查，在 35 岁以下 21 三体的检出率 87.5%（7/8），在 35 岁以上检出率是 92%（23/25），但假阳性率（有创操作）高。对 18 三体，两个组的检出率都是 100%（n =4 和 n =9）。这些结果提示，如果有进行检验的条件并且在结果异常时有能力进行后续处理，早孕期的筛查就可进行。Schuchter 等在 4 939 名妇女中检出了 14 例唐氏综合征中的 12 例。Spencer 发现预测的风险（定量地）与唐氏综合征实际的发病率之间有很好的相关性（r =0.999 5）。一个 NICHD 资助的多中心队列研究报道了有用的结果，他们对 8 514 名妇女在孕 74 ~97 天时进行筛查。母亲年龄平均为 34.5 岁。采用中孕期筛查的阳性截断值 1 ：270 确认了 61 例 21 三体妊娠中的 85.2%，假阳性率（FPR）为 9.4%（因为样本的母龄高故预测值高）。在假阳性率为 5% 时，特异性为 78.7%，1% 时为 63.9%。对 18 三体病例，90.9% 被检出。在 35 岁以下，21 三体的检出率是 66.7%（假阳性率 3.7%），35 岁以上时是 89.8%（假阳性率是 15.2%），以美国人口校正年龄后在假阳性率 5% 时检出率是 78.8%。

值得关注的是某些在早孕期检出的三体如不采取医疗干预注定也会自然流产；但是，如果考虑将这些因素加以校正，将降低实际的活产婴儿的检出率。Krantz 及其同事估计约降低 3%。Wapner 等估计他们早孕期的检出率为 78.7%（FPR 为 5% 时），相当于中孕期检出率为 75%。

早孕期筛查有更私密及终止妊娠时更安全的优势，早孕期筛查就优于中孕期吗？Malone 及其同事发表评论认为，只有大规模的临床实验才能对各种唐氏综合征筛查的草案进行有意义的比较。实验正在进行中。Malone 及其同事认为只有获得上述实验的结果后才能下结论，否则早孕期筛查只能是研究性的而不能成为中孕期筛查的另一选择。但也有不同意见，Krantz 及其同事、Schuchter、Wapner 等的数据就不这么认为。因此，我们应根据患者的意愿给予早孕期或中孕期无创性筛查。希望进行早孕期筛查的患者如无进行专业的超声 NT 测量条件，可只进行母血清筛查（PAPP-A 和 hCG）。

（十一）早孕期和中孕期筛查的整合

Wald 及其同事第一次建议在进行早孕期筛查后（超声或血清学）再进行中孕期血清学筛查。他们称之为"整合性"，尽管称为"序惯性"更为恰当。在假阳性率为 5% 时检出率是 91%，假阳性率 1% 时检出率 71%。在美国应用过程中的一个问题是根据目前整合性筛查的运算法则，在得到中孕期结果以前暂时不对早孕期的结果下结论，否则，会降低敏感性。

这一模式在两个队列研究中被测试。在英国，SURUSS（Serum Urine and UltrasoundScreening Study，血清、尿和超声筛查）试验正在实施。在美国，FASTER（First and Second Trimester Evaluation of Risk for Aneuploidy，早孕期和中孕期非整倍体风险的评价）正在进行中。

SURUSS 试验的数据与期望值符合。这 25 个中心（24 个在英国，1 个奥地利）检测了早孕期 NT、PAPP-A、hCG，中孕期的抑制素 A、游离和整分子 hCG、uE_3 和 AFP。增加早孕期和中孕期筛查都会促进 21 三体的检出；但是，ITA（侵袭性滋养细胞抗原）和整分子 hCG 则无用。在 SURUSS 试验中，如检出率为 85% 恒定不变，那么增加检测项目会降低假阳性率。在检出率 85% 时，仅使用早孕期指标（PAPP-A、hCG、NT）假阳性率 5.6%，使用三个中孕期指标（AFP、hCG、uE_3 而无抑制素 A）为 9.9%，使用所有四个中孕期血清学指标（AFP、hCG、uE_3 和抑制素 A）为 5.6%，使用早孕期 PAPP-A 加上四个中孕期指标（AFP、hCG、uE_3 和抑制素 A）进一步降低为 2.4%，使用 NT 和早孕期血清学指标 PAPP-A 和 hCG 为 1.3%。使用 NT 加早孕期 PAPP-A 和四个中孕期指标，假阳性率为 0.9%。

总之，序惯性应用早孕期和中孕期指标的益处有所增加，虽然很小。但是，如果这一检测需保留早孕期的信息直到中孕期才能得出最终的结论，我们还是难以从早孕期和中孕期的序惯性筛查中受益。图 16-2 显示了各种筛查实验的唐氏综合征的检出率。

（十二）有前途的其他新指标：鼻骨、细胞游离胎儿 DNA

唐氏综合征筛查的新指标不断出现。许多经过详细的检验后帮助不大。但是，至少两个很有希望。

Cicero 等报道超声中鼻骨（NB）（10~12 周）缺失与胎儿唐氏综合征相关，检出率 82%，假阳性率 8.3%。Otano 等同样发现这一相关性。Cicero 等进一步报道 NB 和 NT（颈部半透明区）结合起来在早孕期检出率为 92%，假阳性率为 3.5%。

如果以非常低的假阳性率确认，母血中有完整的胎儿细胞。目前技术还太不稳定不能用于临床，但继血清学和超声筛查之后，仍需要有创的操作，因为只有胎儿细胞阳性才能确认。可供选择的是，细胞游离胎儿 DNA 较完整的胎儿细胞在母血中更丰富。Bianchi 和 Lee 等显示细胞游离胎儿 DNA 在唐氏综合征妊娠中较对照组高 1.7 倍。细胞游离胎儿 DNA 和 NT 一样是很好的无创性指标，并可能是独立的。在中孕期血清学指标（AFP、hCG、uE_3、抑制素 A）的基础上附加此 DNA 将唐氏综合征的检出率从 73% 提高至 87%，当然假阳性率也略升高（4%至7%）。

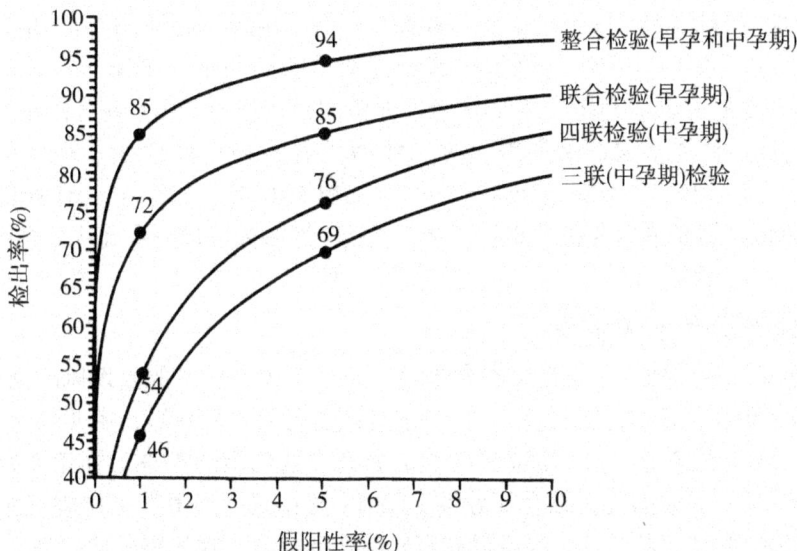

图 16 – 2　各种唐氏综合征筛查实验的检出率和假阳性率，三联检验：**AFP、hCG、uE₃**；四联检验：**AFP、hCG、uE₃、抑制素 A**；联合检验：**NT 和早孕期血清学指标（PAPP – A、hCG）**；整合检验：**联合检验（早孕期续以中孕期检验）**

三、产前细胞遗传学诊断的非常见适应证

（一）父辈非整倍体

如果父母之一为染色体数目异常（非整倍体），子代的风险增加。根据经验，47，XX，+21 女性的子代中约三分之一为非整倍体；因此，罕见的唐氏综合征孕妇是产前染色体研究的适应证。男性唐氏综合征患者通常不育；但是，至少有两篇证据充分的报告报道一个受累的父亲生出一个正常的孩子。

如果父辈之一为性染色体非整倍体，子代的风险增加。但是，现有有关风险的数据因确认方式问题而存在偏倚。20% 的可生育的 45，X/46，XY、45，X/46，XX、45，X/46，XX/47，XXX 子代存在染色体异常，但确认和报道的偏倚通常导致过高度估计。有证据表明，47，XXX 或 46，XX/47，XXX 的女性很少生出染色体异常的孩子。47，XXY 男性有染色体异常子代的风险增加，但罕有报道。

最有代表性的论题和信息量最大的数据为男性 47，XXY Klinefelter 综合征。传统认为这样的男性不育，但那些嵌合体（46，XY/47，XXY）者有潜在的生育能力。现在可通过胞浆内精子注射（ICSI）助孕。

理论期望值显示 50% 的精子为超倍体二体，但精子性染色体多体（XX 或 XY 二体）或胚胎（47，XXY 或 47，XXX）的频率低得多。性染色体二体的频率在有生育能力的 XY 男性中为 0.2%，在不育的 XY 男性中为 1%，在 XXY 男性中为 3% ~4% 。XXY 父亲通过 ICSI 获得的子代没有活产儿显示异常。在 Ron – EI 及其同事总结了数个研究中的 14 例活产儿中（2 对双胎，10 例单胎）没有异常的报道。在 Staessen 的研究中，在 XXY 父亲的 ICSI 妊娠的植入前胚胎中，59.6% 染色体正常，40.4% 异常。将 ICSI 周期的植入前胚胎（以 X、Y、13、18、21 号染色体的特异探针行 FISH）和因 X 连锁隐性遗传病行植入前遗传诊断（PGD）的胚胎进行比较，Staessen 显示前者妊娠率低（54.6% 比 79.8%），植入前胚胎染色体异常升高（40.4% 比 22.9%），在植入前遗传学诊断胚胎中生殖体异常升高（30.0% 比 15.2%）。与其他研究者的 PGD 胚胎的染色体异常的比例相当。在一些病例中发现混乱胚胎（chaoticembryo）。总体来说，结果提示对二体精子有强的选择性；另外，因隐性镶嵌型（cryptic mosaicism）和三体救援（trisomic rescue）精子可能为 XY。在任何病例，即使在植入前胚胎的遗传学诊断中高度提示染色体异常，经验性数据也进一步确认。产前遗传学诊断是其指征。

（二）性腺嵌合体（常染色体）

该病很罕见，在父辈之一有性腺嵌合体时，非整倍体和异位的复发风险高。Sachs 及其同事在两对夫妇中检测到这种嵌合体，他们分别有三次和四次妊娠，胎儿均为 21 三体。在一对夫妇中，21 三体细胞占培养的卵巢活检的分裂中期细胞的 47%。在第 3 对夫妇，发生了三次 t（21；21）异位的唐氏综合征妊娠。Casati 及其同事报道了临床表现正常的父亲和儿子是 21 三体嵌合体，其综述了有或没有唐氏综合征临床表现的家族性病例。

在发生两次及以上 21 三体或 21 异位的唐氏综合征后，性染色体嵌合体应被认为是一合理的解释。

（四）反复自然流产（复发的非整倍体）

染色体数目异常（非整倍体）是最常见的散发和反复自然流产的原因。在某一特定家庭中连续的流产胎儿其成分一般为全部正常或全部异常。如果第一个流产胎儿的成分异常，第二个流产胎儿也异常的可能性为 80%。复发性的非整倍体通常为三体。

这些数据高度提示在特定的夫妇中倾向于发生染色体异常妊娠。尽管还有争议，因为对母龄的校正使数据表面上分布不随机从而无显著性差异，我们仍认为与相当年龄的正常妇女相比这些妇女风险增加。如果夫妇倾向于反复发生非整倍体妊娠，在逻辑上他们不仅出现非整倍体流产胎儿的风险增加，获得非整倍体活产婴儿的风险也增加。在后来的常染色体三体的妊娠不一定是致命的，也可能生育活产婴儿（例如 21 三体）。事实上，继发于非整倍体流产胎儿的 21 三体活产婴儿的风险约是 1%。

对反复流产的夫妇一直缺乏胎儿染色体状态的信息。在有可能进行 FISH 或利用保存的石蜡标本进行比较基因组杂交后，细胞遗传学信息能被复核。Weremowicz 及其同事成功地从 25 个石蜡包埋的流产胎蜡块中获得 23 例 FISH 结果（92%）（13、15、16、18、21、22、X、Y、SRY）。没有以前流产胎的档案信息时，产前诊断可能适当或不适当。对很难妊娠的夫妇来说，尽管异常子代的风险可能增加，但要考虑羊水穿刺或绒毛活检的风险。

四、产前细胞遗传学诊断的准确性

羊水细胞和绒毛的产前细胞遗传学诊断研究的准确性相当高。因暴露于诊断混淆因素，真正的诊断错误的可能性很低但不是零。

几个大的研究涉及绒毛活检和中孕期羊水穿刺细胞遗传学诊断准确性的比较，这样做时，区分绒毛细胞很重要。绒毛的细胞滋养细胞可在取样的数小时内聚集在分裂中期。对这种细胞分析提供结果快（所谓的直接法）。美国 NICHD 协作组对 11 473 例绒毛活检采用直接法、长期培养或二者进行检测。性别预测无错误。148 例常见的常染色体三体（+13，+18，+21）、16 例性染色体非整倍体和 13 例结构畸变均无诊断错误。未发生绒毛活检细胞遗传学诊断正常而出生三体婴儿的病例。9 例三倍体均被三个研究所证实；在仅一例的四倍体病例未进一步确认。仅有的没有得到确认的成分是罕见的三体（+7，+16，+22）。总体来说，其准确性与羊水穿刺相当，但在进行非嵌合体的罕见三体诊断时，以及在羊水分析中进行多倍体诊断时，有时还需要其他的附加检验。

在绒毛活检分析中短期细胞滋养细胞培养和长期培养间可能存在差异，其来源于绒毛的中胚层核心。对这两种技术，长期培养被认为是权威性的。在美国的 3619 例研究中，可得到的细胞遗传学数据来自直接法和培养法。在这些病例中，17 例（0.47%）在这两种方法中存在差异。在大多数病例中（n = 13）直接法显示染色体异常而未被培养法证实。在 13 例中的 9 例，随后得到了新生儿或流产胎儿的细胞遗传学数据，没有病例证实为异常。也就是说，直接法中观察到假阳性。而相反的情况——培养法中存在异常细胞而直接法正常——是不多见的。2 例假阳性病例是培养法预测的；另 2 例尽管直接法预测为假阴性，但确实为胎儿异常。最终，在直接培养中，尤其是对于嵌合体，及即使非嵌合体的非整倍体但包括单体 X 和致命的常染色体三体，可能不能对胎儿异常提供最终的准确诊断。

（一）嵌合体和假嵌合体

理论上不能解释的可能性是绒毛或羊水的染色体异常不能反映胎儿状态。在培养中（体外）可能出现染色体畸变。异常仅存于一个培养瓶或克隆时应该怀疑这种可能性。实际上，在 1% ~2% 的羊水（或绒毛）样本中可检出一种细胞，其多了至少一条结构正常的染色体。如果异常细胞仅限于一个培养瓶或克隆，这种现象称为假嵌合体；无临床意义。如同样的异常确实出现在多于一个培养瓶或克隆中，即为真正的胎儿嵌合体，发生于 0.1% ~0.3% 的羊水培养和 0.8% 的绒毛培养中。包括常染色体的真正的嵌合体可能意味着发生异常，特别是当超声也提示存在异常结构时。当嵌合体包括常见的三体如 13、18、21 时更是如此。包括性染色体的嵌合体并不经常提示胎儿异常。尤其是偶尔在产前诊断中检出 45，X/46，XY 嵌合体时，通常（90% ~95%）与正常男性发生有关。

为了在原位或培养瓶培养中排除（或确认检出）染色体嵌合体，曾制作表格来决定分裂中期的最佳数量。

（二）限于胎盘的嵌合体

在绒毛活检细胞遗传学研究中，异常的嵌合体可能存在但并不在胚胎或胎儿中。这种情况称为"限于胎盘的嵌合体"（CPM）。推测其来源最初包括一个配子的减数分裂错误，导致一个三体受孕体的产生。随后三条染色体中一条在细胞有丝分裂时丢失，即减数至双倍体（2n = 46）而进行的"挽救"。这导致了嵌合的桑葚胚。因为桑葚胚中的大多数细胞将成为滋养细胞，直接绒毛活检细胞遗传学方法所分析的组织也就继续带有三体细胞。但是，相当少的细胞成为内层细胞团，胎儿和胚外中胚层由此形成。由后者来源的细胞通常用于进行长期培养。培养中三体细胞的数量反映了三体祖细胞向这些部分的机会分布。原始的整倍体桑葚胚或胚球有丝分裂时不分离也可导致同样的情况，就像在减数分裂时的同样方式产生异常的胎儿或 CPM。

Kalousek 及其同事第一个提出 CPM 可能产生负面的产前效应。在 9 例不明原因的胎儿宫内生长受限（IUGR）中，2 例为 CPM。CPM 和 IUGR 之间的联系也被其他研究证实。在美国的 NICHD 研究中，CPM 妊娠流产率增加（8.6%），没有嵌合体的妊娠为 3.4%。在一个中心，Wapner 报道超过 4 300 例的绒毛活检标本中 CPM 有 25 例（0.6%），CPM 组的流产率为 16.7%。如嵌合体完全局限于细胞滋养细胞则增加至 24%。其他研究也发现同样的结果。尽管 CPM 中 24 条染色体均可受累，16 号染色体更易被累及。

（三）单亲双体和印记

CPM 可能导致负面产前效应的机制不明，可能为单亲双体（UPD）。当一个三体胚胎通过丢失三条同源染色体中的一条进行"挽救"时，剩余的两条染色体有三分之一的可能来自同一个父辈，即 UPD。另外，如果剩余的来自同一个父辈的两条染色体是由于减数分裂Ⅰ期错误，就存在单亲不等双体。如果同一父辈的两条染色体是由于减数分裂Ⅱ期错误，就存在单亲相等双体。如果基因表达产物不一致，就会产生问题，取决于该染色体是母源还是父源。这一现象称为基因组印记。一个基因来自同一个父辈可能是无活性的。如果受累的基因有印记基因的特征，其表达取决于所来源的父辈，UPD 可能产生很严重的临床结果。另外，两条染色体各自都可能带有相同的突变隐性基因（单亲不等双体）。

单亲双体新发于近端着丝粒同源染色体尤其是个问题，三分之二病例表现为 UPD 的相等染色体。许多为单体挽救的相等染色体。14 和 15 号染色体属于印记染色体，如存在 UPD 可产生表型异常。

（四）新发的染色体结构异常

新生儿表型不能仅通过羊水细胞或绒毛的染色体成分预测。如果表型正常的父母携带和胎儿相同的平衡异位，应再次确认。另一方面，如果表面上平衡的异位在胎儿中存在，而两个父辈均没有（新发的异位），相互异位的可能性为 6.7%，罗伯逊异位的可能性为 3.7%。推测重排实际上是不平衡的。正如已讨论过的，在罗伯逊异位表型异常可反映单亲双体。风险并非染色体特异性的，而是表现了包括多条染色体的综合数据。也应记住，风险仅指解剖结构异常，而未将发育延迟（智力迟钝）考虑在内，后者在出生时无证据。新发的倒位的胎儿表型异常的风险约为 9.4%。

（五）标记染色体

标记染色体（marker chromosome）也称为超数染色体（supernumerary chromosome），定义为在标准的细胞遗传学分析下不能完全表现其特征的染色体。它们有极少量的条带标记。这些小染色体通常包含一个着丝粒，很大比例是源自近端着丝粒染色体 13、14、15、21 和 22 号的短臂区域。标记染色体可约见于 0.06% 的人群。表型异常的风险很显著，非卫星标记为 14.7%，卫星标记为 10.9%。

随着 FISH 和其他分子细胞遗传学技术的出现，标记染色体的来源可更容易确定。染色体特异的围中心的 alphoid 卫星探针特异性地与个别染色体的着丝粒杂交，该技术于 20 世纪 90 年代中期首先应用。表型和标记的染色体来源之间的关系被建立起来，其结果使我们有可能区分将导致表型异常的高风险标记和低风险标记。Graf 及其同事用 PCR（微卫星）、FISH（使用酵母人造染色体［YAC］、细菌人造染色体［BAC］和质粒探针）分析了 275 个标记。超过 40% 的表型可根据特异基因的存在或缺失来预测。上文引用的长期确定的经验性风险数据是否会因 FISH 研究而更改还不清楚。

如果还有其他染色体结构重排，表型异常的风险与标记是新发的还是家族性的有关。对从 12 699 例产前标本（11 055 例羊水，1 644 例绒毛标本）中发现的 15 例标记染色体进行随访，Brondum – Nielsen 发现 5 例源于 13、14、15、21 和 22 号近端着丝粒染色体的家族性病例；所有 5 例妊娠均产生了表型正常的子代。9 例其他标记表现为新发异常。

在 2 个病例中（1 例有来源于 14 或 17 号染色体的标记，另一例有来源于 17 号染色体的环形标记），妊娠结局为足月的表型正常的婴儿；但是，带有 17 号染色体衍生物的孩子在 2 岁时表现为轻度精神运动延迟。所有其他带有新发标记的妊娠均终止；3 例于尸检时显示明显异常。

总结了 15 522 例产前诊断规程后，Hume 及其同事发现了 19 个标记染色体：5 个（26%）从绒毛活检标本获得，14 例（74%）从羊水标本获得。使用高分辨超声监控这些妊娠，同时存在新发的标记染色体和超声发现的畸形证据时，妊娠结局不良。超声检查正常时，获得表型正常子代的可能性很高。

五、产前诊断中荧光原位杂交作为分裂中期分析的另一选择

FISH 结合了分子基因学和细胞基因学，其应用前景令人鼓舞。利用仅位于问题染色体上的 DNA 序列可作出染色体特异探针（如 nos. 13、18、21、X 或 Y）。探针以荧光素标记，与未知 DNA 杂交。双体细胞（分裂中期或间期）通常（80% ~ 90%）显示两个分离的信号；三体细胞显示三个信号。因为几何学变迁，并非每一个三体细胞都显示三个信号；但是，形式的计数很明显。探针允许多个染色体同时进行评估。当使用几种不同的荧光时，经常引入计算机数字成像来估计信号的数目。该技术在诊断方面的优势还在于 FISH 可用于分裂间期细胞，可快速获得结果。

在一项早期研究中，Klinger 及其同事使用 5 个探针（21、18、13、X 和 Y）分析了羊水细胞，可准确地诊断相应的三体。Ward 及其同事报道敏感性 88%，12% 通常无错误，但为无信息（无结果）病例。无假阳性三体被诊断，但 Benn 及其同事报道了一例假阴性的性染色体异常。绒毛活检和胎盘标本与 5 个探针（21、18、13、X 和 Y）杂交，显示 93% 的病例是有信息性的，对所检测染色体的数目异常的检出率为 82%。

当没有足够时间进行培养来行细胞遗传学诊断时，FISH 可对非整倍体给予非常快速的诊断（当日）。通常，实验时间最好长达 24 或 48 小时。FISH 的绝对指征包括对高危胎儿的处理（如超声发现多重畸形），但在涉及剖宫产的适当性或新生儿手术的必要性时问题依然存。在 Witters 等人的研究中，所有的 21 三体病例（n = 70）都在 48 小时内以 FISH 检出。快速 FISH 分析使用次端着丝粒（subtelomeric）探针也可用于异位的诊断。

对进行羊水穿刺的妇女是否应常规给予 FISH 研究还很有争论。Pergament 及其同事建议在患者等待最终的羊水穿刺或绒毛活检的细胞遗传学结果时，快速 FISH 对染色体 X、Y、13、18、21 号染色体的分析可起到"缓解焦虑"的作用。尽管我们不能劝夫妇在等待分裂中期结果时遵从 FISH 分析的选择，但最好不要强制进行 FISH 检查。如果一个实验室认为在细胞遗传学结果未定而 FISH 结果异常时不应采取任何措施，则 FISH 无必要性而且并不经济。如果 FISH 分析无异常而细胞遗传学结果异常，不能保证无异常。

（韩　爽）

第七节　单基因遗传病和神经管缺陷的产前诊断

产前遗传学诊断的最常见适应证是染色体异常。35岁时，唐氏综合征的风险是1/365，所有类型染色体异常的风险是1/200。但是，多基因多因素遗传病的风险（2%～5%）或单基因遗传病的风险（25%～50%）都更高。

一、单基因遗传病

因为了解了多种基因在染色体上的定位，现在单基因遗传病的检出已成为可能。在20世纪60和70年代，研究重点是罕见的代谢病，根据特定的某种酶（基因产物）的存在或缺失进行诊断。随后经过胎儿镜取样获得胎血即获得了血红蛋白病和血友病的产前诊断。

现在使用可获得的有核细胞（如绒毛、羊水细胞）DNA分析可诊断更多的异常。而不必一定知道基因突变或缺失的产物性质，而且其性质直到最近也不了解。现在，我们可以自信地认为在不远的将来因为对致病基因的了解，几乎所有常见的单基因遗传病将可被诊断。单基因遗传病诊断的迅速进展和日益增加的复杂性要求妇产科医生和遗传学家之间的紧密合作。

（一）先天性代谢病

大约100种先天性代谢病可在产前进行诊断。大多数为常染色体隐性遗传，少数表现为X连锁的隐性或常染色体显性遗传。曾经有过一个患儿的夫妇常被认为风险增加。偶尔，在生育患儿之前的基因筛查也会发现高危夫妇。并不要求筛查出标准之外的异常，而且期望一位妇产科医生，而非遗传学家，完全认知所有这些异常的诊断可能性也是不现实的。与一位生殖遗传学医师保持交流非常关键。

利用酶的方法检测代谢异常的前提是该酶在羊水细胞或绒毛中表达。大多数代谢病都符合这一条件，但在苯丙酮尿症（PKU）中例外。幸运的是，现在可通过分子方法检测PKU。所有通过羊水可检测的代谢异常也可通过绒毛检出。

诊断常需培养绒毛或羊水细胞，但有时仅需根据羊水溶液分析得出。一个典型的例子是17α羟基孕酮，其值升高时提示肾上腺21-羟化酶缺乏（先天性肾上腺增生），也可通过绒毛或羊水细胞检出，或通过已知突变的直接分子学分析或相关的HLA标记检出。另一个例子是Smith-Lemli-Opitz综合征，根据在母尿液或血中存在脱氢雌三醇和脱氢三羟基孕酮检出。这些化合物在正常妊娠中检测不到。

（二）完全通过组织标本检测的异常

如果一个导致某种异常的基因不能在羊水或绒毛中表达，对这些组织进行酶分析就不能获得该疾病的有关信息。但是，该基因仍可能在其他组织中表达——血、皮肤、肌肉或肝脏。最初通过胎儿镜在直视下直接活检可获得皮肤；目前超声引导下的活检可使用更小的器械。皮肤活检或其他有创操作相关的流产率估计比绒毛活检或羊水穿刺高；但是，如果没有其他诊断方法，某些疾病的严重程度证明组织活检是值得的。一般认为与操作相关的流产率在2%～3%左右似乎是可接受的。

分子学的进展几乎使组织活检趋于过时，但胎儿皮肤活检仍然是诊断某些皮肤异常的惟一方法，如各种大泡性表皮松垂、先天性鱼鳞癣，其基因定位不明，联接分析和直接 DNA 分析不可行。相关的多态性标志物在一个特定家族中也可能无用。先证者是首发病例也表示产生了新突变。在所有的环节中，组织活检可能是惟一的诊断选择。胎儿皮肤的组织学和电镜分析是必须的。

因为同样的原因，肌肉活检对抗肌萎缩蛋白的组化是在特定家族检测杜兴肌营养不良的惟一方法。

（三）通过分子方法检测单基因遗传病

分子产前诊断的优势在于任何可得到的有核细胞均可用于诊断。所有的二倍体细胞含有相同的 DNA；因此，基因不需表达，与必须分析基因产物（酶、蛋白质）的情形不同。通过分子技术近 10 年来的发展，苯丙酮尿症、杜兴肌营养不良、囊性纤维化、成人发病的多囊肾病、Huntington 舞蹈病和许多其他此前不能检出或难以检测的异常现在都可进行检测。

为了更好地利用这些优势，妇产科医生必须了解分析方法。分子学方法使诊断变得可能，包括聚合酶链反应（PCR）、Southern 印迹、限制性内切酶的应用、连锁分析的应用。在遗传学教科书中有更详尽的描述。为了便于我们的讨论，在这里我们将单基因遗传病分为：①已知精确的核苷酸变异的异常；②异常位于特定的染色体区域，但其分子学基础不详，诊断不可行。

1. 利用已知的分子病因学方法　传统途径单基因遗传病的主要分子学分类包括基因的缺失或点突变导致错义（单一氨基酸改变）或无义（终止密码子）突变。最简单的情形概念上起因于 DNA 的缺失。可通过一个探针是否与未知基因型个体的相应 DNA 片断杂交作出判断。例如杜兴肌营养不良，80% 的病例是由一个基因缺失引起。如果未知 DNA 不能杂交，就可推测标本缺乏 DNA 片断；因此，一定存在基因缺失，故诊断成立。

如果片断是一个已知的典型突变，可选择作用于改变位点的限制性内切酶。例如，镰状细胞贫血是第 6 位密码子（代表第 6 个氨基酸的三联子）进行错义突变，将腺嘌呤变为胸腺嘧啶（6A→T）。这使氨基酸成为颉氨酸而不是谷氨酸（Glu6Val）。特定的限制性内切酶因为可识别正常的核苷酸片断而不能识别突变片断而用于诊断。MstⅡ就是这样一种限制性酶，在正常核苷酸片断作用于第 6 位密码子（图 16 – 3）。暴露于 MstⅡ后，使用 β 球蛋白探针可区分出镰状细胞中较长的 DNA 片断。

另一诊断途径包括使用寡核苷酸或等位基因特异探针。可构建任何理想数目的核苷酸，通常为 15～20mer。在高度严格条件下（高温、低盐浓度、极性溶剂），探针只能与每一个核苷酸都互补的片断杂交。如果即使只有一个核苷酸缺失（或改变），寡核苷酸探针也不能杂交。杂交表示存在已知或突变片断；杂交失败表示缺失。等位基因特异的寡核苷酸（ASO）用于检出正常片断，而另一个 ASO 用于检出突变片断。

在 ASO 筛查时也有其他几种可行的变通手段。将含有未知 DNA 的样本置于过滤器上，然后加探针，该技术称为斑点印迹（dotblot）或狭线印迹（slot blot）（取决于印迹的形状）。反过来也如此，将探针置于过滤器上，然后加入未知样本 DNA。这称为反向斑点印迹。如果某一患者需进行一板突变的筛查，称为多元分析，反向斑点印迹更好（图 16 – 4）。

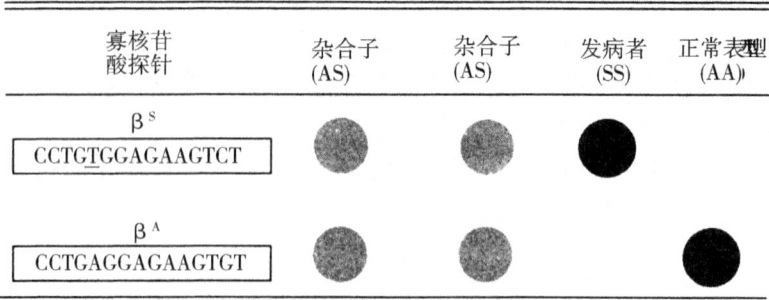

图16-3 使用放射性标记的 B 球蛋白基因探针用于诊断镰状细胞贫血。该方法使用了特异性限制性内切酶（A）的选择，继以 Southern 印迹（B）来确定 DNA 长度的差异。从腺嘌呤（A）变为胸腺嘧啶（T）的突变导致一个 MstⅡ识别位点（CCTNAGG，N＝任何核苷酸）的丢失

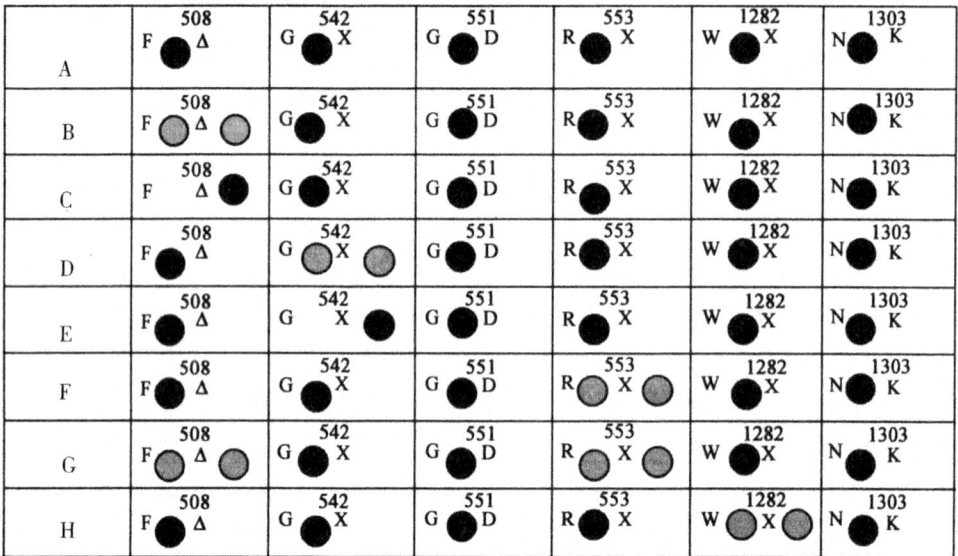

图16-4 等位基因特异性寡核苷酸探针联接于待测条带，来检测六种常见的 CF 突变；在该图中，每一个体的条带呈水平方向。每一个体的不明 CF 状态 DNA 样本经 PCR 扩增并与分离的待测条带杂交。在这里显示了八个不同个体的待测条带（自 A 到 H）。经杂交和比色分析后，条带上点的类型显现——即为个体的 CF 状态。左边点上条带的每一突变（△F508、G542X、G551D、R553X、W1282X 和 N1303K）如果存在，显示此人在 CF 基因的该部分有正常的 DNA 片断。右边的点如果存在，显示此人在该位点有 CF 突变。个体 A，在检测的位点无 CF 突变，在所有突变中均为在左边的单一点。相反，个体 B、D、F 和 H 为携带者，CF 突变中的一个有两个点。个体 C 有 CF，△F508 带有一个点位于右边；个体 E 有 CF，G542X 带有一个点位于右边。个体 G 有 CF，源于两个不同的突变，△F508 和 R553X，这些条带中的每一个有一对点。这称为混合杂合子

现在最好是直接针对已知的包含大多数突变的靶基因的相关部分进行测序。测序也可避免一些内在的问题，如与 Southern 印迹相比斑点印迹敏感性低。可以想象，许多方法在大的实验室都进行了效应评估。可被普遍接受的诊断手段还不确定。

其他分子技术采用了 FISH。产科医生倾向于认为使用 FISH 在分裂中期细胞检测染色体

数目异常（非整倍体）。但是，同样的原理可用于检测一个基因的存在。SRY 探针可用于检测睾丸分化基因的存在。微小缺失综合征可以采用 FISH 检测。这些检测可用于胎儿羊水细胞以决定可能的基因型，该胎儿有非特征性染色体。两种 FISH 信号可检测基因复制，如 Charcot – Marie – Tooth 病。

大多数单基因遗传病的主要诊断问题是它们的分子异质性。通常不同的分子突变造成一种临床异常。血友病 A 和 B、成人多囊肾病、PKU、β 地中海贫血和几乎所有的单基因遗传病都不局限于适合这一分类的特定的人种。因为分子异质性，需要扩大未知 DNA（PCR）及采用多重 ASO 检测（多元 PCR）。已知的突变可能仍未包括相应于待测突变之一的等位基因。不同人种所采取的策略可能不同。表 16 – 6 比较了使用分子检测 Tay – Sachs 病在德系犹太人和总体人群（非德系犹太人）中的敏感性。在后者，分子学筛查不能实现，因为检出率太低。同法在总体人群对大多数单基因遗传病则适用。相反，在一个特定的人种群体，几乎所有病例显示同样的突变或有限数目的突变；因此，分子筛查更容易。可利用这一有利条件，通过筛查一组有限的突变可能检测出杂合的几种异常。

表 16 – 6　Tay – Sachs 病的特定突变在犹太人和非犹太人个体中检出的可能性

突变	犹太人	非犹太人
+ TATC1278	0.80	0.08
+1 IVS12	0.09	0.00
Gly269Ser	0.03	0.05
Arg247Trp	0.02	0.32
Arg249Trp	0.00	0.04
+1 IVS9	0.00	0.10
其他	0.01	0.02
不明确	0.05	0.39
	100	100

临床的结论是，尽管分子学有其优越性，仍可利用基因产物（蛋白质或酶）进行产前基因诊断。微阵列（芯片）的诊断性应用可用于大多数突变的分析。高通量测序可能是另一选择。

2. 当确切的分子基础不明确或分子检测不可行时的方法　上文描述的分子学方法只有在已知一种异常的确切分子基础时才可行。不幸的是，这一要求并不一定像期望的那样获得满足。特定基因可能还未被克隆或分离。或者，可能已知其染色体定位但序列或常见的混乱还未确定。我们在前一节还提到因分子水平的异质性导致的局限性。因此，即使已知致病基因，寻找作用于一个家庭的突变可能（目前）仍不可行。也就是说，因为每一种待诊断的情形对整条基因测序并不实际，即使如此，如其定位于启动子区域或包含于翻译区内，突变也不一定是可检出的。

一种解决该困难的方法是连锁分析，利用存在于整体人群个体间 DNA 表面上明显的不同。这些不同称为多态性，类似众所周知的 ABO 血型位点的多态性（A、B、O 等位基因）。除了临床上无显著性，这些 DNA 暴露于一种特定的限制性内切酶后产生不同长度的 DNA 片断。

最初应用的分子多态性是限制性片断长度多态性（RFLP）。与连锁分析的多态性类型不同，诊断不是基于在一个特定家族中突变或其产物本身，而是根据其附近标志物的存在或缺失。在 RFLP，其标记为 DNA 是否被一个特定的内切酶识别。

RFLP 仍用于诊断，但使用越来越多的多态性标志物是双核苷酸或三核苷酸的串联重复序列多态性。在整个基因组存在核苷酸重复数目的多态性，如双核苷酸胞嘧啶和腺嘌呤（CA）或鸟嘌呤胸腺嘧啶（GT）在特定位点变化于个体中。某些个体在一个特定位点显示 6 个 CA 重复片断，另一些人 8 个，其他人 10 个。几乎数不清的多态性是在法医病理中使用 DNA 分析的科学基础，如 DNA "指纹"。目前人们致力于加快理论与产业间的循环以期提供更多的多态性标志物，无论是双核苷酸重复片断还是单核苷酸多态性。

图 16－5 阐明了连锁分析，使用了 RFLP 多态性。假定一个特定的 RFLP 核苷酸重复片断位于所分析的突变基因附近或恰好在该基因内，则可推断出在突变等位基因和标志物之间一定存在顺反式关系。由一个已知基因型的个体开始，该个体通常为患病的胎儿或孩子，就可确定其父母染色体是否有此 RFLP 位点或 DNA 标记。标记是位于含突变基因还是正常基因的染色体上呢？

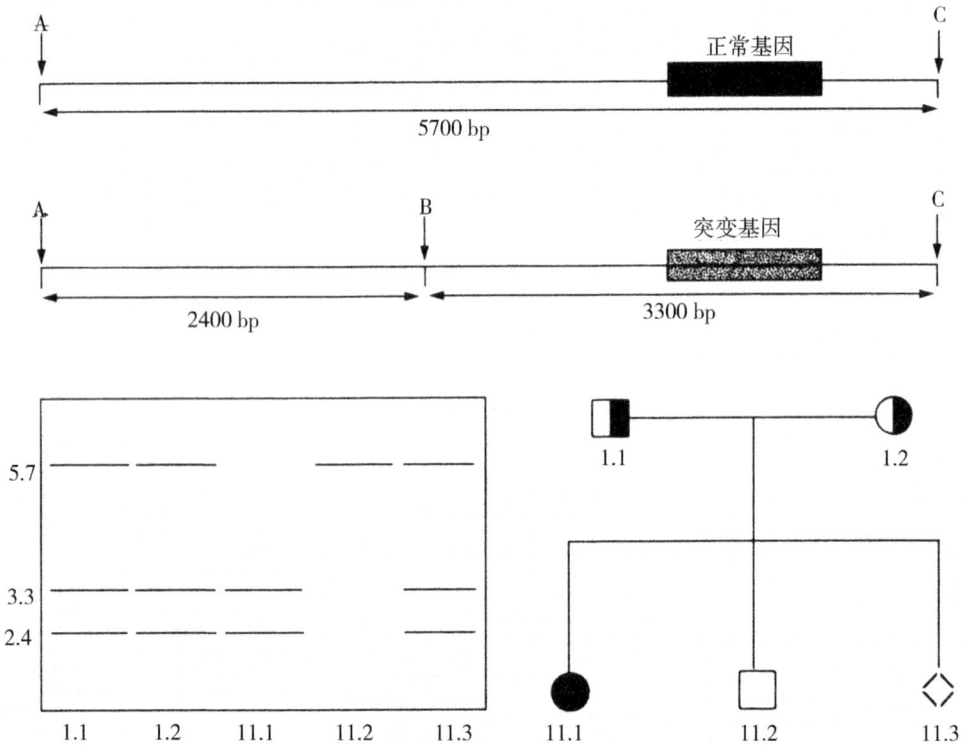

图 16－5 对产前诊断来说，限制性片断长度多态性（RFLP）的作用很大。假设一个突变基因联接于另一个基因（B），后者决定是否一个限制性位点（B）存在。如果限制性位点存在，DNA 就被特异的限制性酶（箭头）切断，产生 3300bp 和 2400bp 长的两个片断。如果含限制性位点的片断不存在，总片断的长度为 5700bp。不同的长度可作为标记分析不同的基因型。如果两个杂合子 1.1 和 1.2 有一个患病的孩子，该基因的探针与 A 和 C 区域杂交，可产生三个片断（2400、3300 和 5700bp）。如果患病的孩子只显示 2400 和 3300bp 的片断，那么突变等位基因与含有限制性位点 B 的基因有关（也就是说位于同一条染色体上），因此只产生 2400 和 3300bp 的片断。正常等位基因一定与不含限制性位点 B 的基因有关，因此为 5700bp 长的片断。绒毛活检和羊水细胞的 DNA 分析就可预测基因型。胎儿 11.3 可能为杂合子，因为所有三种长度的片断（2400、3300 和 5700bp）都存在

和其他类型的连锁分析一样，使用多态性 DNA 的连锁分析也有缺陷。首先，在一个特定的家庭标记不一定有信息性。如果所有的家庭成员在一个特定位点都有同样的 DNA 片断类型，则该位点无用，因为患病和未患病的个体不能区分。如果一个位点没有信息性，就需要寻找另外的证明为有信息性的位点。理论上，这可以成功，因为 DNA 标记的数目几乎是有限的。第二，突变基因和标记之间的距离是至关重要的，因为减数分裂再结合的可能性与此距离负相关。再结合发生于减数分裂 I 期同源染色体之间。再结合甚至可发生于联接位点附近；因此，基于连锁分析的产前诊断的准确性不是 100%。使用位于突变两侧的多态性标记可减少但不能杜绝再结合的发生。

尽管如此，连锁分析在其他诊断方法不可行的情况下使产前诊断成为可能。尤其适用于具有分子异质性的单基因异常的诊断。

二、多基因多因素异常

（一）仅由超声检出的异常

由多基因多因素方式遗传的异常通常在一级亲属（兄弟姐妹、子代、父母）中的复发率是 1%~5%。对许多夫妇来说该风险已足够高，可决定行有创的产前诊断。导致这些缺陷的基因数目不明，但可假定多于一个；因此，以酶或 DNA 分析为基础的诊断目前还不能接受。除了少数情况可进行羊水 AFP 分析，评估的主要方法是超声下直视胎儿解剖结构。

已有一个患儿的高危夫妇可能生育另一个患病孩子的风险为 1%~5%。为保护生殖选择权，诊断应于 20~24 周作出，以权衡是终止妊娠、行胎儿手术或早产后对新生儿手术。如果预期要进行晚中孕期医疗干预，通过 PUBS、羊水穿刺或中孕期经腹绒毛活检可排除染色体异常。在进行决策之前还应仔细寻找有无其他缺陷。在一些情况下（如脑积水）单独存在的异常非常罕见，但对其他异常来说（如后输尿管）可仅有单一的畸形。

大量文献提供了关于超声技术和准确性的详细信息。我们这里只强调为畸形检出而进行的产前超声应仅由很有经验的超声医生进行。问题是敏感性还不确定，因操作者、仪器、孕周和患者体质（如肥胖）而不同。常规仅对产科患者的胎动、多胎妊娠、胎盘位置进行检查的医生应明确告诉患者并未行畸形评估。应避免对胎儿常态进行偶然确认。应进一步认识到，很少有医生经验足够丰富可以计算其本人检查的敏感性或特异性。即使是最有经验者，检出的敏感性也不是 100%。

（二）神经管缺陷

我们特别讨论的多基因多因素异常主要是神经管缺陷（NTD）。之所以提出这一类疾病是因为现有的标准要求产科医生对这些情况提供筛查。

1. 神经管缺陷的类型　神经管缺陷是由于胎儿神经管闭合障碍引起的。无脑畸形是神经管缺陷的最严重形式，发生于妊娠第 3 周或之前，由于前神经管及其上的头盖骨闭合障碍引起，随后脑组织发育不良。无脑畸形的胎儿可能自然流产，也可能死产或新生儿死亡。脊柱裂发生于胚胎发育晚期，大约于妊娠第 4 周，是由于胎儿神经管的中部或尾部区域闭合障碍引起的。脊柱裂的病人 5 年生存率为 80%~90%，但几乎所有人至少有部分神经缺陷。可能 15%~20% 的脊柱裂患者有其他畸形，如血管异常或腹壁缺陷。其中少数是已命名的综合征的一部分。但是，神经管缺陷在许多不同的综合征中报道。

开放神经管指未以皮肤覆盖或仅由一层薄膜覆盖脑、脊索或神经。几乎所有病例的无脑畸形（99%）和大部分脊柱裂（85%~90%）为开放缺陷。大约50%脑膨出为开放性的。闭合的缺陷通常不能由 MSAFP 筛查检出，因为 AFP 不能漏入周围的羊水并最终入母血。无论如何，70%的闭合性神经管缺陷与中重度功能障碍有关。

2. 发病率和再发风险　神经管缺陷因地域和人种不同。在北爱尔兰、苏格兰和威尔士的同期发病率在活产婴儿中为1%（Elwood and Elwood，1980）。但是，即使在产前筛查开始以前，这一发病率近年来也有所下降。发病率在日本尤其低。在美国，其发病率一度为每1 000个活产儿中有1~2个，在阿巴拉契亚地区最高（每10 000个活产儿中有8例）。最近 Stevenson 及其同事报道，在南卡罗莱那（NTD 的相对高发区）的一项问卷调查中 NTD 的发生率已从1.89/1 000 降至0.95/1 000 个活产儿。发病率在格兰德河峡谷高，尤其是墨西哥的一边。总体来说，NTD 在爱尔兰人、苏格兰人和埃及人种中较常见，而在非洲人、德裔犹太人和亚洲人种中较少见。当低发病率人种中的一员移居至一新场所，其 NTD 的发病率位于其祖籍地和新居住地发病率之间。

染色体异常和单基因异常都可能与 NTD 有关。NTD 已被证明表现为 X 连锁隐性遗传或常染色体显性遗传。NTD 从总体来说，尤其是无脑畸形，在女性子代或流产胎中更常见，这一发现还有待证实。致畸物，如丙戊酸也可能与 NTD 有关。

尽管有上述数据，大多数 NTD 是单发的，病因上可能是多基因多因素的。NTD 的再发风险反映了人群的发病率、在一个家庭中受累的个体数、血统和地理区域。在英国（NTD 发病率最高），一个妇女如已有一个 NTD 的孩子再发的风险为5%。

在美国，已有一个 NTD 患儿的父母再发的风险为2%，其中1%为再生子代有脊柱裂的可能，另1%为再生子代有无脑畸形的可能（2%可能任何 NTD）。无论已有 NTD 的类型及受累病例（先症者）的性别如何都适用。如果准父母一方有 NTD（如脊柱裂），风险也是2%。这些风险根据多基因多因素病因学可预测。二级亲属（侄子、外甥、孙辈）和三级亲属（第一级堂/表兄弟姐妹）很少受累。一个妇女如其姐妹或兄弟有 NTD 孩子，其有 NTD 子代的风险很低（0.5%~1%）。如父亲的堂/表兄弟姐妹有 NTD 则风险更低，其原因还不清楚。

3. 羊水 AFP　NTD 的产前诊断最好通过羊水的甲胎蛋白（AFP）来确定。水平高于2.5MoM 通常认为异常。AFP 是一种糖蛋白，其结构与白蛋白相似；其功能不明。编码白蛋白和 AFP 的基因都位于染色体 4q 呈串联排列。AFP 最初由卵黄囊和肝脏产生。随妊娠进展，肝脏产生的 AFP 增加，到早孕期末期几乎所有的 AFP 都由肝脏产生。小量 AFP 由胃肠道产生。AFP 分泌入胎儿血清，在受孕后第13周达峰值约3mg/ml。母血清 AFP（MSAFP）持续升高，至大约30周左右达平台或略下降。

已有一个神经管缺陷患儿或其本人为神经管缺陷（如脊柱裂）的孕妇应行羊水穿刺，以检测羊水 AFP 和乙酰胆碱酯酶。神经管缺陷中几乎所有的无脑畸形和开放性脊柱裂可得以诊断。胎儿闭合性脊柱裂或50%的闭合性脑积水得不到诊断。

超声能代替羊水 AFP 吗？实际上，有经验的医生进行超声检查可除外无脑儿，通过连续监测脊柱和头骨、脑室、小脑的形状理论上可除外脊柱裂。但是，对每个超声诊断者来说公布其检测神经管缺陷的敏感性和特异性几乎是不可能的。羊水 AFP 分析被认为是检测神经管缺陷的标准方法，但还有争议。其争议在于尽管有作者的知情权，一些优秀的产科超声学家建议如果超声检查未发现异常不必对患者行有创检查。

乙酰胆碱酯酶（AChE）由神经元产生。AChE 存在于开放性神经管畸形胎儿的羊水中，而在正常羊水中没有。因此，乙酰胆碱酯酶是一种非常有价值的辅助诊断方法。它的存在或缺失是有意义的，而且与孕周无关。AChE 可用于除外羊水因混有胎血而导致的 AFP 假性升高。如果 AChE 缺失而存在胎儿血红蛋白，因有胎血可导致羊水 AFP 升高。

羊水 AFP 和母血清 AFP 升高还见于其他多基因多因素异常（如脐突出、腹裂和囊性水囊瘤）。在这些异常中，AChE 可能升高或不升高。MSAFP 可能升高或不升高。在某些孟德尔特征的异常（如先天性肾病），MSAFP 升高而 AChE 不升高。为了确认升高的羊水 AFP 应进行超声检查，同时确认存在缺陷的性质；但是，再次强调，超声检查未发现异常并不一定预示羊水 AFP 升高是假象。如果羊水 AFP 升高同时存在 AChE，在我们中心认为该胎儿一般是异常的而不论超声有何发现。

4. MSAFP 筛查　在成人，血清 AFP 正常值为 10ng/ml 以下。其水平于孕期升高直到孕 30 周左右，维持平台期至 35～36 周，然后下降。其迅速升高反映了在胎儿血浆中浓度非常高，在 13 周左右达峰值为 3 000μg/ml（3mg/ml），然后迅速下降。羊水 AFP 与此形式平行。AFP 在胎儿中浓度如此之高显示了渗透性或免疫调节作用。正如讨论的，羊水 AFP 升高大部分与开放性神经管畸形有关。与此平行，母血清 MSAFP 孕期升高（>2.5MoM）标志开放性神经管缺陷。当 MSAFP>2.5MoM 时进行羊水穿刺可检出 85%～90% 的开放性神经管缺陷病例。因为出生的神经管缺陷婴儿中 95% 无神经管缺陷家族史，MSAFP 筛查是在人群中降低神经管缺陷发生率的惟一可行方法。

如果 MSAFP>2.5MoM，患者应行羊水穿刺来确定羊水 AFP 和乙酰胆碱酯酶水平。如因其他指征进行羊水穿刺（如母亲高龄）也应检测。所有低危妇女应在孕 15～20 周进行母血清标志物筛查。

其他因素也影响 MSAFP。一些权威机构详细地研究了这一问题，我们这里仅对少数因素作了纠正。最显而易见的是孕龄。第 2 个因素是体重，因为血液稀释效应，体重越大的妇女 MSAFP 水平越低。种族也很重要，因为 MSAFP 在黑人妇女中较白人高 10%。美国的西班牙妇女的水平也轻度降低，但用于白人的标准曲线也适用于西班牙人。这同样适用于亚裔妇女。胰岛素依赖性糖尿病患者的 MSAFP 较非糖尿病患者低 40%，可能反映了体重的影响，也可能是抗胰岛素的影响。最近，Sanken 和 Bartels 揭示了这一问题，并得出结论，MSAFP 在糖尿病患者和总体人群的差异无显著性。因此，糖尿病状态的影响不必考虑。但是，至少控制不好的糖尿病妇女的子代患神经管缺陷的风险增加。因此，羊水穿刺的域值应相应放宽。最后，30%～60% 双胎妊娠的 MSAFP 达到或超过 2.5MoM。

一位妊娠妇女应被明确告知正常的 MSAFP 也不能完全除外神经管缺陷。大约 10%～15% 的开放性神经管缺陷和无脑畸形不能通过 MSAFP 筛查检出，闭合性神经管缺陷通常不能检出。

5. MSAFP 水平升高的处理　进行 MSAFP 筛查妇女中大约有 5% MSAFP 水平升高。大多数证实胎儿正常。如羊水 AFP 升高，MSAFP 升高可能与几种情形有关，包括正常妊娠、胎儿神经管缺陷或其他异常、母亲疾病或其他负性的围产期合并症。如果 MSAFP 水平升高，应用高质量的超声核对孕龄同时除外多胎妊娠、胎儿死亡和明显的异常。如果孕龄小于等于 18 周，MSAFP 在 2.5～2.99MoM 之间，重复 MSAFP 的测定是值得的。发现其 <2.5MoM 则

避免羊水穿刺，减少 40% 的假阳性率（羊水穿刺），而并不降低检出率。如果 MSAFP > 3.0MoM 一般不会在重复后降至 2.5MoM 以下。

如果超声不能对升高的 MSAFP 提供解释并且未发现结构异常，应行羊水穿刺。羊水应检测羊水 AFP、AChE 和染色体。AChE 测定对神经管缺陷的检出有高度的敏感性和特异性，并且在孕 15～22 周独立于孕龄。AChE 有时也见于胎儿囊性水囊瘤、上消化道梗阻、水肿和其他罕见异常。AChE 通常在先天性肾病中为阴性，后者也是对明显升高的 MSAFP 的较少见的解释。

超声代替羊水穿刺评价 MSAFP 升高还有争议，我们认为不可取。许多开放脊柱裂病例在知道 MSAFP 结果之前或之后可由超声检出。如果患者在 20 世纪 80 年代因 MSAFP 升高进入加州产前筛查项目，8.1% 的神经管缺陷不能被超声检出。但是，毫无疑问，神经管缺陷检出的假阴性率也远远低于现代超声仪器。与头骨形状相关的检出率最高（如"柠檬"和"香蕉"征）。在开放神经管缺陷中，超声评价对胎儿神经管缺陷的敏感性大约为 90%～95%。但是，几乎没有人声称接近 100% 的检出率，但羊水 AFP 和 AChE 用于检测开放性神经管缺陷可达到次检测率。

6. 围产期合并症与 MSAFP　不能解释的 MSAFP 升高（如超声正常及羊水 AFP 正常）可能与负性的围产结局有关，而与神经管缺陷无关。在一项来自加州的病例对照预研究中，Waller 及其同事报道，中孕期血清 AFP 升高的妇女胎儿死亡的风险增加，其风险贯穿了整个孕期。MSAFP 水平为中位值的 2.0～2.9 倍时，胎儿死亡的风险增加（OR 2.4；95% CI，1.7～3.4）。MSAFP 越高（≥3.0MoM），胎儿死亡的风险越高（OR 10.4；95% CI，4.9～220）。胎儿死亡尤其与母亲高血压和胎盘梗死有关。早产的相对危险度为 2.4，小于胎龄儿（SGA）的相对危险度为 2.7，极度小于胎龄儿的相对危险度为 4～5。MSAFP 相关的负性围产结局可能继发于母亲－胎儿之间胎盘屏障缺陷。

临床上面临的问题是：对这种妊娠的最佳监护方法上还无一致意见。昂贵监护的有效性（如系列超声检查和/或生物物理评分）在这些病例中还未得到确认。奇怪的是晚孕期随诊 MSAFP 值并不比中孕期指标有更好的预测作用。

7. 补充叶酸预防神经管缺陷　叶酸可降低神经管缺陷的发生率。Smithells 及其同事第一次提出这一理论，提示当既往有神经管缺陷孕产史的妇女给予叶酸后其发生率比预计值低。在 1991 年医药研究会议（Medical Research Council，MRC）维生素研究组报道了一项前瞻性随机研究，该研究发现叶酸的补充在既往有神经管缺陷孩子的妇女中可降低发生率约 71%（医药研究会议）。这一复发率的研究随后被一个小规模的但是为最后的发病率（既往无神经管缺陷子代）研究证实为有效，另一个美国的病例对照研究同样显示有益。在美国伊利诺斯和加州的另一项研究未能显示叶酸与神经管缺陷有关。

美国疾病控制中心和医学遗传学美国学会目前建议，妇女在其育龄期每日补充叶酸（0.4mg）。疾病控制中心更主张以食物预防来达此目的。对既往有神经管缺陷孩子的妇女，美国妇产科联盟建议在受孕前至少一个月起每日补充叶酸（4mg）。

在一项病例对照研究中比较了 203 例脊柱裂和 583 例对照者，de Franchis 及其同事发现，677C－T 亚甲基四氢叶酸还原酶的等位基因为纯合子者与脊柱裂的 OR 为 1.57（95% CI，1.02～2.38）。对 844ins68 胱硫醚 β 合成酶等位基因，OR 为 0.83（95% CI，0.39～1.64）。对关节基因型，OR 为 3.69（95% CI，1.04～13.50）。他们得出结论，常见叶酸基因的等位基因之间的相互关系可能导致脊柱裂的易感性。

8. 肥胖　妊娠体重和神经管缺陷之间的关系已有所报道。肥胖妇女中神经管缺陷的风险增加 2～4 倍，此处肥胖定义为体重指数 $>29kg/m^2$ 或体重 $>80kg$。此风险似乎与叶酸补充无关。肥胖患者应被告知妊娠前减轻体重的益处。

（王静芳）

第八节　利用母血中胎儿细胞或细胞游离 DNA 进行的产前诊断

妊娠期胎儿细胞在母血中循环，对这些胎儿细胞进行分析是产前遗传学诊断的新方法，虽然这还不是标准的方法，但收集胎儿细胞注定是无创性产前诊断方法的有益补充。使用细胞游离 DNA（cell - free DNA）是另一种更新的产前诊断方法。多数人认为检测胎儿非整倍体和一些孟德尔遗传性疾病是可能的，已经得到应用的有：在致敏的 Rh 阴性母亲中，通过研究母体血液检测 Rh（D）阳性胎儿。目前的研究集中在收集胎儿细胞的一致性、诊断的可靠性以及检测不同疾病的敏感性上。现在的问题是胎儿细胞检测是否比其他无创性筛查具有更高的敏感性和特异性。作为一种选择，完整胎儿细胞或细胞游离 DNA 可能是多种母体检测方法或 B 超检查的补充，可以提高检测的敏感性和特异性，同时也可成为无创性非整倍体检测的补充。

一、历史回顾（1969—1989）

Walknowska 等首先报道了怀有男胎的母血内存在分裂中期的 XY。De - Grouchy and Tru-buchct 和其他研究小组均证实了这一发现。不是所有怀有男胎的母血中都有 46，XY，其原因可解释为由于母血中发现的胎儿细胞很少。在怀有女胎的母血中有时也可以发现 46，XY，其原因可解释为前次妊娠时胎儿细胞克隆在母亲骨髓中的存留。其他作者在同样条件下并没有证实这些结论，但多数人认为这一时期获得的分裂中期 XY 的质量较低，导致了细胞遗传学的错误分类。还有一些研究小组提出在母血中存在 Y 染色质阳性细胞，但在解释结果时一些作者认为是由于常染色体的荧光染色区域类似 Y 染色质，从而导致了混淆。

1979 年，Henzenberg 等首次报道了采用流式细胞仪富集胎儿细胞的方法，他们研究了怀有 HLA - A2 阳性胎儿的 HLA - A2 阴性孕妇，母血中出现的 HLA - A2 抗原细胞只可能来自含父源性等位基因的胎儿细胞。当胎儿为男性时，Y 染色质被作为妊娠期的独立标志物。研究显示，母血标本中确实存在 HLA - A2 阳性细胞，其 Y 染色体同时也是阳性的。但这一结论不总能被证实。

直到 20 世纪 80 年代末期分子技术得到应用以后，母血中存在胎儿细胞才得到科学界的一致认同。Lo 等采用巢式引物 PCR 扩增 Y 序列，在未分类的有核细胞中证实了胎儿细胞的存在，其他许多作者采用各种独立的方法证实了这一结论。

二、胎儿细胞出现的时间

利用巢式引物 PCR 扩增 Y 特异的 DNA，怀有男胎的孕妇在孕早期就可在外周血中检测到信号。Thomas 等在妊娠 33～40 天就检测到了 Y 特异性信号。孕 6 周时，怀有男胎的 18 名孕妇血中都出现了 Y 特异性信号。Liou 等发现，10～11 周时 19 名孕妇中都发现 Y 序列，提示为男胎细胞。

三、胎儿细胞的种类

诊断染色体异常首先需要用染色体特异性指针的荧光原位杂交（FISH）对胎儿的中期细胞进行分析。在实际操作中，必需锁定某一特异的细胞类型才能富集到稀少的胎儿细胞，这些特异的细胞类型包括：滋养细胞、淋巴细胞、粒细胞、有核红细胞和内皮细胞。

（一）滋养细胞

滋养细胞具有特殊的形态，可在显微镜下识别，因而是有吸引力的候选细胞。滋养细胞通常在早孕期大量进入母血循环，正常妊娠时被肺循环迅速清除。除了上述困难外，滋养细胞没有特异性单克隆抗体。许多有关胎儿特异性滋养细胞抗体的说法并没有得到证实。也许通过 HASH - 2、人类胎盘促乳素或 HLA - G 能得到更好的效果。

另一个有关滋养细胞问题是，CVS 研究显示滋养细胞作为胎盘的一部分存在 1% ~ 2% 的染色体嵌合，因此对胎盘滋养细胞进行遗传学分析也许不能完全代表胎儿的基因型。此外，滋养细胞可能是多核的，因此在分裂间期进行 FISH 和 DNA 分析具有一定的困难。尽管存在这些技术和生物学困难，一些研究小组还是从母体循环中分离了滋养细胞并对其进行形态学和遗传学分析，但没能确定每个病例的检出率。最近的研究者尝试采用减除技术（depletion technique）分离滋养细胞，即除去滋养细胞外的所有细胞。Van Wi - jk 等采用的是 HLA - G 或 HASH2。

（二）淋巴细胞

在这一领域的早期研究中，Walknowska 等似乎证实了在促分裂素刺激的细胞中存在 Y 染色体，这些细胞被普遍认为是胎儿淋巴细胞。20 世纪 70 年代早期用米帕林 - 染色 Y 小体的中期分析也假定涉及了胎儿淋巴细胞。有两篇文献分别证实，在分娩男婴后 1 年和 5 年后，母血中还存在明显的男性淋巴细胞。这些研究显示，胎儿细胞，不仅是淋巴细胞，还可以在产后持续存在。因此在 Heizenberg 等的研究中将胎儿淋巴细胞或单核细胞作为流式分类（Flow sorting）的靶细胞，该研究成功地采用 HLA - 2 的单克隆抗体流式分类了 HLA - 2 抗原阴性孕妇血液中的 HLA - 2 阳性胎儿细胞。

母体循环中胎儿淋巴细胞的研究近期受到限制，原因之一是缺乏特异性针对胎儿淋巴细胞抗原的单克隆抗体；其次，特异性淋巴细胞有可能来自既往的妊娠；最后，在富集胎儿细胞之前需要对双亲进行 HLA 分类。现在已很少有研究者强调淋巴细胞了。

（三）有核红细胞

由于有核红细胞（NRBC）在 11 孕周时占胎儿红细胞的 10%、19 孕周时占 0.5%，因此有核红细胞是有吸引力的候选细胞。有核红细胞在成人体内持续时间不超过 5 天，在成人外周血中罕见。

Bianchi 等首次将研究集中在 NRBC，用流式分类转铁蛋白受体（CD71）表达并对 Y 序列进行 PCR，在富集之后，发现 8 名怀有男婴的孕妇中 6 名存在 Y 序列。我们的研究小组后来不但对 CD71，而且对细胞体积、细胞粒、血型糖蛋白 A 阳性进行分类，也取得了成功；对 Y 特异性序列应用巢式引物，我们在 12 例流式分类的样本中正确地确认了 12 例男性胎儿，在 6 例样本中确认了 5 例女性胎儿。

我们的研究小组后来成为第一个经母血分析检测非整倍体的研究小组。通过染色体特异性指针的 FISH 分析间期细胞，于 1992 年发现了 18 三体和 21 三体。我们在开始时对 69 名母体血样的研究结果令人满意，无一例假阳性结果。我们和其他研究者参加的美国 NICHD 多中心的前提是，在母血中能提取胎儿红细胞。

四、母血中胎儿细胞出现的概率

母血中存在的胎儿细胞相对较少，最好的估计可能是每升母血中含 1 个胎儿细胞。Halland Williams 采用 avidin – biotin – based 免疫亲和系统，估计胎儿有核细胞与母体有核细胞的比例为 1：4.75×10^6 ~1：1.6×10^7。Hamada 等使用 Y – DNA 重复序列 DYZI 的 DNA 特异性探针对未分类的母体血样进行 FISH 分析，早、中、晚孕期的频率分别为：0.27×10^8、3.52×10^8 和 8.56×10^8。我们根据流式细胞分析的数据估计其概率为 1：1×10^7 或 1×10^8。Bianchi 等采用定量 PCR 估计每 16ml 母血中约有 19 个胎儿细胞（DNA 当量）。

Wachtel 等得到的结果有所不同，他们认为母血中胎儿细胞的出现频率要高得多。他们的结论来自一种称为电流分离（charged flowseparation）的技术，其原理是胎儿与母体细胞之间的物理性差异。我们认为，他们收集的大多数细胞并不是胎儿细胞（他们认为母体血液中 30% 的 NRBC 来自胎儿）。但以染色体特异性指针的 FISH 为最终指标的样本很少。采用电流分离技术没有显示胎儿细胞与孕周有关。

五、妊娠中止后胎儿细胞持续存在

前次妊娠时的胎儿细胞可以持续存在于母体血液循环中，导致诊断错误，尤其当前次妊娠为染色体异常的活婴或染色体异常的自然流产后胎儿非整倍体细胞持续存在时，情况尤为棘手。

所幸的是为了达到诊断目的，分娩后大多数胎儿细胞将消失。分娩后一周，28 名分娩男婴的妇女中有 26 名的血液中有 XFY 和 SRY 序列，4 个月后，23 名妇女的血液中仅 2 名有 XFY 和 SRY 序列。其他研究，包括我们的研究，也有相似的经验。Lo 等对分娩男婴的产后妇女进行随访，采集了一系列母体血样分析 Y 序列，8 名妇女的血液中有胎儿 DNA 序列，但其数量随产后时间而迅速下降，2 小时后，大多数已测不到。

Bianchi 等的研究显示，前次妊娠持续存在的胎儿细胞的确是可以测到的，但采用与产前诊断时分离细胞相同的选择标准则不能测到，从而澄清了一些互相矛盾的表相。挑选持续性克隆不通过 CD71，而是通过 CD38 和 CD34 畸形。如果选择了恰当的挑选标准，则前次妊娠残留的胎儿细胞并不会影响诊断。

六、染色体异常的检测

（一）胎儿细胞的富集技术

一般认为每 10 万个（1ml 血液）或甚至近 100 万~1 000 万个母体细胞中所含的胎儿细胞数不到 1 个，因此用 FISH 法分析胎儿染色体异常需要进行细胞富集。富集的基本策略不是为了获得纯的胎儿细胞样本，而只是为了获得胎儿细胞含量相对较多的样本。即使在富集后，大多数细胞也是母体细胞，其比例约为 100：1。然而，对 1% 的胎儿细胞浓度，染色体特异性指针的 FISH 也足以对胎儿非整倍体进行有效地检测。

最初的富集方法是采用密度梯度（density gradient）或蛋白分离技术。一些研究小组长期以来一直认为，只有通过 single Ficoll density gradient 获得的相对较少的富集，才有可能进行胎儿诊断，但大多数研究小组至今仍认为需要有更好的富集方法。开始时采用流式细胞方法，后来采用磁性－活细胞分类（MACS，magnetic－activatedcell sorting）。两者的基本原理都是筛除不需要的（阴性的）细胞类型，选择需要的（阳性的）细胞类型。

流式细胞技术一度是我们最有用的方法，但该技术比 MACS 昂贵，并且似乎易于丢失稀少的胎儿细胞。流式分离细胞的其他问题包括：对分离细胞的物理压力，以及细胞固定程度（用于细胞保存）与 FISH 分析成功之间不可避免的矛盾关系。

在 MACS 技术中，直接针对富集细胞的抗体被结合在磁性小珠上，当溶液中的细胞通过磁场时，这些小珠（连同富集细胞）在磁场中存留，而没有抗原的细胞不能结合在小珠上从而不在磁场中滞留，能顺利通过磁场并被排出。消磁后，收集结合在小珠上的细胞可用于后续分析。相反，通过同样的原理可使靶细胞顺利通过磁场而非靶细胞滞留于磁场。除了采用磁化小珠，还可以采用亚铁溶液。与 FACS 相比，MACS 的优点在于费用低、方法简单；缺点是不能选择一种以上的标志物，在一些研究者中效果较差。在美国 NICHD NIFTY 试验中，采用 MACS 收集细胞较 FACS 好。

最近的趋势是减少强制性分离，可能是阴性选择原始干细胞。

（二）抗原选择

没有一种单独的选择标准是理想的，也没有一种单独的选择标准被普遍采用。Bianchi 等最早采用针对 CD71（转铁蛋白受体）的抗体。我们小组开始时对血型糖蛋白 A 和 CD71（转铁蛋白）进行阳性选择（即抗体），但后来在 FACS 中摒弃了转铁蛋白 A。Troeger 等发现抗转铁蛋白 A 比抗 CD36 和 CD71 更有用。也可采用阴性选择，如采用抗 CD45 能去除淋巴细胞。可惜所有选择技术的特异性仍然相对较差，阴性选择方法能无意中漏掉许多有意义的细胞。定量 PCR 法估计，16ml 血样含有约 19 个胎儿细胞，但 FISH 分析通常只能显示不到 1~3 个胎儿细胞，并且常常为零（40%~50%）。

尽管采用各种胚胎胎儿红细胞（ε 和 ξ 珠蛋白）在理论上是具有吸引力的方法，Choolani 等也一直在进行这方面的研究，但目前还没有证明该方法如想像中的有用。多数情况下，选择 γ 珠蛋白（来自胎儿）排除 β 珠蛋白（来自母体）更为有效。真正独一无二的胎儿特异性抗原最终将会被发现，也许发育基因的基因产物将成为突破点，发现这种标志物的意义是极为重大的，它将使胎儿细胞分析的敏感性接近 100%，并可能很快使胎儿细胞分析成为超声或血清标志物筛查的补充，并成为无创性筛查的有用方法。

（三）FISH 分析（染色体特异性探针）

开始时，用选择性染色体特异性探针中的探针系列或选择部分探针进行分析，包括：X、Y、21 或 18 号染色体。一个真实的筛查程序需要对所有至少在母血中筛查到的染色体进行前瞻性分析。因此，至少应同时分析 X、Y 染色体数目的异常，最好能再对 13、18 号染色体进行五色 FISH 技术分析。流式细胞分离的胎儿细胞经受了物理压力，对其进行分析较为困难，但 Bischoff 等的研究显示，能同时对 5 个染色体进行有效分析（有效率 98%）。可将直接标记的探针插入 DNA。

（四）检测胎儿非整倍性的敏感性

检测胎儿血液中的染色体异常时，为了确定检测的准确性，通常的做法是对检测到 XY 染色体的男胎妊娠人数进行确认。由于临床评估和定量 PCR 研究均显示，母血中胎儿细胞的数量在非整倍体妊娠中要比整倍体妊娠高数倍，因此这种方法可能会低估检测的敏感性。一些人不同意上述观点，但其依据主要来自形态学的标准（NRBC）。由于妊娠期母体有核红细胞增加，因此我们认为应采用染色体特异性探针的 FISH 作为胎儿标志物。

在美国合作性研究 NIFTY 中，研究了存在胎儿三倍体的妊娠中胎儿三倍体的检出比例。在开始的研究中，4 个位点各有 2 个位点采用了 FACS 和 MACS，如果存在胎儿三倍体，每 20~30ml 血样中通常可检测到 1~3 个三体（即胎儿细胞）。共有 3 600 多名妇女参加了该前瞻性研究，在对母血进行分析筛查时观察到 43 个常染色体三体中有 74.4% 发现了至少一个非整倍体细胞，假阳性率低于 5%。MACS 的结果似乎比 FACS 好，但由于 MACS 中孕妇的年龄较 FACS 小，因此不适合做单因素分析。从 NIFTY 实验中得出一个结论，即应尽量减少细胞的丢失。因此，人们一直在努力采用损失最小的分离技术，如全血干细胞富集（progenitor cell）。

西班牙的 Rodriguez de Alba 等报道的结果也很好，该研究小组采用双密度梯度，采用 MACS 对 CD71 进行阳性选择，分离后用 Kleihauer 染色确认 NRBC，并对 13、18、21、X 和 Y 染色体进行 FISH，在 66 份标本中检测出了所有的非整倍体，包括：2 例 18 三体和 4 例 21 三体，在 46，XY 胎儿中通常能发现 1~2 个 XY 细胞，但在 6 例三体胎儿中能得到更多胎儿（非整倍体）细胞：21 三体中分别有 15、3、50 和 2 个，18 三体中分别有 20 和 5 个。

其他需要考虑的问题包括母亲的血型或 Rh 血型是否影响母血中胎儿细胞的检出。Elias 等研究了 1 052 名怀有男胎的孕妇，平均年龄 36.2 岁，平均孕周为 14.0 周，他们首次发现母亲 ABO 血型或 Rh 状况与 FISH 检测 Y 信号之间没有关系。对 NIFTY 的完整数据进行分析的结果证实了 Elias 等的研究结果。同样，母亲的种族似乎对胎儿细胞的复原没有影响。从获得的 XY 细胞数计算，敏感性与妊娠时间负相关，14 孕周前较好。三体细胞在非三体妊娠中十分罕见，这在胎儿细胞分析中起关键作用。将胎儿细胞或细胞游离 DNA 分析与胎儿颈后透明带（nuchal translucency）或母血清筛查结合起来，可使检测的敏感性进一步增加，而假阳性率进一步下降。

在一些患者，胎儿细胞分析甚至比绒毛分析更敏感。Bischoff 等在一例用 CD71 阳性选择富集的母血中检测到 7 个 47，XXY 细胞，而常规绒毛分析中所有的分裂中期细胞都正常，直到对 500 个细胞进一步进行 FISH 研究，才证实胎儿细胞系存在非整倍体（47，XXY 细胞）。这种轻度嵌合体的临床意义目前还不清楚。

Cheung 等用 Ficoll 分离法和 MACS 富集胎儿细胞，富集后通过 ζ 或 ε 血红蛋白染色确认，用物理方法移取这些细胞后，将汇集的细胞进行 PCR 以检测血红蛋白病。通过这种方法排除高危夫妇的镰状细胞贫血和 β 地中海贫血。该方法能和 Takabayashi 的细胞形态学方法结合起来。然而，尽管早期的研究结果令人鼓舞，但大多数研究者都没能证实该方法有用，新的抗体仍然被不停地采用。

七、经母血检测胎儿的孟得尔遗传病

通过胎儿细胞分析检测胎儿的孟得尔遗传病并不需要富集胎儿细胞，由于 DNA 可以来

自任何一种胎儿细胞，因此以 PCR 为基础的技术本身可能已经足够。所以，诊断孟得尔遗传病不需要任何特殊的胎儿细胞类型，也不需要进行富集。

（一）经母血 PCR 确认胎儿性别

确定胎儿性别对 X 连锁隐性遗传病的夫妇十分有用，操作也不困难。Lo 等最早对 Y – DNA 序列进行巢式引物分析，用以证明母血中存在胎儿细胞。如前所述，胎儿性别的检出率在早孕末期接近 100%。

原位引物延伸技术（Primer extension insitu）也能用于检测胎儿 Y – DNA 序列。

（二）单独应用 PCR 法诊断胎儿常染色体显性及隐性遗传病

对母血中的胎儿细胞进行 DNA 分析确定孟得尔遗传病的原则最早是 Camaschella 等提出来的。他们从 3 名有 β 地中海贫血/LeporeBeBsoton 血红蛋白风险的妊娠中抽取母血，获得 DNA。LeporeBsoton 血红蛋白是一种杂合的 δ – β – 血红蛋白基因，来源于 β 基因和 δ 基因的错误排列和不平衡交换，导致 7kb 的缺失。Camaschella 等对男方携带 LeporeBsoton 血红蛋白突变基因的妇女血样，采用 PCR 扩增 LeporeBsoton 血红蛋白特异性 DNA，准确地检测出 2 例存在突变基因的胎儿，排除了第 3 例胎儿。

当父亲为常染色体隐性遗传病杂合子（Aa）、母亲为纯合子（aa）时，也可经母血分析胎儿细胞来检测孟得尔遗传病。可能来自父亲或不是来自父亲的正常等位基因应能被检测。如果母血中有正常父源性等位基因（A）的 DNA，则可以认为胎儿为杂合子。经母血 PCR 检测常染色体隐性遗传病的例子有：确定胎儿 Rh（D）疾病的风险。Rh（D）阴性（dd）的分子基础通常为基因的缺失，d 代表了 DNA 序列的缺失，该 DNA 编码 D。如果母亲为 Rh 阴性，父亲为 Rh（D）阳性的纯合子，则他们所有的胎儿均为杂合子（Dd），每一次妊娠都有 RhD 同种免疫的风险；但如果父亲为杂合子，则胎儿遗传 RhD 基因的几率为 50%，发生 RhD 同种免疫的风险亦为 50%，另 50% 则没有风险。可以构建巢式引物使 CE 序列同时扩增进行"内对照"，以保证 D 的缺乏不是引物退火失败或检测样本没有细胞 DNA 的结果。现在已有一些引物组。

Lo 等研究了 57 名 RhD 阴性妇女的整个妊娠期，所有 RhD 阳性的胎儿在中孕期和晚孕期均能被准确地检测，其中 12 名胎儿中有 10 名在早孕期即得到确认。该研究实际上是分析了母血浆中的胎儿 DNA。

（三）母血浆中的胎儿 DNA

胎儿 DNA 存在于细胞核中的说法迄今存在争论。事实上，母血浆和血清中也存在细胞游离 DNA。产后胎儿 DNA 被立即迅速清除的研究涉及母体血浆。母血中细胞游离 DNA 的量显然超过完整胎儿细胞所含的 DNA 量。细胞游离 DNA 与唐氏综合征（Down's Syndrome）之间存在正相关。有趣的是，细胞游离 DNA 的量与完整胎儿细胞数之间没有关系。

Lo 最早采用母体血浆来获得检测胎儿 Rh 状态的数据，我们的研究也显示，Rh 阴性妇女（dd）的血浆中存在 Rh（D）DNA，其胎儿为杂合子（Dd）。不用巢式 PCR 就能确定胎儿的性别，证明血浆中胎儿 DNA 的量似乎很多。其他应用有：检测有 21 羟化酶缺乏风险的胎儿性别，必要时对女性胎儿采用地塞米松治疗；检测中国香港人的 β 地中海贫血、肌营养不良和软骨发育不全。

Lee 等报道了一项病例—对照研究，将 6 例怀有唐氏综合征男胎的母血细胞游离 DNA

并分别与 5 例匹配的对照进行比较，前者的胎儿 DNA（SRY）增加，表明胎儿细胞游离 DNA 可能成为另一种无创性的非整倍体筛查方法。

（四）PCR 检测非整倍体

DNA 分析也能用于非整倍体的检测。Cirigliano 等采用定量荧光 PCR 和小串联重复标志物，发现在 Xq/Yq 拟常染色体区域（pseudoautosomal region）有一个新的标志物（X22），将它与 HPRT 部位、釉基质（amelogenin）（AMXY）以及第三个 X 连锁标志物一起使用，可以诊断 X、Y 染色体数目异常。染色体 2、18、12 的多重 PCR 也可以检测常染色体的非整倍性，其方法在绒毛检测中已很成熟，惟一的问题是其对单个细胞或少量细胞的检测效果。

八、富集后胎儿细胞的鉴定

用染色体特异性探针进行 FISH 分析仍然很复杂：①富集后母体细胞仍然占很大的比例，②无法区分胎儿 XX 和母体 XX 细胞。在分析之前区分母体细胞和胎儿细胞可以避免上述问题。最早的方法是用 γ 球蛋白基因产物鉴定胎儿细胞。在 12~32 孕周时，胎儿血红蛋白（HbF，$\alpha_2\gamma_2$）占所有血红蛋白（Hb）的 90%~100%，出生前向成人血红蛋白（HbA，$\alpha_2\beta_2$）转变。由于成人红细胞产生大量的 HbA，β 球蛋白的表达可以作为鉴别成人幼红细胞的标志物，γ 球蛋白可作为胎儿幼红细胞的标志物。

另一种方法是原位技术。Bischoff 等检测了转录 γ 球蛋白的细胞，该方法利用顺义 - 反义 RNA 双链的形成来鉴定产生 HbF 的细胞，在含有 Taq 聚合酶的反应混合物中，加入未标记的脱氧核糖核苷三磷酸（dNTP）和直接标记的脱氧尿嘧啶三磷酸（dUTP）- 若丹明（能产生红色荧光），用寡核苷酸反义引物一次退火，该引物对 γ 球蛋白 mRNA 荧光非常特异，能从产生 HbA 的成人细胞中区分出产生大量 HbF 的胎儿细胞，从而只需对胎儿细胞进行 FISH 分析检测非整倍性。

Takabayashi 等发明了另一种方法，即从形态学上区分胎儿细胞，并且只对这些细胞进行分析。在用单密度梯度进行分离后，用显微镜筛查胎儿细胞，其特点为：体积小、核密集、细胞浆：细胞核比值低。从玻片上刮下这些细胞进行分析。富集后鉴定的细胞可用于检测非整倍体或孟得尔遗传性疾病。可在确认的胎儿细胞上直接采用染色体特异性指针的 FISH，或对 21 号染色体多态位点进行 PCR 分析来检测非整倍性。我们的研究小组现在正采用类似于宫颈细胞学检查的自动筛查装置来鉴定假定的胎儿 NRBC，然后对其进行分析。

九、胎儿细胞培养

通过胎儿细胞培养可以克服母血中胎儿细胞稀少的困难，如果培养成功，将明显增加胎儿细胞的绝对数量。由于在任何母血中都存在母体干细胞，需要一种技术刺激胎儿细胞。一些研究小组报道其成功培养了胎儿细胞。Valerio 等从 5640 例中共记录了 84 例胎儿（18 三体）细胞，但 Chen 等却没有成功，且很少有像 Valerio 等那样好的结果。尽管采用了促使胎儿细胞生长的方法，但实验并没有成功地检测出胎儿特异性 DNA 序列，这导致人们对胎儿细胞培养的可靠性产生疑问。美国 NICHD 胎儿细胞协会的三个独立的研究小组最近报道，无法从母血中培养出胎儿细胞。

培养失败的可能原因之一在于培养的细胞是幼红细胞，而上皮细胞可能更有前途。

十、胎儿细胞嵌合造成的母体疾病（fetal – maternal trafficking）

产后胎儿细胞持续存在可以导致诊断错误，对胎儿细胞的遗传学分析可能来自前一次妊娠。如前所述，已证实在产后 1~5 年母血中还可能存在男婴的淋巴细胞。对妇女分娩男婴后即刻及数月后的血液进行 Y 染色体特异序列的 PCR 扩增，也证明存在胎儿 DNA。流式分离特异性细胞亚群发现，胎儿细胞可以在产后母体中持续存在达 27 年之久，这些细胞不是有核红细胞，而是表达 CD34 或同时表达 CD34 和 CD38 的淋巴样或髓样祖细胞，在一名妇女中检测到了男性 CD34 + 细胞。研究组的妇女均为健康妇女，从未接受过输血。因此，在正常妊娠之后可能产生轻微的嵌合现象。

Nelson 假设，胎儿细胞微小嵌合与自身免疫性疾病有关，自身免疫性疾病的发病率常在产后增加。在硬皮病妇女外周血中男性 DNA（可能来自胎儿）的量较其健康的姐妹或对照组增加，妊娠和分娩导致的胎儿细胞微小嵌合可能在硬皮病的病理过程中起一定作用。Artlett 等证实在硬皮病妇女的皮肤活检标本中存在男性淋巴细胞，在母体的其他器官中也发现了男性细胞。胎儿细胞的持续存在可能反映了母亲和其后代之间的相容性增加，如果胎儿与母亲抗原性相似，来自胎儿 – 母体转运的胎儿细胞不仅能转移到淋巴器官，还可以发生增殖。

母体细胞微小嵌合还能解释男性中罕见的硬皮病。对脐血进行 DNA 多态性分析显示，在胎儿循环中可以检测到少量母体细胞。双向胎儿/母体细胞转运（trafficking）是另一个有趣的话题。

（韩　爽）

第九节　植入前遗传学诊断

植入前遗传学诊断（preimplantation genetic diagnosis，PGD）是一项富有吸引力的、新的产前诊断技术，许多夫妇选择 PGD 而不是传统的产前诊断方法来评估孟德尔疾病、非整倍体或染色体不平衡性重排的风险。与第一节中所讨论的早期羊膜腔穿刺术、CVS 和其他侵袭性技术不同，PGD 不仅仅是一个更早进行产前诊断的选择，而且是一个在妊娠建立之前的遗传学诊断，是一个有独特优势的受孕前的诊断方法。而且，PGD 的应用已延伸到传统的产前诊断之外，可以提高辅助生育技术（ART）的妊娠率。

然而，PGD 是一项比传统的采用羊膜腔穿刺术或 CVS 更复杂的方法。成功的植入前遗传学诊断计划要求：①高质量 ART；②获得可用于分析的标本（极体或分裂球）的显微操作技术；③比传统产前诊断所要求的更复杂的分子生物学技术。同时还要有临床遗传学家、实验室研究人员和体外受精提供者之间的密切合作。

一、PGD 的独特适应证

除了传统的产前遗传学诊断的适应证，选择 PGD 的夫妇其理由可能与选择 CVS 或羊膜腔穿刺术的夫妇不同。在有些情况下，他们没有其他可供的选择。

（一）避免临床终止妊娠

尽管做了很大的努力，对由于胎儿遗传学异常而终止妊娠的夫妇所遭受的痛苦和精神创伤，PGD 的支持者们几乎都不可避免地低估了。医生和遗传学家可能会认为选择终止妊娠的夫妇解决了他们自己在伦理上的不确定性。不过，事实很少是这样的。在这种不幸的由于连续地累及后代而必须反复终止妊娠的情况下，一对夫妇的焦虑被夸大了。根据 ES-HREPGD 协会的资料，在 1 561 对夫妇中有 36.2% 的夫妇声明他们进行 PGD 的原因是反对终止妊娠，另外 21.2% 的夫妇是因为以往有过在传统产前遗传学诊断之后终止妊娠的经历。

PGD 可以在临床确认妊娠之前进行干预，因此可以避免夫妇面临这种困境。由于宗教原因坚持避免终止妊娠的夫妇可以将 PGD 作为一种可接受的替代方法，特别是许多东正教犹太人和伊斯兰当局认为可以接受在胚胎 40 天之前进行流产。

（二）特殊的遗传风险

除了上述适应证，PGD 对于那些有特殊高遗传病风险的夫妇而言可能优于 CVS 或羊膜腔穿刺术。例如，一对夫妇的一方可能是某种常染色体隐性疾病的纯合子，而另一方是该病的杂合子，在这种情况下（假性常染色体显性遗传），将有 50% 的后代受累。相似的风险也可见于有高外显率的常染色体显性特征的疾病，如 Huntington 病或肌强直性肌营养不良。

（三）不诊断双亲基因型的产前诊断

PGD 的一个独特的适应证是一对夫妇准备做产前遗传学诊断，却又不愿意明确他们自己的基因型。例如 Huntington 病，这是一种在成人期发病的严重的神经系统疾病，其平均发病年龄在 50 岁之前。如果患者的父母患有 Huntington 病，则患者（男性或女性）有 50% 的风险也患有该病，即使目前他或她在临床上可能是正常的，其后代有 25% 的患病风险。通过分子生物学方法可以对该病做出产前诊断，传统的做法是首先确定双亲是否有突变的基因，只有这样才能继续对胎儿进行产前诊断。不幸的是，让一个无症状的个体得知他或她有 Huntington 病基因，对他（她）们有巨大的影响。然而父母又想避免将这一突变基因传递给他或她的后代，通过 PGD，可以在不了解父母基因型的情况下进行产前遗传学诊断。对所有的胚胎进行筛查，只有那些未受累的胚胎才能被送入（transferred）。这一方案的一个负面因素是它必须在所有后续周期中都重复，否则患者可能会推断出他或她的基因型。

（四）对要求 ART 夫妇的 PGD

已经要求行 ART 获得妊娠的夫妇可以理所当然地希望做 PGD，这适用于 35 岁以上的妇女。如果一些年轻的妇女必须做 ART，且只有有限数目的胚胎能被送入，当然应该送入那些已知遗传学正常的胚胎。如果只送入特定性别的胚胎，而相反性别的胚胎捐赠给不育夫妇，也可以考虑行 PGD。

（五）预选并送入 HLA - 抗原型相同的胚胎

尽管从理论上讲，通过传统产前遗传学诊断可以选出特异 HLA 抗原型的胎儿，但 PGD 也可以做到这一点，这一进展为 Verlinsky 及其同事所证实。他们对一对大女儿患有 Fanconi 贫血（一种常染色体隐性疾病，由于骨髓衰竭而需要行骨髓移植以恢复造血功能）的夫妇实施 PGD，如果脐血与其女儿是 HLA 相容性的，则可进行脐血移植。由于这对夫妇的任何一次妊娠都要做产前遗传学诊断，而且每次体外受精（IVF）之后只有少数胚胎才能被送入，所以不仅应对胚胎作 Fanconi 贫血的检测，还应做 HLA 状态的检测，这样可以检出 25% 的与其年长的濒死的同胞有 HLA 相容性的胚胎。在对 4 次 IVF 周期所获得的 30 个胚胎进行检测之后，发现有 6 个胚胎患有 Fanconi 贫血，在剩余的 24 个未受累的胚胎中，只有 5

个与其姐姐的 HLA 抗原型相同。将 HLA 相容的、未受累的胚胎送入并获得妊娠，在孩子出生时收集脐血并将脐血成功地移植给了姐姐，而且对新生儿没有任何危害。

到 2002 年，Rechitsky 等报道了 18 个鉴定 HLA 适配的 PGD 周期，其中 5 例为 β-地中海贫血，6 例为 Fanconi 贫血，1 例为 Wiskott - Aldrich 综合征，6 例为白血病。这一进展可应用于多种血液病的诊断。

二、获取用于 PGD 的植入前细胞

PGD 要求获得受孕 6 天（即植入时）之前的配子（卵子）或胚胎，有三种方法：①极体活检；②分裂球活检或从 6~8 细胞期胚胎（2~3 天）中抽吸 1~2 个分裂球；③从 5~6 天的囊胚中行滋养外胚层细胞活检。

（一）分裂球（6~8 细胞期）活检

在这一时期首先发展起来的技术是进行活检。该方法是在透明带内的 6~8 个细胞中抽吸出 1~2 个细胞，可采用机械的（刀）或化学的（蛋白酶、乙二胺四乙酸 [EDTA]）解离透明带，再用另外一根吸管抽吸细胞。这一领域的前哨性 T 作是由 Handyside 及其同事在十余年前进行的。

现在，显微操作，特别是胞浆内精子注射（ICSI）在世界各地的 ART 单位都很常见，胚胎活检和辅助孵育技术则不那么可靠。在 Handyside 及其同事最初的 T 作中，他们先用一根含 Tyrode 酸溶液的吸管（直径 10~20mm）在透明带上钻一个洞，再从那儿取走单个细胞。一个新的替代 Tyrode 酸的方法是激光，即使是非接触性的激光方法都是可行的。不考虑技术问题，有些活检胚胎会自然丢失，但是，随着技术的进步，这已经不再成为问题。取走 1~2 个细胞并不影响囊胚摄入葡萄糖或丙酮酸，或延缓其自发孵育，后者是正常胚胎发育的传统标记。大多数单位只取走单个分裂球，但在布鲁塞尔的医疗中心则常规取两个细胞以提高精确性，这个小组报道妊娠率或植入率没有下降。

（二）极体活检

第二种常用的方法是第一或第二极体活检，或两者均活检。从本质上讲，这一技术与植入前诊断不同，是受孕前诊断。设想一个妇女及其配偶均为同一种常染色体隐性疾病的杂合子，极体含有突变等位基因，则互补的卵细胞就会含有正常等位基因，这个正常的卵细胞就可以进行体外受精并被送入子宫以植入；相反，如果极体正常，则不能受精，因为卵细胞会含有突变等位基因。同样的理由可用于非整倍体的检测，如果极体只含有一条 21 号染色体（通过采用染色体特异性探针的 FISH 技术确定），则互补的初级卵母细胞也含有一条 21 号染色体。如果在第一极体中未发现 21 号染色体，则推测卵细胞中含有两条 21 号染色体，这将导致三体合子的发生。

极体活检（polar body biopsy，PBB）在技术上与分裂球活检类似，但不进入胚胎。因此，PBB 在理论上具有一定的优缺点。优点是活检后不会减少细胞的数目，精子的污染也不太可能；缺点是不能评估父源性基因型，因此如果父亲是一个常染色体显性疾病患者，就不能采用这种方法。缺乏父源性传递的信息也导致生殖的无效性，如果极体中含有突变的常染色体隐性等位基因，就不能使卵细胞受精，而事实上只有当精子也含有父亲的突变等位基因时，卵子受精后才会受累。如果已知父亲传递的是正常等位基因，则胚胎可能是杂合子且

在临床上是正常的。

PBB 的另一个缺点是重组，后者是常规发生于同源染色体之间的减数分裂现象。如果含有致病基因的区域发生互换，则在初级卵母细胞中的单条染色体就不会含有编码两种等位基因的 DNA 序列，也就是说，单一染色体的两条染色单体的基因型不同（杂合子），如果不对第一极体和第二极体或胚胎（分裂球或囊胚活检）进行活检，则无法预测次级卵母细胞的基因型。端粒附近的基因重组会使诊断更加困难，因为这些基因重组的频率达 50%（着丝粒附近的重组被抑制）。可以通过第一和第二极体都活检的方式来发现重组。实际上重组的"问题"可能是有益的，如果两个等位基因都在第一极体上，则可排除等位基因脱扣的问题，而且可以确信如果在第二极体中只表达一个等位基因的结果是准确的。这一问题将在下面详细描述。

（三）囊胚（滋养外胚层）活检

当抽吸出极体或从 6～8 细胞期胚胎中抽吸出一个分裂球后，一个根本性的困难是诊断只能通过这一个细胞偶尔是两个细胞来完成。如果对 5～6 天的含有许多细胞的囊胚进行活检，则可以获得更多的细胞用于诊断。其方法是活检覆盖在非胚胎极上面的滋养外胚层，最安全的方法是将透明带切开后挤出 10～30 个细胞，再对疝出的细胞进行分析。在 Carson 及其同事对老鼠进行的，以及在 Dokras 及其合作者对人类所行的四项技术中，这一技术是破坏性最小的。激光打孔是一项新技术。

一个主要的问题是很难获得 6～8 细胞期的胚泡，胚泡可以通过体外培养获得，但这一过程已被证明不太有效。在体外培养 3～4 天后，胚胎发育就不能有效维持到囊胚期。现采用专用于 4～6 天胚胎的培养介质，可以取得较大的成功。有些证据表明培养到囊胚期可以选出那些异常的胚胎并提高妊娠的成功率，但是，这一时期仍然存在许多染色体异常。Coonen 及其合作者对 299 个囊胚进行分析，发现在外表正常的胚胎中真正正常的二倍体细胞只有 72%±17%；在所有受检的囊胚中，有 11% 是无序型核型，有 5% 是单体性的。Sandalinas 及其合作者采用利用 X、Y、13、15、16、18、21 号染色体探针的 FISH 方法，在 50 个囊胚中发现 17 例（34%）的非整倍体，包括 14 例三体，2 例 21 单体，1 例 X 单体。因此，对囊胚进行培养并不能淘汰染色体异常的胚胎，尽管染色体异常胚胎的比例比卵裂期时要低。最后，有报道送入未活检的囊胚后单卵双胎的发生率升高。据称，送入去除透明带的囊胚能减少单卵（monozygotic，MZ）双胎的发生。

一个有吸引力的但尚未实现的临床替代方法是通过宫腔灌洗来获取囊胚，这一技术最初是由 Buster 及其同事应用于不育夫妇的。为了适合于 PGD，采用宫腔灌洗获取囊胚要求超排卵以产生多个胚胎，后者是 IVF 计划中常用的方法。事实证明灌洗是非常困难的。Carson 及其同事对 15 名妇女进行了 29 个周期的超排卵，采用 4 种不同的诱导捧卵方案并配合以自然性交或宫颈管内供体人工受精，在 29 个周期中仅获得两个桑葚胚、一个囊胚，以及四个未受精的卵子。Formagli 及其同事也有类似的令人失望的结果。对超排卵供体的失败经验导致了采用自然排卵的方法。Carson 及其合作者有一例成功的报道，但通过灌洗的 PGD 在临床上仍不可靠，不过，如果很熟练，宫腔灌洗是比极体或分裂球活检廉价得多的 PGD 方法。

三、诊断染色体异常的技术考虑

PGD 的细胞遗传学分析在很多情况下是有用的。那些 X 连锁隐性疾病而又无法明确诊断的夫妇希望对胚胎进行性别确定（XX、XY），非整倍体、易位或其他染色体重排可被排除。传统的产前遗传学诊断（CVS，羊膜腔穿刺术）已经建立了很好的细胞遗传方法学，但是，由于 PGD 只能对一个或两个细胞进行分析的固有的局限性，诊断的精确性就更加成为一个问题。

（一）中期分析

利用绒毛或羊水细胞进行产前遗传学诊断时，可对相对较大量的细胞进行细胞遗传学分析，只有一部分细胞，即只有那些自发进入中期或那些在加入有丝分裂纺锤体抑制剂秋水仙胺后被捕获在中期的细胞才能提供信息。通常计数 20 个细胞，有一部分逐条分析染色体以确定核型，在 20 个细胞中，约 18 个或 19 个细胞显示典型的染色体数目模式（2n＝46），可能会有 1~2 个细胞的染色体数目不够，推测可能是一个破裂的细胞，除非在其他细胞中发现有同样的染色体数目不足或过多，一般认为这种情况是一种人为现象，即假嵌合体。

在 PGD 中，诊断依据来自单个细胞的信息，出现错误的余地很小。对单个细胞进行中期分析是有可能的，但这并不是最佳选择。在动物研究中，约 80% 的病例可从单个分裂球获得可分析的中期相。考虑到 80% 的信息率在临床上是不可接受的，就发展了新的技术。一种方法是将第二极体与一个单细胞老鼠胚胎融合，另一种方法是将第二极体注射入去核卵细胞中，之后用 okadaic 酸处理这个单倍体原核以诱导不成熟的染色体互补。也可以通过将极体或单个分裂球插入到激活的去核牛卵细胞，或激活的去核鼠合子中来获得中期细胞。这一研究性的技术可以产生异核体，后者在第一次卵裂的中期时可被捕获，从而适于全染色体涂色或利用去核鼠合子的端粒或着丝粒探针的杂交分析。约 80% 的分裂球或卵细胞是可提供信息的。同一小组的最新报道在 412 个分裂球中有 89% 可行全核型分析。

其他确定染色体状况的方法包括比较基因组杂交、微列阵芯片和染色体涂色。所有这些技术均可用于单细胞分析，但没有一种方法可以单独使用获得可靠的临床结果。到目前为止，较好的结果是采用 CGH 技术，Wilton 等对 20 个植入失败的患者的胚胎进行 CGH 分析，在进行分析时将胚胎冷冻，每个周期的妊娠率为 20%，或每个胚胎的妊娠率为 15%。

（二）采用染色体特异性探针的 FISH 分析

考虑到上述方法的局限性，目前在 PGD 中的染色体分析方法是采用利用染色体特异性探针的 FISH 分析。FISH 是一项基于对染色体特异性 DNA 序列进行分析的分子遗传学技术，染色体特异性探针可与变性的 DNA 杂交，后者可以是中期细胞，也可以是间期细胞。在间期细胞中，FISH 信号的数目应等于相应染色体的数目。采用 21 号染色体特异性探针，如果在细胞核中观察到三个信号，则可诊断 21 三体。采用不同荧光染料标记的探针可以同时对一条以上的染色体进行检测。这一方法也适用于性别判定，X 和 Y 探针是首次被同时应用的探针。

这一方法的缺点是并不是每个三体细胞都能显示三个信号的几何学变化，有时一条染色体（信号）会叠加在另一条染色体上，而潜在的困难是只能用二维分析来辨认叠加。在羊水细胞中可以在 90% 的正常二倍体细胞中观察到典型的两个信号，在三体细胞中有三个信号的细胞的随机性较低，约 80%；相反，约在 1% 的正常二倍体细胞中可以观察到三个信号（假阳性），推测这些细胞正在进行细胞分裂，两条染色单体已经分离。分裂球的 FISH 准确性看起来至少和羊水细胞和绒毛的 FISH 一样高，也许更高。

PGD 特有的诊断难点在于早期胚胎中嵌合体的发生率非常高。绒毛中有 2% 的样本显示为嵌合体，单个三体细胞并不常见。在 6~8 个细胞期胚胎中，根据对解聚的形态学正常的 6~8 细胞期胚胎中每个细胞的分析，二倍体嵌合体（$2n/2n-1$ 或 $2n/2n+1$）的比例至少是 25%，另外 10%~25% 的细胞是无序型核型，指同一胚胎中不同的细胞显示不同的染色体成分。这种无序型胚胎是致死性的。相反，处于这一时期的单个数目异常的细胞可能仅仅代表凋亡的正常生物学过程，尽管并不是每个细胞看上去都是嵌合体。不过，并非每个解聚的胚胎都表现为异常细胞，有些都是正常二倍体。PGD 的前提是确定如果发现非整倍体细胞就不能送入胚胎。例如，如果在单个分裂球中发现致死性的三体（如 14 三体），就不是必须排除送入胚胎，如果其主要目的是防止非整倍体活产儿的话。其理由是如果这一致死性三体不是一次单独事件，则这个胚胎就永远不会被植入或存活。

四、诊断孟德尔疾病的技术考虑

（一）酶分析的不可靠性

用绒毛或羊水细胞诊断孟德尔疾病是高度准确的。根据异常的类型，更常见的是根据人种的不同，传统的产前诊断可采用 DNA 分析或酶分析（如检测氨基己糖苷酯酶诊断 Tay - Sachs 病）。在 PGD 中，酶分析看来是不明智的，因为胚胎的信使 RNA 直到 8 细胞期才开始转录和翻译，在这一时期之前，母体来源的 mRNA 被用来翻译胚胎蛋白质，因此，证明在一个分裂球中有特定基因产物（酶蛋白）并不意味着胚胎就没有基因异常。对胚胎 DNA 的分析是必需的。

（二）巢式引物 PCR 扩增单细胞 DNA

对单细胞的分子生物学分析要求采用比分析绒毛或羊水细胞更敏感的技术。单细胞中的少量 DNA（6pg）对于传统的多细胞分子诊断方法而言是不够的。在传统 PCR 中，两侧与特异引物相结合的靶 DNA 序列通常被扩增 10^5~10^6 倍。如果要评估重复序列 DNA（如 Y 染色体），用一套引物扩增单个细胞是可以成功的，但是，如果要分析单一序列突变，则必需对扩增技术进行修正，因为如果靶 DNA 量低于 100pg，则检测单一序列 DNA 的敏感性不够。不能采用单一引物（20~30 次循环），而应采用巢式引物，第二套引物位于第一套引物的内侧，在外围引物进行 20 次循环的 PCR 后，扩增产物就会针对第二套引物。采用巢式 PCR，低至 1pg 的 DNA 都足够用于诊断。

（三）异源双链分析以提高准确性

即使是采用巢式引物 PCR，基于单个细胞的诊断准确性也是有风险的，如果采用传统的溴乙锭染色凝胶鉴别 △F508 囊性纤维化和正常 DNA，就要求鉴别出正常和 △F508 之间三个碱基的差别，一个有用的确认方法是异源双链分析。其原理是基于两条相同序列 DNA 与两条不同序列 DNA 退火时产生的差别。只要有两个不同的 DNA 序列——△F508 囊性纤维化和正常 CF 序列之间发生退火，就会观察到一条移动较慢的带（即接近凝胶起点的带）。如果只有一种类型的 DNA，就会产生同源双链结果。

异源双链 DNA 分析可确认或推翻任何已预测的正常的或异常的基因型。例如，设想基于单个分裂球的分析提示为纯合子 △F508 CF（受累的囊性纤维化），如果活检 DNA（胚胎源性）与已知基因型的单链 DNA（△F508 CF 或正常 DNA）再次退火，则可证实诊断是正确的；如果已经正确地预测未知 DNA 是△F508 CF，则与△F508 CFDNA 再次退火，就只会产生一条带（同源双链）。如果观察到一条以上的带（即异源双链），则假定的△F508 的诊断就肯定是错误的，未知 DNA 要么是杂合子，要么是正常纯合子。

（四）PCR 失败和等位基因脱扣

即使是有经验的操作者，巢式引物 PCR 也不会总是成功，单细胞 PCR 的失败率为 5%~10%，大多数 PGD 实验室接受 90%~95% 的有效性。PCR 失败可能是由于几何学原因或随机因素使引物未能与相应序列退火，或者是细胞核或核物质已经丢失，也可能是被分析的基因所在的那条染色体是单体性的，这反映了在早期胚胎中染色体异常的发生率很高（50%）。如果不考虑这些原因，这一现象被称为等位基因脱扣（allele drop-out，ADO）。

通过将细胞加热到 96℃ 并用碱性缓冲液裂解来将 ADO 减少到最低限度，但是，这一现象仍是 PGD 中一个无法避免的难点。在复杂杂合子情况下 ADO 是一个特别令人烦恼的问题，大多数 PGD 诊断错误都发生在这种情况下。采用荧光 PCR 可以部分缓解这一困难。

较少的已知 PGD 错误发生于试图检测复杂杂合子时，也有报道在 CF、β 地中海贫血和肌强直性肌营养不良的诊断中也会发生错误。在过去 10 年中大家已取得共识，不能仅仅通过溴乙锭染色凝胶分析来试图对复杂杂合子进行 PGD，这样，纯合△F508 的诊断是可以做到的，但不能诊断 CF，在 CF 的两个可能为异常的等位基因中只有一个可能是△F508，其他的以分子异质性为特点的孟德尔性状也有相似的情况。不幸的是，如果夫妇双方都是杂合子，但他们既非同亲缘的，也非同一人种，是不可能有相同的异常突变序列的，即在他们之间存在分子异质性。

如同 Van de Veldt 及其助手所推荐的那样，采用两个而不是一个细胞，从理论上可以提高诊断的准确性；但是，只有少数其他小组常规抽吸两个细胞。我们小组只抽吸一个细胞，但更倾向于进行滋养外胚层活检以获取 10~30 个细胞，DNA 诊断的准确性比一个或两个分裂球活检高得多。

在常染色体隐性疾病的诊断中，PCR 失败在临床上并不一定就是灾难性的。正常等位基因的脱扣会导致不将那些表型正常但实际上只是杂合子（而不是受累的纯合子）的胚胎送入。如果异常等位基因"脱扣"，则胚胎将表现为正常纯合子而不是实际上的杂合子基因型，在任何情况下胚胎在临床上都是正常的。

如果根据突变的常染色体显性等位基因的缺失来诊断胚胎正常的话，PCR 失败就是一个大问题，只送入已知有正常等位基因的胚胎就说明了这个问题。这一方法可用于肌强直性肌营养不良的诊断。

（五）准确性更高的荧光 PCR

从表面上看，ADO 可能仅仅是一个定量现象而不是定性现象，只是简单的一个等位基因扩增程度比另一个等位基因扩增程度高而已。如果是这样的话，用一种比传统方法（如溴乙锭染色）更加敏感的方法仍然可以检测到那个扩增得不太好的等位基因，这一技术可能就是荧光 PCR，这是一项对所有潜在的等位基因进行定量分析的技术。荧光 PCR 通常根据所记录的独特定量的峰来检测等位基因，即使峰的高度有差别，可以鉴别出等位基因。一些小组报道，采用荧光 PCR 而不是传统的溴乙锭染色的凝胶分析可以诊断复杂杂合子，也可用多重荧光 PCR 诊断非整倍体和孟德尔疾病。

镰状细胞贫血突变(DdeI限制性酶消化)

5′β-珠蛋白STR

·未检测出ADO(导致误诊)·检测出ADO

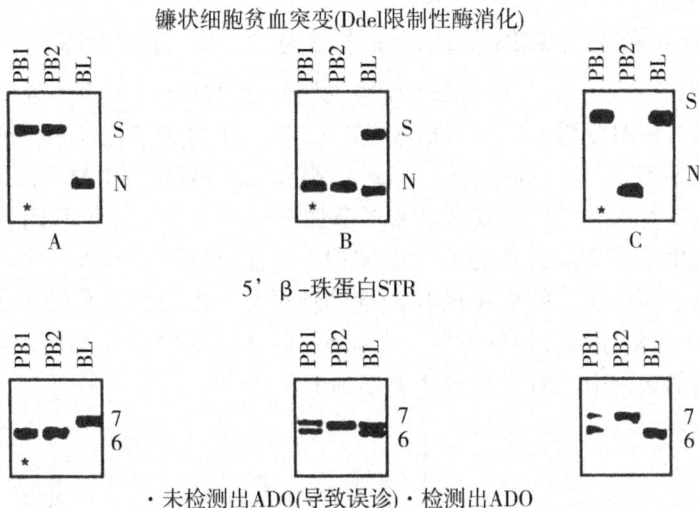

图16-6　在第一极体（PBI）中检测到和未检测到 ADO 的例子。上：对 PCR 扩增产物的 DdeI 限制性消化检测镰状细胞突变。对三个不同病例（A、B、C）进行评估。镰状细胞等位基因（S）的扩增产物比正常等位基因（N）的扩增产物要大，在病例 A 中，PB1 和 PB2 均突变，提示 PB1（*）中正常等位基因存在 ADO，因此提示相应卵细胞为正常等位基因，这进一步为分裂球（BL）分析所证实；相反的情况见于病例 B，PB1 和 PB2 都显示正常，提示在 PB1（*）中突变等位基因发生 ADO，预测卵细胞基因型为突变型，这与 BL 分析显示两种等位基因均存在是一致的；在病例 C 中，没有同时行与基因连锁的标志物的分析，不可对突变基因型进行准确的预测（下面）。底：5′β-球蛋白 STR 多态性（6 个重复序列多态性与突变等位基因连锁，与正常等位基因连锁的 7 个重复序列多态性）。在病例 A 中，与突变分析预计的一样，PB1 和 PB2 均含有 6 重复序列标志物，证明 PB1（*）中 7 重复序列标志物的 ADO，因此提示相应卵细胞为正常基因型，如同 BL 分析中所显示的 7 重复序列标志物，标志物分析也证实病例 B（*）中 PB1 中正常等位基因的 ADO，根据 PB1 中 6 和 7 重复序列等位基因的杂合性。最后，标志物分析在病例 C 中有特别的价值，它检测出 PBl（*）中正常等位基因的 ADO，后者可能导致误诊并将受累的未分析连锁多态性标志物的胚胎送入

（六）核苷酸重复异常中的 ADO

如果某疾病是以三核苷酸重复序列为特征的话，则单细胞 PCR 就会出现一个特殊的问题。脆 X 综合征（FMR-1）、肌强直性肌营养不良和 Huntington 病就是相关的例子。对重复核苷酸序列的扩增不如对点突变的单一序列的扩增那么可靠，PCR 扩增常常会"跳过"一部分基因，从而产生比预期长度短的产物。在对肌强直性肌营养不良的 PCR 扩增中，ADO 发生率为 20% ~30%，因此，Sermon 及其合作者只通过研究连锁的多态性标记才提供 PGD，只送入那些活检分裂球显示为正常等位基因的胚胎。

（七）对第一和第二极体的序贯分析以除外 ADO

有许多方法可用来减少 ADO 导致的错误，如前所述，极体活检所固有的重组难题是有可能解决的。该方法正好利用发生于第一次减数分裂中的重组现象，如果在第一极体中正常和突变等位基因均被扩增的话，就可以推测是否发生了 ADO。尽管第一极体本身可能并不提供信息，但可以通过分析第二极体来确认已排除了 ADO。可以预期只有一种类型的 DNA，突变的或正常的，因此可以获得准确的诊断。如果第二极体活检显示为突变的等位基因，则

可确信互补的次级卵母细胞的基因正常。

（八）并行分析突变基因和连锁多态性标记，以排除 ADO

推测 ADO 的发生有一部分原因是由于有问题的染色体区域被丢失或未能与 PCR 引物发生退火，可以通过同时分析一个与其紧密连锁的 DNA 序列来识别这种现象（图 16-7），如果突变基因和预期连锁的多态性变量（顺式）都存在，则可排除 ADO；相反，如果在一次分析中发现有突变基因，但在位点连锁的多态性位点上有两个等位基因，则应怀疑有 ADO 的发生，肯定发生了只牵涉到突变基因的 ADO，这样可以避免送入一个已受累的胚胎。采用这种方法排除诊断错误，单基因 PGD 的准确性很高。Rechitsky 总结了他们对采用极体活检的 1047 个卵细胞的序贯分析的经验，在 8.5% 的病例中发生了 ADO，但在采用并行分析连锁多态性标记的病例中，ADO 的发生率不到 1%。

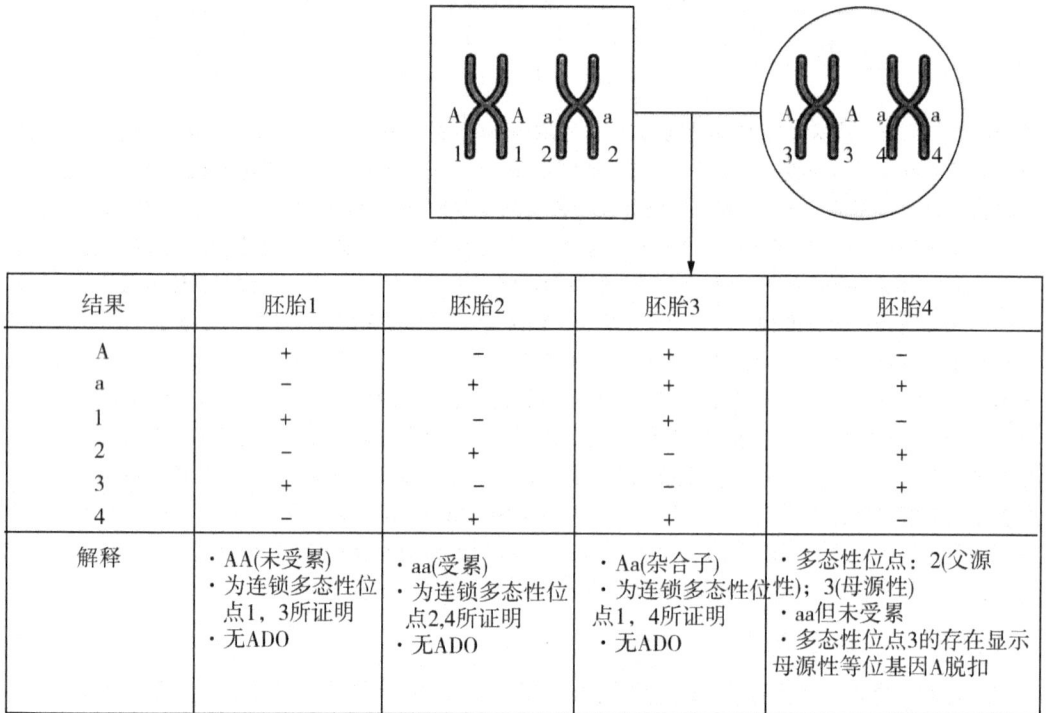

结果	胚胎1	胚胎2	胚胎3	胚胎4
A	+	−	+	−
a	−	+	+	+
1	+	−	+	−
2	−	+	−	+
3	+	−	−	+
4	−	+	+	−
解释	· AA(未受累) · 为连锁多态性位点1，3所证明 · 无ADO	· aa(受累) · 为连锁多态性位点2,4所证明 · 无ADO	· Aa(杂合子) · 为连锁多态性位点1，4所证明 · 无ADO	· 多态性位点：2(父源 性)；3(母源性) · aa但未受累 · 多态性位点3的存在显示母源性等位基因A脱扣

图 16-7 显示连锁多态性位点（等位基因 1，2，3，4）如何排除问题位点（Aa）的 ADO 的策略。在胚胎 4 中只有（a）被检出，但（除了交换）母源性等位基因（A）的存在可通过多态性位点 4 来推测

五、孟德尔疾病的 PGD 适应证

（一）X 连锁隐性疾病的性别确定

性别确定要求对分裂球或囊胚进行分析，极体分析无法提供父方基因所传递的信息，因而无助于性别确定。第一例 PGD 是对一对有 X 连锁隐性疾病的夫妇实施的，其策略是只送入女性胚胎（XX），不管她们是杂合子还是正常的纯合子，在临床上都表现为正常。起初，诊断是建立在有无 Y 特异性 DNA（如 SRY）的基础上的。

现在确定胚胎性别的分子方法是采用能与 X 和 Y 染色体上的序列都能发生退火的引物来扩增胚胎 DNA，根据一些微小的但可识别的差异来选择这些位于通用引物退火位点内侧的 X 和 Y 序列, 如介入的核苷酸的数目、有无限制性内切酶位点等。可以通过凝胶分析或荧光 PCR 来确定性别, 常用的是釉基质或 ZXY/ZXX 系统。

在过去几年中更倾向于采用利用染色体特异性探针的 FISH 分析来确定胚胎性别。FISH 分析可以发现 PCR 失败的可能性, 因为被分析的细胞为单体性或单倍体。可以同时进行 X、Y 和一个或一个以上常染色体作为对照的 FISH 分析, 以证明所分析的是一个完整的细胞核。

对有 X 连锁隐性疾病风险的夫妇施行确定性别的 PGD 有一个明显的缺点, 就是有 50% 的继承了正常的母源性 X 染色体, 因此在临床上是正常的男性胚胎不能被送入 (或在极体分析中不能被受精)。检测特异性突变显然比单纯确定性别更好, 因为这样未受累的男性胚胎可以和女性胚胎一样被送入。但是, 有时候特异性突变是未知的, 而有时对一个单一家族特有的 X 连锁突变进行分析是不可行的。对多态性位点的连锁分析是可行的, 但费力且费用昂贵。因此, 用 PGD 确定性别的指征扩展到无法直接进行突变分析的 X 连锁疾病, 不论是因为基因尚未被测序还是由于没有有效的突变分析方法。

(二) 常见孟德尔疾病: 适应证和经验

常见的、可以进行 PGD 的孟德尔疾病, 包括囊性纤维化 (AF508 纯合子)、Tay – Sachs 病、Rh (D)、镰状细胞贫血、某些 β – 地中海贫血、脊肌萎缩和肌强直性肌营养不良, 以及更多的疾病。有些常染色体显性疾病也可以诊断, 包括结肠息肉腺病 (adenosispolyposis coli) 和 Li – Fraumenl 综合征。ESHRE PGD 协会指导委员会以及 Verlinsky 和 Kuliev 提供了一个更详细的可行 PGD 的疾病表。不过, 对任何基因已定位的或已知分子基础的孟德尔疾病, 如果其他方法不可行的话, 都可以通过连锁分析来检测。

在世界范围内, 对孟德尔疾病施行 PGD 周期的数目稳步增长。在 1999 年的出版物中有近 500 种疾病被列表, 在 1999 年 9 月的第 9 届国际 PGD 工作会议上估计, 全世界已针对孟德尔疾病进行了 600 个 PGD 周期, 有 100 例妊娠; 到 2000 年 6 月估计增长到 750 个 PGD 周期, 至少有 150 例妊娠和 100 名以上的孩子出生。极体活检做得最多, 在 66 个周期中检测了 23 个不同的疾病, 有 23 例妊娠, 有 17 个正常后代出生, 其中一半是进行性别确定 (X 连锁疾病), 囊性纤维化是第二大指征, 是最多的单一孟德尔疾病。

在经验最丰富的小组最近的报告中, 在 1 643 个 PGD 周期中有 15% 有孟德尔疾病指征, 6% 是染色体易位, 79% 是非整倍体。根据国家登记处的判断, 全世界因孟德尔疾病而行 PGD 的妊娠率为 25%, 与 IVF 相平行。不过, 有争议的是只有最成功的 ART 中心才进行 PGD, 这些中心的妊娠率比登记处的平均水平要高, 因此, PGD 的妊娠率应该更高。值得注意的是 PGD 并不是一项仅限于高度发达国家的技术, 例如在我国有 6 个中心可以进行 PGD。实际上, PGD 现在已部分取代了妊娠前遗传筛查和传统产前遗传学诊断。

(三) 其他孟德尔疾病的 PGD

理论上所有孟德尔疾病都可以通过 PGD 来诊断, 不过, 还存在障碍, 其中一个主要的障碍是费用问题。在美国, 辅助生育的费用是每个周期 6 000 ~ 12 000 美元。其次, 不是所有有遗传学诊断经验的中心都有高度成功的 ART 方案, 反之亦然。第三, 必需的分子分析并不都能做到, 必须根据不同的情况确定特异性的分子诊断策略, 而且必须有单细胞分子分析的经验。只有当某个患孟德尔疾病的患者和大多数患该病的个体有相同的突变 DNA 序列时, 才能很肯定地对这一疾病提供 PGD。如果存在分子异质性, 仅仅为一个个例制订一个诊断策略来是不可行的，因此也无法为其提供 PGD。

常见的以分子异质性为特征、从而并非所有该疾病的基因型都适用于 PGD 的孟德尔疾病的例子包括：β - 地中海贫血、甲型血友病、多囊肾病、马方综合征、杜兴和贝克肌营养不良。在这些和其他疾病的情况下，仍然可以通过采用多态性 DNA 标记的连锁分析来获得诊断。Rechitsky 及其合作者、Verlinsky 及其合作者、Verlinsky 和 Kuliev 证明这一方法是可行的，特别适用于极体活检。

特别要注意的是对那些成人期才发病的常染色体显性疾病提供的 PGD，包括：Huntington 病、马方综合征、Li - Fraumeni 综合征。尽管有些人认为对成人期发病的疾病进行诊断有困难，但总的来说，大家并不这么认为。

高通量的分子技术，即对整个基因或选择性外显子进行测序，是一个在概念上很简单但技术上却很困难的替代方法。这一技术对基因组 DNA 是可行的，但目前尚无法应用于单细胞基因组 DNA。但是，分子生物学进展的历史说明这在不久的将来就可以实现。微列阵技术是另一种选择。

（四）核苷酸重复序列异常：脆 X 综合征（FMR－I）、肌强直性肌营养不良、Huntington 病

孟德尔疾病存在独特的诊断问题，其发病机制涉及核苷酸重复序列问题，这些疾病包括：FMR－1、Huntington 病和肌强直性肌营养不良。这些疾病是 PGD 的指征，但如前所提示的，对三核苷酸重复序列的扩增是不可预测的，用 PCR 无法确定三核苷酸重复序列的数目，从而导致假阴性的结论，而单一序列 DNA 扩增中 ADO 的发生率为 5%，因此对核苷酸重复序列扩增的不满意率达 30%。

也许目前最好的策略是回避对 PCR 扩增产物的分子分析，而是采取对连锁多态性标记进行分析的方法。简单地说，正常等位基因的顺式标志物（即与正常等位基因位于同一条染色体上，且没有发生重复）的传递提示为一个正常的胚胎。Sermon 及其合作者用这种方法确定胚胎是否遗传到了父方受累的肌强直性肌营养不良的正常等位基因。只有有正常等位基因的胚胎才能被送入。突变本身存在与否的信息不予考虑。同样的方法也可用于 FMR－1。最近，这一方法又发展到可以直接排除突变，这样可以避免由于重组所致的诊断错误。有关成功的经验在不断增长。

三核苷酸重复序列异常的 PGD 的一个混淆因素是 FMR－1 杂合子妇女的卵巢功能不良，也许 DM 也是如此。她们对促排卵的刺激反应低下，只产生很少的卵子；因此，只产生很少的胚胎，其妊娠率也比其他孟德尔疾病的 PGD 要低。

六、细胞遗传学的 PGD 指征

（一）对高龄和有既往三体病史孕妇的非整倍体检测

在全世界所有 PGD 病例的指征中，有 2/3 是采用染色体特异性探针的 FISH 分析来证实二倍体。最常见的指征是年龄大于 35 岁而且已通过 ART 获得妊娠的妇女，在这种情况下 PGD 的吸引力在于这些妇女必须通过 ART 来获得妊娠，她们很自然地不愿接受诸如 CVS 的侵袭性操作，因为这可能会对这一珍贵的妊娠造成损害。PGD 方面的经验迅速增加，Verlinsky 及其合作者报道他们采用极体活检，已在 614 个周期中送入了整倍体胚胎（13、18、

21)，有131例获得临床妊娠，有88个健康孩子出生。到2000年，该小组已进行了917个周期的PGD，获得了182例临床妊娠并有140个孩子出生。Gianazoli及其同事以及Munne及其同事也报道流产率下降，植入率增加。

截止到2000年，估计全世界共有1 500个染色体诊断的PGD周期，产生400例临床妊娠。细胞遗传学指征是现在最常见的PGD类型，占大多数有经验中心的PGD指征的79%，其潜力甚至更大。在美国，有半数以上的ART周期是针对35岁以上妇女实施的，在所有30 598个周期中占56.4%（17 250个周期）。因此，染色体诊断的潜力比目前施行的更大。

PGD检测非整倍体也用于有前次非整倍体后代的夫妇，他们也有PGD的适应证，如同在第二节所回顾的，其再发风险为1%。

（二）结构性染色体异常

父母的染色体重排（如平衡易位）使后代染色体结构异常和自然流产的风险升高，很久以来这一直是产前遗传学诊断的指征，利用羊膜腔穿刺术或CVS进行全核型分析。在PGD中，可用染色体特异性探针的FISH分析来检测单细胞的不平衡易位，有少数病例采用核转移技术以产生中期相来进行分析，比较基因组杂交也是可行的。

诊断的策略依据分析FISH信号的数目及其几何学近似性，利用不同的荧光染料，每一种代表一段特异性的和不同染色体特异性的DNA序列，可在间期细胞中判断易位染色体的存在与否。如果信号比在正常二倍体细胞预期的要靠得更近，则易位染色体存在，可以通过记录信号的总数及其相关近似性来推测染色体的不平衡状态。

起初，必须对特定相互易位专门设计断裂点特异性的探针。这高度准确但却非常昂贵，在每一条染色体的端粒探针产生之后，利用端粒和着丝粒探针诊断染色体易位就成为可能。端粒探针也可用于检测微小易位。对易位杂合子提供PGD不仅可以排除染色体异常的活产儿，而且可以减少自然流产率，在Munne及其合作者研究的38个病例中，在实行PGD之前自然流产率为90%（35/38），而在实行PGD并只送入平衡胚胎之后，自然流产率为10%（12/116）。同时还发现只有很少的胚胎是正常的，在异常分离中相互易位比罗伯逊易位的发生率要高，但是，罗伯逊易位的染色体间效应（其他染色体的单体或三体）也许更强。

在Gianaroli等进行的42个周期中，植入率为38.5%，在其他24个周期中相互易位的妊娠率为21.4%，罗伯逊易位的妊娠率为28.6%。采用端粒探针而不是断裂点特异性探针的缺点是前者无法识别易位杂合子和染色体异常胚胎，鉴别不平衡分裂球不是一个问题。

用同样的方法可以检测倒位，和易位一样，无法识别平衡倒位携带者和没有倒位的正常胚胎。

七、PGD 的新指征

（一）因反复自然流产或IVF失败而行的PGD

反复临床性流产中存在复发性非整倍体，在其他方面正常的妇女在再次妊娠时有染色体数目异常（非整倍体）后代的趋势，推测其发病学涉及对减数分裂或有丝分裂的干扰。复发性非整倍体现象看来也扩展到了植入前胚胎。在14对反复自然流产的夫妇中，与有正常生育史的行PGD的胚胎相比，13号染色体非整倍体的发生率增加10倍，16、18、21、22号染色体的非整倍体发生率增加3~4倍。对于后4条染色体，其非整倍体的背景发生率为40%~

8%，而在反复流产者中的发生率为 11% ~25%。非整倍体 PGD 胚胎的百分数在以后的 IVF 周期中趋于相同。并不令人吃惊的是，有些夫妇就是因为反复非整倍体而导致反复 IVF 失败。

经历过反复自然流产或不明原因 IVF 失败的夫妇可得益于 PGD 检测非整倍体并送入整倍体胚胎。数年来，已知根据这些指征提高了植入率并降低了自然流产率。看起来，活产率也会因此而提高。

反复非整倍体和染色体无序型胚胎之间的关系尚不清楚，重要的是染色体无序型胚胎也是非随机性发生的。在 8 名行 PGD 且其胚胎能被解聚并行 FISH 分析的妇女中，无序型胚胎只发生于 4 名妇女中，而在其他 4 名妇女中没有发现有无序型胚胎，即使在以后的周期中也是如此。如果某些妇女容易产生无序型胚胎，则分析 6 ~8 细胞期胚胎并只送入整倍体胚胎是有价值的。Ferraretti 及其同事在后继的不成功的 IVF 周期中，异常胚胎的发生率仍然很高（64%、66%、61%），其中 2/3 为非整倍体。PGD 可以给经历过反复 IVF 失败的妇女以支持。

（二）为提高 ART 妊娠率而行的 PGD

如果以送入非整倍体胚胎为目的的 PGD 可以改善反复 IVF 失败或反复自然流产夫妇的结局，则总的来说 PGD 也可以改善 IVF 的妊娠率，尽管在形态异常和生长缓慢的胚胎中染色体异常是增加的，但很多形态正常的胚胎也是非整倍体，而且被选出来送入子宫。非整倍体随母亲年龄增大而增加，而不管胚胎形态正常与否。送入形态正常的整倍体的胚胎可以提高常规行 ART 夫妇的妊娠率，因为非整倍体胚胎是不会产生临床妊娠的，因此也没有机会植入。这样，保留整倍体胚胎从而获得妊娠的潜力也增加。

如果这一方法被采用，则必须检测那些能存活的三体：13、18 和 21 三体，通常也筛查 X 和 Y 染色体，筛查 14、16 和 22 号染色体也是有用的。检测那些致死性但在流产胚胎中并非罕见的三体病（如 16 三体）就特别有吸引力。Bahce 等想弄清为改进 ART 结局是否应筛查那些致死性的三体——1、15、16、17 和 22 三体，有些小组采取的方法是进行两轮杂交，第一轮杂交使用位点特异性探针（如 13、21、22），也许和一些着丝粒 α 重复序列探针联用（如 16、18），在第二轮中只使用 α 重复序列探针（如 X、Y、1、15）。

数年来，只送入选定染色体为整倍体的胚胎提高了高龄妇女（通常 ≥38 岁）的植入率并减少了临床妊娠丢失。全世界的经验也显示，因为这一指征而进行的非整倍体检测大大增加。令人失望的是，起初没有观察到预期的活产增加，一个可能的解释是胚胎活检之后发生的不被觉察的损伤，其效应不为经验的增加所减少。1999 年，Ferraretti 及其合作者对比了波伦那的 38 ~43 岁的 IVF 对象的结局，他们对比了 109 个 PGD 周期（患者选择）和 182 个未行 PGD 的周期，检测了 13、14、15、16、18、21、22、X 和 Y 染色体，由于样本量很小，他们没有进行考虑到潜在混淆变量的 Logistic 回归分析，但却观察到了显著的差异：PGD 组植入率升高（PGD 组为 26.6% 比非 PGD 组 15.6%），流产率降低（4.3% 比 14%），三个周期的累积活产率升高（90% 比 50%）。2000 年，同一小组报道了对 ≥38 岁妇女行或未行 PGD 的随机试验结果，与年轻妇女相比，采用 PGD 并只送入两个胚胎，每个送入胚胎的妊娠率为 31%，而未行 PGD 者的妊娠率仅为 10%。最近，一些研究未能获得令人满意结果的原因开始被了解。那些对促排卵刺激反应好的高龄妇女的妊娠率显著增高，例如在一个研究中其妊娠率为 44.1%。而对照组为 23.5%。那些反应不好的妇女（如 <7 个胚胎），即使实行了 PGD 也不能产生足够多的能改善不良预后的正常胚胎。

（三）强制性 PGD 应限制送入的胚胎数目

如果限制可送入胚胎的数目，则检测非整倍体的常规 PGD 就变得相对更加有吸引力。实际上，必须送入整倍体胚胎，这是因为 50% 的形态正常的 8 细胞期胚胎实际是染色体异常的（非整倍体、嵌合体或无序型核型）。

（四）ART 成功的非非整倍体标志物

可以预想 PGD 的非遗传性指征是如果有一个特异性的能预测植入成功的标志物，潜在的标志物可以诱导一个特别的细胞周期基因的存在，证明胚胎源性的而不是母源性蛋白质（或 mRNA）的合成已被启动，或者是通过 nanomolar 技术证明生理性的分化。一个明显的策略是只送入那些有阳性预测性标志物的胚胎，一个例子是 Oct 基因存在与否，这是一个如果不表达就为致死性的基因。

（五）用于基因治疗的 PGD

如果基因治疗成为可能，则可以预计将会有两方面的进展。首先，基因治疗可用于特定类型的细胞或器官，如肝脏或骨髓，如果是这样的话，送入插入有正常基因的细胞（或被不正常破坏的细胞）的时机一般将会被推迟到器官发生之后，可在宫内或在产后。其次，也是更具相关性的，进行非特异性的基因修正，可将基因插入到将会分布到全身各处的细胞中，早期胚胎将是其靶细胞，特别是如果基因修正后的细胞具有促进原先异常的胚胎进行重组的选择性优点的话。可以先做出诊断，在早期（异常）胚胎的一个或多个细胞中插入一个正常基因，再将新鲜的修正后的胚胎送入。

在动物模型中施行的策略看来是有希望的，并能应用于人类 PGD。例如，可通过将基因正常的供体分裂球插入到受孕的胚胎中以制造一个嵌合体，预计只有少数的能与所要求的具有一定功能的器官相混合的供体细胞才有成功的可能性，从而获得一个临床正常的后代。这些技术尚未应用于人类基因治疗中，但其应用是可以预计的。

八、辅助生育技术 ART、ICSI、PGD 的安全性

和任何产前侵袭性技术一样，如果要证明 PGD 是传统产前遗传学诊断方法的可行替代，就必须证明分裂球和极体活检是相对安全的。资料仍是有限的，但有理由相信 PGD 能够替代 CVS 或羊膜腔穿刺术。

首先，我们从回顾 ART 的安全性开始来考虑 PGD 的安全性，ART 是更普遍的技术，PGD 只是其中的一小部分，而且 PGD 的资料也存在于 ART 中。

（一）ART 的自然流产

未行 PGD 的 ART 的自然流产率大约为 20%。在美国，其 1997 年的临床丢失率为 18.1%（ASRM/SART，2000）。1998 年，根据最新的发表数据，全美 IVF 周期（n = 58 937）的丢失率为 17.6%，这比普通人群要高得多。尽管并不大，但这一增长仍是值得关注的，因为我们观察到 50% ~ 60% 的临床识别的自然流产为染色体异常，如果增长的 ART 自然流产的病因是细胞遗传学性的，则活产儿细胞遗传学异常的风险也增加。

实际的自然流产率真的比背景流产率高吗？分析中的一个困难是对行 ART 的妇女的观察期要比普通人群中的孕妇要长。在 ART 妊娠中，对受孕周期的监测要比自然受孕妊娠严格得多，一个理想的对比也应该是一个考虑到不同观察周数的生命表分析。即使这种 ART

后的自然流产率的增加是真实的，很久以来推测这反映了继发于诱导排卵的激素干扰。

另一个问题是 ART 人群无法与普通人群相比，需行 ART 的基础的不育可能与妊娠丢失率或妊娠并发症升高有关联，行 ART 的妇女（平均年龄 >35 岁）通常要比自然受孕妇女（平均年龄 27 岁或 28 岁）的年龄大。母亲高龄与妊娠丢失和染色体异常的风险增加有关，而父亲年龄大则与新生孟德尔突变有关。不常考虑的潜在混淆变量包括母亲的疾病、母亲接触有毒物质和父亲高龄，当不考虑这些潜在混淆变量时的偏倚方向还不肯定。尽管 ART 人群有某些不利关联，高龄的行 ART 的妇女可能更少地暴露于有毒物质如烟、酒。这应能导致一个较好的结局，能与负面的相关因素如高龄和前次生殖失败等维持平衡。

（二）ART 中的畸形

ART 的畸形增多有以下原因：①对形态异常精子的体内选择机制不能与体外机制相比，考虑到多精子受精的可能性增加，三倍体的增加是尤其可能的；②体外激素环境的改变可能会对减数分裂或有丝分裂造成干扰，从而导致非整倍体的产生；③体外受精的各种化学和环境因素都会导致点突变的发生。

除了前述的问题，ART 后的异常还有其他原因。其一是不同的评价标准，对 ART 妊娠的新生儿检查比普通妊娠新生儿的检查要广泛得多。因此，与不太严格评估的普通人群相比，ART 的绝对畸形率要高得多。在出生后的较长时间来评估 ART 的结局会产生不同的问题。根据出生缺陷登记处的资料，普通人群的畸形率为 2% ~ 3%，这仅限于在分娩后住院期间（1 ~ 3 天）所发现的畸形，ART 之后较长时间的评估自然会导致比以人群为基础的出生缺陷登记要高的畸形率。一些微小畸形，如小的脐疝、非色素沉着性皮肤、可能是也可能不是先天性髋部脱位的"髋部咔嗒音"以及更多的畸形，会在 ART 监测中被记录，但却不会在出生缺陷监测项目中被记录。如果常规做超声检查，可能会发现一些内部的畸形，即使这并不与外在的明显的症状相关联。总之，如果不采用和以人群为基础的出生缺陷登记有可比性的标准，则 ART 的畸形率就会有被夸大的可能性。

尽管有以上的缺点，ART 监测登记未能显示畸形率上升。美国的登记处从未显示 ART 后畸形增加，在 1990 年的 AFS/SART 队列中，例如，在 3 110 个婴儿的 28 种妊娠结局中观察到 38 种先天畸形，这个报告记录了总畸形数目/总婴儿数目，而不是传统的有畸形婴儿数目/儿童数目，后一个比率为 28/3 110，或 0.9%。登记处中记录的某些畸形肯定未在新生儿检查中被发现。在 1990 年的 AFS/SART 队列中的例子包括室周囊肿、肾积水、幽门狭窄、视网膜病和肺发育不良。另外，有些在妊娠终止病例中发现的畸形有时会与在活产儿中发现的畸形相混合，这种本意良好的完整性的意图是危险的，因为如果没有进行医源性干预的话，有些被终止的妊娠可能会自然丢失。尽管如此，在早期的美国 ART 登记处的畸形率只有 1%，比预期的 2% ~ 3% 要低。在 1993 年队列中报告的畸形率较高，其中共有 6 321 例临床妊娠，有 5 103 次分娩和 6 870 个婴儿。在这一队列中，"每 100 个新生儿中就有 2 ~ 3 个出生缺陷"，不过，并非所有的畸形都是严重畸形。在 1997 年的美国报告中，7 353 次分娩中的畸形率为 1.6%。

其他国家的登记资料与美国的不同。一份来自澳大利亚和新西兰 ART 单位的早期报告显示，主要先天畸形的发生率为 2.2%（37/1 697 婴儿）。由于 37 个婴儿中有 6 个是脊柱裂，Lancaster 认为神经管畸形（NTD）和促排卵药物之间有关联；但是，在美国收集的病例对照资料未能证实这一想法，其他登记处的资料也是如此。最新的来自澳大利亚的资料继续显示 ART 后代中 NTD 增加，尽管人群中的畸形没有总体的增加。在另一项澳大利亚的研究中，IVF 后代中的畸形率为正常人群的两倍，但对照组是不育人群而不是正常人群。在正面的一面，澳大利亚的一个 314 例配对病例再次证实了生长和神经发育的信息。研究中的后代为 22～25 个月大小。

一份瑞典的以人群为基础的资料被用来比较在普通人群中的 1 690 577 次出生（对照）和 9 111 次 IVF 妊娠的畸形情况。和澳大利亚的资料一样，在对 IVF 组做了适当的校正之后，两组的总体畸形率没有差别（OR 0.89），但是，他们再次观察到 NTD 增加 3 倍，消化道闭锁和脐疝也增加 3 倍。这一研究扩展了 Bergh 及其同事、Wennerholm 及其合作者的分析。最近，Koivurova 等报道与芬兰北部普通人群相比，IVF 后代中的心脏畸形增加 4 倍，尽管没有发现有其他畸形的增加。

在英国，医学研究协会 IVF 出生儿工作组对 1 267 例通过 IVF 或配子输卵管内移植（GIFT）的妊娠进行监测，1978—1987 年的资料包括了全英国有授权的临床登记处的资料。在 1 581 名婴儿中，有 35 名（2.2%）在出生后第一周内发现一种或一种以上的先天畸形。中枢神经系统畸形有轻度增加但无统计学意义，2.2% 的有一种或一种以上畸形的个体是与普通英国人群相比较而得到的。在此之后，对上述资料中的一部分，即由 Robert Edwards 资助的 Bourne - Hallan 单位的病例进行了更彻底的分析。在 Bourne - Hallan 单位 1978 年—1987 年间出生的 961 名婴儿中，有 763 名仍居住在英国，在这一组人群中，多胎妊娠的畸形率为 2.7%，单胎妊娠的畸形率为 2.4%。在 ART 后的婴儿中，其出生一周之内发现的先天畸形与普通人群是有可比性的，个体畸形率和以利物浦先天畸形登记处的母亲年龄校正后的预期畸形率也是有可比性的。

法国国家 IVF 登记处（FIVNAT）收集了很好的资料。1993 年的一份关于 1986 年—1990 年资料的报告显示畸形率约为 2%，这一几率在以后的报告中也保持不变。对 375 例病例 6～13 年的随访显示，身高、体重和学习情况均与预期的没有差别。

（三）ICSI 后的畸形

与传统 IVF 相比，PGD 后的结局与 ICSI 后的结局更加相似。ICSI 常用于少精症或无精症，是对男性不育的主要治疗方法。

最近的美国资料报道在 4 949 例 ICSI/IVF 妊娠中，畸形率为 1.7%（62.9% 为单胎）（ASRM/SART，2000）。在澳大利亚，4 260 例 ICSI 后出生或终止妊娠的病例中，畸形率为 2.5%，与 IVF 后未行 ICSI 者的畸形率相似。瑞典的 IVF 登记处 ICSI 婴儿的畸形率为 47/1 139 或 4%。ICSI 后代中尿道下裂增加，共发现有 7 个病例，相对风险为 2.7（95% CI 1.4，5.4）。尿道下裂可能反映出父方突变基因的遗传，这也是精子发生异常而需要行 ICSI 的原因。Wennerholm 及其合作者同意这种解释。在人类中给予外源性孕酮也是致畸的另一种原因，尽管我们中的一员进行了严格的分析表明给予孕酮与胎儿尿道下裂并无关联。有趣的是，在瑞典的队列中，ICSI 后 NTD 并不增加。

Bondulle 及其合作者在布鲁塞尔进行了非常好的监测。在 1994 年的报告中，他们对 163 对行透明带内受精、ICSI 或两者兼有的夫妇以队列形式进行研究，包括由遗传学家对新生儿进行系统的检查，在孩子 12 个月和 2 岁时进行随访。在这一队列中，有 21 个孩子是在透明带内受精后出生的，有 24 个孩子是在 ICSI 后出生的，有 10 个孩子是在联合实行这两项技术后出生的。在 55 个婴儿中只有两个有主要畸形（major anomaly），一例为双侧腹股沟疝，另一例为唇腭裂和双肾盂，精神运动性发育在1岁时正常。55例婴儿中无一有染色体异常。

起初，Bonduelle及其合作者将130例ICSI后出生的儿童与130例IVF出生的儿童相配对，监测的内容包括产前染色体研究，产前超声检查以及出生、出生后2个月到1岁时的体格检查。在ICSI组中发现5例主要畸形，而在配对组（major anomaly）中有6例。1999年，在布鲁塞尔的1987例ICSI/IVF后代中，主要畸形发生率为2.3%，这并不比严格监测下的背景畸形率高，也没有证据表明ICSI之后有什么特别的畸形增加。在Bonduelle及其同事最近的报告中，ICSI的畸形率为3.4%（n=2840），标准IVF后的畸形率为3.8%（n=2955）。考虑到死产、终止妊娠和活产总的畸形，ICSI的总畸形为4.2%，IVF的总畸形率为4.6%。（注意，这些几率与传统的出生缺陷登记资料不同，后者仅限于活产新生儿）。采用与Wennerholm及其合作者相同的尿道下裂的标准，Bonduelle及其助手发现ICSI婴儿中尿道下裂的发生率为0.28%（8/2840），IVF婴儿中尿道下裂的发生率为0.47%（14/2955）。采用附睾射精和睾丸射精的ICSI没有差别。

最受关注的ICSI的遗传异常是染色体性的，在很多ICSI妊娠中实行产前细胞学研究。1987年的ICSI妊娠的细胞遗传学结局中性染色体异常率为0.8%，比人群发生率高，但远比In't Veld及其合作者在小样本中报道的要低得多。新生结构异常也增加，在Bonduelle及其合作者最近的列表中继续发现新生染色体异常增加（1.56%）。Aboulghar及其同事报告在430例ICSI婴儿中，有3.5%的染色体异常（15/430），其中6例为性染色体异常，8例为常染色体异常，1例两者均有。一项法国的研究发现采用睾丸精子的畸形率比采用附睾精子的畸形率要高。

对这一低却明显增加的性染色体和新生染色体异常率的解释尚不明确，有几种解释值得考虑：①针插入的位置可能会干扰减数分裂纺锤体，一个可能的机制是X和Y染色体倾向于位于顶体下方的区域。ICSI之后可能发生精子细胞核的不典型解聚和迟发的DNA复制。②需要进行ICSI的少精症男性实际上为低级的47，XXY嵌合体；③可能存在非特异性的染色体间效应，因为行ICSI的2%的妇女和4%的男子有体细胞（血）染色体重排。2002年的美国生殖医学协会男性不育最佳实施策略委员会推荐对非障碍性无精症或少精症男性进行核型分析；④普遍的减数分裂或有丝分裂紊乱可能反映出突变基因多向性的效应。减数分裂异常可导致配子非整倍体。Palermo等报告非障碍性无精症的精子非整倍体率为11.4%，而障碍性无精症的附睾精子的非整倍体率为1.8%，射精精子的非整倍体率为1.5%。只观察到性染色体而不是常染色体非整倍体可能仅仅反映出后者的致死性更大；⑤可能存在继发于不适宜的细胞环境的非特异性、非遗传性效应。

424名ICSI妊娠结局（出生、体重、早产）与传统IVF后的结局相似。

（四）PGD后的畸形

PGD的经验更加有限，但与传统的不行胚胎活检的ART相比，PGD后的畸形率和自然流产率均增加。一个混淆因素是为诊断孟德尔疾病而行PGD的妇女相比，因不育而行ART或因细胞遗传学指征而行PGD的妇女更年轻。

在1999年的500例行孟德尔/性别确定的PGD中，妊娠率为20%，畸形率并不增加。在79例ESHRE PGD协会出生的新生儿中也没有发现畸形率增加。大多数PGD病例的指征是染色体原因。第10届国际PGD工作会议总结在两个登记处的136例新生儿中的畸形率为4.7%，这一数字并不比严格监测下的背景畸形率高。辅助孵育后单卵双胎的发生率上升，这也是 PGD 监测所提供的。

Strom 及其合作者报告了更详细的 PGD 活产儿的结局。对 97 例极体活检后出生的 109 个活产儿进行随访，91 例的 PGD 为细胞遗传学指征，18 例为孟德尔指征。有 6 个婴儿有主要畸形和微小畸形，这一数字在预期之中；有两个婴儿有明确的主要畸形（由于羊膜带综合征所致的单侧横断性肢体缺损；由于大脑梗死所致的新生儿癫痫发作）；一个婴儿有无症状性三尖瓣缺损，后者并不需要外科手术，可算做或不算做主要畸形；其他三个婴儿有不同的微小畸形：双臂的草莓样血管瘤、微血管瘤、双侧脚趾并趾。在 44 个婴儿中只有一个随访到 6 个月时有发育迟缓，单胎的平均体重正常。同一中心对 202 例活产 PGD 后代（138 例单胎，46 例双胎，18 例三胎）的随访发现，只有三例有主要畸形（羊膜带综合征、室间隔缺损、心脏肥大）。Fisher 等报告了 39 例 PGD 婴儿的结局（19 例单胎，7 例双胎，2 例三胎），只有三个有畸形，其中一个为常染色体显性疾病淋巴水肿 - 双行睫，这显然与 PGD 无关。

有两个国际性登记处正在继续收集资料：①国际植入前遗传学诊断（PGD）协会；②欧洲生殖与胚胎学协会 PGD 协会。

传统认为活检胚胎经冷冻保存后的妊娠率为零，这很可能是因为缺乏完整透明带的胚胎内的冰晶形式所致。事实上，活检胚胎冻融后的存活率显著低于未活检胚胎冻融后的存活率。不过，最近也有经冷冻保存后的活检胚胎在冻融之后成功妊娠的报道。

（五）对 ART 或 PGD 后的先天畸形推荐的监测

要验证 PGD 的安全性，理想的是需要一个队列研究，以标准方式系统地记录数据，在确认妊娠之后应尽快开始进行前瞻性的评估，并以标准形式记录。Simpson 和 Liebaers 推荐了一种方法，背景资料包括家族史、产史、前次自然流产的次数、疾病、服药情况和烟酒习惯。在致畸期（如妊娠 12 周）结束后不久，再次监测以记录可能影响妊娠结局的健康状况，包括感染或服药情况。

必须采用对主要畸形的标准定义。我们建议有三点：死亡、严重缺陷或需要外科矫正，所有这三种结局都必须衡量。需要外科手术治疗的血管瘤应被定义为主要畸形，而不需要外科手术治疗的血管瘤则应被定义为微小畸形。遗传学家应进一步证实异常发现，并验证有无孟德尔疾病或已知的畸形综合征的存在。但是，遗传学家不应常规进行监测检查，因为他们的诊断敏锐性会比缺乏遗传学训练的儿科医生强得多。由畸形专家进行的严格检查可能会导致畸形率的虚假升高，如果未与对照组进行仔细对比的话。

分别记录和分析仅由超声检查所发现的内脏畸形很重要，如果 PGD 或 ART 队列的畸形率包括在无症状性胎儿或新生儿中发现的内脏畸形的话，则由此计算出的畸形率就会虚假升高，因为对其的监测会比对普通人群的监测严格得多，后者不大可能在孕期进行常规的、综合的超声监测。另一方面，如果是由于某种异常的临床情况而行的超声检查（如羊水过多），则应将其归为畸形。在流产胎儿，无论是自然流产还是人工流产中发现的主要畸形均应分别进行评估，其理由仍然是出生缺陷登记处不记录流产胎儿的畸形。

最后一个要求是对新生儿畸形的评估应限制在一段特定的时间内，如分娩后 1 周或 2~3 天，与常规产后休息时间相同。畸形检出率的增长随分娩后监测时间的增长而增长，对畸形的评估限制在分娩后 1 周可使其与出生缺陷登记处的资料有可比性，后者仅当新生儿住院时才能有典型的肯定的病历记载。

（张晓云）

第十七章 异常妊娠

第一节 先兆流产

一、ICD 编码

ICD - 10：O20.001。

二、定义

先兆流产指在妊娠 28 周前出现的阴道少量出血，常为暗红色或血性白带，无妊娠物排出，随后出现阵发性下腹痛或腰背痛的自然流产早期阶段。

三、病因

(1) 遗传基因的缺陷。
(2) 环境因素。
(3) 内分泌因素。
(4) 血栓前状态。
(5) 感染因素。
(6) 免疫因素。
(7) 其他。

四、诊断要点

(一) 临床表现

(1) 早期妊娠时停经后少量阴道出血和（或）伴轻度中下腹痛，或无任何症状，仅于常规 B 超检查时发现孕囊与子宫壁剥离（宫腔积血）。

(2) 若已到中期妊娠（晚期先兆流产），孕妇腹部增大，胎动正常，可扪及子宫收缩。

(3) 体征：①一般情况：神志清晰，生命体征平稳，可略显焦虑、紧张。②腹部检查：全腹软，一般无压痛反跳痛，无移动性浊音。③妇科检查：阴道内可见暗红色或咖啡色血污，宫颈可见着色，宫颈口未开，胎膜未破，子宫大小与停经周数相符。若胎儿发育正常，孕 16 周后在下腹部正中线上可用多普勒仪闻及正常胎心。

(二) 辅助检查

(1) 血 β - HCG、孕酮测定：间隔 2 ~ 3d 重复测定的血 β - HCG 上升良好（翻倍为良好，未翻倍但上升超过 65% 者为可接受，但需更积极的措施治疗，且预后可能不佳），孕酮常高于 60nmol/L。

（2）超声诊断：B 超见宫内妊娠迹象，有时可见孕囊与子宫壁之间有剥离面（宫腔积血）。B 超所见胚胎大小与停经时间未必相一致，在此情况下，①若 B 超见宫内活胎，则以 B 超提示的孕周为准；②若 B 超未见胎心搏动，则须监测血 β - HCG、孕酮，且择期复查 B 超以了解胚胎发育情况。必须明确的是，血 β - HCG、孕酮的监测结果并不能取代 B 超的诊断地位，且 B 超还能了解有无子宫肌瘤等引起子宫形态异常导致流产的肿瘤，并能初步判断有无子宫发育异常。

（3）流产原因初步筛查：白带常规；宫颈分泌物支原体、衣原体、细菌培养；传染病检查；甲状腺功能；凝血功能及 D - 二聚体。

五、鉴别诊断

（1）异位妊娠。

（2）稽留流产。

（3）宫颈息肉或宫颈糜烂。

六、治疗

在排除异位妊娠后，可予安胎治疗。

（一）一般治疗

卧床休息，禁止性生活，保持会阴部清洁卫生，进食新鲜有营养的食物，禁忌食用大补的药材（人参、花旗参、鹿茸、田七、当归、川芎等）、性寒凉的食物（薏苡仁、木耳、蟹等）及辛辣食物。

（二）药物治疗

（1）安胎西药：①黄体酮注射液，20mg，肌内注射，1/d，常规给药；②地屈孕酮片，10mg，3/d，首剂 40mg，常规给药。

（2）安胎中药：①固肾安胎丸，6g，3/d，可常规给药；②滋肾育胎丸，5g，3/d，可常规给药。

（3）支持对症用药

1）止血药：适用于较多阴道出血的患者。常用药物为卡巴克洛片，5mg，3/d，可给药至阴道出血止；酚磺乙胺针，0.5g，肌内注射，临时用药 1 次；止血合剂静脉滴注，5% 葡萄糖注射液或 0.9% 氯化钠注射液 500ml 加维生素 C 注射液 3g 加酚磺乙胺 3g，静脉滴注，临时用药 1 次，主要用于阴道出血稍多但少于月经，或 B 超见宫腔积血超过 3cm 的患者。

2）缓解子宫收缩的药物

a. 间苯三酚：40mg，肌内注射临时用药，用以缓解轻度下腹坠胀痛；80～120mg 加入 5% 葡萄糖注射液中静脉滴注，用以维持疗效或抑制轻中度较为频繁的下腹坠胀痛。

b. 硫酸镁：适用于孕 16 周后出现子宫收缩的晚期先兆流产患者。用法：第一天用药，5% 葡萄糖注射液或 0.9% 氯化钠注射液 250ml 加 25% 硫酸镁 5g，静脉滴注，1h 滴完（先用，冲击量）；5% 葡萄糖注射液或 0.9% 氯化钠注射液 500ml 加 25% 硫酸镁 10g，静脉滴注 6h 滴完（维持量）。第二天起，5% 葡萄糖注射液或 0.9% 氯化钠注射液 250ml 加 25% 硫酸镁 5g，静脉滴注，3h 滴完；5% 葡萄糖注射液或 0.9% 氯化钠注射液 500ml 加 25% 硫酸镁 10g，静脉滴注，6h 滴完。用药注意事项：用药期间应该监测血镁浓度，正常为 0.75～1mmol/L，治疗有效浓度为 2～3.5mmol/L，超过 5mmol/L 则为中毒浓度。用药期间必须定时检查膝反射，观察呼吸不少于 16 次/min，尿量每小时不少于 25ml 或 24h 不少于 600ml，备葡萄糖酸钙作为解毒剂（一旦出现中毒反应，立即静脉注射 10% 葡萄糖酸钙 10ml）。

c. 安宝（盐酸利托君）：适用于孕 20 周以后出现子宫收缩的晚期先兆流产患者。用法：5% 葡萄糖注射液 250ml 加安宝针 50mg，静脉滴注，从每分钟 4 滴开始调滴速，视患者临床症状的变化调整滴速，最大滴速不可超过每分钟 38 滴。用药注意事项：用药前心电图结果必须正常。当患者心率 >140/min 时，须停药或减量。用药超过 5d 须监测血糖。当宫缩被抑制后，继续用药 12h，停止静脉滴注之前 30min 开始口服安宝 10mg，每 2 小时 1 次，之后再慢慢减量。

d. 催产素受体拮抗药：阿托西班（atosiban）。用法：以 7.5mg/ml 的浓度给予初次剂量，静脉注射 6.75mg，然后在 3h 内持续以 300μg/min，继之以 100μg/min 小剂量滴注。治疗时间不超过 48h，总剂量不超过 330mg。

（4）针对流产原因的治疗

1）生殖道感染

a. 阴道炎：细菌性阴道病患者可给予阴道抹洗治疗，念珠菌阴道炎者可阴道抹洗加凯妮汀 0.5g 塞阴道治疗。

b. 宫颈培养阳性：支原体、细菌培养阳性者，选择敏感抗生素口服或静脉滴注治疗；衣原体感染者，可用红霉素 0.5g 口服，4/d，连服 7d，或阿奇霉素 1g 顿服。

2）梅毒、HIV 感染者

a. 梅毒感染者，予苄星青霉素 240 万 U，分两侧臀部肌内注射，1 次/周，连用 3 次。青霉素过敏者则用红霉素片口服，0.5g，4/d，连服 30d。

b. HIV 感染：应转传染病专科医院治疗。

c. 甲状腺功能异常：甲状腺功能减退症、甲状腺功能亢进症患者，须请内科会诊后决定治疗方案，并根据会诊意见给予相应药物治疗。

d. D - 二聚体升高：给予低分子肝素 0.4ml 皮下注射，每日 2～4 次。复查正常后给予维持量治疗。

七、疾病分级及诊治指引

先兆流产的分级评估及诊治指引见表 17 - 1。

八、入院标准

先兆流产患者均可入院安胎，以下患者须住院安胎治疗。

（1）阴道出血如月经量或多于月经量，但 B 超提示胎儿尚存活、宫颈口未开、胎膜未破者。

（2）有明显下腹痛者。

（3）既往有复发性流产史，本孕又出现先兆流产症状者。

（4）B 超见宫腔积血面积较大者。

（5）先兆流产伴感染迹象者。

表 17 - 1　先兆流产的分级诊治指引

疾病分级	严重程度	病情特点	生命体征	休克	首诊医师处理原则和技术支持力量	负责医师
I级	濒危	病情可能随时危及病人生命安全，需立即采取挽救生命的干预措施。包括：①无呼吸、脉搏；②意识障碍；③急性阴道大出血；④有其他需要采取挽救生命干预措施的情况	不稳定，需高级生命支持	重度（感染性休克或失血性休克）	①立即救治，启动绿色通道；②通知妇科住院总医师和二线医师；③必要时通知血库、手术室及麻醉医师参与抢救	副主任医师（>3年）以上
II级	危重	①病情可能在短期内进展至I级；②阴道出血明显多于月经	不稳定	轻度	①立即接诊，并给予相应处置及治疗；②通知妇科住院总医师和二线医师，准备手术；③必要时通知手术室、麻醉师及血库参与抢救	副主任医师以上
III级	急诊	就诊当时没有在短时间内危及生命的征象，阴道出血如月经量	稳定	无	马上安排入院	住院总医师或主治医师
IV级	非急诊	就诊当时没有症状或症状轻微	稳定	无	60min内安排就诊	住院医师

九、会诊标准

（1）存在内、外科合并症，需专科协助诊治。

（2）饮食有特殊要求患者，请营养科协助饮食控制。

十、入出 ICU 标准

（一）入 ICU 标准

（1）严重心、肺疾病。

（2）失血性休克、感染性休克。

（3）麻醉意外抢救成功后。

（4）术后麻醉需要辅助机械通气。

（5）任何一个重要脏器衰竭。

（6）败血症。

（7）术后水、电解质紊乱。

（二）出 ICU 标准

收入 ICU 的患者经过严密监护和治疗后，病情趋于稳定且转入 ICU 的指征已消除后，可转出 ICU 返回普通病房继续进行专科治疗。标准如下。

· 489 ·

（1）心率在正常范围内。

（2）血流动力学稳定。

（3）呼吸频率在正常范围内，无呼吸功能障碍，血气分析结果正常。

（4）主要脏器功能稳定。

（5）血氧饱和度＞95％，或 PCO_2＜50mmHg，或 pH 为 7.35～7.45；不需机械通气、不需给氧。

（6）专科指征：阴道出血少，感染已控制。

十一、谈话要点

强调尽量予安胎治疗，但安胎皆有失败的可能。

十二、常见并发症及处理

（一）部分患者可发展成为稽留流产、难免流产或完全流产。

（1）发展为稽留流产者，进入稽留流产临床路径治疗，择期行清宫术。

（2）出现以下情况者为难免流产：阴道出血明显多于平素月经量；下腹阵痛进行性加重，用药物难以抑制；胎膜破裂；宫颈见组织物堵塞；已排出部分胚胎组织。处理：妊娠早期难免流产，即行清宫术止血；妊娠中期难免流产，给予口服药物引产排胎，若阴道出血多，行钳刮术。

（3）完全流产：宫内组织物已完全排出，若阴道出血渐减少、无伴感染迹象，可无需特别处理。

（二）感染性流产

过程中阴道出血时间过长或有胚胎组织残留于宫腔，导致细菌逆行性感染引起。感染性流产一旦确立，必须遵循两大原则，一是迅速控制感染，二是尽快清除宫内妊娠物。

（1）控制感染：甲硝唑注射液 0.5g 静脉滴注，每 6～12 小时 1 次，至体温正常后改为口服片剂，0.2g，3/d，持续 1 周。静脉滴注头孢拉定、头孢曲松、头孢哌酮等，均为 2g，2/d，直到所有感染指标恢复正常。

（2）清除宫内组织物：在抗生素支持下行清宫术：①轻度感染时，可在静脉滴注抗生素 6～12h 后行清宫术。②感染较重时，静脉注射头孢类抗生素 0.5～1h 后即行清宫术。③清宫术注意事项：清宫时应用卵圆钳夹出组织物，而不用刮匙搔刮，以免炎症扩散。

十三、出院标准

（1）患者经安胎后，临床症状消失，B 超见胚胎发育正常，无宫腔积血或积血较前减少，血 β–HCG 上升良好，孕酮稳定。

（2）针对流产原因的筛查中有问题的指标均已治疗。

（3）没有需要住院处理的并发症和（或）合并症。

十四、随访指导

（1）注意体温和流产症状，出现发热、下腹痛、阴道出血多时返专科门诊就诊。

（2）定期产检。

（3）注意清洁卫生，避免出现感染性流产。

（4）加强营养，补充易消化、营养高的食物，禁忌食用的物品见治疗。

十五、门急诊标准流程

先兆流产的门急诊标准流程见图 17-1。

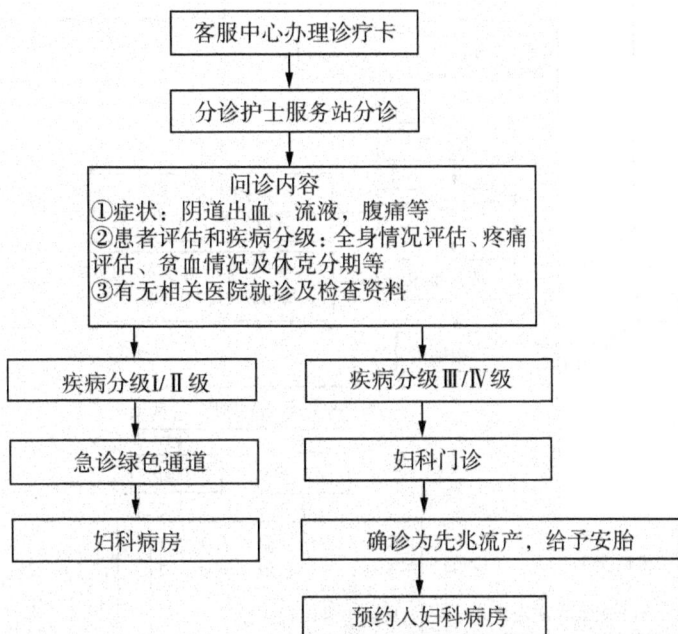

图 17-1 先兆流产的门急诊标准流程

十六、住院标准流程

先兆流产的住院标准流程见图 17-2。

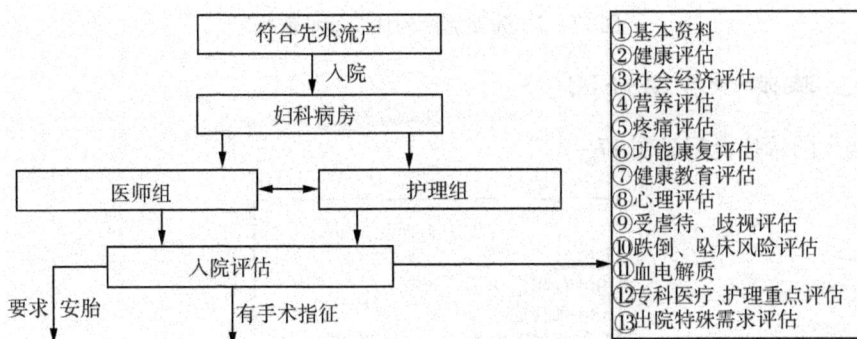

要求│安胎　　　　有手术指征

肌内注射黄体酮、口服地屈孕酮等安胎治疗

术前常规检查
①血常规
②血型全套
③C反应蛋白
④尿常规
⑤脏器功能
⑥凝血四项
⑦输血前四项
⑧血气分析+血电解质
⑨必要时配血
⑩B超、胸部X线片、心电图

术前常规准备
①问病史与体格检查，完成病历
②上级医师查房，术前评估
③了解所有化验报告
④与手术室沟通，决定手术时间
⑤与监护人谈话，告知治疗计划及手术风险、可能的并发症，签定手术同意书、输血知情同意书及其他告知事项，完成手术准备

手术室

术前time-out ← 手术医师、手术护理组双身份识别、手术安全核查

出入ICU标准

清宫手术 ← 手术医师、手术护理组双身份识别、手术安全核查

ICU　　普通病房

预出院 出院医嘱、带药

医师组　　护理组

出院标准：
①安胎失败，术后无下腹痛，仅少许阴道出血
②安胎成功，无下腹痛无阴道出血
③B超见宫内活胎，宫腔积血消失或缩小，血β-HCG上升良好，孕酮水平稳定

上级医师查房，确定有无手术并发症，或是否成功安胎，决定是否出院
如果该患者可以出院
①通知患者及其监护人出院
②完成病历书写
③开具诊断证明、出院小结
④健康教育
⑤预约复诊日期

健康教育
①饮食、营养、活动、保暖个人卫生、指导性生活、盆浴等注意事项
②出院带药的用药指导
③疾病预防、保健知识、心理指导
④复印相关资料
⑤应急就诊事项
⑥复诊时间、地点及注意事项

患者或家属出入院处办理出院 ← 客服中心：诊断证明、出院小结盖章

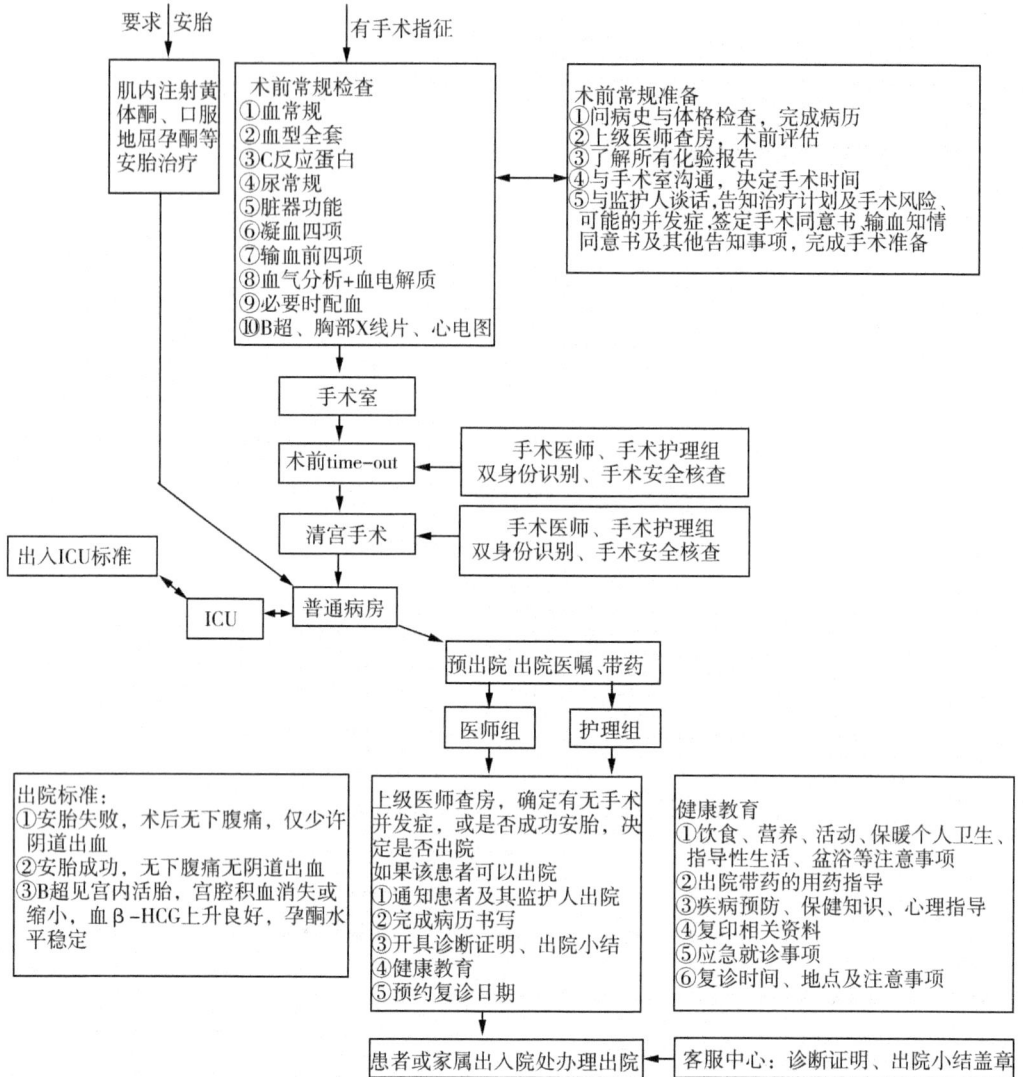

图17-2　先兆流产的住院标准流程

十七、疾病诊疗路径图

先兆流产的诊疗流程见图17-3。

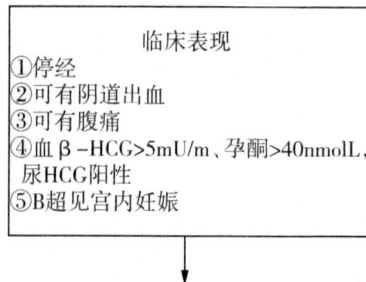

临床表现
①停经
②可有阴道出血
③可有腹痛
④血β-HCG>5mU/m、孕酮>40nmolL，尿HCG阳性
⑤B超见宫内妊娠

```
                    鉴别诊断：稽留流产、宫外孕、宫颈
                    糜烂、宫颈息肉等

   有复发性流产史                              无复发性流产史

┌─────────────┐                    ┌─────────────────┐
│建议住院治疗,具体见│                    │①无下腹痛        │
│复发性流产章节   │                    │②阴道出血很少     │
└─────────────┘          签字确认     │③B超见宫内妊娠,无  │
                                     │  宫腔积血       │
                                     │④要求门诊安胎     │
                                     └─────────────────┘

              ┌──────────┐
              │ 门诊治疗  │
              └──────────┘

              ┌──────────────┐
              │①黄体酮肌内注射或│
              │  地屈孕酮口服  │
              │②休息         │
              └──────────────┘

   安胎失败                         病情好转

┌──────────────┐          ┌──────────────────┐
│稽留流产择期清宫  │          │继续门诊治疗        │
│难免流产马上清宫  │          │2~3d复查血β-HCG+P  │
└──────────────┘          │1~2周复查B超       │
                          └──────────────────┘
   流产原因 筛查

┌──────────────────┐   ┌────────────────────────────┐
│①胎儿绒毛染色体检查  │   │          出院标准            │
│②有感染证据者抗感染治疗│→ │①术后无下腹痛,仅少许阴道出血     │
│③合并内科疾病者会诊后对│   │②安胎成功,无下腹痛无阴道出血     │
│  因治疗           │   │③B超见宫内活胎,宫腔积血消失或缩小,血│
└──────────────────┘   │  β-HCG上升良好,孕酮水平稳定     │
                      └────────────────────────────┘
```

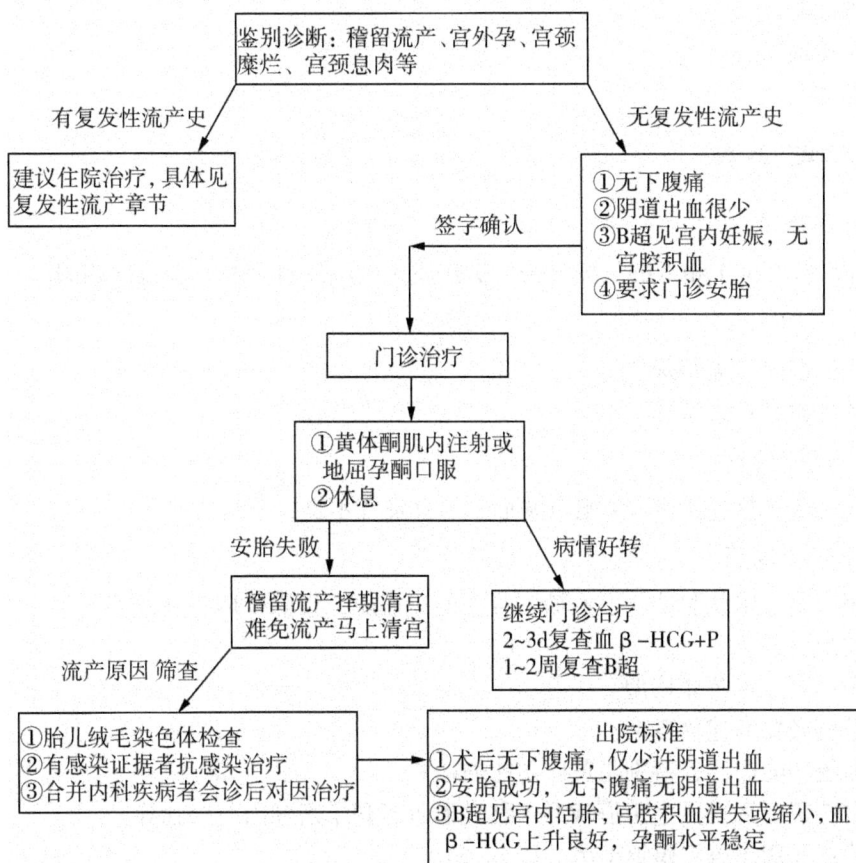

图 17-3　先兆流产的诊疗流程

（杨　眉）

第二节　复发性流产

一、ICD 编码

ICD - 10：N96. X01。

二、定义

复发性流产指连续两次或以上自然流产。

三、病因

（1）胚胎因素。

（2）解剖因素。

（3）免疫功能异常。

（4）环境因素。

（5）内分泌。

（6）血栓前状态。

（7）其他。

四、诊断要点

（一）临床表现

每次流产多发生于相近的妊娠月份，流产发生的临床过程与一般流产相同。

（二）体征

（1）一般情况：无特殊。

（2）腹部检查：无特殊。

（三）妇科检查

有时可见宫颈严重撕裂、生殖道畸形、子宫发育不良、子宫肌瘤等。

（四）辅助检查

（1）测定女方甲状腺功能、血糖、肾功能、血压，以除外内科并发症。

（2）精液分析。

（3）夫妇双方染色体核型。

（4）进行必要的遗传咨询。

（5）卵巢功能监测，特别是黄体功能的检测。

（6）宫腔镜了解有无生殖道畸形、黏膜下肌瘤和子宫颈内口松弛等。

（7）超声显像了解生殖道情况。

（8）各种感染，如风疹病毒、衣原体、支原体、弓形虫、人类巨细胞病毒、人微小病毒 B_{19} 等病原体感染的检查。

（9）测定配偶双方 ABO 和 Rh 血型、组织相容性抗原的相容性等。

（10）检测夫妇双方免疫方面的有关抗体，如出现抗心磷脂抗体、子宫内膜抗体、抗精子抗体、透明带抗体等，或封闭抗体的缺乏。

五、鉴别诊断

一般根据病史可明确诊断。

六、治疗

（1）治疗内科疾病。

（2）治疗各种感染。

（3）因子宫病变（双角子宫、子宫纵隔、肌瘤、宫颈内口松弛等病变）而反复流产者可在非妊娠期行手术纠治；术后至少避孕 12 个月以上。

（4）妊娠期处理　拟诊妊娠即可开始安胎治疗，每日肌内注射黄体酮 20mg，确诊正常妊娠后治疗可持续至妊娠 12 周或超过以往发生流产的月份，同时嘱卧床休息、禁止性生活。妊娠期适当补充多种维生素，注意解除精神紧张。

（5）子宫颈内口松弛晚期流产：如因宫颈损伤所致，可于妊娠前做宫颈内口修补术。若已妊娠并经超声证实宫内正常妊娠，可在孕 14～16 周行宫颈内口环扎术。

（6）免疫功能的调整。

（7）对于免疫过度型致抗磷脂抗体产生者，可使用低剂量阿司匹林或肝素拮抗磷脂抗体介导的血栓形成。

（8）医学助孕：对于由染色体病等遗传因素引起的习惯性流产，根据不同原因可进行胚胎植入前的遗传学诊断，必要时行辅助生殖技术。

七、疾病分级及诊治指引

复发性流产患者一般为入院行流产原因筛查，筛查结束患者得到筛查结果后即可出院；患者得到结果后住院医师可向患者解释此结果在复发性流产中的意义，住院医师不知道结果意义时可逐级请示，并由上级医师向患者解释。唯生殖道发育异常者须行手术治疗。

手术分级原则为：除阴道横隔切开术可由有二级开放手术权限的医师执行外，其余手术均需由有（或以上）开放手术权限或Ⅲ级（或以上）腔镜手术权限的医师操作。

八、入院标准

有自然流产连续发生两次或以上病史的患者。

九、会诊标准

当患者合并其他系统疾病且住院期间需要特殊处理时，需请本院相关专科或外院相关专科会诊。

十、入出 ICU 标准

一般无需进入 ICU 治疗。

十一、谈话要点

需强调即使进行流产原因筛查，但并不保证可以查出具体原因。

（1）不进行全面筛查的后果不能全面了解复发性流产的原因。

（2）可供选择的其他方法确诊妊娠后进行经验治疗。

十二、常见并发症及处理

一般无并发症。

十三、出院标准

已行流产相关检查，针对异常结果给予相应处理。

十四、随访指导

（1）出院后 1 周复诊取筛查结果。

（2）视检查结果给予相应治疗措施。

（3）保持清洁卫生。

（4）出现下腹痛或异常阴道出血时需及时返院或到当地医院治疗。

十五、门诊标准流程

复发性流产的门诊标准流程见图 17 - 4。

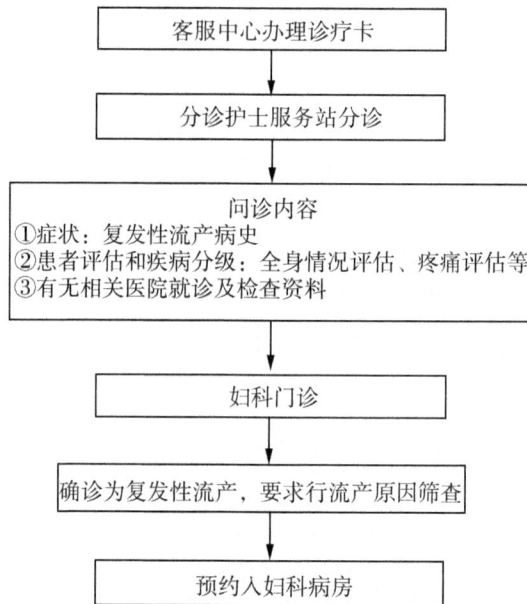

图 17 - 4　复发性流产的门诊标准流程

十六、住院标准流程

复发性流产的住院标准流程见图 17 - 5。

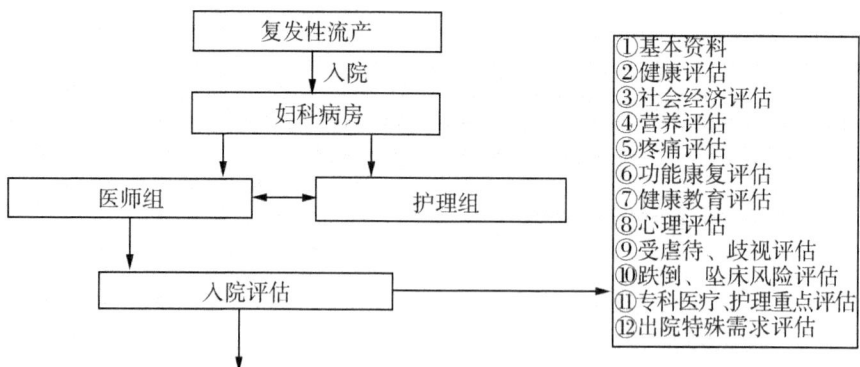

流产原因检查
①血常规+C反应蛋白
②血型全套
③性激素六项、甲状腺功能
④尿常规
⑤肝肾功能、电解质、血糖
⑥凝血四项+D-二聚体
⑦乙肝两对半、丙肝、HIV、梅毒抗体
⑧封闭抗体、淋巴细胞亚群
⑨自抗12项
⑩B超

预出院 出院医嘱、带药

医师组　　　　护理组

上级医师查房,决定是否出院,如果
该患者可以出院
①通知患者及监护人出院
②完成病历书写
③开具诊断证明、出院小结
④健康教育
⑤预约复诊日期

健康教育
①饮食、营养、活动、保暖、个人卫
生、指导性生活、盆浴等注意事项
②出院带药的用药指导
③疾病预防、保健知识、心理指导
④复印相关资料
⑤应急就诊事项
⑥复诊时间、地点及注意事项

出院标准
①一般情况良好
②无发热、腹痛
③已完成复发性流产原因筛查
④无其他需要住院处理的并发症

患者或家属出入院处办理出院 → 客服中心:诊断证明、出院小结盖章

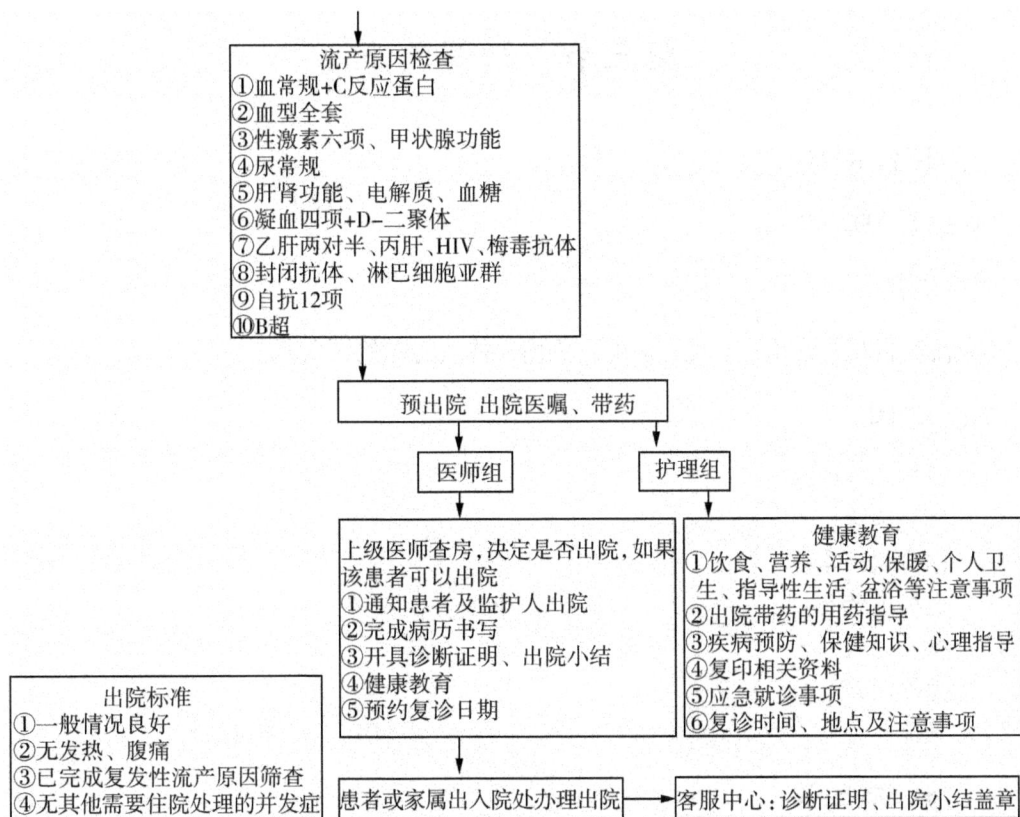

图 17－5　复发性流产的住院标准流程

十七、疾病诊疗路径图

复发性流产的诊疗流程见图 17－6。

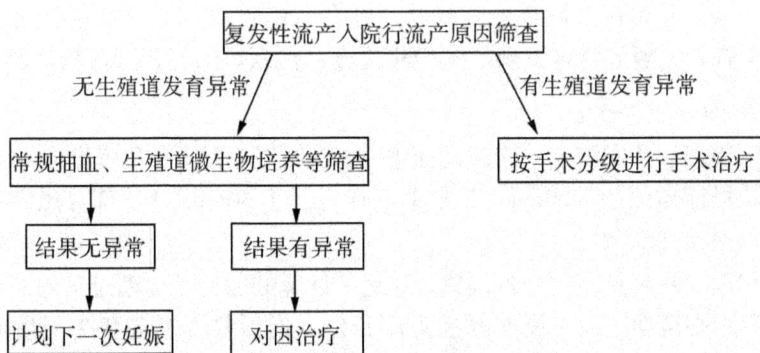

复发性流产入院行流产原因筛查

无生殖道发育异常　　　　　　　　有生殖道发育异常

常规抽血、生殖道微生物培养等筛查　　　　按手术分级进行手术治疗

结果无异常　　　结果有异常

计划下一次妊娠　　　对因治疗

图 17－6　复发性流产的诊疗流程

（杨　勇）

第三节 稽留流产

一、ICD 编码

ICD - 10：O02.201。

二、定义

稽留流产指胚胎或胎儿已死亡滞留宫腔内未能及时自然排出者。

三、病因

(1) 遗传基因的缺陷。
(2) 环境因素。
(3) 内分泌因素。
(4) 血栓前状态。
(5) 感染因素。
(6) 免疫因素。
(7) 其他。

四、诊断要点

(一) 临床表现

(1) 早期妊娠反应消失，有先兆流产症状 [停经后少量阴道出血和（或）伴轻度中下腹痛]，或无任何症状，仅于常规行 B 超检查时发现。

(2) 若已到中期妊娠，孕妇腹部不见增大，胎动消失。

(3) 体征：①一般情况：阴道出血多时，可有面色苍白、脉搏加快、血压下降等休克表现。②腹部检查：一般无特殊发现。③妇科检查：宫颈口未开，子宫较停经周数小。

(二) 辅助检查

(1) 血 β - HCG、孕酮测定：连续的血 β - HCG 监测见其上升缓慢或不再上升或呈下降趋势；孕酮从早期监测的 >60nmol/L 水平下降至低于 40nmol/L，部分患者一开始监测时已呈低于 40nmol/L 的低水平。

(2) 超声诊断：B 超见宫内妊娠迹象，B 超下计算妊娠物孕周超过 7 周而孕囊内未见胚芽或见胚芽未见胎心搏动；或 1 周前 B 超见胚芽但 1 周后复查 B 超仍未见胎心搏动，可诊断稽留流产。以下情况应高度怀疑稽留流产：①孕囊平均直径超过 13mm 而未见卵黄囊；②孕囊平均直径超过 17mm 而未见胚芽。

五、鉴别诊断

(1) 先兆流产。
(2) 宫外孕。

六、治疗

一经诊断稽留流产，即完善相关检查，尽快终止妊娠。稽留时间过长可能发生凝血功能障碍，导致弥散性血管内凝血（DIC），造成严重出血。处理前应查血常规、出凝血时间、血小板计数、血纤维蛋白原、凝血酶原时间、D-二聚体等，并做好输血准备。若凝血功能正常，先口服戊酸雌二醇 5mg，3/d，连用 3~5d，可提高子宫肌对催产药的敏感性。若出现凝血功能障碍，应尽早使用肝素、纤维蛋白原及输新鲜血、新鲜冷冻血浆等，待凝血功能好转后，再行刮宫。

清宫术适用于胚胎顶臀径小于 3cm 者及 B 超提示宫深小于 10cm 者。应先口服 3~5d 戊酸雌二醇后行 B 超下清宫术。

七、疾病分级及诊治指引

稽留流产的分级评估及诊治指引见表 17-2。

表 17-2 稽留流产的分级诊治指引

疾病分级	严重程度	病情特点	生命体征	休克	首诊医师处理原则和技术支持力量	负责医师
I 级	濒危	病情可能随时危及患者生命安全，需立即采取挽救生命的干预措施。包括：①无呼吸、脉搏；②意识障碍；③急性阴道大出血；④有其他需要采取挽救生命干预措施的情况	不稳定，需高级生命支持	重度（感染性休克或失血性休克）	①立即救治，启动绿色通道；②通知妇科住院总医师和二线医师；③必要时通知血库、手术室及麻醉医师参与抢救	副主任医师（>3 年）以上
II 级	危重	①病情可能在短期内进展至 I 级；②阴道出血明显多于月经	不稳定	轻度	①立即接诊，并给予相应处置及治疗；②通知妇科住院总医师和二线医师，准备手术；③必要时通知手术室、麻醉师及血库参与抢救	副主任医师以上
III 级	急诊	就诊当时没有在短时间内危及生命的征象，阴道出血如月经量	稳定	无	马上安排入院	住院总医师或主治医师
IV 级	非急诊	就诊当时没有症状或症状轻微	稳定	无	60min 内安排就诊	住院医师

八、入院标准

（1）诊断稽留流产者，停经时间超过 3 个月或胚芽长度超过 3cm。

（2）凝血功能异常者。

（3）术前检查发现心肺功能异常等情况不适合门诊治疗者。

九、会诊标准

（1）存在内、外科合并症，需专科协助诊治。

（2）存在可能影响麻醉因素，术前需麻醉科评估。

（3）饮食有特殊要求患者，请营养科协助饮食控制。

十、入出 ICU 标准

（一）入 ICU 标准

（1）严重心、肺疾病。

（2）失血性休克、感染性休克。

（3）麻醉意外抢救成功后。

（4）术后麻醉需要辅助通气。

（5）任何一个重要脏器衰竭。

（6）DIC。

（7）术后水、电解质紊乱。

（二）出 ICU 标准

收入 ICU 的患者经过严密监护和治疗后，病情趋于稳定且转入 ICU 的指征已消除后，可转出 ICU 返回普通病房继续进行专科治疗。标准如下。

（1）心率在正常范围内。

（2）血流动力学稳定。

（3）呼吸频率在正常范围内，无呼吸功能障碍，血气分析结果正常。

（4）主要脏器功能稳定。

（5）血氧饱和度 >95%，或 $PCO_2 < 50mmHg$，或 pH 为 7.35 ~ 7.45；不需机械通气、不需给氧。

（6）专科指征：阴道出血少，感染已控制，凝血功能障碍已纠正。

十一、谈话要点

（1）不终止妊娠的后果将会出现排胎时阴道出血多、凝血功能障碍，甚至 DIC 等。

（2）可供选择的其他治疗方案清宫术、药物排胎。

（3）终止妊娠期间可能出现的情况详见常见并发症及处理。

十二、常见并发症及处理

（一）稽留流产的并发症

凝血功能障碍所致的阴道大量出血、休克甚至 DIC。处理包括补液、输悬浮红细胞等补充血容量，输新鲜冷冻血浆、冷沉淀等纠正凝血功能障碍，并迅速行清宫术。

（二）口服药物引产的并发症

口服戊酸雌二醇所致并发症：一般无严重并发症，部分患者口服此药后由于子宫敏感性增加，出现自发排胎反应，表现为清宫术前或口服米索前列醇前出现下腹阵痛并排出胚胎，部分患者胚胎排出不完整或组织物堵塞宫颈出现大量阴道出血。治疗：①若排出胚胎后阴道出血减少及下腹痛消失，可待阴道出血少于月经时复查 B 超，若宫内无组织物残留则可予出院，若有组织物残留则仍建议行 B 超下清宫术。②若排出胚胎后仍阴道出血多或见宫颈有组织物堵塞，则应马上行清宫术。

（三）清宫术的并发症

（1）术中或术后出血多或术后阴道出血时间长。处理：宫颈注射催产药或口服益母草、新生化等加强宫缩。

（2）子宫穿孔：①处理：立即停止手术操作，给予催产药宫颈注射、肌内注射、静脉滴注等加强宫缩，并可静脉滴注止血药治疗，观察其出血情况。如阴道出血不止，或考虑已损伤盆腹腔内脏器，应立即收住院剖腹探查或腹腔镜治疗。②预防：术前根据 B 超提示子宫腔方向进探针或吸管，手术中操作轻柔，避免暴力。

（3）感染：①治疗：口服或静脉滴注抗生素治疗。②预防：手术操作尽量做到无菌操作，阴道消毒要彻底。

（4）手术效果不满意，如清宫不全、漏吸等：①处理：一般需二次清宫。②预防：尽量在 B 超下完成手术。

（5）宫腔粘连：①处理：行宫腔镜检查并分离粘连。②预防：手术中避免反复多次吸宫，吸宫压力应控制在 300mmHg 以内，术后可予口服雌孕激素促进内膜生长。

（6）人流综合征：恶心呕吐、心慌胸闷、出冷汗、心率减慢、头晕或晕厥等。处理：立即停止手术，给予心电监护，皮下注射阿托品。

（7）继发不孕：①处理：行宫腹腔镜治疗。②预防：术后保持清洁卫生，月经恢复前禁止同房，避免多次人工流产。

（8）麻醉可能发生的合并症：麻醉意外、麻药过敏、呼吸循环抑制（即心搏、呼吸骤停）。应与麻醉师一起进行抢救。

十三、出院标准

（1）患者排胎后宫内无组织物残留或已行 B 超下清宫术，一般情况良好，体温正常。

（2）无下腹痛，阴道出血少。

（3）没有需要住院处理的并发症和（或）合并症。

十四、随访指导

（1）注意体温，出现发热、下腹痛、阴道出血多时返专科门诊就诊。

（2）出院后 10～14d 门诊复查。

（3）注意清洁卫生，避免出现盆腔炎性疾病。

（4）加强营养，补充易消化、营养高的食物。

（5）出现以下紧急情况需及时返院或到当地医院治疗：下腹痛剧烈；突发高热；大量阴道出血。

十五、门急诊标准流程

稽留流产的门急诊标准流程见图 17－7。

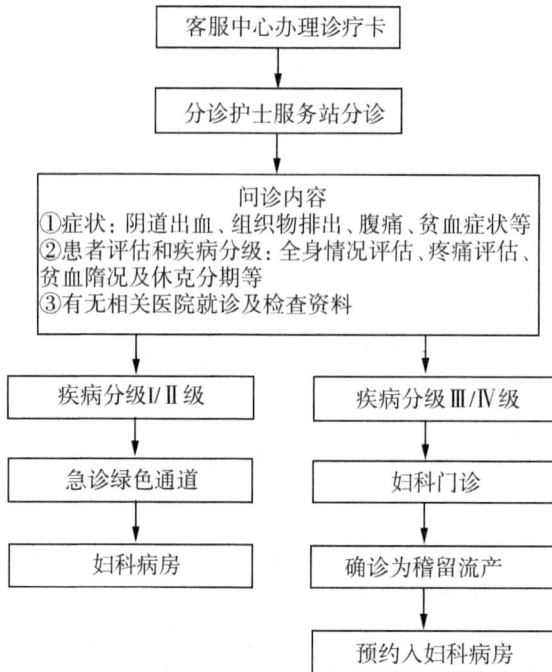

图17-7 稽留流产的门急诊标准流程

十六、住院标准流程

稽留流产的住院标准流程见图17-8。

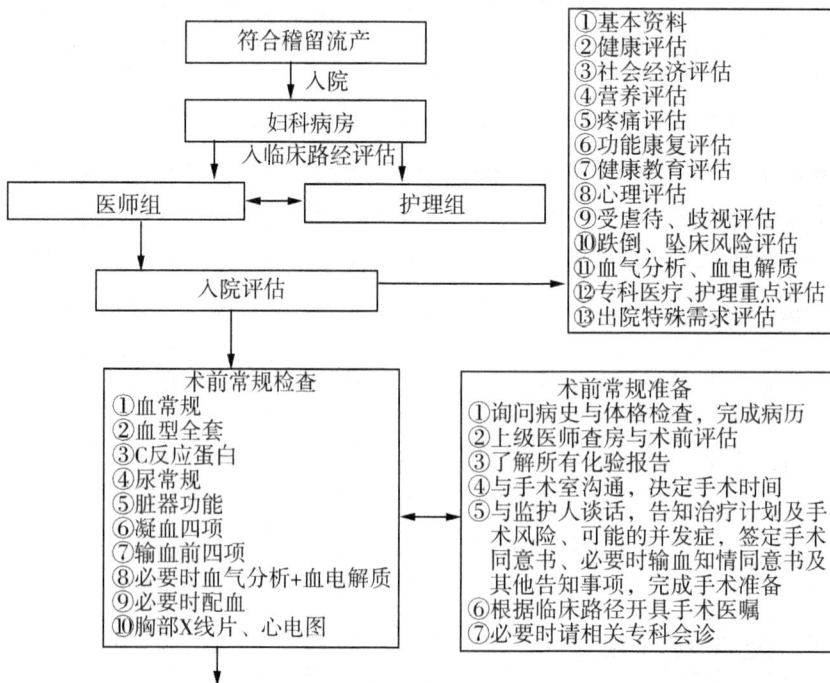

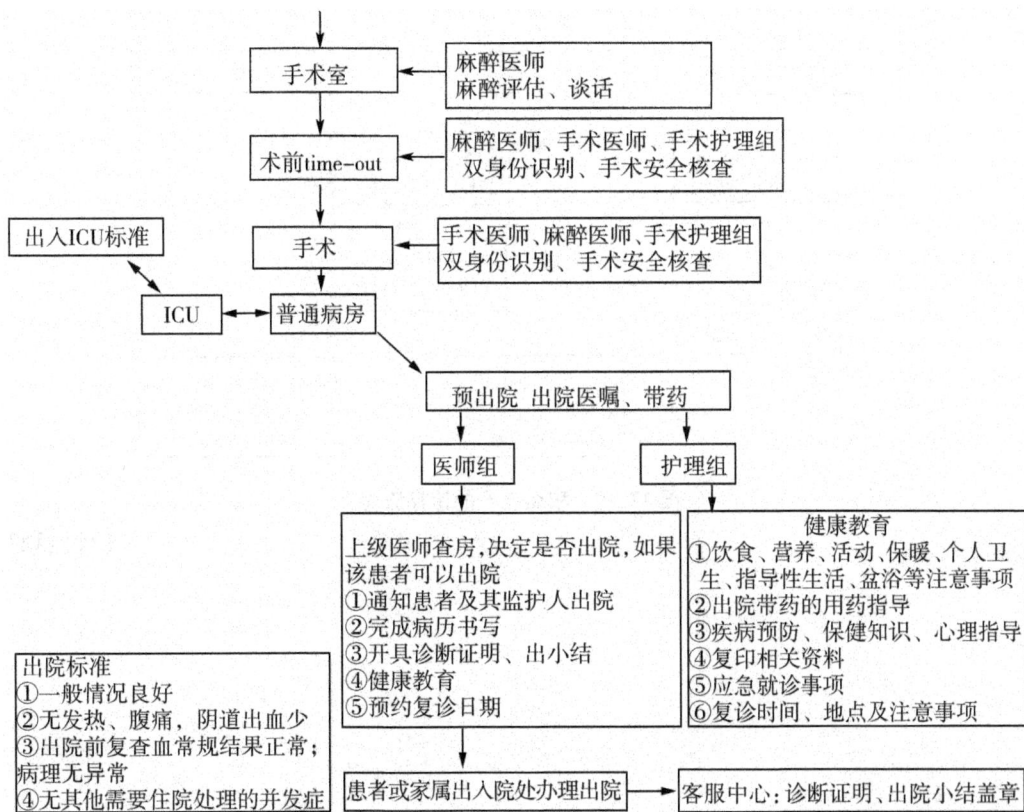

图 17-8 稽留流产的住院标准流程

十七、疾病诊疗路径图

稽留流产的诊疗流程见图 17-9。

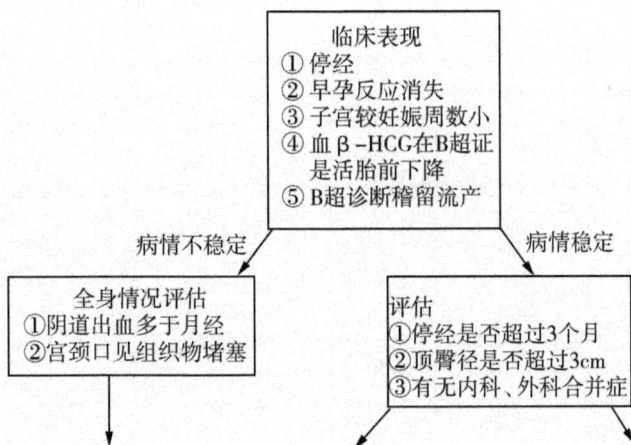

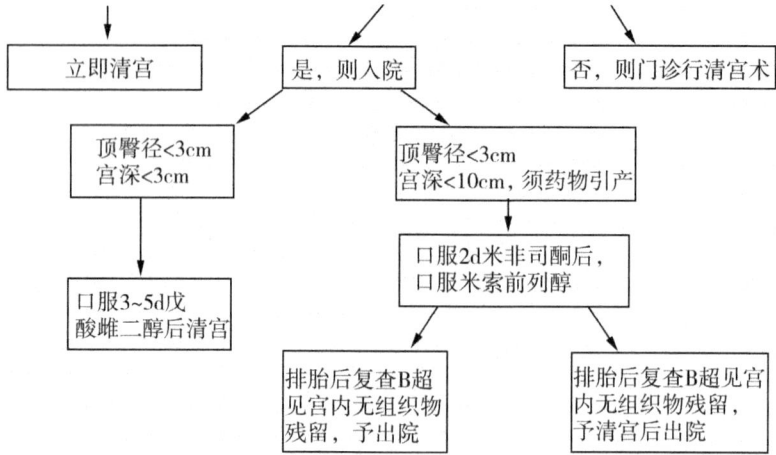

图 17－9　稽留流产的诊疗流程

（杜佳秋）

第十八章　妊娠并发症

第一节　妊娠剧吐

一、概述

半数以上的孕妇自停经 6 周左右开始出现倦怠、择食、食欲下降、恶心、呕吐等早孕反应的症状，持续 2~3 个月左右自行缓解，一般对营养状况和生活影响不大。研究报道症状持续至妊娠 14 周缓解者达 50%，至妊娠 22 周缓解者达到 90%。妊娠期出现的这种恶心和呕吐也称为晨吐（morning sickness），但其实可出现于一日之中的任意时间，研究报道仅 1.8% 的孕妇表现为晨吐，而 80% 的孕妇一日之中有持续的恶心症状。

妊娠剧吐（hyperemesis gravidarum）是指妊娠早期孕妇反应严重，恶心呕吐频繁，不能进食，以致影响身体健康，甚至威胁生命的一种病理状态。发病率为 0.3%~10%，常持续至妊娠 20 周之后。导致机体营养状况紊乱，主要表现为电解质平衡失调、体重减轻超过 5%、酮症以及尿酮体阳性，严重时出现肝、肾损害及视网膜出血；维生素 B_1 缺乏可诱发妊娠期（wernicke encephalopathy），出现神经精神症状，病情危重时出现意识模糊、谵妄或昏迷、眼肌麻痹等。若病变累及红核及其联系的纤维，则可出现震颤、强直及共济失调，病死率极高。

二、诊断

若孕妇出现持续而严重的恶心和呕吐，需要首先确定为早期妊娠，并排除多胎妊娠、葡萄胎及甲状腺功能亢进；出现妊娠剧吐的营养状况紊乱征象时，需排除阑尾炎、肾盂肾炎、肝炎、胆囊炎、胰腺炎、消化性溃疡病、脑肿瘤等疾病。

检测到尿酮体阳性即可诊断妊娠剧吐，进一步进行血尿常规、血生化和肝肾功能检查，可发现血细胞比容升高，尿比重升高，低血钠、低血钾、低氯性碱中毒，肝酶 AST、ALT 升高至正常值的 1~2 倍或以上等实验室指标的异常。部分妊娠剧吐的患者会出现暂时性甲状腺功能亢进的生化改变——游离 T_3、T_4 升高、TSH 降低，但通常至 18 周缓解，无需治疗，也不影响妊娠结局。出现神经精神症状时要警惕 Wernicke 综合征。

三、治疗

对于妊娠剧吐患者最重要的是摄入足够的液体以防止脱水，因为脱水会加重恶心症状。不耐受口服液体的患者，必须入院进行静脉补液和止吐治疗。尿酮体超过 + + 的患者，亦应住院治疗。最初几天禁食，精确记录出入液体量。

（一）心理治疗

对早孕期呕吐的患者，注意患者的精神状态，给予精神安慰和鼓励，可能会对其他治疗手段起辅助作用。

（二）饮食治疗和生活方式调整

合理指导饮食，建议患者少量多次饮水或其他液体如放掉气体的柠檬水、稀释的果汁、淡茶及清汤等；少量多次进食，避免一次大量进食；避免空腹，在两餐之间少量加一些清淡的点心；晨起呕吐者在起床前进食一些饼干可能有效；咸味的食物可能有帮助，如炸薯条或者咸味饼干；避免油腻、辛辣的食物或其气味；睡觉前进食一些含碳水化合物的干燥的易于消化的低脂食物及含蛋白质的点心；进餐时不同时饮用液体。

生活方式方面的建议包括：充分利用一日之中感觉良好的时间，在感觉最好或饥饿时合理进食；如果不耐受热的食物的气味，可以待食物冷却后进餐；出现恶心症状时避免突然活动；避免应激事件等措施。

（三）补液及药物治疗

（1）静脉补液：静脉补液以纠正脱水、酸碱平衡及电解质紊乱是妊娠剧吐的初治方案。每天应给予足量液体和热量，可给予生理盐水及10%葡萄糖液静滴，总液体输入量不低于3 000ml，并需要对患者脱水的严重程度进行评估后决定具体输液总量。每天输入最少9g氯化钠、氯化钾6g，保证尿量每天不低于1 000ml。静脉补液时应避免过快补足平衡钠盐液体，尤其是存在低钠血症的患者。经研究已证实静脉补液过快可能导致严重并发症——中央脑桥脱髓鞘病变，严重者可导致死亡。

（2）止吐剂一线用药为维生素 B_6 或维生素 B_6 – 多西拉敏复合制剂。对合并有代谢性酸中毒者，可给予碳酸氢钠或乳酸钠纠正。营养不良者，静脉补充必需氨基酸、脂肪乳。一般经上述治疗2~3日后，病情多可好转。若患者体重减轻大于5%~10%，不能进食，可选择鼻饲管或中心静脉全胃肠外营养。孕妇可在呕吐停止后，试进少量流质饮食，可逐渐增加进食量，同时调整补液量。

（3）经治疗后多数病情好转可继续妊娠，若出现下列情况危及孕妇生命时，需考虑终止妊娠：①持续黄疸。②持续蛋白尿。③体温升高，持续在38℃以上。④心动过速（≥120次/分）。⑤伴发 Wernicke 综合征等。

（4）生姜治疗：可尝试生姜疗法作为辅助手段。350mg 口服，一日 3 次或 250mg，一日 4 次。或补充含有生姜的点心。

（5）全胃肠外营养治疗：需要进行 TPN 治疗时，应与胃肠外科医师协作。TPN 方案需要个体化，根据每例患者对热量、流质、三大营养物质及微量营养物等的增长的需要进行制定。推荐流质摄入量30ml/（kg·d）以上。TPN 液体中的葡萄糖为主要功能物质，为防止高血糖症的发生，应监测血糖浓度在3.89~6.66mmol/L 之间。注意预防导管相关性血栓栓塞症、导管闭塞、气栓及感染等 TPN 并发症的发生。

（四）中医治疗

中医对孕妇呕吐严重，甚至不能进食者称为"妊娠呕吐"或妊娠恶阻，认为怀孕后阴血聚以养胎，冲脉之气上逆，胃气下降，升降失调所致。治法以调气和胃，降逆止呕为主，佐以安胎和血。

处方：陈皮、竹茹各 9g，枳壳 6g，麦冬 9g，川贝、生姜各 3g（调气和胃，降逆止呕），砂仁、厚朴各 9g，白术 15g，杜仲 12g（理气健脾安胎），柴胡 3g，黄芩 6g（清解少阳），当归 3g，川芎 9g（养血和血）。水煎服，少量多次。

用针灸治疗妊娠呕吐者，穴位：中脘、内关、建里、幽门、足三里、三阴交。每日 1 次，3~5d 后隔日 1 次。

经治疗多数孕妇症状改善后可下床活动，但不宜过早出院，否则常可复发，等恢复日常活动量后可出院。

（五）终止妊娠

经以上治疗 5~7d 后病情仍不能改善，仍持续频繁呕吐，特别是体温增高达 38℃ 以上，心率持续超过 120 次/min，或出现黄疸、谵妄或昏迷、视网膜出血、多发性神经炎时应考虑终止妊娠。妊娠剧吐的预后一般较好，但必须采取积极治疗方能阻止病情的发展。目前已很少有发展到极严重阶段而需终止妊娠者。

（王静芳）

第二节 异位妊娠

一、概述

凡受精卵囊胚在子宫腔以外的部位着床种植发育者，称异位妊娠（ectopic pregnancy）。异位妊娠包括输卵管妊娠、腹腔妊娠、卵巢妊娠、宫颈妊娠及残角子宫妊娠等，是妇产科常见急腹症之一。异位妊娠的发生率在 2% 左右，其中输卵管妊娠约占 95%，腹腔妊娠占 1%~2%，卵巢妊娠占 0.2%~1%，宫颈妊娠占 0.2% 左右。而在输卵管妊娠中，壶腹部妊娠发生率约为 78%，峡部妊娠约为 12%，伞部妊娠约为 5%，另外 1%~3% 为子宫残角妊娠。本节主要讨论输卵管妊娠。

输卵管妊娠的病因主要包括慢性输卵管炎、输卵管发育或功能异常、输卵管手术后、盆腔子宫内膜异位症以及孕卵游走，其中慢性输卵管炎为输卵管妊娠的最常见原因。

二、诊断

早期输卵管妊娠症状不明显，诊断较为困难。发生急性破裂或流产时症状体征明显，多数患者能够及时做出诊断。陈旧性异位妊娠往往就诊较晚，症状和体征不典型，容易误诊。对诊断有困难的患者，应行辅助检查以明确诊断。

（一）输卵管妊娠流产或破裂的临床表现

1. 症状

（1）停经史：除间质部妊娠外，患者多停经 6~8 周。但少数患者主诉无停经史，可能由于停经时间较短，或将阴道流血当作月经。

（2）腹痛：常为就诊的主要症状。发生流产或破裂时为一侧下腹撕裂样疼痛，常伴恶心、呕吐。可有肛门坠胀感。当腹腔内血液增加时，疼痛向全腹扩散。血液刺激膈肌，可引起肩胛部放射痛。

（3）阴道流血：当胚胎受损或死亡后，可有不规则阴道流血，色暗，一般不超过月经量，常淋漓不尽。随同阴道流血可排出蜕膜管型或碎片。

（4）晕厥与休克：急性出血和剧烈腹痛，轻者造成晕厥，严重时引起休克，休克程度取决于内出血量和速度。

2. 体征

（1）一般情况：急性大量出血时，可有贫血貌，患者面色苍白、脉快而细弱，血压下降。体温一般正常。

（2）腹部检查：下腹压痛及反跳痛明显，以患侧为重，出血较多时有移动性浊音，有些患者下腹部可触及包块。

（3）盆腔检查：阴道后穹窿饱满，触痛。宫颈举痛明显。子宫稍大，有内出血时，子宫有漂浮感。子宫一侧或后方可及肿块，质软边界不清，触痛明显。间质部妊娠时，子宫大小与停经月份相符，但子宫轮廓不相称，患侧宫角部突出。

（二）陈旧性异位妊娠

输卵管妊娠流产或破裂后，内出血逐渐停止，时间久之，胚胎多死亡或吸收。但长期反复的内出血所形成的盆腔血肿若不消散，血肿机化变硬并与周围组织粘连可形成陈旧性异位妊娠。患者可有停经史，阴道不规则出血，阵发性腹痛、附件肿块及低热。

（三）辅助检查

1. 阴道后穹窿穿刺　用 16～18 号长针自后穹窿穿刺入子宫直肠陷凹，抽出红色不凝血为阳性结果，说明有腹腔内出血。如抽不出血液，也不能否定输卵管妊娠，可能有血肿形成或粘连。

2. 妊娠试验　由于异位妊娠患者体内血 β - HCG 水平较正常水平低，倍增时间较长。β - HCG 阴性者不能完全排除宫外孕，阳性者应连续测定以明确是宫内或宫外妊娠。

3. 超声检查　超声诊断异位妊娠准确率为 70%～94%。异位妊娠时宫腔内不见妊娠囊，子宫旁见到混合回声包块，包块内可有妊娠囊或胎心搏动。有时宫内宫外可同时见到妊娠囊及胎心搏动，说明为宫内宫外同时妊娠。但超声在诊断早期宫外孕时不如 β - HCG 敏感。

4. 腹腔镜检查　适用于早期病例及诊断困难者，腹腔内出血量多及休克情况下则禁忌作腹腔镜检查。

输卵管妊娠应与宫内妊娠流产、急性阑尾炎、黄体破裂及卵巢肿瘤蒂扭转进行鉴别诊断。

三、治疗

输卵管妊娠的治疗原则是出血量多特别是伴有休克的患者，应当在补充血容量的同时及时手术。出血量少或无出血的患者可行药物或期待治疗。

（一）手术治疗

手术的一般指征包括：有腹腔内出血征象或生命体征不稳定；诊断不明确；异位妊娠继续进展，如附件区包块增大或血 β - HCG 水平升高；随访不可靠；有保守治疗禁忌证。手术方式大致分为两种，一是患侧输卵管根治性手术，另一种是患侧输卵管保守性手术。严重出血伴休克的患者应在积极纠正休克、补充血容量的同时进行手术抢救。其中自体输血是抢救的有效措施之一，回收腹腔血液需符合以下条件：妊娠＜12 周、胎膜未破、出血时间＜24h、血液未受污染，镜下红细胞破坏率＜30%。另外，患者若有绝育要求者可行对侧输卵管结扎；有生育要求，或对侧输卵管有明显病变或已切除者，可行保留患侧输卵管的保守性手术。目前多使用腹腔镜进行手术治疗。

1. 输卵管造口术 指征为直径小于 2cm 的位于输卵管远端 1/3 的未破裂输卵管妊娠。术中在异位妊娠包块表面的输卵管浆膜面做≤2cm 的直线切口后，仔细清除异位妊娠包块，切口不缝合，二期愈合。

2. 输卵管切开术 用于治疗输卵管壶腹部妊娠，尤其是直径＜5cm 的未破裂异位妊娠。在异位妊娠包块表面的输卵管浆膜面纵行切开，用止血钳或吸引器除去妊娠物，用乳酸林格液（不用等张盐水）冲洗打开的输卵管，以确定出血部位并止血。切口用 7-0 可吸收缝线单层间断缝合。

3. 输卵管分段切除吻合术 适用于未破裂的输卵管峡部妊娠。暴露该段输卵管后，切开输卵管下方的输卵管系膜，切除包含异位妊娠包块的输卵管峡部，缝合系膜，输卵管两端用 7-0 可吸收缝线间断对接缝合，肌层缝合 3 针，浆膜层缝 3 针。

4. 输卵管切除术 对于早期诊断的输卵管妊娠采用保守性输卵管手术多可获得满意的效果，输卵管切除术作为治疗输卵管妊娠的经典式式，现主要用于输卵管广泛破坏时或者同侧输卵管再次异位妊娠者。

（二）药物治疗

1. 化学药物治疗 目前公认的主要的异位妊娠化疗药物为甲氨蝶呤（MTX）。推荐适用于下列情况：血流动力学稳定；输卵管妊娠未破裂；能够通过非侵入性手段确诊的输卵管妊娠；无活动性出血的征象；血 β-HCG 浓度较低；已确切告知患者各种供选治疗方案的利与弊之后。绝对禁忌证包括血流动力学不稳定、活动性腹腔内出血以及肝功能不全。相对禁忌证包括：hCG≥10 000U/L；异位妊娠包块内已出现胎心搏动；异位妊娠包块＞3.5cm；AST＞50U 或高于正常的 2 倍；肌酐＞115μmol/L；白细胞＜3×10⁹/L；血小板＜100×10⁹/L；HCG 滴度正在逐渐降低；盆腔痛。

单次剂量 MTX 全身用药方案：治疗前应检测血 β-HCG、全血细胞计数及白细胞分类、血小板计数、AST、肌酐、血型（包括 Rh），如果 HCG 水平尚不到可检测到的水平，则考虑行刮宫术。用药第 1d 测定血清 HCG，给予甲氨蝶呤 50mg/m² 肌肉注射，Rh 血型阴性者应给予抗 Rhγ 球蛋白；在治疗第 4d 和第 7d 测血清 HCG 水平，如果治疗后第 4~7d 间 HCG 下降小于 15%，应重复 50mg/m² 肌肉注射；如果治疗后第 4~7d 间 HCG 下降大于 15%，则每周检测 HCG 直至 HCG 阴性，若中间出现 HCG 下降平台，应重复给予甲氨蝶呤 50mg/m² 肌肉注射。33%~58% 的患者反映在治疗的 6~7d 出现暂时性腹痛，较难与异位妊娠破裂的腹痛区分。发生急性腹痛或输卵管破裂症状，则应立即进行手术治疗。

局部用药：选择对象应为未破裂型，输卵管妊娠包块直径≤3cm，输卵管浆膜完整，无活动性出血，盆腔视野清楚者。可在超声引导下经阴道穿刺，穿入子宫直肠窝，然后刺入羊膜囊。首先从输卵管妊娠囊中抽出羊水，再将甲氨蝶呤直接注入输卵管的妊娠囊内。也可通过腹腔镜手术操作，经第二穿刺点用无损伤钳夹住患侧输卵管，将 MTX 注入羊膜囊或输卵管腔。治疗量通常选择 12.5~50mg 单剂量。术后 48h 内注意生命体征，每天测血 β-HCG，直至其连续 2 次下降或降至 10mU/ml 时方可出院。

2. 中药治疗　选用活血化瘀的药物，以丹参、赤芍、桃仁为主方，随症加减。但目前对于中医中药治疗异位妊娠的评估的证据尚不充分。

（三）期待治疗

预计异位妊娠可能自然流产或被吸收者，可采取期待治疗。尚未明确期待治疗的标准适应证，下列情况可酌情：输卵管妊娠包块＜4cm，血 β－HCG＜1 000U/L 且逐渐下降或 2d 内升高＜50%，明确为输卵管妊娠，症状较轻，无输卵管妊娠破裂的症状或体征，经阴道超声提示无腹腔内出血的征象。但由于存在不可预知的异位妊娠破裂的风险，采用期待疗法时应严密随访，定期超声检查，监测血清 β－HCG 水平观察变化趋势。出现腹痛等异常情况时及时手术干预。

（王静芳）

第三节　前置胎盘

一、概述

正常胎盘附着于子宫体部的前壁、后壁或侧壁，妊娠 28 周后，若胎盘附着于子宫下段，甚至胎盘下缘达到或覆盖宫颈内口处，称为前置胎盘（placenta previa）。前置胎盘是妊娠晚期出血的最常见的原因，其发生率国外报道为 0.5%，国内报道为 0.24%～1.57%。前置胎盘的病因目前尚不十分清楚，但经过国内外学者的大量研究，已初步确定与下列情况有关：子宫内膜病变或损伤，胎盘面积过大，胎盘异常及受精卵滋养层发育迟缓等。而导致这些情况的高危因素主要包括：既往自然流产或人工流产及引产史，既往有剖宫产史，孕妇高龄，多次分娩，吸烟，多胎及胎盘本身因素，受精卵发育迟缓等。根据胎盘边缘与子宫颈口的关系，前置胎盘可分为三种类型：①完全性前置胎盘或称中央性前置胎盘，子宫颈内口全部为胎盘组织所覆盖。②部分性前置胎盘，子宫颈内口部分为胎盘组织所覆盖。③边缘性前置胎盘，胎盘附着于子宫下段，边缘接近但不超过子宫颈内口。

胎盘位于子宫下段，胎盘边缘极为接近但未达到宫颈内口，称为低置胎盘。胎盘下缘与宫颈内口的关系可因宫颈管消失、宫口扩张而改变。如临产前为完全性前置胎盘，临产后因宫口扩张而成为部分性前置胎盘。前置胎盘类型可因诊断时期不同而各异。通常按处理前最后一次检查结果决定分类。

根据疾病的凶险程度，前置胎盘又可分为凶险性和非凶险性。凶险性前置胎盘指前次有剖宫产史，此次妊娠为前置胎盘，发生胎盘植入的危险约为 50%。

二、诊断

（一）临床表现

前置胎盘的典型症状为妊娠晚期无痛性阴道流血，偶有发生于妊娠 20 周者。出血多无诱因，可反复发生。阴道出血发生时间的早晚，反复发作的次数，出血量的多少与前置胎盘的类型有很大关系。完全性前置胎盘往往初次出血的时间早，约在妊娠 28 周左右，反复出血次数频，量较多，有时 1 次大量出血即可使患者陷入休克状态；边缘性前置胎盘初次出血发生较晚，多在妊娠 37~40 周或临产后，量也较少；部分性前置胎盘初次出血时间和出血量介于两者之间。

（二）体征

由于反复出血，患者多呈贫血貌，且贫血程度与出血量成正比。腹部检查，子宫大小与停经月份相符合，子宫软，胎位清楚，胎先露多高浮，臀位和横位的发生率高，除非母体严重休克，一般情况下胎心均正常。可出现规律或不规律宫缩，间歇期能够完全松弛。

（三）超声检查

B 型超声断层图像可清楚看到子宫壁、胎头、宫颈和胎盘位置，并根据胎盘边缘与子宫颈内口的关系可以进一步明确前置胎盘的类型。胎盘定位准确率 95% 以上，并且可以重复检查，近年来国内外都已采用，基本取代了其他方法。

（四）产后检查胎盘及胎膜

对于产前出血患者，于产后应仔细检查娩出的胎盘，若前置部位的胎盘有黑紫色陈旧血块附着，或胎膜破口距胎盘边缘距离 <7cm 则为前置胎盘。但对剖宫产术分娩者，应在术中了解胎盘位置。

三、治疗

前置胎盘的治疗原则是控制出血、纠正贫血、预防感染，正确选择结束分娩的时间和方法。应根据出血量的多少、有无休克、孕周、胎儿存活与否、前置胎盘的类型、产妇的孕产次以及是否临产等而决定。

（一）期待疗法

妊娠 34 周前，胎儿体重小于 2 000g，阴道出血量不多，孕妇全身情况好，胎儿存活者，可采取期待疗法。原则是以产妇安全为主，在母亲安全的前提下，尽量避免胎儿早产，以减少其死亡率。

1. 绝对卧床休息，适当给予镇静剂　如苯巴比妥（鲁米那）30mg，或氯氮䓬（利眠宁）10mg，或地西泮 5mg，口服每日 3 次。

2. 积极纠正贫血　口服铁剂，必要时输血。

3. 抑制宫缩，减少出血　这是期待疗法能否成功的关键步骤之一。

4. 促进胎肺成熟　地塞米松 6mg in 或倍他米松 12mg in，q/2h×2 次。

5. 抗生素预防感染　常规抗感染治疗。

6. 加强胎儿监护　密切观察胎儿生长发育，定时 B 型超声检查，如发现胎儿宫内生长迟缓时，应给予必要的宫内治疗。孕妇需每天进行胎动计数，对胎儿作定期系统监护如 NST、胎儿生物物理评分、脐血流 S/D 比值等，特别在阴道出血前后要加强监护，发现异常及时处理。如大量出血、反复出血，或临产时，酌情终止妊娠。

7. 严密观察病情，避免局部刺激　期待治疗至 36 周，各项指标说明胎儿已成熟者，可适时终止妊娠。现代产科的期待治疗应避免不必要的拖延，特别是反复出血的患者。

（二）终止妊娠

前置胎盘产前出血的患者，若出血量多或伴有失血性休克，随时有可能危及母子生命，此时不论孕周大小，均应立即终止妊娠。胎龄达 36 周以上，胎儿成熟度检查提示胎儿肺成熟者，或胎龄未达 36 周但出现胎儿窘迫征象者应当终止妊娠。

1. 剖宫产术　剖宫产术可以迅速结束分娩，于短时间内娩出胎儿，可以缩短胎儿宫内缺氧的时间，增加胎儿成活机会，对母子较为安全。此种方式是处理前置胎盘的主要手段。完全性前置胎盘、部分性前置胎盘或者边缘性前置胎盘出血量较多而短时间内不能结束分娩，或者有胎位不正，胎儿窘迫等，均宜选择剖宫手术。

（1）术前应积极纠正休克，输液、输血补充血容量，做好抢救准备。

（2）术前 B 型超声胎盘定位，术中注意选择子宫切口位置，尽可能避开胎盘。

（3）防止产后出血：由于子宫下段的收缩力差，胎儿娩出后，胎盘未即娩出，须立即子宫肌壁注射宫缩剂增强子宫收缩，迅速作徒手剥离胎盘，同时按摩子宫，减少产后出血量。常用的宫缩剂有缩宫素、麦角新碱、前列腺素等。卡前列素（欣母沛）是美国 90 年代末研制合成的前列腺素 $F_2\alpha$ 的（15s）－15 甲基衍生物的氨丁三醇盐溶液，对妊娠子宫平滑肌有强烈的收缩作用，子宫肌层注射给药或肌注给药，每次 0.25mg，每 15min 可重复 1 次，总量为 2mg。它能控制 86% 其他方法无效的出血，控制完全性前置胎盘出血的成功率为89%。如以上方法均无效则可采用以下方法：可吸收线 8 字缝合开放的血窦止血，宫腔填塞，结扎子宫动脉上行支、双侧髂内动脉等。

2. 阴道分娩　阴道分娩是利用胎先露部压迫胎盘达到止血目的，此法仅适用于边缘性前置胎盘而胎儿为头位。在临产后发生出血，但血量不多，产妇一般情况好，产程进展顺利，估计在短时间内可以结束分娩者。决定阴道分娩后，行手术破膜，破膜后胎头下降，压迫胎盘，达到止血，并可促进子宫收缩，加速分娩，此方法对经产妇的效果较好。如破膜后胎先露下降不理想，仍有出血或产程进展不顺利应立即改行剖宫术。

（王静芳）

第四节　胎盘早剥

一、概述

妊娠 20 周后或分娩期，正常位置的胎盘在胎儿娩出前，部分或全部从子宫壁剥离，称胎盘早剥（placental abruption）。国内胎盘早剥发生率为妊娠的 0.46% ~ 2.1%，国外为1% ~2%。胎盘早剥是妊娠晚期的严重并发症，围产儿死亡率高。其并发症如子宫胎盘卒中、失血性休克、DIC、肾衰竭等严重威胁母亲的生命安全。

胎盘早剥的发病机制尚未完全阐明，高危因素包括血管病变如妊娠期高血压疾病、机械性因素如外伤、子宫静脉压突然升高蜕膜静脉床破裂出血以及绒毛膜羊膜炎等。胎盘早剥的主要病理变化是底蜕膜出血，形成血肿，使胎盘自附着处剥离。胎盘早剥发生内出血时，血液积聚于胎盘与子宫壁之间，由于胎盘后血肿的压力加大，使血液浸入子宫肌层，引起肌纤维分离，甚至断裂、变性，当血液侵及子宫肌层至浆膜层时，子宫表面呈现紫色淤斑，尤以胎盘附着处为著，称子宫胎盘卒中。此时肌纤维受血液浸渍，收缩力减弱。有时血液还可渗入阔韧带及输卵管系膜。剥离处的坏死胎盘绒毛和子宫蜕膜组织释放出组织凝血活酶进入母体循环，激活凝血系统，导致 DIC。肺、肾等脏器的毛细血管内均可有微血栓形成，引起脏器损害。胎盘早剥是妊娠期发生凝血功能障碍的最常见原因，母儿死亡的发生率与胎盘剥离的程度相关。

二、诊断

（一）临床表现及分型

1. 轻型　外出血为主，胎盘剥离面不超过胎盘面积的 1/3，多见于分娩期。有间歇性腰腹痛，或不规则阴道流血，或无任何症状体征。腹部检查子宫软，宫缩有间歇，子宫大小与孕周相符，胎位清楚，胎心率正常。产后查胎盘见胎盘母体面有凝血块及压迹。

2. 重型　内出血为主，胎盘早剥面积超过胎盘面积的 1/3。主要症状为持续性腹痛和（或）腰痛，积血越多疼痛越剧烈，严重时出现休克征象。无或少量阴道流血，贫血程度与外出血量不符。腹部检查子宫处于高张状态，有压痛，以胎盘附着处最著。随胎盘后血肿不断增大，子宫底升高，胎位不清。若胎盘剥离面超过胎盘的 1/2 或以上，子宫硬如板状，间歇期不放松，胎心多消失。

（二）辅助检查

1. B 型超声检查　正常胎盘 B 型超声图像应紧贴子宫体部后壁、前壁或侧壁，若胎盘与子宫壁之间有血肿时，在胎盘后方出现液性低回声区，暗区常不止一个，并见胎盘增厚。若胎盘后血肿较大时，能见到胎盘胎儿面凸向羊膜腔，甚至能使子宫内的胎儿偏向对侧。若血液渗入羊水中，见羊水回声增强、增多，系羊水混浊所致。但当胎盘边缘已与子宫壁分离时，未形成胎盘后血肿，见不到上述图像。胎盘早剥的声像图常与胎盘后的静脉丛、血管扩张等相混淆，不容易判断，故 B 型超声诊断胎盘早剥有一定的局限性。重型胎盘早剥时常伴胎心、胎动消失。

2. 实验室检查　主要了解贫血程度与凝血功能。重型胎盘早剥患者应检查肾功能与二氧化碳结合力。若并发 DIC 时进行筛选试验（血小板计数、凝血酶原时间、纤维蛋白原测定）与纤溶确诊试验（凝血酶时间、优球蛋白溶解时间、血浆鱼精蛋白副凝试验）。

三、治疗

胎盘早剥的治疗应根据胎盘剥离的严重程度、有无胎心及胎儿的成熟度采取不同的处理措施。在保证孕妇安全的前提下，兼顾胎儿的成活率，而终止妊娠的时机及分娩方式的选择是治疗的关键。

（一）治疗原则

早期识别，积极处理休克、及时终止妊娠、控制 DIC，减少并发症。

（二）标准治疗方案

1. 一般处理　输液、备血、给氧、抢救休克等应急措施。严密观察病情变化，测血压、记尿量、完善各项辅助检查，根据病情补充血容量、输血等。

2. 及时终止妊娠　终止妊娠的方法根据胎次、早剥的严重程度，胎儿宫内状况及宫口开大等情况而定。

（1）经阴道分娩：经产妇，一般情况较好，出血以显性为主，宫口已开，估计短时间内能结束分娩者，可经阴道分娩。①先行破膜，使羊水缓慢流出，用腹带包裹腹部，起到压迫胎盘，使之不再继续剥离的作用。②必要时静脉滴注催产素，缩短产程。③产程中严密观察血压、脉搏、宫底高度、宫缩情况及胎心。有条件可行全程胎心监护。

（2）剖宫产：①重型胎盘早剥，特别是初产妇，不能在短时间内结束分娩者。②轻型胎盘早剥，出现胎儿窘迫征象，需抢救胎儿者。③重型胎盘早剥，产妇病情恶化，虽胎儿已死亡，但不能立即经阴道分娩者。④破膜后产程无进展者。

3. 防止产后出血　胎盘早剥患者容易发生产后出血，故在分娩后应及时应用子宫收缩剂如催产素、麦角新碱、欣母沛等，并按摩子宫。卡贝缩宫素，是一种人工合成的长效催产素类似物，静脉注射半衰期为 40～50min，比缩宫素长 10 倍，用药后 2min 内即有子宫活性，具有起效迅速、效果持久、使用便捷的特点。卡贝缩宫素在治疗产后出血中的作用正受到国内外产科医师的关注。胎儿娩出后，静脉推注卡贝缩宫素 100μg，1min 内推注完。单次肌注卡贝缩宫素比持续静脉滴注缩宫素能更有效地预防有产后出血危险因素的产妇发生产后出血。

子宫胎盘卒中的处理方法：①应用大量子宫收缩药，促进子宫收缩。②按摩子宫，促进子宫收缩。③热生理盐水热敷子宫。观察子宫局部血液循环恢复情况，若子宫收缩好，局部血液循环尚好，应该尽量保留子宫。

上述保守处理不能达到止血目的时应行血管结扎或行介入栓塞治疗，其中，经皮穿刺插管子宫动脉栓塞术不但能明确诊断，治疗产后大出血还有止血迅速、有效、并发症少的优点；若仍不能控制出血时或出血量多致进入休克时，须立即止血抢救生命则必须作子宫切除，如子宫大量出血且血液不凝固，按 DIC 处理。

4. 凝血功能障碍的处理

（1）输新鲜血：及时、足量输入新鲜血液是补充血容量及凝血因子的有效措施。库存血若超过 4h，血小板功能即受破坏，效果差。为纠正血小板减少，有条件可输血小板浓缩液。

（2）输纤维蛋白原：若血纤维蛋白原低，同时伴有活动出血，且血不凝，经输入新鲜血等效果不佳时，可输纤维蛋白原 3g，将纤维蛋白原溶于注射用水 100ml 中静脉滴注。通常给予 3～6g 纤维蛋白原即可收到较好效果。每 4g 纤维蛋白原可提高血纤维蛋白原 1g/L。

（3）输新鲜血浆：新鲜冰冻血浆疗效仅次于新鲜血，尽管缺少红细胞，但含有凝血因子，一般 1L 新鲜冰冻血浆中含纤维蛋白原 3g，且可将 V、Ⅷ因子提高到最低有效水平。因此，在无法及时得到新鲜血时，可选用新鲜冰冻血浆作应急措施。

（4）肝素：肝素有较强的抗凝作用，适用于 DIC 高凝阶段。胎盘早剥患者 DIC 的处理主要是终止妊娠以中断凝血活酶继续进入血内。对于处于凝血障碍的活动性出血阶段，应用肝素可加重出血，故一般不主张应用肝素治疗。

（5）抗纤溶剂：6－氨基己酸等能抑制纤溶系统的活动，若仍有进行性血管内凝血时，用此类药物可加重血管内凝血，故不宜使用。若病因已去除，DIC 处于纤溶亢进阶段，出血不止时则可应用，如 6－氨基己酸 4～6g、氨甲环酸 0.25～0.5g 或氨甲苯酸（对羧基苄胺）0.1～0.2g 溶于 5% 葡萄糖液 100ml 内静脉滴注。

5. 预防肾衰竭　在处理过程中，应随时注意尿量。若每小时尿量少于 30ml，应及时补充血容量；少于 17ml 或无尿时，应考虑有肾衰竭的可能。可用 20% 甘露醇 250ml 快速静脉滴注，或呋塞米（速尿）40mg 静脉推注，必要时可重复使用，一般多能于 1～2d 内恢复。

经处理尿量在短期内不见增加，血尿素氮、肌酐、血钾等明显增高，二氧化碳结合力下降，提示肾衰竭情况严重，出现尿毒症，此时应进行透析疗法，以抢救产妇生命。

（王静芳）

第五节　母儿血型不合

母儿血型不合（maternofetal blood group incompatibility）是指孕妇和胎儿之间血型不合而产生的同族血型免疫疾病，可发病于胎儿和新生儿的早期。当胎儿从父方遗传下来的显性抗原恰为母亲所缺少时，通过妊娠、分娩，此抗原可进入母体，刺激母体产生免疫抗体。当此抗体又通过胎盘进入胎儿的血液循环时，可使其红细胞凝集破坏，引起胎儿或新生儿的免疫性溶血症。这对孕妇无影响，但病儿可因严重贫血、心衰而死亡，或因大量胆红素渗入脑细胞引起核黄疸而死亡，严重影响胎儿及新生儿生命。

一、类型

（一）ABO 血型不合（ABO blood type incompatibility）

ABO 血型系统中，孕妇多为 O 型，父亲及胎儿则为 A、B 或 AB 型。胎儿的 A、B 抗原即为致敏源。由于自然界中广泛存在 A、B 血型物质，因此，O 型血妇女通常在孕前早已接触过 A、B，故约 50% 的 ABO 血型不合者在第一胎即可发病。

（二）Rh 型血型不合（Rh blood type incompatibility）

Rh 血型中有 6 个抗原，分别为 C、c、D、d、E、e，其中以 D 抗原性较强，致溶血率最高。临床上把凡具 D 抗原者称 Rh 阳性，反之为阴性。我国汉族人大多为 Rh 阳性，仅 0.34% 为 Rh 阴性。母体初次致敏，免疫反应发展缓慢且产生的是 IgM 型弱抗体，并不能通过胎盘，因此，Rh 溶血病一般不会在第 1 胎发生。当发生初次反应后的母亲再次怀孕时，即使分娩时进入母体的胎儿血量很少（0.01~0.1ml），亦能很快地发生免疫，产生大量 IgG 型抗体，通过胎盘进入胎儿体内引起溶血。因此 Rh 溶血病症状随胎次增多而越来越严重。极少数未输过血的母亲在怀第 1 胎时就发生 Rh 溶血病，这可能与产妇是 Rh 阴性而产妇的母亲为 Rh 阳性有关。Rh 血型不合溶血病主要发生在 Rh 阴性孕妇和 Rh 阳性胎儿，但也可发生在母婴均为阳性时，这主要是由抗 E、抗 C 或抗 e、抗 c 等引起。其中以抗 E 较多见。

（三）其他

MN 系统、P 血型系统：也可引起本病，但极少见。

二、临床表现

症状的轻重和母亲产生的 IgG 型抗体量、抗体与胎儿红细胞结合程度及胎儿代偿能力有关。ANO 溶血病临床差异很大，Rh 溶血症常比 ABO 溶血者严重。

（一）胎儿水肿

患儿出生时全身水肿，皮肤苍白，常有胸、腹腔积液，肝脾肿大及贫血性心力衰竭，如不及时抢救大多死亡，严重者为死胎。

（二）黄疸

Rh 溶血者大多在 24 小时内出现黄疸，ABO 溶血病大多在出生后 2~3 天出现，黄疸发展迅速。

（三）贫血

Rh 溶血者，一般贫血出现早且重；ABO 溶血者贫血少，一般到新生儿后期才出现。重症贫血易发生贫血性心力衰竭。

（四）胆红素脑病（bilirubin encephalopathy）

是指游离胆红素通过血—脑屏障引起脑组织的病理性损害，又称核黄疸。一般发生在生后 2~7 天，早产儿尤易发生，当血清胆红素 >342μmol/L（20mg/dl）易引起核黄疸，需积极处理。

三、治疗

（一）妊娠期

孕妇产前应常规查血型，如孕妇为 O 型，而其夫为 A、B、AB 型者应作特异性抗 A（B）IgG 检查，若孕妇为 Rh 阴性，其丈夫为 Rh 阳性，检测 Rh 血型不合抗体抗 D IgG。第 1 次在孕 16 周进行，以后每 2~4 周检查 1 次。Rh 血型不合抗体效价 >1：8，ABO 血型不合抗体效价 >1：32 者提示胎儿有溶血损害，需采取早期治疗。

1. 西药综合治疗　吸氧，每次 20~30 分钟，每天 2 次；维生素 C 1g 加 25% 葡萄糖 40ml 每天静脉注射 1 次；维生素 E 30mg 每天 2 次。

2. 中药　方剂 1：茵陈蒿汤（茵陈 9g，制大黄 4.5g，黄芩 9g，甘草 6g）每日 1 剂煎服，至分娩；方剂 2：益母草 500g，当归 250g，白芍 300g，广木香 12g，共研成细末，炼蜜成丸，每丸重 9g，孕期中每日服 1~3 次，每次 1 丸，直至分娩。

3. 免疫球蛋白治疗　孕妇静脉注射丙种球蛋白，400~5 000mg/kg，每天 1 次，4~5 天为 1 个疗程，每 2~3 周重复 1 个疗程，2 周前开始效果最好，28 周后效果较 28 周前差；也有用 80mg/kg 每天 1 次，滴速 0.75ml/min，3 天为 1 个疗程。对 Rh 阴性孕妇若第二次怀孕，29 周时常规肌注 Rh-DIgG 300μg。

4. 血浆置换术　一般分娩过 Rh 溶血病（重症）的产妇，再次怀孕后要监测抗体效价，若抗人球蛋白法测定抗体效价高于 1：64，有胎儿腹水、肝脾肿大等症，应考虑作血浆置换术在妊娠 20 周后开始，采用血液成分分离机，对孕妇的血液作间断流动离心分离，用 ACD-A 抗凝液每次采出 1~1.5L，血浆，每周 1~2 次。孕妇的浓缩血细胞以生理盐水悬浮后当即输回，用新鲜冷冻血浆或清蛋白作置换剂。为保持抗体低于治疗前效价常需作多次血浆置换术。

5. 宫内输血　胎儿血细胞比容 <30% 是宫内输血的指征，宫内输血有脐静脉输血和胎儿腹腔内输血两种方法。脐静脉穿刺需在超声引导下进行，技术难度较大，但效果最好。脐静脉穿刺困难时采用胎儿腹腔内输血，在输血过程中应多次测胎儿腹腔内压力，若压力超过输血前 1.33kPa（10mmHg）应停止输血，以免压力过高压迫脐静脉使流入胎儿的血供被阻断引起死亡。输入的浓缩红细胞液，血红蛋白 220~250g/L 或血细胞比容 0.8。初次对胎儿抗原致敏者可选择在妊娠 26 周行脐带穿刺确定胎儿血型和血细胞比容后决定进行 IUT，如

过去已有胎儿溶血的病史，选择脐带穿刺的时间应在先前胎儿受损的时间之前，可早在妊娠16～18周，根据胎儿的贫血程度、血细胞比容决定是否重复输注，通常情况每隔2～4周可进行1次IUT直到34～36周，但亦有学者认为妊娠后期（34～36周）进行IUT并发症和难度均有增加，主张IUT至妊娠32周止。待检测羊水L/S比例说明胎儿肺已成熟则可让小儿提早娩出。具体方案：①输血量根据胎儿体重及胎儿血细胞比容来计算，输血量＝（HCT1－HCT2）/HCT3×150ml/kg（HCT1）为输血前胎儿血细胞比容，HCT2为输血后胎儿血细胞比容，HCT3为输入的浓缩血细胞比容，输血速度为2～5ml/min。②输血量根据孕周而定，20～22周输入20ml，24周40ml，32周100ml。每1.5～3周输血1次。③在B超引导下用特制的长针穿刺胎儿脐带或肝脏内血管采血定血型，测血红蛋白及血细胞比积，若血红蛋白＜60g/L应立即输血，60～70g/L酌情决定，5～10ml/次，使胎儿血细胞比容≥0.35并随访，若未达到此数值，一周后再输血。④每次输入20～120ml，速度大约为1～5ml/（kg·min），2～4周1次。⑤21周起进行宫内输血，输血量＝（孕周－20）×10ml，每2周1次，以后每3～4周1次。

6. 终止妊娠　妊娠36周以后，遇下列情况可考虑引产：①抗体效价：Rh血型不合抗体效价＞1：32，ABO血型不合抗体效价＞1：512。②有过死胎史，尤其因溶血病致死者。③胎动、胎心率有改变，提示继续妊娠对胎儿已不安全。④羊水呈深黄色或胆红素含量升高。孕周满33周至不足36周者，若测羊水L/S＞1.5为防止胎儿病情进一步加重，发展成胎儿水肿或死胎，也可考虑提前分娩。⑤行胎儿宫内输血（IUT）治疗者妊娠后期（34～36周）进行IUT并发症和难度均有增加，主张IUT治疗应在妊娠32周前进行，待检测羊水L/S比例说明胎儿肺已成熟则可让小儿提早娩出。若宜继续妊娠者，孕妇在预产期前1～2周可口服苯巴比妥90mg/d，以诱导胎儿的葡萄糖醛酸转移酶，使胎儿肝内转化胆红素功能增强。

（二）临产时的处理

ABO血型不合以足月自然产为好，Rh不合需提早终止妊娠者可作剖宫产。尽可能做好换血及新生儿抢救准备，避免使用镇静、麻醉剂，以免增加胎儿窒息机会。胎儿出生后，立即从脐静脉注入25%葡萄糖10ml、维生素C 100mg、尼可刹米125mg及（或）氢化可的松25mg。Rh阴性孕妇在娩出Rh阳性婴儿72小时内，尽早肌肉注射Rh-DIgG 300mg。胎儿娩出应即钳住脐带，以免脐血流入胎儿体过多，加重病情。断脐时残端留10cm，远端结扎，裹以无菌纱布，滴上1：5 000呋喃西林液，保持湿润，以备换血。胎盘端的脐带揩清表面母血后，任脐带血自动流入消毒试管3～5ml，作特异性抗体及血清胆红素测定，同时作血常规、血型、有核红细胞计数，挤勒脐带会使胶质混入血中，可影响抗人球蛋白试验的正确性。胎盘需测重后送病理检验。胎盘越重，病变越重。

（三）新生儿治疗

1. 药物疗法

（1）激素、血浆、葡萄糖综合疗法：泼尼松2.5mg，每日3次口服，或氢化可的松10～20mg静滴；25%清蛋白20ml或血浆25～30ml静滴；10%葡萄糖500ml加维生素C 2g，每次口服10～20ml或20～30ml静滴，有解毒利胆作用。

（2）苯巴比妥：5mg/kg每日3次口服，连续5～7天。

（3）中药三黄汤：茵陈9g，制大黄1.5g，黄芩4.5g，黄柏4.5g，栀子3g，煎服。

（4）其他药物治疗：10% 药用炭溶液5ml，每小时服1次；琼脂125～250mg，每日4～6次口服。但此法仅能作为一种辅助治疗，临床较少应用。20世纪80年代末，美国食品药物管理局批准用于临床的有锡–中卟啉（snMP）、锡–原卟啉（sprotoporptlyrin，SnPP）。于生后5.5小时用SnPP 0.5μmol/kg（0.25ml/kg），24小时再给0.75μmol/kg，可降低血清胆红素达20%。

2. 光照疗法

（1）方法：有单面光和双面光两种，双面光优于单面光。单面光疗是用6～8只20～40W蓝荧光灯，排列在婴儿上方，呈弧形，灯管间距2.5cm，灯管距婴儿正面皮肤40cm，温度要根据季节进行调节，使婴儿周围温度在35℃左右。双面光疗则患儿上下皆有蓝色，距离20cm，婴儿裸体睡在床中央透明的玻璃上，以便透光。

（2）疗程：连续24～48小时，或每天1次，每次8小时，连续3天。

（3）注意：瘦小患儿、早产儿皮下脂肪少或特别好动婴儿易摩擦者，可用单光。对于特别好动者，可肌注苯巴比妥；光疗时水的需要量增加15%～20%，特别是1.25kg以下的早产儿，可以多喂些糖水，脱水则需补液；光照时，婴儿两眼应用黑色眼罩保护，以免视网膜受损；除会阴、肛门部用尿布外，其余均裸露；如出现肝脏增大，血清结合胆红素增加（＞68.4μmol/L），皮肤呈青铜色，宜停止光疗，青铜症将自行消退。

3. 换血疗法

（1）换血指征：①产前已经确诊为新生儿溶血病，出生时有贫血、水肿、肝脾肿大及心力衰竭，脐血血红蛋白＜120g/L。②脐血胆红素＞59.84～68.4μmol/L（3.5～4mg/dl），或生后6小时达102.6μmol/L（6mg/dl），12小时达205.2μmol/L（13mg/dl）。③生后胆红素已达307.8～342μmol/L（18～20mg/dl）、早产儿胆红素达273.6μmol/L（16mg/dl）者。④已有早期胆红素脑病症状者。换血前1小时注入清蛋白1g/kg，可使胆红素换出量增加40%。

抗凝剂如下。①肝素：每100ml血只需加3～4mg肝素，另外肝素血血糖很低，换血时可发生低血糖，每换100ml血可通过脐静脉给50% 葡萄糖5～10ml。②枸橼酸右旋葡萄糖保养液，保养液占血量的1/5。高葡萄糖浓度的血有刺激胰岛素分泌的作用，导致低血糖，应注意。

（2）换血途径

1）单血管输血：抽血和输血均经一根血管，常用脐静脉插管或切开。脐静脉插管时，脐带剪剩3～5cm。导管插入脐轮5cm左右，边插边抽血，血流顺利抽出，通常已达门静脉左支，即可扎紧脐带线固定导管。脐带脱落断面愈合不能利用者，则在腹壁上作腹膜外脐静脉切开。在脐孔上1cm处，局麻后作1.5cm长的横的半圆形切口，在正中线稍偏右处找灰白色脐静脉，按静脉切开插管法操作进行脐静脉插管。如导管不能插入脐静脉时，可采用肘前中心静脉，这条途径可留做再换血时用，而中心静脉导管的位置应用X线定位。必要时也可用大隐静脉切开，导管向上通过股静脉进入下腔静脉，但此静脉靠近会阴部，容易污染而感染，且不像脐静脉可以反复多次应用。

2）双血管同步换血法：经桡动脉抽血，每次10～20ml，注射部位肝素抗凝，每5～8分钟1次，输血用周围静脉均匀输入，输液泵控制速度。除此之外有用脐静脉和周边静脉、两侧周边静脉等，效果均不如用桡动脉好。

（3）注意事项

1）选用新鲜血：先置室内预热，使与体温接近。应急时可用冻血，冷冻血中2，3－磷酸甘油酸不像储存72小时的新鲜血一样降低，而它的含量与新鲜血相当，具有较强的携氧能力。但有堵管的问题，须加少量肝素，同时冷冻血经20% ACD液的稀释，易造成贫血。可用3份洗涤浓缩红细胞加2份血浆纠正。

2）输血时检测新生儿静脉压：正常新生儿静脉压在$8cmH_2O$时，要考虑有血量过多的充血性心力衰竭的可能，宜多抽少注，以降低静脉压。静脉压低时说明血容量不足，宜少抽多注，一般出入量差额不超过70ml。待静脉压恢复正常后，如有缺额再行补上。

3）换血开始及终止时各采血标本1次：分别留送血清胆红素、红细胞计数及血红蛋白、血糖等化验。了解换血效果以及预防低血糖。必要时可加做红细胞比积、血小板、血浆总蛋白、血清电解质（钾、钠、氯、钙）和留一管抗凝血放入冰箱备查。

4）换血量及速度：换血总量通常为新生儿全部血容量的2倍。每次开始量10ml，换血过程中每次更换血量为10～20ml，新生儿体重大于2kg者，以后每次可交换20ml，换血时间为1.5～2小时。

5）换血后脐上切口要注意预防伤口感染，脐带包以无菌纱布。病儿送新生儿室重点监护血糖、血清胆红素、血常规，出现异常及时处理。必要时根据指征再次换血。

（张晓云）

第六节　胎儿宫内生长受限

一、ICD编码

ICD－9：764.901，ICD－10：P05.901。

二、定义

胎儿宫内生长受限（fetal growth restriction，FGR）是指胎儿受各种不利因素影响，未能达到其应有的生长速率。表现为胎儿体重低于同孕龄平均体重的2个标准差或低于同孕龄正常体重的10%，又称胎儿宫内生长迟缓（intrauterlne growth retardation，IUGR）。

三、病因

FGR的病因复杂且尚不明确，目前认为主要有以下4类因素可能影响胎儿宫内生长发育。

（一）孕妇因素

最常见，占50%～60%。

（1）营养因素：孕妇偏食、妊娠剧吐及摄入蛋白质、维生素及微量元素不足。

（2）妊娠并发症与合并症：并发症如妊娠高血压疾病、多胎妊娠、前置胎盘、胎盘早剥、过期妊娠、妊娠期肝内胆汁淤积症等；合并症如心脏病、慢性高血压、肾炎、贫血、抗磷脂抗体综合征等，均可使胎盘血流量减少，灌注下降。

（3）其他：孕妇年龄、地区、体重、身高、经济状况、子宫发育畸形、吸烟、吸毒、宫内感染、母体接触放射线或有毒物质等。

（二）胎儿因素

研究证明，生长激素、胰岛素样生长因子等调节胎儿生长的物质在脐血中降低，可能会影响胎儿内分泌和代谢。胎儿基因或染色体异常、先天发育异常时，也常伴有胎儿生长受限，以21、18或13三体综合征，三倍体畸形，Turner综合征（45，XO）等较常见。细菌、病毒等病原微生物感染时，如胎儿感染风疹病毒、巨细胞病毒、弓形虫、梅毒螺旋体时可导致FGR。此外，双胎妊娠也可导致FGR。

（三）胎盘因素

胎盘各种病变，如胎盘梗死、炎症、功能不全等导致子宫胎盘血流量减少，胎儿血供不足。

（四）脐带因素

脐带过短、脐带过长、脐带过细、脐带扭转、脐带打结等均不利于胎儿获得营养，亦可导致FGR。

四、诊断

（一）病史

（1）详细、认真询问孕产史，了解本次妊娠过程中是否存在导致FGR的危险因素，应特别关注既往妊娠史中是否有胎儿生长受限儿出生及慢性高血压、慢性肾病、严重贫血、营养不良等疾病；有无不良生活嗜好，如吸烟、酗酒、滥用药物等；工作或生活中是否接触有害物理、化学因素。

（2）准确判断孕龄。

（二）体征

（1）宫高、腹围及孕妇体重的变化常常能反映出胎儿宫内发育状况。大小与孕周不符是FGR最明显、最容易识别的体征，动态观察宫底高度增长曲线的变化，若低于正常宫高平均值2个标准差，则考虑FGR；妊娠晚期孕妇体重每周增加0.5kg，若体重增加缓慢或停滞则有FGR可能。

（2）胎儿发育指数。胎儿发育指数＝宫高（cm）－3×（月份＋1），如指数在－3与＋3之间为正常儿，低于－3则提示有FGR可能。

（三）辅助检查

（1）B超检测评估胎儿生长发育：①顶臀径（CRL）：孕早期反映胎儿生长发育的敏感指标。10～12周以后由于胎儿俯屈，脊柱向前弯曲，准确性受到影响。②双顶径（BPD）：正常妊娠24周前，双顶径每周增加约3mm，25～32周每周增加约2mm，33～38周每周增加约1mm。38周后胎儿生长速度明显减慢，甚至可能停止生长。单次测定不可靠，需连续测定动态观察其变化。对疑有胎儿生长受限者，应进行系统地超声测量胎头双顶径，每2周1次，观察胎头双顶径增长情况。③股骨长度（FL）：有报道股骨长度低值仅表现在均称型FGR，不均称型FGR则不受影响。④腹围（AC）和头围（HC）：妊娠36周以前腹围增长速度较快，36 周之后开始减慢，最初腹围值小于头围值，36 周时两者相等，此后腹围值大于头围值。可计算头围与腹围、股骨长与腹围的比值，评价胎儿生长发育是否协调，以了解 FGR 的类型。

（2）多普勒超声技术：多普勒超声技术通过脐动脉的收缩（S）与舒张（D）血流峰值 S/D 比值，可以观察胎儿胎盘血管动力学的情况。S/D 比值随胎龄增高逐渐下降，表示胎儿发育良好。如果比值上升表示胎盘血流阻力升高，说明胎儿发育不良，可以预测 FGR。此外，舒张期反流、胎儿静脉导管反流、主动脉流量降低等也可辅助判断 FGR。

（3）胎儿宫内情况的评估：①羊水量：30% 的 FGR 可出现羊水量减少。当胎儿血流重新分布以保障重要脏器血流灌注时，肾血流量不足，肾功能减退，胎尿生成减少导致羊水量减少。②胎心电子监护及 B 超联合监测进行胎儿生物物理评分：FGR 时，B 超检测可以显示胎儿呼吸运动减弱、肌张力下降、胎动减少、羊水量少，胎心监护 NST 可出现异常。通过以上 5 项指标监测结果，进行胎儿生物物理评分。③胎盘成熟度及胎盘功能检查：B 超检查可观察胎盘结构变化，35 周以前出现 III 级胎盘，为病理性成熟图像，应警惕有无 FGR。测定孕妇 E_3 和 E/C 比值、血胎盘生乳素值判断胎盘功能。

五、鉴别诊断

主要是 FGR 儿与早产儿的鉴别，一般根据胎龄与体重即可区别，对于胎龄未明的低体重儿则可从神态、皮肤、耳郭、乳腺、跖纹、外生殖器等方面加以鉴定是 FGR 儿还是早产儿。临床上往往可以发现一些低体重儿肢体无水肿，躯体缺毳毛，但耳郭软而不成形，乳房结节和大阴唇发育差的矛盾现象，则提示为早产 FGR 儿的可能。

六、治疗

（一）一般治疗

（1）纠正不良生活习惯．如吸烟、酗酒、滥用药物及接触有害物质等，加强营养，并注意营养均衡。

（2）卧床休息，取左侧卧位，可纠正右旋，增加胎盘血流量，有效地增加不匀称型 FGR 的体重，但对均称型 FGR 的效果不佳。

（二）对症治疗

（1）增加血氧浓度，给予孕妇面罩吸氧每日 2 ~ 3 次，每次 20 ~ 30min，可改善围生儿结局，但胎儿生长模式不能纠正。

（2）改善胎盘绒毛间隙的供血，可用低分子右旋糖酐和丹参注射液静脉滴注。将丹参注射液 4 ~ 6ml 加于 500ml 低右分子右旋糖酐溶液，1/d，7 ~ 10d 为 1 个疗程，可疏通微循环，降低血液黏稠度，改善胎盘血液供应。有眼底出血、溃疡病出血或其他出血倾向者禁用。

（3）补充铁、锌、钙、维生素 E 及叶酸，静脉滴注复方氨基酸，改善胎儿营养供应。但通常在孕 38 周以后胎盘绒毛间隙的血管逐渐关闭，已无法通过改善胎盘传递营养物质的途径来纠正 FGR，宜及早治疗。

（4）口服小剂量阿司匹林抑制血栓素 A_2 的合成，提高前列环素与血栓素 A_2 的比值，扩张血管、促进胎盘循环，但不能提高出生体重，且有发生胎盘早剥的风险。孕期长期服用可能增加产后出血的发生率，因此，孕期服药不宜超过6周。

（三）对因治疗

行产前诊断及遗传咨询，应积极治疗引起FGR的原发病，消除病因，如避免毒物接触、戒烟、戒酒、防治母体合并症及产科并发症、防治感染等。对于染色体病变引起胎儿畸形所致的胎儿宫内发育受限，无宫内治疗的必要，须及时终止妊娠。行TORCH感染检查、抗磷脂抗体测定，必要时脐血穿刺行染色体分析。

（四）产科处理

（1）于妊娠早期或中期已发现的FGR多因染色体异常遗传病或严重先天性畸形所致，经产前诊断明确者，应尽早终止妊娠。

（2）对FGR妊娠经过积极治疗及系统监测，胎头（BPD）、胎盘功能（尿或血E_3及血HPL）等指标恢复正常，胎儿生长发育得到纠正，则可继续妊娠，直至临产分娩。

（3）对FGR胎儿经治疗后，效果不太满意，胎儿胎盘功能仍未恢复正常，于妊娠晚期每周应做一次无负荷实验（NST），若为无反应型，胎心监测发现在20min内胎动不足3次时，胎心未见有2次或2次以上的心率增快达15/min，持续15s的现象，则意味着胎儿在宫内有一定的损害，需进一步做催产素激惹试验（OCT），即静脉滴注稀释的催产药，直到10min内有3次宫缩，每次收缩40s，观察宫缩时胎心的改变。如宫缩时胎心出现晚期减速则意味胎盘宫内不良，应立即让患者左侧卧位，停止滴注催产药，吸氧，若仍不恢复，则应尽快终止妊娠。

（4）适时终止妊娠：对FGR伴妊娠并发症或合并症治疗效果不佳，胎盘功能仍低下者，或有内科合并症，虽妊娠未达37周，需终止妊娠时，应先做胎儿成熟度监测，如羊膜腔穿刺术，抽羊水测卵磷脂/鞘磷脂（L/S）比值，观察胎肺是否成熟。若胎肺成熟，可以羊膜腔内注射地塞米松促使胎肺成熟，避免出生后发生新生儿呼吸窘迫综合征。经过治疗若效果不佳，胎盘功能继续降低，估计继续妊娠较危险，可考虑剖宫产终止妊娠，但手术前要排除胎儿畸形。

（5）分娩方式选择：FGR不是剖宫产的指征。对于分娩方式的选择将很大程度上取决于胎儿的状况。胎儿低氧血症和酸血症越严重，则阴道试产的风险将越大。在FGR合并脐动脉血流异常的病例中，即使在严密的监测下，阴道试产的成功率也只有24%或40%。因此，考虑到FGR胎儿对缺氧耐受力差，胎儿胎盘贮备能力不足，难以耐受分娩过程子宫收缩时的缺氧状态，应适当放宽剖宫产指征。①阴道产：胎儿状况良好，胎盘功能正常，胎儿成熟，羊水量及胎位正常，无其他禁忌证者，可经阴道分娩。②剖宫产：胎儿病情危重，产道条件欠佳，阴道分娩对胎儿不利均应行剖宫产结束分娩。

（五）预防

（1）建立健全三级围生期保健，定期产前检查，早发现、早诊断、早治疗。

（2）加强妊娠期卫生宣传，注意营养，减少疾病，避免接触有毒有害物质，禁止烟酒，孕妇需在医师指导下用药，注意FGR的诱发因素，积极防治妊娠合并症与并发症。

（3）在孕16周时进行B超检测胎儿各种径线，作为胎儿生长发育的基线，若发现外因性不匀称型FGR，可以早诊断、早干涉，减少后遗症的发生。

（4）小剂量阿司匹林有抗血小板聚集的作用，可以用来预防反复发作的FGR。

七、疾病分级及诊疗指引

胎儿宫内生长受限的分级评估及诊治指引见表18-1。

表 18-1　胎儿宫内生长受限的分级诊治指引

负责医师	评估	生理评估指标		
		脐血流指标	胎儿生物物理评分（羊水量、呼吸、肌张力、胎动、胎监）	母胎合并症
三线医师 （主任医师或科主任＋新生儿科高年资医师）	Ⅰ级	舒张期反流	≤5 分	有
三线医师 （值班主任或主任医师＋新生儿科医师）	Ⅱ级	舒张期缺失	6~7 分	有
二线医师 （高年资住院总或主治医师）	Ⅲ级	正常	6~7 分	无
一线医师 （住院或产科专责医师）Ⅳ级	正常	≥8 分	无	

八、入院标准

FGR 孕妇如出现下列情况之一者须住院治疗。

（1）妊娠早期或中期发现的 FGR，经产前诊断明确因染色体异常遗传病或严重先天性畸形所致者，应尽早入院终止妊娠。

（2）产检发现胎儿宫内生长受限，未足月，拟入院行对症支持治疗者。

（3）出现胎盘功能低下或胎儿窘迫征象，如胎监反应差、胎动减少、羊水过少、脐动脉 S/D 比值升高、胎盘功能异常等。

九、危急值报告

危急值一经相关检查或检验科室确认后，应立即通报患者所在科室并登记在专用记录本，患者所在病区工作人员接到危急值报告后，应立即记录报告的危急值内容、复读得到对方确认后记录在专用登记本，及时转告患者的主管医师，及时分析、处理、记录、复查。危急值包括：①胎儿生物物理评分 ≤7 分。②脐动脉血流舒张期反流。③羊水 AFV ≤30mm，AFI ≤80mm。

十、会诊标准

（1）对不排除染色体异常、胎儿畸形引起的 FGR，需遗传科或影像科会诊。

（2）对因孕妇营养引起的 FGR 及饮食有特殊要求患者，请营养科会诊。

（3）存在内、外科合并症，需相关专科协助诊治。

（4）存在可能影响麻醉因素，术前需麻醉科评估。

（5）以下情况需请儿科会诊

1）胎儿窘迫：胎心持续 ≥180/min 或 ≤100/min，或胎监提示反复晚期减速；脐血流指标异常；胎儿生物物理评分<7分；羊水三度浑浊等。

2）母体存在高危因素，需提早终止妊娠者。

3）发生各种新生儿并发症，如新生儿窒息、胎粪吸入综合征、新生儿红细胞增多症、新生儿低血糖等。

十一、入出 ICU 标准

（一）入 ICU 标准

（1）严重心、肺疾病。

（2）产后大出血或休克。

（3）麻醉意外抢救成功后。

（4）术后麻醉需要辅助机械通气。

（5）任何一个或多个重要脏器衰竭。

（6）败血症、感染性休克。

（7）术后水、电解质紊乱。

（二）出 ICU 标准

（1）心率在正常年龄组范围内。

（2）血流动力学稳定。

（3）呼吸频率在正常年龄组范围内，呼吸功能障碍已获纠治，血气分析结果正常。

（4）主要脏器功能稳定。

（5）吸氧下无发绀、血氧饱和度>90%；或 P/F>300；或 PCO_2<50mmHg；或 pH>7.35；或不需机械通气、不需给氧。

十二、术前谈话要点

（1）麻醉意外，呼吸、心搏骤停；麻醉药物反应；过敏反应，毒性反应，神经阻滞并发症；术中因手术需要更改麻醉方法。

（2）术中、术后或晚期出血。

（3）术中、术后有可能发生羊水栓塞，一旦发生可危及孕产妇生命。

（4）剖宫产儿综合征。

十三、常见并发症及处理

（1）胎儿宫内窘迫：胎儿宫内生长受限的胎儿更易发生胎儿窘迫，选择适当时机终止妊娠，做好新生儿复苏准备。

（2）新生儿窒息：早预测，早准备，及时复苏；复苏后进行支持疗法，控制惊厥，治疗脑水肿。

（3）胎粪吸入综合征：如发现羊水中有胎粪污染，于胎头娩出时，应立即插管吸出呼吸道中的胎粪性羊水。胎儿全部娩出后，若处于乏氧抑制状态，应进一步气管插管，尽量吸出羊水，行人工呼吸、给氧、心脏按压、给药等复苏处理。

（4）新生儿红细胞增多症：胎儿娩出后应立即断脐带，避免气血入新生儿，必要时补液或适量地静脉放血。

（5）新生儿低血症：及早监测胎儿血糖水平，以便早期治疗低血糖症。如血糖低于 2.24mmol/L，则应注射葡萄糖。

十四、出院标准

（1）对 FGR 妊娠经过积极治疗及系统监测后，包括胎儿生长指标、胎儿生物物理评分、脐血流、胎监、羊水量、胎盘功能（尿或血 E_3 及血 HPL）等指标恢复正常，出院后依从性好，可严格随访，规律产检者，则可出院继续妊娠。

（2）已终止妊娠，产后恢复佳，无产褥期感染等并发症者。

（3）没有需要住院处理的并发症和（或）合并症。

十五、随访指导

（1）未分娩者，嘱出院后定期产检门诊随访。第一次回院门诊应在 7d 内，随访内容包括宫高腹围测量、胎心监测、多普勒超声检查，随访频率同产科处理。

（2）纳入高危产检门诊系统管理，建立高危产检卡，在高危产检门诊专科随访产检。

（3）出现胎动减少或胎动频繁、胎膜早破等紧急情况须及时返院或到当地医院治疗。

十六、门急诊标准流程

胎儿宫内生长受限的门急诊标准流程见图 18-1。

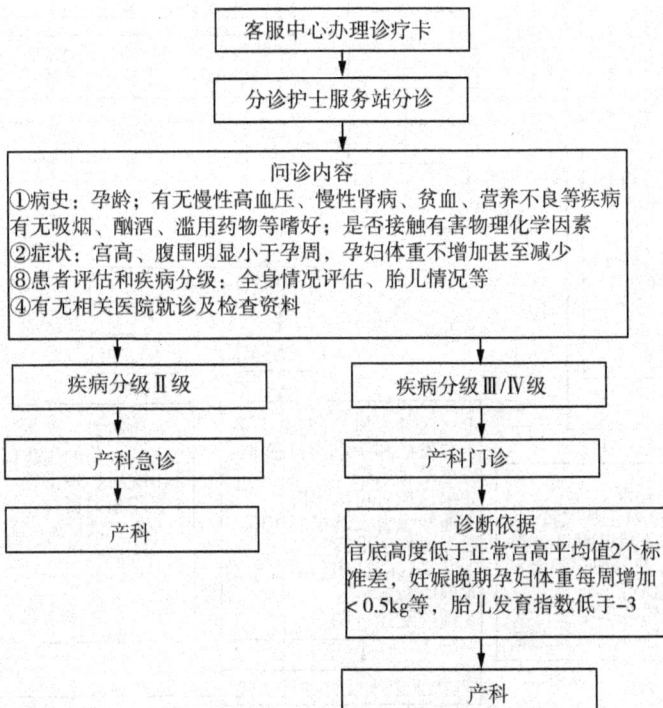

```
┌─────────────────────────┐
│     客服中心办理诊疗卡      │
└─────────────────────────┘
            │
┌─────────────────────────┐
│     分诊护士服务站分诊      │
└─────────────────────────┘
            │
┌──────────────────────────────────────────────┐
│                    问诊内容                      │
│ ①病史：孕龄；有无慢性高血压、慢性肾病、贫血、营养不良等疾病 │
│ 有无吸烟、酗酒、滥用药物等嗜好；是否接触有害物理化学因素    │
│ ②症状：宫高、腹围明显小于孕周，孕妇体重不增加甚至减少      │
│ ③患者评估和疾病分级：全身情况评估、胎儿情况等           │
│ ④有无相关医院就诊及检查资料                         │
└──────────────────────────────────────────────┘
        │                              │
┌──────────────┐              ┌──────────────┐
│  疾病分级 Ⅱ级   │              │ 疾病分级 Ⅲ/Ⅳ级 │
└──────────────┘              └──────────────┘
        │                              │
┌──────────────┐              ┌──────────────┐
│   产科急诊     │              │   产科门诊     │
└──────────────┘              └──────────────┘
        │                              │
┌──────────────┐              ┌──────────────────────────┐
│    产科       │              │          诊断依据           │
└──────────────┘              │ 宫底高度低于正常宫高平均值2个标  │
                              │ 准差，妊娠晚期孕妇体重每周增加    │
                              │ <0.5kg等，胎儿发育指数低于-3    │
                              └──────────────────────────┘
                                          │
                              ┌──────────────┐
                              │    产科       │
                              └──────────────┘
```

图 18-1 胎儿宫内生长受限的门急诊标准流程

十七、住院标准流程

胎儿宫内生长受限的住院标准流程见图 18-2。

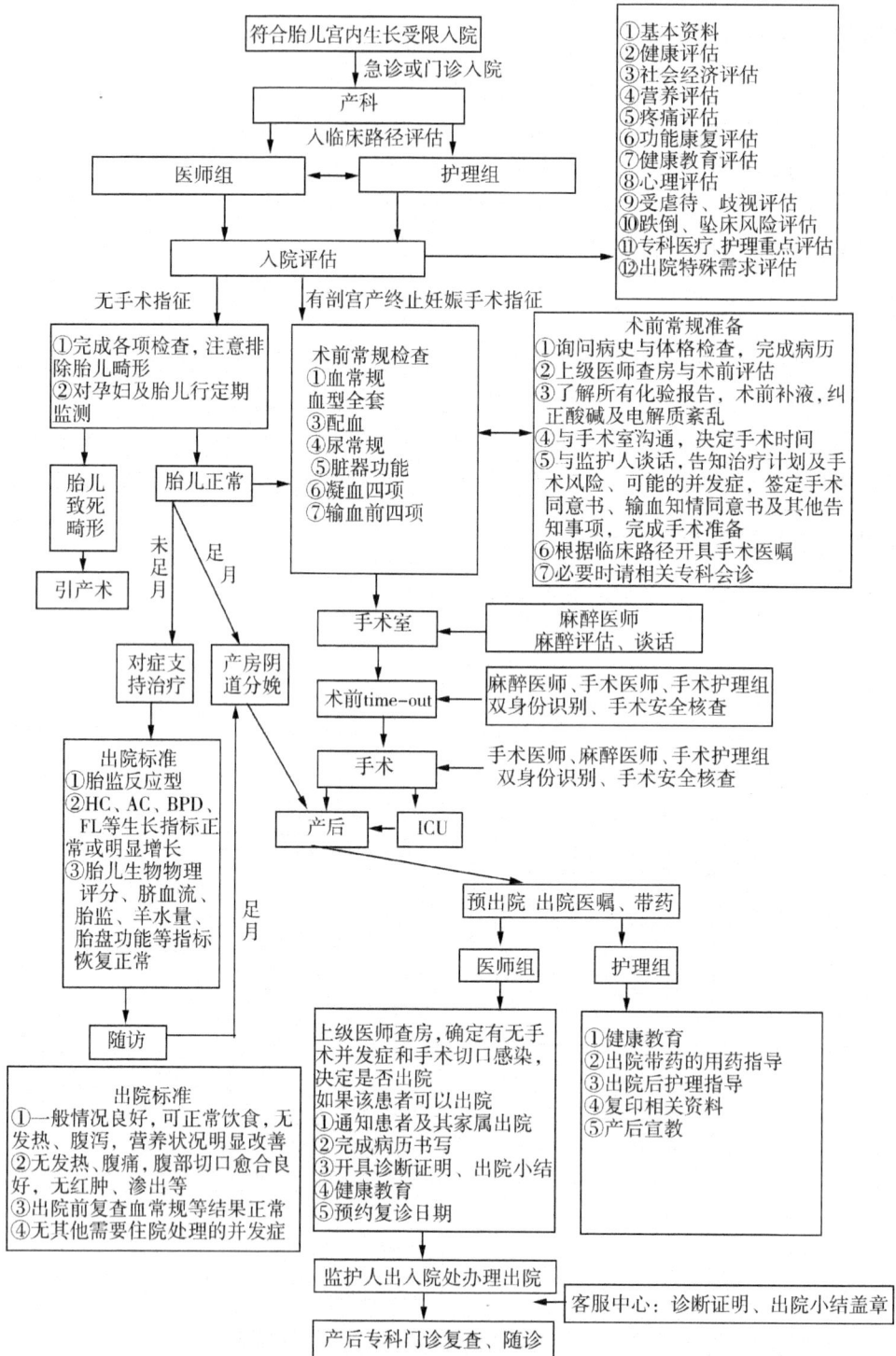

符合胎儿宫内生长受限入院
急诊或门诊入院
产科
入临床路径评估
医师组 ⇄ 护理组
入院评估

①基本资料
②健康评估
③社会经济评估
④营养评估
⑤疼痛评估
⑥功能康复评估
⑦健康教育评估
⑧心理评估
⑨受虐待、歧视评估
⑩跌倒、坠床风险评估
⑪专科医疗、护理重点评估
⑫出院特殊需求评估

无手术指征

①完成各项检查，注意排除胎儿畸形
②对孕妇及胎儿行定期监测

胎儿致死畸形

引产术

胎儿正常
未足月 / 足月

对症支持治疗

产房阴道分娩

出院标准
①胎监反应型
②HC、AC、BPD、FL等生长指标正常或明显增长
③胎儿生物物理评分、脐血流、胎监、羊水量、胎盘功能等指标恢复正常

随访

有剖宫产终止妊娠手术指征

术前常规检查
①血常规
血型全套
③配血
④尿常规
⑤脏器功能
⑥凝血四项
⑦输血前四项

术前常规准备
①询问病史与体格检查，完成病历
②上级医师查房与术前评估
③了解所有化验报告，术前补液，纠正酸碱及电解质紊乱
④与手术室沟通，决定手术时间
⑤与监护人谈话，告知治疗计划及手术风险、可能的并发症，签定手术同意书、输血知情同意书及其他告知事项，完成手术准备
⑥根据临床路径开具手术医嘱
⑦必要时请相关专科会诊

手术室 ← 麻醉医师 麻醉评估、谈话

术前 time-out ← 麻醉医师、手术医师、手术护理组 双身份识别、手术安全核查

手术 ← 手术医师、麻醉医师、手术护理组 双身份识别、手术安全核查

产后 → ICU

足月

预出院 出院医嘱、带药

医师组 护理组

上级医师查房，确定有无手术并发症和手术切口感染，决定是否出院
如果该患者可以出院
①通知患者及其家属出院
②完成病历书写
③开具诊断证明、出院小结
④健康教育
⑤预约复诊日期

①健康教育
②出院带药的用药指导
③出院后护理指导
④复印相关资料
⑤产后宣教

出院标准
①一般情况良好，可正常饮食，无发热、腹泻，营养状况明显改善
②无发热、腹痛，腹部切口愈合良好，无红肿、渗出等
③出院前复查血常规等结果正常
④无其他需要住院处理的并发症

监护人出入院处办理出院

客服中心：诊断证明、出院小结盖章

产后专科门诊复查、随诊

图 18-2 胎儿宫内生长受限的住院标准流程

十八、疾病诊疗路径图

胎儿宫内生长受限的诊疗流程见图 18－3。

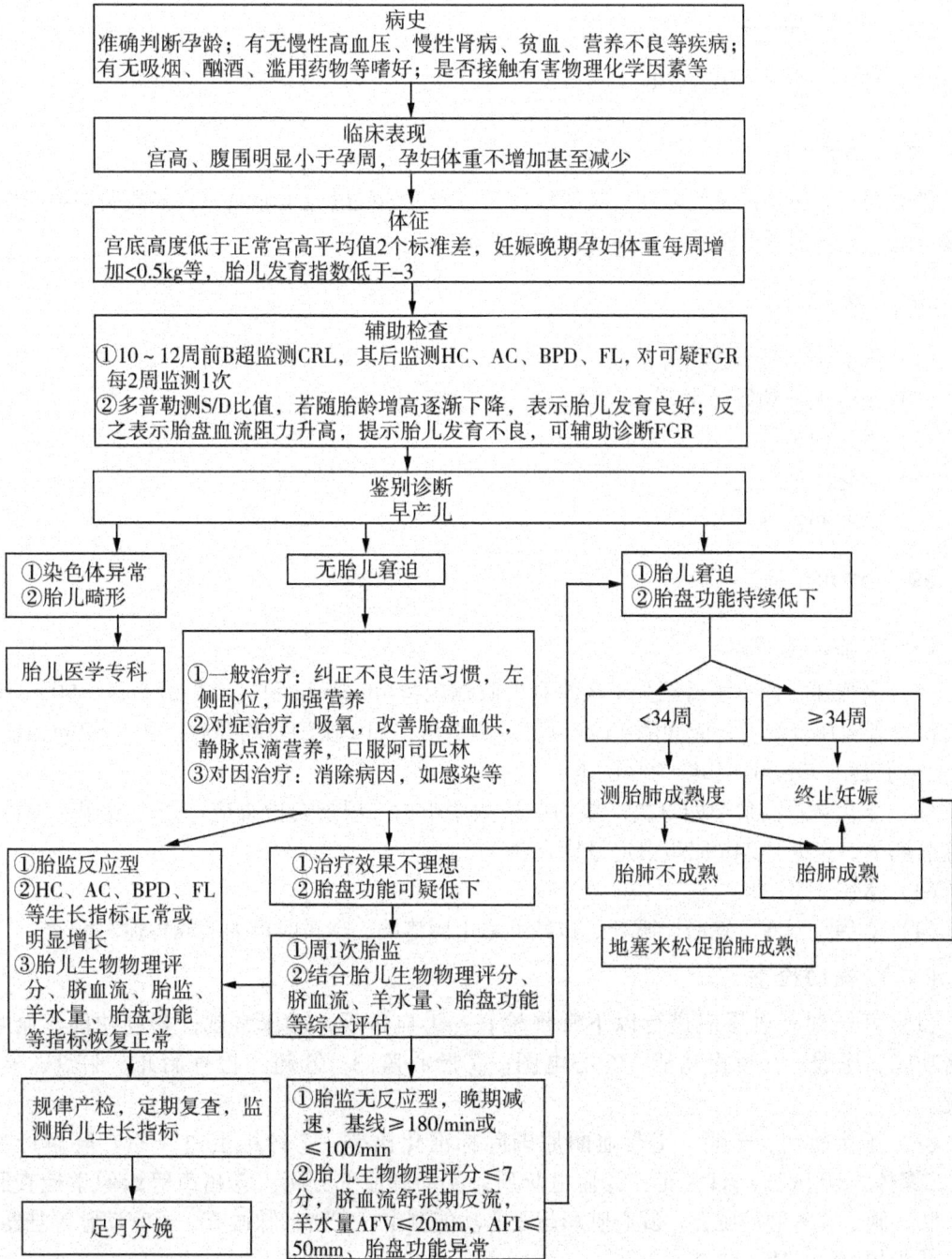

病史
准确判断孕龄；有无慢性高血压、慢性肾病、贫血、营养不良等疾病；
有无吸烟、酗酒、滥用药物等嗜好；是否接触有害物理化学因素等

临床表现
宫高、腹围明显小于孕周，孕妇体重不增加甚至减少

体征
宫底高度低于正常宫高平均值2个标准差，妊娠晚期孕妇体重每周增加<0.5kg等，胎儿发育指数低于-3

辅助检查
①10～12周前B超监测CRL，其后监测HC、AC、BPD、FL，对可疑FGR每2周监测1次
②多普勒测S/D比值，若随胎龄增高逐渐下降，表示胎儿发育良好；反之表示胎盘血流阻力升高，提示胎儿发育不良，可辅助诊断FGR

鉴别诊断
早产儿

①染色体异常
②胎儿畸形

胎儿医学专科

无胎儿窘迫

①胎儿窘迫
②胎盘功能持续低下

①一般治疗：纠正不良生活习惯，左侧卧位，加强营养
②对症治疗：吸氧，改善胎盘血供，静脉点滴营养，口服阿司匹林
③对因治疗：消除病因，如感染等

<34周

≥34周

测胎肺成熟度

终止妊娠

①胎监反应型
②HC、AC、BPD、FL等生长指标正常或明显增长
③胎儿生物物理评分、脐血流、胎监、羊水量、胎盘功能等指标恢复正常

①治疗效果不理想
②胎盘功能可疑低下

①周1次胎监
②结合胎儿生物物理评分、脐血流、羊水量、胎盘功能等综合评估

胎肺不成熟

胎肺成熟

地塞米松促胎肺成熟

规律产检，定期复查，监测胎儿生长指标

①胎监无反应型，晚期减速，基线≥180/min或≤100/min
②胎儿生物物理评分≤7分，脐血流舒张期反流，羊水量AFV≤20mm，AFI≤50mm、胎盘功能异常

足月分娩

图18－3 胎儿宫内生长受限的诊疗流程

（王静芳）

第七节 妊娠期高血压疾病

一、ICD 编码

ICD - 10：K52.90 014.901。

二、定义

妊娠期高血压疾病是妊娠期特有的疾病，是严重的妊娠并发症之一，多数病例在妊娠期出现高血压、蛋白尿等症状，分娩结束即随之消失。

三、病因

（1）滋养细胞浸润能力异常。
（2）免疫调节功能异常。
（3）遗传因素。
（4）氧化应激反应。
（5）饮食和营养。

四、诊断

（一）临床表现

（1）高血压：同一手臂至少 2 次测量的收缩压≥140mmHg 和（或）舒张压≥90mmHg。对首次发现血压升高者，应间隔 4h 或以上复测血压，如 2 次测量均为收缩压≥140mmHg 和（或）舒张压≥90mmHg 诊断为高血压。

（2）蛋白尿：高危孕妇每次产检均应检测尿蛋白。尿蛋白检查应选用中段尿。对可疑子痫前期孕妇应进行 24h 尿蛋白定量检查。

（3）水肿。

（4）头痛、眼花、恶心、呕吐、持续性右上腹疼痛，严重时可抽搐或昏迷。

（二）辅助检查

（1）妊娠期高血压应进行以下常规检查：①血常规；②尿常规；③肝功能、血脂；④肾功能、尿酸；⑤凝血功能；⑥心电图；⑦胎心监测；⑧超声检查胎儿、胎盘、羊水情况。

（2）子痫前期、子痫：①凝血酶原国际标准化比率；②纤维蛋白（原）降解产物、D－二聚体、3P 试验、AT－Ⅲ；③血电解质；④动脉血气分析；⑤超声等影像学检查肝、胆、胰、脾、肾等腹腔脏器；⑥心脏彩超及心功能测定；⑦脐动脉血流、子宫动脉等脏器血流；⑧头颅 CT 或 MRI 检查。

五、鉴别诊断

（1）妊娠合并原发性高血压：非妊娠时有高血压史，妊娠前或妊娠早期发病，多为年龄较大的初产妇,血压较高 (> 200/120mmHg) 而无自觉症状,无蛋白或管型尿,常无水肿,眼底为动脉硬化改变,有动、静脉压迹等,产后症状减轻至孕前水平。

（2）妊娠合并慢性肾炎:非妊娠时有急性肾炎史,妊娠前或妊娠早期发病,疾病早期可有或无高血压,晚期多有高血压,水肿及尿蛋白明显,可有红细胞尿,常有各种管型,眼底为动脉硬化表现,血浆蛋白低、尿素氮增高,产后可减轻至孕前状态。

此外,子痫应与癫痫、脑炎、脑肿瘤、脑血管畸形破裂出血、糖尿病高渗性昏迷、低血糖昏迷等鉴别。

六、治疗

（一）治疗目的

延缓病情进展、预防严重并发症的发生,降低母胎围生期患病率和病死率,改善母婴预后。

（二）治疗基本原则

休息、镇静、解痉,有指征的降压、补充胶体、利尿,密切监测及评估母胎情况,适时终止妊娠。应根据病情轻重分类,进行个体化治疗,母体监测包括各脏器受损的动态评估、胎儿监测包括胎儿生长情况及宫内安危等评估。

（1）妊娠期高血压:休息、镇静、动态监测母胎情况,酌情降压治疗。

（2）子痫前期:镇静、解痉,有指征的降压、补充胶体、利尿,密切动态监测母胎情况,适时终止妊娠。

（3）子痫:控制抽搐,原则上病情稳定后2h终止妊娠。

（4）妊娠合并慢性高血压:以降压治疗为主,注意子痫前期的并发、胎盘早剥的发生等。

（5）慢性高血压并发子痫前期:同时兼顾慢性高血压和子痫前期的治疗,按重度子痫前期管理。

（三）一般治疗

（1）妊娠期高血压患者可在家或住院治疗,轻度子痫前期应住院评估,决定是否院内治疗,重度子痫前期及子痫患者应住院治疗。

（2）休息:应注意休息,并取左侧卧位。但子痫前期患者住院期间不建议绝对卧床休息。

（3）饮食:正常孕妇饮食,保证充足的蛋白质和热量。但不建议限制食盐摄入。

（4）镇静:为保证充足睡眠,必要时可睡前口服地西泮2.5～5mg。

（四）对症治疗

（1）降压

1）降压治疗的目的:预防子痫、心脑血管意外和胎盘早剥等严重母胎并发症。收缩压≥160mmHg 和（或）舒张压 ≥110mmHg 的重度高血压孕妇应降压治疗;收缩压 ≥140mmHg 和（或）舒张压≥90mmHg 的非重度高血压患者可使用降压治疗。

2）目标血压:孕妇无并发脏器功能损伤,收缩压应控制在 130～155mmHg,舒张压应控制在 80～105mmHg;孕妇并发脏器功能损伤,则收缩压应控制在 130～139mmHg. 舒张压应控制在 80 ~ 89mmHg。降压过程力求下降平稳，不可波动过大，且血压不可低于 130/80mmHg，以保证子宫胎盘血流灌注。

（2）降压药物常用口服有：拉贝洛尔、硝苯地平短效或缓释片。

（3）口服药物血压控制不理想，可使用静脉用药，常用的有：拉贝洛尔、尼卡地平、尼莫地平、酚妥拉明。

1）拉贝洛尔：α、β 肾上腺素能受体阻滞药。用法：50 ~ 150mg，口服，3 ~ 4/d。静脉注射：初始剂量 20mg，10min 后如未有效降压则剂量加倍，最大单次剂量 80mg，直至血压被控制，每天最大总剂量 220mg。静脉滴注：50 ~ 100mg 加入 5% 葡萄糖注射液 250 ~ 500ml，根据血压调整滴速，待血压稳定后改口服。

2）硝苯地平：二氢吡啶类钙离子通道阻滞药。用法：5 ~ 10mg，口服，3 ~ 4 次/d，24h 总量不超过 60mg。紧急时舌下含服 10mg，起效快，但不推荐常规使用。

3）尼莫地平：二氢吡啶类钙离子通道阻滞药，可选择性扩张脑血管。用法：20 ~ 60mg，口服，2 ~ 3/d；静脉滴注：20 ~ 40mg 加入 5% 葡萄糖注射液 250ml，每日总量不超过 360mg。

4）尼卡地平：二氢吡啶类钙离子通道阻滞药。用法：口服初始剂量 20 ~ 40mg，每日 3 次。静脉滴注：1mg/h 起，根据血压变化每 10min 调整剂量。

5）酚妥拉明：α 肾上腺素能受体阻滞药。用法：10 ~ 20mg 溶入 5% 葡萄糖注射液100 ~ 200ml，以 10μg/min 静脉滴注。必要时根据降压效果调整。

6）甲基多巴：中枢性肾上腺素能神经阻滞药。用法：250mg，口服，每日 3 次，以后根据病情酌情增减，最高不超过 2g/d。

7）硝酸甘油：作用于氧化亚氮合酶，可同时扩张动脉和静脉，降低前后负荷，主要用于合并心力衰竭和急性冠状动脉综合征时高血压急症的降压治疗。用法：起始剂量 5 ~ 10μg/min 静脉滴注，每 5 ~ 10min 增加滴速至维持剂量 20 ~ 50μg/min。

8）硝普钠：强效血管扩张药。用法：50mg 加入 5% 葡萄糖注射液 500ml 按 0.5 ~ 0.8μg/（kg·min）静脉缓滴。妊娠期仅适用于其他降压药物应用无效的高血压危象孕妇。产前应用不超过 4h。

（4）硫酸镁防治子痫：硫酸镁是子痫治疗的一线药物，也是重度子痫前期预防子痫发作的预防用药；对于非重度子痫前期患者也可考虑应用硫酸镁；硫酸镁控制子痫再次发作的效果优于地西泮、苯巴比妥和冬眠合剂等镇静药物。除非存在硫酸镁应用禁忌或硫酸镁治疗效果不佳，否则不推荐将苯妥英钠和苯二氮䓬类（如地西泮）用于子痫的预防或治疗。

1）控制子痫：静脉用药，负荷剂量硫酸镁 2.5 ~ 5g，溶于 10% 葡萄糖注射液 20ml 静脉注射（15 ~ 20min），或 5% 葡萄糖注射液 100ml 快速静脉滴注，继而 1 ~ 2g/h 静脉滴注维持。或夜间睡眠前停用静脉给药，改为 25% 硫酸镁 20ml + 2% 利多卡因 2ml 臀部肌内注射。24h 硫酸镁总量 25 ~ 30g（I - A）。

2）预防子痫发作（适用于子痫前期和子痫发作后）：负荷和维持剂量同控制子痫处理。用药时间长短根据病情需要掌握，一般每天静脉滴注 6 ~ 12h，24h 总量不超过 25g。用药期间每日评估病情变化，决定是否继续用药。

3）注意事项：血清镁离子有效治疗浓度为 1.8 ~ 3.0mmol/L，超过 3.5mmol/L 即可出现中毒症状。使用硫酸镁的必备条件包括膝跳反射存在；呼吸 ≥ 16/min；尿量 ≥ 25ml/h

或≥600ml/d；备有 10% 葡萄糖酸钙。镁离子中毒时停用硫酸镁并静脉缓慢注射（5 ~ 10min）10% 葡萄糖酸钙 10ml。如患者同时合并肾功能不全、心肌病、重症肌无力等，则硫酸镁应慎用或减量使用。条件许可时，用药期间应监测血清镁离子浓度。

（5）补充胶体：可增加血管外液体量，导致一些严重并发症的发生，如肺水肿、脑水肿等。因此，除非有严重的液体丢失（如呕吐、腹泻、分娩失血），一般不推荐扩容治疗。对于存在严重低蛋白血症者，酌情补充白蛋白或血浆。

（6）镇静药物的应用：目的：缓解孕产妇精神紧张、焦虑症状，改善睡眠，预防并控制子痫。

1）地西泮：口服 2.5 ~ 5.0mg，2 ~ 3 次/d，或睡前服用，可缓解患者的精神紧张、失眠等症状，保证患者获得足够的休息。地西泮 10mg 肌内注射或静脉注射（>2min）可用于控制子痫发作和再次抽搐。

2）苯巴比妥：镇静时口服剂量为 30mg/次，3/d。控制子痫时肌内注射 0.1g。

3）冬眠合剂：冬眠合剂由氯丙嗪（50mg）、哌替啶（100mg）和异丙嗪（50mg）三种药物组成，可抑制中枢神经系统，有助于解痉、降压、控制子痫抽搐。通常以 1/3 ~ 1/2 量肌内注射，或以 1/2 加入 5% 葡萄糖溶液 250ml，静脉滴注。由于氯丙嗪可使血压急剧下降，导致肾及胎盘血流量降低，而且对母胎肝有一定损害，故仅应用于硫酸镁治疗效果不佳者。

（7）促胎肺成熟：孕周 <34 周的子痫前期患者产前均应接受糖皮质激素促胎肺成熟治疗。孕周不足 34 周，预计 1 周内可能分娩的妊娠期高血压患者也应接受促胎肺成熟治疗。

（五）对因治疗

终止妊娠（方式及时机）。子痫前期患者经积极治疗母胎状况无改善或病情持续进展的情况下，终止妊娠是唯一有效的治疗措施。

（1）终止妊娠时机：①小于孕 26 周的重度子痫前期经治疗病情不稳定者建议终止妊娠。②孕 26 ~ 28 周的重度子痫前期，根据母胎情况及当地围生期母儿诊治能力决定是否可以行期待治疗。③孕 28 ~ 34 周的重度子痫前期，如病情不稳定，经积极治疗 24 ~ 48h 病情仍加重，应终止妊娠；如病情稳定，可以考虑期待治疗，并建议转至具备早产儿救治能力的医疗机构。④孕 34 周后的重度子痫前期患者，胎儿成熟后可考虑终止妊娠。⑤孕 34 ~ 36 周的轻度子痫前期患者，期待治疗的益处尚无定论。⑥孕 37 周后的子痫前期可考虑终止妊娠。⑦子痫控制 2h 后可考虑终止妊娠。

（2）终止妊娠的方式：妊娠期高血压疾病患者，如无产科剖宫产指征，原则上考虑阴道试产。但如果不能短时间内阴道分娩、病情有可能加重，可考虑放宽剖宫产指征。

（六）预防

目前尚无证据表明能在一般人群中预防妊娠期高血压疾病的发生。以下措施对高危人群的预防可能有效。①适度锻炼：妊娠期应适度锻炼以保持妊娠期身体健康。②合理饮食：妊娠期不推荐严格限制盐的摄入，也不推荐肥胖孕妇限制热量摄入。③补钙：低钙饮食（摄入量 <600mg/d）的孕妇建议补钙。正常钙摄入的高危孕妇推荐预防性补钙，口服至少 1g/d。④预防性抗凝血治疗：高凝血倾向的孕妇妊娠前或妊娠后每天睡前口服低剂量阿司匹林（25 ~ 75mg/d）直至分娩。

七、常见并发症及处理

（一）子痫

控制抽搐和防止抽搐复发；预防并发症和损伤发生；及时终止妊娠。子痫一旦发生则需要紧急处理，包括①防止受伤：患者抽搐时神志不清，需要专人护理。应固定患者身体，放置床栏和开口器，避免摔伤和咬伤。②保证呼吸循环畅通：应取左侧卧位，并吸氧，防止呕吐误吸窒息。必要时人工辅助机械通气。③减少刺激：病室应保持安静避光，治疗操作应轻柔并相对集中，以尽量减少刺激诱发子痫发作。④控制抽搐。⑤控制高血压。⑥严密监测，减少并发症的发生。⑦必要时促胎肺成熟治疗。

（二）脑血管意外

脑血管意外包括脑出血、脑血栓和蛛网膜下腔出血，为妊高征较少见的并发症。妊高征并发脑出血的治疗：保持安静，绝对卧床，不宜用呼吸抑制药。

（三）HELLP综合征

（1）诊断标准

1）血管内溶血：外周血涂片见破碎红细胞、球形红细胞，胆红素≥20.5μmol/L（即1.2mg/dl），血清结合珠蛋白<250mg/L。

2）肝酶升高：ALT≥40U/L或AST≥70U/L，LDH水平升高。

3）血小板减少：血小板计数<100×10^9/L。LDH升高和血清结合珠蛋白降低是诊断HELLP综合征的敏感指标，常在血清未结合胆红素升高和血红蛋白降低前出现。HELLP综合征应注意与血栓性疾病、血小板减少性紫癜、溶血性尿毒症性综合征、妊娠急性脂肪肝等鉴别。

（2）治疗：HELLP综合征必须住院治疗。在按重度子痫前期治疗的基础上，采用其他治疗措施。

1）有指征的输注血小板和使用肾上腺皮质激素。血小板计数>50×10^9/L且不存在过度失血或血小板功能异常时不建议预防性输注血小板或剖宫产术前输注血小板；<50×10^9/L可考虑肾上腺皮质激素治疗；<50×10^9/L且血小板数量迅速下降或存在凝血功能障碍时应考虑备血，包括血小板；<20×10^9/L时阴道分娩前强烈建议输注血小板，剖宫产前建议输注血小板。

2）适时终止妊娠：时机：绝大多数HELLP综合征患者应在积极治疗后终止妊娠。只有当胎儿不成熟且母胎病情稳定的情况下方可在三级医疗单位进行期待治疗。分娩方式：HELLP综合征患者可酌情放宽剖宫产指征。麻醉：血小板计数>75×10^9/L，如无凝血功能紊乱和进行性血小板下降，首选区域麻醉。

3）其他治疗：目前尚无足够证据评估血浆置换或者血液透析在HELLP综合征治疗中的价值。在重度妊娠高血压综合征特别是血液黏稠度增加、微循环灌注受损者，可并发HELLP综合征，仍以解痉、镇静、降压及合理的扩容、必要时利尿为治疗原则。应用皮质激素可使血小板计数、乳酸脱氢酶、肝功能等各项参数改善，尿量增加，平均动脉压下降，并可促使胎肺成熟，妊娠期每12小时静脉滴注地塞米松10mg，产后应继续应用，以免出现血小板再次降低、肝功能恶化、少尿等危险。控制出血、输注血小板，血小板>40×10^9/L

时不易出血，$<20 \times 10^9/L$ 或有出血时应输注浓缩血小板、新鲜冻干血浆，但预防性输注血小板并不能预防产后出血的发生。用新鲜冷冻血浆置换患者血浆，去除毒素、免疫复合物、血小板聚集抑制因子的危害，降低血液黏稠度，补充缺乏的血浆因子等。

八、疾病分级及诊治指引

鉴于妊娠期高血压疾病本身进展迅速，妊娠期高血压患者依照病情及脏器功能损害程度可分为Ⅰ级、Ⅱ级和Ⅲ级（表18-2）。

表18-2　妊娠期高血压疾病的分级诊治指引

分级	负责医师	病情	
		母体	胎儿
Ⅰ级	MICU、产科副主任医师以上内科医师、麻醉科医师新生儿科医师	昏迷、反复抽搐发作高血压危象、MODSDIC、失血性休克	急性宫内窘迫
Ⅱ级	产科副主任医师	重度子痫前期HELLP综合征高血压合并子痫前期	慢性胎儿窘迫FGR
Ⅲ级	产科主治医师	妊娠期高血压或轻度子痫前期	

Ⅰ级：患者昏迷、反复抽搐发作、高血压危象（尤其是伴脑出血）、MODS、弥散性血管内凝血、失血性休克，急性胎儿窘迫危及生命，立即召集 MICU 医师、产科副主任以上医师、内科医师、麻醉科医师、新生儿科医师紧急会诊，并通知医务科，评估后按相应原则处理。如胎儿原因需剖宫产终止妊娠，需产科副主任以上医师担任主刀。

Ⅱ级：重度子痫前期，尤其是早发型重度子痫前期、HELLP 综合征、高血压合并子痫前期，需产科副主任医师进行初步评估，并根据初步评估情况进行下一步处理。如胎儿原因需剖宫产终止妊娠，需产科副主任医师担任主刀。

Ⅲ级：妊娠期高血压或轻度子痫前期，胎儿无宫内缺氧证据，需产科主治医师进行评估处理。如胎儿原因需剖宫产终止妊娠，需产科主治及以上医师担任主刀。

九、入院标准

（1）妊娠期高血压孕周≥38 周。

（2）妊娠期高血压孕周≤38 周，但血压波动较大。

（3）轻度子痫前期孕周≥37 周。

（4）重度子痫前期。

（5）妊娠期高血压伴头晕、头痛、眼花、右上腹痛等自觉症状。

（6）门诊血压控制不佳。

（7）合并胎盘功能低下或胎儿宫内储备能力降低。

十、疾病特殊危急值

（1）Hb $<60g/L$。

（2） PLT $< 50 \times 10^9/L$。

（3） ALT $> 300U/L$。

（4） AST $> 300U/L$。

（5） Cr $> 442 \mu mol/L$。

（6） Mg $> 3.5mmol/L$。

（7） FIB $< 1g/L$。

（8） B超提示肝包膜下血肿。

（9） B超提示胎盘早剥。

（10） CT提示颅内出血。

十一、会诊标准

（1）血压控制不良，需请内科协助调节控制血压。

（2）脏器功能损害严重，需要请ICU医师会诊协助诊治。

（3）早发性重度子痫前期或严重FGR需要遗传科会诊。

（4）反复抽搐、惊厥或昏迷、嗜睡需请神经外科及神经内科会诊排除脑出血及脑栓塞。

（5）如果术前PLT $< 50 \times 10^9/L$，需请麻醉科会诊决定麻醉方式和围术期管理。

（6）胎儿孕周较小且需要终止者，请新生儿科会诊。

十二、入出ICU标准

（一）入ICU标准

（1）昏迷。

（2）DIC。

（3）失血性休克。

（4）脑血管意外。

（5）严重产后出血子宫切除后。

（6）子痫。

（7）高血压危象。

（8）肺水肿。

（9）心力衰竭。

（二）出ICU标准

收入ICU的患者经过严密监护和治疗后，病情趋于稳定且转入ICU的指征已消除后，可转出ICU返回普通病房继续进行专科治疗。标准如下。

（1）心率在正常范围内。

（2）血流动力学稳定。

（3）呼吸频率在正常年龄组范围内，呼吸功能障碍已获纠治，血气分析结果正常。

（4）主要脏器功能基本恢复正常。

（5）吸氧下无发绀、血氧饱和度 $> 90\%$；或P/F > 300；或$PCO_2 < 50mmHg$；或pH > 7.35；或不需机械通气、不需给氧。

十三、谈话要点

（1）慢性高血压合并子痫前期，孕期可发生包括脑血管意外、肝肾功能损害、心肺功能受损、HELLP综合征、凝血功能障碍等全身性疾病及子痫、胎儿生长受限、羊水过少、胎盘功能低下、胎儿窘迫、胎盘早剥、宫缩乏力、产后出血、产褥感染等产科并发症。

（2）部分患者病情进展迅速，为治疗母体疾病，不排除终止妊娠可能。

（3）胎儿发育异常风险增加，目前未能完全排除。

十四、出院标准

（1）妊娠已终止，患者症状解除，血压控制佳。

（2）患者各脏器功能恢复佳。

（3）患者各脏器功能恢复不佳，需到专科医院进一步治疗。

（4）没有需要住院处理的并发症和（或）合并症。

十五、随访指导

（一）产褥期处理（产后6周内）

（1）重度子痫前期产后应继续使用硫酸镁24~48h预防产后子痫。

（2）子痫前期患者产后3~6d是产褥期高血压高峰期，高血压、蛋白尿等症状仍可能反复出现甚至加剧，因此，这期间仍应每天监测血压及尿蛋白。如血压≥160/110mmHg应继续给予降压治疗。哺乳期可继续应用产前使用的降压药物，仍禁用ACEI和ARB类（卡托普利、依那普利除外）。

（3）子痫前期患者产后应注意有无血管栓塞。子痫前期患者产前卧床休息时间超过4d或剖宫产术后24h，可酌情使用阿司匹林、低分子肝素或中药，如丹参等抗凝血药物以预防血栓形成。

出现以下紧急情况需及时返院或到当地医院治疗：①血压≥160/110mmHg；②少尿；③肌酐升高（≥106μmol/L）；④血小板计数<50×10⁹/L。

（二）远期随访（产后6周后）

患者产后6周血压仍未恢复正常应于产后12周再次复查血压排除慢性高血压。妊娠期高血压疾病特别是重度子痫前期患者，远期罹患高血压、肾病、血栓形成的风险增大。计划再生育者，如距本次妊娠间隔时间小于2年或大于10年，子痫前期复发风险增大。应充分告知患者上述风险，加强筛查与自我健康管理。建议进行如下检查：尿液分析、血电解质、肌酐、空腹血糖、血脂及标准12导联心电图。鼓励妊娠期高血压疾病患者采用健康的饮食和生活习惯，如规律体育锻炼、控制酒精和食盐摄入（<6g/d）、戒烟等。鼓励超重患者控制体重（BMI：18.5~25，腹围<88cm），以减少再次妊娠时发病风险并利于长期健康。

十六、门急诊标准流程

妊娠期高血压疾病门急诊标准流程见图18-4。

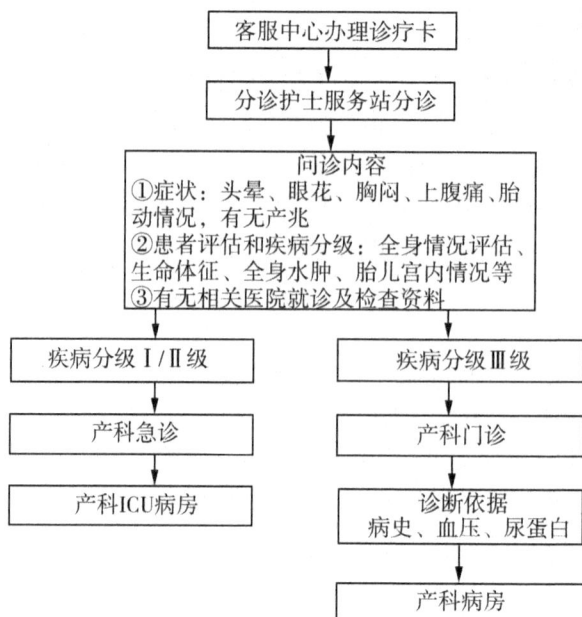

图 18 - 4 妊娠期高血压疾病门急诊标准流程

十七、住院标准流程

妊娠期高血压疾病的住院标准流程见图 18 - 5。

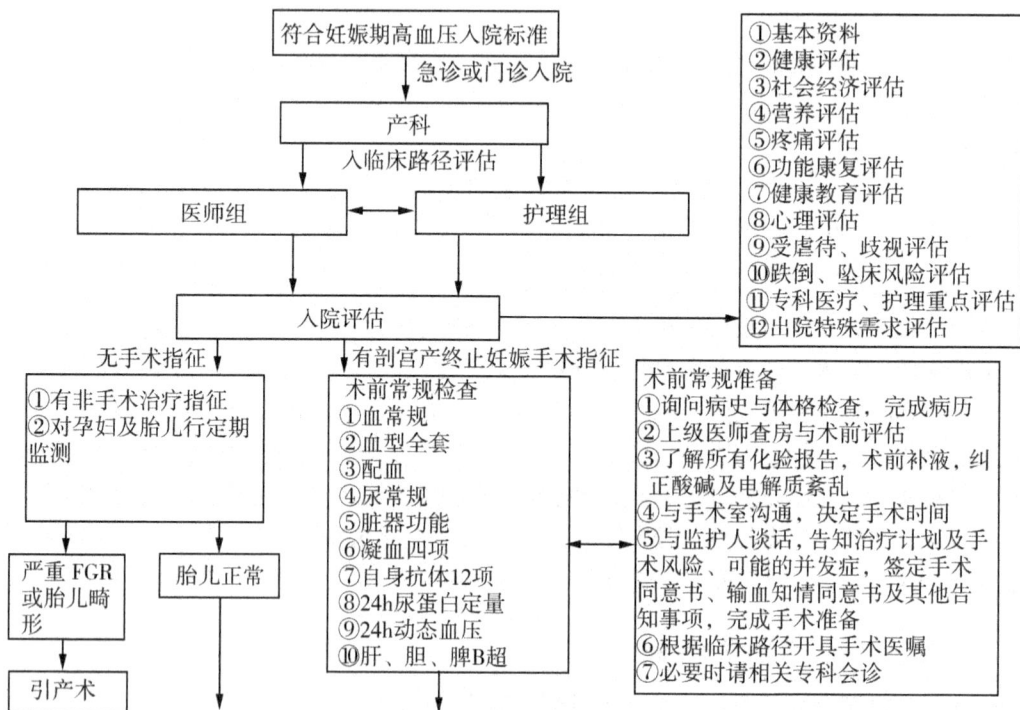

图的流程部分（流程图）：

产房阴道分娩

手术室 ← 麻醉医师 麻醉评估、谈话

术前time-out ← 麻醉医师、手术医师、手术护理组 双身份识别、手术安全核查

手术 ← 手术医师、麻醉医师、手术护理组 双身份识别、手术安全核查

产后 ← ICU

预出院　出院医嘱、带药

医师组　　　　护理组

出院标准
①一般情况良好，可正常饮食，无发热、血压基本恢复正常
②无发热、腹痛，腹部切口愈合良好，无红肿、渗出等
③出院前复查血常规、肝肾功能、凝血等结果正常
④无其他需要住院处理的并发症

上级医师查房，确定有无手术并发症和手术切口感染，患者心功能恢复正常，决定是否出院如果该患者可以出院
①通知患者及其家属出院
②完成病历书写
③开具诊断证明、出院小结
④健康教育
⑤预约复诊日期

①健康教育
②出院带药的用药指导
③出院后护理指导
④复印相关资料
⑤产后宣教

监护人出入院处办理出院

客服中心：诊断证明、出院小结盖章

产后专科门诊复查、随诊

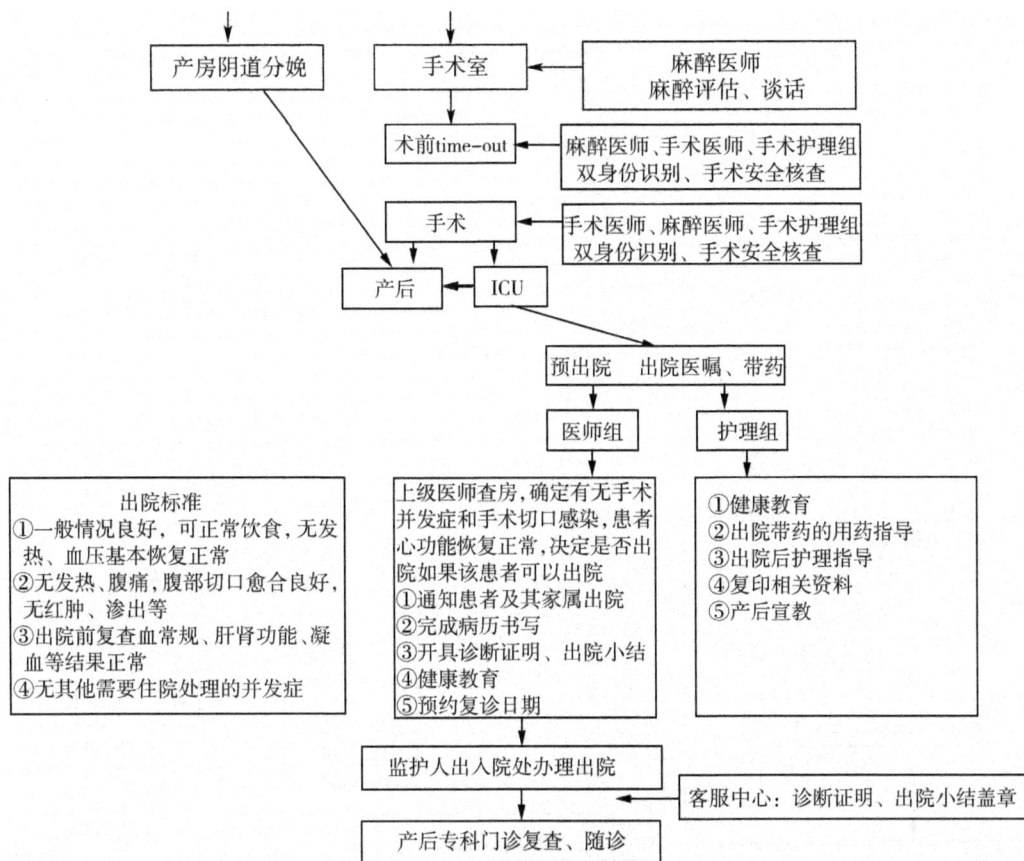

图18-5　妊娠期高血压疾病的住院标准流程

十八、疾病诊疗路径图

妊娠期高血压疾病的诊疗流程见图18-6。

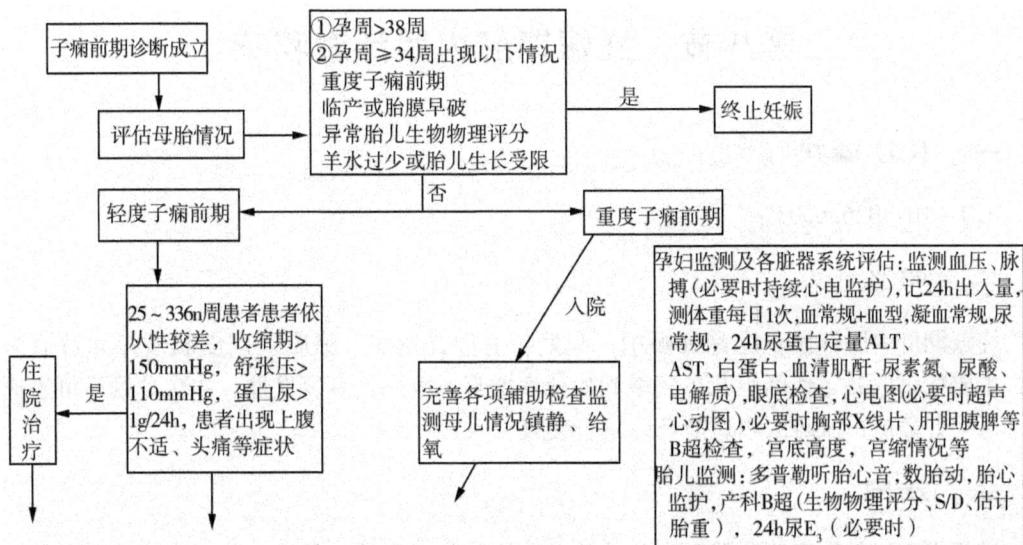

（流程图）：

子痫前期诊断成立 → 评估母胎情况 →
①孕周>38周
②孕周≥34周出现以下情况
重度子痫前期
临产或胎膜早破
异常胎儿生物物理评分
羊水过少或胎儿生长受限
→ 是 → 终止妊娠

否

轻度子痫前期　　　　重度子痫前期

25~336n周患者患者依从性较差，收缩期>150mmHg，舒张压>110mmHg，蛋白尿>1g/24h，患者出现上腹不适、头痛等症状 → 是 → 住院治疗

入院

完善各项辅助检查监测母儿情况镇静、给氧

孕妇监测及各脏器系统评估：监测血压、脉搏(必要时持续心电监护)，记24h出入量，测体重每日1次，血常规+血型，凝血常规，尿常规，24h尿蛋白定量ALT、AST、白蛋白、血清肌酐、尿素氮、尿酸、电解质)，眼底检查，心电图(必要时超声心动图)，必要时胸部X线片、肝胆胰脾等B超检查，宫底高度，宫缩情况等
胎儿监测：多普勒听胎心音，数胎动，胎心监护，产科B超(生物物理评分、S/D、估计胎重)，24h尿E_3(必要时)

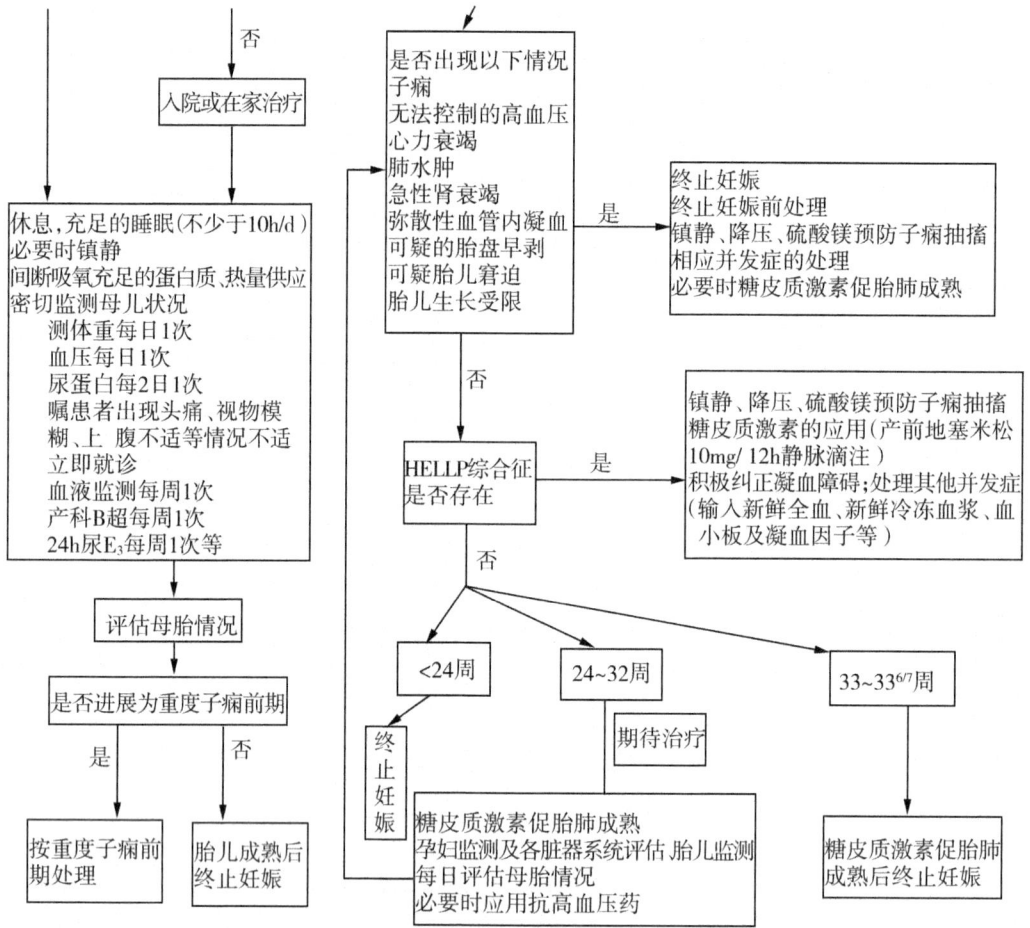

图 18-6　妊娠期高血压的诊疗流程

（张晓云）

第八节　妊娠期肝内胆汁淤积症

一、ICD 编码

ICD-10：O26.6003。

二、定义

妊娠期肝内胆汁淤积症是妊娠中、晚期特有的并发症，临床上以皮肤瘙痒和黄疸为特征，主要危害胎儿，使围生儿患病率和病死率增高。本病具有复发性，本次分娩后可迅速消失，再次妊娠或口服雌激素避孕药时常会复发。

三、病因

目前尚不清楚，可能与雌激素、遗传及环境等因素有关。其中遗传因素决定患者的易患性，而非遗传性因素决定 ICP 的严重程度。

1. 激素因素　妊娠期胎盘合成雌激素，孕妇体内雌激素水平大幅增加，雌激素可使 $Na^+ - K^+ - ATP$ 酶活性下降，能量提供减少，导致胆酸代谢障碍；雌激素可使肝细胞膜中胆固醇与磷脂比例上升，流动性降低，影响对胆酸的通透性，使胆汁流出受阻；雌激素作用于肝细胞表现的雌激素受体，改变肝细胞蛋白质合成，导致胆汁回流增加。上述因素综合作用可能导致 ICP 的发生。此外，雌激素代谢异常及肝对妊娠性生理性增加的雌激素高敏感性也是导致 ICP 的可能因素。

2. 遗传与环境因素　ICP 患病率冬季高于夏季；世界各地 ICP 患病率明显不同；母亲或姐妹中有 ICP 病史的妇女 ICP 发生率明显增高，其完全外显及母婴垂直传播的特性符合孟德尔优势遗传规律。

3. 药物　一些减少胆小管转运胆汁的药物，如肾移植后服用的硫唑嘌呤可引起 ICP。

四、诊断

1. 临床表现

（1）瘙痒：几乎所有患者首发症状为妊娠晚期发生无皮肤损伤的瘙痒，约 80% 的患者在 30 周后出现，有的甚至更早。瘙痒程度不一，常呈持续性，白昼轻，夜间加剧。瘙痒一般先从手掌和脚掌开始，然后逐渐向肢体近端延伸甚至可发展到面部，但极少侵及黏膜，这种瘙痒症状常出现在实验室检查结果之前，平均约 3 周，亦有达数月者，于分娩时或数日内迅速消失。

（2）其他症状：严重瘙痒时引起失眠、疲劳、恶心、呕吐、食欲减退及脂肪痢。

（3）体征：四肢皮肤可见抓痕；20% ~ 50% 患者在瘙痒发生数日至数周内出现轻度黄疸，部分病例黄疸与瘙痒同时发生，于分娩后数日内消退，同时伴尿色加深等高胆红素症表现。无急慢性肝病体征，肝大但质地软，有轻压痛。

（4）疾病严重程度分度

1）轻度：生化指标：血清总胆汁酸 10 ~ 39μmol/L，甘胆酸（CG）10.75 ~ 43μmol/L，总胆红素 < 21μmol/L，直接胆红素 < 6μmol/L，丙氨酸氨基转移酶 < 200U/L。临床症状：瘙痒为主，无其他症状。

2）重度：生化指标：血清总胆汁酸 ≥ 40μmol/L，甘胆酸 ≥ 43μmol/L，总胆红素 ≥ 21μmol/L，直接胆红素 ≥ 6μmol/1，丙氨酸氨基转移酶 ≥ 200U/L。

2. 辅助检查

（1）实验室检查

1）血清胆酸测定：测定母血胆酸是早期诊断 ICP 最敏感方法，在瘙痒症状出现或转氨酶升高前几周胆酸就已升高。其水平越高，病情越重，出现瘙痒越早。ICP 患者血甘胆酸（CG）浓度在 30 周时突然升高至正常水平的 100 倍左右，并持续至产后下降，5 ~ 8 周后恢复正常。

2）肝功能测定：大多数 ICP 患者的 AST、ALT 轻至中度升高，为正常水平的 2 ~ 10 倍，ALT 较 AST 更敏感；部分患者血清胆红素轻至中度升高，很少超过 85.5μmol/L。

（2）病理检查：ICP 患者肝组织活检见肝细胞无明显炎症或变性表现，仅肝小叶区胆红素轻度淤积，毛细胆管胆汁淤积及胆栓形成。电镜切片发现毛细胆管扩张合并微绒毛水肿或消失。

3. 鉴别诊断 需排除其他能引起瘙痒、黄疸和肝功能异常的疾病。ICP 患者无发热、急性上腹痛等肝炎表现，其症状和实验室检查异常在分娩后很快消失。

（1）妊娠合并病毒性肝炎：常合并恶心、呕吐、腹胀等消化道症状；血清 ALT、AST 及胆红素明显上升，ALT 可增高数倍至数十倍；病原学检查发现肝炎病毒标志物阳性；病程不会在妊娠终止后迅速好转或恢复。

（2）妊娠期急性脂肪肝：该病多发生于妊娠晚期，可伴有妊娠高血压疾病；病情进展迅速，黄疸进行性加重；消化道症状明显，上腹痛，有剧烈呕吐，母体一般情况差；B 超可见典型脂肪肝声像。肝活检可明确诊断。

五、治疗

治疗原则是缓解瘙痒症状，恢复肝功能，降低血胆酸水平，注意胎儿宫内情况的监护，及时发现胎儿缺氧并采取相应措施，以改善妊娠结局。

1. 一般治疗 适当卧床休息，取左侧卧位以增加胎盘血流量，给予吸氧、高渗葡萄糖、维生素类及能量，既可保肝又可提高胎儿对缺氧的耐受性。定期复检肝功能、血胆酸，了解病情。

2. 药物治疗 改善孕妇临床症状，改善围生儿预后。

（1）熊去氧胆酸（ursodesoxycholic acid，UDCA）：作为一线用药，抑制肠道对胆酸的重吸收，降低血胆酸水平。剂量 15mg/（kg·d），分 3 次口服，常规剂量疗效不佳，而又未出现明显不良反应时，可加大剂量为每日 1.5 ~ 2.0g。

（2）腺苷蛋氨酸（S - ademetionine SAMe）：灭活雌激素的代谢产物，增加膜的通透性，防止雌激素升高引起的胆汁淤积。每日 500 ~ 1 000mg 静脉滴注或肌内注射，2 周后可改口服，500mg 每日 2 次。病情较轻者口服为主。

（3）地塞米松：降低雌激素的产生，减轻胆汁淤积；使皮肤瘙痒症状改善；促进胎肺成熟，避免早产儿出现呼吸窘迫综合征。主要应用在妊娠 34 周之前，估计 7d 之内可能发生早产的患者，或疾病严重需计划终止妊娠者的促胎肺成熟。剂量为 6mg，肌内注射，每 12 小时 1 次，共 4 次。

（4）联合治疗：重症、进展性、难治性 ICP 患者可考虑两者联合治疗，如 UDCA 250mg，每日 3 次口服，联合 SAMe，500mg，每日 2 次静脉滴注。

（5）辅助治疗

1）改善瘙痒症状：薄荷类、抗组胺药物、苯二氮䓬类药物对瘙痒有缓解作用，以薄荷类药物较为安全。

2）护肝治：对于血清肝酶水平升高而其他指标未见明显异常者，在降胆酸治疗基础上使用护肝药物，不宜同时应用多种抗炎、护肝药物，以免加重肝负担及因药物间相互作用而引起的不良反应。

3）血浆置换：用于治疗 ICP 和其他妊娠合并胆汁淤积性疾病，昂贵且存在血制品不良反应问题，不列入诊疗常规。

4）维生素 K 的应用：产前使用，以减少出血风险。

3. 预防 加深对 ICP 的认识，加强对既往患 ICP 再次妊娠孕妇或服用避孕药等高危人群的管理，完善产前监护，积极内科治疗与产科处理。

六、常见并发症及处理

ICP 主要危害胎儿，使围生儿患病率和病死率增高。

1. 产前监护

（1）从妊娠 34 周开始每周行 NST 试验，必要时行胎儿生物物理评分，以便及早发现隐性胎儿缺氧。NST 基线胎心率变异消失可作为预测 ICP 胎儿缺氧的指标。

（2）每日测胎动，若 12h 内胎动少于 10 次，则应考虑胎儿有宫内窘迫。

（3）每周复查 B 超，警惕羊水过少的发生。

2. 适时终止妊娠

（1）指征：①孕妇出现黄疸，胎龄 >36 周；②无黄疸，足月或胎肺已成熟；③胎盘功能明显减退或胎儿窘迫者；④羊水量逐渐减少。

（2）终止妊娠方式：以剖宫产终止妊娠为宜。

3. 预防产后出血　ICP 孕妇由于维生素 K 吸收减少，使肝合成凝血因子亦减少，产后、出血风险较正常产妇高，产时、产后要注意加强子宫收缩与产后出血量的观察。

七、疾病分级及诊治指引

1. 疾病分级　妊娠期肝内胆汁淤积症的分级评估及诊治指引见表 18 - 3。

表 18 - 3　妊娠期肝内胆汁淤积症的分级诊治指引

负责医师	评估	生化指标		临床症状
		TBA	ALT	
胎儿医学专科三线医师	I 级	10 ~ 39	≥200	<34 周发生 ICP、合并多胎妊娠、妊娠期高血压疾病、复发性 ICP、曾因 ICP 致围生儿死亡者
三线医师（副主任或主任医师）	II 级	≥40	≥200	瘙痒严重，伴有其他症状
二线医师（主治或副主任医师）	III 级	10 ~ 39	<200	瘙痒为主，无明显其他症状
一线医师（住院或主治医师）	IV 级	10 ~ 39	正常范围	瘙痒为主，无明显其他症状

2. 分娩方式的选择

（1）阴道分娩指征：①轻度 ICP；②无产科其他剖宫产指征；③孕周 <40 周。

（2）剖宫产指征：①重度 ICP；②既往死胎死产、新生儿窒息或死亡史；③胎盘功能严重下降或高度怀疑胎儿窘迫；④合并双胎或多胎、重度子痫前期等；⑤存在其他阴道分娩禁忌证者。

八、入院标准

第一诊断为妊娠期肝内胆汁淤积症。

（1）门诊治疗无效者。

（2）伴其他情况且需立即终止妊娠者。

（3）孕周在 28~32 周后者。

（4）瘙痒严重者。

（5）血甘氨酸≥21.5μmol/L 或总胆汁酸≥20μmol/L 和（或）出现黄疸者。

（6）出现规律宫缩者。

九、疾病特殊危急值

生化指标：血清总胆汁酸≥40μmol/L，甘胆酸≥43μmol/L，总胆红素≥21μmol/L，直接胆红素≥6μmol/L，丙氨酸氨基转移酶≥300U/L。

十、会诊标准

（1）一旦确诊 ICP，新生儿科即需参与评估胎儿宫内情况，并与家属进行相关谈话；分娩过程中参与新生儿的抢救及转科事宜。

（2）对于重度患者或不典型患者需请内、外科联合会诊，以排除合并其他病症可能，并指导进一步诊治。

十一、入出 ICU 标准

1. 入 ICU 标准

（1）术中出血 1 000ml 以上，经输血纠正休克。

（2）凝血功能障碍。

（3）术中止血困难，子宫切除者。

（4）手术操作时间长，导致①术中长期气管插管和机械通气后，刚拔除气管插管或拔管困难；②需要面罩式持续正压通气或无创性通气治疗；③需插管以保持气道通畅，但不需要通气治疗，且其他状况尚稳定。

2. 出 ICU 标准　收入 ICU 的患者经过严密监护和治疗后，病情趋于稳定且转入 ICU 的指征已消除后，可转出 ICU 返回普通病房继续进行专科治疗。标准如下。

（1）心率在正常年龄组范围内。

（2）血流动力学稳定。

（3）呼吸频率在正常年龄组范围内，呼吸功能障碍已获纠治，血气分析结果正常。

（4）主要脏器功能稳定。

（5）吸氧下无发绀、血氧饱和度 >90%；或 P/F>300；或 $PCO_2<50mmHg$；或 pH>7.35；或不需机械通气、不需给氧。

（6）专科指征：①宫缩好，阴道出血少；②无内出血征象。

十二、谈话要点

1. 对孕妇影响　可导致孕妇肝功能及凝血功能障碍，增加产后出血、糖、脂代谢异常等风险。

2. 对胎儿影响　胎儿患病率及病死率升高，可能发生胎儿缺氧、宫内窘迫、不能预测的胎儿死亡等，阴道分娩会加重胎儿缺氧，甚至死亡。

十三、出院标准

1. 符合以下标准者，可出院并继续妊娠、定期门诊复查　①症状消失或症状较轻，CG < 21.5μmol/L 或 TBA < 20μmol/L，ALT < 100U/L，且无规律宫缩者；②孕周 < 32 周，尽可能延长孕周；③随诊便利。

2. 已终止妊娠者达到如下指标者，可出院　①产后瘙痒等症状消失，黄疸减轻或消失；②生化指标较产前明显好转，接近正常水平；③产妇一般情况好，切口愈合好，无感染等迹象。

十四、随访指导

1. 产前随访指导　注意休息，缩短产前检查间隔，重点监测 CG 及 TBA 指标，加强胎儿电子监护，如病情无好转，则需住院治疗。出现胎动异常、瘙痒复发、黄疸等随诊，孕周≥32 周入院待产。

2. 一般产后随访指导　注意休息，产后 42d 门诊复查，发热、腹痛明显、阴道出血多等不适时随诊。

十五、门急诊标准流程

妊娠期肝内胆汁淤积症的门急诊标准流程见图 18 - 7。

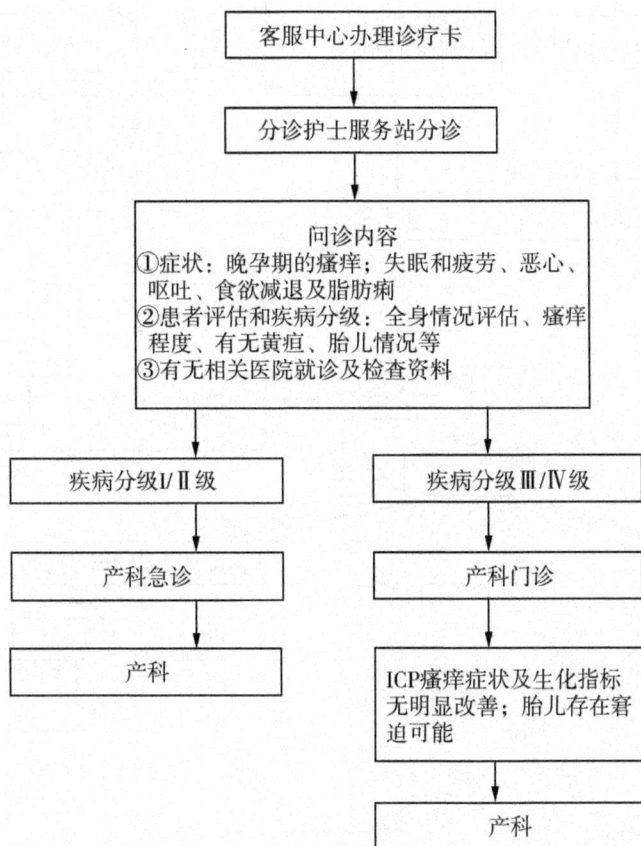

图 18 - 7　妊娠期肝内胆汁淤积症的门急诊标准流程

十六、住院标准流程

妊娠期肝内胆汁淤积症的住院标准流程见图18-8。

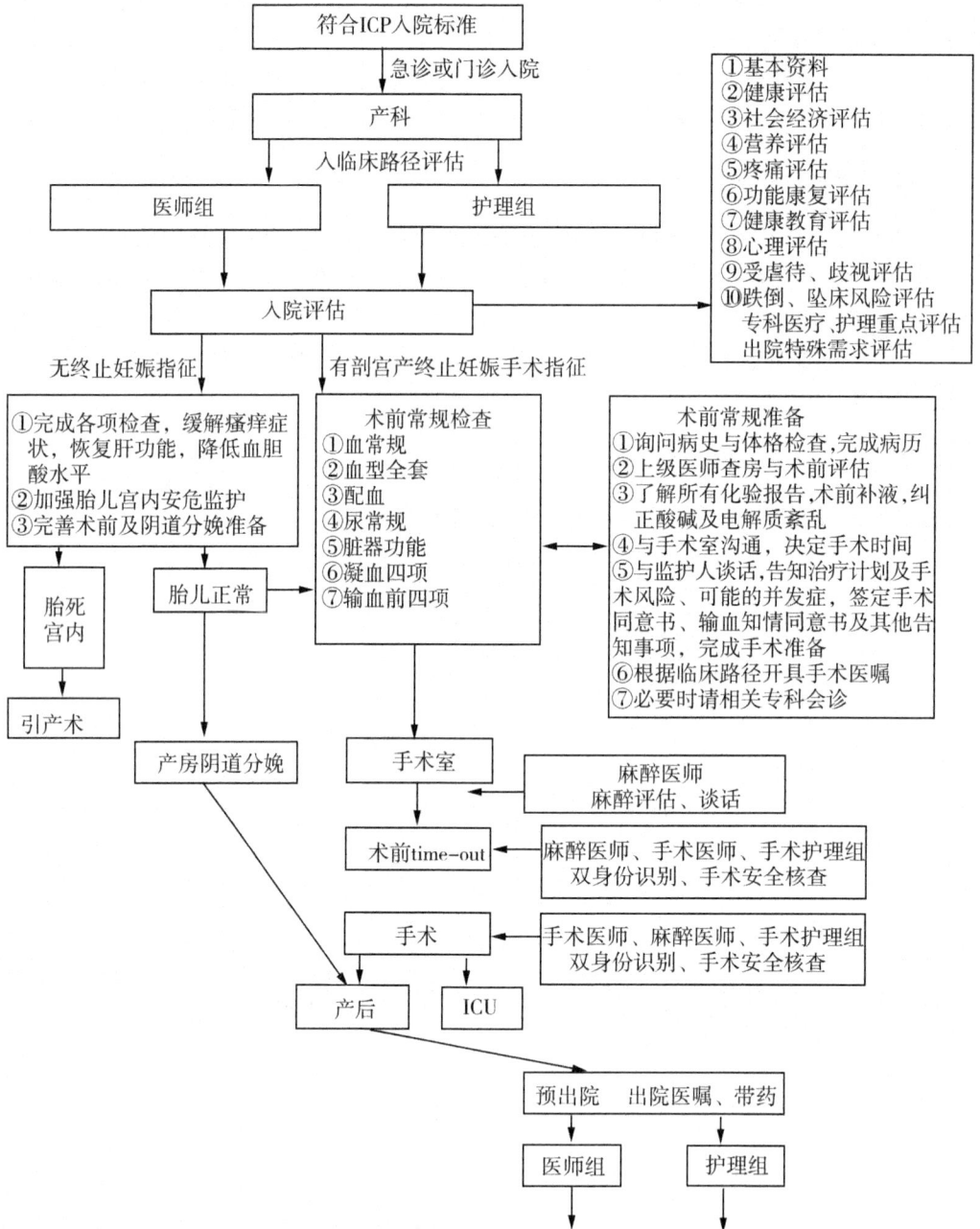

```
                        符合ICP入院标准
                             │ 急诊或门诊入院
                           产科
                             │ 入临床路径评估
              ┌──────────────┴──────────────┐
            医师组                          护理组
              └──────────────┬──────────────┘
                          入院评估  ─────────────────────────►
        无终止妊娠指征 │          │ 有剖宫产终止妊娠手术指征
```

①基本资料
②健康评估
③社会经济评估
④营养评估
⑤疼痛评估
⑥功能康复评估
⑦健康教育评估
⑧心理评估
⑨受虐待、歧视评估
⑩跌倒、坠床风险评估
专科医疗,护理重点评估
出院特殊需求评估

①完成各项检查，缓解瘙痒症状，恢复肝功能，降低血胆酸水平
②加强胎儿宫内安危监护
③完善术前及阴道分娩准备

术前常规检查
①血常规
②血型全套
③配血
④尿常规
⑤脏器功能
⑥凝血四项
⑦输血前四项

术前常规准备
①询问病史与体格检查,完成病历
②上级医师查房与术前评估
③了解所有化验报告,术前补液,纠正酸碱及电解质紊乱
④与手术室沟通,决定手术时间
⑤与监护人谈话,告知治疗计划及手术风险、可能的并发症,签定手术同意书、输血知情同意书及其他告知事项,完成手术准备
⑥根据临床路径开具手术医嘱
⑦必要时请相关专科会诊

胎死宫内 → 引产术

胎儿正常 → 产房阴道分娩

手术室 ← 麻醉医师 麻醉评估、谈话

术前time-out ← 麻醉医师、手术医师、手术护理组 双身份识别、手术安全核查

手术 ← 手术医师、麻醉医师、手术护理组 双身份识别、手术安全核查

产后　　ICU

预出院　出院医嘱、带药
医师组　　护理组

出院标准
①一般情况良好，可正常饮食，无发热、腹泻，营养状况明显改善
②无发热、腹痛，腹部切口愈合良好，无红肿、渗出等
③出院前复查血常规、肝功生化指标等结果正常
④无其他需要住院处理的并发症

上级医师查房，确定有无手术并发症和手术切口感染，决定是否出院
如果该患者可以出院
①通知患者及其家属出院
②完成病历书写
③开具诊断证明、出院小结
④健康教育
⑤预约复诊日期

①健康教育
②出院带药的用药指导
③出院后护理指导
④复印相关资料
⑤产后宣教

监护人出入院处办理出院

客服中心：诊断证明、出院小结盖章

产后专科门诊复查、随诊

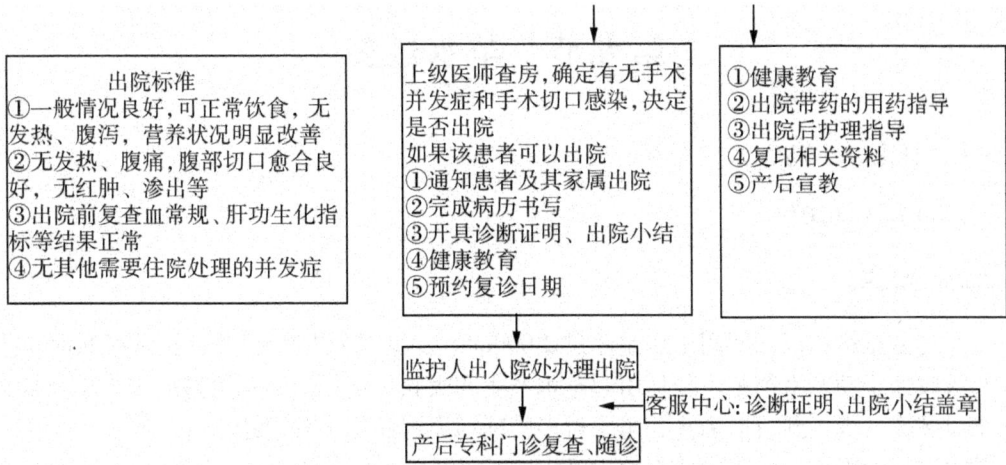

图 18-8　妊娠期肝内胆汁淤积症的住院标准流程

十七、疾病诊疗路径图

妊娠期肝内胆汁淤积症的诊疗流程见图 18-9。

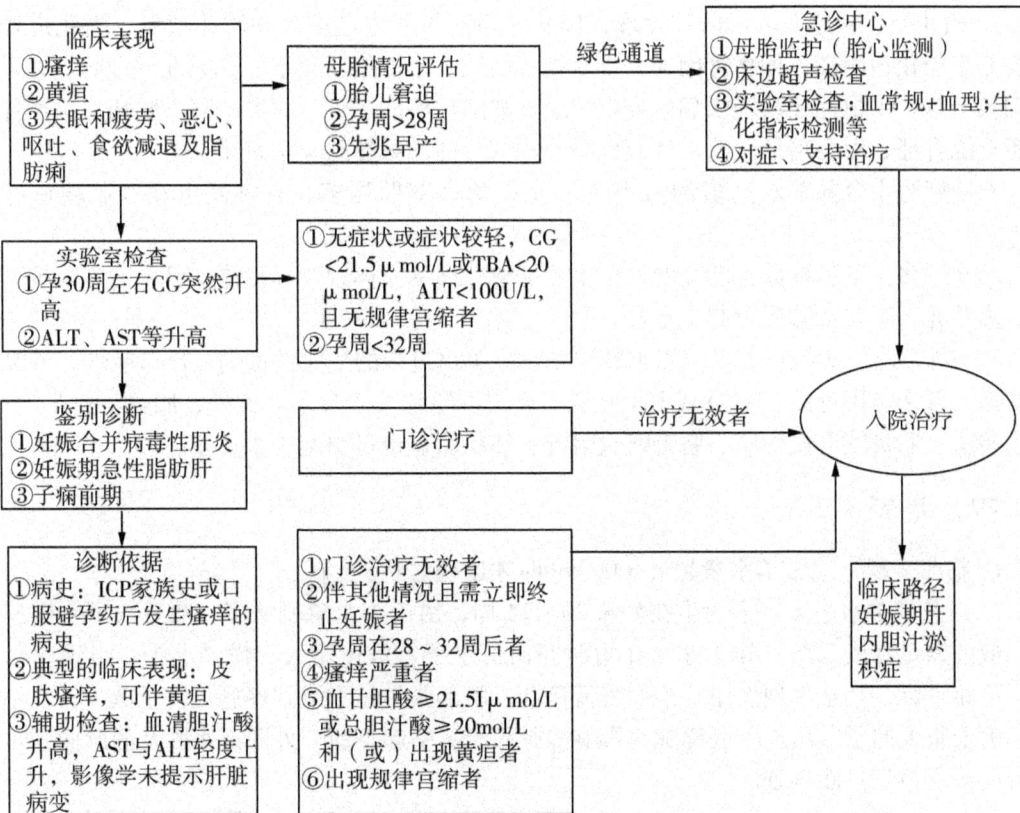

临床表现
①瘙痒
②黄疸
③失眠和疲劳、恶心、呕吐、食欲减退及脂肪痢

母胎情况评估
①胎儿窘迫
②孕周>28周
③先兆早产

绿色通道

急诊中心
①母胎监护（胎心监测）
②床边超声检查
③实验室检查：血常规+血型；生化指标检测等
④对症、支持治疗

实验室检查
①孕30周左右CG突然升高
②ALT、AST等升高

①无症状或症状较轻，CG<21.5μmol/L或TBA<20μmol/L，ALT<100U/L，且无规律宫缩者
②孕周<32周

鉴别诊断
①妊娠合并病毒性肝炎
②妊娠期急性脂肪肝
③子痫前期

门诊治疗

治疗无效者

入院治疗

诊断依据
①病史：ICP家族史或口服避孕药后发生瘙痒的病史
②典型的临床表现：皮肤瘙痒，可伴黄疸
③辅助检查：血清胆汁酸升高，AST与ALT轻度上升，影像学未提示肝脏病变

①门诊治疗无效者
②伴其他情况且需立即终止妊娠者
③孕周在28~32周后者
④瘙痒严重者
⑤血甘胆酸≥21.5Iμmol/L或总胆汁酸≥20mol/L和（或）出现黄疸者
⑥出现规律宫缩者

临床路径妊娠期肝内胆汁淤积症

图 18-9　妊娠期肝内胆汁淤积症的诊疗流程

（杨　眉）

第九节　羊水过多

一、ICD 编码

ICD - 10：O40.01。

二、定义

羊水过多是指在妊娠期间羊水量超过 2 000ml。发生率为 1% ~ 3%。正常妊娠时羊水的产生与吸收处于动态平衡中。任何引起羊水产生和吸收失衡的因素均可造成羊水量异常，出现羊水过多或过少。到目前为止，羊水过多的确切原因还不十分清楚。

羊水过多病因复杂，其中约 60% 为原因不明的特发性羊水过多。特发性羊水过多中大部分羊水量增加非常轻微，没有胎儿畸形和母体合并症。随着胎儿发育而发生功能性的改变是出现羊水过多的原因之一。

三、病因

1. 胎儿因素　胎儿畸形研究发现，12% ~ 30% 的羊水过多合并胎儿畸形。消化道畸形主要是上消化道闭锁，如食管闭锁、十二指肠闭锁、十二指肠狭窄、先天性巨结肠、先天性幽门狭窄等。中枢神经系统疾病主要以神经管缺陷性疾病多见，腹壁缺陷、膈疝、颌面部发育不全综合征、无心畸形、遗传性假性醛固酮减少症均可导致羊水过多。

双胎妊娠中合并羊水过多约占 10%，尤以单卵双胎居多，且常发生在双胎输血综合征中。

羊水过多是染色体异常胎儿的一个重要征象，18 - 三体、21 - 三体、13 - 三体等核型异常，因胎儿吞咽羊水障碍引起羊水过多。

2. 孕妇因素　35 岁或 35 岁以上的孕妇发生羊水过多的危险性增高。母亲吸烟、妊娠期糖尿病、母亲滥用毒品、ABO 或 RH 血型不合均可导致羊水过多。此外，胎盘、脐带病变、巨大胎盘、胎盘绒毛血管瘤、脐带帆状附着、环状胎盘也可引起羊水过多。

四、诊断

1. 临床表现　通常羊水量超过 3 000ml 时才出现症状。

（1）急性羊水过多：多发生在妊娠 20 ~ 24 周，由于羊水急剧增多，数日内子宫迅速增大，似妊娠足月或双胎妊娠大小，在短时间内由于子宫极度增大，横膈上抬，出现呼吸困难，不能平卧，甚至出现发绀，孕妇表情痛苦，腹部张力过大感到疼痛与食量减少，发生便秘。由于胀大的子宫压迫下腔静脉，影响静脉回流，引起下肢、外阴部水肿及静脉曲张。孕妇行走不便而且只能侧卧。

（2）慢性羊水过多：约占 98%，而且多发生在妊娠 28 ~ 32 周，羊水可在数周内逐渐增多，属中等量缓慢增长，多数孕妇能适应，常在产前检查时，发现宫高、腹围均大于同期孕妇。羊水过多孕妇在体检时，见腹部膨隆大于妊娠月份，妊娠图可见宫高曲线超出正常百分位数，腹壁皮肤发亮、变薄，触诊时感到皮肤张力大，有液体震颤感，胎位不清，有时扪及胎儿部分有浮沉感，胎心遥远或听不到。羊水过多孕妇容易并发妊高征、胎位异常、早产。破膜后因子宫骤然缩小，可以引起胎盘早剥，破膜时脐带可随羊水滑出造成脐带脱垂。产后因子宫过大容易引起子宫收缩乏力导致产后出血。

2. 辅助检查

（1）B超检查：以单一羊水最大暗区垂直深度（羊水池）（amniotic fluid volume，AFV）测定表示羊水量的方法显示胎儿与子宫壁间的距离增大，超过7cm即可考虑为羊水过多（也有学者认为超过8cm方能诊断羊水过多）。若用羊水指数法（AFI），即孕妇头高30°平卧，以脐与腹白线为标志点，将腹分为4部分，测定各象限最大羊水暗区相加而得，国内资料AFI > 18cm为羊水过多，而Phelan则认为AFI > 20cm方可诊断。经比较，AFI显著优于AFV法。

（2）羊膜囊造影及胎儿造影：为了解胎儿有无消化道畸形，先将76%泛影葡胺20 ~ 40ml注入羊膜腔内，3h后摄片，羊水中的造影剂减少，胎儿肠道内出现造影剂。接着再将40%碘化油20 ~ 40ml（应视羊水多少而定）注入羊膜腔，左右翻身数次，因脂溶性造影剂与胎脂有高度亲和力，注药后0.5h、1h、24h分别摄片，胎儿的体表，包括头、躯干、四肢及外生殖器均可显影。羊膜囊造影可能引起早产、宫腔内感染，且造影剂、放射线对胎儿有一定损害，应慎用。

（3）神经管缺陷胎儿的检测：该类胎儿畸形容易合并羊水过多。除B超之外．还有以下几种检测方法。①羊水及母血甲胎蛋白（α - FP）含量测定：开放性神经管缺损的胎儿，α - FP随脑脊液渗入羊膜腔，当妊娠合并神经管缺损胎儿时，羊水α - FP值超过同期正常妊娠平均值3个标准差以上。而母血清α - FP值超过同期正常妊娠平均值2个标准差以上。②母尿雌激素/肌酐（E/C）比值测定：当合并神经管缺损胎儿时，E/C比值比同期正常妊娠的均值低1个标准差以上。③羊水快速贴壁细胞、羊水乙酰胆碱酯酶凝胶圆盘电泳、羊水刀豆素A及抗α - FP单克隆抗体三位夹心固相免疫放射法，均可检测神经管缺损，数种方法同时检测，可以弥补B超与α - FP法的不足。

五、鉴别诊断

应注意与葡萄胎、双胎妊娠、巨大儿相鉴别，还应排除糖尿病、母婴血型不合所致的胎儿水肿及染色体异常。

六、治疗

羊水过多胎儿妊娠结局的结果显示：79%胎儿结局无明显异常，21%胎儿有合并症。羊水过多的孕妇应加强孕期监测和出生后的系统追踪观察。羊水过多的严重程度与剖宫产、围生期患病率和病死率密切相关。羊水过多的处理原则主要取决于胎儿有无畸形、孕周、羊水过多和孕妇症状的严重程度等。

羊水过多合并胎儿畸形处理原则为及时终止妊娠。终止妊娠的方法应根据具体情况加以选择。

羊水过多孕妇的一般情况尚好，无明显心肺压迫症状，采用经腹羊膜腔穿刺，放出适量羊水后注入依沙吖啶引产。

对较严重的羊水过多采用高位破膜器，自宫颈口沿胎膜向上送15 ~ 16cm刺破胎膜，使羊水以每小时 500ml 的速度缓慢流出。破膜放羊水过程中注意血压、脉搏及阴道出血情况。放羊水后，腹部放置砂袋或加腹带包扎以防休克。破膜后 12h 无宫缩，需用抗生素。若 24h 仍无宫缩，适当应用促宫颈成熟的药物，或用催产药、前列腺素等引产。

先经腹部穿刺放出部分羊水，使压力减低后再做人工破膜，可避免胎盘早剥。

羊水过多合并正常胎儿由于羊水量的调控机制尚不清楚，要有效治疗羊水过多还有困难。应根据羊水过多的程度与胎龄而决定处理方法。

一般治疗尽量取左侧卧位，改善子宫胎盘循环，预防早产。低盐饮食，减少孕妇饮水量。注意监测胎儿宫内情况，对胎肺不成熟者，尽可能延长孕周，每周复查羊水指数及胎儿生长情况。同时，要针对导致羊水过多的病因进行有效的治疗。

症状严重，孕妇无法忍受（胎龄不足 36 周），应在 B 超监测下行羊膜腔穿刺放羊水，以每小时 500ml 的速度放出羊水，1 次不超过 1 500ml，以孕妇症状缓解为度。严格消毒防止感染，酌情用镇静保胎药物以防早产。3~4 周后可重复以减低宫腔内压力。

前列腺素合成酶抑制药常用吲哚美辛（消炎痛）治疗，研究认为吲哚美辛治疗羊水过多是有效的，其作用机制可能是降低胎儿肾功能，减少胎儿尿液生成和促进羊水经肺部重吸收。吲哚美辛有使动脉导管提前闭合的不良反应，动脉导管收缩主要发生在妊娠 32 周以后，故不宜广泛应用，主张在妊娠 32 周之前应用。羊水再次增加可重复应用。用药期间，应密切 B 超监测羊水量，发现羊水量明显减少或动脉导管狭窄，立即停药。

对症状严重、孕周小、胎肺不成熟者，经腹羊膜腔穿刺放液，以缓解症状，延长孕周。这种治疗方法简单、有效、相对安全，其并发症发生率约为 3.1%。

自然临产后应尽早人工破膜，注意防止脐带脱垂，密切观察胎儿宫内情况及产程进展。胎儿娩出后及时应用催产药，预防产后出血。

七、疾病分级及诊治指引

羊水过多的分级评估及诊治指引见表 18-4。

表 18-4 羊水过多的分级诊治指引

负责医师	评估	生理指标		
		羊水量	压迫症状	胎儿畸形或生长受限
胎儿医专科三线医师	I 级	18cm≤AFI	有或无	有
三线医师（副主任或主任医师）	II 级	18cm≤AFI	显著	无
二线医师（主治或副主任医师）	III 级	18cm≤AFI	轻微	无
一线医师（住院或主治医师）	IV 级	18cm≤AFI	无	无

八、入院标准

（1）羊水过多合并胎儿畸形。

（2）羊水过多合并正常胎儿，但压迫症状严重孕妇无法忍受。

（3）羊水过多，有早产可能或足月临产可能，如胎膜早破、规律或不规律下腹痛。

（4）羊水过多，不能明确胎儿是否畸形，门诊追踪不方便时。

九、疾病特殊危急值

B 超提示羊水指数 300ml 以上。

十、会诊标准

（1）羊水过多合并胎儿畸形，需要胎儿医学会诊。

（2）糖尿病血糖控制不良引起的羊水过多，请营养科会诊调整饮食。

（3）患者压迫症状明显，呼吸功能严重受损者请内科会诊。

十一、入出 ICU 标准

1. 入 ICU 标准　出现下列情况，可转入 ICU 监护：患者不能平卧，心率 > 120/min，呼吸 > 20/min，血氧饱和度 < 90%。

2. 出 ICU 标准　收入 ICU 的患者经过严密监护和治疗后，病情趋于稳定且转入 ICU 的指征已消除后，可转出 ICU 返回普通病房继续进行专科治疗，标准如下。

（1）心率在正常范围内。

（2）血流动力学稳定。

（3）呼吸频率在正常年龄组范围内，呼吸功能障碍已获纠治，血气分析结果正常。

（4）主要脏器功能稳定。

（5）吸氧下无发绀、血氧饱和度 > 90%；或 P/F > 300；或 PCO_2 < 50mmHg；或 pH > 7.35；或不需机械通气、不需给氧。

十二、谈话要点

（1）羊水过多可引起胎膜早破、脐带脱垂、胎盘早剥、子宫收缩乏力、产后出血等情况，且不排除胎儿发育情况，尤其泌尿系统及神经系统畸形。

（2）分娩过程中有可能发生羊水栓塞，一旦发生可危及孕产妇生命。

十三、常见并发症及处理

急性羊水过多患者因腹腔压力高、静脉回流受阻，出现外阴及下肢水肿、静脉曲张。因子宫张力过高，容易发生早产。胎膜破裂时，大量羊水迅速流出，子宫骤然缩小，易引起胎盘早剥。

十四、出院标准

（1）羊水过多合并胎儿畸形，引产后，子宫收缩好，阴道出血少。

（2）羊水过多合并正常胎儿，羊水量得到控制，压迫症状消失，胎儿评估无异常，分娩后，子宫收缩好，阴道出血少。

（3）没有需要住院处理的并发症。

十五、随访指导

出院后 1 周定期产检门诊随访。随访内容包括营养评估、B 超评估等。

十六、门急诊标准流程

羊水过多的门急诊标准流程见图 18 - 10。

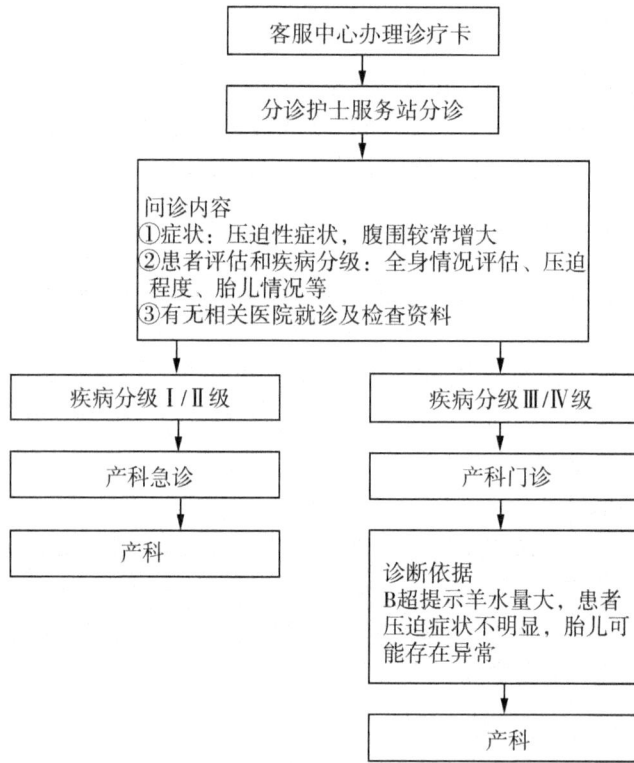

图 18 - 10　羊水过多的门急诊标准流程

十七、住院标准流程

羊水过多的住院标准流程见图 18 - 11。

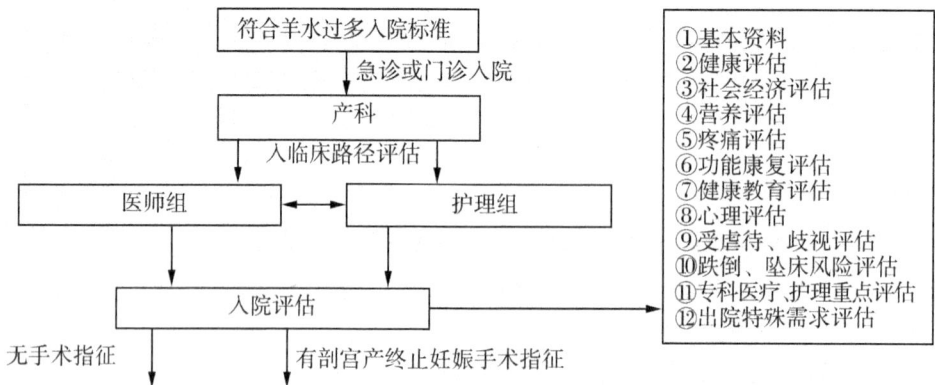

无手术指征

有剖宫产终止妊娠手术指征

①完成各项检查,完善术前及阴道分娩准备,注意排除胎儿畸形
②对孕妇及胎儿行定期监测

术前常规检查
①血常规
②血型全套
③配血
④尿常规
⑤脏器功能
⑥凝血四项
⑦输血前四项

术前常规准备
①询问病史与体格检查,完成病历
②上级医师查房与术前评估
③了解所有化验报告,术前补液,纠正酸碱及电解质紊乱
④与手术室沟通,决定手术时间
⑤与监护人谈话,告知治疗计划及手术风险、可能的并发症,签定手术同意书、输血知情同意书及其他告知事项, 完成手术准备
⑥根据临床路径开具手术医嘱
⑦必要时请相关专科会诊

胎儿致死畸形

胎儿正常

引产术

产房阴道分娩

手术室

麻醉医师
麻醉评估、谈话

术前time-out

麻醉医师、手术医师、手术护理组双身份识别、手术安全核查

手术

手术医师、麻醉医师、手术护理组双身份识别、手术安全核查

产后

ICU

预出院 出院医嘱、带药

医师组

护理组

出院标准
①一般情况良好,可正常饮食,无发热、腹泻, 营养状况明显改善
②无发热、腹痛,腹部切口愈合良好,无红肿、渗出等
③出院前复查血常规等结果正常
④无其他需要住院处理的并发症

上级医师查房,确定有无手术并发症和手术切口感染,决定是否出院
如果该患者可以出院
①通知患者及其家属出院
②完成病历书写
③开具诊断证明、出院小结
④健康教育
⑤预约复诊日期

①健康教育
②出院带药的用药指导
③出院后护理指导
④复印相关资料
⑤产后宣教

监护人出入院处办理出院

客服中心:诊断证明、出院小结盖章

产后专科门诊复查、随诊

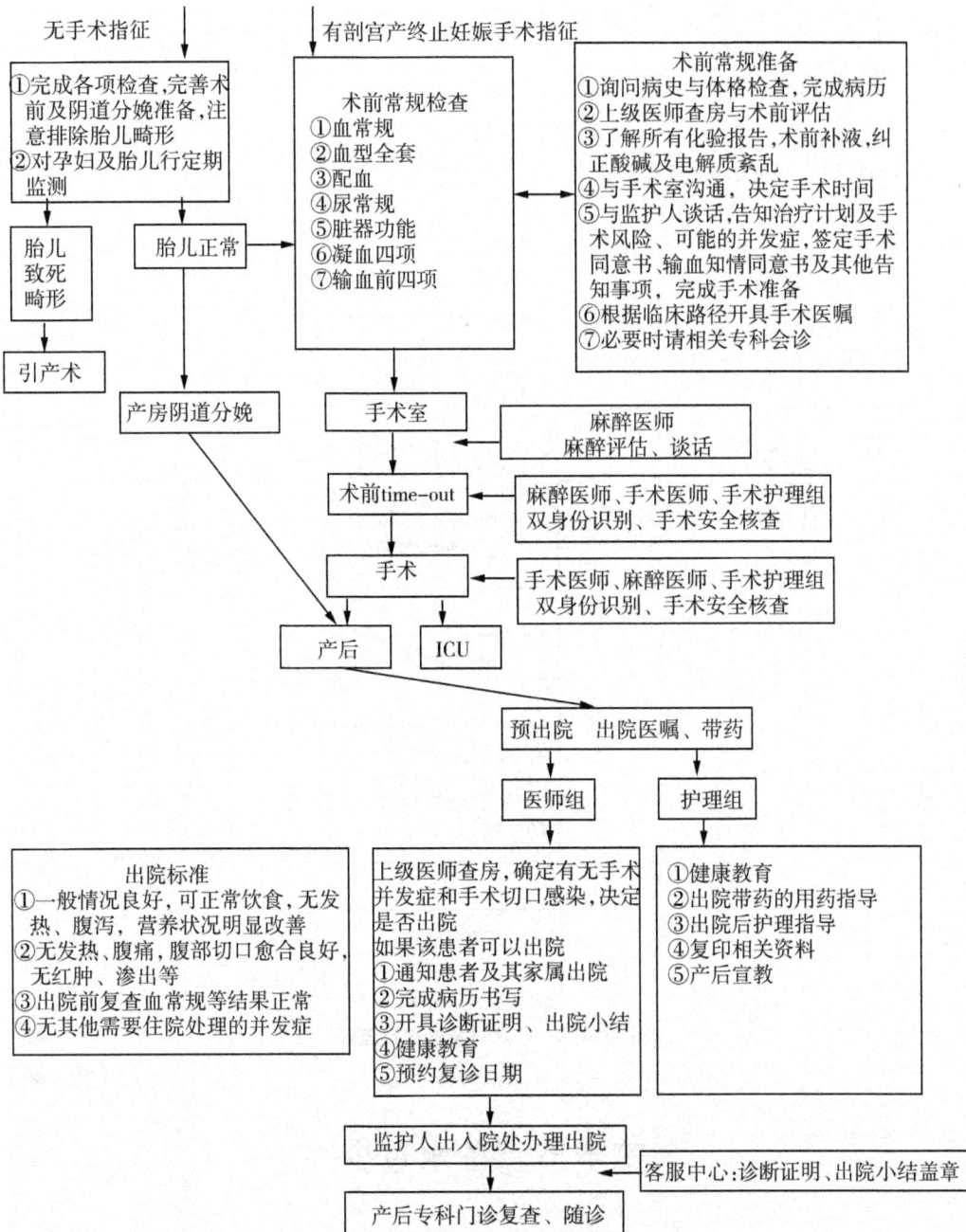

图 18 - 11　羊水过多的住院标准流程

十八、疾病诊疗路径图

羊水过多的诊疗流程见图 18 - 12。

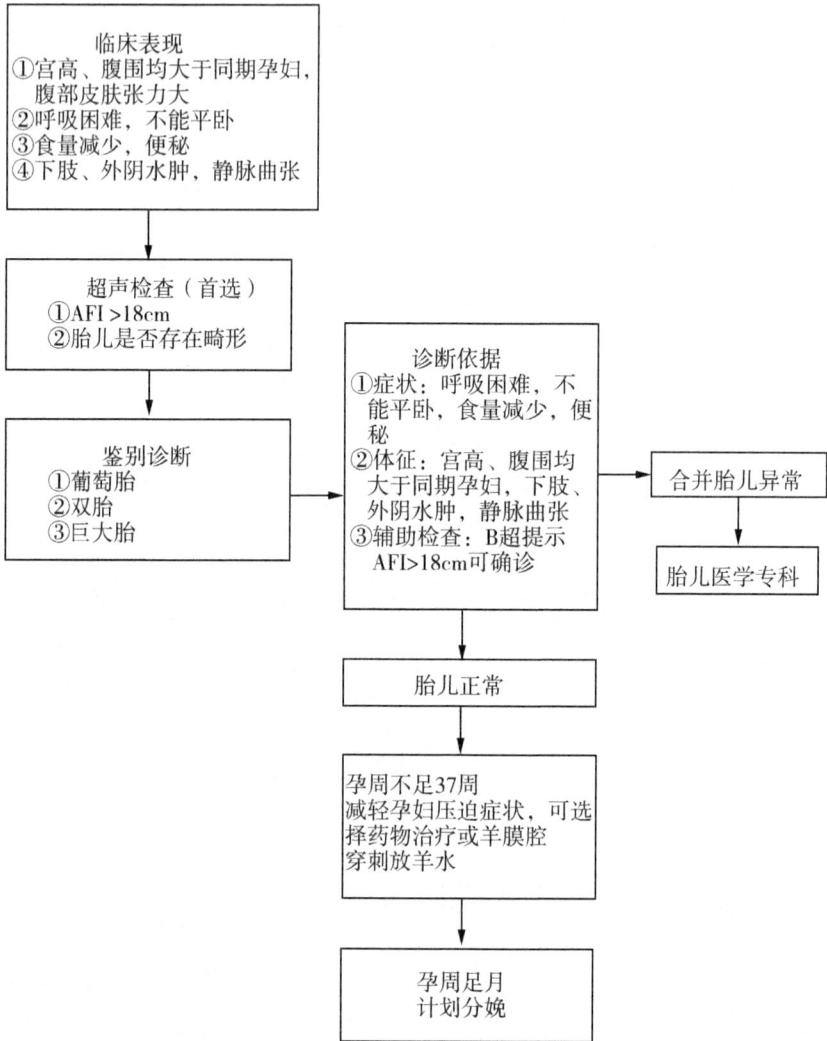

临床表现
①宫高、腹围均大于同期孕妇，腹部皮肤张力大
②呼吸困难，不能平卧
③食量减少，便秘
④下肢、外阴水肿，静脉曲张

超声检查（首选）
①AFI >18cm
②胎儿是否存在畸形

鉴别诊断
①葡萄胎
②双胎
③巨大胎

诊断依据
①症状：呼吸困难，不能平卧，食量减少，便秘
②体征：宫高、腹围均大于同期孕妇，下肢、外阴水肿，静脉曲张
③辅助检查：B超提示 AFI>18cm可确诊

合并胎儿异常

胎儿医学专科

胎儿正常

孕周不足37周
减轻孕妇压迫症状，可选择药物治疗或羊膜腔穿刺放羊水

孕周足月
计划分娩

图 18-12　羊水过多的诊疗流程

（杨　勇）

第十节　羊水过少

一、ICD 编码

ICD-10：O41.001。

二、定义

羊水过少是指足月时羊水量少于 300ml。目前，对于羊水过少的着重点已经不仅仅局限在接近足月时期的晚发型，有学者采用羊水指数小于相应孕龄的第 5 百分位数来诊断羊水过少。目前被国际上普遍采纳的标准是羊水指数（AFI）≤5cm 或最大羊水暗区垂直深度

（AFV）≤3cm。羊水指数≤8cm 是临床警示指标和进行监测及干预的指标。也有诊断标准采用最大羊水暗区垂直深度≤2cm 或≤1cm，即中度和重度羊水过少。

三、病因

目前研究显示羊水过少的病因大致有胎儿因素、胎盘因素、母体因素和药物因素。

1. 胎儿因素　胎儿畸形与发育不全是除胎膜早破外导致早中期妊娠羊水过少的常见原因，常常与不良结局有关，多见于染色体异常、胎儿畸形及胎儿生长受限等。在胎儿畸形中以泌尿生殖系统畸形和发育不良最为多见，包括肾缺如、肾发育不全、输尿管或尿道狭窄、膀胱出口梗阻等，也有胎儿多囊肾致羊水过少的报道。

2. 胎盘因素　近年对于发生在中晚期的单纯型羊水过少更偏重于胎盘因素方面的研究，胎盘微血栓形成可以导致胎盘灌注不良，包括绒毛间血栓、绒毛间纤维蛋白样物质沉积等。

3. 母体因素　妊娠期高血压疾病、过期妊娠等存在胎盘功能障碍的病理妊娠均可致羊水过少。母体低血容量也是发生羊水过少原因之一。

4. 药物因素　母体妊娠期药物暴露发生的羊水过少越来越受到关注。吲哚美辛为前列腺素合成酶抑制药，其导致的羊水过少已引起人们的重视。其他，如布洛芬、尼氟酸、尼美舒利及血管紧张素转化酶抑制药，如卡托普利和依那普利也有发生羊水过少的报道。

四、诊断

1. 临床表现　孕妇经常因胎动而感疼痛，腹围及子宫底高度均小于妊娠月份，胎儿活动受限，自然回转不易，故臀先露多见。妊娠时间延长，常超过预产期 2~3 周，分娩过程中常出现原发性宫缩乏力或不协调性宫缩，宫口扩张缓慢，易发生第一产程延长。羊水极少，黏稠，多呈黄绿色，导致胎儿缺氧。由于羊水缺乏造成种种发育畸形，如羊水过少发生于妊娠早期，部分胎儿体表可与羊膜粘连或形成羊膜带，使手指或肢体离断；如羊水过少发生于妊娠晚期，则胎儿皮肤干燥，如羊皮纸状。因羊水少，胎儿在子宫内处于强制性体位，易受压迫而引起特殊的肌肉骨骼畸形。

2. 辅助检查　根据病情选择做血、尿、粪常规检查及生化，肝肾功能检查。

3. 影像学检查

（1）B 超检查是诊断羊水过少的主要方法，包括定性诊断和半定量诊断。B 超下发现羊水量明显减少、羊水和胎儿界面不清、胎儿肢体明显聚集重叠，即可以做出羊水过少的定性诊断。定性诊断后通过进一步测量羊水池的深度，可对羊水过少做出半定量诊断。妊娠28~40 周，B 超测定最大羊水池径线稳定在（5.1±2.0）cm 范围。

（2）磁共振成像技术是近些年发展起来的一项可以于产科应用的新的影像学技术，磁共振成像技术除可以准确判断羊水池的深度外，还可以利用三维成像技术和体积计算技术对羊水总量进行估计，是诊断羊水过少的重要方法。

对于羊水过少患者，通过影像学技术判断羊水量固然重要，影像学技术更大的作用是对胎儿畸形的诊断，明确有无胎儿畸形是制订治疗方案的关键。对于宫内诊断胎儿畸形，B 超技术已经是一个里程碑，与新兴的磁共振成像技术比较，B 超技术有更大的优点。

五、鉴别诊断

羊水过少时，子宫低高度及腹围均小于同期妊娠月份，应与下列疾病相鉴别。

1. 胎儿生长受限 子宫高度小于同孕周正常高度的第 10 百分数，妊娠 36 周前 B 超测胎头双顶径小于同孕周的第 5 百分数，检查子宫内羊水振波感一般较明显，无羊水过少的"实感"，B 超检查羊水量在正常范围，破膜时羊水量 >300ml，足月分娩时新生儿体重 <2 500g。羊水过少者子宫紧裹胎体，B 超检查测羊水暗区 <2cm，甚至 <1cm，足月新生儿体重往往 >2 500g，但胎儿生长受限常合并羊水过少。

2. 早产 子宫底高度虽小，符合孕周。子宫内羊水振波感明显，子宫不紧裹胎体。B 超检查羊水量在正常范围内，胎头双顶径值符合孕周，破膜时水量 >300ml。出生新生儿体重及特征均符合早产儿。

六、治疗

羊水过少的处理应包括致病因素探查、母儿影响程度和严重性评估、治疗措施实施及监测和反应评估。涉及产前诊断内容的是胎儿染色体检查和结构检查、胎盘脐带检查和母体因素的探查。针对性干预是处理羊水过少的原则，系统监测并施以妥善处理是改善结局、提高出生人口素质的关键。

1. 早发羊水过少的处理 早发羊水过少多由于胎儿因素，首先应通过超声检查排除胎儿畸形，必要时进行羊水细胞染色体核型分析或胎儿血染色体核型分析。磁共振成像作为超声以外的非侵入性检查手段越来越受到关注，被用于超声检查有局限的胎儿泌尿系统和肺发育的检查。当发现羊水过少合并有胎儿畸形时，须征得家属同意（除发现于较晚期的妊娠阶段、生育不易和儿外科有救治可能者）考虑终止妊娠。宫内治疗在我国尚不普遍，但必要时可请儿外科协助进行出生后救治评估。

2. 孕中期羊水过少的处理 对于胎盘功能障碍引发的晚期羊水过少已经引起临床的普遍重视，但不能忽视胎盘循环障碍引发的中晚期羊水过少。对于中晚期单纯羊水过少者（已经排除胎儿畸形和感染因素存在）进行血脂水平、凝血功能状况及抗心磷脂抗体等实验室检查，超声检查胎盘回声、厚度、大小和脐血流。对于存在血脂水平异常、凝血异常、抗心磷脂抗体阳性和（或）高凝状态的病例可考虑低分子肝素注射、阿司匹林口服和静脉滴注等治疗及羊膜腔灌注。

3. 晚期羊水过少的处理 对于晚期羊水过少的临床研究报道不少，治疗目的主要是避免胎儿窘迫，减少围生儿并发症和降低剖宫产率。对于晚发型或已经足月的羊水过少病例，羊水指数 ≤8cm 但 >5cm 可以考虑严密监测下进行引产，此时不能忽视胎心动态监测、产程进展及羊水性状等指标的综合评估；羊水指数 ≤5cm 大多数考虑剖宫产终止妊娠或进行人工破膜了解羊水量和性状，存在羊水污染者考虑剖宫产终止妊娠，无羊水污染可在严密监护下进行阴道试产，一旦存在危险征象立即剖宫产终止妊娠。

七、疾病分级及诊治指引

羊水过少的分级评估及诊治指引见表 18 - 5。

表 18 – 5　羊水过少的分级诊治指引

负责医师	评估	生理指标		
		羊水量	胎心率	胎儿畸形或生长受限
胎儿医学专科三线医师	Ⅰ级	AFI≤8cm	正常或异常	有
三线医师 （副主任或主任医师）	Ⅱ级	AFI≤5cm	异常	无
二线医师 （主治或副主任医师）	Ⅲ级	AFI≤5cm	正常范围	无
一线医师 （住院或主治医师）	Ⅳ级	5cm≤AFI≤8cm	正常范围	无

八、入院标准

羊水过少一经诊断须入院治疗。

九、疾病特殊危急值

B 超提示羊水指数 <50mm。

十、会诊标准

（1）羊水过少由胎儿发育异常引起，由胎儿医学会诊。凡遇疑难病例，院内或科内诊治困难者。

（2）羊水过少伴 FGR 者请遗传科会诊。本科首诊他科患者或待查患者确诊为他科疾病者。

十一、谈话要点

（1）羊水过少的原因复杂，可能与胎盘功能低下、胎儿发育异常等有关。现不能完全排除胎儿发育异常，尤其泌尿系统异常。

（2）胎盘功能低下，可能导致胎儿宫内缺氧，甚至胎死宫内。

（3）现予监测胎心、胎盘功能，水化治疗。

（4）严重的羊水过少可引胎儿畸形、胎肺发育不良、肢体畸形。其治疗过程中如发现胎儿宫内缺氧表现则随时终止妊娠，早产儿各器官发育未成熟，并发症多，治疗费用大，产后需转新生儿科。

十二、常见并发症及处理

早发性羊水过少指在妊娠中期和中期以前发生的羊水过少，比较少见，常见原因是胎儿畸形和胎儿生长受限，妊娠结局很差。晚发性羊水过少的常见原因是过期妊娠、胎膜早破、胎儿生长受限、胎儿窘迫、孕妇血容量低、孕妇应用吲哚美辛保胎和应用卡托普利治疗妊娠高血压综合征等。妊娠期间羊水过少通常会出现胎儿畸形，这种胎儿畸形指继发于羊水过少的胎儿畸形，即所谓的羊水过少四联症。由于羊水过少，子宫紧裹胎体，导致胎儿生长和运动受限，进而器官生长发育和功能异常，最后出现典型的羊水过少四联症。羊水过少四联症包括肺发育不全、特殊面容、四肢畸形和生长迟缓。分娩过程中羊水过少通常出现不协调宫缩、子宫颈扩张缓慢、脐带受压、胎儿窘迫等情况，所以，剖宫产率增高。即使阴道分娩，也相对困难，容易出现产伤。胎儿出生后容易出现新生儿窒息和其他新生儿疾病，新生儿死亡率明显增加。

十三、出院标准

（1）分娩或引产后，子宫收缩好，阴道出血少。
（2）治疗后羊水量正常范围，胎儿评估无异常。
（3）没有需要住院处理的并发症。

十四、随访指导

出院后 3d 产检专科门诊随访。随访内容包括营养评估、B 超检查羊水量等。

十五、门急诊标准流程

羊水过少的门急诊标准流程见图 18 - 13。

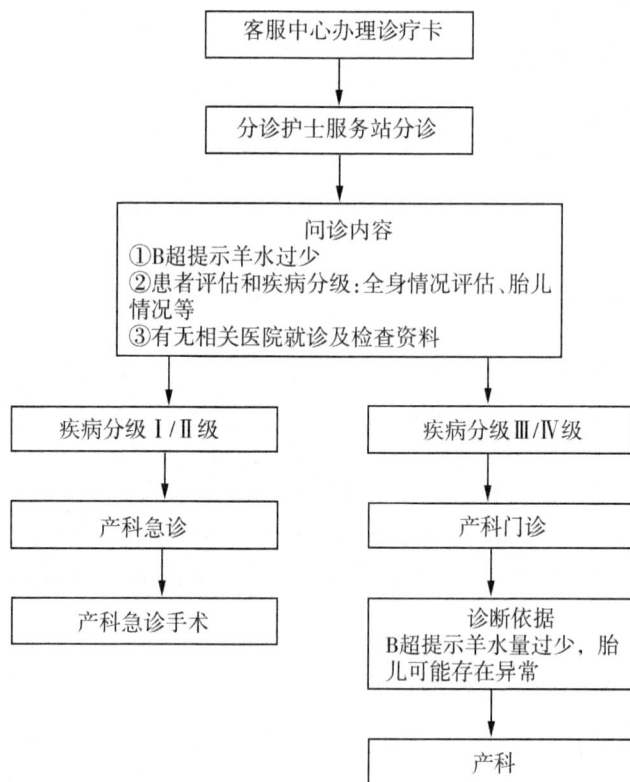

图 18 - 13 羊水过少的门急诊标准流程

十六、住院标准流程

羊水过少的住院标准流程见图 18 - 14。

符合羊水过多入院标准

急诊或门诊入院

产科

入临床路径评估

医师组 ←→ 护理组

①基本资料
②健康评估
③社会经济评估
④营养评估
⑤疼痛评估
⑥功能康复评估
⑦健康教育评估
⑧心理评估
⑨受虐待、歧视评估
⑩跌倒、坠床风险评估
⑪专科医疗、护理重点评估
⑫出院特殊需求评估

入院评估

无手术指征

有剖宫产终止妊娠手术指征

①完成各项检查,完善术前及阴道分娩准备,注意除胎儿畸形
②对孕妇及胎儿行定期监测

术前常规检查
①血常规
②血型全套
③配血
④尿常规
⑤脏器功能
⑥凝血四项
⑦输血前四项

术前常规准备
①询问病史与体格检查,完成病历
②上级医师查房与术前评估
③了解所有化验报告,术前补液,纠正酸碱及电解质紊乱
④与手术室沟通,决定手术时间
⑤与监护人谈话,告知治疗计划及手术风险、可能的并发症,签定手术同意书,输血知情同意书及其他告知事项,完成手术准备
⑥根据临床路径开具手术医嘱
⑦必要时请相关专科会诊

胎儿致死畸形

胎儿正常

引产术

产房阴道分娩

手术室

麻醉医师
麻醉评估、谈话

术前time-out ← 麻醉医师、手术医师、手术护理组双身份识别、手术安全核查

手术 ← 手术医师、麻醉医师、手术护理组双身份识别、手术安全核查

产后 → ICU

预出院 出院医嘱、带药

医师组 护理组

出院标准
①一般情况良好,可正常饮食,无发热、腹泻,营养状况明显改善
②无发热、腹痛,腹部切口愈合良好,无红肿、渗出等
③出院前复查血常规等结果正常
④无其他需要住院处理的并发症

上级医师查房,确定有无手术并发症和手术切口感染,决定是否出院
如果该患者可以出院
①通知患者及其家属出院
②完成病历书写
③开具诊断证明、出院小结
④健康教育
⑤预约复诊日期

①健康教育
②出院带药的用药指导
③出院后护理指导
④复印相关资料
⑤产后宣教

监护人出入院处办理出院

客服中心:诊断证明、出院小结盖章

产后专科门诊复查、随诊

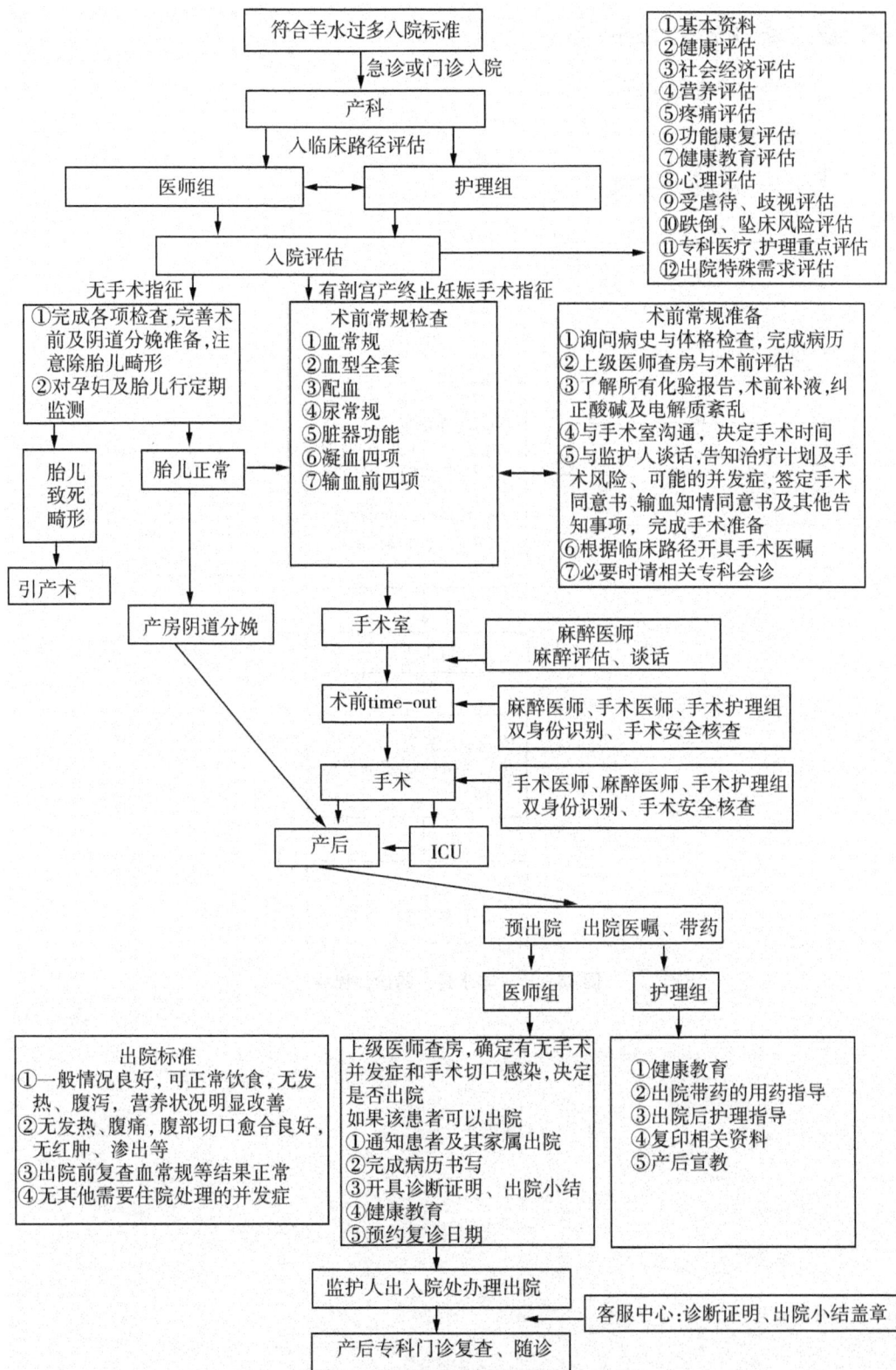

图 18-14 羊水过少的住院标准流程

十七、疾病诊疗路径图

羊水过少的诊疗流程见图 18 – 15。

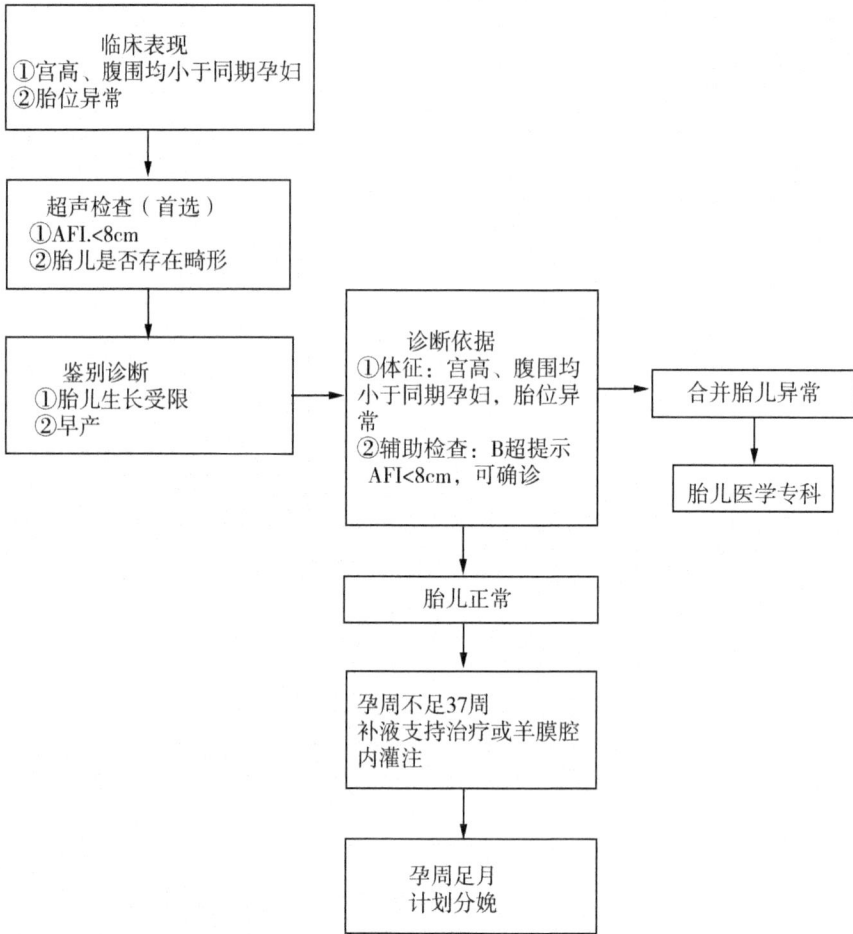

```
┌─────────────────────────┐
│ 临床表现                │
│ ①宫高、腹围均小于同期孕妇 │
│ ②胎位异常                │
└─────────────────────────┘
            │
            ▼
┌─────────────────────────┐
│ 超声检查（首选）          │
│ ①AFI<8cm                 │
│ ②胎儿是否存在畸形         │
└─────────────────────────┘
            │
            ▼
┌──────────────┐      ┌──────────────────────┐      ┌──────────────┐
│ 鉴别诊断      │      │ 诊断依据              │      │ 合并胎儿异常  │
│ ①胎儿生长受限 │ ──▶ │ ①体征：宫高、腹围均    │ ──▶ └──────────────┘
│ ②早产         │      │ 小于同期孕妇，胎位异   │            │
└──────────────┘      │ 常                     │            ▼
                      │ ②辅助检查：B超提示      │      ┌──────────────┐
                      │ AFI<8cm，可确诊         │      │ 胎儿医学专科  │
                      └──────────────────────┘      └──────────────┘
                                │
                                ▼
                      ┌──────────────┐
                      │ 胎儿正常      │
                      └──────────────┘
                                │
                                ▼
                      ┌──────────────────────┐
                      │ 孕周不足37周           │
                      │ 补液支持治疗或羊膜腔    │
                      │ 内灌注                 │
                      └──────────────────────┘
                                │
                                ▼
                      ┌──────────────┐
                      │ 孕周足月      │
                      │ 计划分娩      │
                      └──────────────┘
```

图 18 – 15　羊水过少的诊疗流程

（杨　勇）

第十九章　分娩期并发症

第一节　羊水栓塞

一、概述

羊水栓塞（amniotic fluid embolism）又称产科栓塞，是指在分娩过程中羊水突然进入母体血液循环引起急性肺栓塞、过敏性休克、弥散性血管内凝血（DIC）、肾衰竭或猝死的严重分娩并发症。羊水栓塞的发病率为4/10万~6/10万。发生于足月妊娠时，产妇死亡率高达80%以上；也可发生于妊娠早、中期流产，病情较轻，死亡少见。羊水栓塞是由于污染羊水中的有形物质（胎儿毳毛、角化上皮、胎脂、胎粪）和促凝物质（具有凝血活酶的作用）进入母体血液循环引起。羊膜腔内压力增高（子宫收缩过强或强直性子宫收缩）、胎膜破裂（其中2/3为人工破膜，1/3为自然破膜）和宫颈或宫体损伤处有开放的静脉或血窦是导致羊水栓塞发生的基本条件。高龄初产妇和多产妇（较易发生子宫损伤）、自发或人为的过强宫缩、急产、胎膜早破、前置胎盘、胎盘早剥、子宫不完全破裂、剖宫产术、孕中期钳刮术、羊膜腔穿刺形成胎膜后血肿（分娩时此处胎膜撕裂）、巨大胎儿（易发生难产、滞产、胎儿宫内窒息致羊水混浊）、死胎不下（胎膜强度减弱而渗透性显著增加）等，均可诱发羊水栓塞的发生。近年研究认为，羊水栓塞主要是过敏反应，是羊水进入母体循环后，引起母体对胎儿抗原产生的一系列过敏反应，故建议命名为"妊娠过敏反应综合征"。

二、诊断

羊水栓塞起病急骤、来势凶险是其特点。多发生于分娩过程中，尤其是胎儿娩出前后的短时间内。羊水栓塞的诊断应根据临床表现和辅助检查结果做出判断。

典型临床经过分为三阶段。

1. 呼吸循环衰竭和休克　在分娩过程中，尤其是刚破膜不久，产妇突感寒战，出现呛咳、气急、烦躁不安、恶心、呕吐，继而出现呼吸困难、发绀、抽搐、昏迷；脉搏细数、血压急剧下降；听诊心率加快、肺底部湿啰音。病情严重者，产妇仅在惊叫一声或打一个哈欠后，血压迅速下降，于数分钟内死亡。

2. DIC引起的出血　患者度过呼吸循环衰竭和休克，进入凝血功能障碍阶段，表现为难以控制的大量阴道流血、切口渗血、全身皮肤黏膜出血、血尿以及消化道大出血。产妇可死于出血性休克。

3. 急性肾衰竭　后期存活的患者出现少尿（或无尿）和尿毒症表现。主要为循环功能衰竭引起的肾缺血及DIC前期形成的血栓堵塞肾内小血管，引起缺血、缺氧，导致肾脏器质性损害。

羊水栓塞临床表现的三阶段通常按顺序出现，有时也可不完全出现，或出现的症状不典型，如钳刮术中发生羊水栓塞仅表现为一过性呼吸急促、胸闷后出现阴道大量流血。

因此，胎膜破裂后、胎儿娩出后或手术中产妇突然出现寒战、呛咳、气急、烦躁不安、尖叫、呼吸困难、发绀、抽搐、出血、不明原因休克等临床表现，应考虑为羊水栓塞。立即进行抢救。为确诊做如下检查。

1. **血涂片查找羊水有形物质**　采集下腔静脉血，离心沉淀后，取上层羊水碎屑涂片，染色，显微镜下检查，找到鳞状上皮细胞、黏液、毳毛等，或做特殊脂肪染色，见到胎脂类脂肪球即可确定羊水栓塞之诊断。

2. **床旁胸部 X 线摄片**　90% 以上的患者可出现肺部 X 线异常改变，胸片见双肺弥散性点片状浸润影，沿肺门周围分布，可伴有肺部不张、右侧心影扩大，伴上腔静脉及奇静脉增宽。

3. **床旁心电图或心脏彩色多普勒超声检查**　提示有心房、右心室扩大，S－T 段下降。

4. **凝血检查**　凝血功能障碍及有关纤溶活性增高的检查。

5. **肺动脉造影**　是诊断肺动脉栓塞最正确、最可靠的方法，其阳性率达 85%～90%，并且可确定栓塞的部位及范围。X 线征象：肺动脉内充盈缺损或血管中断，局限性肺叶、肺段血管纹理减少可呈剪枝征象。肺动脉造影同时还可以测量肺动脉楔状压、肺动脉压及心输出量，以提示有无右心衰竭。

若患者死亡应行尸检。可见肺水肿、肺泡出血；心内血液查到羊水有形物质；肺小动脉或毛细血管有羊水有形成分栓塞；子宫或阔韧带血管内查到羊水有形物质。

三、治疗纵观

羊水进入母体血液循环后，通过阻塞肺小血管，引起变态反应并导致凝血机制异常，使机体发生一系列病理生理变化。因此，羊水栓塞患者主要死于呼吸循环衰竭，其次是难以控制的凝血功能障碍，因此应围绕以上两个关键问题展开积极而有效治疗。

（一）纠正呼吸循环衰竭

羊水内有形物质，如胎儿毳毛、胎脂、胎粪、角化上皮细胞等直接形成栓子，经肺动脉进入肺循环，阻塞小血管并刺激血小板和肺间质细胞释放白三烯、$PGF_{2\alpha}$ 和 5－羟色胺使肺小血管痉挛；同时羊水有形物质激活凝血过程，使肺毛细血管内形成弥散性血栓，进一步阻塞肺小血管。肺小血管阻塞反射性引起迷走神经兴奋，引起支气管痉挛和支气管分泌物增加，使肺通气、换气量减少，肺小血管阻塞引起肺动脉压升高，导致急性右心衰竭，继而呼吸循环功能衰竭、休克、甚至死亡。因此，遇有呼吸困难或青紫者，立即正压给氧，改善肺泡毛细血管缺氧状态，预防肺水肿以减轻心肌负担。昏迷者，可行气管插管或气管切开，通过人工呼吸，保证氧气的有效供应。同时，应用盐酸罂粟碱、阿托品、氨茶碱等解痉药物，以减轻迷走神经反射引起的肺血管及支气管痉挛，缓解肺动脉高压。为保护心肌及预防心力衰竭，除用冠状动脉扩张剂外，应及早使用强心剂。

（二）抗过敏性休克

羊水有形物质成为致敏原作用于母体，引起Ⅰ型变态反应，导致过敏性休克。多在羊水栓塞后立即出现血压骤降甚至消失，休克后方有心肺功能衰竭表现。故应及早使用大剂量抗过敏药物，解除痉挛，改进及稳定溶酶体，保护细胞。并可根据病情重复使用。纠正休克除补足血容量外，应用升压药物多巴胺和间羟胺，增加心肌收缩及心输出量，使血压上升，同时扩张血管，增加血流量，尤其是肾血流量，此为治疗低血容量休克伴有。肾功能不全、心排量降低患者的首选药物（血容量补足基础上使用）。抗休克的原则为维持动脉收缩压 > 90mmHg，动脉血氧饱和度 > 90%，动脉血氧分压 > 60mmHg，尿量 ≥ 25ml/h，预防肺水肿和急性呼吸窘迫综合征（ARDS）。抗休克同时纠正酸中毒，有利于纠正休克及电解质紊乱。另外，尽快行中心静脉压测定，以了解血容量的情况，调整液体输入量，同时可抽血监测有关 DIC 的化验诊断指标，以及了解有无羊水有形成分。一般以颈内静脉下端穿刺插管较好。

（三）防治弥散性血管内凝血（DIC）

妊娠时母血呈高凝状态，羊水中含多量促凝物质，进入母血后易在血管内产生大量的微血栓，消耗大量凝血因子及纤维蛋白原，发生 DIC 时，由于大量凝血物质消耗和纤溶系统激活，产妇血液系统由高凝状态迅速转变为纤溶亢进，血液不凝固，极易发生严重产后出血及失血性休克。改善微循环的灌流量是防治 DIC 的先决条件。适当补充复方乳酸钠液、全血和中分子右旋糖酐液（低分子右旋糖酐虽然扩容疏通微循环效果好，但有诱发出血倾向），增加血容量，解除小动脉痉挛，降低血液黏稠度，促使凝聚的血小板、红细胞疏散。肝素是常用而有效的抗凝剂，但对已形成的微血栓无效。国内外一致主张，羊水栓塞患者尽快应用肝素，于症状发作后 10 分钟内应用效果最好。并经文献统计，羊水栓塞 DIC 及时应用肝素增高存活率。另外，在消耗性低凝血期补充凝血因子，如输新鲜血和新鲜冰冻血浆、纤维蛋白原（当 DIC 出血不止，纤维蛋白原下降至 1.25 ~ 1g/L 时）、血小板（血小板降至 50×10^9/L，出血明显加剧时）等，除补充血容量，还能补充 DIC 时消耗的多种凝血因子。并可在肝素化的基础上使用抗纤溶药物。

（四）防止急性肾衰竭

由于休克和 DIC，肾血液灌注量减少，肾脏微血管缺血，导致急性肾小管坏死，出现肾功能障碍和衰竭。羊水栓塞的患者经过积极抢救，度过肺动脉高压、右心衰竭、凝血功能障碍等危险期后，常会进入肾衰少尿期。如休克期后血压已上升、血容量已补足，尿量仍少于 400ml/d 或 30ml/h，应使用利尿剂。若用药后尿量仍不增加，表示肾功能不全或衰竭，应按肾衰治疗原则处理，及早行血液透析。羊水栓塞患者往往出现尿毒症，故在一开始抢救过程中就应随时记录尿量，为后阶段治疗提供依据，争取最后抢救成功。

羊水栓塞患者，原则上应先改善母体呼吸循环功能，纠正凝血功能障碍。待病情稳定后，立即终止妊娠。否则，病因不除，病情仍有恶化可能。另外，羊水栓塞患者，由于休克、出血、组织缺氧等，使患者机体免疫力迅速下降，同时存在一定感染因素，故应正确使用抗生素（对肾功能无影响的药物，如青霉素、头孢霉素类等），以预防肺部以及宫腔感染。

四、治疗方案

一旦出现羊水栓塞的临床表现，应立刻抢救。抗过敏、纠正呼吸循环功能衰竭和改善低氧血症、抗休克、防止 DIC 和肾衰竭发生。

（一）抗过敏，解除肺动脉高压，改善低氧血症

1. 供氧 保持呼吸道通畅，立即行面罩给氧，或气管插管正压给氧，必要时行气管切

开；保证供氧以改善肺泡毛细血管缺氧状况，预防及减轻肺水肿；改善心、脑、肾等重要脏器的缺氧状况。

2. 抗过敏　在改善缺氧同时，尽快给予大剂量肾上腺糖皮质激素抗过敏、解痉，稳定溶酶体，保护细胞。氢化可的松 100～200mg 加于 5%～10% 葡萄糖液 50～100ml 快速静脉滴注，再用 300～800mg 加于 5% 葡萄糖液 250～500ml 静脉滴注，日量可达 500～1 000mg；或地塞米松 20mg 加于 25% 葡萄糖液静脉推注后，再加 20mg 于 5%～10% 葡萄糖液中静脉滴注。

3. 缓解肺动脉高压　解痉药物能改善肺血流灌注，预防右心衰竭所致的呼吸循环衰竭。①盐酸罂粟碱：为首选药物，30～90mg 加于 10%～25% 葡萄糖液 20ml 缓慢静脉推注，日量不超过 300mg。可松弛平滑肌，扩张冠状动脉、肺和脑小动脉，降低小血管阻力，与阿托品同时应用效果更佳。②阿托品：1mg 加于 10%～25% 葡萄糖液 10ml，每 15～30 分钟静脉推注 1 次，直至面色潮红、症状缓解为止。阿托品能阻断迷走神经反射所致的肺血管和支气管痉挛。心率 >120 次/min 慎用。③氨茶碱：250mg 加于 25% 葡萄糖液 20ml 缓慢推注。可松弛支气管平滑肌，解除肺血管痉挛，降低静脉压，减轻右心负荷，兴奋心肌，增加心搏出量。一般应用在肺动脉高压，心力衰竭、心率快以及支气管痉挛时。必要时可每 24 小时重复使用1～2 次。④酚妥拉明（phentolamine）：5～10mg 加于 10% 葡萄糖液 100ml 中，以 0.3mg/min 速度静脉滴注。为 α－肾上腺素能抑制剂，能解除肺血管痉挛，降低肺动脉阻力，消除肺动脉高压。

（二）抗休克

1. 补充血容量　扩容常用低分子右旋糖酐-40 500ml 静脉滴注，日量不超过 1 000ml；并应补充新鲜血液和血浆。抢救过程中应测定中心静脉压（central venous pressure CVP），了解心脏负荷状况、指导输液量及速度，并可抽取血液检查羊水有形成分。

2. 升压药物　多巴胺 10～20mg 加于 10% 葡萄糖液 250ml 静脉滴注；间羟胺 20～80mg 加于 5% 葡萄糖液静脉滴注，根据血压调整速度，通常滴速为 20～30 滴/min。

3. 纠正酸中毒　应作血氧分析及血清电解质测定。发现有酸中毒时，用 5% 碳酸氢钠液 250ml 静脉滴注，并及时纠正电解质紊乱。

4. 纠正心衰　常用毛花苷 C 0.2～0.4mg 加于 10% 葡萄糖液 20ml 静脉缓注；或毒毛花苷 K 0.125～0.25mg 同法静脉缓注，必要时 4～6 小时重复用药。也可用辅酶 A、三磷腺苷（ATP）和细胞色素 C 等营养心肌药物。

（三）防治 DIC

1. 肝素　羊水栓塞初期血液呈高凝状态时短期内使用。肝素 25～50mg（1mg = 125U）加于 0.9% 氯化钠注射液或 5% 葡萄糖液 100ml 静脉滴注 1 小时；4～6 小时后再将 50mg 加于 5% 葡萄糖液 250ml 缓慢滴注。用药过程中应将凝血时间控制在 20～25 分钟。肝素 24 小时总量可达 100～200mg。肝素过量（凝血时间超过 30 分钟）有出血倾向（伤口渗血，产后出血，血肿或颅内出血）时，可用鱼精蛋白对抗，1mg 鱼精蛋白对抗肝素 100U。

2. 补充凝血因子　应及时输新鲜血或血浆、纤维蛋白原等。

3. 抗纤溶药物　纤溶亢进时，用氨基己酸（4～6g）、氨甲苯酸（0.1～0.3g）、氨甲环酸（0.5～1.0g）加于 0.9% 氯化钠注射液或 5% 葡萄糖液 100ml 静脉滴注，抑制纤溶激活酶，使纤溶酶原不被激活，从而抑制纤维蛋白的溶解。补充纤维蛋白原 2~4g/次，使血纤维蛋白原浓度达 1.5g/L 为好。

（四）预防肾衰竭

羊水栓塞发病第三阶段为肾衰竭阶段，注意尿量。当血容量补足后，若仍少尿应选用呋塞米 20~40mg 静脉注射，或 20% 甘露醇 250ml 快速静脉滴注（10ml/min），依他尼酸钠 50~100mg 静脉滴注，扩张肾小球动脉（有心衰时慎用）预防肾衰，并应检测血电解质。

（五）预防感染

应选用肾毒性小的广谱抗生素预防感染。

（六）产科处理

（1）若在第一产程发病，产妇血压脉搏控制平稳后，胎儿不能立即娩出，则应行剖宫产术终止妊娠去除病因。

（2）若在第二产程发病，则可及时产钳助产娩出胎儿。

（3）若产后出现大量子宫出血，经积极处理仍不能止血者，应在输新鲜血及应用止血药物前提下行子宫切除术。手术本身虽可加重休克，但切除子宫后，可减少胎盘剥离面开放的血窦出血，且可阻断羊水及其有形物质进入母体血液循环，控制病情继续恶化，对抢救与治疗患者来说均为有利措施。

（4）关于子宫收缩制剂的应用。羊水栓塞产妇处于休克状态下，肌肉松弛，对药物反应性差。无论缩宫素还是麦角新碱等宫缩制剂的使用都会收效甚微，而且还可能将子宫开放血窦中的羊水及其有形物质再次挤入母体血液循环，从而加重病情。因此，应针对患者具体情况及用药反应程度，权衡利弊，果断决定是否应用子宫收缩制剂。切勿因拖延观察时间而耽误有利的抢救时机。

（韩　爽）

第二节　子宫破裂

一、疾病概述

子宫破裂（rupture of uterus）是指在分娩期或妊娠晚期子宫体部或子宫下段发生破裂。若未及时诊治可导致胎儿及产妇死亡，是产科的严重并发症。国外报道其发生率为 0.005%~0.08%。梗阻性难产是引起子宫破裂最常见的原因。骨盆狭窄、头盆不称、软产道阻塞（发育畸形、瘢痕或肿瘤所致）、胎位异常（肩先露、额先露）、巨大胎儿、胎儿畸形（脑积水、连体儿）等，均可因胎先露下降受阻，为克服阻力子宫强烈收缩，使子宫下段过分伸展变薄发生子宫破裂。其次，剖宫产或子宫肌瘤剔除术后的瘢痕子宫，于妊娠晚期或分娩期宫腔内压力增高可使瘢痕破裂，前次手术后伴感染及切口愈合不良者再次妊娠，发生子宫破裂的危险性更大。另外，子宫收缩药物使用不当，尤其用于高龄、多产、子宫畸形或发育不良、有多次刮宫及宫腔严重感染史等的孕妇，更易发生子宫破裂；宫颈口未开全时行产钳或臀牵引术，暴力可造成宫颈及子宫下段撕裂伤；有时毁胎术、穿颅术可因器械、胎儿骨片损伤子宫导致破裂；肩先露无麻醉下行内转胎位术或强行剥离植入性胎盘或严重粘连胎盘，均可引起子宫破裂。子宫破裂按发生原因，分为自然破裂及损伤性破裂；按其破裂部位，分为子宫体部破裂和子宫下段破裂；按其破裂程度，分为完全性破裂和不完全性破裂。

二、诊断

子宫破裂多发生于分娩期，通常是个渐进发展的过程，多数可分为先兆子宫破裂和子宫破裂两个阶段。

（一）先兆子宫破裂

常见于产程长、有梗阻性难产因素的产妇。表现为：①子宫呈强直性或痉挛性过强收缩，产妇烦躁不安、呼吸、心率加快，下腹剧痛难忍，出现少量阴道流血。②因胎先露部下降受阻，子宫收缩过强，子宫体部肌肉增厚变短，子宫下段肌肉变薄拉长，在两者间形成环状凹陷，称为病理缩复环（pathologic retraction ring）。可见该环逐渐上升达脐平或脐上，压痛明显。③膀胱受压充血，出现排尿困难及血尿。④因宫缩过强、过频，胎儿触诊不清，胎心率加快或减慢或听不清。子宫病理缩复环形成、下腹部压痛、胎心率异常和血尿，是先兆子宫破裂四大主要表现。

（二）子宫破裂

1. 不完全性子宫破裂　子宫肌层部分或全层破裂，但浆膜层完整，宫腔与腹腔不相通，胎儿及其附属物仍在宫腔内，称为不完全性子宫破裂。多见于子宫下段剖宫产切口瘢痕破裂，常缺乏先兆破裂症状，仅在不全破裂处有明显压痛、腹痛等症状，体征也不明显。若破裂口累及两侧子宫血管可导致急性大出血或形成阔韧带内血肿，查体可在子宫一侧扪及逐渐增大且有压痛的包块，多有胎心率异常。

2. 完全性子宫破裂　子宫肌壁全层破裂，宫腔与腹腔相通，称为完全性子宫破裂。继先兆子宫破裂症状后，产妇突感下腹撕裂样剧痛，子宫收缩骤然停止。腹痛稍缓和后，因羊水、血液进入腹腔，又出现全腹持续性疼痛，伴有面色苍白、呼吸急促、脉搏细数、血压下降等休克征象。破裂口出血流入腹腔出现内出血。全腹压痛、反跳痛，腹壁下可清楚扪及胎体，子宫位于侧方，胎心胎动消失。阴道检查：阴道有鲜血流出，胎先露部升高，开大的宫颈口缩小，部分产妇可扪及宫颈及子宫下段裂口。子宫体部瘢痕破裂多为完全性子宫破裂，多无先兆破裂典型症状。

根据以上典型子宫破裂病史、症状、体征，容易诊断。子宫切口瘢痕破裂，症状体征不明显，诊断有一定困难。根据前次剖宫产手术史、子宫下段压痛、胎心改变、阴道流血，检查胎先露部上升，宫颈口缩小，或触及子宫下段破口等均可确诊。B型超声检查能协助确定破口部位及胎儿与子宫的关系。

但也有例外，有些病例可以毫无症状及临床体征。某些患者子宫破裂则因胎儿填塞裂口，压迫致出血不多，则无临床症状，在开腹手术时才获得诊断。值得一提的是，还有一类毫无临床症状的妊娠期子宫破裂，多发生在剖宫产术后瘢痕子宫妊娠者，称为妊娠期子宫"静止"破裂。临床表现为"开窗式"，尤其当破口未波及血管时，无明显症状和体征。分娩者多在宫缩当时发生，可用超声波诊断。

另外，临床上，子宫破裂常需与以下疾病相鉴别。

1. 胎盘早剥　起病急、剧烈腹痛、胎心变化、内出血休克等表现，可与先兆子宫破裂混淆，但常有妊娠期高血压疾病史或外伤史，子宫呈板状硬，无病理缩复环，胎位不清；B型超声检查常有胎盘后血肿。

2. 难产并发腹腔感染　有产程长、多次阴道检查史，腹痛及腹膜炎体征，容易与子宫破裂混淆；阴道检查胎先露部无上升、宫颈口无回缩；查体及 B 型超声检查，发现胎儿位于宫腔内、子宫无缩小；患者常有体温升高和血白细胞计数增多。

三、治疗纵观

子宫破裂多发生于子宫曾经手术或有过损伤的产妇以及难产、高龄多产妇。治疗应根据破裂的不同原因，采取相应的抢救措施。

（一）瘢痕子宫破裂

以往行剖宫产术、子宫穿孔后子宫修补术、肌瘤剔除术切口接近或达到内膜层，留下薄弱部分，或曾发生过妊娠子宫破裂者，若原瘢痕愈合不良，伴随妊娠月份增加，子宫逐渐增大，尤其到妊娠晚期或分娩期，子宫张力更大，承受不了子宫内压力增加，瘢痕裂开，自发破裂。此时，应在积极抢救休克，预防感染同时，行裂口缝合术。如产妇已有活婴，应同时行双侧输卵管结扎术。子宫体部肌层较厚，对于曾行剖宫产术、子宫穿孔后修补术或妊娠子宫破裂者，术后子宫复旧时出现收缩，切口的对合和愈合均不如子宫下段创口，故子宫体部切口瘢痕比下段瘢痕容易发生破裂，前者发生率是后者的数倍。且子宫体部瘢痕破裂多为完全破裂而子宫下段瘢痕多为不完全破裂。但无论子宫体或子宫下段瘢痕裂开，处理原则都是一样的。也有报道妊娠晚期瘢痕子宫隐性破裂的病历，患者为瘢痕子宫，孕足月，无产兆，产前 B 超发现子宫下段异常，考虑有隐性子宫破裂的可能，及时行剖宫产手术，术中见子宫下段原切口瘢痕处有裂口，结果得到证实。产程中的先兆子宫破裂尚可被发现，但妊娠晚期的隐性子宫破裂不易被发现。Gibbs 描述子宫破裂的情况有开窗、裂开、破裂 3 种。临床上极易被忽略的是，子宫瘢痕已逐渐裂开，但因出血少，子宫浆膜尚保持完整，胎儿仍能在宫内存活。这些产妇如果继续妊娠，甚至临产以至阴道试产，不可避免地造成子宫完全破裂，给母婴生命造成严重威胁。子宫隐性破裂的外因是妊娠晚期子宫腔张力逐渐增大，内因可能与以下几点有关：①上次手术切口愈合不良，至妊娠晚期下段形成时，原手术瘢痕限制了子宫下段的形成，造成子宫切口瘢痕裂开。②胎动、羊水流动，造成宫壁的压力不均匀。③妊娠晚期子宫自发性收缩，使手术瘢痕发生解剖学上的病理变化。由于瘢痕子宫隐性破裂诊断十分困难，应对瘢痕子宫妊娠晚期进行常规的 B 超检查，进行认真的探查子宫瘢痕处。若发现子宫下段厚薄不均，或手术瘢痕处出现缺陷，子宫下段局部失去原有的肌纤维结构，或羊膜囊自菲薄的子宫下段向母体腹部膀胱方向膨出，应考虑先兆子宫破裂的可能。因此，凡有剖宫产史的产妇均应于预产期前 2～3 周入院，详细了解上次手术、术中、术后情况，并行产前 B 超检查。结合此次 B 超检查报告，对伤口愈合情况进行综合判断，决定分娩方式及时间。子宫切口瘢痕愈合好坏是剖宫产后阴道试产的先决条件。

（二）无瘢痕子宫破裂

可分为自然破裂和损伤性破裂。

1. 自然破裂　梗阻性难产为自然破裂最常见和最主要的原因，尤其好发于子宫肌壁有病理性改变，如畸形子宫肌层发育不良，或曾经多次分娩、多次刮宫、甚至子宫穿孔史，以及人工剥离胎盘史等。当出现头盆不称、胎位异常，如忽略性横位、骨盆狭窄、胎儿畸形如脑积水等情况时，胎儿先露下降受阻，造成梗阻性难产。为克服阻力，子宫体部肌层强烈收缩，宫体变厚、缩短；子宫下段肌层则被过度牵拉、变薄，伸展，受阻的胎儿先露随将子宫下段薄弱处撑破。裂口为纵行或斜纵行，多位于前壁右侧，亦可延伸至宫体部和宫颈口、阴道甚至撕裂膀胱。遇此情况，应考虑行子宫全切术，开腹探查时，除注意子宫破裂的部位外，还应仔细检查宫颈、阴道以及膀胱、输尿管，同时行邻近损伤脏器修补术。

2. 损伤性子宫破裂　主要是由于分娩时手术创伤或分娩前子宫收缩剂使用不当引起。不适当和粗暴的实行各种阴道助产术，如臀牵引手术手法粗暴；忽略性横位行内倒转术、断头术、毁胎术等手术操作不慎；人工剥离胎盘；暴力或不妥当的人工加压子宫底助产，促使胎儿娩出同时，致使子宫破裂。宫口未开全时行臀牵引助产或产钳助产，以及困难产钳，均可造成宫颈裂伤，甚至延伸至子宫下段造成子宫破裂。根据损伤情况不同，针对性给予处理：破裂口较大，有感染可能或撕裂不整齐者，考虑行子宫次全切除术；损伤不仅在下段，且自下段延及宫颈口，应行子宫全切术；个别产程长，感染严重的病例，应尽量缩短手术时间，为抢救产妇生命，手术宜尽量简单、迅速，达到止血为目的。是做次全子宫切除术，还是全子宫切除，或者仅行裂口缝合术加双侧输卵管结扎术，需视具体情况而定。同时术前、术后应用大剂量抗生素防治感染。

使用缩宫素引产或催产，适应证为胎位正常，头盆相称。若子宫收缩剂使用不当，如分娩前肌注缩宫素；无适应证，无监护条件下静脉滴注缩宫素；或前列腺素阴道栓剂、麦角制剂等用法用量不正确，均可引发强烈子宫收缩，导致子宫破裂。特别是高龄、多产和子宫本身存在薄弱点者，更容易发生子宫破裂。由于孕妇个体对缩宫素敏感程度不同，有的即便按照原则使用缩宫素，也可能出现强直性宫缩。因此，应采取稀释后静脉滴注缩宫素，同时专人负责观察产程进展情况，随时调整滴速，使产生近乎生理性的有效宫缩。

一旦出现异常宫缩，如宫缩过强、过频、持续时间过长或宫缩强度基线过高等，应立即停止使用缩宫素，或紧急使用宫缩抑制剂舒张子宫。据报道，海索那林（hexoprenaline）等β肾上腺素受体激动剂能有效地抑制宫缩，但有显著的不良反应，包括心动过速、心悸、高血压等。

阿托西班（atosiban）是新开发的宫缩抑制剂，能与缩宫素竞争性结合子宫平滑肌上缩宫素受体而无缩宫素活性，不良反应轻微。

此外，偶见植入性胎盘穿透子宫浆膜层造成子宫破裂。若子宫破裂已发生休克，尽可能就地抢救，以避免因搬运而加重休克与出血。如必须转院，也应在大量输液、抗休克、输血以及腹部包扎后再行转运。2006年浙江省立同德医院曾报道一例孕中期、前置胎盘伴胎盘植入、导致子宫破裂、出血性休克、DIC、败血症抢救成功案例。其经验概括为：①救治及时，患者从入院到手术仅用了20分钟。②及时深静脉置管至关重要，使患者在最短时间内补充血容量，避免了重要脏器的缺血缺氧及再灌注损伤，进而避免了MODS的发生。③及时补充血容量及凝血因子，保证了有效血容量的维持，改善了组织细胞的缺血缺氧，并且随着自身凝血功能的代偿，DIC渐渐得到控制。④相关科室密切配合，使患者得到全方位抢救。

四、治疗方案

（一）先兆子宫破裂

应立即抑制子宫收缩：肌注哌替啶100mg，或静脉全身麻醉。立即行剖宫产术。

（二）子宫破裂

在输液、输血、吸氧和抢救休克的同时，无论胎儿是否存活均应尽快手术治疗。

（1）子宫破口整齐、距破裂时间短、无明显感染者，或患者全身状况差不能承受大手术，可行破口修补术。子宫破口大、不整齐、有明显感染者，应行子宫次全切除术。破口大、撕伤超过宫颈者，应行子宫全切除术。

（2）手术前、后给予大量广谱抗生素控制感染。

（三）特殊子宫破裂

即妊娠期子宫"静止"破裂。

（1）疑有先兆子宫破裂时，应尽量避免震动，转送前注射吗啡，在腹部两侧放置沙袋，以减少张力，同时有医护人员护送。

（2）在家中或基层发生子宫破裂，应在检查无小肠滑入宫腔内后，谨慎用纱布行宫腔填塞。若技术条件和经验受限，在填塞纱布时，一定要注意不宜盲目实施，可考虑用腹部加压沙袋包裹腹带，适当应用吗啡，边纠正休克边转送。

严重休克者应尽可能就地抢救，若必须转院，应输血、输液、包扎腹部后方可转送。发生DIC患者，应按DIC的抢救措施处理。

（四）预防

究其子宫破裂的潜在根源，基本上都包含有人为因素存在，如瘢痕子宫破裂的手术史，损伤性子宫破裂的手术创伤或分娩前子宫收缩剂使用不当，自然破裂中的多次分娩、刮宫、甚至子宫穿孔史，人工剥离胎盘史等，极少数患者因子宫先天发育不良而引发。因此，规范手术操作和治疗，减少子宫破裂发生隐患。同时，严密观察产程，及时发现和处理可能发生的危险，提高产科质量，绝大多数子宫破裂可以避免发生。

1. 做好计划生育工作　避免多次人工流产，节制生育、减少多产。

2. 做好围生期保健工作　认真做好产前检查，有瘢痕子宫、产道异常等高危因素者，应提前1~2周入院待产。

3. 提高产科诊治质量

（1）正确处理产程：严密观察产程进展，警惕并尽早发现先兆子宫破裂征象并及时处理。

（2）严格掌握缩宫剂应用指征：诊为头盆不称、胎儿过大、胎位异常或曾行子宫手术者产前均禁用；应用缩宫素引产时，应有专人守护或监护，按规定稀释为小剂量静脉缓慢滴注，严防发生过强宫缩；应用前列腺素制剂引产应慎重。

（3）正确掌握产科手术助产的指征及操作常规：阴道助产术后应仔细检查宫颈及宫腔，及时发现损伤给予修补。

（4）正确掌握剖宫产指征：包括第1次剖宫产时，必须严格掌握手术适应证。因瘢痕子宫破裂占子宫破裂的比例越来越高，术式尽可能采取子宫下段横切口式。有过剖宫产史的产妇试产时间不应超过 12 小时，并加强产程监护，及时发现先兆子宫破裂征象转行剖宫产术结束分娩。对前次剖宫产指征为骨盆狭窄、术式为子宫体部切口、术式为子宫下段切口有切口撕裂、术后感染愈合不良者、已有两次剖宫产史者均应行剖宫产终止妊娠。

（韩　爽）

第三节　脐带脱垂

一、概述

胎膜未破时脐带位于胎先露部前方或一侧，称为脐带先露（presentation of umbilical cord）或隐性脐带脱垂。胎膜破裂脐带脱出于宫颈口外，降至阴道内甚至露于外阴部，称为脐带脱垂（prolapse of umbilical cord）。多发生在胎先露部尚未衔接时，如头盆不称、胎头入盆困难，或臀先露、肩先露、枕后位及复合先露等胎位异常时，因胎先露与骨盆之间有空隙脐带易于滑脱。另外，胎儿过小，羊水过多，脐带过长，脐带附着异常以及低置胎盘等均是脐带脱垂的好发因素。脐带是连接母体与胎儿之间的桥梁，一端连于胎儿腹壁脐轮，另一端与胎盘胎儿面相连。它由两条脐动脉和一条位于脐带中央的宫腔较大脐静脉组成，血管周围为华通胶，是胎儿与母体进行气体交换、营养物质和代谢产物交换的重要通道。一旦发生脐带脱垂，不但增加剖宫产率，更主要对胎儿影响极大：发生在胎先露部尚未衔接、胎膜未破时的脐带先露，因宫缩时胎先露部下降，一过性压迫脐带导致胎心率异常，久之，可引起胎儿宫内缺氧；胎先露部已衔接、胎膜已破者，脐带受压于胎先露部与骨盆之间，快速引起胎儿缺氧，甚至胎心完全消失，其中，以头先露最严重，肩先露最轻。若脐带血液循环阻断超过 7~8 分钟，则胎死宫内。

（一）胎心听诊监测

临产后听胎心，耻骨联合上有明显的杂音，脐带杂音是提示脐带血流受阻的最早标志，但非唯一体征。胎膜未破，于胎动、宫缩后胎心率突然变慢，改变体位、上推胎先露部及抬高臀部后迅速恢复者，应考虑有脐带先露的可能。无论自然破膜或人工破膜后，胎心突然减慢，可能发生了脐带脱垂。在第二产程时胎先露下降幅度最大，也是引发脐带受压的危险期，更应密切观察胎心变化，一旦出现胎心快慢节律不均或宫缩后胎心持续减速等异常，均应及时考虑脐带因素致胎儿窘迫的潜在危险存在。而此时胎心听诊仍是最简单实用、及时有效、可靠且经济的一种监测手段。

（二）胎心电子监测

胎心电子监测是近十多年来临床应用最多的监测脐带因素致胎儿窘迫的方法，以其能够实时反映脐带受压时胎心的瞬时变化为特征，且反应灵敏。在持续监护过程中，如果频繁出现胎心变异减速，且胎心率基线变异小，但减速持续时间短暂且恢复快，氧气吸入无明显改善，改变体位后有好转，提示脐带受压，可能有隐性脐带脱垂；若破膜后突然出现重度减速（胎心常低于 70 次/min），考虑脐带脱垂发生，胎心宫缩监护（CST 或 OCT）监测，宫缩时脐带受压引起的典型可变减速（VD）波形特点：先是脐静脉受压使胎儿血容量减少，通过压力感受器调节使胎心在减速前可有一短暂加速，随后当脐动脉受压，通过压力及化学感受器双重调节产生胎心减速；当脐带压力缓解时，又是脐静脉梗阻解除滞后于脐动脉，产生一个恢复胎心基线率前的又 1 次胎心加速；重度 VD 胎心减速最低可 ≤70 次/min，持续 ≥60 秒。其他不典型的 VD 可表现为减速与宫缩无固定联系，变异波形不定可表现为 W 型、K 型、U 型等，可发生延长减速（超过 60～90 秒，但 <15 分钟的减速）或心动过缓（>15 分钟的减速）。合并晚期减速，多提示胎儿预后危急。但使脐带受压的因素很多，应动态监测并密切结合临床，综合判断。

（三）阴道检查

适用于产程中胎心突然减慢或不规则及肛门指诊可疑脐带脱垂时，及时改行阴道检查若触及前羊水囊内或宫颈外口处有搏动条索状物即可确诊。但无搏动时也不能完全排除脐带血肿、囊肿脱垂甚至脐带脱垂后完全受压、血流中断或已胎死宫内的可能，需进一步结合胎心等其他临床检查诊断，包括产后脐带检查。

（四）超声检查

B 超诊断对脐带异常很有意义，彩色多普勒或阴道探头检查更为清楚。脐带先露者，脐带位于胎头与宫颈内口之间的羊水暗区内，B 超容易诊断，且部分病例经产科采取干预措施脐带位置可恢复正常。而隐性脐带脱垂者因脐带周围无足够的羊水衬托，B 超诊断相对困难，且须与脐带绕颈鉴别。前者脐带回声位于胎儿耳部及以上水平，呈团状多条索样回声；后者则可于胎儿颈项部见到脐带横断面，呈圆形低回声，中间可见"＝"样强回声，转动探头可见到脐带长轴断面，仔细观察，可以鉴别。而显性脐带脱垂则多为破水后脐带娩出于宫颈或阴道外，超声诊断意义不大。

二、治疗纵观

脐带是维系胎儿生命的重要通道。胎儿心脏每一次搏动将含氧较低、二氧化碳较高的血液经脐动脉输向胎盘，经过绒毛的毛细血管，与绒毛间隙的母血根据血氧及二氧化碳的浓度梯度差进行氧及二氧化碳的交换，交换后，将含氧较高、二氧化碳较低的血经脐静脉回输给胎儿；当然，此中还兼有输送各种胎儿所赖以生存的各种营养成分和经代谢之后需要排出的产物。因此，一旦脐带脱垂，血运受阻，将造成胎儿的急性缺氧，以致死亡。故解除脐带受压，恢复血液循环是处理脐带脱垂的关键。因脐带受压血流量减少，反射性刺激迷走神经，使胎心率减慢，终至胎儿死亡。为改善脐血流量，可以采取头低臀高位，检查者用手指经宫颈将胎先露上推，并将脱出的脐带轻轻托于阴道内，以消除脐带受压，同时应用宫缩抑制剂。有人曾用地西泮 10mg 静脉推注，国外也有学者用 500～700ml 生理盐水灌注膀胱，使充盈的膀胱向上推移胎头，减少对脐带的压迫，同时持续给氧，将已脱出阴道外的脐带轻柔送入阴道内，避免脐带受外界冷空气刺激，引起脐血管痉挛及迷走神经兴奋所致的循环障碍，再用 37℃ 左右生理盐水浸泡的温湿棉垫放入阴道下 1/3 处，以防脐带再度脱出。经上述处理后要根据胎儿情况、宫口开大的程度及胎先露高低确定分娩方式：①宫口已开全，胎儿存活且先露较低者，应立即行阴道助产结束分娩。②不具备阴道分娩条件者，应立即在局麻下就地（待产室或产房）行剖宫手术。③如果胎儿小、不足月或胎心音消失，估计不能存活时，可等待宫口开全后自然分娩或酌情行毁胎术。也有臀位，脐带脱垂，因先露较低，宫口开大约 8cm，而行宫颈口扩张并加用 2% 丁卡因棉球浸润宫颈，5 分钟后宫口开全，行会阴侧切＋臀牵引术结束分娩而抢救成功的案例。目前不主张脐带还纳术，是因为脐带有一条较粗的静脉及两条旋绕在其外侧的动脉，因脐动脉是由内环层平滑肌、内纵层平滑肌、大盘旋平滑肌及小盘旋平滑肌组成，其中内纵层平滑肌对不同浓度的肾上腺素、去甲肾上腺素、乙酰胆碱等物质的反应不敏感，但对机械刺激可发生明显收缩，甚至使血管完全关闭。

脐带脱垂发生率为 0.4%～10%，大部分由于胎位异常造成，其中臀位高于头位发生率，足先露高于单臀和混合臀位。86.43% 的脐带脱垂发生于第一产程活跃期及第二产程。因此，如发现胎心突然变化，耻骨联合上方听到脐带杂音，即行阴道检查。产程中除脐带脱垂高危因素外，若不能排除隐性脐带脱垂或脐带先露者，绝对不能人工破膜；胎膜已破，先露未入盆，绝对卧床休息，抬高床尾，不能下蹲小便。而且，产程中严密监护胎心音，一旦发生胎心音改变，寻找原因要快、稳、准，争取产房就地立即剖宫产挽救胎儿生命。同时，加强医护人员责任心，不断提高业务技术水平，力争做到有发生立即抢救，有抢救就成功。脐带隐性脱垂致脐带受压超过 30 分钟，将发展成脑瘫，对新生儿危害极大。在隐性脐带脱垂中首要征象为胎儿窘迫，脐带隐性脱垂的处理，关键在于早期发现，及时处理。一旦考虑到本病，除给氧、静推三联等外，必须立即停用催产素，改变体位或上推先露部，以缓解对脐带的压迫，使用得当可立即见效。胎心极慢，上述效果不显时，尚可用哌甲酯 20mg 加入 5% 葡萄糖 500ml 静滴。如估计阴道助产能立即娩出者，可不必等待胎心好转。宫口开全、先露较低，可负压吸引助产。如胎心不好，短期内不能经阴道分娩，应尽快行剖宫产术。剖宫产时一般可取平卧位，如平卧后胎心再度减慢，可恢复改善时的体位姿势手术。足位隐性脐带脱垂一旦临产宜尽快行剖宫产术。脐带隐性脱垂的重要诱因是产科操作。破膜前应充分注意是否存在脱垂原因，可降低其发生率。有资料显示，胎先露在坐骨棘 0.5cm 以上者几乎为坐骨棘 0.5cm 以下的 3 倍（23/8），LOA 位的发生率（0.77%）为 ROA 位（0.46%）的 1.7 倍。提示先露在坐骨棘 0.5cm 以上、LOA 位为高危因素，此外前羊水囊较充盈者，无论是自然破膜还是人工破膜均易导致脐带隐性脱垂。故先露在坐骨棘上 0.5cm 以上、前羊水较充盈、尤为 LOA 位者，破膜时应慎重，宜使羊水缓慢流出，避免发生脐带隐性脱垂。

在一些边远落后地区，无条件手术时或产妇和家属不同意剖宫产时，可行改良脐带还纳术。改良脐带还纳器的制作：①采用 18 号 1 次性塑料导尿管取代传统脐带还纳术中的肛管，把导尿管剪至子宫探针的长度，可将导尿管侧孔适当扩大到足以通过粗棉绳。②子宫探针。③粗棉绳取代传统脐带还纳术中棉纱条。操作方法：取胸膝卧位或骨盆臀高位，脐带脱垂处取高位，用粗棉线在脐带脱垂的远端套系成一个约 5cm 直径的棉线环，探针穿入尿管至侧孔处，把棉线环套入探针后，将探针顶在导尿管顶端。稍推开先露，在一手食指和中指的引导下，将导尿管送入宫腔，至宫口无脐带，并保证脐带不受胎先露挤压，争取在宫缩间歇时完成。待胎心恢复，取出探针，其余部分暂保留于宫腔，助手下推宫底，促使先露下降堵塞宫口，以免脐带再度脱垂，当经阴道或剖宫产娩出胎儿后取出导尿管。此法较以往脐带还纳术成功率高，可将脐带送到有效深度，将变形的塑料导尿管及棉线保留于宫腔，既不妨碍先露下降，又不会因肛管过粗留后造成空隙过大而引起脐带再度脱垂，同时又可避免取导尿管造成脐带再次脱垂和不必要的操作导致延误抢救时机。操作中应注意以下几点：①采取适当的体位，以避免脐带在操作中受压。②可将脱出阴道内的脐带稍向外拉，使脱出脐带的远端近阴道口处，以方便操作，可缩短操作时间。③操作时可在多普勒或 B 超监护下进行。④一旦还纳成功，应尽早剖宫产。

三、治疗方案

根据 Llsta 等的统计，与产科干预有关的脐带脱垂情况有所增加，可达 40% 左右。产科的干预包括：①人工破膜，尤其是先露高浮的情况下。②水囊等引产。③外倒转术。④促宫颈成熟。⑤旋转胎头。⑥羊水灌注。⑦胎儿头皮电吸的应用等。

虽脐带脱垂很大部分与产科的干预措施有关，但正确的产科干预措施并不增加脐带脱垂的发生率。故采取有效的预防措施及积极的处理是必要的。

（1）孕妇有高危因素如对胎位异常，先露高浮的孕妇提前 1~2 周入院，注意数胎动，嘱破膜后立即平卧；减少不必要的肛查与阴道检查；如多胎妊娠、臀位可适当放宽剖宫产指征。

（2）产程中加强监护，全程的胎心监护对有高危因素或经产科干预的孕妇是很有效的监测手段，它可以及时发现胎心异常、及时做阴道检查。胎心监护的可变减速是一个信号，可缩短诊断的时间。

（3）掌握人工破膜指征及方法。破膜前尽可能摒除脐带先露的存在，在宫缩间隙期行高位、小孔破膜。

（4）B 超发现隐性脐带脱垂，胎儿已成熟可行剖宫产。

（5）对有症状者酌情给以吸氧、静脉注射三联（50% 葡萄糖、维生素 C、尼可刹米）、5% 碳酸氢钠、阿托品、哌甲酯，提高胎儿缺氧的耐受能力。

（6）产程中隐性脐带脱垂而胎心尚存者。宫口开全、先露不高，可行阴道助产；臀位行臀牵引术；宫口开大 8cm 以下且估计胎儿娩出后能存活者则尽快行剖宫产术。

（7）显性脐带脱垂，胎心尚存宫口开全、先露不高者，可行阴道助产；臀位行臀牵引术；宫口未开全的孕妇，取头低臀高位或胸膝卧位，由助手用手经阴道上推先露；吸氧；膀胱内注入 500~750ml 等渗盐水；脱出阴道的脐带轻轻还纳入阴道，避免冷刺激。局麻下行剖宫产。关于脐带脱垂时对胎儿情况的判断，除了手摸脐带搏动、听诊器或超声多普勒听胎心外，有条件者还可用 B 超检查显示胎心率。有报道 2 例患者用前述方法已听不到胎心，而 B 超诊断胎心 50~80 次/min，剖宫产后胎儿存活。故胎心到底是多少次以上应该行剖宫产抢救胎儿，尚没有定论。应根据胎心率、胎儿的成熟度、孕妇的切盼程度以及产科的抢救能力来综合考虑。

（8）预防产后出血及感染。产后及时按摩子宫，促使其收缩，常规宫体注射缩宫素 20U；检查胎盘是否完整、有无宫腔残留，软产道有无损伤及有无异常出血等情况，及时对症处理；分娩后保持会阴部清洁，聚维酮碘（碘附）每天 2 次，常规擦洗外阴，有会阴侧切口者，应嘱其取健侧卧位，并应用抗生素，防止恶露污染伤口引起感染。

（9）胎儿存活，宫口未开全又无剖宫产条件，可行脐带还纳术。术者手托脐带进入阴道，手指将先露向上推，助手腹部向上推胎体并要求产妇张口深呼吸，吸氧气同时，还纳脐带从近端开始单方向旋转，争取在宫缩间歇时迅速完成，脐带处于先露之上越高效果越好，待宫缩后将手慢慢退出，直至先露部固定，但还纳术有一定的困难，常边送边滑脱。另外，因脐带受刺激，脐血管收缩加重胎儿缺氧情况，常在还纳的过程中胎儿脐带搏动停止。可试行改良脐带还纳术。同时加强围生期保健，做好定期的产前检查，增强孕产妇自我保健意识，提高整个社会人群卫生保健素质，也是预防脐带脱垂，降低围产儿病死率的关键。

（张晓云）

第四节　胎儿窘迫

一、概述

胎儿窘迫（fetal distress）是指胎儿在子宫内因急性或慢性缺氧和酸中毒危及其健康和生命的综合征，严重者可遗留神经系统后遗症或发生胎死宫内。发病率为 2.7% ~ 38.5%。胎儿窘迫分为两种类型：急性胎儿窘迫多发生在分娩期；慢性胎儿窘迫常发生在妊娠晚期，在临产后往往表现为急性胎儿窘迫。母 – 胎间血氧运输及交换障碍或脐带血液循环障碍，可引起胎儿急性缺氧，如缩宫素使用不当，造成过强及不协调宫缩，宫内压长时间超过母血进入绒毛间隙的平均动脉压；前置胎盘、胎盘早剥；脐带异常，如脐带绕颈、脐带真结、脐带扭转、脐带脱垂、脐带血肿、脐带过长或过短、脐带附着于胎膜；母体严重血液循环障碍致胎盘灌注急剧减少，如各种原因导致休克等；孕妇应用麻醉药及镇静剂过量，抑制呼吸。引起胎儿慢性缺氧的因素，如母体血液含氧量不足，合并先天性心脏病或伴心功能不全，肺部感染，慢性肺功能不全，哮喘反复发作及重度贫血等；子宫胎盘血管硬化、狭窄、梗死，使绒毛间隙血液灌注不足，如妊娠期高血压疾病、妊娠合并慢性高血压、慢性肾炎、糖尿病、过期妊娠等；胎儿严重的心血管疾病、呼吸系统疾病，胎儿畸形，母儿血型不合，胎儿宫内感染、颅内出血及颅脑损伤致胎儿运输及利用氧能力下降等。

二、诊断

胎儿窘迫的主要临床表现为胎心率异常、羊水粪染及胎动减少或消失。因此，诊断胎儿窘迫不能单凭 1 次胎心听诊的结果，应综合其他因素一并考虑。

（一）急性胎儿窘迫

1. 胎心率异常　胎心率变化是急性胎儿窘迫的一个重要征象。正常胎心率为 120 ~ 160 次/min，缺氧早期，胎心率于无宫缩时加快，> 160 次/min；缺氧严重时胎心率 < 120 次/min。若行胎儿电子监护可出现多发晚期减速、重度变异减速。胎心率 < 100 次/min，基线变异 < 5 次/min，伴频繁晚期减速提示胎儿缺氧严重，可随时胎死宫内。

2. 羊水胎粪污染　根据程度不同，羊水污染分 3 度：Ⅰ 度浅绿色，常见胎儿慢性缺氧。Ⅱ 度深绿色或黄绿色，提示胎儿急性缺氧。Ⅲ 度呈棕黄色，稠厚，提示胎儿缺氧严重。当胎先露部固定，当胎心率 < 100 次/min 而羊水清时，应在无菌条件下，于宫缩间歇期，稍向上推胎先露部，观察后羊水性状。

3. 胎动异常　缺氧初期为胎动频繁，继而减弱及次数减少，进而消失。

4. 酸中毒　采集胎儿头皮血进行血气分析，若 pH < 7.2，PO_2 < 10mmHg，PCO_2 > 60mmHg，可诊断为胎儿酸中毒。

（二）慢性胎儿窘迫

1. 胎动减少或消失　胎动 < 10/12h 为胎动减少，为胎儿缺氧的重要表现之一，临床上常见胎动消失 24 小时胎心消失，应予警惕。监测胎动的方法：嘱孕妇每日早、中、晚自行计数胎动各 1 小时，3 小时胎动之和乘以 4 得到 12 小时的胎动计数。胎动过频或胎动减少

均为胎儿缺氧征象，每日监测胎动可预测胎儿安危。

2. 胎儿电子监护异常　胎儿缺氧时胎心率可出现以下异常情况。①NST 无反应型：即持续监护 20 分钟，胎动时胎心率加速 ≤15 次/min，持续时间 ≤15 秒。②在无胎动与宫缩时，胎心率 >180 次/min 或 <120 次/min 持续 10 分钟以上。③基线变异频率 <5 次/min。④OCT 可见频繁重度变异减速或晚期减速。

3. 胎儿生物物理评分低　根据 B 型超声监测胎动、胎儿呼吸运动胎儿肌张力、羊水量及胎儿电子监护 NST 结果进行综合评分（每项 2 分）：≤3 分提示胎儿窘迫，4~7 分为胎儿可疑缺氧。

4. 胎盘功能低下　24 小时尿雌三醇值（E_3）<10mg 或连续监测减少 >30%，尿雌激素/肌酐比值 <10；妊娠特异 β_1 糖蛋白（SP1）<100mg/L；胎盘生乳素 <4mg/L，均提示胎盘功能不良。

5. 羊水胎粪污染　通过羊膜镜检查可见羊水呈浅绿色、深绿色及棕黄色。

6. 脐动脉多普勒血流　搏动指数（PI）和阻力指数（RI）可以了解胎盘阻力高低，间接推测胎儿有无宫内缺氧。有关脐动脉收缩期与舒张期血流速度比值（S/D 或 A/B）的下降幅度或正常的切点报道也不一致：第三军医大学大坪医院足月妊娠以 S/D 为 2.3 为预警指标。上海瑞金医院的标准是 36~40 周 S/D 为 1.7~3，平均 2.5 左右，一般认为 30~32 周以后 S/D <3。但当 B—O 或出现逆流意味着胎儿严重缺氧，有胎死宫内的可能。

三、治疗纵观

胎儿对宫内缺氧有一定的代偿能力。轻、中度或一过性缺氧，不产生严重代谢障碍和器官损害，而长时间中度缺氧则可引起严重并发症。

（一）心血管系统的变化

由于二氧化碳蓄积及呼吸性酸中毒，使交感神经兴奋，肾上腺儿茶酚胺及肾上腺素分泌增多，致血压升高、心率加快及血液重新分布：心、脑、肾上腺血管扩张，血流量增加，其他器官血管收缩，血流量减少。重度缺氧时，转为迷走神经兴奋，心功能失代偿，心率由快变慢。无氧糖酵解增加，丙酮酸及乳酸堆积，胎儿血 pH 值下降，出现混合性酸中毒。

（二）消化系统的变化

缺氧使肠蠕动亢进，肛门括约肌松弛，胎粪排出污染羊水，呼吸运动加深，羊水吸入，出生后可出现新生儿吸入性肺炎。

（三）中枢神经系统

由于妊娠期慢性缺氧，使胎儿生长受限，分娩期急性缺氧可发生缺血缺氧性脑病及脑瘫等终生残疾。

（四）泌尿系统的变化

缺氧使肾血管收缩，血流量减少，胎儿尿形成减少而致羊水量减少。

由此看来，胎儿窘迫的基本病理是缺血缺氧引起的一系列变化。胎儿在宫内慢性乏氧或缺氧初期，由于胎儿对缺氧有一定耐受力，通过低氧消耗、血液供应的重新分布及利用无氧糖酵解作为能量来源尚有一定代偿能力。但若缺氧时间长，胎儿一旦对缺氧失去代偿能力，则会对胎儿器官特别是心血管系统和中枢神经系统的功能产生影响，不但直接威胁胎儿在宫内的生命，还可造成出生后新生儿窒息及出生后永久性的神经损伤后遗症。因此胎儿宫内窘迫的出现表明胎儿处于危急状态，应进行紧急处理，当然最重要的措施在于早针对胎儿宫内窘迫的病因预防或早期治疗，以降低围产儿的患病率及死亡率。

胎儿氧供应来自母体血液循环，胎儿与母体间气体交换与运输对胎儿宫内健康生长与安危至关重要。妊娠晚期近足月时母体从子宫动脉流向胎盘的血流量为 500 ~ 700ml/min，氧分压为 12.7kPa（95mmHg），流到绒毛间隙的血流量为 400 ~ 500ml/min，氧分压为 5.5kPa（400mmHg）；绒毛内胎儿毛细血管血流量为 300 ~ 400ml/min，而氧分压为 2.67kPa（21mmHg）。胎儿与母体间血氧与二氧化碳交换是通过单纯弥散方式按浓度与压力梯度原理进行，即物质在生物膜两侧交换时，从浓度高或压力高侧向低处弥散。因此胎儿与母体间气体交换系通过血管内皮细胞及绒毛细胞膜，由母侧血中氧分压 12.7kPa 先直接流向绒毛间隙，因其为混合血，PO_2 降至 5.33kPa，再弥散至胎血中，PO_2 为 2.67kPa 的低侧。母体中 PO_2 越高，绒毛面积越大，绒毛合体细胞膜越薄，则单位时间内母体向胎儿运送的 O_2 越多。母体的供氧，胎儿的输氧与胎儿的用氧三者间是密切相关的，三者中任何一方出现障碍，均可造成胎儿在宫内缺氧而出现胎儿窘迫。

临产后，胎儿宫内窘迫一般应用5%碳酸氢钠静推来缓解缺氧状况，但效果不理想，不能有效中断胎儿体内的无氧酵解。注射用内给氧（注射用碳酸酰胺过氧化氢）是一种白色结晶或结晶性粉末，易溶于水，遇强氧化剂或还原剂可分解，注入人体后，能分解出过氧化氢，然后再经过氧化氢酶催化释放出氧。氧可直接与血红蛋白结合，进入细胞膜和线粒体内，从而提高氧分压和血氧饱和度，缓解缺氧状态。碳酸酰胺则通过肾脏以原形排出体外。胎儿宫内窘迫根本原因为脐血氧供不足，造成胎儿宫内缺氧所致酸血症，鼻部吸氧使母体内血红蛋白结合氧增加与胎盘交换增多，但交换能力有限。内给氧直接通过血液进入胎儿体内，分解出过氧化氢再经过氧化氢酶催化释放出氧，氧直接与血红蛋白结合，进入细胞膜和线粒体内，从而提高氧分压，缓解缺氧状态，使胎儿缺氧得到改善。改善胎儿缺氧症状后，应尽快查明发生胎儿宫内窘迫的病因所在，如脐带绕颈，产道、产力异常等，要及时、恰当地给予处理，以保证胎儿安全和降低新生儿并发症。

围产儿死亡中 30% ~ 50% 与胎儿宫内窘迫有关，窘迫时间长、程度重者，可产生神经系统的各种后遗症，甚至直接威胁胎儿生命。因此，胎儿宫内窘迫的治疗是产科医师应该非常重视的问题。急性胎儿宫内窘迫主要的病理生理特点是，母血含氧量降低，或胎盘循环受阻，导致胎盘气体交换障碍、供氧不足而产生酸中毒，引起胎儿体内二氧化碳积聚。临床常见于滞产、子宫收缩过程及脐带过短、绕颈以及其他的胎盘老化、梗死等情况。现已确认，胎儿宫内窘迫的传统治疗方法，即应用高糖及呼吸兴奋剂可加重缺氧，而葡萄糖无氧代谢时及应用维生素 C 可加重酸中毒，目前已多不主张应用。氨茶碱是组织磷酸二酯酶抑制剂。动物试验表明，氨茶碱能使子宫胎盘血流量增加21% ~ 45%，抑制子宫收缩，降低宫腔压力，从而缓解宫缩过强、脐带因素引起的缺氧状况。有文献报道对胎儿宫内发育迟缓（IU - GR）的产妇给予氨茶碱后，用超声多普勒技术测定发现子宫动脉血流增加。对活跃期子宫收缩过程中因催产素使用不当导致胎儿宫内窘迫的产妇，氨茶碱有较好的治疗效果，这可能与扩张子宫血管、降低子宫压力、增加子宫胎盘血流量有关。氨茶碱还可提高母儿间氨基酸的转运能力，增加胎儿肝和胎盘的环磷酸腺苷（cAMP）含量，可导致肺表面活性物质产生，这有助于增强胎儿对缺氧的耐受性，提高抗病力。氨茶碱可提高 cAMP 含量，而

cAMP 可稳定平滑肌细胞膜电位，松弛平滑肌，并能抑制肥大细胞释放过敏性物质，使支气管扩张、黏膜水肿减轻，这有利于新生儿的复苏；氨茶碱具有心脏兴奋作用，可使心肌收缩力增强，心率明显增加，血二氧化碳水平明显下降，从而使 FHR 恢复。地塞米松通过胎盘进入胎肺诱导磷酸胆碱转换酶的合成，使羊水中卵磷脂/鞘磷脂比值加速上升，降低新生儿呼吸窘迫综合征的发生率。此外，地塞米松具有抗氧化、稳定溶酶体膜的作用，可维持小血管的紧张，并降低其通透性，恢复血脑屏障的功能，减轻脑水肿，这就大大降低了由于胎儿宫内缺氧引起脑及脑膜充血、水肿、出血的可能。氨茶碱与地塞米松联用治疗急性胎儿宫内窘迫，能提高胎儿对急性缺氧的耐受性，促进胎肺成熟，改善宫内循环状态和胎肺呼吸运动，从而纠正胎儿缺血状况缺氧。两药协同作用，还可减少胎儿在异常的呼吸动作下误吸羊水、胎粪而引起吸入性肺炎的可能；尤其是在严重胎儿宫内窘迫状态下需即刻行剖宫产结束分娩时，为宫内复苏抢救胎儿赢得了时间。因此，氨茶碱、地塞米松联用是一种有效的治疗急性胎儿宫内窘迫的方法。在应用中应注意氨茶碱需稀释后静脉缓慢注射，以避免恶心、呕吐、心动过速等不良反应。

胎儿宫内窘迫不论何种原因所致，就病理生理而言均为胎儿缺氧过程。沙丁胺醇兴奋 β_2 受体，能激活细胞膜上的腺菌酸环化酶，使 ATP 转化为环磷腺苷，调节钾、钠、钙等离子交换，降低钙离子水平以及肌液蛋白链激酶含量，抑制肌液蛋白磷酸化，使血管平滑肌松弛，动脉血管扩张，子宫胎盘血流量增加，因而致血压下降，脉压增大，改善宫内供氧环境，从而改善胎儿缺氧状况。所以，沙丁胺醇适用于急慢性胎儿缺氧的宫内复苏治疗，但不宜用于严重的胎儿宫内窘迫。对用沙丁胺醇后 3～4 小时不能分娩者，应立即采取剖宫产等，尽快结束分娩。有资料显示，沙丁胺醇与三联加地塞米松联用对比，在胎心率转归、降低剖宫产和阴道手术助产及新生儿窒息率方面，前者具有明显优越性。沙丁胺醇的抑制宫缩、扩张血管的作用不影响产后出血。沙丁胺醇偶有发生心动过速者，故合并心脏病者慎用。

另外，纳洛酮系阿片受体拮抗剂，可拮抗中枢神经系统和其他组织内源性阿片样物质内啡肽逆转，这些物质有抑制中枢神经系统的作用。纳洛酮 5mg/kg 可拮抗哌替啶引起的呼吸抑制，具有逆转中枢神经系统被抑制的作用。主要机制是纳洛酮直接作用于神经细胞，稳定细胞膜对钙离子的通透性，改善胎儿颅内缺氧状态，且对心血管及呼吸无抑制，起到了抗休克作用。胎儿缺氧可引起宫内窒息，吸入羊水或胎粪并致脑组织损害，造成永久性神经性后遗症。此药可提高患儿对缺氧的耐受力，减轻大脑皮层水肿对中枢呼吸的抑制，适用于分娩前和术前，抢救产后新生儿窒息成功率亦较高。治疗剂量的纳洛酮对母体很少有毒性作用，对胎心和新生儿的影响很小，一般情况下用 0.4mg 即可。如效果欠佳，可重复应用 0.4mg。临床实验表明，纳洛酮不但对胎心和新生儿无不良反应，而且疗效明显，作用迅速、方便，有助于治疗产时胎儿窘迫和促进胎儿宫内复苏。

胎儿窘迫后缺氧缺血常引起胎儿脏器功能损害，特别是缺氧缺血性脑病，临床和动物实验研究，发现其机制主要有：酸中毒，高能磷酸耗竭，ATP 酶依赖钙泵失活，膜离子转运停止，神经元发生去极化，细胞内钙超载，兴奋性氨基酸释出，氧自由基积聚，炎症因子释出，这些因素可直接使细胞受损、坏死，也可通过凋亡基因表达，导致迟发性细胞死亡。在动物实验中发现许多细胞保护剂具有较好的脑保护作用。用多种细胞保护剂联合治疗胎儿窘迫具有协同作用，能阻断发病后细胞损伤连锁反应。含镁能量合剂，能改善心脑循环，扩张子宫动脉及脐血管，解除胎盘绒毛表面血管痉挛，增加胎盘绒毛膜板氧合血流量，镁同时有抗钙离子、抗兴奋性氨基酸作用。ATP 和 CoA 作为细胞活化剂也被临床广泛应用，脑缺血启动过程首先是 ATP 耗竭，有人监测，在缺血后 10 分钟 ATP 由 2.2mmol/kg 降至 0.1mmol/kg，ATP 不仅直接供给能量，它还具有类似发动机的引火作用；通过环磷腺苷而增加磷酸化酶的活性，增加氧的氧化，生成更多的 ATP。CoA 作为一种辅酶参与磷脂的生物合成。胞磷胆碱作为胆碱的活化剂形成在卵磷脂的生物合成中起关键作用，它具有稳定细胞膜的作用。醋谷胺在抗兴奋性氨基酸过程中起介质作用。尼莫地平是钙通道拮抗剂，能阻断病理情况下的钙离子过度内流造成的细胞损害。另一个功能，能选择性阻断病理状态下的钙离子通道，降低钙离子向血管壁平滑肌细胞内转移，减轻血管痉挛，改善心、脑、肺、胎盘血液循环，从而起到防治胎儿窘迫脑损伤的作用，但对血压偏低孕妇不能盲目应用尼莫地平，以防低血压。甘露醇静脉滴注，它具有清除羟自由基、抑制脂质过氧化的作用，从而减轻了自由基所诱发的脑水肿，防止缺氧脑组织不可逆性损伤，甘露醇还可改善心脑循环，使神经细胞得以改善。地塞米松、维生素 E、维生素 C 为自由基清除剂，起协同作用。故多种细胞保护剂联合治疗胎儿窘迫疗效明显。

胎儿窘迫是孕期和产期的一种严重并发症，若不及时治疗，有可能导致胎死宫内。常压下吸氧对改善胎儿窘迫的效果并不令人满意。对孕期确诊为胎儿窘迫的孕妇进行高压氧（HBO）治疗，以促进胎儿在宫内正常发育，对争取新生儿存活、减少近期并发症和远期后遗症，提高生存质量和民族健康素质都有积极的意义。胎儿能获取充分的氧气供给取决于以下五个环节：母血含量充足；子宫血液循环良好；胎盘绒毛交换功能健全；胎儿脐带血液循环通畅；胎儿血液循环功能正常。凡引起上述环节中任何一个环节失常的突发因素，均可导致胎儿窘迫。HBO 能迅速提高血氧分压、血氧张力，增加氧含量及组织中的氧储备，舱压每提高 1 个标准大气压，吸入氧的氧分压即比常压下吸氧时提高 0.1MPa，由于压强的增加，气体的密度亦成正比增加，HBO 下吸入高分压、高密度的氧，形成了肺泡气 – 血液氧的高压力梯度，因而氧向血液内弥散的速度、距离、量与常压下吸氧时比有明显的增加。在常压下氧的有效弥散半径为 30μm，而在 3TAT 氧下，可达 100μm，在常压下吸氧，血氧张力达 600mmHg，而在 2.5～3TAT 下吸氧，血氧张力可升至 1 770～2 140mmHg，物理溶解氧量比常压下高 17～20 倍，能向组织和细胞提供充足的氧，从而改善子宫血液供应和血流迟滞，同时改善胎盘的供养及功能。换言之，只要上述五个环节中任何一环节的功能仅存正常的 1/17～1/20，在 HBO 下均能得以补偿，这是常压氧无法达到的。跟踪随访出生 5 个月～3 岁的婴幼儿，眼底检查未发现晶状体后纤维增生，小儿生长发育情况良好。因此，HBO 治疗胎儿窘迫，有利于妊娠顺利进行，是安全、有效的，且无不良反应，可作为孕期胎儿窘迫首选的辅助治疗措施。

脐带因素致胎儿窘迫在围产儿死亡中占很大比重，脐带异常是孕妇中常见的病理妊娠。当脐带因素致胎儿宫内窘迫时对新生儿危害极大，如处理不及时，可导致新生儿死亡。脐带一端连接胎儿，另一端附着于胎盘，通过胎盘与母体相连，以进行营养和代谢物质交换，脐带异常直接影响胎儿的生长、发育和预后。无论是脐带过短、缠绕及打结均在临产后，由于胎儿下降时牵拉脐带血管过度延伸变窄，血流受阻，致胎儿血液循环减少，胎儿缺氧窒息。脐带因素所致胎儿窘迫常发生于临产后，多为急性胎儿窘迫，胎心监护图上表现为心率异常或变异减速。脐带受压引起的典型变异减速波形特点如下：先是脐静脉受压使胎儿血容量减少，通过压力感受器调节使胎心在减速前可有一短暂加速，随后当动脉受压，通过压力及化学感受器双重调节产生胎心减速。当脐带压力缓解时，又是脐静脉梗阻解除滞后于脐动脉，产生一个恢复胎心基线前的又 1 次加速，重度变异减速胎心减速最低可 ≤70 次/min，持续 ≥60 秒，其他不典型的变异减速可表现为减速与宫缩无固定联系，变异波形不定，可表现为 W 型、A 型、U 型等，可发生延长减速（超过 60～90 秒，但 ≤15 分钟的减速），如脐带脱垂时，后两种情况可导致胎死宫内，应积极处理。因此，在妊娠晚期及临产后都应仔细观察胎心变化，当发现胎心异常或头先露有黏稠胎粪尚有 30 分钟缓冲期，如在 15 分钟内结束分娩，则新生儿病死率 0.5%，如持续 30 分钟以上可高达 11%，如同时有上述两种异常情况，新生儿病死率可达 50%。因此，应抓住时机果断处理。当发现胎儿宫内窘迫，应仔细检查，如宫口已开全，确能经阴道分娩，应立即侧切胎吸或产钳助产分娩。如不能经阴道分娩或宫口未开全，应立即剖宫产结束分娩。同时做好抢救新生儿准备，并应有儿科医师共同协作，才能使出生窒息的新生儿抢救成功。如在临产前发现脐带较重异常，则处理起来有足够时间。因此，利用彩超及脐血流图进行产前检查脐带情况是很有必要的。

不同职业的孕妇胎儿窘迫的发生率有很大差别，首先工人和农民孕妇劳动强度大，子宫肌张力紧张，增加子宫肌层间血管的外阻力，子宫胎盘血运受阻，故易引起胎儿缺氧，由于含氧量不足，特别是临产时，宫内缺氧加重引起一系列临床症状。其次，体力劳动者产程相对较短，子宫收缩较强，过频、过强的宫缩，胎盘血流停止时间较长，胎盘中氧的交换受到影响，而造成胎儿窘迫。因此，应该积极提倡产前休息，最好从预产期前 2 周开始休息。

胎儿宫内窘迫是指以胎儿胎盘系统的呼吸循环功能不全为主的一组综合征。护理胎儿宫内窘迫对减少围产儿死亡，改善预后，优生优育具有重要意义。因此，应做好胎儿窘迫的防治。

1. 胎儿宫内窘迫　应针对病因、孕周、胎儿成熟度和窘迫的严重程度进行处理。

2. 胎动计数　孕妇于 28 周开始自数胎动，于每日早、中、晚固定时间各测 1h/次胎动，将胎动数相加乘 4 即得出 12 小时的胎动数。胎动数 >30/12h 为正常，<20/12h 为异常，<10/12h 提示胎儿已明显缺氧，若胎动继续减少至消失，胎心也将在 24 小时内消失。应及时就诊，以免贻误抢救时机，胎动过缓往往是胎动消失的前驱症状。

3. 掌握听胎心的方法　每日定时听胎心并记录，正常指导孕妇左侧卧位，改善胎盘血流灌注。

4. 孕妇配合　用通俗易懂的语言向高危孕妇讲解有关妊娠并发症与发生胎儿窘迫的因果关系，使她们对自身疾病有正确认识，能够积极配合治疗和护理，同时高危孕妇应每日吸氧 3 次，每次 30 分钟，增加母血氧饱和度含量，减轻因疾病所引起的胎儿宫内窘迫慢性缺氧。

胎儿宫内窘迫的护理包括：

1. 慢性宫内窘迫的护理　①吸氧改善胎儿氧供。②定期做产前检查者，估计胎儿情况尚可，立即抑制宫缩改善胎盘循环，延长孕周数。③胎儿宫内窘迫情况难以改善，接近足月，估计在娩出后胎儿生存可能性极大者，可立即剖宫产。④距离足月妊娠较远，胎儿娩出后生存可能性较小，则可将情况向家属说明，尽量保守治疗，以延长孕周数。

2. 急性胎儿窘迫的护理　①宫口开全，胎儿先露部已达坐骨棘平面以下 3cm 者应尽快助产经阴道娩出胎儿。②宫颈尚未完全扩张，胎儿窘迫情况不严重可吸氧，同时左侧卧位观察 10 分钟，若胎心率变为正常，可继续观察。③如果催产素使用不当引起子宫收缩过强，出现胎心音异常时，应立即调慢滴速，减少进量或停止滴注。如果子宫呈强直性收缩，遵医嘱使用镇静剂，抑制宫缩恢复绒毛间隙及脐血流量，改善胎儿血氧的供应。④静脉滴注葡萄糖盐水及维生素 C，增加母血容量，提高糖的储存，补充钠盐，补充产时消耗，同时防止毛细血管通透性增加，降低胎儿颅内出血的可能。⑤在处理过程中，护理人员要保持镇静，措施果断，技术熟练，仔细观察羊水情况，勤听胎心，及时准确地发现胎儿窘迫，为医师提供第一手资料，以便做出最恰当的处理，降低新生儿窒息率和产妇的剖宫产率。值得注意的是，及时终止妊娠是对胎儿窘迫的最好防治。

四、治疗方案

（一）治疗原则

胎儿窘迫的治疗原则：根据胎儿窘迫的病理生理变化，必须抓住以下三个方面去治疗胎儿窘迫。

（1）提高胎儿大脑及其他重要器官对缺氧的耐受性和稳定性。

（2）消除窘迫时对胎儿造成的脑及其他重要器官的功能障碍。

（3）尽快消除母体对胎儿的不良影响因素或使胎儿尽快脱离其有不良影响因素的母体。

（二）治疗措施

1. 急性胎儿窘迫　应采取果断措施，改善胎儿缺氧状态。

（1）一般处理：左侧卧位。应用面罩或鼻导管给氧，10L/min，吸氧 30 分钟/次，间隔 5 分钟。纠正脱水、酸中毒及电解质紊乱。

（2）病因治疗：如缩宫素使用不当致宫缩过强、不协调宫缩，应立即停用缩宫素，口服宫缩抑制剂沙丁胺醇 2.4～4.8mg，每日 3 次，哌替啶 100mg 肌肉注射，也可用硫酸镁肌肉注射或静脉滴注抑制宫缩。如羊水过少（AFV < 2cm）脐带受压，可经腹羊膜腔输液，将 250ml 生理盐水或乳酸钠林格注射液缓慢注入羊膜腔内，5～10ml/min。AFV 维持 8～10cm。

（3）尽快终止妊娠

1）宫口未开全：应立即行剖宫产的指征有如下。①胎心率 < 120 次/min 或 > 180 次/min，伴羊水污染Ⅱ度。②羊水污染Ⅲ度，伴羊水过少。③胎儿电子监护 CST 或 OCT 出现频繁晚期减速或重度变异减速。④胎儿头皮血 pH < 7.20。

2）宫口开全：骨盆各径线正常，胎头双顶径已达坐骨棘平面以下者，应尽快经阴道助娩。

无论阴道分娩或剖宫产均需做好新生儿窒息抢救准备。

2. 慢性胎儿窘迫　应针对病因，视孕周、胎儿成熟度及胎儿窘迫程度决定处理。

（1）一般处理：左侧卧位休息。定时吸氧，每日 2～3 次，每次 30 分钟。积极治疗妊娠并发症。

（2）期待疗法：孕周小，估计胎儿娩出后存活可能性小，尽量保守治疗以期延长胎龄，同时促胎肺成熟，争取胎儿成熟后终止妊娠。

（3）终止妊娠：妊娠近足月，胎动减少，OCT 出现频繁的晚期减速、重度变异减速或胎儿生物物理评分 <3 分者，均应以剖宫产终止妊娠为宜。

在救治急性胎儿窘迫时尚应避免不合理的措施，即传统三联（50% GS 40ml、维生素

C 0.5g、尼可刹米 0.375g）疗法。因为，胎儿在缺氧状态下葡萄糖无氧酵解后生成的 ATP 很少，却产生过多的丙酮酸，因不能进入三羧酸循环而堆积肝内，且部分转变成乳酸，发生代谢性酸中毒。高渗糖的使用目的在于补充能量，但使无氧酵解增加，乳酸生成增多，加重代谢性酸血症的病情；呼吸兴奋剂的使用促使胎儿深呼吸，与此同时，可能会吸入更多的羊水，而已发生胎儿窘迫的羊水多伴胎粪污染、变浑浊，此羊水吸入到下呼吸道诱发 MAS。另外，用碳酸氢钠静滴，对产程长进食少，恶心呕吐严重，肠胀气明显者，能起到纠正酸中毒及电解质功能紊乱作用。国内专家认为胎儿酸中毒是母体的反映，给母体碱性药物可改善胎儿酸中毒。但由于碳酸氢钠通过胎盘速度缓慢，因而对急性缺氧的缓解不起很大作用。现多主张羊膜腔内给药，达到快速纠酸作用。

发生胎儿宫内窘迫时产科医师应当机立断进行有效的宫内复苏。

1. 注射用内给氧治疗方案　注射用内给氧又名碳酸酰胺过氧化氢，其化学式为：$CO(NH_2)_2 \cdot H_2O_2$，它是在双氧水的基础上衍化过来的，是一种强氧化剂，对人体组织无损害无刺激。注射用内给氧 1g（内含 H_2O_2 0.3g）+10% 葡萄糖 250ml 静脉滴注，先快后慢（即快速滴注后胎心转好，后慢速维持，直至胎儿娩出）。但内给氧制剂仅能缓解、改善胎儿缺氧症状，不能解决病因问题，如胎盘早剥，脐带脱垂，产道、产力异常等。因此，胎儿缺氧症状改善后，应尽快查明病因，给予及时、恰当的处理，以保胎儿安全。

2. 氨茶碱与地塞米松联用治疗方案　地塞米松 5mg，立即静脉推注，再用 25% 葡萄糖 20ml 加氨茶碱 0.25g 静脉缓注（氨茶碱静推时间 ≥5 分钟）。氨茶碱可引起个别患者恶心、呕吐、心动过速、烦躁等不良反应。但只要推注缓慢，这些不良反应可以避免。

3. 沙丁胺醇治疗方案　沙丁胺醇喷雾吸入，0.1~0.2mg，30 分钟后含服 4.8mg，个别产妇不能在 4 小时内结束分娩者再服 2.4mg。沙丁胺醇不良反应小，偶发用药后心动过速，对合并心脏病及甲亢的孕妇应慎用；同时，注意防止产程延长及产后出血。

4. 多种细胞保护剂联合治疗方案　建立两路静脉通道，一路静脉缓慢推注地塞米松 10mg，继续给予 20% 甘露醇 150ml 静脉滴注，另一路予 10% 葡萄糖液 250ml 加 25% 硫酸镁 20ml、ATP 40mg、CoA 200U、维生素 C 2g、胞磷胆碱 0.5g，醋谷胺 0.5g，静脉滴注，同时根据血压口服尼莫地平 10~20mg、维生素 E 0.2g。

5. 纳洛酮治疗方案　静推纳洛酮 0.4mg，30~120 分钟重复 1 次。

6. 高压氧治疗方案　采用 YYCl8D-8 型空气加压舱，治疗压力 0.16MPa（1.6ATA），升压 10 分钟，面罩吸纯氧 30 分钟，匀速减压 10~15 分钟，全程 50~60 分钟，每日 1 次，共 2~10 次，同时记录孕妇的自觉症状。

1998 年 ACOG 提出的建议包括以下几点。

1. 改变孕妇体位　可缓解脐带受压，并可纠正仰卧位低血压；通过电子胎心监护仪，观察侧卧位后胎心率图形改变，以调整孕妇保持最合适的体位，并不仅限于左侧卧位。

2. 停止缩宫素的使用并缓解过强的宫缩　从而改善子宫胎盘血流灌注量。即使在等待剖宫产时，有条件者也应给予子宫松弛剂，如单次静脉慢推硫酸镁 4g 或静脉用利托君（ritodrine）；也可皮下或静脉单次注射特布他林（terbutaline）0.25mg。后两种药物不宜用于糖代谢异常孕妇。

3. 阴道检查　排除脐带脱垂等病因。

4. 纠正低血压　可适当给予升压药物，纠正因使用麻醉镇痛药物所致的低血压。

5. 通知麻醉师和助产士　做好紧急分娩的准备工作。

6. 注意胎心变化　可用电子胎心监护仪连续监护，也可间断听诊。在手术室，腹部皮肤消毒前，应始终注意胎心变化。

7. 通知新生儿科医师　请有经验的新生儿科医师到分娩现场，准备复苏的药品和器械。

8. 吸氧　给孕妇吸氧，最好采用高流量纯氧、面罩法间断给氧。

（杨　勇）

第五节　产后出血

一、概　述

产后出血（postpartum hemorrhage）是指胎儿娩出后生殖道出血超过 500ml（阴道分娩中），早期产后出血发生在产后 24 小时内，晚期产后出血发生在产后 24 小时后到产后 6 周内。出血可能发生在胎盘娩出前、娩出时及娩出后。事实上，在没有并发症的阴道分娩中准确测量平均出血量为 600～700ml，而阴道助产和剖宫产可达 1 000～1 500ml。对产后出血量的估计通常存在低估。不论是在发达国家还是发展中国家产后出血都是引起孕产妇死亡的重要原因，特别是在非洲和亚洲的发展中国家，常是孕产妇死亡原因的第一位。产后出血在世界范围内的发生率是 10.5%，每年引起 13.2 万名产妇死亡，产后出血的死亡率为 1%。在我国产后出血近年来一直是引起孕产妇死亡的第一位原因，特别是在边远落后地区产后出血引起的死亡占到 50% 以上。降低孕产妇死亡率，减少和有效处理产后出血至关重要。

二、诊　断

在阴道分娩时，胎儿娩出后，生殖道出血超过 500ml，在剖宫产时，胎儿娩出后出血超过 1 000ml 应诊断为产后出血。这种传统的定义对于临床的处理并没有太多的帮助，研究表明阴道分娩的平均出血在 500ml 左右，而剖宫产的平均出血在 1 000ml 左右，按照这种定义有一半孕产妇分娩时会发生产后出血。用能引起低血容量症状时的失血量来定义产后出血可能更为实用，比如，血细胞比容产后较产前降低 10% 或需要输血治疗，这种情况占到阴道分娩的 4%，剖宫产的 6%。

（一）产后出血的常见病因

1. 子宫收缩乏力　产后止血的重要生理机制就是胎盘附着部位围绕在血管周围的子宫肌纤维的强力收缩，使血管关闭从而达到止血的效果。子宫收缩乏力是指子宫肌纤维收缩不佳，是引起产后出血的最常见的原因（占 50% 以上）。引起子宫收缩乏力的危险因素有过多的宫腔操作，全身麻醉，子宫过度扩张（双胎、羊水过多），产程延长，多产，子宫肌瘤，手术助产及宫腔操作，缩宫素引产和催产，子宫感染，子宫卒中等。

2. 软产道损伤　会阴切开和（或）产道撕裂伤引起的大量出血占到了产后出血原因的 20%。撕裂伤的部位包括子宫、宫颈、阴道及外阴，在急产及阴道助产中比较常见。有时在外阴和阴道的皮下发生血管的撕裂伤，引起皮下血肿，由于没有显性出血，容易被忽略，有时产后几小时后或发生休克了才发现。

会阴切开时如果伤及动脉血管或曲张的静脉可能引起大量的出血，会阴切开的时机选择也很重要，胎儿娩出前切开过早，或是胎儿娩出后未及时缝合，都会明显增加出血量。世界卫生组织建议应有限制地进行会阴切开术，而不应作为一项常规。

产后如果子宫收缩好，持续有新鲜血液流出，应考虑撕裂伤的因素。发现宫颈和阴道撕裂伤需要在良好的暴露下仔细检查，如有撕裂伤应在充分的麻醉下及时修补。

子宫自然破裂十分罕见，在多产、胎位异常、子宫瘢痕和催产素引产这些高危因素存在时应警惕。近年来越来越多剖宫产术后再次妊娠的情况，子宫破裂引起的产后出血有所增加。

3. 胎盘组织残留　胎盘胎膜组织残留造成的产后出血占到5%～10%，在胎盘植入、手剥胎盘、第三产程处理不正确、未及时发现副胎盘均可造成胎盘组织残留。B超发现宫腔内高回声团块支持宫内组织残留的诊断。在产后几个小时后或晚期产后出血时，应高度警惕胎盘组织残留，并及时进行B超检查。经阴道的彩色多普勒超声检查更为敏感。如超声未见明确的宫内占位，则没有必要进行清宫术。

4. 凝血功能障碍　在一些严重的产科并发症中可能出现凝血功能障碍，如胎盘早剥、死胎、羊水栓塞、重度子痫前期、子痫及败血症。临床表现可能有低纤维蛋白原血症、血小板减少及弥散性血管内凝血。如输血超过8个单位可能出现稀释性的凝血障碍。其他的内科并发症也可能引起凝血功能障碍，如白血病、血小板减少性紫癜等。对凝血功能障碍的诊断应重视孕产妇病史的采集和实验室检查。

（二）产后出血常见的危险因素

在一项对9 598例阴道分娩的孕产妇的调查中，有374例发生产后出血，发生率为4%，相关的危险因素有：

（1）产程延长（OR 7.56）。

（2）子痫前期（或HELLP综合征）（OR 5.02）。

（3）会阴侧切（OR 4.72）。

（4）有产后出血病史（OR 3.55）。

（5）双胎（OR 3.31）。

（6）先露下降停滞（OR 2.91）。

（7）软组织撕裂伤（OR 2.05）。

（8）使用催产素引产（OR 1.66）。

（9）手术助产（OR 1.66）。

（10）会阴正中切开（OR 1.58）。

（11）初产妇（OR 1.45）。

其他一些危险因素还包括：全身麻醉、子宫过度膨大（多胎妊娠、巨大儿、羊水过多）、多产、绒毛膜羊膜炎等。

三、治疗纵观

尽管产后出血有近90%没有明确的高危因素，但通过加强孕产期的管理，特别是产时正确的处理能减少产后出血的发生。世界卫生组织推荐的积极处理第三产程对预防产后出血的效果已经被多项研究所证实。积极处理第三产程包括及早钳夹脐带、有节制地牵拉脐带（controiled cordtraction）、排空膀胱和预防性使用缩宫药物。一项系统评价显示：与期待处理相比积极处理第三产程（在医院里）降低了产后出血的量，平均降低约80ml；产后出血超过500ml发生率由13.6%降至5.2%，出血超过1 000ml的发生率由2.6%降至1.7%；第三产程时间平均缩短9.77分钟。有节制牵拉脐带是积极处理第三产程的重要一环，传统的观点是在第三产程时要等到胎盘有剥离征象时方能协助胎盘娩出。但积极处理时要求胎儿娩出后，脐带停止搏动即钳夹切断脐带，在使用缩宫药物的同时，一手将钳夹的脐带一端握紧，另一只手放在产妇的耻骨联合之上，在牵拉脐带时，上面的手通过反向用力使子宫固定，防止引起子宫内翻，下面的手保持较低的牵拉力量，持续2~3分钟，当子宫变得圆硬，脐带变长，下拉脐带使胎盘娩出，而不要等出血（胎盘剥离）时才开始牵拉脐带。在整个过程中上面的手要持续用力保持子宫位置固定，切忌在没有上面的手向反方向推力的情况下，下拉脐带，造成子宫内翻。

宫缩剂的使用在预防产后出血中起到了至关重要的作用，常用的宫缩剂包括缩宫素（催产素）、麦角新碱、前列腺素制剂（米索前列醇片、卡孕栓、卡前列素氨丁三醇针）。多项随机对照试验表明缩宫素是目前预防产后出血效果明确，不良反应少的药物，但缩宫素应注意避免1次短时间大剂量使用（负荷剂量），如静脉推注5U以上，可能引起低血压、心慌、心悸，特别是在区域麻醉的情况下更容易发生。麦角新碱在高血压和心脏疾患时不宜使用，我国现已停产。米索前列醇使用后腹泻、发热、寒战等不良反应明显，可作为没有缩宫素时替代或应用缩宫素无效时使用。卡前列素氨丁三醇针（欣母沛）价格昂贵，并不适于广泛应用，在应用缩宫素无效的宫缩乏力引起的产后出血的治疗有一定的效果。

四、治疗方案

许多处理产后出血的方法还停留在专家的经验和一些个案的报道，缺乏随机对照研究和系统评价，但在目前证据的基础上，也能为我们有效地处理、抢救产后出血的产妇提供有价值的借鉴。国际助产士联盟（ICM）和国际妇产科联盟（FIGO）建议处理产后出血按以下的流程，共11个步骤，每个步骤的第一个字母组成英文单词"止血（HAEMO – STASIS）"。

止血步骤如下。

1. H（ask for help）　呼叫救援帮助，立即组成抢救小组。通知助产士、产科医师、麻醉医师、内科医师、护工及后勤保障部门，组成有效的抢救小组，由在场的职称最高的医务人员作为总指挥，统一协调，并指定专人记录，同时通知血库、手术室做好准备。将产妇转入高危病房或ICU病房。

2. A（assess and resuscitate）　评估（包括生命征、出血量）并开始抢救复苏。立即建立2个14或16号的静脉输液通道，每个通道输入晶体液1 000ml，最初15~20分钟内可快速输入1 000ml，在第一小时内至少输入2 000ml，输液20~30分钟评估休克有无改善，如有改善则以每6~8小时1L的速度滴注晶体液。予面罩给氧，流量为8L/min，并抬高下肢。抽血进行合血、血常规、凝血图（PT、APTT、Fib、D – D二聚体）、电解质检查；安放尿管，行尿液分析，记录每小时尿量；监测产妇生命征包括血压、心率、呼吸、氧饱和度及心电图，必要时行中心静脉插管监测中心静脉压。

3. E（establish etiology and check medication supply）　初步确定病因并检查药物准备情况（缩宫素、麦角等），立即备血。在经过补液治疗无改善则进一步处理，有血液应立即使用，危及生命时先输入"O"型Rh阴性血液，PT/APTT > 1.5倍正常值，输入冰冻血浆，有的建议每输入 6U 血液需输入冰冻血浆 1L，当纤维蛋白原 <1g，输入血浆冷沉淀物，血小板 <50×10⁹/L，输入血小板悬液。

4. M（massage uterus）　按摩子宫。让产妇躺在产床或手术台上，一手置于阴道前穹隆，另一手放于耻骨联合之上一起加压，按摩子宫。

5. O（oxytocin inftlsion）　使用缩宫素及前列腺素（经静脉、盲肠、肌肉或直接子宫肌壁）。剂量与方法：①缩宫素 5～10U 静脉缓推。②麦角新碱 0.4mg 静脉缓推。③缩宫素 10～20U + 500ml 液体，125ml/h 静脉滴注。④卡前列素氨丁三醇（$PGF_{2\alpha}$）250μg 肌注，15～90 分钟可重复使用，总量不超过 2mg。

6. S（shift to operating room）　将产妇转入手术室，排除胎盘等组织残留以及产道的撕裂伤。可继续双手按摩子宫。

7. T（tamponade）　填塞止血。可考虑使用用于胃底静脉出血时的气囊填塞，在条件不具备的地区可使用自制避孕套水囊填塞。纱布填塞也可使用，但失败率在 50% 左右。在使用缩宫剂治疗无效的情况下，应立即考虑进行填塞试验，以确定是否需要手术干预。使用方法：消毒暴露宫颈后将无菌的单腔气囊放入宫腔，这时静脉持续滴入缩宫素，缓慢注入热的生理盐水可达 300～400ml，观察宫颈及引流管没有鲜血继续流出时停止注入。如有效为填塞试验阳性，保守治疗成功的希望有 87%，可继续持续滴入缩宫素，置保留尿管监测生命征，出血量及尿量。6 小时后如无继续出血可先放出生理盐水，但不取出气囊观察 30 分钟，如无出血可取出气囊停用缩宫素。如再次出血可考虑重新注入生理盐水填塞。常规使用抗生素 3 天。

8. A（apply compression sutures）　实施压迫子宫的缝合。填塞试验阴性，应考虑开腹进行手术止血。最常用的是 B - lynch 缝合，探查宫腔，清除积血，搬出子宫，用手加压子宫体以估计缝合成功的机会；用 0 号合成缝线自子宫切口右侧 3cm 的下缘 3cm 处进针，经宫腔自切口上缘侧方距 4cm 出针，拉紧肠线至宫底绕到子宫后壁，于前壁相当部位进针至宫腔，自右侧水平向左侧相应部位穿出至子宫后壁，肠线紧贴宫体表面绕过宫底到子宫前壁下段切口上 3cm 处进针，通过宫腔在切口左下缘与右侧进针处同一水平出针，拉紧可吸收线，切口下缘左右侧两线端打结，再加压宫体，检查子宫止血良好，缝合子宫切口。

9. S（systematic pelvic devascularization）　系统性的结扎盆腔血管。如果子宫压迫缝合失败，可试行供应子宫血管的结扎，包括双侧子宫动脉，接下来是双侧卵巢韧带远端的输卵管分支。子宫动脉可在打开膀胱腹膜反折下推膀胱后直接结扎，在距子宫侧缘 2cm 出进针穿入子宫肌层，从阔韧带无血管区出针，缝扎打结。对侧同法处理。如果出血仍持续，可考虑结扎双侧卵巢动脉的输卵管支。如果仍无效，可进一步结扎髂内动脉，这需要手术医师有熟练的技巧并熟悉盆腔的解剖结构。在子宫切除术中常规辨别髂内血管和输尿管可增强产科医师在急诊时处理的信心。双侧髂内动脉结扎后，远端动脉血管的脉压降低高达 85%，结扎远端的血流供应减少约 50%，这一方法的成功率为 40%～75%，对避免子宫切除有很高的价值。可能的并发症有盆侧壁血肿、输尿管损伤、髂静脉撕裂伤、误扎髂外动脉等。

10. I（intervention radiologist）　放射医师干预，如出血继续，有条件的可行子宫动脉栓塞术。

11. S（subtotal or total abdominal hysterectomy）　子宫次全或全切术。选择全切或次全切要看出血的情况，如果出血主要在子宫下段（如前置胎盘），应考虑行子宫全切术。如果子宫收缩乏力则子宫次全切除术更合适。次全切的并发症发病率和死亡率均较低而且时间较短。子宫切除术是处理子宫收缩乏力及胎盘植入的最后手段，但如果患者的血流动力学不稳定或出血量大用药物和其他手术措施根本无法控制的情况下应及早施行。

（张晓云）

第六节　产后休克

一、概述

休克（shock）是由于急性循环功能障碍，全身组织和脏器的血流灌注不足，引起组织缺血、缺氧、代谢紊乱和各种重要脏器功能发生严重障碍的综合征。休克可出现在各种疾病过程中，如不及时予以适当处理，全身组织器官会发生不可逆损害而引起死亡。产科休克是指产科特有的、与妊娠及分娩直接相关的休克，是威胁孕产妇和围生儿生命的重要原因之一。失血性休克占产科休克的首位，亦是造成孕产妇死亡的主要原因，如产后出血、前置胎盘、胎盘早剥、流产、异位妊娠、剖宫产后子宫切口裂开、子宫破裂、软产道严重撕裂伤等。其次是感染性休克，如感染性流产、长时间破膜后的绒毛膜羊膜炎、产后和手术后发生盆腔感染和切口感染、产褥感染、妊娠合并严重血小板减少性疾病所造成的感染等，如不及时处理，可致感染性休克。据统计约有 20% 的产妇死于感染性休克。此外，孕妇有可能因注入对其过敏的抗生素或不相容的血液制品而引起过敏性休克；妊娠使孕妇的血液处于高凝状态，HELLP 综合征等，有导致深静脉血栓形成，肺栓塞的危险性；还有羊水栓塞引起弥散性血管内凝血（DIC），大量微血栓形成，以上两种为产科常见的阻塞性休克；产科休克还包括心脏泵衰竭或心功能不足所引起的心源性休克；手术和麻醉引起的神经源性休克等。

二、诊断

（一）临床表现

休克早期表现为烦躁、焦虑或激动；休克晚期，表情淡漠或意识模糊，甚至昏迷。皮肤苍白或发绀、四肢湿冷。

（二）体征

1. 体温　体温的骤然变化，如突然升高至 39℃ 以上，或体温骤降至 37℃ 以下，或伴有寒战继而发生面色苍白、烦躁不安者，常常提示感染性休克即将发生。

2. 脉搏　休克早期，血压下降前，往往细数，随血压下降，更为细数；休克晚期，脉细缓提示病情危重。

3. 呼吸　休克早期呼吸加快，开始出现呼吸性酸中毒时，呼吸深而速；酸中毒加深后，呼吸转为深而慢，出现呼吸困难，提示病情危重。

4. 血压　动脉血压及脉压下降，收缩压 <80mmHg 或下降20% 以上，或原有高血压者收缩压较其基础血压下降 30mmHg，同时脉压 <20mmHg，伴有尿量减少、四肢湿冷等，则提示已有休克存在。

5. 尿量　尿量每小时低于 20～25ml 表示血容量不足，为内脏血液灌流量的一个敏感指标。在尿量足够而尿钠低的败血症患者，提示肾脏通过潴留钠以维持血容量，此时尽管尿量正常也应输液。

（三）中心静脉压监测

在失血性休克中，中心静脉压监测非常重要，正常中心静脉压为 6～12cmH₂O，< 6cmH₂O，表示血容量不足，故中心静脉压监测以及血压变化可供补液、输血量参考。此外计算休克指数可作为低血容量休克的诊断参考。休克指数 = 脉率 ÷ 收缩压。指数为 0.5，表示正常血容量；指数为 1，表示失去 20%～30%（1 000～1 500ml）的血容量；指数 >1，表示失去 30%～50%（为 1 500～2 500ml）的血容量。

（四）实验室检查

1. 血红细胞计数　血红蛋白及血细胞比容。出血性休克时各项指标均降低；感染性休克时，白细胞计数及中性粒细胞明显升高，粒细胞内可出现中毒颗粒。

2. 血气分析　休克时 pH、PO₂ 均下降，PCO₂ 上升。

三、治疗纵观

产科休克一旦发生，贵在及时、迅速、配合、分秒必争地进行急救，对严重出血或感染性休克患者，应立即给予止血、输液、输血、止痛、保持呼吸道通畅和氧气输入、迅速改善血液循环等处理，常能缓和休克的进展，有时甚至可阻止休克的进展和防止休克的发生。近年研究表明，迅速有效地使用液体疗法抗休克，是挽救孕产妇及胎婴儿生命的关键。液体疗法成功与否与选择的液体性质、数量及输液速度密切相关，遵循"需多少，补多少"的原则，贵在及早补充。同时针对病因治疗，方能得到好的治疗效果。

四、治疗方案

（一）急救措施

1. 迅速确定出血来源和阻止继续出血　是治疗失血性休克的关键。根据不同的原因采取相应的措施，积极治疗原发病。

2. 保持有效通气量，经鼻导管供氧　是抢救休克的首要原则。休克时肺循环处于低灌注状态，氧和二氧化碳弥散受到影响，严重缺氧时，可引起低氧血症，低氧血症又加重休克，导致恶性循环。因此，必须保证充足供氧，鼻导管插入深度应适中，通常取鼻翼到耳垂间的长度，氧的流量应保持 5～6L/min。

3. 确保输液通道　可选用静脉输液。若达不到效果可采用套管针，选颈外静脉或颈内静脉穿刺，增加抢救成功率。

4. 补充血容量　扩充血容量是维持正常血流动力和微循环灌注的物质基础，是抗休克的基本措施。现推荐使用平衡液，如林格乳酸钠溶液。适当输全血，需要大量输血时，应按照 3：1 补充新鲜血。当失血量大于 25% 时，必须同时补充电解质。

5. 纠正酸中毒　代谢性酸中毒常伴休克而产生，酸中毒能抑制心脏收缩力，降低心排血量，并能诱发 DIC。因此，在抗休克同时必须注意纠正酸中毒。首次可给予 5% 碳酸氢钠 100～200ml，2～4 小时后酌情补充。有条件最好监测二氧化碳结合力，根据失衡情况给予治疗。

6. 预防心力衰竭 休克发生后，心肌缺氧，能量合成障碍，加上酸中毒的影响，可使心肌收缩无力，心搏量减少，甚至发生心力衰竭。因此，必须严格监测脉搏，注意两肺底有无湿啰音。有条件应做中心静脉监测。如脉率大于 140 次/min，或两肺底部发现有湿啰音，或中心静脉压高达 1.18kPa 以上者，可给予快速洋地黄制剂，一般常用毛花苷 C 0.4mg，加入 25% 葡萄糖 20ml 中，缓慢静脉注射。4~6 小时后可酌情再给 0.2mg 毛花苷 C，以防治心力衰竭。

7. 预防肾功衰竭 当血容量补充已足，血压恢复正常，但每小时尿量仍少于 17ml 时，应适当给予 20% 甘露醇 250ml，于 30 分钟内滴入，以改善肾脏皮质的血流量，产生利尿作用，预防肾衰竭。

（二）不同类型产科休克的处理不同

1. 出血性产科休克 原则是迅速止血、纠正失血性休克及控制感染。迅速确定出血来源和阻上继续出血。对由于前置胎盘或胎盘早剥引起的产前出血，应先稳定母体情况，然后再选择适当的措施娩出胎儿；对产道撕裂引起的严重产后出血，通常采用缝合和修补以控制出血；异位妊娠破裂流产导致的大出血，应在充分补液的同时迅速手术治疗；对子宫乏力、子宫破裂或胎盘滞留等引起的出血，可选择各种止血药物（如催产素、麦角新碱、卡前列素氨丁三醇）和手术方法（如结扎子宫动脉或髂内动脉、子宫切除法、介入法和改良 B-Lynch 压缩缝合术）以挽救产妇的生命。

（1）宫缩乏力引起的产后出血

1）按摩子宫和缩宫素的应用：常规治疗方法是按摩子宫，助产者迅速用一手置于宫底部，拇指在前壁，其余四指在后壁，作均匀按摩宫底，经按摩后子宫开始收缩，亦可一手握拳置于阴道前穹隆，顶住子宫前壁，另一手自腹壁按压子宫后壁，使子宫体前屈，两手相对紧压子宫并作按摩。必要时可用另一手置于耻骨联合上缘，按压下腹正中部位，将子宫上推，按摩子宫必须强调用手握宫体，使之高出盆腔，有节律轻柔按摩。按压时间以子宫恢复正常收缩，并能保持收缩状态为止，使之高出盆腔，有节律轻柔按摩。在按摩的同时，催产素 20U 子宫体直接肌肉注射，20U 催产素加入平衡液 500ml 中静脉滴注，滴速 <80 滴/min。切忌无限加大催产素的剂量，大剂量催产素可引起血压升高，使冠状血管平滑肌收缩。麦角新碱 0.2mg 静脉推注，作用时间慢，对宫颈、宫体有作用，一般用量为 1mg/d，1 次最大剂量为 0.5mg，如无效，需采取进一步治疗。

2）前列腺素衍生物的应用：①米索前列醇：是一种新型口服前列腺素 E_1（PGE_1）的衍生物，吸收后转化为有活性的米索前列醇酸，不但有强烈的子宫收缩作用，而且能增加子宫收缩作用，增加子宫收缩频率，不影响血压，不增加心血管系统的负荷。米索前列醇给药途径主要为口服、舌下含化、宫腔内放置、直肠给药、阴道上药等途径。剂量一般为 200μg。②卡前列素氨丁三醇（欣母沛）为甲基前列腺素，其活性成分为卡前列素氨丁三醇，是前列腺素 PGF_{2a} 的衍生物，对子宫平滑肌有较强的收缩作用，国外已广泛用于难治性产后出血的治疗。卡前列素氨丁三醇作为一种前列腺素，具有一定的不良反应，最常见的是腹泻、恶心呕吐、血压升高等；唯一禁忌证是过敏。剂量一般为 250~500μg，最大可达到 2 000mg。③卡孕栓，主要给药途径为舌下含服、阴道给药、直肠给药。剂量为 1mg。④氨甲环酸，剂量为 0.1~0.3g 加入生理盐水或 5% 葡萄糖液 20~100ml 静脉滴注。

通过如上处理，多能使子宫收缩而迅速止血。若仍不能奏效可采取以下措施。

1）填塞宫腔：近代产科学中鲜有应用纱布条填塞宫腔治疗子宫出血者，若需行此术则宜及早进行，患者情况已差则往往效果不好，这是因为子宫肌可能收缩力甚差之故。方法为经消毒后，术者用一只手在腹部固定宫底，用另一只手或持卵圆钳将2cm宽的纱布条送入宫腔内，纱布条必须自宫底开始自内而外填塞，应塞紧。填塞后一般不再出血，产妇经抗休克处理后，情况可逐渐改善。若能用纱布包裹不脱脂棉缝制成肠形代替纱布条，效果更好。24小时后缓慢抽出纱布条，抽出前应先肌肉注射催产素、麦角新碱等宫缩剂。宫腔填塞纱布条后应密切观察一般情况及血压、脉搏等生命指征，注意宫底高度、子宫大小的变化，警惕因填塞不紧，纱布条仅填塞于子宫下段，宫腔内继续出血，但阴道则未见出血的止血假象。

2）结扎子宫动脉：按摩失败或按摩半小时仍不能使子宫收缩恢复时，可实行经阴道双侧子宫动脉上行支结扎法。消毒后用两把长鼠齿钳钳夹宫颈前后唇，轻轻向下牵引，在阴道部宫颈两侧上端用2号肠线缝扎双侧壁，深入组织约0.5cm处，若无效，则应迅速开腹，结扎子宫动脉上行支，即在宫颈内口平面，距宫颈侧壁1cm处，触诊无输尿管始进针，缝扎宫颈侧壁，进入宫颈组织约1cm，两侧同样处理，若见子宫收缩即有效。

3）结扎髂内动脉：若上述处理仍无效，可分离出两侧髂内动脉起始点，以7号丝线结扎，结扎后一般可见子宫收缩良好。此措施可以保留子宫，保留生育能力，在剖宫产时易于施行。

4）子宫切除：结扎血管或填塞宫腔仍无效时，应立即行子宫次全切除术，不可犹豫不决而贻误抢救时机。

5）血管性介入治疗：国内对阴道流血多少实行介入治疗尚无统一的意见。一般认为，凡是采用保守治疗方法不能有效止血的产后出血，均适合血管性介入治疗。无绝对禁忌证。相对禁忌证包括对造影剂慢性过敏、严重DIC、严重的心肝肾及凝血功能障碍。介入治疗的术式有两种：一为经皮双髂内动脉栓塞术（IIAE），另一为经皮双子宫动脉栓塞术（UAE），两者均属经导管动脉栓塞术的范畴。目前，在我国选择介入治疗的患者病情危重，因此首选IIAE；对部分一般情况较好的产后出血患者，或者术者插管技术相当熟练者可选用UAE以减少并发症的发生。这种治疗既可达到止血目的又可保全子宫，保留患者的生育功能。具有手术时间短、创伤小、恢复快、止血迅速、彻底、不良反应小和可保留子宫等优点。是治疗产后出血的一种全新有效的方法。

6）改良B-Lynch压缩缝合术：剖宫产出血量大于阴道产，随着剖宫产率的逐年上升，产后出血率也明显上升。产后出血成了我们必须面对的一个严峻问题。宫缩乏力是产后出血最常见的原因，占90%。胎盘因素也因胎盘剥离面出血而影响子宫收缩，难以有效止血。以往对于保守治疗失败患者，急诊行子宫切除或次全切为最有效的方法。改良B-Lynch压缩缝合术操作简单，无需特殊器械和手术技巧，成功率高止血迅速可靠，如及时施行可减少失血及避免子宫切除。此法未发现术后并发症，对子宫收缩乏力性出血与胎盘剥离面出血均为有效的外科止血方法。

B-Lynch子宫缝线术是英国Milfon Keynes医院报道一种新的外科手术控制产后出血的缝线方法，较动脉缝扎技术简单易行。其原理为机械性纵向挤压子宫平滑肌，使子宫壁的弓状血管有效地被挤压，血流明显减少减缓；局部加压后易于使血流凝成血栓而止血；同时因血流减少，子宫肌层缺血，刺激子宫收缩而进一步压迫血窦，使血窦关闭而持续止血。方法：首先将子宫托出腹腔，两手挤压子宫观察出血情况，若挤压后出血基本停止，则行改良缝线术成功的可能性极大。以 1/0 可吸收线从子宫下段切口的左侧中、外 1/3 交界处的切缘下方 2cm 处进针，穿过子宫肌层；然后从切口上缘对应部位出针，依次穿过肌层、浆膜层，均不穿透蜕膜层；出针后于宫体中部向宫底方向垂直褥式缝合 1 针，深达肌层，不穿透蜕膜层，缝线绕向宫底，于宫底部再次垂直褥式缝合 1 针（距宫角 3cm），不穿透蜕膜层；出针后将缝线绕过宫底达子宫后壁，于宫体中部与前壁缝合相对应部位向宫颈方向缝合 1 针（同前壁缝合法），出针后在相当于子宫下段切口水平，自左向右水平缝合 1 针，不穿透蜕膜层，进、出针部位相当于中、外 1/3 交界处。同法，继续右半部自后壁向前壁的缝合，但缝合方向相反，最后于切口右侧中、外 1/3 交界处的切缘下方 2cm 处出针。在助手挤压子宫的同时，小心、缓慢地拉紧缝线的两端后打结，使子宫呈纵向压缩状，大致将子宫纵向分为 3 等份。观察子宫出血情况，无出血或出血基本停止，可常规缝合子宫切口后关腹。

7）压迫髂内动脉和子宫动脉：主要根据髂内动脉和子宫动脉的解剖位置，两手于下腹部压迫子宫同时通过子宫和盆腔组织传递性"压迫髂内动脉和子宫动脉"的方法治疗产后出血。此方法治疗产后出血简单、易行、经济、可靠，是首选而有效的治疗产后出血的方法。

8）囊压塞术：Condous 等报道，在轻微止痛法或局部麻醉下，用宫颈钳夹宫颈前后唇，把 Sengstsken Blakemore 食管导管超过气囊处切去导管尾端，并经宫颈放入宫腔，在食管气囊内注入 70~300ml 温热的生理盐水，直到腹部触及膨胀的气囊，子宫收缩好时停止。轻轻牵拉食管导管，使其位置固定，这时观察宫颈口或 Sengstsken Blakemore 食管导管胃腔管无流血或流血很少，则压塞成功。术后加强监护，并缓慢静滴催产素 40U 加 5% 葡萄糖液，在 24 小时内静脉用广谱抗生素，2/3 患者在 12 小时内拔除气囊管，最长放置 24 小时 14 分钟。在监护过程中，阴道出血仍多、血压下降、脉搏增快，说明该手术失败，则气囊管放气，用其他方法治疗。气囊压塞术适用于宫缩乏力的患者。

（2）软产道裂伤：止血的有效措施是及时准确地修补缝合。一般情况下，严重的宫颈裂伤可延及穹隆及裂口甚至伸入邻近组织，疑为宫颈裂伤者应在消毒下暴露宫颈，用两把卵圆钳并排钳夹宫颈前唇并向阴道口方向牵拉，顺时针方向逐步移动卵圆钳，直视下观察宫颈情况，若发现裂伤即用肠线缝合，缝时第一针应从裂口顶端稍上方开始，最后一针应距宫颈外侧端 0.5cm 处止，若缝合至外缘，则可能日后发生宫颈口狭窄。阴道裂伤的缝合需注意缝合至底部，避免留下无效腔，注意缝合后要达到组织对合好及止血的效果。阴道缝合过程要避免缝线穿过直肠。缝合采取与血管走向垂直则能更有效止血。会阴部裂伤可按解剖部位缝合肌层及黏膜下层，最后缝合阴道黏膜及会阴皮肤。

（3）胎盘因素：治疗的关键是及早诊断和尽快去除此因素的存在。胎盘剥离不全、滞留及粘连均可徒手剥离取出。部分残留用手不能取出者，可用大号刮匙刮取残留物。若徒手剥离胎盘时，手感分不清附着界限则切忌以手指用力分离胎盘，因很可能是胎盘植入，此情况应剖腹切开子宫检查，若确诊则以施行子宫次全切除为宜。胎盘嵌顿在子宫狭窄环以上者，应使用乙醚麻醉，待子宫狭窄环松解后，用手取出胎盘当无困难。

（4）凝血功能障碍：若于妊娠早期，则应在内科医师协同处理下，尽早施行人工流产终止妊娠。于妊娠中、晚期始发现者，应协同内科医师积极治疗，争取去除病因或使病情明显好转。分娩期则应在病因治疗的同时，出血稍多即作处理，使用药物以改善凝血机制，输新鲜血液，积极准备做好抗休克及纠正酸中毒等抢救工作。

2. 感染性产科休克

（1）补充血容量并酌情应用血管活性药物：补液量 2 000～4 000ml/d，选用平衡盐液为主，适量低分子右旋糖酐、清蛋白、血浆等。低分子右旋糖酐以较快速度滴入（4 小时内滴入 500ml，但有肾功能不全出血倾向慎用），多巴胺 10～20mg/100ml，6～12μg/（kg·min）间羟胺 10～20mg/100ml，5～10μg/（kg·min）静脉滴注或输液泵泵入，视病情变化调整剂量，输液宜先快后慢，先多后少，用 4 小时至 5 天，力争在短时间逆转休克状态。

（2）去除感染病灶：是治疗感染性产科休克的关键。可根据具体情况选用药物或手术方法去除感染源。在消除感染灶之前，宜先以抗生素控制感染，使之局限化。使用抗生素的原则是：①休克发生时应停用、更换或追加休克前已用过的抗生素。②病原菌不明确者应选用广谱抗生素。③病原菌明确者应根据药敏试验选用 2～3 种抗菌药物。④长期大量使用抗生素者需注意预防真菌感染。⑤伴肾功能不良者应慎用具有肾毒性的抗生素。控制感染可联合使用 2～3 种抗生素，主要选用青霉素类、头孢类、喹诺酮类或大环内酯类抗生素。疑有厌氧菌感染加用替硝唑，真菌感染加用氟康唑。

（3）大剂量使用糖皮质激素，氟米松 30～60mg/d，2～3 天。

（4）纠正酸中毒维持酸碱平衡，适当应用碱性药物，一般选用 5% 碳酸氢钠静脉滴注。

（5）及时处理原发病灶，有手术指征予手术处理。

（6）维持重要脏器功能，及时处理并发症（心衰则强心，缺氧则吸氧，脑水肿予脱水等）。

3. 阻塞性产科休克 由肺栓塞引起的阻塞性休克患者，应立即取左侧头低卧位，以避免肺小动脉栓塞进一步加重，有条件者置入高压氧舱；羊水栓塞引起的产科休克，处理关键是缓解肺动脉高压和改善肺循环。若发生 DIC，应积极治疗原发病，阻断内、外源性促凝物质的来源，是预防和终止 DIC 的关键。产科 DIC 病情凶险，但病因较明确，要抓紧时间，解决分娩问题，阴道分娩条件不成熟，不能迅速终止妊娠者应及时进行剖宫产，对于无法控制的出血则果断地切除子宫，使病情很快得到改善，即使在休克状态下也应在抢救休克的同时行剖宫产或子宫切除。同时补充新鲜血、冰冻血浆、低分子右旋糖酐、纠正酸中毒和水电解，酌情应用小剂量肝素治疗。

4. 过敏性产科休克 过敏性休克是由于抗原物质进入人体后，与相应的抗体相互作用，激发引起广泛的 I 型变态反应，使组织释放组胺、缓激肽、5-羟色胺和血小板激活因子等，导致全身毛细血管扩张和通透性增加，血浆迅速内渗到组织间隙，循环血量急剧下降引起。若不及时抢救常可危及患者生命，但若急救措施得力，则救治效果良好。救治的关键是逆转血管扩张和支气管痉挛，寻找、证实和去除致敏原。急救药物首选肾上腺素，其作用机制为通过 β-受体效应使痉挛支气管快速舒张，通过 α-受体效应使外周小血管收缩，可及时消除过敏引起的哮喘，保护重要脏器的血液供应。联合应用肾上腺皮质激素效果更佳，其作用机制为抑制变态反应降低血管通透性，进一步加强肾上腺素的作用，甚至有报道是抗过敏最有效的药物。一般抢救措施包括：立即去除致敏原，吸氧保暖、平卧、保持呼吸道通畅等。综合抢救措施有：①首选 0.1% 肾上腺素 0.5 皮下注射，3～10 分钟重复 1 次。②立即建立静脉通道，琥珀酸氢化可的松钠 100mg 静脉注射，300mg 加入 5% 葡萄糖 500ml 持续静脉滴注。③多巴胺 40～100mg 加入 5% 葡萄糖 250ml 持续静滴。④心跳呼吸骤停者立即进行心肺脑复苏。

5. 心源性产科休克 常继发于其他类型的休克。因而应注意维持血压，以保证重要脏器（包括心脏本身）的血流灌注。可应用多巴胺、间羟胺与多巴酚丁胺等；需纠治心律失常，补充血容量和应用血管扩张剂，必要时应用合适的强心苷。

（1）利尿剂：减轻心脏前负荷，改善肺淤血。

（2）血管扩张剂：硝普钠能扩张小动脉和静脉血管，常与多巴胺联合应用，增加冠状动脉灌注压。一般从 $10 \sim 15 \mu g/min$ 开始，并逐渐加量。硝酸甘油一般剂量可扩张静脉系统，减轻前负荷，大剂量降低后负荷和左室舒张末压，增加心输出量；通常用量从 $10 \sim 15 \mu g/min$ 开始。酚妥拉明为 α - 受体阻断剂，直接松弛血管平滑肌，降低外周阻力，$0.05 \sim 0.1 mg/min$ 开始静滴，并逐渐加量。用血流动力学监测这类药物时应以 PCWP 不低于 15mmHg 为宜。如患者可以口服，可用血管紧张素转换酶抑制剂（ACEI）类药物。

（3）血管收缩剂：对于有持续性低血压及低心排血量时，可应用交感神经兴奋剂。多巴胺可直接作用于 α - 受体、β - 受体和多巴胺受体。小剂量 $3 \sim 5 \mu g/$（kg·min）时可以扩张肾脏血管，保持足够的尿量，同时扩张脑和冠状动脉血管，有正性肌力作用，可降低外周阻力，增加组织灌注；大剂量 $8 \sim 10 \mu g/$（kg·min）可进一步增加心肌收缩力，加快心率及增加外周阻力，减少肾血流。多巴酚丁胺主要兴奋 β_1 受体，增加心肌收缩力，减轻后负荷，无血管收缩反应。但不适合有明显低血压的患者。静脉应用剂量为 $2.5 \sim 10 \mu g/$（kg·min）。对于血流动力学恶化、持续性严重低血压、其他措施无效时可以选择去甲肾上腺素或肾上腺素。

（4）磷酸二酯酶抑制剂：氨力农、米力农为非儿茶酚胺类正性肌力药物；增加心肌收缩力及扩张血管。

（5）血管扩张剂与血管收缩剂联合应用。可以在改善心功能的同时减少不良影响。如多巴胺与硝酸甘油合用。

（6）其他药物：纳洛酮在休克状态下有升压作用，1，6 二磷酸果糖改善心功能，肾上腺皮质激素的应用有时可起到意想不到的良好效果。对于有感染存在的心源性休克，应恰当应用抗生素治疗。钙离子增敏剂左西孟旦（levosimendan）是一种新型的非洋地黄类正性肌力药物，和其他非洋地黄类正性肌力药物相比，其不增加钙超载和心肌耗氧量，不导致心律失常和细胞损伤，能明显改善血流动力学参数，有正性肌力作用，不损害舒张功能，也不延长舒张时间，对心肌有保护作用，并逐渐成为心肌保护的研究热点。

（三）分娩时间和方式的选择

发生休克时，由于子宫 - 胎盘血流减少而导致胎儿产生窘迫是颇为常见的。虽然立即分娩可避免胎儿死亡，但也可能进一步加重母体的休克状态。在这种情况下，首先应考虑母体的安全。经抢救休克，母体状况获得稳定之后，如果胎儿仍然存活，尤其是对产前出血和宫内感染的孕妇，剖宫产为常选的分娩方式。如果胎儿已死宫内，而延长妊娠所带给母体的危害性低于立即做剖宫产时，则宜选用阴道分娩。

（周宇涵）

第七节　产后 DIC

一、概述

产科领域的弥散性血管内凝血（disseminated inravascular coagulation，DIC）系妊娠期间在血液处于高凝状态的基础上，由多种产科并发症引起的，以异常凝血和继发性纤维蛋白溶解为主要表现的临床综合征。妊娠期妇女，特别是分娩期孕妇体内凝血、抗凝和纤溶功能均发生明显改变。血凝血因子 Ⅱ、V、Ⅶ、Ⅷ、Ⅸ、Ⅻ含量有不同程度增加（除Ⅺ和 X Ⅲ外）。而 AT－Ⅲ和蛋白 C、蛋白 S 下降，血小板略有减少。抗凝及纤溶功能减弱，血液呈现高凝状态，这一生理变化为产后快速有效止血提供了物质基础，但也易导致产科 DIC 的发生。DIC 的病理特点是广泛性血管内凝血与血栓形成，这可能是造成多系统或多器官功能障碍的主要病理机制，其中难以纠正的微循环障碍和休克最为常见，国内统计发生率可高达50% ~ 60%。DIC 并非独立疾病，只是疾病发生发展中的一个病理过程，最常见发病诱因为羊水栓塞，其次为死胎、稽留流产、胎盘早剥、前次胎盘、感染、先兆子痫、产后出血及妊娠合并肝病等。DIC 起病急骤、发展迅速、病势凶险、治疗棘手，早期诊断和治疗可以降低母婴病死率。

二、诊断

（一）临床表现

根据病史，结合临床表现及实验室检查，诊断并不困难。

1. 多发生性出血倾向　DIC 临床主要表现为皮肤瘀斑、淤点，注射针眼出血，血液不凝，与出血量明显不成比例的休克与循环衰竭，血尿，上消化道出血，阴道壁血肿，休克，呼吸困难，意识障碍，脑疝，阴道流血等。最终呼吸功能障碍、心功能衰竭、肾衰竭。

2. 不易用原发病解释的微循环衰竭或休克　产前、产时及产后发现患者呼吸困难、胸闷、气急、伴随血压下降等主诉及症状，均应立即考虑是否存在羊水栓塞的可能。产妇在分娩过程中突然出现寒战、胸闷、气急、呼吸困难、发绀、伴随血压下降、昏迷等主诉及症状，均应立即考虑是否存在羊水栓塞的可能，应当监测血液中的羊水结晶。羊水栓塞患者约有50%可以发展为 DIC。

3. 多发性微血管栓塞的症状和体征　如皮肤、皮下、黏膜栓塞坏死即早期出现的肾、肺、脑等脏器功能不全。

4. 抗凝治疗　有效。

（二）实验室检查

1. 血小板计数　$<100 \times 10^9/L$ 有诊断价值，特别是进行性降低。

2. 凝血时间　DIC 早期，即弥散性微血栓形成期，血液处于高凝状态，血液凝固时间缩短。后期继发纤溶为主，血液呈低凝状态，凝血时间延长。

3. 凝血酶原时间（PT）　是外在凝血途径的筛选试验。超过正常对照3秒以上有意义。

4. 部分凝血活酶时间测定（APTT）　是内在凝血途径的过筛试验。除因子Ⅶ和Ⅻ外，任何一个凝血因子缺乏都可使 APTT 延长。正常 35~45 秒，超过正常对照 10 秒以上有意义。DIC 的高凝期 APTT 缩短，在消耗性低凝血期 APTT 延长。

5. 纤维蛋白原定量　纤维蛋白原 <1.5g/L 或呈进行性下降，或 >4.0g/L。

6. 凝血酶时间（TT）　反应凝血第三阶段的试验，正常 16~18 秒，比正常对照延长 3 秒以上有诊断价值。

7. 其他　优球蛋白溶解时间缩短或纤溶酶原减低；血浆副凝固时间。

三、治疗纵观

产科 DIC 一旦发生应尽快处理，以防延误最佳抢救时机而造成严重后果。积极治疗原发病，阻断内外源性促凝物质进入血液循环，是预防和终止 DIC 的关键。去除病因能阻断促凝物质继续进入血液循环，阻断 DIC 的进一步发展。稽留流产、死胎应尽快清宫；重型羊水栓塞或胎盘早剥应尽快行剖宫产术，必要时切除子宫，以阻断促凝物质（胎盘绒毛、羊水等）继续进入母体血液循环。产前ＤＩＣ应尽快结束分娩，如阴道分娩条件不成熟，应尽快剖宫产结束分娩。如产后出血不止，经积极保守治疗无效时应及时果断行子宫切除。纠正引起 DIC 的诱因如补充血容量，防治休克，改善缺氧状态，纠正酸中毒及电解质紊乱等。DIC 时体内凝血因子大量消耗，故应及时补充凝血因子是抢救 DIC 的重要措施。补充凝血因子可输入新鲜全血，血小板，冰冻血浆，纤维蛋白原等。在治疗 DIC 的同时，要密切监测心率、尿量、中心静脉压、血氧饱和度，及时行床边胸片、心电图、血气分析，肝肾功能、电解质等检查。维持水电解质及酸碱平衡，纠正低蛋白血症，保持心、肺、肝、肾、脑等功能。一旦发生 MODS，应及时与 ICU 联合治疗。

产科 DIC 多数发生于分娩后，伴有不同程度的出血、休克。休克与 DIC 可互为因果，DIC 诊断明确时多数已进入消耗性低凝期，甚至纤溶亢进期，此时如已去除 DIC 诱因，治疗的关键为止血及抗休克，纠正缺氧、改善微循环、纠正酸中毒及电解质紊乱，补充新鲜全血和血浆凝血因子、输冰冻血浆、清蛋白，必要时结合实验室检查结果应用抗纤溶药物。给予大量皮质激素，并给氨茶碱、阿托品解除支气管痉挛，加压给氧，多巴胺及间羟胺升压。改善微循环灌流量是防治 DIC 的先决条件。补充全血、低分子右旋糖酐和复方乳酸钠溶液能有效增加血容量，解除小动脉痉挛，降低血液黏度，促使凝聚的血小板和红细胞离散。及时输入新鲜全血、冰冻血浆、清蛋白是补充各种凝血因子和血容量首选和最有效的措施，既可补充大量消耗的血小板及凝血因子达到止血的目的，又能迅速补充血容量达到抗休克的目的，输新鲜血和冰冻血浆最好使用 3 天以内的新鲜血，根据实验室检查补充纤维蛋白原、血小板和凝血酶原复合物。输入血浆在减少容积输入的同时，还能避免红细胞破坏产生红细胞素等促凝物质入血，在出血仍不能控制时，可结合实验室检查结果应用抗纤溶药物，多能在较短时间内控制出血。由于 DIC 发生的纤溶为继发性纤溶，常与微血栓形成同时存在，可消耗纤维蛋白，这是对机体的一种生理保护反应，所以不宜过早使用抗纤溶药物。在改善微循环、积极输血的同时静脉输注纤维蛋白原，首先静脉使用纤维蛋白原 1~2g，用药后 15~30 分钟见到凝血块，出血渐减少。若无凝血块，再重复使用，每次递增 0.5~1g，总量可达 4g。产科 DIC 多为急性失血引起，病情发展迅速，高凝期往往不明显而迅速进入消耗性低凝期及纤溶亢进期，因此在血液不凝固阶段补充凝血因子及纤维蛋白原至关重要。目前对于产科 DIC 时是否应用肝素治疗尚存在争论，主张使用肝素的理由是血管内高凝状态与继发性纤溶同时存在，肝素可以阻断凝血因子的进一步消耗，降低 DIC 的发生率和死亡率，强调肝素是一切 DIC 患者的首选治疗，而且应早用、足量、维持足够长时间。主张不使用的理由是肝素虽为强有力的抗凝剂，但对血管内已形成的血栓不起作用，肝素的抗凝作用有赖于抗凝血酶Ⅲ（AT－Ⅲ）的介入。DIC 时，AT－Ⅲ血浆水平不同程度下降，当下降超过正常的 60% 时，肝素的抗凝作用明显减弱。其次，DIC 早期临床表现无特异性，需动态观察及结合实验室检查结果方能做出诊断，而实验室指标受不同试剂、方法等因素影响，其结果均有差异。3P 试验特异性和敏感性均较差，早、晚期都可阴性，阳性时已是显性 DIC。诊断方法中又缺乏判断是凝血占优势还是纤溶占优势的指标，这种判断对确定治疗方案有极其重要的意义。再次，在具有对照组的临床实验中并未证明肝素对急性 DIC 患者的有利作用。因此，认为 DIC 的主要死亡原因不是血管内凝血，肝素在抑制微血栓形成的同时，还抑制损伤血管，造成损伤血管无法止血，导致 DIC 加重。

四、治疗方案

（一）去除原发病

去除诱因是治疗产科 DIC 的关键。稽留流产、死胎应尽快清宫；重型羊水栓塞或胎盘早剥应尽快行剖宫产术，必要时切除子宫，以阻断促凝物质（胎盘绒毛、羊水等）继续进入母体血液循环。纠正引起 DIC 的诱因，如补充血容量，防治休克，改善缺氧状态，纠正酸中毒及电解质紊乱等。

（二）抗凝治疗

合理使用肝素是提高治愈率的重要手段。肝素具有强大的抗凝重要作用，可防止微血栓的形成。DIC 确立诊断后，应尽早使用肝素，用于高凝期治疗效果更为显著。肝素 25 ~ 50mg（1mg = 125U）加于生理盐水或 5% 葡萄糖液 100ml 内静脉滴注 1 小时，4 ~ 6 小时后可重复给药 1 次，50mg 加入 250ml 5% 葡萄糖液中缓慢滴注。用药过程中可用试管法测定凝血时间，控制在 20 ~ 25 分钟。肝素 24 小时总量可达 150 ~ 200mg。肝素过量（凝血时间超过 30 分钟）有出血倾向（伤口渗血，产后出血，血肿或颅内出血），可用鱼精蛋白对抗，1mg 鱼精蛋白对抗肝素 100U。

不同产科疾病引起 DIC 应用肝素治疗亦有区别。羊水栓塞并发 DIC，必须及早使用肝素，甚至不必等待化验结果。胎盘早剥并发 DIC，则应在补充血容量的情况下，迅速结束分娩，病因去除后，DIC 即可迅速被控制，而无需肝素抗凝治疗。

（三）抗血小板凝集药物

适用于轻型 DIC 或高度怀疑 DIC 而未肯定诊断或处于高凝状态的患者。双嘧达莫 400 ~ 600mg 口服或静脉注射有对抗血小板凝集和黏附作用，不良反应少，安全，病情严重者可配合肝素使用。

（四）补充凝血因子

在促凝物质不断入血时，不宜补充凝血因子及输血，以免加重 DIC。当病因已去除，在抗凝治疗的基础上，即 DIC 过程停止，而出血倾向严重，或失血过多，贫血时，应补充新鲜血或血浆、纤维蛋白等。库存血超过 7 天，不宜用于 DIC 抢救。

（五）抗纤溶药物应用

抗纤溶药物在 DIC 早期忌用，只有当继发性纤溶亢进成为出血的主要原因时才可与足量肝素同时应用。处于纤溶亢进时用甘氨酸（4~6g）、氨甲苯酸（0.1~0.3g）、氨甲环酸（0.5~1.0g）加入生理盐水或5%葡萄糖液20~100ml静脉滴注对抗或抑制纤溶激活酶，使纤溶酶原不被激活，从而抑制纤溶蛋白的溶解。补充纤维蛋白原 2~4g/次，达 1.5g/L 为好。

（六）预防产科 DIC

产科 DIC 发病诱因依次为产后出血、重度妊娠期高血压疾病、羊水栓塞、胎盘剥离、死胎、重症肝炎、前置胎盘等。因此预防产科 DIC，重点是加强围生期保健，特别是对农村地区的孕产妇要增强孕期保健知识，加强产前检查，积极治疗各种产科并发症，同时提高基层医院产科人员的诊疗水平，发现上述有并发症的孕妇及可疑 DIC 患者应及时转诊。对于正常分娩产妇，要严密观察产程进展，发现异常及时处理，同时严格掌握催产素使用指征，把握人工破膜的时机及方法，防止子宫及产道的裂伤，一旦出现产后出血，要积极处理。

（王静芳）

第八节　软产道损伤

软产道是由子宫下段、子宫颈、阴道、盆底及会阴等软组织所组成的弯曲管道。在妊娠期内软产道发生一系列生理性改变，使其在分娩时能承受一定程度的压力和适当的扩张。如果在分娩过程中所需软产道扩张的程度超过其最大限度，或不能相应扩张，以及分娩时处理不当等，均可导致不同程度的软产道损伤。软产道损伤在产后出血中的发生率为 26%~35%，当产妇分娩后出现不明原因的休克，或者大量新鲜的阴道出血时要除外软产道损伤的发生，尤其是多产妇女。临床中要重视导致软产道损伤的高危因素，早期发现和有效止血是关键。同时要给予正确的缝合，以预防远期盆底功能障碍的发生。软产道损伤主要包括：外阴、会阴、阴道和宫颈的裂伤，产道血肿以及子宫破裂。

一、外阴、会阴、阴道裂伤

（一）疾病概述

多发生于会阴部正中线，同时伴有阴道口部的裂伤，常见于初产妇。发生原因包括：

（1）胎儿先露部径线过大，如巨大儿、枕后位、面先露等胎儿以较大径线通过产道或产道狭窄，使胎儿与产道不相适应。

（2）过期妊娠，胎头较硬而不易变形。

（3）产力过强，胎儿娩出过快或产道未充分扩张。

（4）产妇会阴体发育差，坚硬，不易扩张；或会阴体过长、会阴组织肥厚，扩张不足；或会阴陈旧性瘢痕及会阴白斑病变，使会阴缺乏弹性，伸展性差。

（5）产妇骨盆出口狭窄，耻骨弓角度＜90°，耻骨弓下段较大，胎儿娩出时胎头后移，使用骨盆出口的后三角区，使会阴体过度受压，强迫伸展而撕裂。

（6）会阴切开术切口过小。

(7) 因滞产、营养不良及全身重度水肿而致会阴水肿，均易致裂伤。

(8) 保护会阴手法不当，未协助胎头充分俯屈，且未充分使会阴松弛或娩胎肩时未继续保护会阴等，均可造成会阴、阴道裂伤，或过分保护会阴而将胎头推向前方，引起前庭、小阴唇破裂。

(9) 产钳助产或手转胎头操作不当可造成阴道裂伤，甚至可继发宫颈、子宫下段裂伤。

(二) 诊断

症状与体征：在分娩过程中外阴、阴道裂伤多在后联合、大小阴唇、阴道口附近黏膜及阴道后联合浅层组织。如为复杂裂伤可使阴道两侧向上达阴道穹隆，深达直肠侧；向下可使会阴裂伤至肛门括约肌，甚至肛管及直肠。

按裂伤程度分为三度。

会阴 I 度裂伤：指会阴皮肤及黏膜、前庭大腺黏膜、阴唇系带等处裂伤，但未累及肌层者。

会阴 II 度裂伤：指裂伤累及骨盆底肌肉和筋膜但肛门括约肌仍保持完整，裂伤多延及阴道侧沟常出血较多。

会阴 III 度裂伤：指肛门括约肌全部或部分撕裂，甚至达直肠前壁者，常伴有更深更广的阴道与盆底组织裂伤，如不及时正确缝合，可遗留大便失禁后遗症。

(三) 治疗纵观

原则上，一经诊断，立即给予修补。如不及时修补或修补不完善近期有出血及感染的可能；远期则可使盆底组织松弛，并可能影响盆底组织功能。要求严格无菌操作，对活动性出血点必须一一结扎，第一针要在裂伤顶端上方 0.5cm 处进针，以防血管回缩漏缝而引起血肿形成。缝合时，还要注意应由里到外，由深到浅，达到止血并恢复正常解剖结构关系。

(四) 治疗方案

1. 会阴 I 度裂伤　需用丝线或肠线缝合，会阴 II 度裂伤需逐层用肠线间断缝合，皮肤用丝线间断缝合。如能正确缝合，多数愈合良好。会阴 III 度裂伤缝合，需要先辨清解剖关系，如直肠前壁损伤时，用细丝线或 3/0 肠线间断内翻缝合直肠壁，不穿过直肠黏膜。然后将断裂的肛门括约肌断端查清，用鼠齿钳提起，用 7 号丝线间断缝合 2 针，这是 III 度裂伤缝合的关键。用肠线分层缝合肛提肌及阴道黏膜，应以处女膜为标志，将组织对合整齐。皮肤用丝线间断缝合。术后 5 天内给少渣、半流质饮食，术后给抗生素预防感染。用复方樟脑汀 4ml 或鸦片酊 0.5ml，每日 3 次，共 3 日，以防止粪便污染伤口而影响愈合。3 天后给润肠药使大便软化，保持伤口清洁，严禁灌肠。

2. 复杂外阴、阴道裂伤的处理　如系阴道深层裂伤，主要用纱布压迫止血，可让助手食指进入直肠，在指引下进行深肌层的缝合，以避免缝合时穿透直肠黏膜。肌层缝合完毕后，观察无出血，可继续缝合阴道黏膜、皮下脂肪组织及皮肤。在止血情况下，应用局麻及止痛药，即可完成手术，必要时也可在麻醉医师实施麻醉下进行手术。如出血较多，应迅速检查破裂情况，查清裂伤解剖部位，立即从底层向外用 0 或 1 号可吸收肠线分肌层及脂肪层进行缝合，缝合后，查看如有出血，则进行彻底止血后，再进行第二层缝合。缝合完毕后，要进行肛诊检查，以明确有无缝线穿透直肠黏膜。在不具备缝合复杂裂伤的医院如遇到这种情况，应立即用纱布填塞压迫止血，在保证输液通畅的情况下，迅速转上级医院处理。

二、宫颈裂伤

(一) 疾病概述

初产妇分娩时宫颈常有轻度裂伤，深度 <1cm，多无出血，产后可自然愈合，但有可能使宫颈外口松弛，呈"一"字形。裂伤较深时，可发生不同程度的出血，如果不进行正确的缝合会引起产后出血或导致远期宫颈功能不全。困难剖宫产术中子宫切口延裂至宫颈时，应仔细缝合，术后严密监护生命体征，尤其是要及时发现缝合不当引起的腹腔内出血。

(二) 诊断要点

阴道手术助产后均应常规检查宫颈，检查宫颈裂伤应在直视下，用阴道拉钩暴露宫颈，用 3 把无齿卵圆钳交替夹住宫颈并仔细检查是否有裂伤。宫颈两侧肌纤维组织少，撕裂易在此处发生，检查时应注意裂伤一般自宫颈外口开始，然后向上扩展，可延至后穹隆，甚至累及子宫下段 (如子宫下段有裂伤，属子宫破裂)。

其发生原因包括以下几种。

1. 自发性裂伤

(1) 宫口未开全时产妇即用力屏气。

(2) 宫缩过强，宫颈未充分扩张而被先露部冲破。

(3) 相对头盆不称时，宫颈被压在胎头与骨盆之间，因压迫而致水肿、缺血、坏死、脱落。

2. 损伤性裂伤 宫口未开全即行阴道助产术，如产钳、胎头吸引、臀牵引造成宫颈裂伤。

(三) 治疗纵观

第三产程胎盘娩出后，子宫收缩良好，但阴道有持续鲜血流出，应考虑有宫颈裂伤。宫颈裂伤查清后应立即缝合。

(四) 治疗方案

用两把无齿卵圆钳夹持裂口两侧，向下牵引，找到裂伤顶端，用 1 号可吸收肠线间断缝合，第一针必须缝合在裂伤顶端上 0.5cm，使其能缝扎已回缩的血管，最后一针距宫颈外口 0.5cm，以免产后宫颈回缩，引起宫颈狭窄。术后应用抗生素预防感染。失血过多应及时输血。

三、产道血肿

(一) 疾病概述

由于分娩造成产道深部血管破裂，而皮肤、黏膜保持完整，血液不能外流，积聚于局部形成血肿称为产道血肿。可以发生于外阴、阴道、阔韧带，甚至达腹膜后，严重者致失血性休克，危及生命。

(二) 诊断要点

1. 产道血肿的类型 按血肿发生的部位分为:

(1) 外阴血肿: 血肿局限于外阴部，局部肿胀隆起皮肤或黏膜表面发紫，肉眼即可发现。

（2）外阴、阴道血肿：血肿自阴唇扩展至阴道旁组织，常累及会阴及坐骨直肠窝，肉眼仅能发现外阴局部血肿。

（3）阴道血肿：血肿范围限于阴道旁组织，常发生于阴膜黏膜和肛提肌筋膜间的血肿，向阴道内突出。

（4）阔韧带内血肿：阴道上段、直肠或膀胱阴道中隔处血管断裂，在子宫旁及阔韧带内形成血肿，并可沿腹膜后间隙向上延至肾区。

2. 产道血肿的诱因

（1）产程异常：产程过快或产程延长者，当产程过快时，胎头下降的冲力可直接造成组织损伤及组织深部血管受损撕裂，因阴道周围有丰富的静脉丛，并与痔下静脉、痔中静脉及膀胱下静脉丛相连通，一旦撕裂极易发生血肿。文献曾报道 1 例患者阴道分娩总产程 < 3 小时，会阴完整，产后 3 天出院，一切正常。产后 10 天，因感到会阴和肛门处坠胀性疼痛而就诊，检查见阴道左侧壁血肿达 20cm × 10cm × 8cm，经切开清除血肿，缝扎止血后愈合。产程延长时软产道深部血管因长时间受压发生坏死破裂也可引起出血。

（2）产道裂伤或会阴侧切时由于修补缝合技术不佳，止血不彻底，漏缝了已回缩的血管而引起血肿。

（3）凝血功能障碍：如重度妊高征、肝病或血液病合并妊娠，使凝血因子、血小板等减少，分娩时如组织损伤，易发生血肿。

3. 症状　产后自觉阴道、肛门部剧烈胀痛，伴里急后重感，随时间延长而加重，如出血量多时，则有各种程度的失血表现。

4. 检查　外阴血肿可见阴唇膨大，皮肤黏膜表面呈紫色；阴道血肿多使一侧阴道壁向阴道腔膨出，阴道变窄，血肿壁组织十分紧张，表面黏膜呈紫色，触诊时剧痛；阔韧带血肿，由于疼痛症状不明显。往往产妇出现贫血或休克时才发生。在腹股沟韧带区或一侧处，可扪及包块且明显触痛。

（三）治疗纵观

应根据血肿部位及大小，血肿是否继续增大，症状及贫血程度全面考虑。原则上应切开血肿，将腔内血块清除，对活动性出血应用丝线缝扎止血。术后应用抗生素预防感染。

（四）治疗方案

1. 外阴血肿　血肿直径 <5cm，不继续增大，可冷敷，待其自然吸收，同时应用抗生素预防感染；如血肿直径 >5cm 或观察中血肿继续增大，应手术治疗，选用局麻或神经阻滞麻醉，选黏膜侧血肿最突出处切开血肿腔，将腔内血块清除，对活动性出血应用丝线缝扎止血，冷生理盐水冲洗血肿腔，然后用 0 号肠线由血肿底部开始间断或荷包式缝合腔壁，避免无效腔，创面用丁字带加压防止渗血。

2. 阴道血肿　多为阴道黏膜下较深层血管破裂，应切开血肿，去除血块，缝合止血。因为阴道血管似网络交错的吻合枝，给止血带来一定难度，如找不到出血点，只有大片渗血，可用吸收性明胶海绵敷于创面处，然后用"0"号肠线"8"字缝合血肿腔，术毕于阴道内填塞纱布，24 ~ 48 小时后取出。术后留置尿管。如血肿延伸至后穹隆，则不要盲目缝合结扎，一定要在麻醉下充分暴露术野，避免伤输尿管，必要时可剖腹探查止血，也可选用血管介入技术。

3. 阔韧带血肿　如阴道血肿累及阔韧带，一侧阔韧带处形成血肿，如病情稳定，全身情况尚好，可仅处理阴道血肿，阔韧带血肿任其自然吸收，用抗生素预防感染。如全身情况差，有失血过多表现，应剖腹探查，寻找出血点结扎，如找不到出血点而又有明显出血，止血无效时应行同侧髂内动脉及子宫动脉结扎。有时产妇分娩后无明显阴道出血，但出现血压下降伴有心率增快等休克表现时，虽然阴道检查未发现软产道损伤，但在纠正休克的同时应行盆腔检查以早期发现侧附件区是否有包块存在，应警惕是否有阔韧带血肿形成的可能，以便早期发现早期处理。

4. 血肿　时间久，可疑感染者，不宜创面缝合，可用消毒纱条填塞血肿 24~48 小时取出，每天换 1 次，直至血肿基本愈合为止，因组织脆弱，适度填塞不宜过紧。

5. 介入治疗　在抢救难治性产后出血患者过程中快速及时有效的处理方法是至关重要的。子宫切除和介入性子宫动脉栓塞术均是产后出血晚期采取的手段。Heaston 等 1979 年报道首例在产后髂内动脉结扎后持续出血的成功应用动脉栓塞止血的病例。此后，UAE 对于控制术后、流产后、以及难治性的产后出血病例。凝血功能正常的情况下，手术的成功率为 90%。介入治疗的优势在于保留了患者的生育功能，而且止血确切，因为在血管造影过程中我们可以清晰可见出血的血管，而且与单纯的血管结扎比较，栓塞术可以对小的血管网也进行栓塞。血管造影可以发现平均流速 1~2ml/min 的血管溢出表现。与子宫切除术比较介入治疗的优势显而易见。既往的研究报道中动脉栓塞作为保留子宫的治疗手段应用于各种类型的产后出血。根据出血的病理生理学基础，不同的疾病选择有所区别。

应用血管性介入治疗产后出血的主要技术为盆腔动脉血管栓塞术，1979 年，Heaston 首次将该技术应用于产后出血的治疗获得成功，1992 年，国内的李选应用该方法成功治疗产后出血。血管性介入治疗技术结束了部分产妇因产后出血常规治疗失败不得不切除子宫的历史，开创了一种治疗产后出血的新技术，为重度产后出血的治疗提供了一个简单、方便、有效、损伤小的方法。随着介入技术的日臻完善，该技术治疗成功率达 90%~100%，明显优于盆腔动脉的结扎术。

近年有采用动脉栓塞疗法治疗产道裂伤所致产后出血的报告，产程进展快或胎儿过大，往往可致胎儿尚未娩出时宫颈和（或）阴道已有裂伤。保护会阴不当、助产手术操作不当也可致会阴、阴道裂伤。会阴、阴道严重裂伤可上延达阴道穹隆、阴道旁间隙、甚至深达盆壁。传统治疗方法是寻找出血点、结扎止血、缝合血肿腔隙。而发生腹膜后血肿时则必须经腹、经阴道联合手术，手术困难，且有时创面广泛渗血不能缝合止血或血肿超过 24 小时不宜创面缝合。相比之下，介入疗法栓塞髂内动脉则简便安全、快速有效。目前，在我国选择介入治疗的患者病情危重，因此产道裂伤所致产后出血的介入治疗术式选择，经皮双髂内动脉栓塞术（internal iliac arterial embolization，IIAE），由于盆腔供血呈明显的双侧性，因此仅栓塞一侧髂内动脉前干将导致治疗失败。

产道裂伤所致产后出血血管性介入治疗的目的是栓塞出血血管，因此栓塞剂的选择是十分重要的。目前临床常用的栓塞剂根据栓塞时间的长短分为：长效栓塞剂（如聚乙烯醇颗粒 – PVA、海藻酸钠微球 – KMG 等）、中效栓塞剂（新鲜吸收性明胶海绵颗粒）和短效栓塞剂（新鲜血凝块等）。根据病情需要在产道裂伤所致产后出血中最常用的栓塞剂为新鲜吸收性明胶海绵颗粒，具体做法是将消毒的新鲜吸收性明胶海绵剪成直径 1~3mm 大小的颗粒，溶入造影剂和抗生素中进行栓塞。其他的栓塞剂不是栓塞强度过大会导致子宫的坏死，如PVA 或 KMG，就是栓塞时间较短达不到治疗的目的，如新鲜血凝块。新鲜吸收性明胶海绵颗粒具有以下优点：①吸收性明胶海绵栓塞剂是无毒、无抗原性的蛋白类物质，其海绵框架可被红细胞填塞，在血管内引起血小板凝集和纤维蛋白沉积，并引起血管痉挛而达到较好的栓塞效果。②新鲜吸收性明胶海绵是可吸收的中效栓塞剂，14 ~ 19 天吸收，约 3 个月可以完全吸收，子宫动脉复通后可保全子宫的功能最大限度地避免栓塞后并发症的发生。③新鲜吸收性明胶海绵只能栓塞至末梢动脉，不能栓塞毛细血管前动脉及毛细血管床，保证了毛细血管小动脉平面侧支循环的通畅，使子宫、膀胱、直肠等盆腔脏器可获得少量血供，不致出现盆腔器官坏死。

介入栓塞髂内动脉方法：在一侧腹股沟处消毒、局麻，扪及动脉搏动后，确定穿刺点。在穿刺针触及搏动后快速进针，拔去针芯，见搏动性血液从针尾喷出，插入导引钢丝。当导管插入一侧髂内动脉后，注造影剂，见到造影剂自血管外溢时，即可注入吸收性明胶海绵颗粒进行栓塞止血。造影示栓塞成功后拔去导管、导丝，局部压迫止血 15 分钟，加压包扎，卧床 24 小时以防止穿刺部位血肿形成。

介入栓塞髂内动脉无绝对禁忌证。相对禁忌证包括对造影剂慢性过敏，严重 DIC，失血性休克，严重的心、肝、肾及凝血功能障碍。

6. 产道血肿的预防

（1）产前预防：产道血肿常常发生于妊娠高血压疾病、巨大儿、胎位不正、双胎等，所经产前应做好围产期保健工作，重视妊娠并发症防治，对于胎位不正的孕妇应在围产期及时纠正；应早期发现合并有妊娠高血压疾病等具有高危因素的孕妇，积极防治及时处理是防治血肿扩展的有效措施。

（2）产时预防：对初产妇、巨大儿、妊娠高血压疾病、急产、胎位不正及胎儿宫内窘迫急需缩短第二产程等产妇，应产时保护好产道，注意预防产道撕裂。如需实行胎吸、产钳等阴道助产，要掌握好时机及时会阴侧切，帮助胎头俯屈，以最小径线在宫缩间歇缓慢娩出，注意保护会阴；胎盘娩出后应及时检查产道，不仅要检查会阴切口，而且要检查阴道右侧壁，以免导致右侧及双侧壁血肿的发生。助产士应提高缝合技术，会阴切口及血肿切开时，缝扎必须超过裂口顶端 0.5cm，不留无效腔，对于产道撕裂缝合要彻底。

（3）产后预防：产后血肿多发生在分娩后数分钟至 2 小时。因此要加强产后观察，产后 24 小时，尤其是 2 小时，应严密观察巡视，注意阴道有无明显流血，重视产妇主诉如会阴、肛门坠痛，便急紧迫感，产妇出现不明原因的烦躁不安、面色苍白、脉搏、血压下降等休克表现，应阴道检查和肛门检查，及时发现血肿。

（杜亚萍）

第四篇

护理篇

第二十章　妇科疾病的护理

第一节　妊娠滋养细胞疾病

妊娠滋养细胞疾病是一组来源于胎盘滋养细胞的疾病。根据组织学可分为葡萄胎、侵蚀性葡萄胎、绒毛膜癌和极少见的胎盘部位滋养细胞肿瘤。

一、葡萄胎

葡萄胎是因妊娠后胎盘绒毛滋养细胞增生、间质水肿，而形成大小不一的水泡，水泡相互间有细蒂相连成串，形似葡萄而得名。葡萄胎可分为完全性葡萄胎和部分性葡萄胎。

葡萄胎可发生在生育期任何年龄的妇女，其病变局限于子宫腔内，不侵入肌层，也不发生远处转移，是一种良性滋养细胞疾病。其病理特点为滋养细胞呈不同程度的增生，同时绒毛间质水肿；间质内血管消失，但部分性葡萄胎的绒毛血管不一定完全消失。病变的绒毛失去吸收营养的作用，致使胚胎早期死亡。由于部分性葡萄胎患者尚存部分正常绒毛，胚胎可能存活。

（一）病因

葡萄胎的发病原因尚不完全清楚。目前认为可能与种族、营养状况、社会经济因素、病毒感染、卵巢功能失调、细胞遗传异常及免疫功能等有关。

（二）临床表现

1. 病史　100% 的患者有停经史，停经时间为 4～37 周，平均为 12 周。

2. 症状

（1）停经后阴道出血：是最常见的症状。多数患者在停经 8～12 周发生不规则阴道出血，开始量少，呈咖啡色黏液状或暗红色血样，以后出血量逐渐增多，时出时停。若葡萄胎组织从蜕膜剥离，可发生阴道大量出血，导致休克，甚至死亡。阴道出血时间长、未及时有效治疗的患者可导致贫血及继发感染。

（2）子宫异常增大、变软：由于葡萄胎的迅速增长以及宫腔内出血，子宫体积一般增长较快，约有 50% 以上的患者子宫大于相应月份的正常妊娠子宫，且质地极软。1/3 的患者子宫大小与停经月份相符。少数患者子宫小于停经月份，其原因可能与水泡退行性变、停止发展有关。

（3）卵巢黄素化囊肿：由于大量 hCG 刺激卵巢卵泡内膜细胞发生黄素化而形成囊肿，称卵巢黄素化囊肿。常为双侧，也可是单侧，囊肿大小不等，表面光滑，活动度好，切面为多房，囊壁薄，囊液清。其一般不产生症状，偶因急性扭转而致急腹症。黄素化囊肿在葡萄胎清除后，随着 hCG 水平下降，于 2~4 个月自然消失。

（4）妊娠呕吐及妊娠高血压综合征：由于增生的滋养细胞产生大量 hCG，因此患者呕吐往往比正常妊娠严重且持续时间长。发生严重呕吐且未能及时纠正时，可导致水电解质平衡紊乱。又因患者子宫增长速度较快，子宫内张力大，患者在妊娠早、中期即可出现妊娠高血压综合征，葡萄胎患者在孕 24 周前即可出现高血压、水肿、蛋白尿，而且症状严重，容易发展为先兆子痫。

（5）腹痛：由于子宫急速扩张而引起下腹阵发性疼痛，其常发生在阴道出血前，疼痛一般不剧烈，可耐受。但如是黄素化囊肿急性扭转则为急腹痛。

（三）辅助检查

1. 人绒毛膜促性腺激素（hCG）测定　葡萄胎患者由于滋养细胞增生，产生大量 hCG，血清中 hCG 滴度高于相应孕周的正常值，而且在停经 8~10 周以后，随着子宫增大仍继续持续上升。但少数葡萄胎患者，特别是部分性葡萄胎患者血清中 hCG 水平升高不明显。

2. 超声检查　B 型超声是诊断葡萄胎的重要辅助手段。完全性葡萄胎典型的超声影像学表现为子宫明显大于相应孕周，无妊娠囊或胎心搏动，宫腔内充满不均质密集状或短条状回声，呈"落雪状"，若有较大的水泡则形成大小不等的回声区，呈"蜂窝状"。常可见两侧或一侧卵巢囊肿。部分性葡萄胎宫腔内可见由水泡状胎块所引起的超声图像的改变及胎儿或羊膜腔，胎儿常合并畸形。

（四）治疗方法

1. 清除宫腔内容物　葡萄胎的诊断一经确定后，应立即给予清除。清宫前应做好全身检查，注意有无休克、子病前期、甲状腺功能亢进、水电解质紊乱及贫血等。必要时要先对症处理，稳定病情后再行清宫术。清除葡萄胎时应注意预防出血过多、穿孔及感染，并应尽可能减少以后恶变的机会。

2. 预防性化疗　葡萄胎患者是否进行预防性化疗尚存在争议，建议对有高危因素的患者给予预防性化疗，其余的患者则进行严密的随诊。高危因素包括：①年龄 >40 岁。②葡萄胎排出前 β-hCG 值异常升高（>100 000U/L）。③葡萄胎清除后，hCG 下降曲线不呈进行性下降，而是降至一定水平后即持续不降或始终处于较高值。④子宫明显大于停经月份。⑤黄素化囊肿直径 >6cm。⑥第二次清宫仍有滋养细胞高度增生。⑦无条件随访者。预防性化疗一般选用单药化疗，如氟尿嘧啶（5-FU）、放线菌素 D（KSM）、甲氨蝶呤（MTX）等。

3. 卵巢黄素化囊肿的处理　因黄素化囊肿在葡萄胎排出后可自行消退，一般不需处理。若发生急性扭转，可在 B 超下或腹腔镜下进行穿刺吸出囊液，如囊肿发生坏死，则需做患侧附件切除术。

4. 子宫切除术　单纯切除子宫只能去除病变侵入局部组织的危险，不能防止转移的发生。对于年龄超过 40 岁，无生育要求的患者可行全子宫切除术，保留附件；子宫小于妊娠 14 周可直接进行子宫切除术，若子宫超过孕 14 周大小，应考虑吸出葡萄胎组织后再行子宫切除术。

（五）护理评估

1. 病史　采集个人既往史、家族病史，特别是有无滋养细胞疾病史。个人的月经史、生育史。

2. 身心状况　此次妊娠的反应情况，有无恶心、呕吐，呕吐的程度。有无阴道出血，阴道出血量、质、时间，是否有水泡状物排出。患者有无妊娠高血压综合征症状。有无腹部的不适感或阵发性隐痛。评估患者及家属的心理状况，有无焦虑或恐惧等情绪表现。

（六）护理问题

1. 潜在的并发症　出血：与葡萄胎清宫前后随时有可能大出血有关。
2. 自理能力缺陷　与长期的阴道出血、化疗及手术。
3. 有感染的危险　与长期的阴道出血、化疗或手术，机体抵抗力降低有关。
4. 知识缺乏　缺乏疾病及其防护知识。
5. 恐惧　与不了解病情及将要接受的清宫手术有关。
6. 自尊紊乱　与对分娩的期望得不到满足及对将来妊娠担心有关。

（七）护理措施

1. 心理护理　详细评估患者对疾病的心理冲突程度及对接受治疗的心理准备，鼓励其表达不良情绪，并认真倾听。向患者讲解有关疾病的知识及清宫手术的过程，以解除顾虑和恐惧，增强信心。

2. 病情观察　密切观察腹痛及阴道出血情况，检查阴道排出物内有无水泡状组织并保留会阴纸垫，以评估出血量及出血性质。出血过多时，密切观察血压、脉搏、呼吸等。

3. 预防感染　患者阴道出血期间，保持局部的清洁干燥，每日冲洗会阴 1 次，监测体温，及时发现感染征兆。

4. 生活护理　患者卧床期间，护士应经常巡视，做好生活护理，满足患者的基本生活需要。

5. 清宫术的护理　葡萄胎一经诊断应立即行清宫术，为防止术中大出血，术前建立有效的静脉通路。备血，准备好抢救措施。术前协助患者排空膀胱。术中严密观察患者一般情况，注意有无面色苍白，出冷汗，口唇发绀的表现，及时测量血压、脉搏，防止出血性休克发生。术后注意观察阴道出血及腹痛情况。

6. 预防性化疗的护理　部分患者需要进行预防性化疗，按妇科肿瘤化疗患者护理。

7. 健康及随访指导

（1）避孕：葡萄胎后应避孕 1 年，至少半年，以免再次妊娠与恶变鉴别困难，并且患者机体的康复也需要时间。避孕方法宜选用阴茎套及阴道隔膜。

（2）随诊：葡萄胎患者随访非常重要，定期随访可以早期发现滋养细胞肿瘤并及时处理。随访内容包括：①血 hCG 的变化，葡萄胎清宫后应每周 1 次，直至连续 3 次正常，然后每月 1 次，至少 6 次。此后每半年 1 次，共 2 年。②月经情况，应注意有无不规则阴道出血，有无咳嗽、咯血及其他转移症状，并做妇科检查，必要时进行 B 型超声和影像学检查。

二、恶性滋养细胞肿瘤

恶性滋养细胞肿瘤包括侵蚀性葡萄胎和绒癌，其 60% 继发于葡萄胎，30% 继发于流产，10% 继发于足月妊娠或异位妊娠。恶性滋养细胞肿瘤发生在葡萄胎排空半年以内的多数为侵蚀性葡萄胎；而 1 年以上者多数为绒癌；半年至 1 年者，侵蚀性葡萄胎和绒癌均有可能，但一般来说时间间隔越长，绒癌的可能性越大。继发于流产、足月妊娠、异位妊娠后者组织学诊断多为绒癌。

侵蚀性葡萄胎是指葡萄胎组织侵入子宫肌层引起组织破坏，其恶性程度一般不高，多数仅造成局部侵犯，仅有 4% 的患者并发远处转移，一般预后较好。

绒癌是一种高度恶性的滋养细胞肿瘤，早期就可以通过血液转移至全身各个组织器官，并引起出血坏死。在化疗药物问世以前，其死亡率高达 90% 以上。由于现代诊疗技术及化疗药物的发展，绒癌患者的预后已经得到极大的改善。

（一）病理改变

侵蚀性葡萄胎大体检查可见子宫肌壁内有大小不等、深浅不一的水泡状组织，宫腔内原发病灶可有可无。当侵蚀性葡萄胎接近子宫浆膜层时，子宫表面可见紫蓝色结节。病变较深时可穿透子宫浆膜层或阔韧带。镜下可见侵入肌层的水泡状组织的形态和葡萄胎相似，可见绒毛结构和滋养细胞增生和分化不良，但绒毛结构也可退化，仅见绒毛阴影。

绒癌多数原发于子宫，肿瘤常位于子宫肌层内，也可突向宫腔或穿破浆膜，单个或多个，大小不等，与周围组织分界不清，质地软而脆，伴出血坏死。镜下特点为细胞滋养细胞和合体滋养细胞不形成绒毛或水泡状结构，成片高度增生，排列紊乱，并广泛侵入子宫肌层和破坏血管，造成出血坏死。肿瘤中不含间质和自身血管，瘤细胞靠侵蚀母体血管而获取营养物质。

（二）临床分期

滋养细胞肿瘤的临床分期对于病情监测、指导治疗及估计预后有非常重要的作用。目前国内主要应用 FIGO 妇科肿瘤委员会于 2000 年审定的临床分期。

Ⅰ期：病变局限于子宫；

Ⅱ期：病变扩散，但仍局限于生殖器官（附件、阴道、阔韧带）；

Ⅲ期：病变转移至肺，有或无生殖系统病变；

Ⅳ期：所有其他转移（脑、肝、肠、肾等处）。

（三）临床表现

1. 病史　侵蚀性葡萄胎基本上继发于葡萄胎清除术后 6 个月以内。

2. 阴道出血　为侵蚀性葡萄胎最常见的症状。多发生在葡萄胎排除后，阴道不规则出血，量多少不定。阴道出血可以在葡萄胎排除后持续不断，或断续出现，亦可先有几次正常月经，再发生阴道出血。合并有阴道转移结节，破溃时可发生反复大出血。

3. 腹痛　一般无腹痛，但当子宫病灶穿破浆膜层时可引起急性腹痛及腹腔内出血症状。若子宫病灶坏死继发感染时也可引起腹痛及脓性白带。

4. 黄素化囊肿　由于 hCG 的持续作用，患者黄素化囊肿持续存在。当黄素化囊肿发生急性扭转时患者可出现急性腹痛。

5. 假孕症状 由于肿瘤分泌的 hCG 及雌、孕激素的作用，患者可出现假孕症状。如，乳房增大，外阴、宫颈着色。

6. 转移灶表现 转移灶表现大多是绒癌，特别是继发于流产、足月妊娠、异位妊娠后的绒癌，其转移发生早而且广泛。滋养细胞肿瘤是通过血行转移的，最常见的转移部位是肺，其次是阴道、盆腔、肝和脑等。由于滋养细胞生长特点之一是破坏血管，所以各转移部位症状的共同特点是局部出血。

（1）肺转移：表现为胸痛、咳嗽、咯血及呼吸困难。

（2）阴道转移：阴道转移病灶常位于阴道前壁，呈紫蓝色结节，破溃时引起不规则阴道出血，甚至大出血。大量出血患者可在较短时间内出现出血性休克。

（3）肝转移：一般情况下肝转移的患者同时伴有肺转移，患者表现为上腹部或肝区疼痛，若病灶有穿破肝包膜可出现腹腔内出血的表现，导致死亡。

（4）脑转移：脑转移的患者按病情进展分为 3 期：第 1 期为瘤栓期，患者表现为一过性脑缺血症状，如突然跌倒、暂时性失语、失明等。第 2 期为脑瘤期，即瘤组织继续增生侵入脑组织形成脑瘤，表现为头痛、喷射性呕吐、偏瘫、抽搐直至昏迷。第 3 期为脑疝期，因脑瘤增大及周围组织出血、水肿，造成颅内压进一步增高，脑疝形成，压迫呼吸中枢，最终死亡。

（四）辅助检查

1. 人绒毛膜促性腺激素（hCG）测定 对于葡萄胎后滋养细胞肿瘤的患者 hCG 水平是诊断及治疗监测的重要依据。一般认为，葡萄胎清除后 9 周以上，或流产、足月产、异位妊娠后 4 周以上，hCG 应降至正常范围。如 hCG 仍持续高水平，或曾一度降至正常水平后又迅速升高，即考虑发生妊娠滋养细胞肿瘤。

2. B 型超声检查 超声检查常可以发现广泛的肌层内肿瘤血管浸润及低阻性血流频谱。超声检查有助于早期确定滋养细胞疾病的性质。

3. X 线胸片 是诊断肺转移的重要检查方法。肺转移典型表现为棉球状或团块状阴影。转移灶以右侧肺及中下部较多见。

4. CT 和磁共振检查 CT 对发现肺部较小病灶和脑、肝等部位的转移灶有较高的诊断价值。磁共振主要用于脑转移和盆腔转移病灶的诊断。

5. 组织学诊断 在子宫肌层内或子宫外转移灶内若见到绒毛或退化的绒毛阴影，则诊断为侵蚀性葡萄胎；若仅见到成片的滋养细胞浸润及坏死出血，未见绒毛结构者，则诊断为绒癌。

（五）治疗方法

滋养细胞肿瘤的治疗原则以化疗为主，手术和放疗为辅。

1. 化学治疗 目前可应用于滋养细胞肿瘤的化疗药物很多，常用的一线化疗药物有：氟尿嘧啶、放线菌素－D、依托泊苷、甲氨蝶呤、环磷酰胺、异环磷酰胺、长春新碱等。化疗方案要根据患者全面情况，如病情、分期、骨髓功能、肝肾功能等制定。低危患者应用单药化疗，高危患者需选用联合化疗。

2. 手术治疗 手术为主要的辅助治疗方法。其对控制大出血、消除耐药病灶和缩短化疗疗程等方面有一定作用。

患者病变在子宫或肺、化疗疗程较多但效果差者，可考虑手术治疗。肺转移可行肺叶切除术，病变在子宫者可行子宫切除术，生育期妇女应保留卵巢。年轻患者需要保留生育功能的可行病灶挖除术。

3. 放射治疗　目前应用较少，主要用于肝、脑转移和肺部耐药病灶的治疗。

三、滋养细胞肿瘤转移患者的护理

滋养细胞疾病的患者一般病情重且变化快，护士应对患者进行全面的评估，同时要重视对患者心理状态的观察，及时给予适宜的帮助和护理，使患者能够早日康复。

（一）恶性滋养细胞肿瘤病肺转移的护理

1. 护理评估

（1）病史：了解患者的婚育情况，月经周期、末次月经的时间、有无葡萄胎病史等。

（2）身心状况：了解患者阴道出血时间、量、颜色等，评估一般情况、呼吸情况，有无呼吸困难、咯血、胸闷等症状；了解患者患病后的心理状态。

2. 护理问题

（1）潜在的并发症——出血与肺部转移病灶可能破溃出血有关。

（2）有感染的危险与肺转移可并发肺部感染有关。

3. 护理措施

（1）密切观察病情：护士应密切观察患者有无咳嗽、咯血、胸闷、胸痛等症状，遵医嘱给予镇静药物以减轻症状。

（2）吸氧：呼吸困难的患者可间断给予吸氧，取半坐卧位，有利于呼吸及痰液排出。

（3）血胸的护理：患者出现血胸时需保持安静，避免剧烈活动；出血多、症状重的患者应遵医嘱进行胸腔穿刺，穿刺时应严格无菌操作，防止胸腔感染，同时注意观察患者的脉搏、呼吸的变化。当肺部转移病灶破溃大出血时，立即将患者置于头高脚低位，头偏向一侧，以利于引流，同时通知医师，受时清除口腔及呼吸道的血块，保持呼吸道通，建立静脉通路，配合医生抢救。

（4）化疗：患者按化疗护理常规护理。

（二）滋养细胞肿瘤阴道转移的护理

恶性滋养细胞肿瘤阴道转移瘤多发生在阴道前壁，尤多见于尿道下，瘤体数目不一，大小不等，多位于黏膜下，呈紫蓝色，破溃后引起大出血，容易发生感染。由于阴道黏膜静脉丛血流丰富且无瓣膜，出血往往是大量、活跃，可致休克，甚至危及生命。如能及时采取有效的治疗，转移结节可完全消失。因此，护士要严密观察精心护理，防止转移结节破溃出血，一旦发现出血应能立即采取抢救措施。

1. 护理评估　评估患者阴道转移结节的大小、位置、有无破溃出血、近期治疗和用药情况、一般情况、心理状况。

2. 护理问题

（1）潜在的并发症——出血：与阴道转移结节随时有大出血的可能有关。

（2）有感染的危险：与阴道出血有关。

（3）生活自理能力受限：与卧床、静脉输液有关。

（4）知识缺乏：缺乏疾病相关知识及保健知识。

3．护理措施

（1）预防出血

1）阴道转移患者应尽早开始应用化疗，以便结节尽快消失。

2）阴道转移结节未破溃的患者应以卧床休息为主，活动时勿用力过猛过重，以免因摩擦引起结节破溃出血。

3）减少一切增加腹压的因素，如患者出现恶心、呕吐、咳嗽时应及时给予有效的处理，同时保持大便通畅，必要时给予缓泻药。

4）注意饮食。保证热量及蛋白质的需要，同时要粗细搭配及维生素的供给。

5）做好大出血抢救的药物及物品的准备。备好无菌填塞包及止血药，止血药物应装入喷雾器内备用。

6）避免不必要的阴道检查及盆腔检查。如必须检查要先做指检，动作要轻柔，防止碰破结节引起出血。阴道转移的患者严禁行阴道冲洗。

7）加强巡视，严密观察病情变化。

（2）大出血的抢救

1）护士必须具备大出血抢救的基本知识，操作熟练。当发现患者有阴道大出血时及时通知医生，以最快的速度建立静脉通路、备好抢救物品及药品，积极进行抢救。

2）滋养细胞阴道转移结节大出血时，立即将患者移至治疗室并用双拳压迫腹主动脉以达到紧急止血的目的，同时请其他人员通知医师，配血，配合医师进行阴道填塞。当患者出血多、病情危急时，抢救可在床边进行。

3）阴道填塞过程中，护士要严密观察患者血压、脉搏、呼吸及面色的变化，定时测量血压，必要时应用心电监护仪，以随时了解病情变化，防止发生出血性休克。

（3）阴道填塞后护理

1）心理护理：患者发生阴道出血后多表现为紧张、焦虑并担心再次出血，此时要多与患者交谈，了解患者的心理状况及需要，及时解除患者的心理负担，使其能积极配合治疗。

2）加强生活护理：填塞后的患者需绝对卧床休息，做好患者生活护理，满足其基本生活需要。

3）饮食护理：阴道填塞后患者可根据病情给予相应的饮食，但要注意保持大便通畅，必要时可应用缓泻药或用1%肥皂水低压灌肠，以减少增加腹压因素，避免再次出血。

4）加强巡视：必要时每15分钟巡视1次，严密观察填塞纱条有无渗血，如出现较多渗血，及时通知医生并保留会阴垫，以估计出血量。

5）留置尿管的护理：阴道填塞期间为防止纱条脱落和小便污染填塞纱条，要置保留尿管，操作时注意无菌操作防止感染，每日更换尿袋，保持尿管通畅。

6）保持外阴清洁：每日用消毒剂或无菌生理盐水擦洗外阴，大便后亦应擦洗，切忌冲洗外阴。

7）观察体温的变化：每日测3~4次体温，体温升高时要警惕感染发生，必要时遵医嘱使用抗生素。

8）更换阴道填塞纱条：阴道填塞纱条应每24小时更换1次。第1次填塞之纱条亦不应超过36h，以免填塞时间过长发生感染。更换纱条应在抢救措施准备好的情况下进行。

（三）滋养细胞肿瘤脑转移的护理

滋养细胞肿瘤脑转移瘤是由于肺内瘤细胞向上沿颈内动脉或脊椎动脉进入脑血管而形成的。脑转移患者病情变化快，因此，护士要随时观察病情变化，特别是早期症状的观察是非常重要的，以便抓住治疗抢救时机，以挽救患者生命。

1. 护理评估　评估患者的生命体征，特别注意患者的意识、瞳孔及血压，肢体活动情况，有无偏瘫；评估患者的语言能力、听力、视力等。有无一过性症状、有无喷射性呕吐等，注意相关的辅助检查如：脑脊液的蛋白测定、hCG 测定等。心理状况的评估。

2. 护理问题

（1）头痛：与颅内压升高有关。

（2）有皮肤完整性受损的危险：与脑转移引起偏瘫、昏迷使局部皮肤长期受压有关。

（3）生活自理能力受限：与卧床、昏迷、静脉输液有关。

（4）有受伤的危险：与脑转移引起意识障碍有关。

3. 护理措施

（1）病室环境：脑转移患者应置于单间并有专人护理，病室内保持空气新鲜，暗化光线，防止强光引起患者烦躁、紧张、头痛而加重病情。抽搐的患者应安置床挡，防止发生意外。

（2）病情观察：绒癌脑转移是病情已进入晚期，患者可出现因瘤栓引起的一过性症状，如猝然摔倒，一过性肢体失灵，失语，失明等约数分钟或数小时可恢复。亦可因瘤体压迫致颅压增高，或瘤体破裂引起颅内出血，出现剧烈头痛、喷射性呕吐、偏瘫、抽搐、昏迷等，以上症状往往来势凶猛，护士应随时观察病情变化，认真倾听患者的主诉，以便能及时发现病情变化及时进行抢救。

（3）生活护理：做好生活护理，满足患者的基本生活需要，保持口腔卫生，协助其每日用生理盐水漱口。

（4）皮肤护理：保持皮肤的清洁干燥及床单位的清洁无污物，偏瘫、昏迷的患者要定时翻身，防止压疮的发生。

（5）严格准确记录出入量：认真书写病情记录及准确记录出入量，注意患者每天的总入量应限制在 2 000～3 000ml，以防止加重脑水肿，同时应尽量控制脑转移患者钠的摄入量。应用脱水药物时，应根据药物的特性掌握好输入速度，以保证良好的药效。

（6）脑转移抽搐的护理：脑瘤期的患者，由于肿瘤压迫，患者可突然出现抽搐，当抽搐发生时应立即用开口器，以防舌咬伤，同时通知医生进行抢救。保持呼吸道通畅，定时吸痰，有假牙的患者取下假牙防止吞服。抽搐后，患者常有恶心，呕吐，此时为防止患者吸入呕吐物，应使其去枕平卧，头偏向一侧。大小便失禁者给予保留尿管长期开放。昏迷患者要定时翻身叩背，并做好口腔及皮肤护理，防止肺部并发症及压疮的发生。

（7）腰穿的护理：绒癌脑转移患者进行腰穿目的是：①测定颅内压及脑积液生化及hCG 的变化。②注入化疗药物达到治疗目的。可以说腰穿是诊断和治疗的重要手段之一。因此做好腰穿患者的护理是非常重要的。

腰穿前护士协助患者摆好体位，患者去枕侧卧，背齐床边，低头手抱双膝，腰部尽量后凸，使腰椎间隙增宽，便于操作。腰穿一般选择第 3 或第 4 腰椎间隙。在治疗过程中，要严格无菌操作，防止感染。护士要观察患者的呼吸，脉搏，瞳孔及意识的变化。如有异常发现应停止操作，进行抢救。操作时应注意放脑脊液的速度不可过快，防止形成脑疝。留取脑脊液标本时，1次不可超过6ml。腰穿后患者宜头低脚高位6h，平卧24h，以便达到较好的治疗目的，亦可防止低颅压性头痛。腰穿前疑有颅内压升高或体温升高的患者不行腰穿，控制体温及降低颅压后再进行。

四、妇科恶性肿瘤化疗患者的护理

（一）化疗药物的种类

妇科肿瘤患者常用的化疗药物包括：烷化剂、抗代谢药物、抗肿瘤植物药、抗肿瘤抗生素等。

（二）作用机制

主要有：影响去氧核糖核酸（DNA）的合成；直接干扰核糖核酸（RNA）的复制；干扰转录；抑制信使RNA（mRNA）的合成；阻止纺锤丝的形成；阻止蛋白质的合成。

（三）化疗不良反应

临床上常见的化疗不良反应包括：造血功能障碍（骨髓抑制）；消化道反应；皮肤、黏膜的损伤及肝、肾功能的损伤等。

（四）化疗护理

1. 化疗前准备

（1）护士应熟练掌握化疗的基础知识。应严格执行无菌技术原则和三查七对制度。做好化疗防护工作。同时做好患者的心理护理。

（2）准确测量患者体重。

2. 化疗中的护理　根据医嘱正确溶解和稀释药物，并做到现配现用。注意保护血管，提高成功率。加强巡视，保证化疗药物准确、按时输入。

3. 化疗不良反应的护理

（1）造血系统反应的护理：①白细胞减少的护理。保持环境的清洁，病室每日定时通风。注意病情的观察，应随时注意患者的血象变化。给予营养支持，指导患者增加蛋白质、维生素类食物的摄入。保持口腔的清洁，每日要清洁外阴，注意保暖，避免感冒。在进行治疗的过程中应严格遵守无菌技术原则，预防感染发生。必要时遵医嘱给予抗生素、升白细胞药物，并注意观察用药后的反应。②血小板降低的护理。应随时注意患者的血象变化。根据病情，适当限制患者的活动，防止活动时发生意外。嘱患者用软毛刷刷牙，防止牙龈出血。鼓励患者改掉不良习惯，如抠鼻、咬指甲等。忌食辛辣、坚硬粗糙的食物，防止因过强的刺激造成消化道出血。多喝水、吃新鲜水果及蔬菜，避免患者出现便秘。同时，在进行各种治疗操作时应动作轻柔。

（2）消化道不良反应的护理：①食欲缺乏、恶心、呕吐的护理。给予心理疏导，减轻患者心理压力。鼓励患者多进食清淡、易消化的食物，可少食多餐。患者出现恶心、呕吐时，及时清理呕吐物，且协助患者漱口，更换污染衣被。详细记录患者的呕吐量。遵医嘱给予镇静、止吐药物，必要时给予静脉营养输注。②口腔溃疡的护理。保持口腔清洁，用盐水、硼酸水漱口。患者若已发生口腔溃疡，护士应依溃疡程度给予口腔护理。患者进食前用0.03%的丁卡因喷口腔及咽部止痛。鼓励患者多咀嚼，多说话，以利唾液（内含溶菌酶）

的分泌。饮食应以较清凉、质软、无刺激性食物为主，急性期的患者应以流食少渣为主。③腹痛、腹泻的护理。详细记录患者每天的大便次数，并观察其量、性质及颜色。在化疗的过程中患者出现腹泻，应立即停止化疗药的使用。做好饮食指导。对疑似假膜性肠炎的患者，要及时进行床边隔离。

（3）皮肤、黏膜损害的护理：保护血管，防止药物外渗。在输注化疗药物，特别是对血管刺激性强的化疗药物时，出现外渗现象，应立即停止用药。局部采取封闭治疗。

（4）脱发的护理：护士应帮助患者正确面对自身形象的改变。协助患者选择假发、围巾、帽子等装饰物，以增进患者的自尊。

（5）肾功能损害的护理：在化疗的过程中应通过静脉给予大量液体，保证尿量。详细记录24h出入量。注意观察患者有无泌尿系统症状，发现问题及时通知医师。遵医嘱及时给予解救药。

（田普宁）

第二节　闭经

一、疾病概要

闭经是妇科疾病中常见症状。通常将闭经分为原发性闭经和继发性闭经两类。原发性闭经是指年龄超过16岁、第二性征已发育，或年龄超过14岁、第二性征尚未发育，无月经来潮者。继发性闭经指曾建立正常月经，后月经停止6个月以上者，或按自身原来月经周期计算停经3个周期以上者。根据闭经的原因，又分为生理性闭经和病理性闭经两大类。青春期前、妊娠期、哺乳期及绝经后的月经不来潮均属生理现象，本节不讨论。

正常月经的建立和维持有赖于下丘脑－垂体－卵巢轴的神经内分泌调节以及靶器官子宫内膜对性激素的周期性反应，其中任何一个环节发生障碍都会出现月经失调，甚至导致闭经。根据闭经的常见原因和病变部位闭经可分为4种。

1. 子宫性闭经　闭经的原因在子宫，而月经调节功能正常，第二性征发育也可正常，但子宫内膜受到破坏或对卵巢激素不能产生正常的反应，如先天性无子宫、子宫内膜损伤、宫腔粘连、子宫内膜炎、子宫内膜结核、子宫切除后或子宫腔放疗后，从而引起闭经。

2. 卵巢性闭经　闭经的原因在卵巢。因卵巢性激素水平低落，子宫内膜不发生周期性变化，如先天性卵巢发育不全或缺如（单纯性腺发育不全、特纳综合征）、卵巢功能早衰、卵巢已切除或放疗后、卵巢功能性肿瘤和多囊卵巢综合征等而导致闭经。

3. 垂体性闭经　闭经的原因在垂体。腺垂体器质性病变或功能失调，如垂体肿瘤、垂体梗死（如Sheehan综合征）、原发性垂体促性腺功能低下，可影响促性腺激素的分泌，继而影响卵巢功能而引起闭经。

4. 下丘脑性闭经　是最常见的一类闭经。中枢神经系统－下丘脑功能失调可影响垂体，进而影响卵巢而引起闭经。其病因最复杂。

（1）精神性因素：精神压抑、紧张、恐惧、创伤、环境改变、盼子心切或畏惧妊娠等精神因素可使机体处于紧张的应激状态，扰乱内分泌的调节功能而发生闭经。闭经多为一时性，通常很快自行恢复，也有持续时间较长者。

（2）体重下降和营养缺乏：神经性厌食者通常由于内在情感的剧烈矛盾或为保持体形而强迫节食，当体重下降到标准体重的85%以下时，即可引起下丘脑功能失调，使促性腺激素释放激素、促性腺激素和雌激素水平均低下而发生闭经。

（3）剧烈运动：如长跑、芭蕾舞、现代舞等训练易致闭经。初潮发生和月经的维持有赖于一定比例（17%～20%）的机体脂肪，若运动员的肌肉/脂肪的比率增加或总体脂肪减少，可使月经异常。因为脂肪是合成甾体激素的原料，同时运动加剧后促性腺激素释放激素（GnRH）释放受到抑制，也可引起闭经。

（4）药物：除垂体腺瘤可引起闭经溢乳综合征外，长期服用甾体类避孕药、某些药物如吩噻嗪及其衍生物（奋乃静、氯丙嗪）、利血平等，偶尔也可出现闭经和异常乳汁分泌。药物所致的闭经常常是可逆的，一般在停药后3～6个月月经自然恢复。

（5）颅咽管瘤：是较罕见的原因，当瘤体增大压迫下丘脑和垂体柄时，可引起闭经、生殖器官萎缩、肥胖、颅压增高、视力障碍等症状，又称为肥胖生殖无能营养不良症。

（6）特发性因素：是闭经中最常见的原因之一。其确切机制不明，但表现为促性腺激素释放激素的脉冲式分泌异常，这种改变与中枢神经系统的神经传递或下丘脑功能障碍有关。

5. 其他内分泌功能异常　肾上腺、甲状腺、胰腺等功能异常也可引起闭经。常见的疾病为甲状腺功能减退或亢进、肾上腺皮质功能亢进、肾上腺皮质肿瘤、糖尿病等均可通过下丘脑影响垂体功能而造成闭经。

处理原则为纠正全身健康情况，进行心理和病因治疗。因某种疾病或因素引起的下丘脑－垂体－卵巢轴功能紊乱者，可用性激素替代治疗。

二、护理评估

1. 健康史　询问患者的成长发育过程，有无先天性缺陷或其他疾病。了解家族中有无相同疾病者。详细询问月经史，包括初潮年龄、第二性征发育情况、月经周期、经期、经量、有无痛经，了解闭经前月经情况。已婚妇女询问其生育史及产后并发症。此外，还要询问闭经时间及伴随症状，发病前有无引起闭经的诱因，如精神因素、环境改变、体重增减、剧烈运动、各种疾病及用药影响等。

2. 身体状况　观察患者的精神状态、营养、身高、体重、智力情况、全身发育状况、第二性征发育情况，观察双乳有无乳汁分泌。妇科检查内、外生殖器的发育，注意有无缺陷、畸形或肿瘤。

3. 心理社会因素　闭经患者担心对自己的健康、性生活和生育能力的影响。病程过长及反复治疗效果不佳时，又会加重患者和家属的心理压力，造成紧张焦虑，反过来又会加重闭经。

4. 辅助检查

（1）诊断性刮宫：适用于已婚妇女。了解子宫大小、宫颈管或宫腔有无粘连。刮取子宫内膜做病理检查，了解子宫内膜对卵巢激素的反应，确定子宫内膜结核的诊断，刮出物可同时做结核菌培养。

（2）子宫输卵管碘油造影：了解宫腔形态、大小及输卵管情况，诊断生殖系统发育不良、畸形、结核及宫腔粘连等病变。

（3）子宫镜检查：在子宫镜直视下观察子宫腔及内膜有无粘连、可疑结核病变，常规取材送病理学检查。

（4）孕激素试验：用以评估内源性雌激素水平。黄体酮每天20mg肌注，连用5天，停药3~7天后出现撤药性出血（阳性反应），提示子宫内膜已受一定水平雌激素的影响，无排卵，为Ⅰ度闭经。如孕激素试验无撤药性出血（阴性反应），说明患者体内雌激素水平低下，对孕激素无反应，应进一步做雌、孕激素序贯试验。

（5）雌、孕激素序贯试验：每天服用己烯雌酚1mg，连续20天，最后10天加用甲羟孕酮，每天口服10mg，停药后3~7天发生撤药性出血为阳性，提示子宫内膜功能正常，闭经是由于患者体内雌激素水平低落所致，为Ⅱ度闭经，应进一步寻找原因。如无撤药性出血为阴性，可再重复试验一次，若两次试验均阴性，提示子宫内膜有缺陷或被破坏，可诊断为子宫性闭经。

（6）垂体兴奋试验：又称Gn-RH刺激试验，用以了解垂体功能减退是否起因于垂体或下丘脑。静脉注射LHRH 100μg，15~60分钟后黄体生成素（LH）较注射前高2~4倍以上，说明垂体功能正常，病变在下丘脑；若经多次重复试验，LH值仍无升高或增高不显著，提示引起闭经的病变在垂体。

（7）激素测定：①血雌二醇、黄体酮及睾酮的放射免疫测定：若雌、孕激素浓度低，提示卵巢功能不正常或衰竭；若睾酮值高，提示有多囊卵巢综合征、卵巢男性化肿瘤或睾丸女性化等疾病的可能。②血催乳激素（PRL）、促卵泡素（FSH）、黄体生成素（LH）放射免疫测定：PRL>25μg/L时称高催乳激素血症，PRL>100μg/L时应进一步做头颅X线摄片或CT检查，以排除垂体肿瘤；FSH>40U/L提示卵巢功能衰竭；LH>25U/L，高度怀疑为多囊卵巢；FSH、LH均<5U/L，提示垂体功能减退，病变可能在垂体或下丘脑。

（8）影像学检查：①疑有垂体肿瘤时，应做蝶鞍X线摄片，阴性时需再做CT或MRI检查。②B超检查：可发现子宫畸形、多囊卵巢、肾上腺皮质增生或肿瘤，也可动态监测卵泡发育及排卵情况。

（9）其他检查：可相应做染色体核型分析及分带检查，测定T_3、T_4、尿17-酮、17-羟类固醇或血皮质醇。

三、护理诊断及相关合作性问题

1. 焦虑　与担心疾病对健康、性生活、生育的影响有关。
2. 自尊紊乱　与长期闭经，不能每月正常月经来潮而自我否定有关。
3. 功能障碍性悲哀　与担心失去女性形象有关。

四、护理目标

（1）患者能够主动诉说病情及担心。
（2）患者能够接受闭经的事实，客观地评价自己。
（3）患者能够主动、积极地配合诊治方案。

五、护理措施

1. 一般护理　单纯性营养不良则需要增加营养，保持标准体重；体重过重而肥胖的妇女闭经，需进低热量饮食，但饮食需富含维生素和矿物质。此外，要鼓励患者加强锻炼，经常进行适当的体力劳动，增强体质，保证睡眠。

2. 治疗配合

（1）配合医生对患者进行全身治疗：急性或慢性疾病引起的闭经首先考虑全身性治疗，闭经若由器质性病变引起，应针对病因治疗。如宫颈、宫腔粘连者，可行宫腔镜宫颈－宫腔粘连分离，然后放置避孕环。先天性畸形如处女膜闭锁、阴道横隔或阴道闭锁均可手术切开或行成形术，使经血畅流。结核性子宫内膜炎者应积极抗结核治疗。卵巢或垂体肿瘤者应制订相应治疗方案。

（2）性激素替代疗法：常用雌激素替代疗法，雌、孕激素序贯疗法和雌、孕激素合并疗法。雌激素可促进或维持生殖器官和第二性征的发育，并对下丘脑和垂体产生反馈作用。用雌、孕激素作人工周期，模仿自然月经周期进行治疗。雌、孕激素合并治疗可抑制垂体分泌促性腺激素，停药后可能出现反跳作用，使月经恢复及排卵。

（3）诱发排卵：下丘脑垂体性闭经而卵巢功能存在且要求生育者，可根据临床情况选用促排卵药，如氯米芬（CC）、人绝经期促性腺激素（HMG）、人绒毛膜促性腺激素（HCG）、溴隐亭治疗。

3. 心理护理 在闭经治疗中占重要位置，如精神性闭经应行精神心理疏导疗法，神经性厌食症者应进行精神心理方面的治疗。护理人员要与患者建立良好的护患关系，鼓励患者表达自己的感情，对健康问题、治疗和预后提出问题。向患者提供诊疗信息，帮助其澄清一些观念，解除患者担心疾病及其影响的心理压力。

4. 健康指导 鼓励患者与同伴、亲人交往，参与力所能及的社会活动，保持心情舒畅，正确对待疾病。要告知患者闭经的原因很多，诊断时间较长，要耐心地按规定接受有关检查，得到正确结果，取得满意治疗效果。

（田普宁）

第三节 痛经

一、疾病概要

凡在月经来潮前后或月经期出现下腹疼痛、坠胀、腰酸或并发头痛、乏力、头晕、恶心等其他不适，影响生活和工作质量者称为痛经。痛经分为原发性和继发性两类。原发性痛经是指生殖器官无器质性病变的痛经；继发性痛经是指由于盆腔器质性病变，如子宫内膜异位症、盆腔炎或宫颈狭窄等引起的痛经。本节只叙述原发性痛经。

原发性痛经多见于青少年时期，其疼痛的原因与子宫肌肉活动增强所导致的子宫张力增加和过度痉挛性收缩有关。痛经患者子宫内膜和月经血中前列腺素（PG）含量较正常妇女明显升高，前列腺素诱发子宫平滑肌收缩，使下腹痉挛性绞痛。子宫平滑肌的过度收缩，又造成子宫供血不足，引起子宫缺血，而发生痛经。原发性痛经的发生也可能受内分泌、遗传、免疫、精神、神经因素等影响。痛经常发生在有排卵的月经周期，无排卵的月经周期一般不伴有腹痛。

处理原则以对症治疗为主，疼痛不能忍受时使用镇痛、镇静、解痉药，口服避孕药有治疗痛经的作用，未婚少女可行雌、孕激素序贯疗法减轻症状，还可配合中医中药治疗。

二、护理评估

1. 健康史　了解患者的年龄、月经史与婚育史，了解诱发痛经的相关因素，是否服用止痛药缓解疼痛及伴随的症状。

2. 身体状况　月经期下腹痛是主要症状，以胀坠痛为主，重者呈痉挛性。可伴有恶心、呕吐、腹泻、头晕、乏力等症状，严重时面色发白、四肢厥冷、出冷汗。妇科检查无异常发现，偶尔可触及子宫过度的前倾前屈或过度的后倾后屈。

3. 心理社会因素　一般妇女对痛经都能耐受，对疼痛较为敏感的人，反应强烈，甚至恐惧，表现出神经质的性格，影响工作、学习及生活质量。

4. 辅助检查　为排除盆腔病变，可选择超声检查、腹腔镜检查、子宫输卵管造影、宫腔镜检查，用于排除子宫内膜异位、子宫肌瘤、盆腔粘连、感染、盆腔淤血综合征等疾病。腹腔镜检查是最有价值的辅助诊断方法。

三、护理诊断及相关合作性问题

1. 恐惧　与长时期痛经造成的精神紧张有关。
2. 疼痛　与子宫收缩，子宫缺血缺氧有关。

四、护理目标

（1）患者月经来潮前及经期无恐惧感。
（2）患者的疼痛症状缓解。

五、护理措施

1. 一般护理　注意休息，避免紧张；腹部热敷和进食热的饮料如热汤或热茶。

2. 治疗配合　遵医嘱服用止痛药。如每一次经期都习惯性服用止痛药，则应防止产生药物依赖和成瘾。疼痛不能忍受时，可适当应用镇痛、镇静、解痉药。对于要求避孕的痛经妇女，可口服避孕药。未婚少女可行雌-孕激素序贯疗法，或经前7～10天口服醋酸甲羟孕酮减轻症状。吲哚美辛（消炎痛）25mg，月经来潮即开始服药，连续2～3天，疗效迅速而安全。

3. 药物处理　有两种药物可以有效地治疗原发性痛经，即口服避孕药和前列腺素合成酶抑制剂。避孕药适用于要求避孕的痛经妇女，用药后可抑制子宫内膜生长，使月经量减少；药物抑制排卵，使黄体缺乏，无内源性黄体酮产生，而黄体酮刺激为子宫内膜合成前列腺素所必需，从而使月经血中前列腺素浓度降低。前列腺素合成酶抑制剂可抑制环氧合酶系统而减少前列腺素的产生。

4. 应用生物反馈法　增加患者的自我控制感，使身体放松，以解除痛经。

5. 心理护理　重视精神心理护理，关心并理解患者的不适和恐惧心理，阐明月经期可能有一些生理反应，如小腹坠胀和轻度腰酸，讲解有关痛经的生理知识。患者疼痛不能忍受时，要为其提供非麻醉性镇痛药治疗。

6. 健康教育　进行月经期保健的教育工作，包括注意经期清洁卫生，经期禁止性生活，加强经期保护，预防感冒，注意合理休息和充足睡眠，加强营养。

（田普宁）

第四节　围绝经期综合征

围绝经期是指妇女自生殖年龄过渡到无生殖年龄的生命阶段，包括从出现与绝经有关的内分泌、生物学和临床特征起，至最后 1 次月经后 1 年。绝经综合征（MPS）是指妇女绝经前后出现性激素波动或减少所致的一系列躯体及心理症状。是每一个妇女生命进程中必然发生的生理过程。

绝经可分为自然绝经和人工绝经两种。自然绝经是由于卵巢卵泡活动的丧失引起月经永久停止，无明显病理或其他生理原因。实践中将 40 岁或以后自然绝经归为生理性，40 岁以前月经自动停止为过早绝经，视为病理性。人工绝经是指手术切除双侧卵巢（切除或保留子宫）或因其他方法停止卵巢功能（如化学治疗或放射治疗）。单独切除子宫而保留一侧或双侧卵巢者，不作为人工绝经，判断绝经，主要根据临床表现和激素的测定。人工绝经较自然绝经更易发生围绝经期综合征。

一、病因及发病机制

绝经年龄的早晚与卵泡的储备数量、卵泡消耗量、营养、地区、环境、吸烟等因素有关，而与教育程度、体形、初潮年龄、妊娠次数、末次妊娠年龄、长期服用避孕药等因素无关。

1. 内分泌因素　卵巢功能减退，血中雌 - 孕激素水平降低，使正常的下丘脑 - 垂体 - 卵巢轴之间平衡失调，影响了自主神经中枢及其支配下的各脏器功能，从而出现一系列自主神经功能失调的症状。在卵巢切除或放疗后雌激素急剧下降，症状更为明显，而雌激素补充后可迅速改善。

2. 神经递质　血 β - 内啡肽及其自身抗体含量明显降低，引起神经内分泌调节功能紊乱。神经递质 5 - 羟色胺（5 - HT）水平异常，与情绪变化密切相关。

3. 种族、遗传因素　个体人格特征、神经类型，以及职业、文化水平均与绝经期综合征的发病及症状严重程度可能有关。围绝经期综合征患者大多神经类型不稳定，且有精神压抑或精神上受过较强烈刺激的病史。另外，经常从事体力劳动的人发生围绝经期综合征的较少，即使发生症状也较轻，消退较快。

二、临床表现

约 2/3 的围绝经期妇女出现临床症状。

1. 月经紊乱　月经周期改变是围绝经期出现最早的临床症状，多数妇女经历不同类型和时期的月经改变后，逐渐进入闭经，而少数妇女可能突然绝经。月经改变的形式取决于卵巢功能的变化。

2. 血管舒缩症状　主要表现为潮热、出汗，是围绝经期最常见且典型的症状。约 3/4 的自然绝经或人工绝经妇女可出现。患者感到起自胸部的，向颈、及面部扩散的阵阵上涌的热浪，同时上述部位皮肤有弥散性或片状发红，伴有出汗，汗后又有畏寒。持续时间短者

30s，长则5min，一般潮红与潮热同时出现，多在凌晨乍醒时、黄昏或夜间，活动进食、穿衣、盖被过多等热量增加的情况下或情绪激动时容易发作，影响情绪、工作、睡眠，患者感到异常痛苦。此种血管舒缩症状可历时1年，有时长达5年或更长。自然绝经者潮热发生率超过50%，人工绝经者发生率更高。

3. 精神神经症状　焦虑、抑郁、多疑、缺乏自信、注意力难以集中、烦躁易怒、恐怖感均可发生于围绝经期女性。围绝经期是抑郁症高发的一个时期，卵巢激素低落是造成这一现象的主要原因，社会经济状况、家庭生活和自身健康状况也对这些心理症状产生了重要影响。

4. 心血管系统症状　一些绝经后妇女血压升高或血压波动；心悸时心率不快，心律失常，常为期前收缩，心电图表现为房性期前收缩，或伴有轻度供血不足的表现。绝经后妇女冠心病发生率及心肌梗死的病死率也随年龄增长而增加。

5. 泌尿生殖系统症状　主要表现为泌尿生殖道萎缩，外阴瘙痒、阴道干燥疼痛、性交困难，子宫脱垂；膀胱、直肠膨出；排尿困难，尿急，压力性尿失禁，反复发作的尿路感染。

6. 骨质疏松　妇女从围绝经期开始，骨质吸收速度大于骨质生成，促使骨质丢失而骨质疏松。骨质疏松出现在绝经后9～13年，约1/4的绝经后妇女患有骨质疏松。患者主诉为不同程度、不同部位的骨骼和关节疼痛，常伴有腰腿乏力、下肢抽筋，翻身、行走、弯腰、下蹲等活动受到限制或困难。骨质疏松严重时，反复发生骨折，甚至轻微外力即可导致骨折，出现剧烈骨痛和肢体活动受限。

7. 皮肤和毛发的变化　皮肤皱纹增多，毛发脱落，面部和手臂色素沉着；上皮菲薄，皮肤干燥、瘙痒，易受损伤。

8. 视力下降　绝经后视力下降，眼睛干、红、反复出现干性眼炎。

9. 老年性痴呆　一种神经退行性疾病，表现在脑功能逐渐衰退，造成记忆力受损并严重影响日常生活。

三、辅助检查

1. 促卵泡激素（FSH）测定、LH、E2　绝经过渡期FSH > 10U/L，提示卵巢储备功能下降，FSH > 40U/L提示卵巢功能衰竭。

2. B型超声检查　排除子宫、卵巢肿瘤，了解子宫内膜厚度。

3. 影像学检查　测定骨密度等，确诊有无骨质疏松。

4. 子宫内膜病理检查　除外子宫内膜肿瘤。

四、治疗要点

2/3的围绝经期妇女出现症候群，但由于精神状态、生活环境各不相同，其轻重差异很大，有些妇女不需任何治疗，有些只需要一般性治疗，就能使症状消失，少数妇女需要激素替代治疗才能控制症状。

（一）一般治疗

围绝经期精神症状可因神经类型不稳定或精神状态不健全而加剧，故应进行心理治疗。心理治疗是围绝经期治疗的重要组成部分，它使围绝经期妇女了解围绝经期是自然的生理过程，以积极的心态适应这一变化。必要时可辅助使用适量的镇静药以助睡眠，谷维素调节自主神经功能，治疗潮热症状。为预防骨质疏松，应坚持体育锻炼，增加日晒时间，饮食注意摄取足量蛋白质及含钙丰富食物，并补充钙剂。

（二）激素替代治疗（HRT）

绝经综合征主要是卵巢功能衰退，雌激素减少引起，HRT 是为解决这一问题而采取的临床医疗措施。在有适应证，无禁忌证的情况下科学、合理、规范的用药并定期监测。

1. 适应证

（1）绝经相关症状。

（2）泌尿生殖萎缩的问题。

（3）低骨量及绝经后骨质疏松症。

2. 禁忌证

（1）已知或怀疑妊娠。

（2）原因不明的阴道出血或子宫内膜增生。

（3）已知或怀疑患有乳腺癌。

（4）已知或怀疑患有与性激素相关的恶性肿瘤。

（5）6 个月内患有活动性静脉或动脉血栓栓塞性疾病。

（6）严重肝肾功能障碍。

（7）血卟啉症、耳硬化症、系统性红斑狼疮。

（8）与孕激素相关的脑膜瘤。

3. 用药时机　在卵巢功能开始减退及出现相关症状后即可应用。

4. 药物种类

（1）雌激素：如雌二醇、戊酸雌二醇、雌三醇等。

（2）孕激素：如炔诺酮、甲羟孕酮等。

（3）雌、孕、雄激素复方药物：如利维爱等。

5. 用药途径　有经肠道和非肠道两种，各有优缺点，可根据病情及患者意愿选用。

五、护理评估

1. 一般资料评估　详细询问并记录病史，包括月经史、生育史、肝病、高血压、其他内分泌腺体疾病等。了解患者的年龄职业和文化程度等；了解患者的家庭状况，如患者在家庭中的地位、家庭成员关系及经济收入等。

2. 身体评估　进行全身状况的体格检查，包括精神状态、贫血程度、出血倾向、高血压程度及症状、肺部及泌尿系统检查，皮肤、毛发改变，乳房萎缩、下垂等。

3. 心理评估　患者的心态千差万别，复杂多变，通过观察了解患者病情，掌握患者的心理需要，满足其合理部分，对不合理部分子以正确引导。

六、护理问题

1. 自我形象紊乱　与围绝经期综合征的症状有关。

2. 有感染的危险　与围绝经期内分泌及局部组织结构改变，抵抗力下降有关。

3. 焦虑　与内分泌改变引起的精神神经症状有关。

七、护理措施

1. 心理护理　提供精神心理支持，解除患者的思想顾虑。向患者讲解清楚更年期是一个生理现象，更年期综合征是一过性的病理现象，经过一段时期，通过神经内分泌的自我调节，达到新的平衡，症状就会消失。应与患者建立良好的护患关系，倾听她们的诉说，并给予充分的理解和支持。同时向周围人特别是家属讲解更年期综合征的有关知识，对患者出现的不良情绪应予谅解，避免冲突，帮助患者安全度过更年期。

2. 疾病护理

（1）血管舒缩失调症状的护理：鼓励患者参加有益身心健康的活动，以转移注意力、消除心理症状。提醒患者衣被冷暖要适度，发热出汗时不可过度地减少衣服，适当进食冷饮，症状消失后要立即增加衣被。病室宜清静，空气要新鲜，光线勿过强。饮食在避免辛辣油腻刺激、不易消化的前提下，提倡增加食物的花样品种，强调食物的色、香、味，以增进患者食欲，顺从患者的心意。

（2）泌尿生殖系统症状的护理：注意个人卫生，保持皮肤、阴部清洁，温水洗浴，内裤勤换洗并于阳光下曝晒。鼓励患者多饮水以冲洗尿道，减轻炎症反应，症状严重者应卧床休息。此外，应保持和谐的性生活，注意避孕。饮食应富于营养易于消化，勿食生冷隔餐饭菜及辛辣刺激食物。

（3）心血管系统症状的护理：合理安排工作，劳逸结合；清淡饮食，少食高脂、高糖食物，绝对禁烟忌酒，以保护心血管的功能。

（4）皮肤症状的护理：避免皮肤冻伤、烧伤；外出行动小心谨慎，以免造成创伤难愈合；常食新鲜易消化的蔬菜、瓜果，多进含钙、蛋白质、维生素丰富的食物。

（5）保证充足睡眠：指导患者注意安排好工作、生活与休息，睡眠时间要充足。对于心悸、失眠者应保持周围环境的安静舒适，光线柔和，避免声、光、寒冷等刺激，睡前避免喝浓茶、咖啡，看紧张、刺激的小说或电视等。

（6）指导正确用药：近年来，国内外多项研究成果表明补充雌激素类药物治疗是针对病因的预防性措施。因此应让患者了解雌激素替补治疗的机制、药物剂量，用药途径及不良反应，告诫患者严格按医嘱用药。并定期随访指导用药。调整用药量以适合个体的最佳用药量，防止不良反应的发生。

（7）注意补充营养：饮食上注意荤素搭配、粗细搭配，多食蔬菜和水果。由于更年期妇女易发生骨质疏松，应给予蛋白质饮食，如豆类、鱼、牛奶、瘦肉等，必要时补充钙剂，应让其到户外活动。晒太阳等，以补充骨钙的丢失。

（8）积极参加体育活动：指导患者参加适当的体育活动，如：跑步，打太极拳，羽毛球、散步等，并选择适合自己的运动方式。研究表明适度的运动可减轻思想压力，消除紧张情绪。也可以听音乐，跳舞等分散注意力，以缓解身体的不适。

（9）情绪疗法：可培养患者做各种适合自己的工作，从而取得心理平衡。

（田普宁）

第五节　子宫内膜异位症

一、疾病概要

当具有生长功能的子宫内膜组织出现在子宫腔被覆黏膜以外的身体其他部位时，称为子宫内膜异位症。本病多发生于 25～45 岁妇女。异位的子宫内膜可出现在身体不同部位，但以侵犯卵巢最为多见（约占 80%），其次可在子宫骶韧带、直肠子宫陷凹及盆腔腹膜发病，也可累及宫颈、阴道、外阴，个别可在脐、膀胱、输尿管、肺、乳房及四肢等处发病。目前其发病原因尚未完全明了。

治疗原则是：去除病灶、减轻症状、促进妊娠、预防复发。在总的治疗原则下，还要强调治疗的个体化，需考虑到患者的年龄、症状、部位、浸润深度以及生育状况、需求。

二、护理评估

1. 健康史　详细询问患者的月经史，尤其要询问是否有痛经及痛经发生的时间、痛经的程度和特点，月经周期是否有改变，详细询问孕产史。

2. 身体状况

（1）痛经：进行性加重的痛经是子宫内膜异位症的典型症状。疼痛常于月经前 1～2 天开始，表现为下腹部和腰骶部坠痛，常可放射至会阴、肛门或大腿部。经期第一天最重，以后逐渐减轻，至月经干净时消失。疼痛的程度与病变部位有关，一般在直肠子宫陷凹表面的病灶引起的痛经最严重。在晚期患者中，由于盆腔广泛粘连，疼痛可持续存在。

（2）月经失调：表现月经过多、经期延长或月经前点滴出血。月经失调可能与卵巢实质被异位的内膜破坏或卵巢被粘连包裹，导致功能紊乱有关。

（3）不孕：有 30%～40% 的不孕症患者患有不同程度的子宫内膜异位症。其原因主要与盆腔内广泛粘连、输卵管和卵巢功能异常等有关。

（4）性交痛：当子宫直肠陷凹有异位病灶或因病变导致子宫后倾固定的患者常有性交不适、性交痛，尤以经前性交痛更为明显。

妇科检查发现子宫多为后倾固定，子宫后壁、直肠子宫陷凹、子宫骶骨韧带处可触及大小形态不规则的韧性结节，触痛明显。子宫一侧或双侧附件处扪及与子宫相连的不活动囊性包块，有压痛。有时在阴道后穹隆部有紫褐色结节。

3. 辅助检查　①B 超检查：显示囊肿壁较厚，且粗糙不平，与周围脏器粘连较紧。囊内容物可分为囊性、混合性和实性 3 种，以囊性最为多见。②CA_{125} 值测定：CA_{125} 值可升高，它的变化还可用于监测该病的疗效。③腹腔镜检查：是目前诊断子宫内膜异位症的最佳方法。在腹腔镜下对病变组织活检，可达到确诊的目的。

4. 心理社会因素　本病虽属良性病变，但因病程长，治疗效果不明显，患者多因长期忍受慢性病痛而产生恐惧和无助感，心理负担较重。尤其对尚未生育的患者精神压力更大，在自己和家庭、社会的期望中，更难接受根治性治疗。

三、护理诊断及相关合作性问题

1. 性生活形态改变　与子宫内膜异位症病灶发生在直肠子宫凹有关。
2. 个人应对无效　与长期受疼痛折磨、身心脆弱有关。
3. 功能障碍性悲哀　与不孕有关。

四、护理目标

（1）患者和家属能了解此病疼痛的特点，愿意试着改变性交方式以减轻痛苦。
（2）患者能掌握综合止痛的手段，止痛效果有所改善，情绪好转。
（3）患者和家属明白保守性手术与生育的关系，考虑接受手术治疗。

五、护理措施

1. 预防措施

（1）对有严重子宫后倾、阴道闭锁、宫颈狭窄的患者应尽早治疗，以免经血逆流入盆腔引起子宫内膜的异位种植。

（2）指导患者在行经期尽量避免过度或过强的活动，以防止剧烈的体位和腹压变化引起的经血倒流。

（3）医护人员应避免在经期进行宫腔内操作，指导患者避免月经期及月经刚净时同房，以免将脱落的子宫内膜经输卵管送入盆腔，减少发病因素。

（4）鼓励产后尽早做产后体操，以防子宫后倾。

2. 病情监测

（1）观察痛经时有无肛门坠胀，有无进行性加重。

（2）巧克力囊肿在剧烈运动或过度充盈时会发生扭转或破裂，因此要密切观察有无巧克力囊肿扭转或破裂的征象，做好急诊手术的准备。

（3）观察药物疗效，月经紊乱情况。

（4）对非手术治疗的患者，观察痛经有无减轻，有无药物不良反应出现。

（5）对手术治疗患者，观察术后伤口是否愈合，症状是否减轻，是否怀孕。

3. 心理护理　子宫内膜异位症虽然是良性疾病，但患者身心痛苦，影响生活和工作，而且广泛转移，易复发，治疗比较复杂，每个患者都有不同的治疗方案，因此，护士要鼓励患者充分了解自己的疾病，对治疗充满信心，共同寻求最佳的治疗方案。

4. 治疗配合

（1）非手术疗法：适用于症状轻，要求生育的年轻患者。①孕激素：常用药物有炔诺酮（妇康片）、甲羟孕酮（安宫黄体酮）、甲地孕酮（妇宁片）或异炔诺酮。自月经周期第6～25天服药，每日口服上述一种药5～10mg，可连续服用3～6个周期。有此法可抑制排卵，并使异位内膜退化。有人主张用大剂量合成孕激素3～10个月，辅以小剂量雌激素防止突破性出血，以造成类似妊娠的人工闭经，称为假孕疗法。②雄激素：常用甲睾酮5mg，每日2次，舌下含服，或丙酸睾酮25mg，每周2次，肌注，连用6～8周为一疗程，两疗程之间停药4周，可试用2个疗程观察效果。③丹那唑：常用量为每日400～800mg，分为2～4次口服。当出现闭经后，剂量逐渐减少至每日200mg，为维持量。一般从月经第5天开始服药，连续治疗 6 个月，在停药后 30 ~ 45 天即能恢复排卵，并可提高受孕率。此药具有轻度雄激素和类孕激素作用。它可通过丘脑下部抑制排卵前 LH 高峰的出现，并能直接作用于子宫内膜雌激素受体，以抑制内膜生长，使痛经症状迅速消失。目前普遍认为丹那唑是治疗子宫内膜异位症较为理想的激素类药物。由于其对肝肾功能有不良影响，用药期间应注意肝肾功能。④内美通（孕三烯酮）：是一种合成的类固醇激素，具有较强的抗雌激素、孕激素和抗促性腺激素作用，其治疗效果类似丹那唑。用法简单，从月经周期第 1 天开始服 2.5mg，每周 2 次，连服 6 个月。⑤三苯氧胺（TMX）是一种非甾体抗雌激素药物，与雌激素竞争雌激素受体，具有雌激素和抗雌激素双重效应。用法：10mg，每日 2 次，连用 3 ~ 6 个月。⑥促性腺激素释放激素激动剂（GnRH - a）：连续应用后消耗垂体的 GnRH，导致促性腺激素分泌减少，卵巢分泌的性激素下降，造成药物性卵巢切除。如戈舍瑞林（诺雷德）是一种长效制剂，月经第一天皮下注射 3.6mg，每隔 28 天注射一针，共 3 ~ 6 次。

（2）手术治疗：适用于药物治疗后症状不缓解，局部病变加剧，生育功能仍未恢复者；或卵巢子宫内膜异位囊肿直径超过 5 ~ 6cm，特别是迫切希望生育者。可剖腹或在腹腔镜下行病灶切除。手术方式有 3 种：保留生育功能手术（仅将异位灶取净，保留子宫、双侧卵巢、一侧卵巢或部分卵巢），适用于病情较轻、希望保留生育功能年轻妇女；保留卵巢功能手术（切除子宫及盆腔病灶，保留一侧或部分卵巢，以维持卵巢的内分泌功能），适用于年龄在 35 岁以下但无生育要求的妇女；根治性手术（行全子宫、双附件及盆腔内病灶切除），适用于近绝经期或病情严重的年轻妇女。

手术方式选用根据患者年龄、病情及有无生育要求选择。一般术后可给 3 ~ 6 个月孕激素治疗，从而提高手术疗效。

5. 一般护理　向患者解释痛经的原因，指导患者在月经期注意休息，保暖，保持心情愉快，疼痛时可用热水袋热敷下腹部。

6. 健康指导　①指导患者加强营养，注意劳逸结合，保持心情舒畅。②做好宣教工作，让患者了解疾病及手术的相关知识：对用药患者告知假绝经疗效原理，出现闭经是正常现象，可能疗效会更好，不能因此停药，否则可能出现子宫出血，造成月经紊乱，并影响疗效；对实施保留生育功能手术的患者，应指导其术后半年到一年内受孕；增强患者对病情及治疗的认识，指导其手术伤口的护理；进行性生活的指导，强调按时复诊的重要性。

（李晓曦）

第六节　子宫脱垂

一、疾病概要

子宫从正常位置沿阴道下降，宫颈外口达坐骨棘水平以下，甚至子宫全部脱出于阴道口以外，称为子宫脱垂。子宫脱垂常伴发有阴道前壁和后壁膨出。近年来，随着接产技术的提高及对妇女保健工作的重视，其发病率已有显著下降。

1. 影响因素

（1）分娩损伤：是最主要的发病原因。在分娩过程中，如宫口未开全过早屏气用力、阴道助产或第二产程延长者，盆底肌、筋膜以及子宫韧带均过度延伸，张力降低，甚至撕伤，而分娩结束后未进行修补或修补不佳，导致支持子宫的筋膜及韧带不能恢复。

（2）产褥期早期体力劳动：分娩以后，支持子宫的筋膜、韧带恢复要经过一定的过程，一般需要42日，如产后产妇过早参加体力劳动，子宫即沿阴道方向下降而发生脱垂。

（3）长期腹压增加：由于长期的慢性咳嗽、直肠狭窄引起的排便困难、经常重体力劳动及腹腔的大肿瘤、腹水等，可使腹压增加，直接长期压力作用于子宫，使子宫下移，导致脱出。

（4）盆底组织松弛：多系先天性盆底组织发育不良或营养不良所致。此类患者常伴有其他脏器下垂，一些年老者及长期哺乳的妇女，由于雌激素水平的下降，导致盆底组织缺乏弹性、萎缩、退化，也可引起子宫脱垂。

2. 治疗原则

（1）支持疗法：加强营养，增强体质，注意适当休息，保持大便通畅，避免增加腹压和重体力劳动，治疗慢性咳嗽、习惯性便秘等。

（2）非手术治疗：采用子宫托。适用于Ⅰ、Ⅱ度子宫脱垂及阴道前后壁膨出者。重度子宫脱垂伴盆底肌肉明显萎缩以及宫颈、阴道壁有炎症、溃疡者不宜使用。

（3）手术治疗：用于非手术治疗无效及Ⅱ度、Ⅲ度子宫脱垂或有症状的膀胱、直肠膨出者。根据患者的年龄、生育要求、全身情况采取阴道前后壁修补术、阴道前后壁修补术加主韧带缩短术及宫颈部分切除术、经阴道子宫全切术及阴道前后壁修补术或阴道纵隔形成术等。

二、护理评估

1. 健康史　注意了解患者有无产程过长、阴道助产及盆底组织撕裂伤史；有无慢性咳嗽、便秘等。同时，应了解患者产褥期是否充分休息，什么时候开始重体力劳动；是否有营养不良或先天性盆底组织发育不良。同时，注意评估患者是否伴有其他器官下垂等。

2. 身体状况

（1）下坠感及腰背酸痛：由于下垂子宫对韧带的牵拉、盆腔充血所致。常在久站、走路、蹲位、重体力劳动以后加重，卧床休息以后症状减轻。

（2）肿物自阴道脱出：常在走路、蹲便等用力时，阴道口有一肿物脱出，脱出的子宫及阴道壁由于长期暴露摩擦，可见宫颈及阴道壁溃疡，有少量出血及脓性分泌物。

（3）压迫症状：由于膀胱、尿道的膨出，常出现排尿困难、尿潴留或尿失禁，出现咳嗽时溢尿。如伴发有直肠膨出，患者可有便秘、排便困难。

（4）体征：以患者平卧用力向下屏气时子宫下降的程度，将子宫脱垂分为3度（图20-1、图20-2）。Ⅰ度：轻型为宫颈外口距离处女膜缘小于4cm，但未达处女膜缘；重型为宫颈已达处女膜缘，但未超出该缘，检查时在阴道口可见到宫颈。Ⅱ度：轻型为宫颈已脱出阴道口，但宫体仍在阴道内；重型为宫颈或部分宫体已脱出阴道口。Ⅲ度：子宫颈和子宫体全部脱出至阴道口外。

3. 心理社会因素　由于长期的子宫脱出使行动不便，工作受到影响，使患者烦恼；严重者性生活受到影响，患者常出现焦虑、情绪低落等。

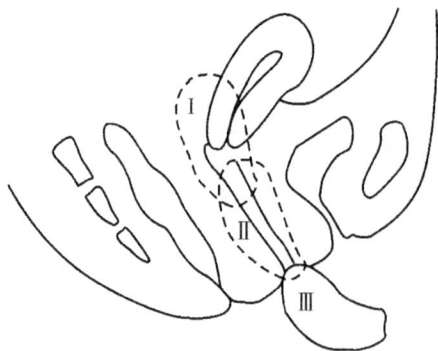

图 20-1　子宫脱垂分度　　　　图 20-2　子宫脱垂

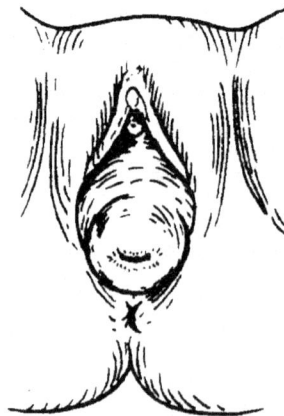

三、护理诊断及相关合作性问题

1. 焦虑　与长期的子宫脱出影响性生活有关。

2. 组织完整性受损　与宫颈、阴道前后壁膨出暴露在阴道外有关。

3. 慢性疼痛　与子宫下垂牵拉韧带、宫颈，阴道壁溃疡有关。

4. 尿失禁、尿潴留　与膀胱膨出、尿道膨出有关。

四、护理目标

（1）患者焦虑程度减轻或消失。

（2）上托或手术前脱出阴道口外的组织炎症消失。

（3）患者疼痛减轻或消失。

（4）患者排尿方式恢复。

五、护理措施

1. 预防措施

（1）分娩期应严密观察产程，提高助产技术，避免第二产程延长和滞产。

（2）对头盆不称产妇应尽早行剖宫产术结束分娩。

（3）产妇产后避免参加重体力劳动，积极治疗慢性咳嗽、便秘等疾病。

2. 病情监测

（1）观察患者有无外阴部异物感，子宫脱垂的程度。

（2）注意有无大小便困难。

（3）注意阴道分泌物的性状、颜色、气味等。

3. 治疗配合

（1）教会患者使用子宫托的方法，以喇叭形子宫托为例（图 20-3）：①放托：先将手洗净，取半卧位或蹲位，两腿分开，手持托柄，托面向上，将托盘后缘沿阴道后壁推入，直至托盘达宫颈为止。若阴道松弛，可用丁字带支持固定。②取托：取下时的姿势和放置时相同，用手指捏住托柄轻轻摇晃，待托盘松动后取下。③使用子宫托的注意事项：选择大小适宜的子宫托，以放置后既不脱出又无不适感为度；教会患者放托方法，并告诉患者每晚取出洗净，次日晨放入，以免放置过久，阴道壁受托盘摩擦或压迫发生组织缺血坏死，造成尿瘘或粪瘘；保持阴道清洁，月经期和妊娠期停止使用；用托后1、3、6个月各复查一次。

（2）做好术前准备，增加患者舒适感：Ⅰ度子宫脱垂患者应每日坐浴2次，一般采取1∶5 000的高锰酸钾或1∶20的碘附液。对Ⅱ、Ⅲ度子宫脱垂的患者，特别是有溃疡者，应阴道灌洗，在冲洗以后，局部涂40%紫草油或抗生素软膏。注意冲洗液的温度，一般在41℃~43℃为宜。然后戴上无菌手套，将脱垂的子宫还纳于阴道内，让患者平卧于床上半小时。

（3）术后护理：术后除按一般外阴、阴道手术患者的护理外，应卧床休息7~10日；导尿管留置10~14日；避免增加腹压的动作，如蹲、咳嗽等，术后用缓泻药预防便秘。同时，每天行外阴冲洗。观察阴道分泌物的特点，并遵医嘱按时、按量应用抗生素。术后休息3个月，半年内避免重体力劳动，出院后1月到医院复查。

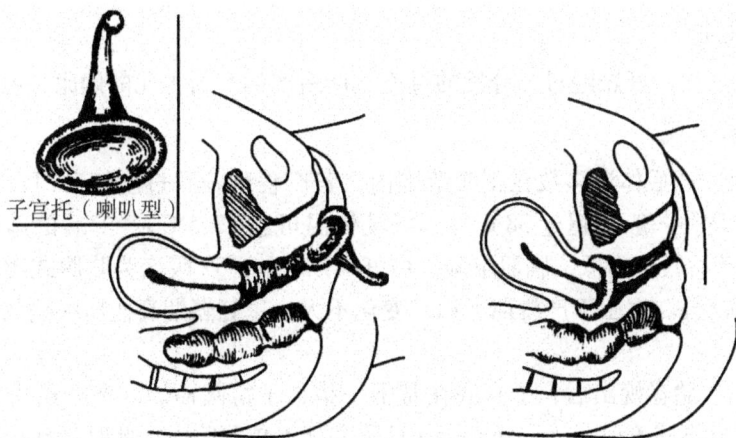

图20-3 喇叭形子宫托及其放置

4. 心理护理 子宫脱垂一般病程较长，患者往往有烦躁情绪，护士应亲切地对待患者，理解患者，让患者说出自己的疾苦；向患者解释子宫脱垂的知识和预后；同时，做好家属的工作，让家属也理解患者，协助患者渡过难关，早日康复。

5. 一般护理 改善患者一般情况，加强患者营养，卧床休息，并教会患者做盆底肌肉、肛门肌肉的运动，增强盆底肌肉、肛门括约肌的张力。同时积极治疗原发疾病，如慢性咳嗽、便秘等。

6. 健康指导 讲解盆底的解剖及生理功能，让患者学会增加盆底支撑力的方法；宣传产后护理知识，告诉患者积极进行产后锻炼，产褥期避免重体力劳动，实行计划生育。

（李晓曦）

第二十一章 产科护理

第一节 产褥期产妇的护理

一、护理评估

产褥期母体各系统变化很大，虽属生理范畴，但子宫内有较大创面，乳腺分泌功能旺盛，容易发生感染和出现其他病理情况，及时发现异常并进行处理非常重要。

（一）健康史

了解产妇既往史、妊娠经过、分娩的过程、产后产妇及新生儿的健康状况。

（二）身体状况

1. 一般情况　产后体温多数在正常范围内，若产程延长致过度疲劳时，体温可在产后最初 24h 内略升高，一般不超过 38℃（不哺乳体温可达 38.5℃）。产后的脉搏略缓慢，为 60～70 次/分。产后腹压降低，膈肌下降，由妊娠期的胸式呼吸变为胸腹式呼吸，使呼吸深慢，为 14～16 次/分。血压于产褥期平稳，变化不大，患妊娠期高血压疾病的产妇的血压于产后降低明显。

2. 子宫复旧　胎盘娩出后，子宫底在脐下一指，子宫圆而硬。产后第 1 日子宫底稍上升平脐，以后每日下降 1～2cm，至产后 10 日子宫降入骨盆腔内，此时腹部检查于耻骨联合上方扪不到子宫底。

3. 产后宫缩痛　产后宫缩痛是指在产褥早期因宫缩引起下腹部阵发性剧烈疼痛，于产后 1～2 日出现，持续 2～3 日后自然消失，多见于经产妇，哺乳时疼痛加重。

4. 褥汗　产褥早期，皮肤排泄功能旺盛，排出大量汗液，以夜间睡眠和初醒时更明显，一般产后 1 周内自行好转。

5. 恶露　产后随子宫蜕膜（特别是胎盘附着处蜕膜）的脱落，含有血液、坏死蜕膜等组织经阴道排出，称恶露（lochia）。恶露分为以下几种。

（1）血性恶露：色鲜红，含大量血液。量多，有时有小血块，有少量胎膜及坏死蜕膜组织。

（2）浆液恶露：色淡红，似浆液。有较多的坏死蜕膜组织、子宫颈黏液、少量红细胞、白细胞、细菌。

（3）白色恶露：质稠，色泽较白。含大量白细胞、坏死蜕膜组织、表皮细胞及细菌等。正常恶露有血腥味，但无臭味，持续 4～6 周，总量为 250～500mL。血性恶露持续 3～4 日，逐渐转为浆液恶露，浆液恶露持续 1 周后变为白色恶露，白色恶露约持续 3 周后干净，这些变化是子宫出血量逐渐减少的结果。若子宫复旧不全或子宫腔内残留胎盘、大量胎膜或合并感染时，恶露量增多，血性恶露持续时间延长并有臭味。

6. 辅助检查　必要时做血、尿常规检查。

（三）心理 – 社会状况

观察产妇的行为和态度，了解初为人母的情绪及家庭支持情况。

（四）处理要点

帮助产妇保持心情愉快，指导喂养及护理新生儿的技能，促进母乳喂养，发现异常情况及时处理。

二、护理问题

1. 疼痛及舒适改变　与产后宫缩、会阴切开伤口、乳房肿胀、褥汗、多尿有关。

2. 尿潴留或便秘　由于分娩过程中胎头施加压力于膀胱及阴道，导致膀胱暂时性张力消失，产妇于产后可能会发生暂时性的丧失排尿感，使得膀胱发生过度膨胀，出现余尿量增加且无法排空的情形。便秘与产后活动减少及饮食不均衡有关。

3. 母乳喂养无效　如早产儿、某种畸形而致婴儿吸吮反射欠佳，或因母亲乳房异常、知识不足、家人不给予支持等，可能导致母乳喂养无效。

4. 情境性自我贬低　与缺乏护理孩子的知识和技能有关。

三、护理措施

（一）一般护理

（1）测体温、脉搏、血压及呼吸，每日 2 次，体温超过 38℃，增加测体温次数，并加强观察，查找原因并报告医生。

（2）提供舒适的环境，保持室内通风。产妇每天用温水擦浴，勤换内衣，衣着适宜。

（3）保证充足营养，产后 1h 可让产妇进流食或清淡半流食，以后可进普通饮食。食物应均衡，适当多进含蛋白质的食物和汤汁食物，也应进食蔬菜、水果，补充维生素和铁剂。

（4）鼓励产妇及时排尿、排便，产后 4h 即应让产妇排尿。若排尿困难，可尝试用热水熏洗外阴，鼓励产妇坐起排尿，亦可用暗示及针灸等方法，必要时导尿甚至留置导尿管 1 ~ 2 天（同时给予抗生素预防感染）。产妇因腹壁松弛及肠蠕动减弱，常发生便秘，故应多吃蔬菜、水果和高纤维食品。

（二）观察子宫复旧及恶露情况

（1）产后 2h 内极易发生产后出血，故应在产室严密观察产妇。观察阴道流血，注意宫缩情况、子宫底高度、膀胱充盈与否等，并应测量血压、脉搏。

（2）每日应在同一时间手测子宫底高度，以了解子宫逐日复旧情况。测量前应嘱产妇排尿，并先按摩子宫使其收缩后，再测耻骨联合上缘至子宫底的距离。

（3）每日应观察恶露的量、颜色及气味。若子宫复旧不全，恶露增多、色红且持续时间延长时，应及早给予宫缩剂。若合并感染，恶露有腐臭味且有子宫压痛，应给予抗生素控制感染。

（三）会阴护理

（1）用 0.2% 苯扎溴铵溶液擦洗外阴，每日 2 次，保持会阴部清洁及干燥。

（2）会阴部有水肿者，可用 50% 硫酸镁溶液湿热敷，产后 24h 后可用红外线照射外阴部。

（3）会阴部有缝线者，应每日检查伤口周围有无红肿、硬结及分泌物。正常者于产后 3～5 日拆线。若伤口感染，应提前拆线引流或行扩创处理，并定时换药。

（四）心理护理

帮助产妇保持心情愉快，精神放松，给予技能的指导，使产妇能很快适应角色的转变，顺利度过产褥期。

（五）健康指导

1. 适当活动及做产后健身操　经阴道自然分娩的产妇，应于产后 6～12 h 内起床稍事活动，于产后第 2 日可在室内随意走动，再按时做产后健身操。行会阴切开或行剖宫产的产妇，可推迟至产后第 3 日起床稍事活动，待拆线后伤口不感疼痛时做产后健身操。尽早进行适当活动及做产后健身操，有助于体力恢复、排尿及排便，避免或减少静脉栓塞的发生，且能使骨盆底及腹肌张力恢复，避免腹壁皮肤过度松弛。

2. 计划生育指导　产褥期内禁忌性交。应于产后 42 日起采取避孕措施，哺乳者以工具避孕为宜，不哺乳者可选用药物避孕或其他避孕方法。

3. 产后检查　产后检查包括产后访视和产后健康检查两部分。产后访视主要目的是了解产妇及新生儿健康状况，至少 3 次，分别为产后 3 日、产后 14 日及产后 28 日，内容包括了解产妇饮食、大小便、恶露及哺乳等情况，检查两侧乳房、会阴伤口、剖宫产腹部伤口等，若发现异常应给予及时指导和处理。产妇应于产后 42 日去医院做产后健康检查，内容包括：测血压，查血、尿常规；了解哺乳情况；妇科检查，观察盆腔内生殖器是否已恢复至非孕状态。婴儿也应做一次全面检查。

（李晓曦）

第二节　母乳喂养

母乳喂养（breast feeding）是指用母亲的乳汁喂养婴儿的方式。母乳是婴儿最适宜、最安全的食品。世界卫生组织指出，婴儿出生后最初 6 个月内应纯母乳喂养。

一、母乳喂养的优点

（一）母乳喂养对婴儿的好处

（1）母乳是婴儿最理想的天然食物，能满足出生后 6 个月婴儿生长发育的全部需要，易消化、吸收。

（2）母乳中的蛋白质对婴儿来说是同种蛋白质，致敏性很低；母乳中有双歧因子，可提高婴儿的免疫力与预防过敏。

（3）吸吮母乳的运动，可增进婴儿脸部形状的完美。

（4）母乳更方便，不需要起床喂奶，新生儿不需等待，保证了按需哺乳。

（5）增加母婴感情。

（6）有利于智力发育。

（二）母乳喂养对母亲的好处

（1）母乳喂养能刺激宫缩，预防产后出血。

（2）母乳喂养可推迟月经复潮，有利于计划生育。

（3）母乳喂养可降低母亲患卵巢肿瘤、乳腺癌的概率。

（4）母乳喂养可帮助增进母爱，婴儿吸吮母乳可刺激母亲荷尔蒙的分泌，增进感情，喂母乳时，可使母亲与婴儿同时享受身体的温暖，母亲涨奶时便想起了婴儿，这些都是一种身体与感情的结合，也利于培养日后家庭的爱及安全感。

二、促进母乳喂养成功的措施

（一）母乳喂养指导要点

（1）帮助产妇树立信心，做好哺乳准备。大多数产妇都具有哺乳的能力，产妇应充分了解母乳喂养的优点，树立母乳喂养的信心，加强营养，保证充足的睡眠。每次哺乳前后用热毛巾擦洗乳头和乳晕，以保持乳房清洁。哺乳前要按摩乳房或热敷乳房，促使乳汁畅流。不给新生儿使用橡胶乳头或安慰奶嘴，以防止出现乳头错觉，影响母乳喂养。

（2）母婴同室。

（3）尽早开奶：于产后半小时内开始哺乳，此时乳房内乳量虽少，但通过新生儿吸吮动作可刺激泌乳。

（4）按需哺乳。

（5）指导哺乳：母亲可采取卧位、坐位等舒适位置，放松身体，孩子身体贴近母亲，脸向着乳房，鼻子对着乳头，头和身体呈一直线。

（二）母乳喂养异常情况的护理

1. 乳房胀痛　主要因为产后最初几天母乳喂养次数或时间不够。处理方法主要是指导正确哺乳：哺乳前热敷乳房；按摩乳房；过度肿胀而婴儿无法吸吮时可采用吸乳器将乳汁吸出；暂缓催乳饮食，如鱼汤、花生、猪蹄等。

2. 乳汁不足　若出现乳汁不足，应指导正确哺乳方法，增加哺乳次数，每次均应将乳汁吸尽，多进食汤汁类饮食，保持充足睡眠和愉快心情。还可以选用中医中药催乳。

3. 退奶　产妇因病不能哺乳，应尽早退奶。退奶方法：①溴隐亭 0.25 mg，每日 2 次，早晚与食物共服，连续用药 14 日；②大剂量雌激素法，在分娩后 24h 内尽早开始服用效果较好，常用己烯雌酚 5mg，每日 3 次，连服 3 日，以后慢慢减量；③生麦芽 60～90g，水煎当茶饮，每日一剂，连服 3～5 日；④芒硝 250g 分装两纱布袋内，包扎并敷于两乳房上，湿硬时更换。

4. 乳头皲裂　指导产妇采取正确哺乳姿势，初产妇或哺乳方法不当，容易发生乳头皲裂，轻者可继续哺乳，每次哺乳后应在皲裂处涂敷蓖麻油铋糊剂，于下次哺乳前洗净。皲裂严重者应停止哺乳，并涂以上述药物。必要时可用吸乳器将乳汁吸出后喂给新生儿。

（李晓曦）

第三节 正常新生儿的护理

一、护理评估

（一）出生后立即评估

1. 健康史 根据产前检查记录了解产妇的一般情况，包括年龄、体重、身高、营养情况、既往史、过敏史、月经史、婚育史、分娩史等。了解本次妊娠的经过，孕期有无阴道流血、流液及有无外科并发症等。了解宫缩出现的时间、强度及频率，了解胎位、胎先露、骨盆测量值及胎心情况。

2. 身体状况 观察生命体征，了解宫缩及阴道流血量。

（二）入母婴同室时评估

1. 健康史 了解产妇妊娠史，包括既往妊娠情况及结果，此次妊娠孕周、胎次及有无异常或高危因素存在，有无妊娠合并症等；了解产前胎儿发育及监测情况。了解出生时的情况、分娩经过、产程中胎儿情况、出生体重、性别、Apgar 评分及出生后检查结果等；检查出生记录是否完整。

2. 身体评估 出生后 24h 内进行身体评估，注意保暖。评估新生儿的皮肤颜色、体温、心率、呼吸、体重、身高、肌张力、神经反射及全身发育情况等，并记录。

（1）体重：一般在沐浴后测裸体体重。正常体重为 2 500～4 000g。

（2）身高：测量头顶最高点至脚跟的距离，正常为 45～55cm。

（3）体温：一般测腋下体温。正常为 36℃～37.2℃。

（4）呼吸：于新生儿安静时测。正常为 40～60 次/分。

（5）心率：一般通过心脏听诊获得。正常心率为 120～140 次/分。

（6）头面部：观察头颅大小、形状，有无产瘤、血肿及皮肤破损；检查囟门大小和紧张度，有无颅骨骨折和缺损；巩膜有无黄染或出血点；口腔外观有无唇腭裂。

（7）颈部：注意颈部对称性、位置、活动范围和肌张力。

（8）胸部：观察胸廓形态、对称性，有无畸形；呼吸时是否有肋下缘和胸骨上、下软组织下陷；了解心率、心律，各听诊区有无杂音；判断呼吸音是否清晰，有无啰音及啰音的性质和部位。

（9）腹部：出生时腹部平软，之后肠管充满气体，腹略膨出。观察呼吸时胸腹是否协调，外形有无异常；触肝脾大小；听肠鸣音。

（10）脐带：观察脐带残端有无出血或异常分泌物。

（11）脊柱、四肢：检查脊柱、四肢发育是否正常，四肢是否对称，有无骨折或关节脱位。

（12）肛门、外生殖器：肛门外观有无闭锁，外生殖器有无异常。

（13）大小便：正常新生儿出生后不久可排小便，出生 24h 内排胎便。

（14）肌张力、活动情况：新生儿正常时反应灵敏，哭声洪亮，肌张力正常。

（15）反射：通过观察各种反射是否存在，可以了解新生儿神经系统的发育情况。

（16）亲子互动：观察母亲与孩子间沟通的频率、方式及效果，评估母亲是否存在拒绝喂养新生儿的行为。

（三）日常评估

1. 评估时间　如新生儿无特殊情况，可每8h评估一次或一天评估一次，同时做好评估记录，如有异常应该增加评估次数。

2. 评估内容　包括生命体征、皮肤颜色、黄疸、皮疹、肌张力及活动情况、喂养情况、大小便情况、体重、脐带、啼哭，亲子互动，母子沟通的频率、方式及效果等。

二、护理问题

1. 有窒息的危险　如吸入羊水、溢奶呕吐等。
2. 体温不稳定　如体温调节功能不完善、环境温度过低或过高、新生儿被包裹过多或过少。
3. 有感染的危险　如脐带感染、免疫功能不足、吸入羊水等。
4. 母乳喂养无效、营养失调　如喂养无效、母乳不足等。
5. 有受伤的危险　如皮肤完整性受损、分泌物或排泄物刺激局部等。

三、护理措施

（一）一般护理

1. 提供良好的环境　房间宜向阳，光线充足，空气流通，室温保持在20℃~24℃，相对湿度在55%~65%。

2. 生命体征　定时测新生儿体温，体温过低者加强保暖，过高者采取降温措施；观察呼吸道通畅情况，新生儿取侧卧位，预防窒息。

（二）心理护理

新生儿期的心理护理对今后孩子心理发育及培养良好性格、亲情关系具有重要意义。应鼓励与指导父母及家庭成员与新生儿进行感情交流。

（三）日常护理

1. 维持正常的体温　新生儿的体温调节功能不完善，新生儿出生后应立即进行保暖，新生儿室内要经常通风但避免对流风，保持室内环境清洁、温度适中。

2. 维持有效呼吸　经常检查鼻腔是否通畅，及时清除鼻腔内的分泌物；喂奶后将新生儿抱起，轻拍其背部，新生儿取侧卧位或平卧头偏向一侧，避免其溢乳致误吸；避免母亲的乳头、奶瓶等阻挡新生儿口、鼻腔；保持新生儿于舒适、安全的体位，防止窒息。

3. 喂养　提倡母乳喂养，正常足月新生儿出生后半小时内给予吸吮母乳，主张尽早开奶，避免发生新生儿低血糖，吸吮乳头可促进乳汁的分泌；鼓励按需哺乳；如果母乳不足或因故不能哺乳者，可用人工喂养和混合喂养。

4. 脐部护理　产后数小时内，注意脐带断端有无出血，以后每日检查脐部，直至脐带断端脱落（一般于产后3~7天脱落）。

5. 沐浴　沐浴可以清洁皮肤、促进亲子关系及评估新生儿身体状况等。

6. 眼、耳、口、鼻的护理

（1）眼：如有分泌物，可用生理盐水由内眦向外轻轻拭净，再用 0.25% 氯霉素眼药水滴眼或涂金霉素眼药膏，每日 2 次，如眼睛红肿、分泌物多，应遵医嘱给药。

（2）耳、鼻：保持干燥，如有污物可用棉签蘸温开水轻轻擦去。

（3）口：因新生儿口腔黏膜娇嫩，口腔清洁可喂温开水，不宜擦洗；口腔黏膜上白点、舌苔不易擦去者，多为白念珠菌感染所致的鹅口疮，可用 2% 碳酸氢钠溶液清洁口腔，涂 1% 制霉菌素鱼肝油混悬溶液每日 2~3 次，涂药时应用棉签在溃疡面上滚动式涂抹，不可涂擦，以免加重疼痛。

7. 皮肤护理　擦净血迹、胎脂及剪指（趾）甲：新生儿娩出后用温软毛巾擦净皮肤羊水、血迹，产后 6h 内除去胎脂，剪去过长的指（趾）甲，每日沐浴 1 次。

8. 臀部护理　应及时更换尿布，大便后用温水清洗臀部以防止红臀、溃疡或尿布疹。如发生红臀，可用红外线照射；发生皮肤糜烂可用植物油或鱼肝油纱布敷于患处。

（四）病情观察

密切观察新生儿的生长发育情况和生理特征的改变，如体重的增长情况。

（五）预防感染

（1）严格探视制度，防止外界人员对产妇和新生儿带来的感染，如有呼吸道、皮肤黏膜、胃肠道感染者应避免接触新生儿。

（2）房间内应配有洗手设备或放置消毒溶液，以备医护人员或探视者接触新生儿前洗手或消毒双手用。

（3）医护人员必须保持身体健康，定期体检。

（4）新生儿患有脓疱疮、脐部感染等传染性疾病时，应采取相应的消毒、隔离措施。

（5）建立严格的隔离、消毒及清洁制度，病室应使用湿拭法进行日常清洁，并定期进行全面的清洁消毒。

（六）预防接种

出生后 3 天接种卡介苗，出生后 1 天、1 个月和 6 个月各注射乙型肝炎疫苗 1 次。卡介苗接种，有皮内注射法及皮上划痕法两种。接种时要求接种部位、剂量、操作方法皆准确。

（七）健康指导

1. 促进母婴感情的建立　提倡母婴同室、早接触、早开乳、按需哺乳、新生儿抚触等以增进母婴感情。

2. 宣传育儿保健常识　介绍喂养、保暖、皮肤护理、预防接种、添加辅食的原则等知识，鼓励母亲坚持纯母乳喂养 4~6 个月，教会母亲识别新生儿异常状况。

3. 新生儿筛查　我国目前法定的筛查病种有苯丙酮尿症、先天性甲状腺功能低下症及听力障碍，其中前两种是通过足跟血进行筛查，听力障碍需通过电生理检测。有条件的医院也可开展视力筛查等。

（李晓曦）

第四节　早产的护理

一、护理评估

（一）健康史

了解有无导致早产的高危因素，如生殖器官异常、全身性急慢性疾病、过度疲劳、精神创伤、外伤等。了解以往有无流产、早产史。再次核对预产期，详细了解本次妊娠有无异常，如前置胎盘、胎盘早剥、羊水过多、多胎妊娠、胎膜早破、胎儿宫内窘迫等。

（二）身体状况

早产与足月分娩过程相似，主要表现宫缩，起初为不规律宫缩伴少许阴道流血或血性分泌物，称为先兆早产。随后出现规律宫缩，20min ≥ 4 次，持续 ≥ 30s，伴子宫颈缩短 ≥ 75%，子宫颈口扩张 2cm 以上，称为早产临产。

（三）心理 – 社会状况

由于提前分娩，孕妇会不自觉地把一些相关的事情与早产联系起来，担心新生儿的健康，常有自责、焦虑、不安、恐惧等情绪。

（四）处理要点

若胎儿存活，无胎膜早破，无胎儿宫内窘迫，原则上应抑制宫缩，尽可能维持妊娠至妊娠足月。若发生胎膜早破，早产已不可避免时，应尽力提高早产儿的成活率。

二、护理问题

1. 有新生儿受伤的危险　与早产儿发育不成熟，生活能力低下有关。
2. 焦虑　与担心早产儿的预后有关。

三、护理措施

（一）一般护理

嘱咐先兆早产患者绝对卧床休息，尽量采取左侧卧位，并告知取左侧卧位的目的，取得患者及家属的配合。禁止性生活及任何诱发宫缩的刺激。

（二）病情观察

先兆早产保胎治疗者，严密观察和记录宫缩、阴道流血、胎膜破裂、胎心等情况，出现异常，及时向医生报告。

（三）对症护理

1. 先兆早产保胎治疗者　遵医嘱及时给予宫缩抑制剂，常用的药物如下：①β – 受体激动剂利托君、沙丁胺醇；②硫酸镁。注意观察药效及副作用。精神高度紧张者遵医嘱给予地西泮、苯巴比妥等镇静药物。
2. 早产临产者　①分娩前遵医嘱给予地塞米松，以促进胎肺成熟，降低早产儿呼吸窘迫综合征发病率。常规给孕妇吸氧，慎用镇静剂。②协助医生做好会阴切开及助产的准备，缩短第二产程，预防新生儿颅内出血。③做好早产儿复苏的准备。④加强早产儿的护理，早产儿常规给予维生素 K_1 10mg 预防颅内出血。

（四）心理护理

陪伴孕妇，多向孕妇及家人介绍早产相关知识，提供充分的心理支持，减轻其焦虑情绪，消除内疚自责心理。以良好的心态承担早产儿母亲的角色。

（五）健康指导

（1）加强孕期保健预防早产：采取左侧卧位休息；加强营养，保持身心健康；妊娠晚期禁止参加重体力劳动和性生活，防治生殖道感染。治疗妊娠合并症和并发症。

（2）指导孕妇及家属识别早产的征象，出现临产征兆及时就诊。

（3）指导孕妇及家属掌握早产儿的护理知识。

（4）指导避孕措施，无子女者至少避孕半年后方可再孕。

（田普宁）

第五节　过期妊娠的护理

一、护理评估

（一）健康史

过期妊娠可能与内源性前列腺素和雌激素不足、孕激素过多、胎位异常不能有效压迫子宫下段及子宫颈引起反射性宫缩、家族遗传等有关。应详细询问平时月经是否规律，核实末次月经日期，了解早孕反应及胎动出现的时间、产前检查子宫底高度、首次听取胎心音时间及 B 超检查胎头双顶径情况，进一步确定妊娠周数。

（二）身体状况

测体重，检查子宫底高度和腹围，查胎方位、先露衔接情况，听胎心，了解胎儿子宫内情况。如子宫与足月妊娠相符，胎先露已衔接，子宫颈成熟，羊水逐渐减少，孕妇体重不再增加或稍减轻，应视为过期妊娠。

（三）心理－社会状况

超过预产期尚未发动分娩，孕妇及家属出现烦躁、焦急心理，孕妇及家属想尽快结束分娩但又担心引产对母儿产生不利影响，产生矛盾心理。

（四）辅助检查

1. B 超检查　测胎头双顶径值、羊水量、股骨长度、胎盘成熟度等以协助判断是否为过期妊娠。

2. 胎心电子监护仪检测　无应激试验有反应型提示胎儿无缺氧，无反应型者做缩宫素激惹试验，若出现晚期减速，提示胎儿缺氧。

3. 胎盘功能检查　通过胎动计数、孕妇尿雌三醇测定、尿雌激素/肌酐测定，了解胎盘功能。

（五）处理要点

应避免过期妊娠的发生，一旦确定为过期妊娠，应尽快终止妊娠，根据胎儿大小、胎位、胎儿子宫内安危情况、产道条件等决定采取阴道分娩或剖宫产。过期妊娠胎儿对缺氧耐受性较差，应做好抢救新生儿的准备工作。

二、护理问题

1. 潜在并发症　胎儿宫内窘迫、异常分娩等。
2. 知识缺乏　缺乏过期妊娠危害的相关知识。

三、护理措施

（一）一般护理

嘱孕妇取左侧卧位，定期产前检查。叮嘱孕妇超过预产期 1 周无分娩先兆者，必须到医院检查，做好住院分娩的准备。

（二）病情观察

加强对胎儿监护，勤听胎心音，嘱孕妇自我监测胎动，必要时做胎儿电子监护，了解胎儿子宫内安危。若有异常立即向医生报告。

（三）对症护理

1. 剖宫产护理　胎盘功能减退、胎儿宫内窘迫、有产科指征、高龄初产妇或引产失败者，遵医嘱做好剖宫产术前准备及新生儿窒息抢救的准备工作，并做好术后护理。
2. 阴道分娩护理　严密观察产程进展和胎心音变化，给氧。需行引产术者协助医生行人工破膜，静脉滴注缩宫素者需专人监护，发现胎心音异常或羊水混浊及时向医生报告。
3. 新生儿护理　按高危儿护理。

（四）心理护理

经核实确属过期妊娠者，向孕产妇及家属说明过期妊娠对母儿的危害，说明终止妊娠的必要性，减轻他们的矛盾心理，使孕妇及家属主动配合医护人员的处理及护理。

（五）健康指导

（1）加强产前检查，教会孕妇自我监护胎儿安危的方法，准确核实预产期，避免过期妊娠。
（2）围生儿死亡者，指导避孕措施，半年后再孕。

（田普宁）

第六节　羊水量异常的护理

一、羊水过多

（一）护理评估

1. 健康史　羊水过多可能与孕妇患糖尿病、妊娠期高血压疾病、贫血、母儿血型不合有关，还与多胎妊娠和胎儿畸形有关。另有约 30% 的患者，发病原因不明。

2. 身体状况

（1）急性羊水过多：多发生于妊娠 20~24 周，由于羊水急剧增加，孕妇自觉数日内子宫明显增大，出现呼吸困难、心悸气短、腹壁胀痛、行动不便、下肢水肿等压迫症状。腹部检查：腹壁紧张、皮肤发亮，子宫大于正常妊娠月份，腹壁有明显的液体波动感，胎位不清，胎体有漂浮感，胎心音遥远或听不清。

（2）慢性羊水过多：较多见，多发生于妊娠 28~32 周。羊水在数周内逐渐增多，孕妇多能适应，压迫症状较轻。腹部检查：子宫大于正常妊娠月份，腹壁紧张，触之有液体波动感，胎体触不清，胎心音遥远。

羊水过多常并发胎位异常，子宫过度膨胀易发生妊娠期高血压疾病和早产。分娩期子宫张力过大，可引起宫缩乏力、产后出血。破膜时羊水流出过快，易致胎盘早剥、脐带脱垂、产后循环衰竭等。

3. 心理－社会状况　孕妇因子宫迅速增大，出现压迫症状及活动受限表现为焦虑不安；因担心胎儿可能有畸形表现为恐惧、紧张。

4. 辅助检查

（1）B 超检查：依据单一最大羊水暗区垂直深度及羊水指数判断有无羊水过多，同时可发现是否为多胎妊娠及有无神经管开放性畸形，如无脑儿、脑积水、脊柱裂等。

（2）甲胎蛋白（AFP）测定：羊水及母血中 AFP 值明显升高，提示胎儿可能有神经管畸形。

5. 处理要点　依据胎儿有无畸形及压迫症状的严重程度决定处理方案。

（1）羊水过多合并胎儿畸形：及时终止妊娠，行引产术。

（2）羊水过多无胎儿畸形：可继续妊娠，孕妇压迫症状严重者可经腹壁羊膜腔穿刺放羊水减轻压迫症状。

（二）护理问题

1. 舒适改变　与子宫异常增大引起压迫症状有关。

2. 潜在并发症　早产、脐带脱垂、胎盘早剥、产后出血。

3. 焦虑　与担心孕妇及胎儿健康有关。

（三）护理措施

1. 一般护理　嘱孕妇卧床休息，取左侧卧位，压迫症状严重者可取半卧位，改善呼吸情况。低盐饮食，多食蔬菜、水果，保持大便通畅，减少下床活动，防止胎膜早破。若胎膜已破，立即嘱产妇平卧，并抬高臀部，防止脐带脱垂。吸氧，改善胎儿缺氧症状。

2. 病情观察

（1）妊娠期观察：加强产前检查，测量腹围、宫高、孕妇体重等，监测羊水量变化及胎儿发育情况。

（2）分娩期观察：严密观察宫缩、胎心变化、羊水性状、子宫口扩张及胎先露下降情况。

（3）产后观察：胎儿娩出后，遵医嘱给予缩宫素，防止产后出血。

3. 对症护理

（1）羊膜腔穿刺放羊水的护理：胎儿无畸形、妊娠未达 37 周、压迫症状严重者，可行羊膜腔穿刺放羊水，并做好如下护理：①B 超行穿刺点定位，患者排空膀胱，取半卧位或平卧位，严格无菌操作，控制羊水流出速度，每小时不超过 500mL，每次放羊水量不超过 1 500ml，必要时间隔 1 周左右可重复放水；②放羊水过程中密切观察生命体征；③放羊水后腹部放置沙袋或腹带包扎以防腹压骤降发生休克。

（2）人工破膜的护理：胎儿畸形者，协助医生经阴道高位人工破膜引产，并做好如下护理：①术前做好输液、输血准备；②术中严格无菌操作，控制羊水流出速度，若羊水流出过快，可抬高臀部或将手裹上多层纱布堵住阴道口，边放羊水边在腹部放置沙袋或加腹带包扎，以免腹压骤降引起胎盘早剥和休克，同时从腹部固定胎儿为纵产式；③术中、术后监测孕妇血压、脉搏、阴道流血、宫缩、胎心情况；④胎儿娩出后立即按摩子宫并用宫缩剂，以预防产后出血，畸形胎儿送病理检查以明确诊断。

4. 心理护理　主动与患者及家属沟通，向孕妇及家属介绍羊水过多的相关知识，耐心解答其所提出的问题，使孕妇及家属配合治疗及护理。

5. 健康指导

（1）出院指导：孕妇出院后注意休息，加强营养，增强机体抵抗力，保持外阴清洁，防止感染的发生。

（2）再孕指导：指导孕妇再次受孕后应进行遗传咨询和产前检查，加强孕期检查和保健，严格进行高危监护。

二、羊水过少

（一）护理评估

1. 健康史　羊水过少可能与胎儿泌尿系统畸形（如胎儿肾脏发育不全、输尿管或尿道畸形）、胎盘功能不良（如妊娠期高血压疾病、过期妊娠）、羊膜病变、胎膜早破等所致羊水产生减少或吸收、外漏有关，应详细询问和检查有无以上疾病。

2. 身体状况　胎动时孕妇常感腹痛，胎盘功能不良者感胎动减少。临产后宫缩常不协调，子宫口扩张缓慢，产程延长。腹部检查：宫高与腹围均小于妊娠月份，感子宫紧裹胎儿。阴道检查前羊水囊不明显，胎膜与胎先露部紧贴。人工破膜或自然破膜后见羊水量少、黏稠、混浊、暗绿色。

3. 心理–社会状况　因担心胎儿有畸形及胎儿的安危，孕妇及家属表现焦虑、恐惧、自责等情绪。

4. 辅助检查

（1）B 超检查：可判断羊水量，同时能观察胎儿生长发育。

（2）胎儿电子监护仪检查：胎盘受压，NST 无反应型；子宫收缩时脐带受压，出现胎心变异减速或晚期减速。

（3）羊水直接测量：破膜后，直接测量羊水，总量少于 300ml。

5. 处理要点

（1）终止妊娠：羊水过少是胎儿危险的信号，胎儿畸形者行引产术。胎儿无畸形，但胎儿已成熟、胎盘功能不良应及时终止妊娠，依据情况不同选择剖宫产或缩宫素引产。

（2）期待治疗：无明显胎儿畸形但胎儿尚不成熟者，可经羊膜腔灌注液体，缓解脐带受压，减少羊水胎粪污染及胎心音变异减速或晚期减速，提高围生儿存活率。

（二）护理问题

1. 焦虑　与担心胎儿是否畸形及孕妇与胎儿健康有关。

2. 潜在并发症　胎儿宫内窘迫、围生儿死亡。

（三）护理措施

1. 一般护理　每日吸氧 1～2 次，每次 30min，以改善胎儿缺氧症状。

2. 病情观察

（1）妊娠期观察：测量腹围、宫高、孕妇体重，加强产前检查，勤听胎心音，必要时行胎儿电子监护，了解胎儿子宫内安危情况。

（2）产后观察：仔细检查胎儿有无畸形。产妇留在产房观察 2h。

3. 对症护理

（1）协助医生终止妊娠：剖宫产者做好术前准备，引产者遵医嘱备好用物。

（2）期待治疗的护理：遵医嘱备好羊膜腔灌注液体，严格无菌操作，协助医生完成羊膜腔灌注液体，术后密切监护胎儿子宫内情况。

4. 心理护理　主动与患者及家属沟通，向孕妇及家属介绍羊水过少的相关知识，对胎儿畸形者进行心理疏导，解释所采取的治疗及护理方案，使其配合治疗及护理，增强其治疗信心。

5. 健康指导

（1）出院指导：保持外阴清洁，防止感染的发生。注意休息，加强营养，增强机体抵抗力。

（2）再孕指导：指导孕妇再次受孕后应进行遗传咨询和产前检查，加强孕期检查和保健。

（田普宁）

第七节　多胎妊娠的护理

一、护理评估

（一）健康史

多胎妊娠与孕妇使用促排卵药、辅助生殖技术、家族中有多胎史等因素有关，注意详细询问孕妇有无以上情况。

（二）身体状况

1. 症状　孕妇早孕反应常较重，妊娠晚期因子宫增大明显，易出现压迫症状，如呼吸困难、腰背疼痛、下肢水肿及静脉曲张等。妊娠 24 周以后孕妇胎动感明显。

2. 体征　腹部检查：腹围及子宫底高度大于妊娠月份，可触及两个胎头及三个以上的胎极体，在腹部的不同部位可听到两个速率相差大于 10 次/分的胎心音。

（三）心理－社会状况

孕妇及家属既为双胎妊娠而兴奋，又为担心孕妇及胎儿的安危而焦虑不安。

（四）辅助检查

1. B超检查　在孕7~8周时可见到两个妊娠囊，孕13周后可显示两个胎头和躯干的影像。

2. 超声多普勒胎心仪检查　妊娠12周可听到两个不同节律的胎心音。

二、护理问题

1. 潜在并发症　妊娠期高血压疾病、羊水过多、前置胎盘、胎盘早剥、胎膜早破、早产、产后出血。

2. 舒适改变　与子宫大于妊娠月份出现压迫症状有关。

3. 焦虑　与担心自身及胎儿的安全有关。

三、护理措施

（一）一般护理

嘱孕妇多卧床休息，取左侧卧位，呼吸困难者取半卧位，避免增加腹压的活动。进食高维生素、高热量、高蛋白质的食物，增加钙、铁、叶酸的供给。有下肢水肿者，可抬高下肢。

（二）病情观察

1. 妊娠期观察　增加产前检查次数，及早发现贫血、妊娠期高血压疾病、羊水过多、前置胎盘、胎盘早剥并及时治疗。嘱孕妇一旦发生胎膜早破应立即平卧并抬高臀部。

2. 分娩期观察　定时听诊胎心音，观察宫缩情况、产程进展情况，如出现胎儿宫内窘迫，立即报告医生。

3. 产后观察　注意预防产后出血、产后感染等。

（三）对症护理

1. 第一产程　密切观察宫缩、胎心音变化，做好一切抢救准备。鼓励产妇进食，必要时静脉输入葡萄糖、维生素C，保证分娩期的能量供应。

2. 第二产程　第一个胎儿不应娩出过快，以防发生胎盘早剥；第一个胎儿娩出后立即断脐，以防第二个胎儿失血；协助固定第二个胎儿为纵产式。第一个胎儿娩出15min后，若仍无宫缩，应遵医嘱静脉滴注缩宫素促进宫缩。第二个胎儿前肩娩出后，遵医嘱及时使用缩宫素，预防产后出血。

3. 第三产程　第二个胎儿娩出后，立即在腹部放置沙袋24h，并以腹带包扎，预防腹压骤降引起产后循环衰竭。

（四）心理护理

提供心理支持，主动与孕妇及家属沟通，耐心解答他们提出的问题，提供双胎妊娠的相关保健知识，告诉孕妇双胎妊娠虽为高危妊娠，但不必过分担心母儿的安全，使孕产妇树立对妊娠、分娩的信心，以便更好配合孕期，产期的监测、治疗及护理。

（五）健康指导

（1）加强孕期营养，增加产前检查次数，注意补充钙、铁、叶酸等物质，保证两个胎儿生长发育的需要。

（2）妊娠期注意休息，取左侧卧位，适当抬高下肢。妊娠晚期避免增加腹压活动，预防早产，若胎膜早破，指导其取平卧位，并及时送医院。

（3）正确指导两个新生儿母乳喂养方法及相关新生儿护理知识。

（田普宁）

第八节　妊娠合并糖尿病的护理

一、护理评估

（一）健康史

（1）了解有无糖尿病家族史、患病史，诊疗情况。

（2）既往孕产史，有无死胎、死产、巨大胎儿、畸形儿、新生儿低血糖史。

（二）身体状况

1. 症状评估

（1）了解妊娠期间有无多饮、多食、多尿等糖尿病症状，孕妇有无过度肥胖。

（2）是否出现过面色苍白、出冷汗、头晕、心慌等低血糖反应及恶心、呕吐、视力模糊、呼吸带烂苹果味等酮症酸中毒症状。

（3）了解有无高血压、蛋白尿、巨大胎儿、羊水过多、外阴瘙痒、乳腺炎等合并症的情况。

2. 护理检查　重点检查眼睛、全身皮肤、乳房乳头及外阴、阴道、尿道有无感染及改变。

3. 辅助检查

（1）尿糖、尿酮体监测：阳性者进一步做糖筛查及空腹血糖。

（2）空腹血糖：两次或两次以上≥5.8mmol/L者诊断为糖尿病。

（3）糖筛查试验：一般在妊娠 24～28 周进行，将 50g 葡萄糖粉溶于 200ml 温水中，5min 内喝完，测 1h 后血糖。阳性者需检查空腹血糖，空腹血糖异常诊断为糖尿病，正常者加做葡萄糖耐量试验（OGTT）。

（4）OGTT：要求空腹 12h，口服葡萄糖粉 75g，测空腹血糖及服糖后 1h、2h、3h 四次血糖，其正常上限为空腹 5.6mmol/L、1h 10.3mmol/L、2h 8.6mmol/L、3h 6.7mmol/L。两项或两项以上达到或超过正常值者，可诊断为 GDM，仅一项高于正常值，诊断为糖耐量异常。

（5）眼底检查、糖化血红蛋白、产科 B 超及胎儿成熟度等检查。

（三）心理-社会状况

很多孕妇在未发现糖尿病前心态良好，诊断后常因饮食的控制、血糖的监测及胰岛素的使用等出现厌烦情绪，再加之担心胎儿安危及畸形发生可能，常有焦虑不安感。

（四）处理要点

严格控制血糖，防止营养失调；防止低血糖休克和酮症酸中毒；加强胎儿监护，防止围生儿受伤。

二、护理问题

1. 知识缺乏 缺乏饮食控制的相关知识。
2. 营养失调 低于或高于机体需要量，与血糖代谢异常有关。
3. 有胎儿受伤的危险 与糖尿病引起巨大胎儿、畸形儿、新生儿呼吸窘迫综合征有关。
4. 潜在并发症 酮症酸中毒等。

三、护理措施

（一）一般护理

（1）加强产前检查，妊娠前10周，每周1次；妊娠11~35周，每2周1次，36周后，每周1次。

（2）因血糖高降低机体的抵抗力，孕产妇易出现上呼吸道、泌尿系统、生殖系统及皮肤的感染。指导孕妇要注意卫生清洁，护理过程中要加强口腔、皮肤、会阴部、乳房的清洁，防止外阴阴道假丝酵母菌病、急性肾盂肾炎、尿道炎、产褥感染、乳腺炎的发生。

（二）病情观察

（1）重点监测尿糖、尿酮体、血糖及胎儿子宫内发育情况，及早发现胎儿畸形及巨大胎儿。

（2）了解有无妊娠期高血压疾病、低血糖反应、酮症酸中毒症状的出现。

（3）产后注意观察体温、子宫复旧、恶露及乳房情况，预防产后出血，若有异常及时处理和报告医生。

（三）对症护理

（1）饮食控制：糖尿病的主要治疗方法，适当增加蔬菜、豆制品、维生素、钙、铁等的摄入。保证血糖维持在 $6.11~7.77$ mmol/L 水平而孕妇又无饥饿感为理想。

（2）胰岛素治疗：因口服降糖药可通过胎盘影响胎儿发育，不宜使用。当控制饮食后血糖控制不理想时，主张胰岛素治疗。常采用皮下注射，如果出现酮症酸中毒可在监测条件下静脉用药。使用胰岛素期间务必仔细观察用药反应，避免出现低血糖反应。

（3）分娩期处理：分娩时间如胎儿和孕妇一般情况良好，尽量选择在妊娠38~39周进行；选择剖宫产者术前3h要停用胰岛素，以防新生儿发生低血糖；选择阴道分娩，要注意防止产程过长，应在12h内结束分娩。

（4）产褥期处理：胎盘娩出后，体内抗胰岛素物质急剧减少，大部分GDM患者不需要胰岛素治疗。大多产妇可在产后1~2周血糖恢复正常。

（5）新生儿处理：按高危新生儿护理，予保暖和吸氧，及早开奶，定时喂服葡萄糖水。

（四）心理护理

向孕妇及家人介绍妊娠合并糖尿病的相关知识，了解只要配合治疗，血糖控制在正常水平，不会对母儿造成太大危害，减轻孕妇焦虑不安心理。

（五）健康指导

（1）介绍有关糖尿病的知识，指导患者积极预防糖尿病的危险因素，改变不健康的生活方式，合理膳食，积极参加运动锻炼，减少肥胖。

（2）运动指导选择一些有氧运动，每天一次，一次持续 20～40min，餐后 1h 进行，避免过度劳累而致低血糖反应。

（3）GDM 患者应于产后 6～12 周行 OGTT 检查以排除糖尿病合并妊娠。

（4）GDM 患者有 17%～63% 以后会发展为 II 型糖尿病，指导患者定期进行尿糖和血糖测定。

（李晓曦）

第九节　妊娠合并贫血的护理

一、护理评估

（一）健康史

（1）孕前有无月经过多、寄生虫病或消化道疾病等慢性失血史。

（2）有无妊娠呕吐或慢性腹泻、双胎、铁剂吸收不良、偏食等导致营养不良和缺铁病史。

（二）身体状况

1. 症状评估　了解孕妇有无面色苍白、头晕、眼花、耳鸣、心慌、气短、乏力、食欲不振、腹胀等贫血症状；了解有无手指及脚趾麻木、健忘、表情淡漠、易出血、易感染等特殊症状。

2. 护理检查　可见皮肤黏膜苍白、指甲脆薄、毛发干燥、口腔炎及舌炎等。

3. 辅助检查

（1）血象检查：缺铁性贫血为小细胞低色素性贫血；巨幼红细胞性贫血呈大细胞性贫血；再生障碍性贫血以全血细胞减少为特征。

（2）血清铁浓度测定：血清铁 <6.5μmol/L。

（3）叶酸、维生素 B_{12} 测定：血清叶酸 <6.8nmol/L 或红细胞叶酸 <227nmol/L。

（4）骨髓检查：缺铁性贫血示红细胞系增生，分类见中、晚幼红细胞增多，含铁血黄素及铁颗粒减少或消失；巨幼红细胞性贫血骨髓红细胞系明显增生，可见典型的巨幼红细胞；再生障碍性贫血示多部位增生减低，有核细胞少。

（三）心理 - 社会状况

孕妇因担心胎儿及自身健康而焦虑。

（四）处理要点

积极纠正贫血，预防感染，防止胎儿生长受限、胎儿宫内窘迫及产后出血等并发症发生。

二、护理问题

1. 知识缺乏　与缺乏妊娠合并贫血的保健知识及服用铁剂相关的知识有关。
2. 活动无耐力　与贫血引起的疲倦有关。
3. 有胎儿受伤的危险　与母体贫血，供应胎儿氧及营养物质不足有关。

三、护理措施

（一）一般护理

（1）合理安排活动与休息，避免因头晕、乏力而发生摔倒等意外；加强孕期营养，补充高铁、高蛋白质、高维生素C的食物。

（2）住院期间加强口腔、外阴、尿道的卫生清洁；接生过程严格无菌操作，产后做好会阴护理，按医嘱给予抗生素预防感染。

（二）病情观察

观察治疗后症状改善情况，注意体温变化及胎动、胎心变化，有异常及时报告处理。

（三）对症护理

（1）补充铁剂：硫酸亚铁0.3g，每日3次，同时服维生素C 300mg或10%稀盐酸0.5～2mL促进铁吸收，宜饭后服用。

（2）补充叶酸：巨幼红细胞性贫血者可每日口服叶酸15mg，同服维生素B12至贫血改善。

（3）输血：多数患者无需输血，若血红蛋白<60g/L，需剖宫产及再生障碍性贫血患者可少量、多次输浓缩红细胞或新鲜全血，输液速度宜慢。

（4）产科处理：如果胎儿情况良好，宜选择经阴道分娩，分娩时应尽量减少出血，防止产程延长、产妇疲乏，必要时可行阴道助产以缩短第二产程。产后应用宫缩剂防止产后出血，并给予广谱抗生素预防感染。此外，贫血极严重或有其他并发症者不宜哺乳。

（四）心理护理

告知孕妇，贫血是可以改善的，只要积极治疗可防止胎儿损伤，减少思想顾虑，缓解不安情绪。

（五）健康指导

（1）孕前应积极治疗失血性疾病，如月经过多、寄生虫病等。

（2）注意孕期营养，多吃木耳、紫菜、动物肝脏、豆制品等含铁丰富的食物，12周起应适当补充铁剂，服铁剂时禁忌饮浓茶；抗酸药物影响铁剂效果，应避免服用。

（3）定期产检，发现贫血及时纠正。

（李晓曦）

第十节 产后出血的护理

一、护理评估

（一）健康史

了解有无导致产后出血的原因。

1. 产后宫缩乏力 最常见。

（1）全身因素：产妇精神紧张、体弱或有慢性全身性疾病。

（2）局部因素：包括前置胎盘、胎盘早剥、膀胱和直肠充盈、子宫病变等。

2. 胎盘因素 胎盘滞留（胎儿娩出后30min，胎盘尚未娩出者）、粘连、植入、嵌顿、残留等。

3. 软产道损伤 可因胎儿过大、娩出速度过快和助产手术不当使会阴、阴道、子宫颈甚至子宫下段裂伤而致出血。软产道损伤多见于初产妇，为产后出血的另一重要原因。

4. 凝血功能障碍 相对较少见，如血液病（血小板减少症，白血病，凝血因子Ⅶ、Ⅷ减少，再生障碍性贫血等）、重症肝炎、宫内死胎滞留过久、胎盘早剥、重度妊娠期高血压疾病和羊水栓塞等，引起血凝障碍和止血困难。

（二）身体状况

1. 临床表现 产妇可出现面色苍白、心慌、出冷汗、头晕、脉细弱及血压下降等失血性休克表现，不同原因的产后出血表现有所不同（表21-1）。

表21-1 不同原因产后出血的表现

出血原因	出血特点
宫缩乏力	胎盘娩出后阴道大量流血，间歇性，血色暗红，有血凝块。子宫软，轮廓不清，按摩子宫有积血流出，应用缩宫剂后子宫变硬，阴道流血停止或减少
软产道裂伤	胎儿娩出后立即发生阴道流血，持续性，色鲜红，能自凝
胎盘因素	胎儿娩出后30min内胎盘未娩出，有阴道流血，间歇性，血色暗红，有血凝块
凝血功能障碍	胎盘娩出前、后持续阴道流血，血液不凝，且伴有全身多部位出血

2. 辅助检查 尿常规、血常规、血小板计数、凝血酶原时间、纤维蛋白原测定等。

（三）心理-社会状况

产妇一旦发生产后出血，家属及本人会异常惊慌、恐惧，担心产妇生命安危。

（四）处理要点

查找原因，迅速止血，纠正休克，预防感染。

二、护理问题

1. 潜在并发症 失血性休克。

2. 有感染的危险 与失血过多，抵抗力低下，反复检查、操作有关。

三、护理措施

（一）一般护理

（1）保持环境清洁，注意室内通风及消毒。

（2）让产妇取平卧位，保暖、给氧，立即建立静脉通路，按医嘱输液输血、纠正酸中毒，备好急救物品及药品，记录液体出入量等。

（3）监测体温变化，每日测4次体温。

（4）加强外阴部清洁消毒护理。

（二）病情观察

（1）监测产妇生命体征、意识状态、四肢的温度及尿量、宫缩、阴道出血情况，检查宫底高度和硬度、会阴伤口，避免膀胱充盈而影响宫缩，详细记录。

（2）定时送血化验。

（3）及时向医生报告病情。

（三）治疗配合

1.协助医生迅速止血

（1）宫缩乏力性出血：加强宫缩。

1）经腹壁按摩子宫或腹壁－阴道双手压迫按摩子宫，或腹壁－阴道双手压迫按摩子宫。

2）遵医嘱注射宫缩剂。

3）准备手术：结扎盆腔血管，必要时切除子宫。

4）在无输血及手术条件的情况下，可采用宫腔内填塞纱条来压迫止血，24h取出纱布。

（2）胎盘滞留性出血：在无菌条件下，使用取（徒手剥离胎盘）、挤（腹部挤压排胎盘,)、刮（刮出小的残留的胎盘）、切（植入性胎盘应做子宫次全切除术）等措施进行相应处理。

（3）软产道撕裂：及时修补缝合止血。

（4）凝血功能障碍：去除病因，纠正休克。

2.失血性休克的护理

（1）及早补充血容量。

（2）让产妇平卧、保暖、给氧，注意宫缩和阴道出血情况。

（3）严密观察产妇生命体征、意识状态，并详细记录。

（四）心理护理

做好产妇和家属的安慰、解释工作。

（五）健康指导

（1）教产妇及家属学会在腹部按摩子宫，观察子宫复旧情况、恶露的变化和学会会阴护理的技巧，发现异常，及时就诊。

（2）告知产妇及家属，鼓励产妇进食易消化，营养丰富，富含铁质、蛋白质、维生素的食物，少量多餐；充分休息、适当活动，促进身体早日康复。

（李晓曦）

第十一节　子宫破裂的护理

一、护理评估

（一）健康史

了解有无导致子宫破裂的原因。

1. 胎儿先露部下降受阻　凡骨盆明显狭窄、头盆不称、阴道狭窄、胎位异常、胎儿畸形和盆腔肿瘤阻塞产道等，均可引起胎儿先露部下降受阻、宫内压力增加，导致子宫破裂。

2. 宫缩剂使用不当　在催产、引产中未正确掌握缩宫素的适应证、合理的剂量或子宫对缩宫素极度敏感，引起子宫强烈收缩，宫颈口来不及扩张而导致子宫破裂。

3. 子宫本身因素　曾行剖宫产或子宫肌瘤摘除术者导致子宫瘢痕、子宫发育不良、子宫畸形等原因均可引起子宫破裂。

4. 损伤　不适当或粗暴的阴道助产手术、忽略性横位强行内倒转术、操作不慎的穿颅术等，外伤也可引起子宫破裂。

（二）身体状况

1. 先兆子宫破裂　常见于产程延长，先露下降受阻的情况。产妇感腹痛剧烈，烦躁不安，脐平面或以上出现病理性缩复环，子宫下段压痛明显，胎心异常，导尿可见血尿。

2. 子宫破裂　在妊娠晚期或临产后突然感到腹部剧烈疼痛，伴恶心、呕吐、阴道流血，应考虑子宫破裂可能。不完全破裂时胎心多不规则，破裂处有固定压痛，贫血症状明显。子宫破裂时产妇出现脉搏加快、呼吸急促、血压下降等休克表现，伴随着腹膜刺激征，胎心消失，腹壁下可触及胎体。

相应辅助检查如腹腔穿刺、阴道后穹隆穿刺和 B 超检查可协助评估。

（三）心理 – 社会状况

当发生子宫破裂，使产妇及胎儿的生命受到威胁时，产妇及家属会觉得震惊、不可能、不肯接受或责怪别人。产妇了解到胎儿已死亡，而且自己不适合再怀孕时，会有愤怒、悲伤，甚至出现罪恶感。

（四）处理要点

1. 先兆子宫破裂　立即采取措施抑制宫缩、吸氧、备血的同时，尽快行剖宫产手术。

2. 子宫破裂　一旦确诊，在输液、输血、吸氧和抢救休克的同时，无论胎儿是否存活，均应尽快手术治疗。手术前后应给大剂量广谱抗生素预防感染。

二、护理问题

1. 疼痛　与强直性宫缩，病理性缩复环或子宫破裂血液刺激腹膜有关。

2. 有感染的危险　与多次检查、操作、大量出血、胎盘剥离创面有关。

3. 预感性悲哀　与子宫破裂后胎儿死亡、大量出血、濒死感有关。

三、护理措施

(一) 一般护理

(1) 卧床休息，子宫破裂者取中凹位或平卧位，保暖。

(2) 给予吸氧，建立静脉输液通道。

(3) 病室定期消毒、通风，保持空气新鲜。

(二) 病情观察

监测产妇生命体征、宫缩、胎心率及子宫即将破裂的征象，详细记录。

(三) 治疗配合

(1) 遵医嘱给予抑制宫缩药物，同时做好术前准备。

(2) 遵医嘱测血型及交叉配血，尽快输血。

(3) 协助医生行剖腹探查修补术或子宫切除术。

(四) 心理护理

对产妇及其家属的心理反应和需求表示理解，并尽快告诉其手术进行状况及胎儿和产妇的安全。若胎儿死亡，护理人员应提供机会让产妇表达她的感受。

(五) 健康指导

(1) 加强产前检查，胎位不正者应尽早矫正。

(2) 有子宫瘢痕者，应提前住院待产。

(3) 避孕指导，子宫破裂行修补术的患者应避孕两年以上再孕。

(田普宁)

第十二节　羊水栓塞的护理

一、护理评估

(一) 健康史

了解患者的孕产史，有无导致羊水栓塞的原因。

(1) 宫缩过强或强直性宫缩：包括缩宫素应用不当，宫缩压力迫使羊水进入开放的静脉。

(2) 子宫存在开放性血管：如宫颈裂伤、子宫破裂、剖宫产术时、前置胎盘、胎盘早剥、中期妊娠引产宫颈有裂伤者。

(3) 滞产、过期妊娠、多产妇、巨大胎儿等。

(二) 身体状况

羊水栓塞发病急剧而凶险，短时间内即累及全身重要器官。

1. 症状与体征

(1) 症状：首先表现为破膜后呛咳、气急、烦躁不安等前驱症状，继之则有呼吸困难、发绀、抽搐、昏迷，甚至仅尖叫一声后，呼吸、心跳骤停。

（2）体征：心率快而弱，肺部听诊有湿啰音；全身皮肤、黏膜有出血点，阴道流血持续不止、不凝，并有休克体征；常伴有少尿、无尿及尿毒症体征。大致可分为急性休克期、出血期和肾功能衰竭3个阶段。

2. 辅助检查

（1）床边胸部X线摄片：可见肺部双侧弥漫性点状或片状浸润性阴影，沿肺门周围分布，伴有轻度肺不张及心脏扩大。

（2）床边心电图或心脏彩色多普勒超声检查：提示右侧房室扩大。

（3）实验室检查：痰液涂片可查到羊水内容物，血涂片抽取下腔静脉血液查出羊水中的有形物质如鳞状上皮、毳毛，DIC各项检查呈阳性。

（三）心理－社会状况

羊水栓塞往往导致产妇死亡、胎儿死亡的结果，家属通常无法接受这样的结果，而在情绪上会比较激动，甚至否认、愤怒。

（四）处理要点

羊水栓塞一旦确诊，应立即抢救产妇，其主要原则为改善低氧血症、抗过敏和抗休克、防治DIC和肾功能衰竭、预防感染。

二、护理问题

1. 气体交换受损　与肺动脉高压导致肺血管阻力增加、肺水肿有关。
2. 潜在并发症　休克、胎儿宫内窘迫、弥散性血管内凝血等。
3. 组织灌注量改变　与弥散性血管内凝血及失血有关。
4. 恐惧　与病情危重、濒死感有关。

三、护理措施

（一）一般护理

（1）立即就地抢救，备好急救物品及药品，保持环境清洁，注意室内消毒。

（2）让产妇取半卧位，保暖、给氧，避免搬动患者。

（3）立即建立静脉通路，至少建立3条静脉通路。

（4）加强外阴部清洁消毒护理。

（二）病情观察

（1）专人护理，持续心电监护、严密观察各项监测指标的变化，发现异常及时报告医生予以处理。

（2）严密监测胎心率、产程进展及产妇的生命体征，监测出血量、血凝情况、尿量，记录液体出入量，若子宫出血不止，应做好子宫切除术术前准备。

（三）治疗配合

（1）立即停止可能导致羊水栓塞的操作，例如，发病时静脉滴注的缩宫素应立即停止、中期妊娠钳刮过程中发生羊水栓塞先兆症状时应终止手术。

（2）给氧：加压、高浓度（100%）、面罩式给氧，必要时行气管插管或气管切开；

（3）按医嘱快速输入各种抢救药物、输液、输血等。

1）解除肺血管痉挛及支气管痉挛

a. 心率慢时可静脉注射阿托品 0.5 ~ 1mg 或东莨菪碱 20mg，每 10 ~ 20min 一次，直至产妇面部潮红或呼吸困难好转为止；心率变快时用氨茶碱 250mg 加入 10% 葡萄糖溶液 20mL 缓慢静脉注射。

b. 盐酸罂粟碱 30 ~ 90mg 溶于 10% ~ 25% 葡萄糖溶液 20mL 缓慢静脉注射以松弛平滑肌，扩张肺、脑血管及冠状动脉。

2）抗过敏：立即静脉注射地塞米松 20 ~ 40mg，依病情继续静脉滴注维持量。

3）纠正心力衰竭：可用西地兰 0.4mg 加入 10% 葡萄糖溶液 20mL 缓慢静脉注射，6h 后可再酌情用 0.2 ~ 0.4mg，以达饱和量。

4）防治急性肾功能衰竭：用呋塞米或利尿酸钠 25 ~ 50mg 稀释后静脉注射，以利于消除肺水肿，防治急性肾功能衰竭。

5）纠正休克：应用低分子右旋糖酐，24h 内输入 500 ~ 1 000mL；对失血者最好补充新鲜血。

6）控制 DIC：纠正 DIC 及继发性纤溶。

（4）积极进行产科处理：原则上应先改善产妇的呼吸、循环衰竭，待病情好转后再处理分娩。在第一产程者可考虑行剖宫产结束分娩，在第二产程者可根据情况经阴道助产。

（四）心理护理

若患者神志清醒，应给予鼓励，增强信心；对产妇及其家属的激动、否认和愤怒情绪表示理解，尽量给予解释，减轻或消除其恐惧心理，取得家属的理解和配合，适当的时候允许家属陪伴患者。

（五）健康指导

（1）对治愈的患者及家属讲解必要的保健知识，加强营养，产后 42 天检查时，应做尿常规及凝血功能检查。

（2）应定期做产前检查，凡有前置胎盘、胎膜早破、胎盘早剥等异常情况，必须去医院待产，由医护人员严密观察产妇及胎儿的变化，及时采取相应措施，一旦发生意外，也可赢得宝贵的抢救时间。

（田普宁）

第十三节 胎儿宫内窘迫的护理

一、护理评估

（一）健康史

1. 母体因素

（1）微小动脉供血不足致胎盘缺血：如高血压、糖尿病、肾炎和妊娠期高血压疾病等。

（2）红细胞携氧量不足：如重度贫血、严重心肺功能不全等。

（3）急性失血：如前置胎盘、胎盘早剥和创伤等。

（4）子宫、胎盘血运受阻：如急产或子宫不协调性收缩，催产素使用不当引起过强宫缩；产程延长；子宫过度膨胀；胎膜早破脐带可能受压等。

2. 胎儿因素　胎儿心血管系统功能障碍，如严重的先天性心血管疾病、胎儿畸形等。

3. 脐带、胎盘因素　脐带和胎盘是母体与胎儿间氧及营养物质的输送传递通道，其功能障碍必然影响胎儿不能获得所需的氧及营养物质。

（1）脐带血运受阻：如脐绕颈、脐带脱垂、脐带打结等。

（2）胎盘功能低下：如过期妊娠、胎盘发育障碍（过小或过大）和胎盘感染等。

4. 药物的影响　麻醉剂或降压药等。

（二）身体状况

1. 急性胎儿宫内窘迫　急性胎儿宫内窘迫主要发生于分娩期，多因脐带因素（如脐带脱垂、脐绕颈、脐带打结等）、胎盘早剥、宫缩过强且持续时间过长及产妇处于低血压休克状态等而引起。

（1）胎心率异常：胎心率是了解胎儿是否正常的一个重要标志，是胎儿宫内窘迫首先出现的症状。①胎心率大于 160 次/分，尤其是大于 180 次/分，为胎儿缺氧的初期表现；②胎心率小于 120 次/分，尤其是小于 100 次/分，为胎儿危险征；胎心率改变不能只凭一次听诊而确定，应多次检查并改变体位为侧卧位后再持续检查数分钟。

（2）羊水胎粪污染：胎儿缺氧引起迷走神经兴奋，肠蠕动亢进，肛门括约肌松弛使胎粪排入羊水中使羊水胎粪污染，羊水胎粪污染分三度：Ⅰ度呈淡绿色、Ⅱ度呈黄绿色、Ⅲ度呈混浊的棕黄色。破膜后羊水流出，可直接观察羊水的性状，若未破膜可经羊膜镜窥视。臀先露羊水胎粪污染不一定是胎儿缺氧的征象，因为在分娩过程中，胎儿腹部受压可能将胎粪挤出污染羊水。

（3）胎动：胎儿缺氧初期先表现为胎动过频，是胎儿缺氧时的一种挣扎现象，随缺氧加重胎动可减少，甚至停止。

2. 慢性胎儿宫内窘迫　慢性胎儿宫内窘迫多发生在妊娠末期，往往延续至临产并加重。其原因多因孕妇全身性疾病或妊娠期疾病引起胎盘功能不全或胎儿因素所致，临床主要表现为胎动减少和胎儿宫内发育迟缓。最早的表现是胎动减少，随着缺氧加重胎动可能逐渐消失，一般胎动消失 24h 后胎心音也消失。

（三）辅助检查

（1）胎心监测：连续描记胎心率 20 ~ 40min，正常胎心率基线为 120 ~ 160 次/分。若胎动时胎心率加速不明显，频繁出现晚期减速、变异减速和（或）基线缺乏变异，均提示胎儿宫内窘迫。

（2）胎盘功能检查：测定 24h 尿 E3 值并动态连续观察，若急剧减少 30% ~ 40%，或于妊娠末期连续多次测定 24h 尿 E3 值在 10mg 以下者，表示胎儿胎盘功能减退。

（3）羊膜镜检查：了解羊水胎粪污染的程度。

（4）胎儿头皮血血气分析，pH 值小于 7.2，提示胎儿酸中毒。

（四）心理 - 社会状况

孕、产妇因胎儿缺氧担心胎儿安全而紧张、焦虑，对需手术结束分娩而恐惧、犹豫。

（五）处理要点

（1）急性胎儿宫内窘迫：①一般处理：取左侧卧位，面罩吸氧，纠正脱水和酸中毒。②病因处理：因使用催产素，宫缩过强造成胎心率异常减缓者，应立即停止静脉点滴，继续观察是否能转为正常，如病情紧迫或经上述处理无效者，应立即行剖宫产结束分娩。③及时结束分娩：子宫口开全，胎头双顶径已达坐骨棘以下，吸氧的同时应尽快行阴道助产；子宫口未开全或胎头双顶径在坐骨棘之上，经处理缺氧症状不能改善者应立即行剖宫产。

（2）慢性胎儿宫内窘迫：根据孕周、胎儿成熟度及窘迫严重程度决定处理方案。指导孕妇取左侧卧位，间断吸氧，积极治疗各种合并症和并发症，密切监护病情变化，胎儿宫内窘迫不能改善者，应在促胎肺成熟后迅速终止妊娠。

二、护理问题

1. 胎儿气体交换受损　与子宫、胎盘、脐带、胎儿供血供氧不足有关。
2. 焦虑　与担心胎儿安全有关。
3. 预感性悲哀　与胎儿可能死亡有关。

三、护理措施

（一）一般护理

吸氧，嘱孕妇取左侧卧位，急性胎儿宫内窘迫给予面罩吸 100% 纯氧，10L/min，慢性胎儿宫内窘迫间断吸氧，30 分/次，间隔 5min。

（二）病情观察

严密监测胎儿情况，每 10~15min 听胎心 1 次或进行胎心监护。

（三）对症护理

（1）协助医生结束分娩：经以上处理未见好转者，应迅速结束分娩，做好阴道助产手术及剖宫产手术准备，做好抢救新生儿窒息的准备。

（2）缩宫素静脉点滴过程中发生胎儿宫内窘迫，应立即减慢滴速或停用以缓解宫缩。

（四）心理护理

（1）向孕、产妇提供相关信息，耐心解释胎儿目前情况、产程进展、治疗措施、预期结果，以减轻其焦虑并积极配合处理。

（2）对胎儿不幸死亡的夫妇，护士或其家人应多陪伴他们，鼓励他们诉说悲伤，给予产妇精神安慰和悉心照顾，帮助他们缓解心理压力，接受现实，尽快度过悲伤期。

（五）健康指导

（1）指导孕妇休息时宜取左侧卧位，以改善胎盘血供；教会孕妇从 28 周开始进行胎动计数，发现异常及时就诊；加强产前检查，高危孕妇酌情提前入院待产。

（2）定期产检：及时发现可能引起胎儿宫内窘迫的各种母源性因素并得到及时的诊治，医生还可通过胎儿心电图检查、胎心率电子监护、B 超生物物理评分、多普勒超声脐血流检查等及时发现胎心率的异常变化，采取应变措施。

（田普宁）

第十四节　晚期产后出血的护理

一、护理评估

（一）健康史

了解产妇病史、分娩方式，分娩（或手术）过程尤其是第三产程有无胎盘、胎膜残留和软产道撕裂伤。了解产后是否出现发热、阴道流血、腹痛等异常情况；了解宫缩情况、恶露情况以及个人卫生习惯等。近年来，剖宫产率上升，术后子宫伤口感染或裂开引起的出血也成为晚期产后出血的常见原因。产后滋养细胞肿瘤、子宫黏膜下肌瘤等均可引起晚期产后出血。

（二）身体状况

患者表现为反复阴道流血，腹痛、发热；失血过多可因失血性休克而危及生命。最常见的病因为胎盘、胎膜残留，多发于产后 10 日左右，表现为血性恶露持续时间延长，以后反复出血或突然大量流血；其次为子宫内膜炎，炎症可引起胎盘附着面复旧不全及宫缩不佳，导致子宫大量出血。胎盘附着面感染引起的出血多发生在产后 2 周左右，表现为突然大量阴道流血，检查发现子宫大而软，宫口松弛，阴道及宫口有血块堵塞；对于剖宫产术后引起的出血多见于子宫伤口感染、裂开。

（三）辅助检查

血常规、B 超检查、病理检查等。

（四）社会心理状况

产妇及家属对阴道流血惊恐不安，表现为焦虑、忧郁和烦躁。

（五）处理要点

根据出血的原因对因治疗，若少量或中等量阴道流血，应给予足量广谱抗生素、宫缩剂、支持疗法及中药治疗。出血量多时给予输液、输血。疑有胎盘、胎膜残留或胎盘附着部位复旧不全者，控制感染后行清宫术；剖宫产术后子宫切口感染出血，治疗无效时需做子宫次全切除术。

二、护理问题

1. 组织灌注量不足　与阴道大量出血有关。
2. 恐惧　与失血过多危及生命有关。
3. 感染　与手术操作及失血致机体抵抗力降低有关。

三、护理措施

（一）一般护理

（1）保持病房的安静、清洁，保证产妇充足的休息与睡眠；加强营养，增强全身抵抗力；每日擦洗外阴两次以预防感染。

（2）母婴同室，让产妇在产后30min内和婴儿进行皮肤接触，进行早吸吮，可刺激宫缩，减少阴道流血。

（二）病情观察

观察产妇全身情况，严密观察产妇恶露量、颜色、气味及子宫复旧情况，监测体温、脉搏、呼吸、血压变化及神志变化，观察皮肤、黏膜、嘴唇、指甲的颜色，四肢温度及尿量，观察子宫复1日情况，有无压痛等。及早发现出血性休克的早期征兆，并做好记录。必要时对产妇做进一步的相关检查，例如，通过B超检查宫内情况。

（三）对症护理

配合医生抢救失血性休克，取平卧位，必要时取头低足高位，有利于下肢静脉回流，注意保暖；建立静脉通路，加快输液、输血速度；边抢救边查明原因，及时、有效地止血，做好各种检查，做好抽血、交叉配血及相关的术前准备。如有大块胎盘胎膜残留时，应在输液、输血的情况下，配合医生进行刮宫术，并将刮出物送病理检查。遵医嘱给予有效抗生素。

（四）心理护理

做好心理疏导，护士应耐心向产妇及家属讲解晚期产后出血的有关知识及抢救治疗计划，取得家属支持。解除产妇及其家属疑虑，减轻产妇及其家属焦虑情绪，关爱产妇，增加其安全感。

（五）健康指导

（1）接生时注意无菌操作，避免产褥感染。
（2）产后仔细检查胎盘胎膜，防止残留。如有残缺，应及时取出。
（3）鼓励产妇进营养丰富饮食，多喝汤水，加强机体抵抗力。
（4）做好产褥期保健，注意伤口护理，保持会阴清洁，避免产褥感染。
（5）指导产妇观察恶露，若有异常及时就诊。

（田普宁）

第十五节　妊娠期呕吐的护理

一、概述

呕吐是位于延髓的呕吐中枢接受来自大脑皮质、消化道、内耳前庭、冠状动脉以及化学感受器触发带等的传入冲动，反射性将胃及肠内容物从口腔强力驱出的动作。呕吐是人体一种重要的保护性防御本能，可把胃内有害物质排出。但频繁而剧烈的呕吐不仅妨碍正常进食和消化活动，甚至引起体液大量丢失、电解质紊乱（以低氯血症、低钾血症、低钠血症为主）及酮血症，持续时间过久可危及患者生命。

呕吐全过程可分为恶心、干呕与呕吐3个阶段。第一阶段为恶心，是由于胃的张力和胃的蠕动减弱，十二指肠的张力增强，伴有或不伴有十二指肠液的反流，致使患者自觉欲吐而又无食物能够呕出，属于呕吐的最前奏，恶心的临床表现为上腹部及心前区不适感，常伴有皮肤苍白、出汗、流涎、脉搏缓慢、血压下降等迷走神经兴奋症状。第二阶段为干呕，是由于胃上部放松而胃窦部的短暂收缩，致使患者有恶心及呕吐的动作，但无胃内容物呕出，是呕吐的前奏。第三阶段为呕吐，是由于胃窦部持续收缩和贲门持续开放，再加上腹肌收缩使腹压增加，胃内容物和部分小肠内容物迅即从胃经食管、口腔反流排出于体外的一种复杂的反射动作。

呕吐按发病原因分为 4 类。①中枢性呕吐：是指由于中枢神经系统病变引起的呕吐，以颅内压增高、中枢神经感染、脑外伤、脑肿瘤、代谢障碍（如尿毒症）、药物中毒、妊娠呕吐及妊娠剧吐等最常见。②前庭障碍性呕吐：常伴有眩晕、恶心等症状，以迷路炎、梅尼埃病、晕动病等最常见。③神经官能症性呕吐：特点是呕吐的发生与神经刺激密切相关，多是胃神经官能症、癔症的主要症状之一。④反射性呕吐：是指延髓呕吐中枢处于正常状态时，因人体其他部位受刺激传入的冲动强度超过呕吐阈值而引起的呕吐。典型事例为用手指触及咽部与舌根部时，刺激舌咽神经诱发的反射性呕吐；疾病以胃十二指肠疾病（如急性胃黏膜炎症、幽门梗阻、十二指肠梗阻等）最常见。此外，肠梗阻早期、急性病毒性肝炎黄疸前期、急性腹膜炎早期、闭角型青光眼等均能引起反射性呕吐。

妊娠期呕吐可分为两类：一类系妊娠出现的呕吐，如妊娠剧吐；另一类系妊娠合并其他疾病出现的呕吐，如妊娠合并肠梗阻时的呕吐。妊娠期呕吐常伴有食欲缺乏、发热或腹痛等症状。护理人员应详细询问健康史、认真开展健康评估，配合医师，及时发现呕吐病因，制定合理的护理计划，保证母婴健康平安。

（一）护理评估

1. 病因

（1）早孕反应：呕吐与孕妇体内人绒毛膜促性腺激素（HCG）明显升高、胃酸分泌减少以及胃排空时间延长有关。主要发生在妊娠 5~6 周。

（2）妊娠剧吐：呕吐与孕妇体内人绒毛膜促性腺激素（HCG）显著升高、孕妇精神过度紧张及情绪不稳定有关。主要发生在妊娠 6~8 周。

（3）妊娠合并外科疾病：多见于妊娠合并肠梗阻、急性阑尾炎、急性胆囊炎，以及胃炎、胃溃疡或胃癌引起的幽门梗阻。

（4）妊娠合并感染：多见于妊娠合并急性肾盂肾炎或全身严重感染等。

（5）妊娠合并妇科急症：见于输卵管妊娠破裂、妊娠子宫扭转、妊娠合并子宫肌瘤红色变性或卵巢肿瘤蒂扭转等。

2. 健康史　询问病史，首先要确认妊娠无误，然后重点放在妊娠周数、明确是初孕妇或经产妇。了解呕吐发生时间、与妊娠周数的相关性、呕吐物数量、性质，每天发生的次数、既往有无相似的呕吐史。询问有无诱发呕吐因素，包括进食、精神刺激、应用药物、饮酒等，还应询问呕吐有无食欲缺乏、发热、腹痛、腹泻等伴随症状。了解患者既往有无子宫肌瘤、卵巢肿瘤、肝炎或胃溃疡等疾病、诊治经过，以及有无腹部或颅脑手术史、外伤史等。了解患者每日进食、排泄、睡眠等情况。

3. 体格检查　妊娠期呕吐轻者多无明显阳性体征，重者可出现生命体征的改变，如体温升高、血压下降、脉搏增快，病情进一步发展可出现黄疸、意识模糊，甚至昏迷。妊娠合并肠梗阻患者腹部检查时，可见胃肠蠕动波及肠型，妊娠合并外科疾病或妇科急症患者腹部触诊有压痛、反跳痛及肌紧张，胆囊炎患者 Murphy 征阳性，部分患者可触及腹部肿块，腹腔内出血患者移动性浊音阳性，急性肾盂肾炎患者有肾区叩痛，听诊时肠梗阻患者肠鸣音亢进、呈高调金属音，可闻及气过水声，有腹部振水音。有指征时，应行神经系统检查、前庭功能检查、眼底检查及眼压测定等。

4. 辅助检查

（1）血常规及血生化检查：有助于了解血液有无浓缩、肝肾功能、电解质、有无感染等情况。

（2）血气分析：判断是否存在酸碱失衡。

（3）血 β－HCG 测定：有助于妊娠的诊断。

（4）尿常规检查：有助于了解肾脏功能及泌尿系统感染，尿酮体含量有助于判断呕吐的严重程度。

（5）B 型超声检查：妇科 B 型超声检查有助于妊娠、妊娠周数、子宫肌瘤和卵巢肿瘤的诊断。腹部 B 型超声检查有助于了解腹腔脏器情况以及有无腹腔内出血等。

（6）心电图检查：低钾血症患者早期出现 T 波降低、变平或倒置，随后出现 ST 段降低、QT 间期延长及 U 波，高钾血症患者早期出现 T 波高而尖、P 波波幅下降，随后出现 QRS 波增宽。

（7）胃镜检查：有助于胃炎、胃溃疡以及胃癌引起的幽门梗阻的诊断。

（8）眼压测定及眼底检查：检查有无青光眼、视网膜出血及视神经炎。

（9）脑电图及磁共振成像检查：有助于颅内占位性病变、癫痫、颅脑外伤、脑血管病、颅内炎症和脑瘤的诊断。

5. 心理及社会因素　妇女妊娠后心理变化和生理变化总会交织在一起，形成孕妇特有的行为、体征及独特的心理应激。孕妇的人格和情绪与妊娠期呕吐密切相关，神经质孕妇的早孕反应常更明显。非意愿性妊娠的孕妇多有呕吐反应；性格外向、心理脆弱及情绪不稳定的孕妇妊娠期呕吐反应多剧烈；家庭成员对胎儿性别有无偏见、家庭成员特别是其丈夫对孕妇是否关心和体贴、住房条件、经济收入、人际交往等方面均会给孕妇造成心理应激，不良刺激常使妊娠期呕吐加重。护理人员要仔细评估孕妇妊娠前与妊娠期的人格、情绪和心理状况有无改变。

（二）护理诊断/问题

1. 营养失调，低于机体需要量　与妊娠期呕吐影响正常饮食及造成体液丢失有关。
2. 急性疼痛　与炎症刺激腹膜、卵巢肿瘤蒂扭转及手术创伤有关。
3. 预感性悲哀（anticipatory grieving）　与失去胎儿有关。
4. 焦虑　与住院、担心呕吐及治疗对胎儿发育产生不良影响有关。

（三）护理要点

1. 一般护理　重者应卧床休息，帮助患者制定饮食计划。
2. 诊疗配合　病情观察，积极配合医师开展诊断检查与治疗，严格遵医嘱用药或期补液。
3. 心理护理　帮助孕妇稳定情绪，消除对生育的恐惧、焦虑心理。

二、妊娠期呕吐伴食欲缺乏

妊娠期呕吐伴食欲缺乏多数是由于妊娠而出现的呕吐，见于早孕反应及妊娠剧吐，特征是一旦终止妊娠，恶心、晨起呕吐症状很快消失，上午终止妊娠，下午就能进食如常人；少数是由于妊娠合并其他疾病而出现的呕吐，常见的有妊娠合并幽门梗阻，疾病本身即可引起呕吐，加重了妊娠期呕吐症状，即使终止妊娠，患者仍有呕吐伴食欲缺乏。护理人员在评估过程中，应认真检查以明确病因，配合医师对因治疗。

（一）疾病特点

1. 早孕反应 近半数育龄妇女受孕后，在停经 5～6 周出现食欲缺乏、喜食酸性食物、厌油腻、畏寒、头晕、乏力、嗜睡、流涎、轻度恶心、晨起呕吐等症状，称为早孕反应。早孕反应的主要特点是：①发生在妊娠早期，停经 5～6 周时发生居多。②晨起呕吐，空腹时明显，伴食欲缺乏。③绝大多数孕妇症状轻微，仅持续至妊娠 12 周左右，自然消失痊愈，基本不影响工作与学习，摄入量与消耗量大体持平，尿酮体阴性或弱阳性。少数孕妇早孕反应较重，呕吐不仅仅发生在晨起时，伴有明显的食欲缺乏，且持续时间较长，可有不同程度的体重下降，但营养状况尚好，经调整饮食及适当休息，症状逐渐好转。妇科检查子宫增大、变软；实验室检查尿妊娠试验阳性；B 型超声检查显示子宫增大，宫腔内可见妊娠囊，囊内可见胚芽光团及心管搏动。

2. 妊娠剧吐（hyperemesis gravidarum） 妊娠剧吐是指早孕反应加重，恶心剧烈、呕吐频繁，不能并害怕进食，导致体液失衡及新陈代谢障碍，甚至危及孕妇生命的一种病理状态。妊娠剧吐发病率低于 0.5%，以年轻初孕妇居多。病因不清，对妊娠怀有恐惧心理、精神紧张、情绪波动大、生活不安定、经济条件较差的孕妇更容易发生妊娠剧吐，可能与孕妇精神心理、社会因素有关，也有研究发现可能与幽门螺旋杆菌感染有关。主要临床表现为早期恶心、呕吐伴食欲缺乏，逐渐发展为进食与不进食均吐，惧怕进食，禁食也无法控制恶心呕吐，每日呕吐多达数十次，呕吐物含胆汁和胃黏膜少量出血而产生的咖啡样物，伴有烂苹果味，口渴明显；病情进一步发展，患者可出现视物不清、狂躁、幻觉、谵妄、嗜睡，甚至昏迷，由于肝肾功能受损，可出现黄疸、氮质血症，病情日益恶化可危及患者生命。查体发现患者精神萎靡不振、疲惫，眼窝凹陷，体温稍偏高，呼吸加快，心率增快，脉搏细弱，血压下降，尿量明显减少，腹部凹陷，皮肤干燥粗糙，弹性减低，四肢无力。辅助检查结果有助于进一步明确呕吐的严重程度及对机体的影响。

3. 妊娠合并幽门梗阻 幽门管瘢痕狭窄、幽门管梗阻及幽门括约肌痉挛是引起幽门梗阻的主要原因，临床上导致幽门梗阻的常见疾病有胃炎、胃溃疡及胃癌。幽门梗阻性呕吐可发生在妊娠任何一个时期，其特点为周期性发作，进食后不久即发生喷射性呕吐，幽门痉挛患者肌内注射阿托品可缓解症状，幽门器质性狭窄时，食物在胃内停留时间长且多合并有胃扩张，呕吐物量多，伴强烈的发酵气味。若幽门梗阻发生在妊娠早期，常加重早孕反应，恶心呕吐伴食欲缺乏更加明显。胃镜检查有助于明确幽门梗阻的诊断。

（二）治疗原则

早孕反应轻者不需治疗，重者可适当休息及饮食调理。妊娠剧吐患者应卧床休息，补充营养，纠正脱水、酸碱失衡及电解质紊乱，防治并发症；必要时应终止妊娠。

（三）护理措施

1. 一般护理 保持病房干净、整齐、室内空气新鲜，避免噪声刺激，以免引发恶心、呕吐；尽量安排妊娠剧吐患者小房间，以免引发同病房内其他患者发生呕吐。妊娠剧吐患者应卧床休息，宜侧卧位，平卧时应尽量将头偏向一侧，避免将呕吐物吸入引起窒息或肺炎。清晨起床应缓慢。宜进食清淡爽口、富含营养、易消化的食物，避免辛辣、坚硬、刺激性及油炸或高脂肪的食物，可选择孕妇喜爱的食物以增强食欲；少量多餐；进食后不宜马上卧床，以免胃酸逆流出现恶心等症状。

2. 缓解症状，增进舒适

（1）呕吐剧烈的患者身体虚弱，护士应陪伴患者床旁，备好盛装呕吐物的清洁器皿及温开水，患者恶心欲呕吐时，将其轻轻扶起，轻拍其背部，呕吐后，嘱其用温开水漱口。及时更换呕吐物污染的床单、被褥及衣物等。

（2）呕吐停止后可尝试进食流质食物，协助患者取舒适体位进食，播放愉快舒缓的音乐，减轻进食时的不舒适感和恐惧感。每次进食后短时间内不要躺卧，进食前后和呕吐后应让患者及时漱口，保持口腔卫生。

（3）对严重失水及电解质紊乱的患者，应遵医嘱给予输液；营养不良患者应静脉补充营养。由于输液量大、时间长，患者输液过程中常因呕吐而体位频繁改变，易引起注射部位针头移位、液体外溢。护理人员应经常巡视，注意观察输液管是否通畅、有无扭曲或受压、针头是否脱出血管、注射部位有无液体外溢及疼痛等，必要时使用留置针。观察并记录每日液体出入量。

3. 围手术期患者的护理　对于妊娠合并幽门梗阻需要手术或妊娠剧吐经治疗无效需行人工流产术终止妊娠的患者，护理人员应做好术前准备及术后护理。妊娠剧吐患者人工流产术后，呕吐症状迅速消失。

4. 心理护理　为患者热情、详细地介绍病房环境，尽快消除陌生感，增强其归属感及安全感。体贴患者，向其解释情绪对呕吐及剧烈呕吐对胎儿发育的影响，帮助其树立战胜疾病的信心。鼓励家属积极配合，多给患者精神安慰，分散其对恶心呕吐的注意力，尽可能增加欢乐气氛，使其保持良好的精神状态。在护理过程中切不可流露出厌烦表情，以免增加患者心理负担。对终止妊娠的患者，应表示同情，理解并允许其宣泄悲哀的情绪，尽可能为患者及其家属提供帮助，以缓解其忧伤。

5. 出院指导　向患者及家属介绍抑制呕吐的应对措施，如恶心欲呕吐时，做深呼吸和吞咽动作。保证充足睡眠，适当运动；保持愉快的心情；改善饮食结构，多样化饮食，增进食欲，注意补充维生素、钙、磷、铁等。

三、妊娠期呕吐伴发热

根据病因，发热可分感染性发热和非感染性发热两类。感染性发热是由各种病原体感染而导致的体温升高，占多数；非感染性发热系无菌性坏死组织的吸收、内分泌代谢障碍、体温调节中枢功能失常、机体散热减少等引起的体温升高。妊娠期呕吐伴发热主要是妊娠期合并感染性疾病所致，可发生在妊娠的任何时期，常见的感染性疾病有急性肾盂肾炎、急性阑尾炎及急性胆囊炎等。

（一）疾病特点

1. 妊娠合并急性肾盂肾炎（acute pyelonephritis in pregnancy）　急性肾盂肾炎是妊娠期最常见的泌尿系统疾病，多发生在妊娠晚期。与妊娠期输尿管蠕动减弱导致输尿管扩张、增大的子宫机械性压迫输尿管和改变膀胱位置而引起排尿不畅或尿液反流有关。此外，妊娠期出现的生理性糖尿，有利于细菌繁殖。急性肾盂肾炎的感染途径以泌尿道上行感染为主。临床主要表现为孕妇突然出现寒战、高热、恶心、呕吐、乏力等症状，伴有单侧（常为右侧）

或双侧肋痛，可出现尿频、尿急、尿痛等膀胱刺激征。查体发现体温升高，多高于38℃，呈弛张热，患侧或双侧肋腰点压痛明显，肾区有叩击痛。

2. 妊娠合并急性阑尾炎　妊娠期急性阑尾炎的发病率与非孕期相同，但多发生于妊娠前6个月。妊娠早期急性阑尾炎比较容易诊断，常有典型的转移性右下腹痛、恶心呕吐、发热等，重者发生阑尾穿孔，可出现高热、脉率增快及下腹痛剧烈。查体患者体温升高，右下腹麦氏点有压痛、反跳痛及腹肌紧张。妊娠中、晚期急性阑尾炎表现为恶心呕吐、发热及腹痛，由于解剖生理改变，增大的子宫导致阑尾移位，常无典型的转移性右下腹痛，腹痛位置上升，甚至可达肝区，若阑尾位于子宫后侧，可出现右侧腰痛。查体患者体温升高，由于增大的子宫将壁层腹膜向前顶起，故腹部压痛、反跳痛及腹肌紧张不明显，炎症波及子宫，可出现宫缩。妊娠中、晚期急性阑尾炎的症状与体征不典型，临床诊断困难，容易延误病情，引起炎症扩散。

3. 妊娠合并急性胆囊炎（acute cholecystitis in pregnancy）　急性胆囊炎多发生于妊娠晚期，妊娠是发生急性胆囊炎的重要诱发。首先，妊娠期体内孕激素水平升高，使血液及胆汁内胆固醇浓度增加，胆酸及胆盐可溶性改变，胆固醇易析出形成结晶；使胆囊和胆道平滑肌松弛导致排空缓慢、胆汁淤积。其次，妊娠期雌激素水平升高可降低胆囊黏膜对钠的调节，吸收水分下降，影响胆囊的浓缩功能。临床主要症状夜间或饱餐或进食油腻食物后发作，表现为发热、恶心呕吐、右上腹部疼痛，疼痛性质为绞痛，可向右肩或右背部放射；呕吐物中有多量的胆汁。重者可出现晕厥等休克征象。查体可见患者呈急性病容，体温升高，重者出现血压下降、心率增快、脉搏细数、四肢厥冷等休克体征。

（二）治疗原则

妊娠合并感染性疾病治疗时，用药应选用对胎儿无不良影响的抗生素，妊娠晚期应预防早产。妊娠合并急性肾盂肾炎应控制感染、采取支持疗法、防治中毒性休克。妊娠合并急性阑尾炎应在抗感染的同时，立即手术治疗。妊娠合并急性胆囊炎轻者保守治疗，重者手术切除胆囊治疗。

（三）护理措施

1. 诊疗配合　护理人员应配合医师寻找病因，详细向患者及家属介绍治疗方案，同时说明治疗可能对妊娠的影响。妊娠早期手术时，麻醉药物可能影响胚胎发育，妊娠晚期手术可能影响手术操作或引起早产。妊娠合并急性阑尾炎临床诊断困难，若漏诊可导致阑尾穿孔、急性腹膜炎，增加母儿死亡率，因此，需适当放宽手术指征。

2. 缓解症状　妊娠期呕吐伴发热患者的一般护理及呕吐护理可参见本章相关护理措施。此外，高热患者可采用乙醇、冰袋等物理降温。

3. 病情观察　对妊娠早期的患者应注意观察有无下腹疼痛、阴道血性分泌物或阴道流血等流产征象，对妊娠晚期的患者应注意观察胎动、胎心率及子宫收缩、腹痛、阴道血性分泌物及阴道排液等早产征象。发现异常，及时报告医师。

四、妊娠期呕吐伴急性腹痛

妊娠期呕吐伴急性腹痛常起病急、病情重、发展变化快，临床多见于两类疾病：一类是妇产科疾病，主要有输卵管妊娠流产或破裂、妊娠合并子宫肌瘤红色变性、妊娠合并卵巢瘤蒂扭转等；另一类是妊娠合并内科或外科疾病，如妊娠合并急性阑尾炎、妊娠合并急性胆囊炎等，参见本章妊娠期呕吐伴发热。

（一）疾病特点

1. 输卵管妊娠流产或破裂　输卵管妊娠以壶腹部最多见，约占60%。输卵管妊娠流产常发生于停经8～12周，若胚泡与管壁分离不完全，则形成不完全流产，出血多；输卵管妊娠破裂多发生于妊娠6周左右，以输卵管峡部妊娠破裂多见。临床主要表现为停经后不规则阴道流血、恶心呕吐及下腹疼痛，腹痛常发生于一侧下腹部，呈隐痛，若发生破裂时，突然出现撕裂样疼痛，伴恶心呕吐，有肛门坠胀感，腹腔内出血量多者可发生失血性休克。查体患者贫血貌，面色苍白，血压下降，脉搏细数，下腹部有压痛及反跳痛，以患侧明显，移动性浊音阳性。妇科检查可见阴道内少量血液、宫颈着色、变软，有举痛，阴道后穹隆饱满，有触痛，子宫稍大变软，一侧附件区可触及有压痛的包块。经阴道后穹隆穿刺抽出暗红色不凝血液，应高度怀疑有腹腔内出血。

2. 妊娠合并子宫肌瘤红色变性　妊娠前已患子宫肌瘤，妊娠期好发生子宫肌瘤红色变性，是子宫肌瘤一种特殊类型的坏死。可能与妊娠期肌瘤生长迅速，压迫假包膜内的静脉，发生静脉回流受阻，导致肌瘤内淤血、水肿，小血管破裂出血并有红细胞溶解有关。主要症状为突然发热、下腹部剧痛伴恶心呕吐，部分患者出现腰背酸痛。查体患者体温升高，子宫大于停经月份，且能触及有压痛的肿块。

3. 妊娠合并卵巢肿瘤蒂扭转　妊娠合并卵巢肿瘤蒂扭转多见于卵巢囊肿蒂扭转，其中以卵巢囊性畸胎瘤蒂扭转最常见。患者妊娠前有卵巢囊肿病史，妊娠后由于子宫不断增大、肿瘤活动度良好、重心偏于一侧，易发生蒂扭转，产褥期子宫体积明显缩小，也容易发生蒂扭转。临床主要表现为突发性的一侧下腹部剧痛，逐渐扩展至全腹，伴恶心呕吐，若扭转后肿瘤复位，腹痛随之缓解；若蒂扭转时间较久而发生肿瘤坏死，可出现休克。查体发现在增大的子宫一侧有一肿块，有明显触痛，下腹部或全腹有压痛、反跳痛及腹肌紧张。重者可出现晕厥、血压下降、脉搏细数等休克征象。

（二）治疗原则

对出现急腹症的患者，应采取手术治疗，防治失血性休克、早产或感染等并发症。

（三）护理措施

1. 围手术期护理　参见妇产科围手术期患者的护理。

2. 加强预防　积极治疗生殖道炎症，减少输卵管妊娠的发生率；妊娠前诊断有卵巢肿瘤或子宫肌瘤患者，应根据医师建议采取相应治疗后妊娠。保守治疗的患者，妊娠后应注意避免突然变换体位，注意观察子宫增长情况，一旦发现增长过快，应及时就医。

（田普宁）

第十六节　妊娠期阴道流血的护理

一、概述

妊娠期阴道流血是产科的常见症状，多见于自然流产、输卵管妊娠流产型或破裂型、葡萄胎、早产、前置胎盘及胎盘早剥等。阴道流血可发生在妊娠早期、中期或晚期，以妊娠早期和晚期多见，伴有或不伴腹痛，阴道流血量因疾病而异，疾病的严重程度不一定与阴道流血量成正比，如输卵管妊娠破裂患者阴道流血量少，但腹腔内出血可能很多，导致失血性休克，危及生命。因此，有停经史的育龄妇女发生阴道流血，应特别注意是否与妊娠有关，已诊断妊娠的妇女发生阴道流血，应及时就医，以免延误诊断。

（一）护理评估

1. 病因

（1）病理妊娠：多见于自然流产、输卵管妊娠流产型或破裂型、葡萄胎、早产、前置胎盘、Ⅱ度或Ⅲ度胎盘早剥等疾病，流产与异位妊娠引起的阴道流血常发生于妊娠早期（不足妊娠 13 周）；早产、前置胎盘与胎盘早剥所致的阴道流血多发生于妊娠晚期（妊娠 28 周及以后）。

（2）分娩期并发症：主要见于子宫破裂引起的阴道流血。

（3）妊娠合并阴道及宫颈尖锐湿疣：阴道流血多发生在妊娠早期。

（4）葡萄胎：阴道流血多发生于妊娠早期。

2. 健康史　了解患者的月经初潮年龄、月经周期、经期、末次月经时间、早孕反应出现的时间及程度、有无就医经过及诊断等；详细询问阴道流血出现的时间、流血量及性状、是否伴有腹痛、有无阴道排液等，了解阴道流血是否有性交或外伤等诱因，是否为性交接触性出血。晚期妊娠妇女发生阴道流血，还应注意询问流血前后胎动及子宫收缩情况等。询问既往病史、孕产史及家族史，了解有无尖锐湿疣等性传播疾病，既往有无高血压及慢性肾病史、家族中有无妊娠期高血压疾病病史等。

3. 体格检查

（1）妊娠早期阴道流血：输卵管妊娠破裂患者查体发现下腹压痛、反跳痛，移动性浊音阳性，妇科检查阴道后穹隆饱满，有触痛，子宫正常大或略增大、有漂浮感，于子宫一侧或其后方可触及边界不清的包块，有触痛。先兆流产患者妇科检查可见宫颈口关闭、子宫大小与孕周相符；完全流产患者宫颈口关闭、子宫正常大小；难免流产患者宫颈口松弛或扩张，子宫大小与孕周相符或略小；不全流产患者宫颈口扩张、有物堵塞，子宫小于孕周。葡萄胎患者妇科检查子宫异常增大，质软，一侧或双侧附件区可触及有压痛的囊性肿块，表面光滑，活动性好。妊娠合并阴道及宫颈尖锐湿疣患者妇科检查可于阴道及宫颈有簇状粉红色疣状物，质脆，触之易出血。

（2）妊娠晚期阴道流血：早产患者腹部可触及规律宫缩，肛门指诊或阴道检查宫颈管消失、宫口扩张。前置胎盘患者的临床体征与出血量有关。大量出血时，可出现面色苍白、脉搏增快、血压下降等休克征象，腹部检查子宫软、无压痛，子宫大小与妊娠周数相符，胎先露高浮，若胎盘附着于子宫前壁，可于耻骨联合上方闻及胎盘杂音。Ⅱ度胎盘早剥患者阴道流血量与贫血程度不相符，查体发现子宫大于妊娠周数，宫底升高，可扪及胎位，胎心音存在；Ⅲ度胎盘早剥患者阴道流血量与休克程度多不成正比，查体患者可出现面色苍白、血压下降、脉搏细数等休克体征，子宫板状硬，宫缩间歇时也不松弛，扪不清胎位，胎心消失。

4. 辅助检查

（1）血常规、尿常规检查：了解贫血程度及感染情况。

（2）血 β – HCG 动态测定：有助于妊娠预后、输卵管妊娠及葡萄胎的判定。

（3）B 型超声检查：了解妊娠囊形态、有无胎心波动及胎动、胎儿生长发育、胎盘下缘与宫颈内口的关系、胎盘与子宫壁之间有无液性低回声区以及宫腔内有无"落雪状"或"蜂窝状"回声，有助于自然流产、前置胎盘、胎盘早剥及葡萄胎的诊断。

（4）腹腔穿刺：经腹壁或阴道后穹隆穿刺，抽出暗红色不凝血，有助于腹腔内出血的诊断。

（5）血小板计数、凝血酶原时间、血纤维蛋白原测定。了解凝血功能。

（6）肝功能及肾功能检查：有助于 DIC 及急性肾功能衰竭的诊断。

5. 心理及社会因素　妊娠期发生阴道流血，孕妇及家人常常产生焦虑、紧张、恐惧的心理。现代社会生活压力过大、生活与工作节奏过快、经济状况较差等因素以及不良生活习惯，如吸烟、饮酒、吸毒等，均容易导致妊娠期阴道流血。

（二）护理诊断/问题

1. 预感性悲哀　与预感即将失去胎儿有关。
2. 有感染的危险　与阴道流血或妊娠机体抵抗力降低有关。
3. 急性疼痛　与子宫收缩、血液刺激腹膜等有关。
4. 焦虑　与担心阴道出血危及胎儿生命有关。
5. 潜在并发症　失血性休克。

（三）护理要点

1. 配合诊疗　预防感染和休克，减少并发症的发生，降低围生儿死亡率。
2. 心理护理　情感支持，心理疏导，缓解悲伤情绪。
3. 健康教育　坚持孕期保健和计划生育的宣传教育，加强预防。

二、妊娠期阴道流血伴腹痛

妊娠期阴道流血伴腹痛根据流血发生的时限而分为妊娠早期阴道流血与妊娠晚期阴道流血，妊娠早期阴道流血是指妊娠 13 周末前发生阴道流血，妊娠早期阴道流血伴腹痛多见于自然流产、输卵管妊娠破裂及葡萄胎；妊娠晚期阴道流血是指妊娠 28 周及以后发生阴道流血，妊娠晚期阴道流血伴腹痛多见于早产、Ⅱ度或Ⅲ度胎盘早剥及子宫破裂。

（一）疾病特点

1. 自然流产（spontaneous abortion）　妊娠不足 28 周、胎儿体重不足 1 000g 而终止者，称流产（abortion）。流产分为自然流产和人工流产，自然流产占妊娠总数 10% ~ 15%，其中妊娠 12 周前终止的早期流产多见，约占 80% 以上，妊娠 12 周至不足 28 周终止的晚期流产较少。流产的发生与胎儿、母体及环境等因素有关。妊娠早期流产的主要临床表现为停经后阴道流血，伴腹痛。根据流产发展的不同阶段，分为以下几种。①先兆流产（threatened abortion）：阴道流血量少，多为暗红色或血性白带，下腹痛呈阵发性，妇科检查可见宫颈口关闭、子宫大小与孕周相符。休息或治疗后症状可消失，可继续妊娠；若症状进一步加重，可发展为难免流产。②难免流产（inevitable abortion）：阴道流血量增多，可有血块，阵发性下腹痛加剧，妇科检查可见宫颈口松弛或扩张，子宫大小与孕周相符或略小。休息或治疗也不可避免流产。③不全流产（incomplete abortion）：并非妊娠物全部排出宫腔，部分妊娠物残留在宫腔内或嵌顿于宫颈口处，造成不全流产。由于影响子宫收缩，导致患者阴道流血时间较长，流血量多，易发生休克及宫腔感染。妇科检查可见宫颈口扩张、有物堵塞，血液持续性流出，子宫小于孕周。④完全流产（completeabortion）：妊娠物全部排出宫腔，阴道流血及腹痛症状逐渐消失，妇科检查可见宫颈口关闭、子宫正常大小。妊娠晚期流产先有腹痛，后出现阴道流血。

2. 输卵管妊娠破裂（rupture of tubal pregnancy） 78%输卵管妊娠发生在壶腹部，其次为峡部，伞部与间质部较少见。输卵管内的胚泡不断生长，绒毛侵蚀而穿透肌层及浆膜，导致输卵管壁破裂，妊娠物进入腹腔或阔韧带内。输卵管壶腹部或峡部妊娠多在停经 6~8 周出现不规则阴道流血，量不多，呈暗红色或深褐色；腹痛是最常见的症状，输卵管妊娠未破裂时，由于输卵管膨胀、痉挛及逆蠕动而出现患侧下腹隐痛或胀痛，破裂时，患者下腹部可出现持续性或阵发性撕裂样疼痛伴恶心呕吐，继而发展为全腹痛，血液积聚在子宫直肠陷凹刺激产生里急后重感，血液刺激横膈而出现肩胛部放射痛，即 Danforth 征；出血量多的患者可出现头晕、心悸、四肢厥冷等休克症状，休克程度与阴道流血量不成正比。查体发现下腹部或全腹有压痛、反跳痛及腹肌紧张，移动性浊音阳性，部分患者可于下腹部触及有触痛的实性包块。妇科检查可见阴道少量暗红色血液，后穹隆饱满、有触痛，宫颈有举痛，子宫正常大小或略增大、有漂浮感，于子宫一侧或其后方可触及边界不清的包块，有触痛。出血量大的患者可出现面色苍白、心率增快、血压下降等休克征象。

3. 葡萄胎 妊娠后胎盘绒毛滋养细胞增生、间质水肿，形成大小不一的水疱，水疱间借蒂相连成串，形如葡萄，也称水疱状胎块。根据病理组织学，将葡萄胎分为完全性葡萄胎和部分性葡萄胎，完全性葡萄胎的染色体核型为二倍体，均来自父系，其中 90% 为 46，XX；90% 以上部分性葡萄胎为三倍体，最常见的核型为 69，XXY，临床上完全性葡萄胎多见。葡萄胎的病因尚不明确。患者有闭经与妊娠反应，但妊娠反应比正常妊娠出现早且重，停经 8~12 周左右出现不规则阴道流血是最常见的症状，最初流血量不多，逐渐增加，出血断断续续、反复发作，血液中可混有透明的葡萄样物，阴道流血前多有阵发性下腹痛，约 10% 患者出现头痛、头晕、视物模糊、水肿等高血压疾病症状，约 7% 患者出现心动过速、皮肤潮湿和震颤等甲状腺功能亢进征象。少数患者发生大出血，出现休克征象。妇科检查子宫异常增大，质软，无胎动和胎心，一侧或双侧附件区可触及有压痛的囊性肿块，表面光滑，活动性好。B 型超声可见宫腔内有"落雪状"或"蜂窝状"回声，有助于诊断。

4. 早产 早产是指妊娠满 28 周至不满 37 足周内分娩者。我国早产占分娩总数的 5%~15%，早产儿体重不足 2 500g，各器官发育不成熟，容易发生呼吸窘迫综合征、坏死性小肠炎、脑出血、视网膜病变等，是围生儿死亡的重要原因之一。病因复杂，可能与胎膜早破、感染、妊娠并发症与合并症、子宫及胎盘异常等因素有关。临床表现为妊娠满 28 周至不满 37 足周间出现规律宫缩，患者感到腹痛，可伴有少量阴道流血。肛门指诊或阴道检查宫颈管消失、宫口扩张。

5. 胎盘早剥（placental abruption） 妊娠 20 周以后或分娩期，正常位置的胎盘在胎儿娩出前部分或全部从子宫壁剥离，称胎盘早剥。我国胎盘早剥发病率为 0.46%~2.1%，病因尚不十分清楚，可能与孕妇血管病变、外伤等机械性因素、子宫静脉压突然升高、宫腔内压力骤减等有关，其他高危因素有孕妇吸烟、代谢异常、子宫肌瘤等。胎盘早剥的主要病理改变是底蜕膜出血并形成胎盘后血肿，使胎盘自附着处与子宫壁分离。根据病理改变，胎盘剥离分为显性剥离、阴性剥离及混合性剥离 3 类：若胎盘后血肿不断增大，剥离的胎盘部位离胎盘边缘较近时，血液经胎盘边缘并沿胎膜与宫壁间通过宫颈口而流出，称显性出血或显性剥离（revealed abruption）；若胎盘边缘仍附着于子宫壁，血液积聚于胎盘与子宫壁之间，称隐性出血或隐性剥离（concealed abruption）；部分患者胎盘后血肿逐渐增大，子宫底随之逐渐升高，当出血达到一定程度，血液冲破胎盘边缘及胎膜而向外流出，称混合性出血或混合性剥离。少数患者胎盘后血肿形成后，压力不断增大，使血液侵入子宫肌层，导致子宫肌纤维分离、断裂、变性，当血液达到子宫浆膜层时，子宫表面呈紫蓝色瘀斑，称库弗莱尔子宫（Couvelaire uterus），也称子宫胎盘卒中（uteroplacental apoplexy）。胎盘早剥的临床表现与病情严重程度密切相关，根据严重程度，将胎盘早剥分为 3 度。① I 度：胎盘剥离面积小，出血量不多，患者常无腹痛或有轻微腹痛，贫血体征不明显，查体发现子宫软，大小与妊娠周数相符，胎位清楚，胎心正常，分娩后检查胎盘母体面有凝血块及压迹。② II 度：胎盘剥离面积达 1/3，患者突发持续性腹痛或腰背酸痛，阴道流血不多或无，贫血体征与阴道流血量不成比例，查体发现子宫底升高，子宫大于妊娠周数，胎位清楚，胎儿存活，子宫于宫缩间歇期能松弛。③ III 度：胎盘剥离面积超过胎盘面积的 1/2，阴道流血量多少不等。患者腹痛剧烈，可出现恶心、呕吐、心悸等休克症状，休克程度与阴道流血量多不成正比。查体患者面色苍白，血压下降，脉搏细数，子宫板状硬，宫缩间歇也不能松弛，胎位不清楚，胎心消失。部分患者可出现皮肤、黏膜及注射部位出血，阴道流血不凝，甚至出现血尿、呕血或咯血等 DIC 征象。胎盘早剥处理不及时，严重危及母儿生命，孕妇常因 DIC、急性肾功能衰竭、羊水栓塞、产后出血而死亡，围生儿死亡率约 11.9%。

6. 子宫破裂（rupture of uterus） 分娩期或妊娠晚期子宫体部或子宫下段发生破裂，称子宫破裂。引起子宫破裂最常见的原因是梗阻性难产，其他原因有瘢痕子宫、子宫收缩药物应用不当、产科手术损伤等。根据子宫破裂部位而分为子宫体部破裂和子宫下段破裂，根据破裂程度而分为完全性破裂和不完全性破裂。子宫破裂常有先兆子宫破裂阶段，渐进发展为子宫破裂阶段。

(1) 先兆子宫破裂：患者烦躁不安，呼吸加快，下腹部疼痛难忍，有少量阴道流血、排尿困难及血尿，查体心率增快，子宫呈强直性或痉挛性收缩，子宫体部与子宫下段之间形成环状凹陷，称病理缩复环（pathologic retraction ring），可达脐平或脐上，压痛明显，胎位不清，胎心率异常或听不清。

(2) 子宫破裂：根据子宫浆膜层是否完整，将子宫破裂分为完全性子宫破裂与不完全性子宫破裂。不完全性子宫破裂是指子宫肌层部分或全层破裂，但浆膜层完整，胎儿及其附属物仍在宫腔内，患者有明显腹痛，查体破裂处压痛明显，胎位不清，胎心率异常。完全性子宫破裂是指子宫肌壁全层破裂，胎儿及其附属物进入腹腔，患者突发下腹部撕裂样疼痛，短暂缓解后，又出现全腹持续性疼痛，伴呼吸急促、面色苍白等休克征象。查体血压下降，脉搏细数，全腹压痛、反跳痛、腹肌紧张明显，子宫缩小，于子宫一侧可扪及胎体，胎心消失，妇科检查宫颈口缩小，可见鲜血流出。

(二) 治疗原则

根据流产的不同阶段确定治疗原则，先兆流产可休息、保胎治疗；难免流产或不全流产应尽快清宫，预防感染；完全流产经超声检查证实无残留物，且临床无感染征象，则不需特殊处理。输卵管妊娠破裂者应采取手术治疗。葡萄胎患者应及时清宫。早产胎膜未破者，若胎儿存活，无胎儿窘迫及严重妊娠合并症或并发症，应尽可能延长孕周；早产胎膜已破、早产不可避免者，应尽可能提高早产儿存活率。胎盘早剥患者应及时终止妊娠，纠正休克，防治并发症。

（三）护理措施

1. 密切观察病情

（1）准确定时测量并记录产妇神志、呼吸、心率、血压、脉搏等生命体征。胎盘早剥患者应密切观察血压变化，监测子痫前驱症状，注意询问患者有无头痛、头晕、眼花、胸闷等主诉。输卵管妊娠破裂患者注意血压急剧下降而发生出血性休克。

（2）严密观察腹痛及阴道流血：观察阴道流血或流液数量、性状、有无血块或葡萄状物、腹痛的部位及程度、腹痛与子宫收缩的关系、宫缩程度、有无间歇期、频率、有无病理缩复环及宫底高度变化等。

（3）加强产程及胎儿监测：观察产程进展，监测宫颈口扩张、胎膜破裂、胎先露下降、胎动、胎心及胎位等情况。若发现羊水性状发生改变或胎心异常，应及时报告医生。

（4）观察液体出入量及实验室检查：准确记录每日液体出入量，观察有无排尿困难及血尿，遵医嘱及时送检血常规、尿常规等。

2. 做好抢救及终止妊娠准备　重症患者应迅速建立静脉通路，遵医嘱给予输液、药物及吸氧，迅速完成血常规、出凝血时间等实验室检查，配备新鲜血，积极配合医生纠正休克，做好术前准备，备好新生儿抢救药物及物品。

3. 产后护理　应注意观察胎盘早剥、早产患者产后的生命体征、子宫收缩强度、阴道流血情况、皮肤及注射部位有无出血、有无血尿、咯血等。协助医生仔细检查胎盘及胎膜完整性、有无血块压迹，若新生儿及产妇健康状况允许，应帮助新生儿与产妇尽早接触，新生儿吸吮乳头可促进母体子宫收缩。

4. 心理护理　护理人员应理解并同情妊娠期阴道流血患者担心失去胎儿或已失去胎儿的痛苦，特别是重症患者可能面对胎儿死亡、子宫切除、未来不能生育的身心痛苦，应鼓励患者及家属勇敢地说出自己的感受，宣泄内心的痛苦，帮助其树立面对现实及战胜病痛的信心。

5. 健康教育

（1）加强预防：孕期注意休息，保持外阴清洁，妊娠早期与晚期应避免性交。告知孕妇按时进行产前检查，对高危孕妇进行早期监测，提前入院待产。积极防治妊娠期高血压疾病、慢性肾炎、糖尿病及生殖道炎症等疾病，减少胎盘早剥、早产及输卵管妊娠等疾病的发生。对于连续发生2次或2次以上自然流产的复发流产（recurrent abortion）患者，孕前夫妇应进行遗传咨询。

（2）增强营养：术后或产后患者体质较弱，应加强休息，补充足够的营养，增加抵抗力。

（3）遵医嘱按时随访。

三、妊娠期阴道流血不伴腹痛

妊娠早期阴道流血不伴腹痛的疾病常见于妊娠合并阴道及宫颈较大的尖锐湿疣，妊娠合并外生型宫颈癌也可发生妊娠早期阴道流血，通常是宫颈癌发生在妊娠前，于妊娠早期性交后出现阴道流血，由于妊娠合并宫颈癌很少见，本章不做介绍。妊娠晚期阴道流血不伴腹痛多见于前置胎盘。

（一）疾病特点

1. 妊娠合并阴道及宫颈尖锐湿疣　尖锐湿疣是常见的性传播疾病。妊娠期由于甾体激素水平增多，免疫功能下降，局部血液循环丰富，尖锐湿疣生长迅速，质脆易出血，性交后常发生阴道流血，多发生于妊娠早期。妇科检查可见外阴、阴道及宫颈处有多个粉白色的簇状乳头状疣或融合呈菜花状或鸡冠状，数目多，形态各异，触之易出血。

2. 前置胎盘（placenta previa）　前置胎盘是指妊娠28周后，胎盘附着于子宫下段，其下缘达到或覆盖宫颈内口，位置低于胎儿先露部，是妊娠期的严重并发症，发病率为0.24%~1.57%。病因不清，可能与子宫内膜病变或损伤、胎盘异常、受精卵滋养层发育迟缓等因素有关，此外年龄>35岁高龄初产妇、经产妇或多产妇、吸烟或吸毒妇女为高危人群。根据胎盘下缘与宫颈内口的关系，前置胎盘分为3类。①完全性前置胎盘（complete placenta previa）：宫颈内口处全部被胎盘组织所覆盖，也称中央性前置胎盘（central placenta previa）。②部分性前置胎盘（partial placental previa）：宫颈内口部分被胎盘组织所覆盖。③边缘性前置胎盘（marginal placental previa）：胎盘附着于子宫下段，其下缘达到宫颈内口，但宫颈内口未被覆盖。若胎盘下缘接近但未达到宫颈内口，称低置胎盘。前置胎盘的主要症状是妊娠晚期或临产时出现无诱因、无痛性阴道流血，可反复发作。多数患者初次出血量不多，逐渐增多，阴道流血发生时间、发作次数、流血量与前置胎盘类型有关。完全性前置胎盘发生阴道流血时间比较早，出血量多，边缘性前置胎盘出血时间晚，多在妊娠晚期或临产后，出血量少，部分性前置胎盘介于两者之间。查体发现子宫软，无压痛，子宫大小与妊娠周数相符，有规律宫缩，胎先露多高浮，胎心率异常。若胎盘附着于子宫前壁，可于耻骨联合上方闻及胎盘杂音。若发生大量出血时，患者可出现面色苍白、脉搏细数、血压下降等休克征象。

（二）治疗原则

妊娠合并较大的阴道及宫颈尖锐湿疣应采取疣体切除、局部药物治疗为主。前置胎盘患者治疗应以抑制宫缩、止血、纠正贫血和预防感染为主，对于孕妇一般状况良好、妊娠<34周、胎儿存活且体重低于2000g、阴道流血量不多者，应尽可能延长孕周；对于妊娠36周以上、胎儿已成熟者，可适时终止妊娠。

（三）护理措施

1. 一般护理　建议前置胎盘患者住院治疗，告知绝对卧床休息和禁止性生活的重要性，应取左侧卧位。保持安静及充足的睡眠，必要时遵医嘱应用镇静药。禁止阴道检查及肛诊检查，各项操作应轻柔。提供富含营养并易消化食物，防止便秘，教会患者及家属床上便器的使用方法，帮助患者更换衣裤、卫生护垫，每日擦洗外阴1~2次，保持外阴清洁。

2. 诊疗配合

（1）对于前置胎盘患者，应每日3次、每次1h定时间断的给予吸氧，以提高胎儿血氧含量；遵医嘱应用抑制宫缩、促胎肺成熟的药物；遵医嘱给予输液及输血，以纠正严重贫血；应告知有以下情形的前置胎盘患者及家属，需要终止妊娠：①反复发生多量阴道流血，甚至休克者。②妊娠达36周及以上。③胎儿成熟度检查提示胎儿肺成熟者。④妊娠小于36

周，出现胎儿窘迫征象或胎儿电子监护发现胎心异常者。⑤阴道流血量大危及胎儿。⑥胎儿死亡或为难以存活的畸形儿。终止妊娠可采用阴道试产及剖宫产，由于术中、产后易发生大出血及新生儿窒息，护理人员应备好大量液体、血液及急救药品，做好抢救产妇及新生儿的准备。若无医疗条件处理、需转送上级医院治疗时，应协助医师严格按照无菌操作规程，用无菌纱布行阴道填塞，腹部加压包扎止血，给予输液输血，专人护送紧急前往附近有条件的医院治疗。

（2）对于妊娠合并阴道及宫颈尖锐湿疣患者，妊娠早期时可行病灶切除，治疗前应行局部麻醉，以减轻疼痛。妊娠晚期，告知合并较大的阴道及宫颈尖锐湿疣孕妇及家属，为避免阴道分娩时发生软产道裂伤而引起大出血，应行剖宫产。

3. 监测病情　严密观察并评估阴道流血量、性状、有无血块、有无宫缩及强度等。记录呼吸、血压、心率、脉搏生命体征。注意与感染相关的体征，如体温升高、脉搏增快、子宫压痛、阴道分泌物有臭味等。加强产程及胎儿监测，监测宫颈口扩张、胎膜破裂、胎先露下降、胎动、胎心及胎位等情况。若发现羊水性状发生改变或胎心异常，应及时报告医生。

4. 加强预防　做好计划生育宣传教育工作，积极推广避孕，鼓励育龄期妇女及性伴侣采取有效的避孕措施，减少人工流产或引产。提倡健康的性生活方式，避免多个性伴侣及不洁性生活，减少性传播疾病发生。加强围生期保健，指导妇女妊娠前应戒烟、戒毒、避免被动吸烟，孕期应坚持良好的生活习惯，接受定期的产前检查及指导，及早发现前置胎盘及生殖道尖锐湿疣，早期处理。

（田普宁）

第十七节　妊娠期腹痛的护理

一、概述

在正常妊娠期间，当子宫增大而圆韧带被牵拉、较明显的胎动和临产前不规律宫缩时，孕妇偶感腹部轻微疼痛或隐痛，属于生理范畴，不在本章讨论范围。妊娠期腹痛是指在妊娠期间出现的病理性腹痛，可由妊娠本身及妊娠合并疾病引起。妊娠本身所致的腹痛，多见于流产、早产、葡萄胎、输卵管妊娠流产或破裂、先兆子宫破裂、子宫破裂等，参见妊娠期阴道流血及妊娠期血压升高；妊娠合并疾病所致的腹痛常见于急性阑尾炎、胆囊炎和胆石症、消化性溃疡、肠梗阻、慢性胰腺炎、急性细菌性痢疾等。根据起病缓急，分为妊娠期急性腹痛与妊娠期慢性腹痛。妊娠期腹痛病因复杂，由于子宫增大，腹腔内脏器位置发生一定改变，腹痛体征不典型，护理人员应认真开展护理评估，配合医师及早做出正确诊断，以免延误病情，危及母儿生命。

（一）护理评估

1. 病因

（1）妊娠本身所致的腹痛：主要由于妊娠期子宫异常收缩、妊娠子宫或输卵管妊娠破裂及腹腔内出血等原因所引起的腹痛，见于流产、早产、葡萄胎、输卵管妊娠流产或破裂、先兆子宫破裂、子宫破裂等。

（2）妊娠合并疾病所致的腹痛：主要由于妊娠合并腹腔脏器炎性或梗阻性疾病，如急性胆囊炎和胆囊结石、急性阑尾炎、消化性溃疡、肠梗阻、慢性胰腺炎、急性细菌性痢疾等。

2. 健康史　详细询问腹痛发生的时间、部位、疼痛程度、有无放射痛及伴随症状（如恶心、呕吐、发热、头痛、头晕、阴道流血、里急后重等）。了解末次月经时间、早孕反应程度、胎动出现时间等，还应询问腰痛、腹胀、排气、排便及排尿情况。了解患者既往病史，如妊娠前是否曾患胆囊炎、胆石病、胰腺炎、消化性溃疡等疾病，有无外伤及手术史。了解妊娠早期、晚期有无诱发流产或早产等诱因，如外伤、性交等。

3. 体格检查　妊娠合并炎性疾病患者常有发热、心率及呼吸增快，出血性或中毒性休克患者可出现面色苍白、血压下降、脉搏细数等。腹部检查最常见、最明显的体征为上腹或下腹或全腹压痛，部分患者可出现反跳痛及肌紧张，妊娠合并肠梗阻患者有时可见肠型及肠蠕动波，听诊肠鸣音亢进，呈气过水声或高调金属音，腹腔内出血患者移动性浊音阳性。可触及子宫不规律收缩，胎心率增快，部分患者可诱发流产或早产而出现阴道流血等。

4. 辅助检查
（1）血常规、尿常规检查：有助于感染及贫血的诊断。
（2）血 HCG 测定：有助于妊娠及葡萄胎及妊娠滋养细胞疾病的诊断。
（3）B 型超声检查：有助于胎儿发育、胎盘、羊水情况的判断，有助于明确腹腔脏器病变、与妊娠子宫的关系、腹腔内出血等的诊断。
（4）血生化检查：用于了解肝、肾、胰腺功能等。
（5）粪便检查：有助于胰腺炎及肠道感染诊断，若粪便培养检出志贺菌，有利于细菌性痢疾的诊断。

5. 心理及社会因素　妊娠期出现急性或慢性腹痛，常使孕妇担心疾病对自身及对胎儿有影响，产生焦虑心理。病情严重时可能需要终止妊娠，患者及其家属常常感到措手不及、无法接受失去胎儿的现实，出现失眠、不思饮食、情绪激动等症状。孕妇在体力、情感和心理方面异常疲惫，需要家庭和医护人员的关怀和支持。

（二）护理诊断/问题
1. 急性疼痛　与炎症及出血刺激腹膜、腹腔空腔脏器痉挛等有关。
2. 慢性疼痛　与慢性炎症及组织损伤等有关。
3. 体温过高　与感染、内出血及创伤后反应有关。
4. 焦虑　与担心疾病危及自身及胎儿有关。
5. 预感性悲哀　与失去胎儿及影响今后生育功能有关。

（三）护理要点
（1）配合医师，针对病因开展治疗。
（2）密切观察母儿病情变化，积极做好抢救准备。
（3）加强心理护理，缓解患者内心压力与痛苦。
（4）开展健康教育，注重预防。

二、妊娠期急性腹痛

妊娠期急性腹痛主要见于以下几种情况。①腹腔内脏器破裂或穿孔：如输卵管妊娠破裂、子宫破裂、消化性溃疡穿孔等，参见妊娠期阴道流血伴腹痛。②病理妊娠：如Ⅱ度或Ⅲ度胎盘早剥、自然流产、早产等，参见妊娠期阴道流血伴腹痛。③妊娠合并腹腔内肿瘤扭转、变性：如卵巢囊肿蒂扭转、子宫肌瘤红色变性等，参见妊娠期呕吐伴急性腹痛。④腹腔内脏器炎症、梗阻或结石：如急性肾盂肾炎、急性阑尾炎、胆囊炎和胆石症、肠梗阻、急性细菌性痢疾等。急性肾盂肾炎、急性阑尾炎、胆囊炎和胆石症，是妊娠期的常见疾病，参见妊娠期呕吐伴发热。本章重点讨论妊娠合并肠梗阻和急性细菌性痢疾。

（一）疾病特点

1. 妊娠合并肠梗阻（intestinal obstruction in pregnancy）　较少见，主要以肠粘连和肠扭曲所致的机械性肠梗阻为主，60%~70%肠梗阻与既往手术粘连有关；动力性肠梗阻或血运性肠梗阻极少见。肠梗阻好发于妊娠晚期，特别是近妊娠足月胎头入盆时，约占44%，其次为妊娠中期子宫升入腹腔时，约占27%。妊娠期发生肠梗阻可能与妊娠期增大的子宫挤压肠管，特别是乙状结肠，同时牵拉已粘连的肠管而致使其扭曲或闭塞有关，此外，妊娠期孕激素水平升高，使肠管平滑肌张力降低，肠蠕动减弱，甚至发生肠麻痹。妊娠合并肠梗阻的临床表现，与梗阻发生部位、持续时间、肠腔内压力增高程度及肠管壁血运有无障碍有关。妊娠合并肠梗阻常缺乏典型的症状和体征，容易误诊而增加母儿死亡率。妊娠合并机械性肠梗阻的主要症状为阵发性腹部绞痛，伴恶心呕吐、腹胀及排气或排便停止，梗阻部位越高，呕吐发生愈早愈频繁，呕吐物初为胃或十二指肠内容物，后为发酵、腐败呈粪样的肠内容物；低位梗阻时呕吐出现晚，呕吐物为血性或棕褐色的粪样的肠内容物。高位肠梗阻早期可有排气及少量排便，完全性肠梗阻则无排气或排便。呕吐频繁患者，查体可见患者眼窝深陷、口唇干燥、皮肤弹性减退等脱水表现，腹部查体可见肠型及蠕动波，腹部有压痛，绞窄性肠梗阻常有固定性压痛部位、反跳痛和腹肌紧张。听诊肠鸣音亢进，呈高调金属音或气过水声，叩诊呈鼓音。重症患者可出现持续性腹部绞痛、血压下降、脉搏细速、心率增快等休克征象。

2. 妊娠合并急性细菌性痢疾（acute bacillarydy sentery in pregnancy）　急性细菌性痢疾是志贺菌属引起的急性肠道传染病，其基本病理变化为结肠黏膜化脓性、溃疡性炎症。好发于夏、秋两季。临床分为3型，即普通型、轻型和中毒型，以普通型居多。妊娠期发生急性细菌性痢疾容易导致流产、早产或胎儿窘迫。主要临床表现为孕妇突然出现寒战、高热、全身不适、恶心、呕吐、腹痛、腹泻。腹痛常于排便前加重，便后暂时缓解；排便次数增多，每日可达10余次或更多，甚至出现排便失禁，有里急后重感，腹泻初期为稀便，后转为黏液脓血便。查体可见患者眼窝深陷、口唇干燥、皮肤弹性减退等脱水表现，左下腹压痛明显，妊娠中晚期患者可触及子宫收缩，听诊肠鸣音亢进，胎心率异常。

3. 异位妊娠（ectopic pregnancy）　异位妊娠是指受精卵在子宫体腔外着床发育，习称宫外孕（extrauterine pregnancy）。受精卵可种植于输卵管、宫颈、卵巢、阔韧带、腹腔等，其中以输卵管妊娠最常见，约占异位妊娠的95%，输卵管妊娠中75%~80%发生于壶腹部，其次为峡部和伞部，间质部妊娠少见。输卵管妊娠流产或破裂可引起腹腔内出血，如不及时处理可危及孕妇及胎儿生命，是妇产科常见的急腹症之一，其疾病特点参见妊娠期阴道流血伴腹痛。

（二）治疗原则

妊娠合并肠梗阻，轻者可采取胃肠减压等保守治疗，严重者应手术及抗休克等综合治疗。妊娠合并急性细菌性痢疾以保守治疗为主。输卵管妊娠破裂应采取手术治疗。

（三）护理措施

1. 一般护理　安排患者卧床休息，妊娠合并肠梗阻患者应禁食水，梗阻解除后12h可进少量流质（不含糖和牛奶，因产气），48h后试进半流质饮食。避免突然改变体位。妊娠合并急性细菌性痢疾患者可进流质或半流质饮食，忌食多渣、多油或刺激性食物，少进牛乳、豆制品等易产气而增加腹胀的饮食。严格按肠道传染病隔离，污染物应消毒处理。

2. 病情观察　观察孕妇的精神状态，定时测量和记录生命体征，观察腹痛、胎心率、胎动的变化，注意有无宫缩及阴道流血。对妊娠合并肠梗阻患者，应观察记录胃肠减压引流物的数量与性质、尿量、排气或排便情况等。对妊娠合并细菌性痢疾患者，应观察记录每日体温、排便次数、排泄物数量与性状、里急后重感是否缓解等。对胃肠减压的患者，注意观察负压引流器有无漏气，经常检查胃管有无折叠和堵塞。对放置腹腔引流管的患者，保持引流管引流通畅，记录引流量及性状，及时更换引流袋。若发现引流量突然增加或性状发生改变，应立即报告医师。

3. 诊疗配合　遵医嘱按时、足量给药及输液，应选择对孕妇及胎儿影响较小的抗生素药物，密切观察用药期间患者临床体征变化及有无药物不良反应等，做好急诊手术准备，手术患者的护理参见妇产科围手术期患者的护理。若有早产征象，应做好接产及新生儿抢救的准备。做好胃肠减压的护理，胃管与负压吸引器连接好后，缓慢打开开关，避免负压突然增大吸住胃黏膜而导致胃黏膜损伤；胃肠减压期间每日用生理盐水冲洗2次胃管，保持其通畅；每日早、晚各1次口腔护理，同时配合雾化吸入，避免口腔感染和肺部并发症。对放置腹腔引流管的患者，妥善固定，防止滑脱，每日1次清洁引流管及其周围组织。

4. 增进舒适　及时为患者更换被污染的床单及衣裤。当患者呕吐时，协助其坐起或将头侧向一边，以免误吸引起吸入性肺炎或窒息；及时漱口，保持口腔清洁。患者咳嗽时，应帮助其按住腹部伤口以减轻疼痛。

5. 心理护理　针对患者的焦虑与恐惧心理，护理人员应给予理解和同情，取得患者及其家属的信任，使患者有安全感，以良好的心态配合治疗。需要手术治疗的患者，应向其耐心解释病情及手术必要性及目的，缓解其恐惧心理。应特别关心、同情与安慰失去胎儿的患者及其家属，鼓励其面对现实，提供相关生育咨询信息，使其树立信心。

6. 健康教育　应宣传定期开展孕期保健，以预防为主。孕妇在妊娠期间应避免暴饮暴食，不吃生冷、变质或不洁食物；多吃蔬菜、水果，保持大便通畅；餐后不做剧烈活动；注意个人卫生，养成饭前、便后洗手的良好习惯。出现恶心、呕吐、腹胀、腹泻或腹痛等症状时，应及时就诊。对细菌性痢疾的预防，应采取控制传染源、切断传播途径的措施。

三、妊娠期慢性腹痛

妊娠期慢性腹痛常见于妊娠合并消化性溃疡及妊娠合并慢性胰腺炎，起病缓慢，病程长，多数患者妊娠前有长期慢性腹痛或诊断患有消化性溃疡或慢性胰腺炎。

（一）疾病特点

1. 妊娠合并消化性溃疡（peptic ulcer in pregnancy）　妊娠合并消化性溃疡是指妊娠期间合并胃和十二指肠球部慢性溃疡。由于妊娠期间雌激素和孕激素水平升高、胃酸及消化酶水平降低，因此，妊娠期间发生消化性溃疡比较少见，多数是妊娠前患有消化性溃疡的孕妇，妊娠期间的症状也均有改善，少数患者在妊娠晚期，症状加重，偶可发生穿孔及消化道出血。临床主要表现为患者出现周期性、节律性上腹部疼痛及夜间疼痛，服用抗溃疡药物或食物可缓解，腹痛常伴有反酸、嗳气及恶心、呕吐等症状。查体上腹部压痛，若发生溃疡穿孔，根据穿孔大小及进入腹腔内容物多少，可出现局部或全腹压痛、反跳痛及肌紧张等急腹症体征。妊娠前诊断有消化性溃疡的患者，产后3个月内约半数出现症状，几乎所有患者产后2年内均复发。

2. 妊娠合并慢性胰腺炎　妊娠期孕妇营养需求增加及新陈代谢的变化，可能影响胰腺功能。胆石症是引起胰腺炎最常见的原因，高脂血症、高钙血症及遗传因素等也与胰腺炎的发生关系密切，炎症反复发作，形成慢性胰腺炎。主要临床表现为上腹部隐痛，向背部、肩胛部放射，常伴有恶心、呕吐、排便次数增加、腹泻等症状，饱餐后、饮酒或高脂肪餐后疼痛加剧，疼痛多呈间歇性发作，少数可呈持续性，发作次数、持续时间依病情严重程度而定。由于胰腺内分泌功能降低，约20%患者出现多饮、多食、多尿、体重减轻等糖尿病症状。查体上腹部压痛，可扪及表面光滑、有触痛的肿块（胰腺假性囊肿），若囊肿较大，压迫胆总管下端，可出现皮肤黏膜黄染。

（二）治疗原则

妊娠合并消化性溃疡及慢性胰腺炎，以保守治疗为主，若发生溃疡穿孔或较大胰腺假性囊肿者应采取手术治疗。

（三）护理措施

1. 用药配合　告知患者抗酸药物是常用的治疗消化性溃疡药物，能中和胃酸，缓解疼痛，促进溃疡愈合，为避免抗酸药对胎儿的影响，妊娠早期尽量不应用，妊娠中、晚期可遵医嘱应用含铝、镁或钙的抗酸药。对胰腺炎所致疼痛，应遵医嘱给予镇痛药物。

2. 健康教育

（1）嘱患者保证充分的休息。避免摄入过热、过冷、过量、油炸及辛辣食物，选择低脂肪、高蛋白、高维生素及易消化食物，如鱼、虾、瘦肉、鸡、豆制品等；可采取少食多餐形式进食；戒除吸烟、喝酒等不良嗜好。

（2）保持心情舒畅，避免情绪波动。

（李晓曦）

参考文献

［1］张玉泉，王华．妇产科学［M］．北京：科学出版社，2016.

［2］陈倩，时春艳，赵扬玉．妇产科疾病超声诊断路径［M］．北京：北京大学医学出版社，2016.

［3］杨慧霞，狄文．妇产科学［M］．北京：人民卫生出版社，2016.

［4］杨菁，徐望明，孙莹璞．宫腔镜诊断与手术图谱［M］．北京：人民卫生出版社，2015.

［5］孙大为．妇科单孔腹腔镜手术学［M］．北京：北京大学医学出版社，2016.

［6］Adam H Balen．不孕症诊疗手册［M］．李萍，沙艳伟，译．北京：世界图书出版公司，2015.

［7］薛敏．实用妇科内分泌诊疗手册［M］．北京：人民卫生出版社，2015.

［8］NusralMahmud．宫腔内人工授精手册［M］．李萍，沙艳伟，译．北京：世界图书出版公司，2015.

［9］刘琦．妇科肿瘤诊疗新进展［M］．北京：人民军医出版社，2015.

［10］孔玲芳，张素莉，刘军敏，李季滨．妇产科疾病诊疗程序［M］．北京：科学出版社，2015.

［11］彭燕，王君洁．实用助产技术［M］．上海：上海第二军医大学出版社，2015.

［12］谭文绮．妇产科护理技术［M］．武汉：华中科技大学出版社，2015.

［13］余海燕，王晓东，刘兴会．出生缺陷的产前诊断与围生期处理［M］．四川：四川大学出版社，2015.

［14］徐丛剑，郭孙伟．子宫内膜异位症［M］．北京：人民卫生出版社，2015.

［15］李光仪．实用妇科腹腔镜手术学［M］．北京：人民卫生出版社，2015.

［16］黎梅，周惠珍．妇产科疾病防治［M］．北京：人民卫生出版社，2015.

［17］冯力民，廖秦平．妇产科疾病学［M］．北京：高等教育出版社，2014.

［18］张艳玲．现代妇产科疾病治疗学［M］．西安：西安交通大学出版社，2014.

［19］石一复，郝敏．卵巢疾病［M］．北京：人民军医出版社，2014.

［20］张靖霄，王淑敏，段丽红．不孕不育症诊断与治疗［M］．北京：人民军医出版社，2014.

［21］李颖川，黄亚绢．产科危重症监护及处理［M］．北京：科学出版社，2014.

［22］朱晶萍．实用妇产科疾病诊疗常规［M］．西安：西安交通大学出版社，2014.

［23］郭丽娜．妇产疾病诊断病理学［M］．北京：人民卫生出版社，2014.

［24］黄燕．妇科护理手册［M］．北京：科学出版社，2015.

［25］黎梅，黄爱松．妇产科护理［M］．北京：科学出版社，2015.

［26］罗琼．妇产科护理［M］．北京：科学出版社，2015.

［27］王爱华，丁郭平．妇产科护理学［M］．北京：化学工业出版社，2016.

［28］胡祖斌，林莹．产科临床护理与健康教育［M］．武汉：湖北科学技术出版社，2016.

［29］叶萌．新编妇产科护理学［M］．上海：复旦大学出版社，2014.